主编
Scott L. Spear

副主编
Shawna C. Willey   Geoffrey L. Robb
Dennis C. Hammond   Maurice Y. Nahabedian

总主译
李 赞 韩宝三 穆 蘭 穆大力 刘真真 宋达疆

乳腺外科学

原则与技术

Surgery of the Breast
Principles and Art
Third Edition

第 2 卷

乳房重建
Breast Reconstruction

主译

胡学庆 张 研

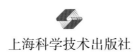

上海科学技术出版社

总目录

第2卷　乳房重建 Breast Reconstruction

第3卷　乳房缩小成形术和乳房悬吊术 Reduction Mammaplasty and Mastopexy

第4卷　隆胸术与乳房成形术 Augmentation Mammaplasty

第 2 卷
乳房重建

Breast Reconstruction

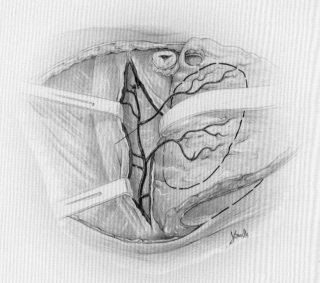

第 27 章

Neal R. Reisman

知情同意：乳房手术的医学法律注意事项

Informed Consent: Medicolegal Considerations in Breast Surgery

女性乳腺相关手术治疗由于医疗不规范一直存在高风险。即使医疗事故责任的风险似乎在增加，投诉也越来越多，比如术后瘢痕、包膜挛缩、假体大小不当等，但是隆乳手术越来越受大众青睐，虽然有许多方法来帮助医生避免医疗纠纷，此外，实践趋势也显示患者忠诚度不断下降，患者趋向于频繁更换医生，但尊重患者的选择权和知情同意权依然是最好的方式。此外，临床实践工作表明，医疗过程中患者情感和行动的不信任也影响着每个外科医生。风险管理不一定对临床实践工作产生负面影响。

事实上，我认为一份内容翔实并表述清楚的知情同意书是建立和维护医疗行为，建立患者忠诚度以及满足法律要求的好方法。引发医疗事故诉讼因素各种各样，比如患者过高的期望值、医疗失误、手术预后问题，还有未能让患者充分了解知情同意内容。知情同意书不仅仅是患者签署的一张纸，而是一个医疗过程。在此过程中，医生及其助手、患者，和对患者而言重要的人之间相互有效的沟通和交流是非常重要的。本章将讨论这一过程。知情同意是指向患者提供有关手术风险、危害、替代方法和其他信息，让患者在知情的情况下做出明智的、切合实际的手术决定的过程。

本章中将讨论的问题包括知情同意的标准，知情同意流程的参与方，各条款增加、保留及在此过程中的地位，知情同意书在签署过程中需包含的必要的医疗记录，以及知情同意书在医疗过失诉讼案中的作用。

知情同意书的标准

知情同意需要怎么来实现？知情同意书主要有两个国家的法定标准：合理的患者标准和合理的医师标准。此外，由于民事侵权条例的改革完善，某些州有特定的附加要求，患者必须理解并同意知情同意书的内容，医生才能对该患者进行医疗活动，并以此来保护外科医生，避免患者因其知情同意权被侵害而向医生索赔。知情同意的标准取决于当地居民的现实状况。大多数州都规定了一个合理的患者标准。本标准规定，医生必须提供给患者足够详细的知情内容，足以让理性的患者对此次医疗行为做出正确的决定。然而少数地区仍然可能需要合理的医生标准。这些标准的信息必须由一些技术精湛的医生讨论来设置，同样这些信息必须足以让患者对此次医疗行为做出正确的决定。

多数执行合理的患者标准的地区都允许患者在沟通过程中与医生互动，但是最终的接受程度取决于是否将所有必要的信息提供给了患者，以便他们做出理性的决定。这并不是说要将所有的手术信息全部提供给患者，而是仅提供其中的必要内容以便患者做出明智的决定即可。

如果在讨论中忽略了关键事实，而患者恰好出现这种并发症，那么患者可以说，如果她知道该关键信息，就绝对不会接受这种手术。许多医生和风险管理者建议在知情同意过程中列出一份清单，说明所有相关并发症和事实。我还要说的一点是，内容条款中的并发症和风险必须定期更新，以避免遗漏一些新增的并发症。医生们须尽可能地去完善这些内容，并且不能因为担心患者得知某些潜在风险拒绝手术而不去全面告知。合理的医生标准在某种程度上比较容易理解。一个理性的医生必须将手术讨论中涉及的有关风险、危害、替代方案等条款全部展示。

这个标准的争议可能包含着所谓的"专家争议"的内容。某些专家将展示其所做的比以往的标准更多的内容。更重要的是,这个标准可以给予医生具体可实践的范围以及如何落实知情同意书各条款的内容。

最后,一些地区,比如得克萨斯州已经立法,要求公示列出具体的本地区术前知情同意的条款内容。以得克萨斯为例,该地区的公示内容分为两个板块,板块 A 列出具体的细节内容,板块 B 则不需要对细节内容做详细的阐述。遵守地区政府的这些法律文件非常重要,因为如果该知情同意书讨论了具体手术及其风险,并确认遵守相关法律规定,可以防止由于不正规的手术知情书引起医疗纠纷甚至医疗官司。如果各地区知情同意书的条款内容是公开提供的,而且合乎民意的,那么可以由此来防止不必要的医疗纠纷,从而促进侵权法的相关改革。

知情同意书的告知人员

知情同意的主要责任人是执行相关手术的人员。外科医生有责任向患者解释知情同意的主要内容。当然,外科医生也可以组建一个团队来解释、演示或讨论知情同意。通常,在医生讨论手术并解除患者的顾虑后,护士、医患协调员或类似的工作人员会向患者提供更多的信息。我们还可以通过多种组合来建立这种团队合作。我知道的做法多是先由护士或患者咨询人员提供必要的信息,让患者了解相关情况的做法,如果患者选择继续进行,外科医生再负责讨论更多细节和如何满足患者预期。需要告诫的是,不能只依赖办公室工作人员和其他员工来提供所有的信息。患者可能会说,这些办公室工作人员无权操作手术,没有受过手术培训,事实上,他们也从来没有进行过手术操作。

因此,最终应由外科医生具体说明将对患者施行什么样的手术。知情同意过程中应讨论环节很多。外科医生不需要也没有义务向患者解释所有情况。患者的伴侣、男朋友、配偶,或其他相关成员是知情同意程序不可或缺的组成部分。伴侣的想法和目的可能与患者不同。确定伴侣的想法

以及患者如何与其伴侣互动,这点很重要。关键问题包括尺寸、形状、假体的选择和合理的期望,患者都会受到伴侣的影响,因此所有相关成员的意见都是很重要的,这些与患者的期望相关。而不符合预期是医疗事故诉讼的一个主要原因。

因此,必须在术前消除患者及其伴侣的虚假或不合理的预期,解决患者及其伴侣的选择冲突。我曾经的一个患者由于当时男朋友的压力而选择太大的假体尺寸,分手后,患者对她现在的情况很不满意。在患者同意和允许的情况下,让患者伴侣在知情同意书上签名或许是一种明智的做法。这种团队方法将有助于让所有人参加公开讨论。很多伴侣会向工作人员提出意见,而不是向外科医生提出意见。团队成员之间的良好沟通,提醒医生注意可能出现的问题,这点至关重要。团队告知的方法是假设团队中有人会讨论和解释必要的信息。正如我所说的,这种团队介绍的方式有助于使用不同学习方式来进行患者教育和维系患者关系。

知情同意书的告知方式

人们通常认为,实际讨论过的信息中,只有 35% 能被患者理解记忆。一个既往关于心血管疾病知情同意的录像显示,患者记住的内容是其实际听到内容的 50% 不到。这可能是个旧数据,今天已不适用。学习是一个复杂的过程,它基于许多因素,包括视觉效果、听觉输入和个性化信息,这些都汇集到一起,成为某种记忆模式。帮助人们学习和记住更多信息的共有 9 种,主要的 3 种模式是视觉、听觉、感觉。在进行患者知情告知时,应该同时应用这 3 种方式。视觉告知需要用到一些示意图或者真实照片。

这种现象可以解释,过去那些只有听觉告知的患者能接收的信息比现在更少的原因。视觉告知需要口头描述画面或者使用实际绘图和其他视觉教具。唯一的顾虑是不能保证患者可以完全了解图片展示出的结果。照片和视觉辅助工具可使用的是患者的照片、假体的模型、解剖图谱、尺寸

图表等。听觉学习者需要对知情同意告知过程中的言语进行理解加工，会造成这部分患者仅仅认真倾听所提出的信息，而忽略了图片信息。工作人员应该研发一个好的系统来帮助患者通过言语获得足够的信息。如果医生技术出色，但却存在沟通困难的问题，则团队其他成员应提供相关重要信息。同时，团队也应该建立非固定的讨论机制，可以相互提出问题、探讨问题并处理问题。

第三种方式是感觉告知，它需要在信息呈现与患者过去或现在的经历之间构建一些个人互动和关系。而这种告知方式是最难呈现和发展的。例如，让一位希望隆胸且经历过多次生产的患者，回忆她在怀孕期间和怀孕后乳房饱满状态。此时的乳房大小和形状可能有助于她了解隆胸的肿胀和大小问题。这个信息与她自身经历相关，并且能够与视觉、听觉联系起来，这样能使她的理解记忆内容保留超过35%～50%。知情同意的目的是提高患者信息可靠度并让患者在了解必要的信息后作出一个明智的决定。通常，通过团队合作来提供信息，对患者理解记忆知情同意的内容并运用到意见决策制定中是很有帮助的。

另外，简单明了地向患者提供合适的信息量会增加实践操作性。将这三种方式更多地联合使用，患者就更容易理解记忆并做好相关准备。有句名言这么说："未卜先知是睿智，'事后诸葛亮'那就是说辞。"让团队能通过3种方式对知情同意书的内容进行讲解是很有必要的，这样不仅能提高患者的理解记忆力，也使其乐意了解更多有用的信息，也更有能力作出合理的决策。

知情同意书的内容

隆乳手术知情同意书的内容包含很多讨论要点。这一章节并不打算列出一个标准的知情同意讨论内容，而是给理性患者或理性医生所需讨论主题的指南。有些患者不愿意听对自己不利的信息，只在意有利的信息，而这些也是患者权利，这一点以及患者对此的确认都应记录在案。然而，大多数的患者还是希望能尽量了解更多的信息。

本节稍后的列表可作为从业人员制定知情同意内容的指南，并根据需要进一步深入讨论。必须谨记，不能给患者明确的或含蓄的保证，因为这会增加医疗事故的责任和风险。医生、患者和家属都应该持有切合实际的期望。如果不能达到期望，可以建议其继续进行知情同意告知，直至达到目标。

不幸的是，有些患者一直达不到知情告知的目的，这时最好的方式就是医生婉拒她们的手术要求。病情讨论最初集中在患者的现病史、一般健康状况、家族史，特别是乳腺癌家族史、乳腺疾病的存在、近期的乳腺钼靶X线检查和任何异常的结果。既往史需了解患者及其家属的有关结缔组织疾病，心理问题，精神治疗，或任何其他重大疾病的信息。我们还应该细致地进行乳房体检来观察乳房肿块、乳头溢液和其他内容，如乳房不对称和腋窝疾病史。笔者的讨论分为一般外科手术风险和任何手术都有的固有风险。

这些风险包括出血、感染、切口和瘢痕问题，麻醉要求，围手术期经验，但不限于此，如实验室检查、静脉注射、敷料和快速恢复期。任何外科手术的固有风险都应以此为准，而不限于隆胸。任何外科手术的固有风险都存在的情况：伤口不愈合，瘢痕形成可能，出血，可能需要再次手术等。许多药品、营养品、草药、年龄的增加、饮食等都有可能增加出血风险。我会给患者列一份具体的禁忌清单，并让患者签名说明她们已经知道了这些信息。手术也可能会引发感染。它可能有助于我们进一步解释如何识别和对待感染，以及评估摘除假体的可能性。远处的感染也很重要，我们应要求患者告知医生任何远处问题。术中的麻醉是必需的。笔者通常尽量少地讨论麻醉风险，由麻醉科履行其法律义务和知情同意权。

笔者不想成为代理麻醉师，但如果麻醉不是由麻醉师决定的，那么责任就落在负责患者的医生身上，即手术医生。将手术目的感受、经历列表告知患者，让患者有心理准备，避免患者术中出现意外。费用问题应该和患者充分地解释并且让患者确认签字。我们应该公开说明未来一年甚至更长时间可能更换假体的成本。除手术费用外,患者还应承担病理、麻醉和设施的额外费用,我们应该告知患者并获得患者的认可。我们应该进一步询问患者的旅行计划、生活习惯或工作职责,这类需要中断医疗护理的活动,我们需要让患者认识到不要过早进行过多的活动。这些询问是很重要的,要明确应该避免的事宜、后续的护理注意事项,并且让患者接受并确认。

下一组的讨论是关于乳房植入物的问题,这些问题包括但不限于下列内容:

- 植入物类型的选择:生理盐水、硅胶、FDA批准的凝胶,以及FDA批准的稳定的有机硅。每一种类型的假体都有其特定的风险。
- 假体植入的位置选择:肌下层、双平面、筋膜下和乳腺后方,每一种都有不同的风险和结果。
- 切口、植入物大小和患者合适尺寸的考虑:乳房下皱襞、乳晕、腋下和其他,每种切口都有不同的风险和结果。腋下切口可能影响的前哨淋巴结的评估。由于硅凝胶假体的切口过小导致植入困难时有可能增加破裂概率。
- 包膜挛缩:有证据表明,牙科治疗中预防性抗生素的应用和治疗鼻窦感染或尿路感染的抗过敏治疗,理论上降低包膜挛缩的发生率。
- 假体的紧缩(渗漏)和破裂。
- 随访和钼靶X线:MRI的问题。
- 疼痛和感觉的变化。
- 积液:血清肿的形成。
- 植入物感染。
- 可能需要的进一步的手术。
- 硅胶相关问题。
- FDA指南。
- 术后可能对乳腺组织的影响。
- 假体取出后对乳房形状和皮肤皱襞的影响。
- 特殊的并发症,如乳头穿孔。
- 术后效果低于预期。
- 这里所指的假体是指目前常用的假体而不是指所有的假体。

20世纪60年代和70年代,FDA批准或制造商研究上市的植入物与今天的植入物完全不同。用一个汽车的类比可以帮助患者理解20世纪80年代的老问题并不等同于21世纪的新问题。大多数患者拥有一辆新型的汽车,可以想象他们的新车和1978年生产的汽车并没有关系。假体是相似的,因为假体的外壳是由一个较厚的材料和防护物组成,以减少植入材料通过包膜渗漏的风险。假体的尺寸问题始终是一个潜在的问题。

即使使用上述3种方式尽早进行说明,患者可能还是无法清楚地了解自己的目标和预期。患者的胸部宽度、乳房组织和皮肤厚度、胸部高度以及下垂程度对于假体的选择可能都很重要。应该为患者提供信息,让他们理解为什么选择某些尺寸比较合适,以及为什么选择某些假体却不合适。医疗决策、医生选择以及患者预期通常决定了假体的选择。应提供患者多种备选方案,并讨论每种方案各自的优点和风险。可以讨论并展示合适的假体选择,并根据患者的目标和预期进行选择。

例如,在患者文胸内放置植入物尺寸模拟器,以模拟患者所预期的效果,或提示患者回忆怀孕期间乳房的形状。假体尺寸选择与患者乳房宽度和厚度的测量结果密切相关。如今,假体的宽度是准确的,患者假体的选择应紧密反映患者的胸部宽度。人们普遍认为假体的尺寸仅与体积有关,我们应尽量避免这种观点。假体容量相同时,假体及假体宽度不同以及患者自身测量的不同,会显示出不同的乳房宽度特定的容量。向患者说明这点,非常重要。因此,应该让患者理解体积不是唯一的答案,尤其是在与朋友比较其当前尺寸、预期尺寸以及手术结果时。

应该告知患者植入物的移位、乳头移位以及将来再次手术的可能性。患者应该了解,使用聚拢胸罩形成乳沟会将植入物推向中线,可以导致植入物移位、乳头移位和乳房凹陷,需要手术矫正。使用类似金字塔的图像可有助于理解这一现象。当金字塔的底部朝一个方向移动时,顶部会朝相反的方向移动。移植物底部朝中线移动时,移植物顶部或乳头会向两侧移动。患者应了解这种自己行为可能造成的影响,并避免这种并发症可能。

对美容效果不满意

患者可能会对美容手术效果不满意,如皮肤皱褶、大小不均、假体移位、尺寸不正确、形状不满意、植入物的异物感、瘢痕畸形、不规则或凸起的瘢痕和(或)假体晃动等情况。严谨的手术方案和技术可以减少但并不能完全避免这样的结果。使用带有瓣膜的盐水填充假体时,人们可能会感觉到瓣膜。为了改善乳房的外观的修复性手术和(或)取出可能破裂或渗漏的假体的再手术可能会导致不满意的美容效果。

再手术的考量——75 000美元的乳房

一种新的现象给整形医生带来了更大的风险。隆胸的患者会出现很多复杂的结果。这些问题是由不当的尺寸要求,反复的包膜挛缩,或多次发生的移植物位移等引起,而患者始终关注自己的乳房,会进行数十次的"修复"。出现这些问题的患者经常花费也超过50 000~75 000美元来试图达到他们的"目标"。接手此类患者的外科医生如果不仔细考虑他们以前的问题和彻底修复的困难,贸然接受这种患者只会增加手术风险。许多患者的目标仍然不切实际。许多患者尽管多次矫正术以失败告终,但仍相信或认为"这次"的手术会奏效。他们自己可能会认为,"这次"手术是一种新的手术方法,将能解决所有问题。想象一下,当再一次手术失败来临时,患者会付出更大的代价,也会进一步加深对医生的怨恨。

我们应吸取的教训是仔细评估是什么导致患者出现这样的失败,是假体的选择、植入囊袋的解剖、过薄的皮肤和覆盖、不充分或不对等的术前讨论,或这些问题的组合?外科医生和工作人员应该非常仔细地倾听,讨论彻底修复的困难,避免过于乐观的保证,以免成为这个病例的另一个统计

数字。将患者的陈述化整为零能有助于患者了解达到她的目标有多困难。使用脱细胞真皮基质材料可能有助于使得囊袋变得更为可控,并提供额外的厚度和轮廓。但这将增加额外的费用,进一步加重患者的沮丧情绪。

在手术前,应使用图片与患者和家人进行讨论,指出具体的困难,如皱纹、术后不对称和假体移位是至关重要的。如果需要的话,还需要列出另一个矫正或第二阶段手术或护理的可能性,这也是明智的。外科医生应避免发表任何保证,或暗示她,自己可以完全解决问题,可以达到预期目标,并能轻松地完成。这一点变得更为重要,因为患者有可能在包膜挛缩或移位畸形等固有风险出现后就提起诉讼。这说明在患者预期的每次"本垒打"过程中,外科医生的能力远比患者的责任要大得多。即使有充分的知情同意文件也能看到这一点。

术后的护理

术后的护理的要求和建议也有讨论的必要,包括整形外科医生随访,乳房X线的造影检查,在术后可能的MRI评价假体的完整性以及假体的变化。应强烈建议患者进行乳房自我检查,以及对乳头溢液和乳房感觉和形状变化的观察。许多人认为牙科预防性抗生素的使用可能有助于减少包膜痉挛的发病率,虽然并不是所有人都认同这个观点。这个列表不是和每一个患者讨论的标准内容,笔者在前文中已经说明了知情同意的标准。外科医生、患者和所有的合作伙伴应该在适用于他们的国家法律的前提下进行讨论。在进行手术和手术选择之前与患者互动,让患者了解相关信息,这很重要。

文件

知情同意书通常是毫无价值的,它只能证明患者签署了一张纸。签字并不能证明她了解了信息。然而它是必要的,在目前的医疗环境,可以用

文件来说明我们在探讨的问题,更重要的是,记录患者的问题都有了答案,而患者在了解所呈现的内容后选择继续手术。如果医疗实践涉及知情同意书和可能需要讨论和签字的风险列表,医疗行为必须符合当地的法律规定。没有必要记录整个咨询过程,因为知情同意是提供并理解信息的过程。医疗记录是为了帮助医生照顾患者,而不是作为一个法律证据,这是医学和法律的一大区别。虽然有一种说法,如果一个行为没有被记录下来,它就没有发生,但是,我们都知道,许多行为发生在日常的治疗过程中,并没有记录下来。我们也不需要有完整的记录,将患者所理解并签名的医疗信息,以及签名认可的其他重要的内容呈现给患者,这对医疗实践是有帮助的。配偶或男朋友可能会给患者的期望增加许多要求,不是在医院就是在家中,通常会有某种程度上的参与。明智的做法是在协商期间鼓励配偶或男友参加,并在知情同意书上增加他们签名,这样他也能了解风险并决定是否继续进行。

知情同意书在诉讼中的影响

在医疗事故的法律诉讼中,知情同意书的问题是具有确切影响的。这一类诉讼中的辩护基于患者被告知的情况,以及外科医生是否按一定的标准行事。通常,引发诉讼的是某种常见,而且从一定程度上可以预期的并发症。这时,主要问题就在于是否是由于外科医生的疏忽而导致了并发症的发生以及是否向患者告知了这种问题的潜在风险。知情同意过程可以有助于辩护,因为它可以向陪审团证明已经和患者讨论这种并发症,而且患者了解这种并发症的存在。因此,应该对此进行讨论和理解的记录进行存档。知情同意书上的签名可能不足以证明患者理解了这类信息。患者(原告)通常会说,她如果知道并发症发生的可能,她可能永远不会接受外科手术的治疗。

辩方通常给陪审团提供一份高度放大的患者原告的文件,患者在这份文件上承认并接受甚至包括死亡在内的并发症,来证明如果患者了解实际并发症后将不会继续接受手术的说辞是多么令人难以置信。在知情同意书上做文章通常是患者,患者通常还会再指控其他标准以外的行为。许多医疗事故诉讼除了玩忽职守这一项外,还提出了多重申诉。这些附加的指控包括缺少知情同意、隐私问题、保修和产品责任违约(如果涉及产品)。原告的策略可能是向被告施加巨大压力,迫使他或她重新和保险公司协商,以使诉讼符合医疗事故程序的规定。如果发送了这类信函,并且后续针对被告(医生)的判决超出了保单限额,则责任承担人必须支付差额,这称为斯托尔斯学说。

除了过失和知情同意问题外,辩护方还将收到医生责任政策之外的指控,这些指控通常只是给医生施加压力,让医生解决问题。如果确实缺乏书面知情同意,则不需要相关专家。患者充当专家,以表达她从未意识到必要的关键问题。被告医生必须通过证词和病历来驳斥这一指控。这确实变成了一种"各执一词"的冲突。医生提供与这类问题相关的证据和证词越多,他或她就越能在辩护中驳斥这些指控。

对于乳腺外科手术的法医学思考

对于所有的医学专业来说,讨论女性乳腺癌高发年龄段是具有重要意义的。所谓无法诊断或治疗的乳腺癌造成了这个问题。要找到一名原告的专家,阐述患者的乳腺癌已经存在多年,而在乳房检查过程中或乳房X线片上却没有发现这一问题,这是一件简单的事情。所有涉及的医疗机构或医生都可能受到处罚。由于这个原因,为此,整形外科医生在这处于一个独特的地位。整形手术治疗了女性乳腺的许多疾病。我们经常会行钼靶X线检测并且定期检查我们的患者。当我们预约诊断检测,确保我们将患者转诊至信誉良好的医疗中心时,这时便确立了我们的法律责任。这份职责的第二部分是检查结果并且对病患进行随访。这样在患者、检查结果和病患可能看到的任何专家之间都不会有任何误解。在治疗、咨询或检查一个疑似乳腺疾病的患者时，记录一些重要事实是自我保护的一个好方法，并且是所有医疗专业人员的重要责任。这些事项包括以下内容：

- 乳腺疾病家族史。
- 乳腺问题的病史、活组织检查、乳头溢液和（或）疼痛。
- 最近和过去的乳腺 X 线片（如果有合适的）。
- 教会并说明自查技术的重要性。
- 皮肤、乳腺、乳头和腋窝的检查文件。
- 诊断检测记录（预约、结果和患者通知）。
- 转诊、通信和患者信件的记录和收集。

笔者通常会给患者一份他们的实验室、病理学和放射学结果的复印件。医生有责任在治疗患者时提供可接受的保健。一旦你预约一个东西或者讨论一个问题，你应该跟进和完成已经开始的事情。换句话说，如果患者预约了乳房 X 线片检查，那么医生得到结果后应该给患者一份报告，并且对结果进行评估和后续随访。如果你把患者推荐给了另一个专家，请发送信函或记录电话，并记录回复，跟进治疗决定。你永远不能消除责任，但你肯定可以减少你的风险，特别是在这个高风险的领域。

总之，本章讨论了关于隆胸和乳房相关手术的知情同意。知情同意是一个过程，而不仅仅是签署的文件，它是患者治疗和法律保护的重要组成部分。无论是否有具体的要求，这都是复杂的，都应该遵守。它更多的是一个冗长的讨论所需的组成部分，使患者和外科医生能对她提出的治疗方案作出明智的选择。乳腺外科手术仍然是一个医疗诉讼风险高的领域。本章概述了保障措施，可能有助于从业人员处理这一附加风险。责任永远不会消除，但可能会减少。一个一直以来半开玩笑的说法是，如果医生没有患者、办公室或员工，他们才能够避免法律诉讼。

编者评论

事实上，考虑到当前患者不信任和医生被诉讼的趋势，这可能是乳腺外科医生需要掌握的最重要的信息。众所周知，知情同意是我们与患者建立良好关系的基础和基石。我们都认为自己是很好的沟通者，有意创造自己和患者之间富有成效的共同努力的氛围，但是也许我们经常将需要与患者重点讨论的部分重要讨论推给护士、助手或住院医生，又或者只是没有花时间去讨论患者真正需要的手术。在日常工作中，我们如何从始至终知道"医生没有责任向患者解释所有情况"的声明中其"所有"到底包含什么信息或多少信息？建立知情同意的过程，首先需要医生个人的良好判断，以及在一定程度上对个体患者的现实洞察力。但是，显而易见的是，理解并结合患者披露信息的情况，将其纳入每一份标准的知情同意书中是必不可少的。最后，假设已实现患者的现实预期，结合在上文中提及的不同信息沟通方式，通过团队的沟通和文件记录，可以确保患者更好的知情和更充分的准备。本章详细、系统地介绍了一般风险、麻醉风险、财务问题、假体相关问题以及预后问题。最后一个法医学焦点（也可以说是最重要的一点）是恰当记录的知情同意书，这点可以说是最重要的，是知情同意的相关文件，作者提出了非常有效和令人信服的独特的和包容性完整的准则。最重要的是，医生理解其个人责任，愿意全面管理患者，同时利用可用的保障措施来管理乳腺癌治疗中额外的风险。

(G.L.R.)

医疗事故诉讼一直是一个棘手的问题，特别是对普外科和整形外科医生来说。乳腺手术尤其如此，它一直是患者投诉和不满的主要原因。为了让医生避免医疗事故诉讼，降低医疗事故诉讼的发生率，Reisman 博士全面回顾了这个问题。在此，我想补充一些在我的实际工作中有用的方法。我习惯将初诊作为一个教育环节，对各种术式选择进行了讨论和相关的并发症进行了回顾。知情同意书的重要性再怎么强调也不过分，如果讨论的内容不形成白纸黑字的文件，那么法院会认为这件事没有发生。在签署同意书的时候，我的做法是明确告知患者，手术风险"包括但不限于"知情同意书中涉及的。我还会声明，患者有机会提出问题，且患者所有问题都已得到回答，并且患者希望继续进行手术。我还保留患者在术前和术后的所有照片。

当一个并发症发生时，重要的不是反驳或把它归咎于患者，而应向患者提供适当的解释，为什么会发生这样的并发症的所有影像图文资料都要有结论，我们要把它放在医疗记录中。医生隐瞒不好的预后是不明智的。如果情况允许，这些案例应在病例质量保证或发病率相关的会议上进行讨论。在我咨询律师后了解的绝大多数案例中，对医生采取法律诉讼的主要原因是外科医生和患者之间的沟通破裂，导致患者感到沮丧和愤怒。在这个关键时刻，主治医生应该关心和同情患者的需求。有时，一个小小的"拥抱"或向患者保证一切都会好的是有必要的。

然而，有时，一些患者会咨询另一个整形外科医生的意见。这有时会造成情况恶化，尤其是当"B"外科医生不遗余力地批评"A"外科医生时。格言有云："不要落井下石。"因为所有医生都面临并发症风险，而且"善恶终有报"。有时，我会看到一个患者因为医生没有告知其所有的手术方案而生气，尤其是在乳房缩小术和乳房重建术的病例中。在这些情况下，重要的是要解释"社区标准"将规定普外科医生应该向患者传达什么。患者也可能会因为医生没有进行腹壁下动脉穿支皮瓣移植术来重建乳房而生气。还有就是短瘢痕或垂直缩乳术，我的做法是在初诊时向患者提及所有流程。如果患者对我不做的手术感兴趣，那么我会将她介绍给合适的医生。

(*M.Y.N.*)

硅胶乳房植入物
Silicone Gel Breast Implants

乳房假体是一种通过外科手术植入女性乳房来改变乳房大小和形状的医疗器械。它主要用于隆胸或因癌症治疗、创伤、先天性异常造成的乳房畸形的丰胸术和乳房重建术。乳房植入物有生理盐水或硅胶填充型。每种产品都有其优缺点，但硅胶植入物是目前最常用、效果最自然的产品。自40多年前硅胶植入物问世以来，已有数百万女性接受了乳房硅胶植入手术。直到现在，乳房硅胶植入美容手术仍然是最流行的整形外科美容手术，每年接受这一手术的女性超过300 000例[1]。在20世纪90年代，关于硅胶隆乳手术植入物的安全性产生了激烈的争议，1992年美国FDA限制了其使用。最终没有证据表明其存在明显的安全隐患，于2006年11月被重新准予使用。尽管如此，仍然有人质疑硅胶植入物的安全性，FDA强制进行的安全性批准后研究将持续到2018年。这些研究提供的数据可能会再次引起争议，并且患者仍需要明确了解硅胶植入物所涉及的安全问题。

因此，整形外科医生在进行乳房植入物手术时应了解乳房植入物背后的基本技术，熟悉掌握所有安全问题，这点非常重要。患者和地方社区的其他人都希望整形外科医生们成为此领域的专家。这一章我们将回顾有机硅的基本特性、隆胸手术的历史及规范以及目前现有的安全性和有效性的知识。这一章的目的是使得从业者对硅胶假体有更深刻的理念，回答关于硅胶假体使用的常见问题，并与患者一起合理做出乳房植入术的临床决策。

硅胶

表28.1总结了有机硅的化学和命名的基本知识。有机硅是指由硅原子和氧原子为骨干组成的一系列有机化合物。硅元素在自然界中以二氧化硅的形式存在，是自然界中储存量最多的物质，通常存在于砂及石英岩中。硅在元素周期表中位于碳元素下方，故其与碳具有相似的属性，最明显的是它具有形成聚合物长链分子的能力。有机硅聚合物的基本单元（单体）是硅氧烷（R_2SiO），因其包含硅、氧和烷烃（饱和烃）侧基而得名。医学上最常用的配方是聚二甲基硅氧烷（PDMS），其中硅氧烷单体带有两个甲基（—CH3）（图28.1）。

有机硅聚合物材料的性能根据不同的用途具有高度的可控性。改变PDMS聚合物的长度和分子量会影响机械性能。低分子量（30个单体）短链的材料为低分子量（30个单体）短链的材料为有黏性的油状液体，类似于婴儿油。高分子量（3 000

表28.1 硅胶的命名法

合同期限	符号	定义
硅	Si	元素周期表中的元素
二氧化硅	SiO_2	地球上最丰富的物质
硅氧烷	R_2SiO	含硅、氧和烷烃侧基团的单体
硅胶	$[R_2SiO]_n$	硅氧烷的聚合物
聚二甲基硅氧烷（PDMS）	$[(CH_3)_2SiO]_n$	医学上最常用的硅酮配方

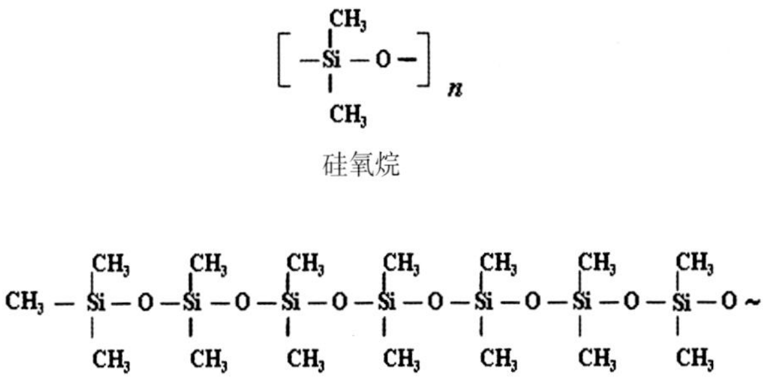

图28.1 有机硅聚合物的化学结构。

个单体)的材料为固态。中等分子量的材料具有弹性和非固态属性,这使其在不造成永久形变和破坏的基础上,具有形变和复原的能力。另一个改变材料特性的因素是聚合物链间的交联程度。交联是在长聚合物链之间形成的化学键,将长链锁定在一起并改变最终化合物的性能。

在硅氢加成反应中硅氧烷的甲基主干被乙烯基所取代,生成了软硅胶,这使得它可以连接其他链上的受体氢化物基团(H-),从而生成与人体软组织弹性相似的材料。硅氢化反应需要少量的铂催化。最终产品中可监测到少量的铂残留[3]。铂的一些形式具有免疫原性,这可能是人体对硅胶乳房植入物产生不良反应的原因。然而,没有临床报道表明植入物中微量的铂与人类的疾病存在正性相关,并且存留在人造植入物中铂的种类和含量也没有从生物学上提供铂引发健康问题的合理依据[4,5]。

硅胶材料自20世纪50年代末以来一直应用于医疗领域。出色的生物兼容性和多用途性使其具有多种医学用途。低分子的聚合物用于润滑注射器针头、护手霜、面部化妆品、食品添加剂和胃肠道功能紊乱的对症治疗中。高分子量的聚合物被用于制造分流装置和导管、输液端口、喉部植入、眼内晶状体以及心脏起搏器、植入式输液泵这些器材与组织相接触的表面的涂层[6]。

在整形手术中,硅胶材料广泛应用于临床。硅胶材料用于填补颅骨及眶底重建,硅胶材料在手部手术中用于关节重建、屈指肌腱重建和填充骨间隔。硅胶在以上这些领域的应用很少引起争议,最大争议来源于硅胶用于隆胸手术。

历史

乳房整形手术的现代史起源于19世纪后期。早期的技术包括自体组织转移,但是组织转移具有复杂性,因此,人们尝试植入各种合成和天然物质(表28.2)。最初流行直接注射,因为它简单易操作。通常是没有执照的从业人员向乳腺组织间隔直接注射各种液体和分子悬浮颗粒物。这经常会造成一系列不良后果,甚至包括双乳切除和死

表28.2　历史上用于隆乳和乳房重建的材料和设备

● 石蜡	● 聚乙烯碎片
● 象牙制品	● 聚乙烯醇海绵(聚乙烯醇甲醛)
● 玻璃球	● 聚乙烯囊中的聚乙烯醇
● 硫化胶粉	● 聚醚泡沫海绵(Polystan)
● 牛软骨	● 聚乙烯(Polystan)胶带或条带
● 涤纶羊毛	● 聚氨酯泡沫海绵
● 杜仲橡胶	● 聚四氟乙烯-硅胶假体
● Dicora	

亡。医用级别硅胶材料似乎能在最大限度上减少并发症的发生,因此人们看好硅胶材料作为可注射材料。

在20世纪60年代初,FDA批准了一项用于软组织填充的液体硅胶注射实验,然而多达50%的患者出现了长期不良反应[7,8],因此,这项实验被叫停。尽管直接注射异物的做法看似不可行,但有研究提出过注射抽脂手术中从组织中抽取的自体脂肪[9]。直接注射脂肪伴随着较多并发症,例如钙化、囊肿形成、局部存留及筛查异常等不良后果[10]。人们仍然在研究这些技术的长期效果和最佳实践,它们似乎具有潜在的实用性,尤其在应用于乳房局部畸形的治疗中。

因为直接注射会造成众多问题,因此人们开始开发异质成形器械来改善乳房体积。这需要开放性的手术,但乳房填充材料的预期和放置位置变的可控。在20世纪的早中期,人们尝试使用了包括象牙、玻璃和合成聚合物在内多种物质制成的器材。大多数这类物质都会导致瘢痕收缩,而且外观不自然。有机硅聚合物与上述材料相比明显不同。硅胶材料已经在尿道重建、关节置换和植入式分流装置这类其他医疗应用中表现出良好的性能。硅胶在这些应用中的成功促成了乳房植入物的开发[11]。

在随后的25年,约有超过127万的女性因为改善外观或重建的需求接受了硅胶填充植入物隆胸手术[12],到2000年,这一数字已经超过了200万[13]。1963年,得克萨斯州休斯敦的Cronin和Gerow医生首次报道了使用硅胶材料隆胸。据报

道,目前,美国每年的乳房植入术超过300 000例[1]。

目前可供乳房植入的假体为硅胶弹性外壳,其内填充物为生理盐水或硅胶,两种填充物各有利弊。生理盐水填充材料可以在植入时调整到最佳大小,但可从皮肤皱褶处看出其材质较硬,并且身体位置改变时,它的活动没有那么自然。硅胶材料因其密度与正常组织接近,克服了上述缺点。在小的乳房隆胸术中或乳房重建中,当存在少量上覆的软组织时,硅胶植入物的效果更好。

植入物监管

表28.3总结了乳房假体植入物监管有关关键事件的时间表。1963年,乳房假体植入物被引入临床实践。直到1976年美国国会颁布了《食品、药品及化妆品法案(第94-295号公共法)》后,FDA才承认医疗材料的合法性,并且由FDA监管所有医疗材料。在此之前,硅胶乳房植入物已经投入临床使用,被视为“修正案前”的器材。根据患者风险等级以及为确保安全性和有效性所必需的监管程度,硅胶乳房植入物可分成三大类(表28.4)。最初,乳房植入物被认为是具有中等风险的Ⅱ类医疗器械,具有一般控制和性能标准,足以确保安全性和有效性,而无须在投放市场之前进行特殊测试。在20世纪80年代,开始有研究表明医用硅胶材料和系统性疾病有关,这些疾病包括癌症、结缔组织病和其他可能与硅元素暴露相关的综合征。巧合的是临床报告指出患者可以接触到弹性外壳上扩散的游离硅胶(例如凝胶渗出),而且植入物会随着淋巴系统吸收和输送游离硅而破裂。

人们开始认为硅的接触与一系列自身免疫性疾病(例如系统性红斑狼疮)、关节炎和胶原蛋白

血管疾病之间可能存在因果关系。研究人员还提出,接受过乳房植入物的妇女对胎儿以及在母乳喂养期间对婴儿的不利影响这些相关的安全问

表28.3 硅胶凝胶填充呼吸植入时间轴[2,42]

年份	事件
1963	由Cronin和Gerow介绍的硅隆植入物
1976	联邦食品、药品和美容植入医疗器械修正案分为Ⅱ类,预修正设备
1977	第一次涉及隆胸手术的人身伤害诉讼
1988	FDA将乳房植入物重新分类为Ⅲ类,需要上市前应用(PMAs)为安全性和有效性提供证据
1990	电视节目 Face to Face with Connie Chung 播出,重点关注隆胸的危险
1990	关于乳房植入物安全问题的国会听证会
1992	FDA拒绝了制造商的上市前应用,将乳房植入物重新归类为研究性设备,限制在辅助注册研究中用于重建和修正患者
1992	Johnson诉Bristol-Meyers Squibb;Pamela Johnson赢得了2500万美元的诉讼,指控她的混合结缔组织疾病与乳房植入物破裂有关
1993	47.4亿美元的集体诉讼“全球和解”提议解决数千起女性与植入物和制造商之间的诉讼
1994	休斯敦陪审团裁定三名女性因“硅胶诱导”自身免疫问题共赔偿2790万美元
1995	植入物的龙头制造商Dow Corning公司申请破产
1998	FDA批准Mentor公司的研究器械豁免(IDE)研究(Mentor Core研究)
2000	FDA批准Inamed公司的IDE研究(Inamed Core研究)
2000	医学研究所硅隆植入安全性委员会发表了 Safety of Silicone Breast Implants,记录了隆胸引起的系统性疾病的证据
2005	普通和整形外科设备咨询小组建议批准制造商的PMAs
2006	FDA批准了制造商的PMAs,向市场发布硅胶乳房植入物

表28.4 按美国FDA进行的设备分类

分类	风险等级	监管机构的要求
Ⅰ类	最低	一般监管(例如准确的标签、良好的制造规范)
Ⅱ类	中等	一般监管和特殊监管(例如使用的特殊说明、限制指示)
Ⅲ类	最高	获得上市前批准的一般监管(制造商在获得市场批准前必须证明植入物安全性和有效性)

题。这些安全顾虑尚待解决并且合理，这迫使FDA在1988年将乳房植入假体重新进行分级，从Ⅱ类医疗器械重新归类到Ⅲ类医疗器械，并要求其在准予使用之前要有证明安全有效的文件。1976年的《医疗器械修正案》授权FDA管制医疗器械之前，乳房植入物已经投入美国市场。所以假体被认作"修正法案前材料"，FDA准许制造商在收集相关有效性和安全性的材料同时，继续将假体投放市场。但是制造商未能提供令人满意的乳房植入物安全性证据，因此，FDA在1992年限制了硅胶乳房植入物的使用，以待进一步阐明安全问题。这些使用了将近30年，放置在成千上万的女性身上的假体被认为不再安全并且限制其使用。这在随后的15年中引发了激烈、公开的争论，而制造商和临床医生面临了数十亿美元的诉讼。在此期间，世界其他地方仍然允许使用这些乳房植入物。最终，没有明确证据证明，乳房植入物与系统性疾病有相关性。2006年11月，美国再次批准了乳房植入物的大规模使用。

硅胶乳房植入物：安全有效吗

FDA负责向公众保证，美国批准使用的乳房植入物安全有效。乳房植入物的功效从未受到过严肃的质疑。乳房植入物是一种用于增加乳房体积并改善乳房形状的医疗器械，显而易见，它实现了预期目的。安全问题则更加棘手，安全性被定义为风险和利益的比。利益越大，承受风险的能力就越高。利益越小，风险承受力就越低。例如，尽管左心室辅助装置在患者使用过程中会带来很大的风险（感染、卒中、器械故障、死亡等），但它可以带来极大的利益（保护人类生命），因此它被认为是"安全的"。如果利益大于风险，人们则会认为该器械是安全的。当风险和收益之间的关系不明时，则会对其安全性产生争议。

乳房硅胶植入物有哪些利益和风险？它的风险可分为两大类：①局部和围手术期并发症；②系统性并发症。最近10年中，乳房植入物的风险状况变得更加明确。

乳房植入物的局部并发症

研究人员根据多年的临床观察总结了乳房植入物的局部并发症和不良事件（表28.5）[14]。再次手术是评估局部和围手术期并发症的指标之一，在对7 000名女性进行的队列研究中也有提到过再次手术。Gabrie等[15]在对1991年之前在梅奥诊所术后平均7.8年的患者进行了随访，报道了在749名接受手术的女性中再次手术率达23.8%，手术适应证较轻的为引流血肿，较重者为取出假体。一项由FDA委托的Mentor Core临床研究再次对这一问题进行研究。这项研究参加人数超过1 000名，研究结果显示，隆胸手术的再手术率为19.4%，乳房重建手术的再手术率为33.9%。其中，隆胸手术后取出和更换假体的再手术率为3.9%，在重建术后为10.4%[16]。在乳房假体植入手术主要的术后并发症包括包膜挛缩、感染、疼痛和假体破裂。

纤维包膜形成

硅胶假体植入会引起纤维包膜形成。包膜形成是软组织对外来植入物的正常反应。纤维包膜经历的增生和挛缩与瘢痕的形成相似，其增生是

表28.5　已报告的乳房植入物的局部并发症

植入性纤维包膜挛缩	皮疹
凝胶植入物破裂（囊内和囊外）	皮肤水疱、囊肿和坏死
凝胶的迁移	乳房的肿胀
硅胶肉芽肿	乳头或皮瓣坏死
腋窝性腺病	植入物挤压
硅胶通过皮肤或乳头渗出	植入物错位
生理盐水植入物的收缩情况	植入物转移或移位
植入式填料口或阀门泄漏	乳房和胸壁疼痛
操作性伤口感染	乳房或乳头感觉的变化
植入物周围的感染	胸壁骨骼结构的变化
植入物内感染	气胸
感染并伴有中毒性休克综合征	植入物周围钙化
手术部位出血	泌乳和乳腺囊肿
植入物周围血肿或血清瘤出血	

由大量的糖胺聚糖和Ⅰ、Ⅱ、Ⅴ型胶原构成[17]。瘢痕形成导致患者的不适和外观的畸形,这是乳房植入手术最常见的不良反应。FDA的Mentor Core临床研究表明在隆胸手术中纤维包膜形成率为9.8%,胸部重建手术后纤维包膜的形成率为13.7%,在乳腺癌放疗后,其发生率更高[18]。

最早以聚亚安酯覆盖于光滑的假体表面形成多孔涂层以解决假体植入后纤维包膜形成的问题。这种方法制成了人体组织可长入的粗糙表面,并且可显著减少早期纤维包膜的形成率[19,20]。这种假体流行一时,但随着聚亚安酯涂层的溶解,问题随之出现。有研究发现,在生理条件下,部分聚亚安酯有可能分解为2,4-甲苯二胺[21],它对动物有致癌性,但对人类无致癌性。流行病学和动物实验数据并未证明聚亚安酯和人类疾病之间并无明显关联,比如肿瘤[22]。尽管如此,在1991年聚亚安酯涂层的假体仍被美国市场取缔。

多重因素引起包膜挛缩,但在未接受辐射的女性中,最主要的因素是亚临床的细菌感染[23]。预防纤维包膜挛缩的主要措施是在植入手术过程中优秀的外科操作技术,包括无损伤分离、止血、植入腔抗生素冲洗[24]。围手术期的应用抗生素尤其重要。

感染

乳房假体植入术后感染率低,发生率为2.0%~2.5%[25]。一项由丹麦乳房整形外科中心的研究报道,1991—2007年间,超过5 000例接受隆胸手术的女性在30天的围手术期内感染率为1.2%[26]。

尽管发生率很低,但感染是植入物手术失败的最常见原因。对无菌观念有着良好理解的临床医生可以最大限度地减少感染的风险。植入物内附带的少量的病原体、抗生素耐药以及假体持续放置可以引起生物材料相关感染,直到异物被取出。生物材料相关感染的发病伴随着一系列特征改变。一开始,细菌以牢固的化学键附着在生物材料表面。随之病原体数量激增形成一定厚度菌落。病原体分泌多糖和蛋白质,多糖和蛋白质在材料表面混杂了失活的细胞物质、环境吸附物和

微小碎片,进而形成了一种被称为生物膜的营养和保护基质,这是绝大多数病原体定植于材料表面的特征。绝大多数病原体立体定植于生物膜的三维空间中而非材料表面。生物膜创造了一个无血管的微环境,这是微生物增殖的最佳条件。该环境下病原体被保护,免于抗生素和宿主防御机制的杀伤。在临床环境中处理和使用生物材料时,精细的手术操作可降低感染的风险和发病率。材料表面必须完整,除此之外需避免意外的污染,以及通过精细的手术操作减少周围组织损伤。

疼痛综合征

乳房假体移植手术后会出现局部疼痛,但疼痛的发生率和意义在不同的报道中存在争议。在女性患者中,乳房假体植入术后疼痛的发生率是乳房全切手术的3倍[27]。不同文献报道因疼痛取出乳房假体的比例从1%~36%不等[15,28]。疼痛的发病率与植入假体的位置(肌肉下或乳腺后放置)、使用目的(隆胸或乳房切除术后乳房重建)和假体内填充物质(盐水或硅胶)有关。引起疼痛最主要的情况似乎是乳腺重建手术时使用盐水填充植入物,但这一数据因乳房全切术后高达20%的患者存在胸部疼痛而存在质疑[29]。疼痛的原因不明,但据推测可能是由于神经、肌肉或软组织受到压迫或扭曲造成。假体的取出可能会改善症状。

假体破裂

正如其他医用材料一样,乳房植入物可能因制造缺陷、使用或磨损而出现问题。临床研究报道,在隆胸手术中,确诊破裂或怀疑破裂(经MRI)的概率为1.1%,在胸部重建术中的概率为3.8%[16]。通常情况下,接受修复的患者并发症和再次手术发生率会比首次手术的患者更高。

假体植入失败最严重的后果是假体破裂,填充于假体内的硅胶流入软组织中。假体破裂可能是由于外科医生在放置过程中的损坏或放置后反复调整而造成的。这两种原因可以解释大多数植入物破裂的情况。人们可能不会发现硅胶植入物

破裂的事件,因为破裂溢出的材料因纤维包膜包裹而不易被发现,患者没有或很少有临床症状,这叫做囊内破裂。如果硅胶出现在纤维包膜之外,则被称为囊外破裂。这些患者更容易出现乳房容积缩小、结节、双侧不对称、乳房质地变软及外形较前出现变化等症状。不同研究中其发生率为12%～35%不等[30,31]。

检查假体破裂最可靠的方法是MRI。MRI利用硅胶、水和脂肪的共振频率存在差异提供了硅胶假体植入后的高分辨率图像,它检测植入物破裂的敏感性和特异性均＞90%[32]。破裂的征象是在看到高强度硅胶信号的同时出现低强度信号的多个环形线,这就是所谓的"偏移征"。最新一代的硅胶植入物中含有非液态的高结合力硅氧烷聚合物,它在破裂时仍包含于硅胶外壳中。从MRI来看,这些植入物的外观特征是外壳未塌陷、呈泪滴状,而不是完全塌陷,形成"偏移征"。尽管硅胶植入物破裂不会引发结缔组织疾病等系统性疾病[33],但它可能会引发局部症状,推荐的治疗方法是纤维囊完全切除和破裂假体取出术[34],但并非所有女性都会选择这样做。

隆乳的全身并发症

尽管人们已经相对较好地了解了与乳房硅胶植入物相关的局部并发症风险,但直到现在也无法确定它与系统性疾病风险相关性。乳房植入物与系统性疾病之间的不确定性是FDA决定限制使用硅胶植入物的主要原因,只有参加了严格监控的安全性研究的患者才被允许使用硅胶植入物[35]。

促进FDA监管的主要原因之一是乳房植入物可能与自身免疫性疾病存在关联。研究显示在硅胶假体植入的暴露组女性中可监测到高滴度的抗硅胶抗体,这可能是全身系统性疾病发生的生物学基础。从硅胶假体渗透出的液态硅胶可能作为半抗原,在与患者机体接触后引起自身免疫疾病。半抗原是一种自身不会引起免疫反应的小分子,但当它与较大的分子如蛋白质结合后可引起免疫反应发生。据推测,游离聚二甲基硅氧烷(PDMS)和自体蛋白的结合可能导致一些患者出现自身免疫性疾病[36]。乳房硅胶植入物引发一系列症状不符合结缔组织疾病,因此它被认为是一种新的综合征,并且以多种方式提及,其中包括人类佐剂疾病、非典型风湿综合征、非典型结缔组织疾病、矽肺综合征、硅佐剂疾病、佐剂乳腺疾病、硅胶佐剂乳腺疾病、乳房硅胶植入物综合征和硅胶诱导的免疫功能障碍[37]。

然而,有对照研究表明,在没有植入假体的女性中也观察到了类似的抗硅胶抗体,这就对由半抗原诱发免疫疾病的机制产生了质疑。这一观察结果证实,在现代社会,硅暴露无处不在。这种硅暴露源广泛来自于食物、药物、化妆品以及多种有创医疗操作,包括经皮注射和静脉导管等常见干预措施。针头和导管通常涂有含硅化合物,可以生成硅抗体。然而,由于乳房硅胶植入物受关注的程度,而且有众多与此相关的问题尚未解决,FDA一方面委托进行进一步研究,一方面停止硅胶填充的乳房植入物在美国普通市场的使用。

随后的临床观察、流行病学研究及基础研究并未发现硅胶假体植入与结缔组织病、癌症、神经系统疾病等全身疾病存在联系。由美国医学研究所(IOM)组织成立了一个特别委员会,对2000年以来所有相关文献进行了最全面的回顾。它是美国国家科学院于1970年成立的一个机构,由来自学术界和工业界的权威人士组成,就重要的公共卫生政策问题进行研究并提供建议。1997年,国会委托IOM研究乳房植入物并且为此成立了乳房硅胶假体安全委员会,由国家关节炎、肌肉骨骼和皮肤疾病研究所作为牵头机构。在这项为期超过2年的研究中,研究者调查了患者,会见了专家,检查了行业技术报告,并且详尽地查阅了相关文献。他们发表了一份500页名为 *The Safety of Silicone Breast Implants*(《硅胶乳房植入物的安全性》)的专著论文[13],其中记录了他们的研究成果。

该委员会关注到了局部并发症的发生率以及向患者提供知情同意的程度。然而,在系统性疾病这一最重要且最有争议性的问题上,该委员会认为,没有证据证明乳房植入物与系统性疾病之间存在因果关系:接受乳房硅胶植入物的妇女中有许多人病情严重,她们的痛苦深深地触动了该委员会。但是,该委员会认为,在大多数情况下,乳房硅胶植入物与这些疾病没有因果关系,因为在接受乳房硅胶植入物女性和未接受硅胶植入物的女性中这种疾病的发病率大致相同[38]。

该报告的概要[39]强调了以下内容:

- 硅普遍存在于食品、化妆品、机械润滑油、皮下注射针筒和其他产品、绝缘体以及各种消费产品,发达国家公民能广泛接触到含硅的产品。对硅和其他已知假体植入材料的毒理学研究不能为健康问题提供证据。
- 没有证据支持硅胶存在免疫作用。
- 没有证据支持在隆胸的女性中存在新型综合征(非典型结缔组织疾病、人类佐剂病等)。事实上,流行病学证据证明,不存在新型综合征。
- 接受乳房植入物的女性中,原发性乳腺癌的发病率或乳腺癌的复发率并没有增加。
- 结缔组织疾病在接受乳房植入物的女性和没有接受乳房植入物的女性中同样常见。
- 没有证据表明母乳中的硅含量的提高或任何其他物质会对婴儿有害。委员会坚决认为,所有接受过乳房植入物的母亲都应尝试母乳喂养。
- 证据表明隆胸对婴儿存在不良作用的结论是不充分的或错误的。

在后续的报道中,该委员会阐述了其关于结缔组织病或风湿性疾病与隆胸之间相关性的结论,文中说道:"委员会认为并没有充足的证据表明隆胸手术与确诊的结缔组织疾病之间存在关联,因此没有理由使用资源进一步探索流行病学中的这种关系[40]。"换而言之,因为目前关于两者关联性的证据很少,所以关于此项议题的进一步研究是浪费时间和资源的。

IOM的报告是目前可用的乳房硅胶植入物的最全面风险分析。国家科学委员会(NSP)进行的研究结果也证实了IOM的研究结果。它是一群由Sam C.Pointer, Jr.法官任命的杰出的科学家和医师组成的团体,这位法官是负责乳房植入多地区诉讼的协调法官。NSP的成员有毒理学、免疫学、流行病学、风湿病学及内科的专家。Pointer法官要求NSP为法院提供一份独立评估,评估一些接受乳房植入物的女性物针对美国植入物制造商提起的乳房植入物诉讼中所涉及科学的部分。NSP发现,没有证据支持乳房硅胶植入物与结缔组织疾病之间的关联[41]。自IOM和NSP报告问世后,几年中出现了大量证据进一步支持它们结论。同样没有证据表明,乳房假体植入可引起全身系统性疾病。2006年11月,在满足完成正在进行的实验、随访、年龄限制及临床医生在使用前经过培训的前提条件下,FDA再次批准了将硅胶隆胸假体再次应用于美国市场。

结论

自乳房植入物投入使用以来,已经过去了40多年。数以百万的女性接受了乳房植入物手术。在20世纪90年代,假体的安全问题引起了争议。最大的争议是硅胶暴露是否有引起系统性疾病的风险。经过将近15年的研究,期间经历了各种各样的诉讼,最终,并没有医学证据支持硅胶植入物与系统性疾病之间因果关系的假设。乳房假体植入手术有效地达到了其预期目的:增大乳房并改变其形状。如果女性使用乳房植入物所带来的预期个人利益要超过其目前所理解的风险(主要是局部并发症以及可能需要进一步手术的风险)那么,乳房植入物对任何妇女而言都是"安全"的。没有证据证明,乳房植入物会造成系统性疾病的风险。使用乳房植入物的决定是患者和外科医生的个人选择。对美化乳房和整形外科手术感兴趣的女性,可以依据自己对乳房植入物功效和安全性的了解,放心地使用目前可用的乳房植入物。

编者评论

Miller博士在21世纪起始十年内曾作为一名美国整形外科医师学会的代表在美国食品和药物管理局工作,负责处理乳房硅胶植入物的安全性问题。这一经历带给他广泛的知识。他非常了解硅相关化学、技术和硅胶产品特性以及其广泛的医学应用历史。FDA批准后的安全性研究将持续到2018年,他利用风险与效益的比值批判性地评估了硅胶假体植入手术。

这一章是基于他为大众利益考虑竭诚努力研究的结果,更是关于乳房假体植入安全性方面的大量文献的简要总结。施行乳房假体植入的整形外科医生将会对植入假体的技术和经过长期审查的安全问题有更好的理解。本章特别强调,1988年FDA将乳房植入物从Ⅱ类归类为Ⅲ类医疗器械,要求在批准和使用之前证明植入物的安全性和有效性的背景。本章也进一步阐明了乳房植入物的局部和系统性并发症的风险,并特别强调了国会委托乳房硅胶植入物安全委员会的研究结果,该研究结果证明,没有证据表明乳房植入物和系统性疾病之间存在因果关系。总而言之,Miller博士经过全面论证,引导了硅胶植入物不良影响相关争议的演变,让我们更加深入地了解乳房硅胶植入物,也让我们充满信心地向整形外科医生推荐用于丰胸术和乳房重建手术的硅胶植入物。

(G.L.R.)

参考文献

[1] American Society of Plastic Surgeons. 2008 plastic surgery procedural statistics; 2009. Available at: http://www.plasticsurgery.org/Media/stats/2008-US-cosmetic-reconstructiveplastic-surgery-minimally-invasive-statistics.pdf.

[2] U. S. Food and Drug Administration. Silicone gel-filled breast implant timeline; 2009. Available at: http://www.fda.gov/MedicalDevices/ProductsandMedicalProcedures/ImplantsandProsthetics/Breast Implants/UCM064461.

[3] Maharaj SV. Exposure dose and significance of platinum and platinum salts in breast implants. *Arch Environ Occup Health* 2007;62(3):139-146.

[4] Wixtrom RN. Silicone breast implants and platinum. *Plast Reconstr Surg* 2007;120(7 suppl 1):118S-122S.

[5] Bondurant S, Ernster V, Herdman R, eds. Silicone breast implants and cancer. In: *Safety of Silicone Breast Implants*. Washington, DC: National Academy Press; 2000:233-241.

[6] Costantino PD. Synthetic biomaterials for soft-tissue augmentation and replacement in the head and neck. *Otolaryngol Clin N Am* 1994;27(1):223-262.

[7] Kopf EH, Vinnik CA, Bongiovi JJ, et al. Complications of silicone injections. *Rocky Mt Med J* 1976;73(2):77-80.

[8] Vinnik CA. Editorial: the hazards of silicone injections. *JAMA* 1976;236(8):959.

[9] Coleman SR, Saboeiro AP. Fat grafting to the breast revisited: safety and efficacy. *Plast Reconstr Surg* 2007;119(3):775-785; discussion 786-787.

[10] Hyakusoku H, Ogawa R, Ono S, et al. Complications after autologous fat injection to the breast. *Plast Reconstr Surg* 2009;123(1):360-70; discussion 371-372.

[11] Cronin TD, Gerow FJ. Augmentation mammaplasty: a new "natural feel" prosthesis. In: *Transactions of the Third International Conference of Plastic and Reconstructive Surgery*, Amsterdam: Excerpta Medica; 1964:41-49.

[12] Terry MB, Skovron ML, Garbers S, et al. The estimated frequency of cosmetic breast augmentation among US women, 1963 through 1988. *Am J Public Health* 1995;85(8):1122-1124.

[13] Bondurant S, Ernster V, Herdman R, eds. *Safety of Silicone Breast Implants*. Washington, DC: National Academy Press; 1999.

[14] Bondurant S, Ernster V, Herdman R, eds. Reoperations and specific local and perioperative complications. In: *Safety of Silicone Breast Implants*. Washington, DC: National Academy Press; 1999:114-178.

[15] Gabriel SE, Woods JE, O'Fallon WM, et al. Complications leading to surgery after breast implantation. *N Engl J Med* 1997;336(10):677-682.

[16] Cunningham B, McCue J. Safety and effectiveness of Mentor's MemoryGel implants at 6 years. *Aesthetic Plast Surg* 2009;33(3):440-444.

[17] Vistnes LM, Ksander GA, Isaacs G, et al. Elevated glycosaminoglycans and chondroitin 4-sulfate, and other properties of contracted human prosthesis capsules. *Ann Plast Surg* 1981; 7(3):195-203.

[18] Whitfield GA, Horan G, Irwin MS, et al. Incidence of severe capsular contracture following implant-based immediate breast reconstruction with or without postoperative chest wall radiotherapy using 40 Gray in 15 fractions. *Radiother Oncol* 2009;90(1):141-147.

[19] Herman S. The Meme implant. *Plast Reconstr Surg* 1984;73(3):411-414.

[20] Capozzi A, Pennisi VR. Clinical experience with polyurethane-covered gel-filled mammary prostheses. *Plast Reconstr Surg* 1981;68(4):512-520.

[21] Benoit FM. Degradation of polyurethane foams used in the Meme breast implant. *J Biomed Mater Res* 1993;27(10):1341-1348.

［22］ Bondurant S, Ernster V, Herdman R, eds. Implant catalogue. In: *Safety of Silicone Breast Implants*. Washington, DC: National Academy Press; 2000:54-79.

［23］ Pajkos A, Deva AK, Vickery K, et al. Detection of subclinical infection in significant breast implant capsules. *Plast Reconstr Surg* 2003;111(5):1605-1611.

［24］ Adams WP Jr. Capsular contracture: what is it? what causes it? how can it be prevented and managed? *Clin Plast Surg* 2009;36(1): 119-126.

［25］ Pittet B, Montandon D, Pittet D. Infection in breast implants. *Lancet Infect Dis* 2005;5(2):94-106.

［26］ Hvilsom GB, Hölmich LR, Henriksen TF, et al. Local complications after cosmetic breast augmentation: results from the Danish Registry for Plastic Surgery of the breast. *Plast Reconstr Surg* 2009;124(3):919-925.

［27］ Breiting VB, Hölmich LR, Brandt B, et al. Long-term health status of Danish women with silicone breast implants. *Plast Reconstr Surg* 2004;114(1):217-226; discussion 227-228.

［28］ Peters W, Smith D, Fornasier V, et al. An outcome analysis of 100 women after explantation of silicone gel breast implants. *Ann Plast Surg* 1997;39(1):9-19.

［29］ Stevens PE, Dibble SL, Miaskowski C. Prevalence, characteristics, and impact of postmastectomy pain syndrome: an investigation of women's experiences. *Pain* 1995;61(1):61-68.

［30］ Ahn CY, DeBruhl ND, Gorczyca DP, et al. Comparative silicone breast implant evaluation using mammography, sonography, and magnetic resonance imaging: experience with 59 implants. *Plast Reconstr Surg* 1994;94(5):620-627.

［31］ Andersen B, Hawtof D, Alani H, et al. The diagnosis of ruptured breast implants. *Plast Reconstr Surg* 1989;84(6):903-907.

［32］ Gorczyca DP, Gorczyca SM, Gorczyca KL. The diagnosis of silicone breast implant rupture. *Plast Reconstr Surg* 2007;120(7 suppl 1):49S-61S.

［33］ Holmich LR, Lipworth L, McLaughlin JK, et al. Breast implant rupture and connective tissue disease: a review of the literature. *Plast Reconstr Surg* 2007;120(7 suppl 1):62S-69S.

［34］ Rohrich RJ, Beran SJ, Restifo RJ, et al. Aesthetic management of the breast following explantation: evaluation and mastopexy options. *Plast Reconstr Surg* 1998;101(3):827-837.

［35］ Kessler DA. The basis of the FDA's decision on breast implants. *N Engl J Med* 1992;326(25):1713-1715.

［36］ Borenstein D. Siliconosis: a spectrum of illness. *Semin Arthritis Rheum* 1994;24(1 suppl 1):1-7.

［37］ Rosenberg NL. The neuromythology of silicone breast implants. *Neurology* 1996;46(2):308-314.

［38］ Bondurant S, Ernster V, Herdman R, eds. Preface. In: *Safety of Silicone Breast Implants*. Washington, DC: National Academy Press; 1999:ix-xi.

［39］ Bondurant S, Ernster V, Herdman R, eds. Executive summary. In: *Safety of Silicone Breast Implants*. Washington, DC: National Academy Press; 1999:1-12.

［40］ Bondurant S, Ernster V, Herdman R, eds. Epidemiologic studies of connective tissue or rheumatic diseases and breast implants. In: *Safety of Silicone Breast Implants*. Washington, DC: National Academy Press; 1999:225-226.

［41］ Tugwell P, Wells G, Peterson J, et al. Do silicone breast implants cause rheumatologic disorders? A systematic review for a court-appointed national science panel. *Arthritis Rheum* 2001;44(11):2477-2484.

［42］ WGBH. Chronology of silicone breast implants. *Frontline: Breast implants on trial*, 2009. Available at: http://www.pbs.org/wgbh/pages/frontline/implants/cron.html.

第 29 章

William P. Adams Jr.　Jason K. Potter

乳房植入物：材料和制造工艺
——历史、现在和将来

Breast Implants: Materials and Manufacturing Past, Present, and Future

引言

长期以来，女性乳房都是个体和社会共同关注的一个对象。乳房代表着女性特有的气质和性感。人们单从媒体的宣传上就可以轻易地感受到大众对乳房在女性感知中的相对价值。这些因素也解释了开展女性乳房重建和美容手术必要性的一些潜在原因，数十年来这个领域对整形外科医生来说一直是关注的热点和艰巨的挑战。可以说没有任何器械材料或手术操作能像乳房植入物那样显著改变乳房手术的格局。自 20 世纪 60 年代中期以来，乳房假体植入物一直被使用，但是这个话题仍然引起激烈的争论。2006 年 11 月，美国食品药品监督管理局（FDA）取消了 1992 年对硅胶假体植入物的禁令，批准将其用于所有年龄段女性的乳房重建术以及 22 岁以上女性的隆胸术。尽管硅胶假体植入物获得了批准，但许多消费者权益保护组织仍反对该决定，而 FDA 已委托制造商负责收集有关 40 000 名妇女的 10 年数据以进一步评估其安全性。本章概述并讨论了乳房假体植入物的历史、现在和将来。

硅胶

乳房假体植入物的基础是有机硅科学，其生化原理对于开发植入物技术至关重要。硅胶是指基于元素硅的一组聚合物。沙子[二氧化硅（SiO_2）]是地球上最丰富的化合物之一。医学上使用的聚合物是聚二甲基硅氧烷（PDMS）（图 29.1）。硅胶最早在第二次世界大战时期广泛用于工业和军事领域。硅胶的医疗应用也很快确立，

使得硅胶产品在当今的医疗行业中广泛应用。常见含有硅胶的产品包括留置导管，可长期佩戴的隐形眼镜，起搏器，注射器和一些药品。硅胶产品包括工业级和医疗级材料。医学等级是指成分纯净且性质恒定的材料。硅胶被归类为医疗器械，这意味着硅胶不会通过化学作用或新陈代谢失去它预期的作用。硅胶的特性适合医疗用途，其中包括热和氧化稳定性、化学和生物惰性、疏水性和可灭菌消毒等。

硅胶聚合物可以有多种形式的产品，包括硅油、凝胶或弹性体（橡胶）。其物理状态取决于化学交联的程度。交联发生在硅原子上的乙烯基和氢基之间。硅油是没有交联的 PDMS 直链，不溶于水。PDMS 可以永久保持液态。硅凝胶由交联的 PDMS 链（不同程度）以及不同数量的 PDMS 液体组成。谨记大多数硅胶体是由在 PDMS 胶基质里的硅油组成。制造商通过控制硅胶中油与凝胶的比例以控制凝胶的黏度。硅胶弹性体具有高度的交联度，几乎没有 PDMS 油。无论是硅凝胶还是盐水的乳房假体植入物外壳都是由硫化的硅胶弹性体组成，该弹性体用二氧化硅增强以提高强度[1]。为了减少填充硅凝胶的渗出，会将苯基或三氟丙基整合到外壳上，以降低其对 PDMS 油的渗透性[2,3]。这些带有"阻隔涂层""低渗漏"的植入物

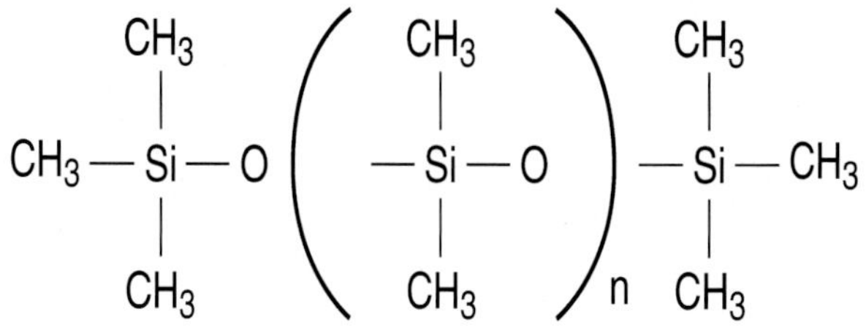

图29.1　聚二甲基硅氧烷。

外壳是当前第三、第四和第五代植入物（稍后讨论）的特性。

制造与材料

为了达到增大女性乳房的目的，在开发假体乳房植入物之前业界已经尝试了多种材料。直到20世纪50年代，材料包括自体脂肪和真皮移植物、脂肪注射、石蜡油注射剂，甚至植入玻璃球、象牙、橡胶和涤纶羊毛[4,5]。这些材料经常导致感染，组织坏死和乳房硬结。所有自体组织存在吸收的问题。20世纪50年代和60年代有使用许多其他产品，包括尝试注入碳氢化合物、凡士林、硅油、植物油和蜂蜡等，这些导致许多问题，包括感染、肉芽肿、瘘管和乳房实变[4,5]。在同一时间段，开发了许多不同类型的海绵，寄希望于软组织内生性生长可以改善这些产品的生物相容性。聚乙烯和聚醚是最常见的海绵材料（图 29.2），而其他包括硅橡胶和特氟隆。不幸的是，这些产品由于存在许多相同的问题而已停产。

1962年硅胶假体的开发标志着乳房手术一个重要的新时代。自 Cronin 和 Gerow[6]首次报道其用途以来，几乎没有其他材料用于隆胸。这部分归因于硅胶产品的成功，也归因于在成功开发出硅胶产品后不久 FDA 就开始实施了新的医疗器械法规。

更少的材料并不能等同于更少的产品。美国已经制造了200多种不同类型的乳房硅胶植入物和扩张器[7]。自从最初的硅凝胶植入物的生产以来，人们已经对这些产品的设计进行了许多改进。乳房植入物的设计和制造方面的进展主要集中在4个方面：外壳的特性、填充物的特性、外形和表面的结构。

每一类产品由于其物理和结构性质不同于其他产品，它的表现也会不同，这对我们回顾性分析20世纪60年代中期以来乳房植入手术的效果提出了重大挑战。为了帮助进行此分析，人们尝试根据乳房植入物开发的时间将其分为不同代[8-11]。该个分类系统可以区分不同时间段的演变和差别；但是，它不能根据手术的时期比较乳房植入物的手术效果。因为不同时期段生产的特定的产品会一直被应用到下一个时期段，这使得我们无法评价产品的效果。

不同年代的假体

起初当不同代产品概念提出时（表 29.1），市面基本上已有了三代的乳房植入物，分别对应于20世纪60年代（第一代）、70年代（第二代）和80年代（第三代）开发的产品。第一代产品以 Cronin 和 Gerow 开发的最早的硅凝胶植入物为代表。该产品又名 Silastic 0，由道康宁（Dow Corning）在1964至1968年间生产。Silastic 0 具有厚厚的弹性体外壳，存在接缝，硅凝胶黏稠。道康宁（Dow

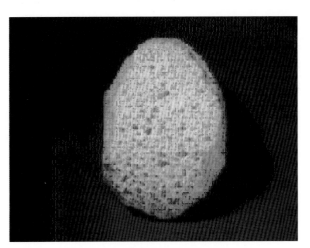

图 29.2　聚醚海绵用于隆胸手术。

表 29.1　代硅凝胶乳房植入物

植入物	生产时期	特点
第一代	20世纪60年代	厚壳（平均0.25 mm）；厚，黏性凝胶；涤纶贴片
第二代	20世纪70年代	薄壳（平均0.13 mm）；低黏性凝胶；无补丁
第三代	20世纪80年代	厚，硅增强，屏障涂层外壳
第四代	1992年至今	提出了更严格的制造标准；第三代设备的改进
第五代	1993年至今	黏性硅胶填充装置；形式稳定的设备

Corning)对原始产品进行了几处改进,包括改良了弹性体,采用无缝外壳,之后又使外壳更薄。总的来说,第一代产品的特点是外壳厚,凝胶黏稠和加有涤纶贴片,这个产品一直生产到20世纪70年代后期。这类产品最常报道的并发症是包膜挛缩。

第二代产品致力于降低包膜挛缩率。这些产品的外壳设计得更薄(平均厚度为 0.13 mm,之前的为 0.25 mm),凝胶的黏性降低,并且去除了涤纶贴片[5]。第一个二代产品是道康宁公司的 Silastic Ⅰ。它于1972年问世,Silastic Ⅰ与 Silastic 0 的生产时间有重叠。Silastic Ⅰ 的生产一直持续到1986年。这个设计并没有降低包膜挛缩发生率,但据报道其破裂的可能性更高,这归因于其外壳的强度降低[5]。

凝胶渗出现象是在 20 世纪 70 年代发现的[5,12-14]。凝胶渗出是非交联硅油从凝胶中穿过弹性体包膜扩散到周围环境中。尽管此现象对组织的影响尚不清楚,但它带来了第三代产品所特有的工艺变化。第三代产品的特点是更厚,更坚固的外壳。出于对第二代设备的外壳薄弱导致破裂的担忧,厂家在壳的厚度和强度方面进行了改进。通过用二氧化硅增加弹性体结构强度从而改善外壳强度[1]。通过将苯基或三氟丙基整合到外壳表面上来形成阻止渗漏的屏障,减少非交联硅凝胶的渗漏[2,3]。这些特性一直保留至当前的制造过程中。切记凝胶渗漏是硅油透过弹性体中扩散。凝胶渗出不会由于黏度(凝胶的共聚度)的改变而改变。

盐水乳房植入物于1964年在法国首次制造,由 Arian 引入,其出发点是通过较小的切口放置假体。这些产品瑕疵率高并在20世纪70年代初停产[5]。Heyer-Schulte 是美国第一家盐水假体的制造商。起初产品由通过高温硫化(HTV)制成的薄壳组成。这些产品容易发生漏水[5]。外壳制造工艺的改进使现代盐水假体具有很高的成功率。当前的设备使用较厚的室温下硫化(RTV)的外壳。

假体内容物

假体内容物的特性也随着时间发生了变化。最明显的是在"禁用硅胶植入物"期间对盐水假体的改进。随后显然硅凝胶的特性也出现明显的改进。硅胶技术的重大改进足以使人们认为现代硅凝胶代表了第四代植入物。自 1992 年以来,由于对改进制造工艺的需求不断增加,与第三代产品相比,硅凝胶假体已改进为有稍厚的外壳,内容物黏性更强的假体。

由于乳房植入物填充有医用级硅凝胶,因此硅凝胶化学的变化主要集中在凝胶的黏性上。所有的硅凝胶都具有黏性,但是黏性的程度不同在临床上具有重要意义。黏性的大小可以反映出假体的弹性记忆力和形态维持的能力。黏性是通过硅凝胶分子的化学交联产生的。黏性赋予植入物结构的特点和手感。1985年之前生产的第二代假体含有极少的黏性凝胶。1985年之后,第三代和第四代产品逐渐发展并加入越来越多的黏性凝胶,在 1993 年市场引入了形状更稳定的黏性硅凝胶植入物(图 29.3)。

第五代植入物是外形稳定的黏性凝胶植入物(例如 Inamed 410 和 Mentor CPG)。这些产品含有强化黏性的硅凝胶,可改善乳房成型的效果。这些植入物目前正在美国进行临床试验。

在美国硅胶和盐水假体是目前唯一可用作乳房植入物的填充材料。大豆填充植入物(Trilucent)在欧洲上市的时间很短,但在2000年被制造

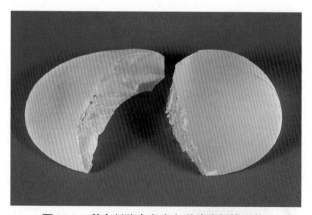

图29.3 黏合凝胶由高度交联硅胶保持形状。

商主动从市场撤出[15,16]。Trilucent植入物包含Tri-lipid 6，这是一种从大豆油中提取的医学级甘油三酸酯脂肪。该物质已在动物中进行了研究，并未显示出安全隐患。作为欧洲和美国临床试验的一部分，大约有5 000名欧洲女性和50名美国女性接受了该植入物。在美国，这类假体是通过医疗器械调查特例项目有少量的供应。由于植入物内的大豆油渗漏到周围组织中导致组织炎症反应，该植入物退出了临床试验[17,18]。渗漏引起的组织反应在取出植入物后会消失，未发现存在长期健康问题。目前尚没有通过了临床试验的其他替代填充物。

表面纹理工艺

硅胶植入物的表面纹理化处理开始于20世纪60年代后期，目的是为了预防包膜挛缩[5]。同时期引入了聚氨酯涂层的植入物（图29.4），但直到20世纪80年代才普及。聚氨酯假体已被证明可以显著降低包膜挛缩的概率，但是假体出现了两个主要问题导致了它的停用。聚氨酯在体内会降解生成甲苯二胺[19,20]，虽然它对人体的危害尚不清楚，但这种化学物质在啮齿动物中是已知的致癌物[21]。聚氨酯导致人类患癌症的风险极低[22-24]。其次，也许更重要的是在体内几年后聚氨酯涂层开始会与下面的硅胶外壳分层[25]。在植入前聚氨酯植入物外形是稳定的，这是由于植入物坚硬的外壳而不是其中填充物的特性。当聚氨酯在体内

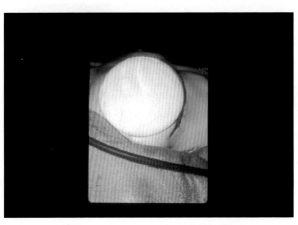

图29.4　聚氨酯包覆的硅胶植入物。

从壳上分层时，植入物保持外形的力量逐渐丧失。所以在20世纪90年代初期，具有聚氨酯涂层的植入物主动从市场上撤回。

从理论上讲，聚氨酯减少包膜挛缩的作用归因于其开孔的结构，这个结构允许组织向内长入从而预防常态下胶原纤维环形的堆积，当然在细胞水平的一些生物化学反应也至少起到了同等重要的作用。制造商已经尝试开发过性能和聚氨酯一样良好的新型假体表面结构（图29.5）。目前，市面上有Mentor公司和Inamed公司的两种不同的硅凝胶弹性体毛面外壳。1981年，美国测试与材料学会制定了植入物生物相容性、外壳的机械性能、阀门的密闭性、消毒灭菌、包装和标签方式的规范。规范除了规定表面纹理化不得改变植入物其他物理特性外，并未包括表面纹理化方面的指南。Mentor的毛面植入物是第一个获得FDA批准的产品。Siltex的表面设计时采用阴模接触印记技术，这使得植入物外壳表面均匀分布有许多细小结节。这些结节的大小高40～100 μm和宽70～150 μm[26]。Inamed的Biocell表面是通过失盐技术制成的。植入物外壳在轻压下涂有精细级别的盐。盐晶体在后续的制造过程中会丢失，从而在外壳表面留下许多细小的凹陷。这些细小的凹陷直径600～800 μm，深150～200 μm[26]。在临床上，Siltex的毛面结构比Biocell的更细微。然而，与大家想象的不同，除非将植入物放在紧致的腔隙或皮肤软组织扩张的环境中，无论哪种毛面材质表面都没有发生真正组织向内长入的情况。对于硅凝胶植入物，两个公司的毛面产品均显示有利于降低包膜挛缩率，但在毛面的盐水假体上并没有达到这个效果，因此尚不能说毛面材料可以降低假体包膜挛缩的概率[5]。毛面还增加植入物对周围组织的黏附性，这对于防止解剖型假体旋转和在乳房再造手术中的一些考量都有重要的帮助。对于不可移动的植入物，折痕缺陷问题会增加是一个理论上的概念[5,27]。我们知道当植入物不能旋转时，植入物外壳上形成的自然折痕就不是圆形分布的，这可能会导致折痕疲劳及随后假体外壳力学薄弱的问题；但是，这一理论还没有

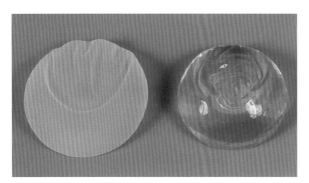

图29.5　表面有纹理的和光滑的凝胶植入物。

得到科学上的证明。

用于盐水填充植入物的阀门技术也随着时间得到了发展。第一个 Heyer-Schulte 盐水填充植入物使用了 Jenny 牌的阀门。这个隔膜型的阀门位于植入物的前面。这些瓣膜很大，因此很容易在植入物的前表面摸到。Jenny 牌阀门在1979年被微型隔膜阀所取代（图29.6）。这种阀门由位于植入物前面的隔膜阀组成。使用时将填充管的塑料小尖头插入阀门，从而打开阀门隔膜并允许盐水充入植入物里。拔除填充管后，植入物阀门会自动关闭。其他曾经使用的阀门包括内置单项阀门，该阀门操作需要将金属针穿过放置在植入物前面的阀门；叶片挡板状阀门也需要使用金属针，但阀门位于植入物底部。注射壶阀门由 Mentor 在1992年推出。它由一个预先放置在植入物底面的填充管组成。注射圆壶和连接器可以连接到填充管上。由于有3种密封机制：弯曲的填充管、叶片挡板和塞子，注射壶阀门的故障率较低。这3种机

制可以有效地密封了阀门的内腔和外腔。

总而言之，自20世纪60年代初问世以来，已经有五代的乳房假体植入物。不同代的植入物区分是基于外壳的特性，填充材料的特性、形状和表面构造而定的。特定植入物临床上的特性主要是基于它对应产品的代数。

制造过程

与所有医疗设备一样，乳房植入物的制造过程是一个严格管制的过程，它必须达到严格的标准以保证质量。出乎意料的是大多数乳房植入物外壳还是通过手工单独生产的（图 29.7 和图 29.8）。外壳是通过将机器的主心轴反复浸入弥散的液态硅胶中，然后通过加热或调节湿度使其固化而成。硅胶外壳固化后，可以将其从主心轴上取下，检查是否有不规整的地方，并进行测量以确保符合外壳厚度的标准。然后外壳里填充满合适的硅凝胶，并用贴片贴在表面进行密封（图29.8）。盐水假体在外壳上装有一个阀门以便在体内可以进行填充。

乳房植入物和美国 FDA

由 Cronin 和 Gerow 于1962年提出[6]的硅胶凝胶乳房植入物重新定义了现代的隆胸手术。最初，使用硅凝胶乳房植入物似乎是进行乳房手术

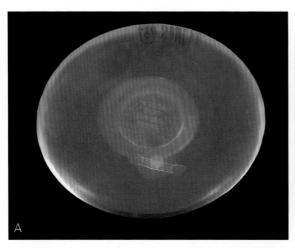
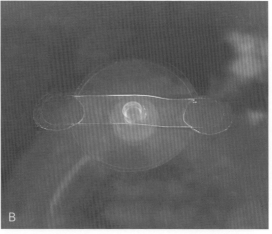

图29.6　A、B. 生理盐水填充装置的隔膜填充阀。

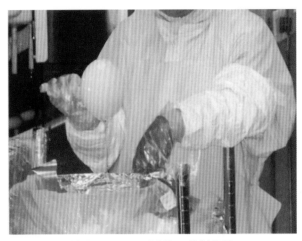

图29.7 外壳是用手工浸渍的工艺制作的。

的万能选择，并且这种产品在数年里得到了广泛使用。硅胶凝胶乳房植入物在投放市场之初，FDA并未对医疗器械进行监管，因此该产品的上市无须经过临床试验，也没有支持其安全性的数据。1976年，《食品、药物和化妆品法》中医疗器械修正案要求FDA将其作为医疗器械进行监管，在此之前乳房植入物在市场上已经销售了10多年。该修正案还为将1976年之前销售的植入物纳入监管提供了一个不追溯条款，因此硅凝胶和盐水植入物仍可使用[5,28]。该修正案要求制造商收集产品安全性和功效的数据并将其提交给FDA，之前的产品将可以维持上市，直到FDA能够正式评估其安全性为止。

为了评估医疗器械对大众构成最大风险进行先后排序和审查，FDA根据对患者的已知风险将医疗器械划分为三类[5]。最初，乳房植入物被认为是Ⅱ类器械（那些短时间植入且被认为具有中等风险的器械），因此没有立即进行检查。20世纪80年代开始出现由硅凝胶乳房植入物引起并发症的报道。对行业打击最大的报道是植入硅凝胶假体的女性出现了风湿和结缔组织病的症状。尽管这些最初的报告并没有可靠的科学数据来支持他们的论调[4]，但随后的媒体疯狂炒作给硅凝胶乳房植入物贴上了巨大的负面标签。结果在20世纪80年代后期，乳房植入物的分类更改为3类（重大风险），并且FDA要求制造商提交正式的上市前批准申请（PMA）。PMA要求制造商明确证明其产品的安全性和有效性，以供批准。未经此类批准的

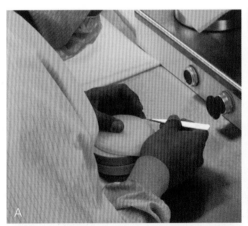

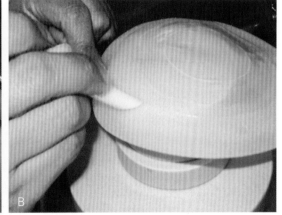

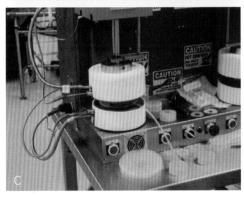

图29.8 A. 使用与外壳贴合的贴片密封外壳。B. 将贴片切割到正确的大小。C. 将贴片贴合到植入物的外壳上。

产品将从市场上撤除。

20 世纪 90 年代初是乳房植入物的混乱时期。1991 年，FDA 普外和整形外科设备小组开始审查现有的关于硅凝胶填充乳房植入物安全性的数据。专家组最初得出结论是植入物在获得 PMA 完全批准之前，必须有更好的数据和研究。然而，它也认识到市场对乳房植入物的需求，特别是对于乳房重建手术。专家小组建议在继续积极研究的期间仍可使用这些产品。FDA 采取了前所未有的行动，反对该小组的建议（具有讽刺意味的是，历史在 12 年后重演），并于 1992 年 1 月对硅凝胶填充乳房植入物实行了暂停生产的措施。针对暂停措施，专家组对乳房植入物与系统性疾病相关性的科学数据进行了第二次审查。结论坚持认为没有足够的证据来推断植入物与疾病之间存在关联，并建议在重建手术和隆胸手术的对照试验的研究中允许硅凝胶植入物的使用[29]。FDA 在 1992 年 4 月接受了该建议。

在整个硅凝胶植入物禁令期间中，FDA 继续允许无限制的市场推广和使用盐水填充植入物。盐水假体被认为比硅凝胶填充假体的更安全。直到 2000 年，盐水填充植入物的安全性证据才提交给 FDA 进行上市前批准。麦格汉医疗公司，现为 Inamed（Santa Barbara，CA）和 Mentor 公司（Santa Barbara，CA），向 FDA 咨询小组提交了数据，最终使这两家公司制造的盐水填充植入物在同一年获得批准。该假体被批准用于 18 岁及以上女性的隆胸手术和所有年龄段女性的重建手术。

2003 年 10 月，Inamed 向 FDA 提供了有关其硅凝胶填充假体安全性的数据，以期其硅凝胶填充植入物获得完全批准。FDA 的咨询小组投票批准了该类假体（9 赞成和 6 反对）。一个有趣的插曲是，咨询小组主席在 1 个月后发表声明，要求 FDA 忽略其小组的建议。与 1992 年非常相似，FDA 在 2004 年 1 月向 Inamed 发出了"不予批准"的信函，要求其提供更多的长期安全性数据。硅凝胶填充植入物的使用仍然受到限制，它只能在对照的临床试验中使用。

在暂缓有关 Inamed 的硅胶乳房植入物决定的

期间，FDA 发布了新的指导文件，对乳房植入物市场营销提出了建议[30]。它指出，PMA 应该提供包含有特定植入物安全性 10 年数据的研究。目前，还没有一家制造商从他们的相关研究中收集了 10 年的数据。但是，制造商可以将正在进行的试验的 2 年数据提交给 PMA。

随后在 2005 年 4 月，Inamed 和 Mentor 向 FDA 专家组提交各自硅凝胶填充植入物的申请。在一场前所未有的听证会中，曾在 2003 年获得专家小组推荐的 Inamed 最终以 5 票同意对 6 票反对未获通过，Mentor 则以 7 票同意对 2 票反对获得通过。随后，Mentor 在 2005 年 7 月收到了 FDA 附加条件的"可批准"信函。

Inamed 的主要问题源于其 153 型硅凝胶植入物的问题，该植入物是一种双腔装置，其早期故障率高的数据搞砸了整个研究。Inamed 选择将这种植入物从市场上撤出，然后在 2005 年夏季向 FDA 重新提交了 PMA 数据。2005 年 9 月，Inamed 收到了一封附加条件的"可批准"信函。

2006 年 11 月，硅胶填充装置获批上市。这是基于临床前期研究，独立的科学机构进行的研究以及听取了公开证词的咨询小组外部专家的陈词等进行了全面审查而得出的。FDA 表示，"已经审查了在长达 4 年的女性植入物临床试验中的大量数据"，并且"大量的科学证据为这些器械的获益和风险提供了有效的保证"。尽管获得了批准，但制造商仍需进行大规模的批准后研究，预计将在 10 年内对约 4 000 名女性进行随访。批准后的研究将继续收集有关器械安全性和有效性的信息，包括局部并发症、结缔组织疾病和神经系统疾病的发生率，对生殖、泌乳和乳房健康的潜在影响以及自杀率和植入物破裂率。

当前的担忧

尽管目前还没有任何研究可以完全证明硅胶乳房植入物不会引起全身性疾病，但强有力的证据表明结缔组织疾病与硅胶乳房植入物无关[4,31,32]。这已经反映在 FDA 发布的文件和公众的认知中[30]。植入物的破裂率、再手术率和局部并发症等有关的数据是正在进行的研究中需要明确的几个问题。

破裂率

硅胶植入物的破裂问题是 FDA 当初推迟作出批准硅胶填充植入物的决定并要求制造商在获批准后进行进一步前瞻性研究的主要担心之一。填充硅胶的植入物破裂会导致两个主要问题：硅胶释放到人体以及假体出现问题。越来越多的流行病学证据未能确定结缔组织疾病与乳房植入物之间的关联性[4]。此外，3 个主要的科学小组（欧洲的科学选择和评估小组、医学研究所和国家科学小组[4,31,32]）均得出结论，硅胶和结缔组织疾病之间没有关联。科学仍然是可靠的，植入物破裂导致真正伤害的病例仅限于少数硅凝胶植入物包膜外破裂引起局部损害的个案报告中。2002 年，Austad[33]回顾分析了与硅胶肉芽肿形成有关的文献，以判断这是否与免疫介导的反应有关。他报道硅胶肉芽肿很少发生，在同行评审的文献中也没有发现证据支持硅酮肉芽肿可导致全身性疾病。此外，他得出结论，肉芽肿的形成是机体对任何异物的正常反应，并非乳房植入物所特有。

植入物破裂的确意味着假体存在问题，这很有可能需要手术干预。因此，确定植入物破裂的发生率十分重要。对于硅胶植入物，破裂率据报道在 11%～77% 的范围内，这取决于不同的研究和植入物的年限[5]。研究植入物破裂的文献在研究设计中存在 3 个主要缺陷：选择性偏差、破裂的证据和无法控制植入物的类型。

几乎现在所有的研究都存在研究对象选择性偏差（例如，一项研究其招募的研究对象是正是需要治疗的个体）。我们可以想象当对假体破裂的发生率进行研究时，如果纳入的患者在最初（手术前）或假体取出术时已经表现出与植入物破裂一致的体征或症状，那么这个研究得出的假体破裂概率会比假体植入的一般人群中的高。

确认破裂率的关键步骤是通过研究设计确认植入物破裂。确认植入物破裂并确定破裂原因（医源性损伤与器械故障）的唯一方法是对取出的假体进行检查。大多数评估破裂率的研究都依赖于影像学的评估来确定假体的完整性。很不幸即使最好的影像学方面研究也不是 100% 敏感或特异的，人们无法从这类研究中得出准确的破裂率。当然假体破裂的原因也无法通过影像学确定。此外，越来越多的证据显示对第三代和第四代硅凝胶植入物是否破裂进行 MRI 检查会导致较高的假阳性率。

关于破裂率的文献中其最大的缺点可能是将所有的假体放在一起来列出其破裂率。硅凝胶植入物自 1962 年问世以来，在随后的 40 年里，已经有许多制造商对其设计进行了改良。影响破裂率的一些因素包括外壳厚度、外壳类型（高渗出与低渗出、高温硫化与常温硫化）、凝胶的类型、表面纹理工艺和形状。对从早期假体设计研究中获得的数据虽然无法准确反映现有假体的破裂率，但我们可以从这些数据中看到一些趋势。通常，植入器械的时间越长，其破裂率就越高。此外，早期的假体的破裂率高很多。

目前，最佳的破裂率数据来自盐水和硅凝胶植入物的 PMA 数据以及硅凝胶植入物的专项研究（表 29.2～表 29.8）。Mentor 在大样本单纯测试研究（LST）[34]中报道了 1%～2% 漏水／假体缩小，这个数字在其盐水植入物的前瞻性研究（SPS）[34]中为 3%。Inamed[35] 在其 LST 中报道了 3%～5% 的漏水导致的假体缩小，在 1995 年的盐水假体隆胸手术研究（A95）/乳房重建手术研究（R95）[35]中报道为 7%。Inamed 在其 FDA 的 PMA 报告中提供了其硅凝胶假体的破裂数据[36]。他们报道隆胸患者的破裂率为 1%，重建患者的破裂率为 6%，翻修患者的破裂率为 3.6%。他们还尝试通过序贯的 MRI 检查报道无症状破裂率（即无症状患者的植入物破裂）。在这项研究中，他们报道了 597 个植入物在 3 年内的无症状破裂率为 2.7%。Mentor 凝胶植入物 PMA 报道的破裂单纯隆胸的为 0.5%，乳房重建的是 0.8%，而翻修的为 4.8%。这些研究将在以下各节中详细讨论。

表29.2　Mentor大系列简单随机临床试验

并发症	一年并发症发生率[a]		
	隆胸(%)	重建(%)	翻修(%)
包膜挛缩	5	29	15
植入物移除	4	10	6
植入物渗漏/假体缩小	1	NA	2
感染	1	NA	NA

注:[a]2385例患者中有47%参与本研究。NA,未获取。

表29.3　Inamed大系列简单随机临床试验

并发症	一年并发症发生率[a]		
	隆胸(%)	重建(%)	翻修(%)
包膜挛缩	7	13	12
植入物移除	6	14	8
植入物渗漏/假体缩小	4	3	5
感染	2	6	3

注:[a]2875例患者中有62%参与本研究。

表29.4A　Mentor盐水假体前瞻性研究(隆胸)

隆胸并发症	三年并发症发生率(%)(N=1 264)
皱褶	21
额外手术(再次手术)	13
乳头感觉丧失	10
包膜挛缩Ⅲ/Ⅳ级或级别未知	9
植入物移除	8
不对称	7
强烈的乳头感觉	5
胸痛	5
假体渗漏/缩小	3
可明显触及植入物	2
感染	2
下垂	2
瘢痕	2
血肿	2

表29.4B　Mentor盐水假体前瞻性研究(重建)

重建并发症	三年并发症发生率(%)(N=416)
额外手术(再次手术)	40
乳头感觉丧失	35
包膜挛缩Ⅲ/Ⅳ级或级别未知	30
不对称	28
植入物移除	27
皱褶	20
胸痛	17
感染	9
假体渗漏/缩小	9
刺激/炎症	8
伤口延迟愈合	6
皮下积液	6
瘢痕	5
挤压	2
坏死	2
血肿	1
移位	1

表29.5A　Inamed 1995年隆胸研究试验

并发症	N=901	
	三年并发症 发生率(%)	五年并发症 发生率(%)
额外手术(再次手术)	21	26
胸痛	16	17
皱褶	11	14
不对称	10	12
植入物明显可触及或可见	9	12
出于任何原因更换/移除植 　入物	8	12
包膜挛缩	9	11
强烈的乳头感觉	9	10
乳头感觉丧失	8	10
植入物错位	8	9
强烈的皮肤感觉	7	8
瘢痕并发症	6	7
假体渗漏/缩小	5	7
刺激/炎症	3	3
皮下积液	3	3
血肿	2	2
皮疹	2	2
钙化	1	2
伤口延迟愈合	1	1
感染	<1	1

表29.5B　Inamed 1995年重建研究试验

并发症	N=237	
	三年并发症 发生率(%)	五年并发症 发生率(%)
额外手术(再次手术)	39	45
不对称	33	39
包膜挛缩	25	36
出于任何原因更换/移除植 　入物	23	28
植入物明显可触及或可见	20	27
皱褶	23	25
胸痛	15	18
乳头感觉丧失	12	18
植入物错位	12	17
假体渗漏/缩小	6	8
刺激/炎症	7	7
强烈的皮肤感觉	6	6
瘢痕并发症	6	6
感染	5	6
钙化	5	5
皮下积液	4	4
皮肤/组织坏死	4	4
伤口延迟愈合	3	3
植入物挤压	3	3
皮疹	3	3
血肿	1	1

表29.6A　Inamed硅胶植入物上市前批准申请(2003)

并发症	隆胸(%)(n=494)	重建(%)(n=221)	翻修(%)(n=225)
再次手术	20.6	45.9	33.4
包膜挛缩	8.3	25.3	13.4
瘢痕	8.1	16.1	9.8
植入物移除或更换	7.5	6.3	8.6
胸痛	6.2	6.1	7.2
乳头感觉变化	3.1	6.0	5.0
破裂	1.2	6.0	3.6
感染	1.0	2.3	2.8
无症状破裂	1.2	2.9	4.7

表29.6B　Mentor硅胶PMA申请(2005)

并发症	隆胸(%)(n=551)	重建(%)(n=252)	翻修(%)(n=204)
再次手术	15.0	26.3	26.3
包膜挛缩	8.2	8.8	17.2
瘢痕	6.3		6.0
植入物移除或更换	5.1	13.3	13.3
胸痛		1.7	2.0
乳头感觉变化	10.8		8.6
破裂	0.5	0.8	4.8

表29.7A　Inamed硅胶乳房植入物6年核心研究结果（2007）

并发症	隆胸(%)(n=445)	重建(%)(n=98)	翻修(%)(n=147)
再次手术	28	51.9	40.3
包膜挛缩	14.8	15.9	20.5
瘢痕	3.7	4.5	6.1
植入物移除	2.8	7.7	4.4
植入物更换	10	22.3	18.6
胸痛	9.6	3.1	9.6
破裂	5.5	9.3	2.3

表29.7B　Mentor MemoryGel 6年数据（2009）

并发症	隆胸(%)(n=552)	重建(%)(n=251)	翻修(%)(n=2 145)
再次手术	19.4	33.9	34.2
包膜挛缩	9.8	13.7	22.4
植入物更换	3.9	10.4	10
植入物移除	4	8	8.1
破裂	1.1	3.8	11.6

表29.8A　410型高黏性硅胶乳房植入物3年核心研究

并发症	隆胸(%)(n=492)	重建(%)(n=225)	翻修(%)(n=225)
再次手术	12.5	31.8	21.1
包膜挛缩	1.9	5.9	4.8
植入物移除但不更换	0.7	3.5	2.7
植入物移除且更换	4.7	13.8	8.3
胸痛	1.2	3.1	1.3
皮下积液	0.8	1.4	1.5
破裂	0.7	1.3	2.2
感染	1.3	4.3	1.3
植入物错位	2.6	4.9	4.7

表29.8B　轮廓凝胶硅胶MemoryGel的Mentor研究

并发症	隆胸(%)(n=551)	重建(%)(n=251)	翻修(%)(n=146)
再次手术	9.4	27.3	12.8
包膜挛缩	0.8	2.2	5.4
植入物移除但不更换	0.9	3.6	3.4
植入物移除且更换	1.2	3.7	3.5
破裂	0	0	0
感染	0.7	1.6	0.8
植入物错位	1.1	2.5	2.3

Inamed 在 2007 年报道了正在进行的乳房植入物专项研究 6 年的数据[37]。当时有 940 名女性参加，其中大约一半是隆胸患者。大约 1/3 的患者每两年进行一次 MRI 检查以评估无症状破裂。数据显示植入物总体破裂率为 3.5%；初次隆胸的为 5.5%，隆胸修整的为 2.3%，初次乳房重建的为 9.3%。2009 年，Mentor 报道的 MemoryGel 植入物研究 6 年数据显示情况类似[38]。当时共有 1 008 名女性患者入组，大约一半是初次隆胸患者。总体破裂率为 3.7%；初次隆胸中比率为 1.1%，隆胸修整中比率为 11.6%，初次乳房重建的比率为 3.8%。

Mentor 和 Inamed 专项的研究仅报道了圆形光面的硅凝胶植入物的结果。在 2007 年，两家公司都报告了解剖型硅凝胶植入物的安全性及有效性的初步数据。Mentor 的解剖型硅凝胶 Memory-Gel 植入物研究[39] 报道了该假体 2 年的数据。研究总共招募了 955 例女性：572 例初次隆胸患者，123 例隆胸修整患者，191 例初次乳房重建患者和 69 例乳房重建修整患者。2 年的总破裂率为 0%。Inamed 的 410 型高黏性硅胶乳房植入物专项研究报道了其同类产品 3 年的数据[40]。研究总共招募了 941 例女性：492 例隆胸患者，225 例乳房重建患者和 224 例翻修手术患者。3 年总破裂率为 1%。

局部并发症

局部并发症是乳房植入手术的最大风险。这一点在文献中得到了很好的支持，也是 2000 年医学研究所报告的结论[4]。局部并发症有理由引起人们的关注，因为它们可能导致疼痛、感染和乳房变形，后续可能需要进行手术或药物治疗，这会使患者面临更多的风险。由于前瞻性对照的研究有限，我们缺乏局部并发症风险的准确数据。加布里埃尔等发表在 1997 年[41] 医学研究所报告里的研究，是乳房植入物手术后的局部并发症中最常被引用的一项研究。该研究是来自梅奥诊所的一项回顾性队列研究，其中包括 749 名女性，随访了 7.8 年。他们得出结论，局部并发症多发，最常见的并发症是包膜挛缩（17.5%）。他们发现美容患者的并发症发生率明显低于乳房重建患者。美容患者

在 1 年时的总并发症发生率为 6.5%，在 5 年时为 12%，相比之下，乳房重建患者的总并发症发生率分别为 17.3% 和 30.4%（这些植入物中的大多数是第二代）。Kjoller 等[42] 报道了丹麦 754 例隆胸患者随访 7 年的回顾性队列研究，总体并发症发生率为 17.8%，包膜挛缩是最常见的并发症（11.4%），其他并发症包括血肿（2.3%）和感染（2%）。作者指出，大多数并发症较小，不需要处理，只有 3.4% 并发症的处理需要全身麻醉。相反，在目前文献中样本量最大，对照设计最好的研究中，Tebbetts[43] 报道他的个人经验表明通过精细操作，乳房植入物手术的预后是可预测的。该研究由 627 名隆乳患者组成，前瞻性随访了 36 个月。总体并发症发生率为 0.3%。

目前，对于乳房植入物最佳的前瞻性研究数据来自 Mentor 和 Inamed 的 PMA 中对盐水假体进行的临床研究。Mentor 的研究[34] 包括 LST 和 SPS。Inamed 的研究[35] 包括 LST 以及 A95 和 R95 研究。进行这些研究是为了确定最常见的与盐水乳房植入物相关的近期并发症。

LST 研究[34,35] 的设计是用来确定术后 1 年内感染、假体渗漏、包膜挛缩和假体取出的发生率。Mentor 的这项研究有 2 385 例患者，其中包括 2 066 例隆胸患者，104 例乳房重建患者和 215 例翻修手术患者。47% 的患者完成了术后 1 年的随访。感染发生率约为 1%；假体渗漏发生率在 1%～2% 之间；包膜挛缩发生在 5% 的隆胸患者，29% 的乳房重建患者和 15% 的翻修手术患者中；假体取出分别发生在 4% 的隆胸患者，10% 的乳房重建患者和 6% 的翻修手术患者中。Inamed 的研究招募了 2 875 例患者，包括 2 333 例隆胸患者，225 例乳房重建患者和 317 例翻修手术患者。62% 的患者接受了术后 1 年的随访。感染发生率为 2%～6%，假体渗漏发生率为 3%～5%，包膜挛缩发生率为 7%～13%，假体取出率为 6%～14%。在两项研究中，隆胸患者的近期并发症发生率均低于翻修手术或乳房重建的患者。

Mentor SPS 研究[34] 是一项为期 3 年的研究，旨在评估与乳房假体植入手术所有相关的并发症。

它还调查了患者的满意度、体形和自我感觉。该研究包括1 264例隆胸患者和428例乳房重建患者。76%的隆胸患者和78%的乳房重建患者完成了为期3年的研究。增强组最常见的并发症是假体皱褶（21%）。再次手术的发生率为13%，其中大部分（37%）是由于患者想改变假体大小或形状。其他并发症包括乳头感觉丧失（10%），包膜挛缩（9%），渗漏或假体缩小（3%）和感染（2%）。完成3年研究的患者中有90%的对乳房的外形感到满意。

乳房重建组的并发症更为多见。再次手术（40%）是最常见的一个，其次是乳头感觉丧失35%，包膜挛缩30%，双侧不对称28%，假体取出27%。其他的并发症包括假体皱褶、乳房疼痛、感染和渗漏。

Inamed的A95和R95研究设计相似[35]。这些研究评估了所有与隆胸（A95）和重建（R95）乳房植入手术相关的并发症，历时5年。它还评估了患者的满意度、体形、身体自尊和自我感觉。在第5年时，有62%的隆胸患者和57%的重建患者提供了数据。再次手术是A95中最常见的并发症，3年为21%，5年为26%。其他包括乳房疼痛17%，乳房皱褶14%，双侧不对称12%，可摸及假体12%，包膜挛缩11%和渗漏或假体缩小7%。再次手术中患者要求对大小或形状进行变化的占42%，假体渗漏或缩小的占33%。在R95研究中，再次手术的是45%，然后是不对称畸形39%，包膜挛缩36%，所有原因的假体更换是28%。

这些研究提供了来自大量患者的前瞻性研究数据。总体而言，包膜挛缩是这些研究中最常见的并发症，在重建患者组中更为常见。发生率也与假体放置时间长短有关。隆胸患者感染的风险约为1%～2%，乳房重建患者感染的风险稍高。

作为各自提交给FDA的PMA研究的一部分，Mentor和Inamed硅凝胶假体专项研究的数据（表29.2和表29.3）可能是关于硅凝胶假体最好的前瞻性数据[35]。Inamed研究是一项为期10年的前瞻性研究，目前已报道了6年的数据[37]。该研究已经招募了940例女性：455例隆胸患者，147例隆胸修

整患者，98例初次乳房重建患者，15例乳房重建修整患者。有81%的隆胸患者，78%的隆胸修整患者，90%的初次乳房重建患者和92%的乳房重建修整患者得到随访。包膜挛缩是最常见的局部并发症，据报道发生在14.8%的隆胸患者，15.9%的乳房重建患者和20.5%的隆胸修整患者。其他局部并发症包括假体皱褶（0.5%～2.9%）和可触及假体（0.8%～3.4%）。410型高黏性假体研究[40]报道包膜挛缩发生率在隆胸患者中为1.9%，乳房重建中为5.9%。初次隆胸患者最常见的并发症是假体移位。研究结果列于表29.8A。

Mentor的研究也有6年的数据[38]。初次隆胸患者552例，隆胸修整患者145例，初次重建患者251例，乳房重建修整60例。据报道，有9.8%的初次隆胸患者，22.4%的隆胸修整患者，13.7%的初次重建患者和25.2%的重建修整患者中发生了包膜挛缩。表29.7B中比较了并发症的发生率。

Mentor CPG研究报道[39]在术后2年时初次隆胸患者的包膜挛缩率为0.8%，而重建患者的包膜挛缩率为2.2%。结果报告在表29.8B中。

再次手术率

再次手术率可以体现初始的手术是否成功。理想情况下，再次手术率应为零，但不幸的是事实并非如此。据估计在接受隆胸的女性中有1/5需要再次手术。评估再次手术率的一个重要环节是在评估乳房假体植入手术后出现需要再次手术的问题中，哪些是可以预防的，哪些是不可以预防的。目前我们缺乏可靠的评估再次手术率的数据。20世纪90年代初期，有进行许多评估再次手术率的研究。当时，患者出于对硅凝胶假体的恐惧和对相关医疗风险的焦虑是再次手术的最常见原因，而这些均与假体并发症没有直接关系。该研究报道患者要求改变假体的大小是再次手术的一个常见原因。众多文献报道的一个趋势表明再次手术率与局部并发症的发生率有关。因为沿着这个思路，我们可以看到进行乳房重建手术的患者比美容患者更有可能需要再次手术。Mentor和Inamed关于盐水假体的前瞻性研究报道，在术后3

年时隆胸患者的再手术率分别为12.5%和21%。再次手术是Inamed A95研究中最常见的并发症。其中患者要求假体大小或形状变化的占42%，假体渗漏或缩小的占33%。在乳房重建的研究（R95）中，再次手术率更高（45%）。在50年总体的数据中这些比率会略高，长期的随访结果会显示这些比例将更高，因为随着植入时间的增加假体破裂和包囊膜挛缩的发生率会增加。Inamed的硅胶凝胶专项研究[37]中再次手术率略高于盐水假体研究。研究报道有28%的初次隆胸的患者再次手术，乳房重建患者的是51.9%，翻修手术患者为40.3%。采用410型植入物[40]再手术率在初次隆胸的患者中为12.5%，重建患者为31.8%。

Mentor公司MemoryGel的在术后6年再手术率是：隆胸患者19.4%，乳房重建患者33.9%和翻修手术患者34.2%[38]。Mentor的CPG研究[39]在术后2年时的再手术率：初次隆胸的为9.4%，重建的为27.3%。

结论

自20世纪60年代中期以来，乳房假体技术取得了显著进步。我们需要谨记的是，目前的假体无论是硅凝胶还是盐水，都比早期的假体好了很多。假体技术未来不断发展是不可避免的。在美国正在进行的试验包括外形稳定的黏性硅凝胶假体，该植入物代表了下一代（第五代）硅凝胶假体。欧洲和巴西的长期研究结果（分别为Inamed 410和Mentor CPG）是空前的，而且美国临床试验中关于医疗器械特例研究的早期结果也大有希望。毫无疑问，假体技术将在未来允许外科医生使用更恰当的患者分析方法以及可以获得更好效果的技术。

编 者 评 论

Adams医生对盐水和硅胶填充的乳房植入物的历史进行了深入的回顾分析。在医学史上，没有比乳房植入物更详细地和更彻底地被研究过的医疗器械了。作为整形外科医生尽管我们知道患者可以从这些假体中获益，但整个社会对这一问题仍持怀疑态度。造成这种情况的原因是复杂的、多方面的，其中媒体、反对假体的组织和一些律师均有其观点。2003年，第二届咨询小组会议及2005年4月第三届咨询小组会议均讨论了消除在普通人群中使用硅凝胶假体乳房植入物的临时性禁令的问题。在撰写本评论时，FDA即将做出决定。

从FDA的角度看待和理解这个问题，最重要的是要分析一些基本的事实。在1990年之前，当关于硅凝胶植入物的争议开始时，只有8篇检索的文献涉及硅胶凝胶乳房植入物的问题。然而自1990年以来，已有500多篇检索的文献涉及硅凝胶植入物。在1992年实施临时禁令之时，我们整形外科医生还没有发言权，因为缺乏科学证据来支持我们所观察到的，即硅凝胶乳房植入物是安全有效的。

对FDA而言，安全性的判断是指基于科学证据可以得出的合理保证，即在预定条件下的使用对人体健康的可能益处大于任何可能的风险。有效性定义为有合理保证表明适应证范围内的使用将提供显著性的临床效果。我们现有的科学证据明确支持硅凝胶填充乳房植入物是安全的和有效的。这些科学研究结果是可重复的，我们确信将来的研究也会得出相同的结论。

(M.Y.N.)

参考文献

［1］ Brody GS. On the safety of breast implants. *Plast Reconstr Surg* 1997;100:1314.

［2］ Barker DE, Retsky MI, Schultz SL. The new low bleed mammary prosthesis: an experimental study in mice. *Aesthetic Plast Surg* 1981;5:85.

［3］ Caffee HH. The influence of silicone bleed on capsular contracture. *Ann Plast Surg* 1986;17:284.

［4］ Bondurant S, Ernster V, Herdman R, eds. *Safety of Silicone Breast Implants*. Washington, DC: National Academy Press; 2000.

［5］ Young VL, Watson ME. Breast implant research: where we have been, where we are, where we need to go. *Clin Plast Surg* 2001;28 (3):451.

［6］ Cronin TD, Gerow FJ. Augmentation mammaplasty: a new "natural feel" prosthesis. In: *Transactions of the Third International Congress of Plastic Surgery*. Amsterdam, Netherlands; 1963:41.

［7］ Middleton MS, McNamara MP Jr. Breast implant classification with MR imaging correlation［Abstract］. *Radiographics* 2000;20: E1.

［8］ Peters W, Smith D, Lugowski S. Failure properties of 352 explanted silicone gel breast implants. *Can J Plast Surg* 1996;4:55.

［9］ Rohrich RJ, Adams WP Jr, Beran SJ, et al. An analysis of silicone gel-filled breast implants: diagnosis and failure rates. *Plast Reconstr Surg* 1998;102:2304; discussion, 2309.

［10］ Feng L-J, Amini SB. Analysis of risk factors associated with rupture of silicone gel breast implants. *Plast Reconstr Surg* 1999;104: 955.

［11］ Holmich LR, Kjoller K, Vejborg I, et al. Prevalence of silicone breast implant rupture among Danish women. *Plast Reconstr Surg* 2001;108:848.

［12］ Baker DE, Retsky MI, Schults S. "Bleeding" of silicone from bag gel breast implants, and its clinical relation to fibrous capsule reaction. *Plast Reconstr Surg* 1978;61:836.

［13］ Rudolph R, Myofibroblasts and free silicone around breast implants. *Plast Reconstr Surg* 1978;62:185.

［14］ Bergman RB, van der Ende AE. Exudation of silicone through the envelope of gel-filled breast prostheses: an in vitro study. *Br J Plast Surg* 1979;32:31.

［15］ Barnett MP. Triglyceride-filled breast implants. *Plast Reconstr Surg* 1997;99:2105.

［16］ Rizkalla M, Duncan C, Mathews RN. Trilucent breast implants: a 3 year series. *Br J Plast Surg* 2001;54:125.

［17］ Choudhary S, Cadier MAM, Cottrell BJ. Local tissue reactions to oil-based breast implant bleed. *Br J Plast Surg* 2000;53:317.

［18］ Papanastasiou S, Odili J, Newman P, et al. Are triglyceride breast implants really biocompatible? *Ann Plast Surg* 2000;45:172.

［19］ Sinclair TM, Kerrigan CL, Buntic R. Biodegradation of the polyurethane foam covering of breast implants. *Plast Reconstr Surg* 1993;92:1003.

［20］ Benoit FM. Degradation of polyurethane foams used in the Meme breast implant. *J Biomed Mater Res* 1993;27:1341.

［21］ Pienta RJ. Correlation of bacterial mutagenicity and hamster cell transformation with tumorigenicity induced by 2,4 toluene diamine. *Cancer Lett* 1977;3:45.

［22］ CDRH Toxicology Risk Assessment Committee. Potential Carcinogenic Risk From the Release of 2,4 TDA from the Polyester Polyurethane Foam Covering of Silicone Gel-filled Breast Implants. Rockville, MD: U.S. Department Health Human Services, Office of Device Evaluation; 1991.

［23］ Expert Panel on the Safety of Polyurethane-covered Breast Implants. Safety of polyurethane-covered breast implants. *Can Med Assoc J* 1991;145:1125.

［24］ Hester TR Jr, Ford NF, Gale PJ, et al. Measurement of 2,4 toluene diamine in urine and serum samples from women with Meme or Replicon breast implants. *Plast Reconstr Surg* 1997;100:1291.

［25］ Slade CL, Peterson HD. Disappearance of the polyurethane cover of the Ashley Natural-Y prosthesis. *Plast Reconstr Surg* 1982;70: 379.

［26］ Danino AM, Basmacioglu P, Saito S, et al. Comparison of the capsular response to the Biocell RTV and Mentor 1600 Siltex breast implant surface texturing: a scanning electron microscopic study. *Plast Reconstr Surg* 2001;108(7):2047.

［27］ Brandon HJ, Young VL, Jerina KL, et al. Scanning electron microscopy characterization of surgical instrument damage to breast implants. *Plast Reconstr Surg* 2001;108(1):52.

［28］ Silver FH, Glasgold AI. Performance standards for medical device approvals. *Arch Otolaryngol Head Neck Surg* 1995;121:719.

［29］ Kessler DA, Merkatz RB, Schapiro R. A call for higher standards for breast implants. *JAMA* 1993;270:2607.

［30］ U.S. Food and Drug Administration, Center for Devices and Radiological Health. Draft guidance for industry and FDA staff: saline, silicone gel, and alternative breast implants. January 13, 2004. Available at: http://www.fda.gov/cdrh/ode/guidance/1239.html. Accessed August 25, 2005.

［31］ Independent Review Group. Silicone gel breast implants: the report of the Independent Review Group. July 1998. Available at: http://www.silicone-review.gov.uk. Accessed August 25, 2005.

［32］ Diamond BA, Hulka BS, Kerkvleit NI, et al. Silicone breast implants in relation to connective tissue diseases and immunologic dysfunction: a report by the National Science Panel. 1998. Available at: http://www.fjc.gov/BREIMLIT/SCIENCE/report.htm. Accessed August 25, 2005.

［33］ Austad ED. Breast implant related silicone granulomas: the literature and litigation. *Plast Reconstr Surg* 2002;109:1724.

［34］ U.S. Food and Drug Administration. Medical devices: breast implants. Available at: http://www.fda.gov/cdrh/breastimplants. Accessed August 22, 2010.

［35］ U.S. Food and Drug Administration. Medical devices: breast implants. Available at: http://www.fda.gov/cdrh/breastimplants. Accessed August 22, 2010.

［36］ Gabriel SE, Woods JE, O'Fallon WM, et al. Complications leading to Surgery after breast implantation. *N Engl J Med* 1997;336:677.

［37］ Spear SL, Murphy DK, Slicton A, et al. Inamed silicone breast implant core study results at 6 years. *Plast Reconstr Surg* 2007;120 (suppl 1):8S.

［38］ Cunningham B, McCue J. Safety and effectiveness of Mentor's MemoryGel implants at 6 years. *Aesthetic Plast Surg* 2009;33:440.

［39］ Cunningham B. The Mentor Study on Contour Profile Gel Silicone MemoryGel Implants. *Plast Reconstr Surg* 2007;120(suppl 1):33S.

［40］ Bengtson BP, Van Natta BW, Murphy DK, et al. Style 410 highly cohesive silicone breast implant core study at 3 years. *Plast Reconstr Surg* 2007;120(suppl 1):40S.

［41］ Gabriel SE, Woods JE, O'Fallon WM, et al. Complications leading to surgery after breast implantation. *N Engl J Med* 1997;336:677.

［42］ Kjoller K, Holmich LR, Jacobsen PH, et al. Epidemiologic investigation of local complications after cosmetic breast implant surgery in Denmark. *Ann Plast Surg* 2002;48(3):229.

［43］ Tebbetts J. Achieving a predictable twenty-four hour return to normal activities after breast augmentation: part I. Refining practices by using motion in time study principles. *Plast Reconstr Surg* 2002; 109:273.

使用可调式假体一期完成的即刻乳房重建

One-stage Immediate Breast Reconstruction With Adjustable Implants

简介

虽然自体组织皮瓣是乳房重建的理想填充物,但采用皮瓣的乳房重建手术较为复杂、恢复过程较长、潜在的并发症较多且有遗留明显手术瘢痕的问题。这些缺点让很多患者对这类方法有所顾虑。此外,如果即刻乳房重建后需要进行放射治疗,也应该先行置入一个组织扩张器,以避免放射治疗对皮瓣组织的不良影响。而在放疗结束后,可以继续完成自体组织皮瓣的乳房重建,即通过移植一个去表皮的皮瓣来充填由皮肤软组织扩张器形成的囊腔,来完成这个过程。

随着对乳腺癌高危因素的认知和基因检测的普及,年轻女性接受双侧乳房全切的概率随之增加。这类患者迫切地希望接受即刻乳房重建,同时要求最大限度地减少瘢痕形成和最短的手术康复期。其中一部分患者对其原有乳房外形并不满意,她们已经接受了乳房假体植入术或正在考虑此类手术。对这类患者而言,由于一期假体植入乳房重建手术的瘢痕很小或瘢痕隐蔽,有机会纠正她们过小或下垂的乳房,手术时间短、恢复快,因此,与自体组织皮瓣相比,她们更喜欢一期假体植入乳房重建术。

一期乳房重建的关键技术包括:

- 保留皮肤的乳房皮下腺体切除术。
- 游离肌肉和乳房下皱襞重建。
- 使用一个可调式假体。

关键技术

和进行乳房切除的普外科医生一起完成术前设计。讨论的内容应该包括进行乳房下皱襞的标记、皮肤切除的范围、保留乳头-乳晕复合体和乳房表面皮肤的保留范围。

保留皮肤的乳房皮下腺体切除技术

即使只是参与最初的步骤,整形外科医生如果能够协助普外科医生完成乳房切除术也是很有帮助的。普外科医生对乳房重建步骤的了解,会对术后能否取得完美外形起到至关重要的作用。保留皮肤的乳房皮下腺体切除术由普外科医生完成,并且鼓励其尽可能遵循整形外科的原则进行手术。纤维光源的照明会有益于分离过程的完成。要注意避免损伤皮瓣。在必要时,经切口向内侧或外侧延伸,有助于获得更好的显露;可以在腋窝另行一个切口进行腋窝淋巴结的清扫。乳房和腋窝的切口都是易于隐藏的。

在可能的情况下,保留乳头-乳晕复合体或乳晕的皮肤,保留胸大肌筋膜,避免对胸大肌的任何损伤,保留乳房下皱襞,并且保留有活力的皮瓣,这些都是获得最佳重建效果的关键(图30.1~图30.4)。

游离胸大肌和乳房下皱襞

在普外科医生完成乳房切除术后,更换手术巾,检查有无活动性出血。随后评价胸大肌和乳房下皱襞的完整性。如果上述两者完好无损,就可以施行类似胸大肌深面植入假体隆胸的技术。从胸大肌外缘开始分离,建立一个胸大肌深面和前锯肌浅层之间的囊袋。向下要分离肌纤维和腹直肌前鞘直至乳房下皱襞下方2 cm,于乳房下皱襞下方2 cm水平切开胸大肌及腹直肌鞘。然后强化乳房下皱襞,而胸大肌仍然附着在松解切口上方的腹直肌鞘上。

由于胸大肌和连续的筋膜是完整而未被切断的,因而不需要进行任何固定缝合或脱细胞真皮移植物(图30.5和图30.6)。

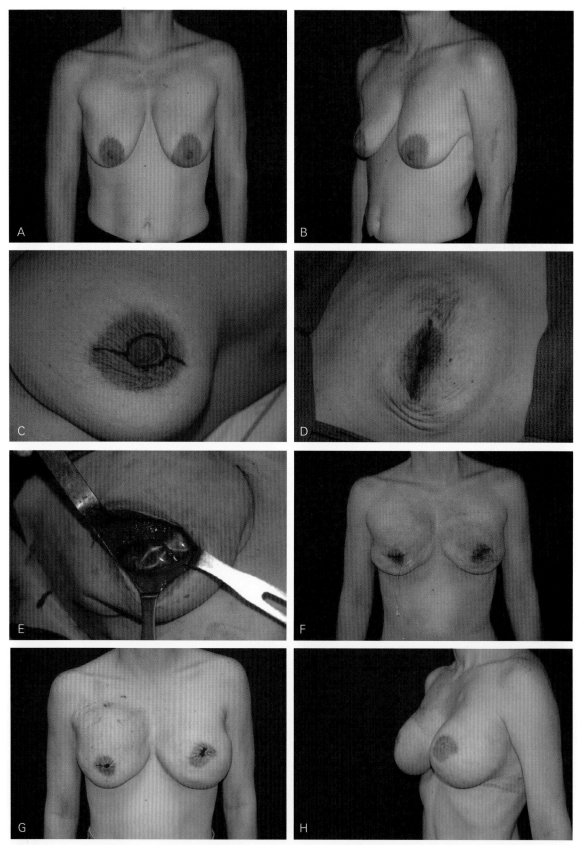

图 30.1　A. 计划行双侧乳房切除患者的术前照。B. 侧位照。C. 皮肤标记。D. 在预防性乳房切除后,保留了乳晕和皮肤。E. 将 Becker 50/50 假体置于胸大肌深面,完成重建。在乳房下皱襞水平,将肌肉与筋膜缝合。F. 术后第一天。G. 注射盐水后。H. 扩张后的侧位照。

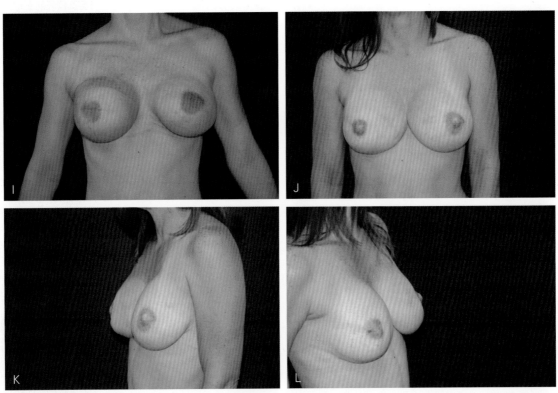

图30.1(续) I. 过度扩张后的结果。J. 最终结果。K. 最终结果,左侧斜位照。L. 最终结果,右侧斜位照。

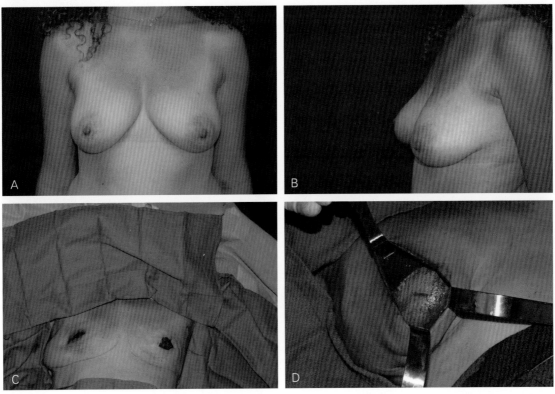

图30.2 A. 一个行双侧保留皮肤乳房切除术患者的术前正位照。B. 术前侧位照。C. 双侧保留皮肤乳房切除术的术后照。D. 脱细胞真皮移植物,与胸大肌下缘缝合。

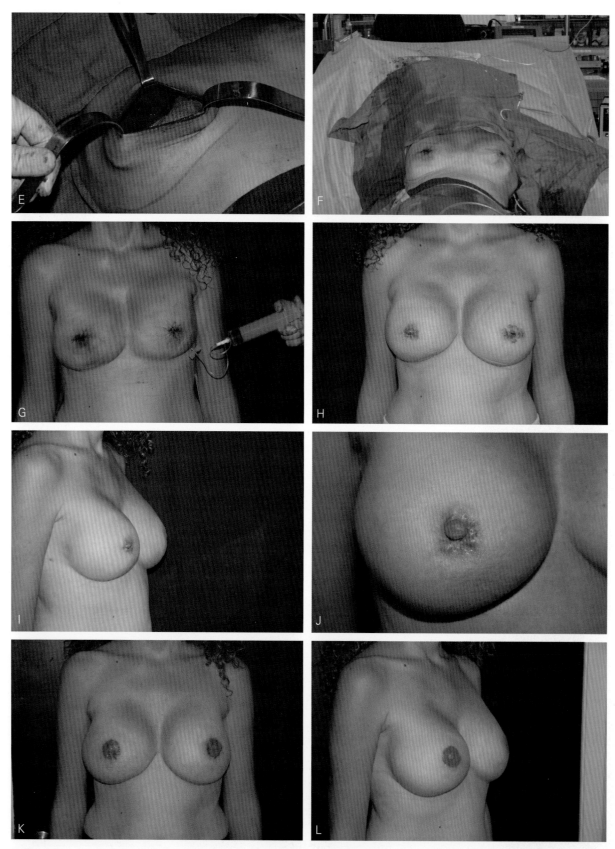

图30.2(续) E. 胸大肌深面植入可调式假体。F. 即刻重建后进行荷包缝合。G. 一旦确认皮瓣血运没有问题,就通过外置的注水底座注入盐水。H. 移除了注水底座并进行乳头重建后的最终效果。I. 最终效果侧位。J. 最终效果近景照,没有可见的手术瘢痕。K、L. 乳晕纹饰后的最终效果。

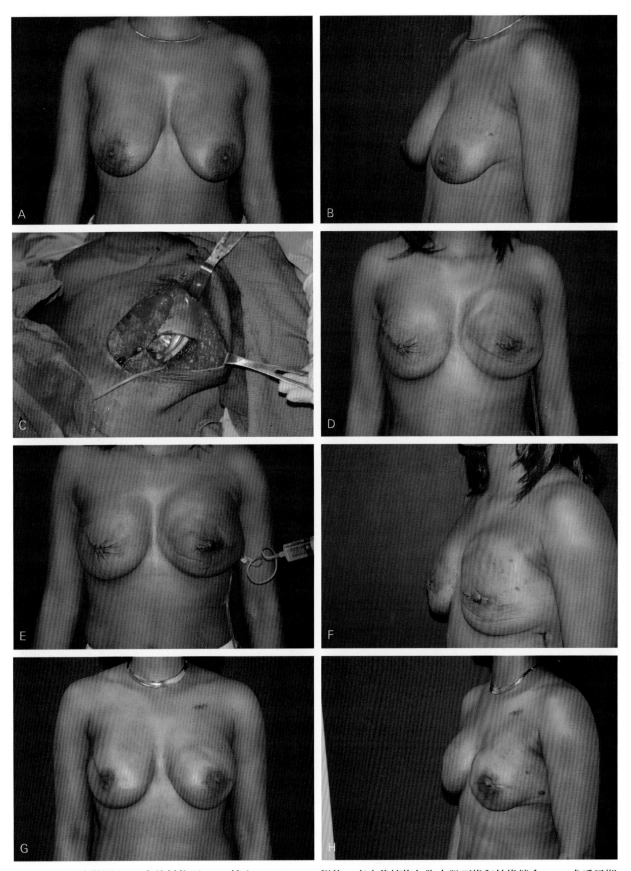

图 30.3   A. 术前照。B. 术前斜位照。C. 植入 Becker 50/50 假体。真皮移植物与胸大肌下缘和外缘缝合。D. 术后早期效果。E. 移植物注水充填。F. 术后斜位相。G. 最终效果。H. 最终效果,斜位。

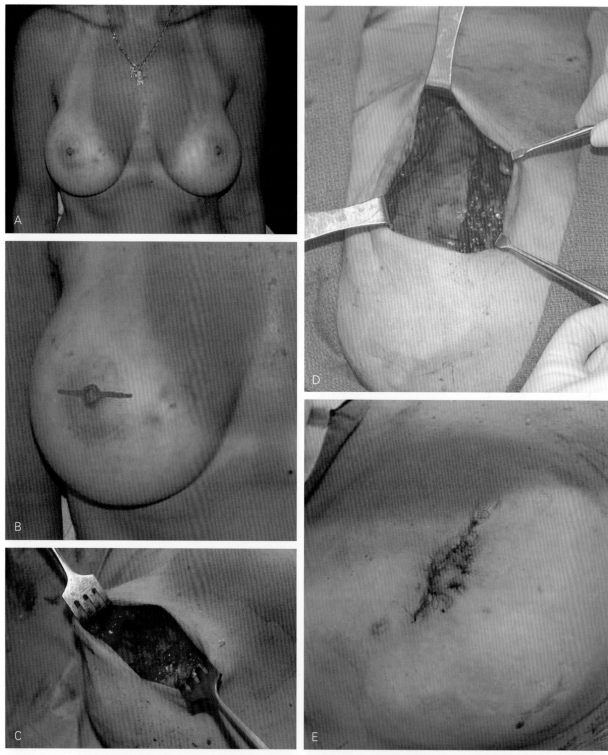

图30.4　A. 一位既往行双侧肌肉深面乳腺假体植入患者的术前照,患者患左侧乳腺癌,计划行双侧保留乳晕的皮下腺体切除术。B. 皮肤标记,保留乳晕皮肤。C. 皮下腺体切除术完成并移除曾放置的假体。注意肌肉菲薄。D. 利用脱细胞真皮移植物加固肌肉。E. 双侧都使用 Becker 50/50 假体重建。

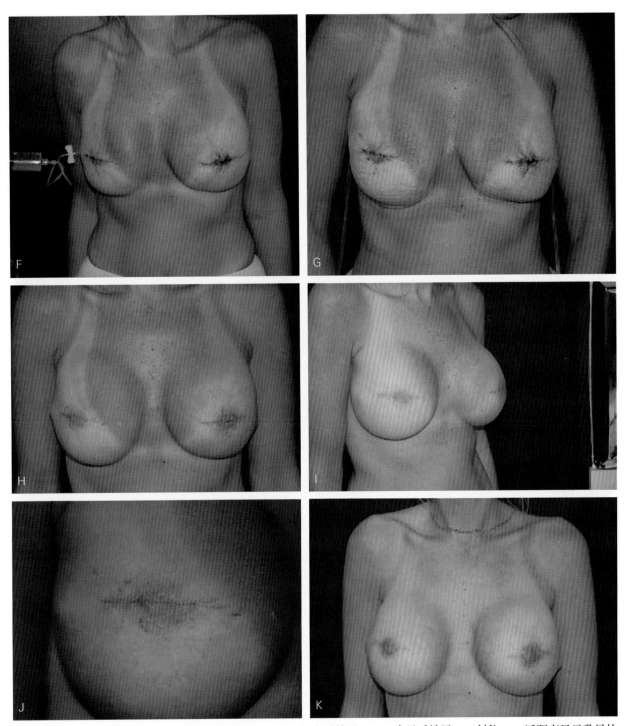

图30.4(续) F. 对假体进行一次充填,血运满意。G. 早期术后效果。H. 3个月后效果。I. 斜位。J. 近距离显示乳晕的皮肤。K. 移除注水底座前的最终效果。

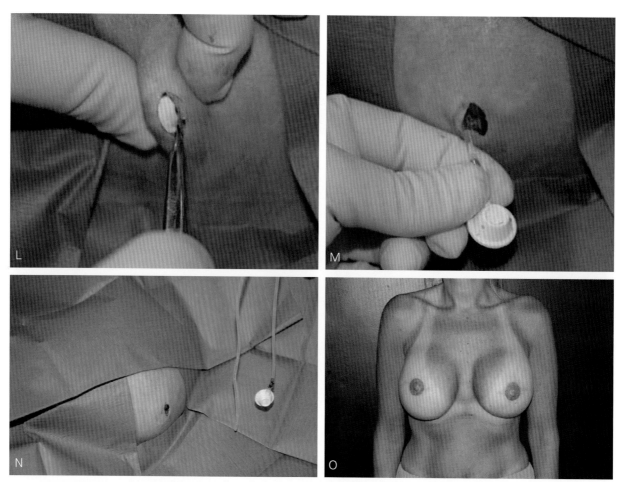

图 30.4(续)　L. 在注水底座表面进行切口。M. 注水底座与连接头相连。N. 移除注水底座。O. 最终效果。

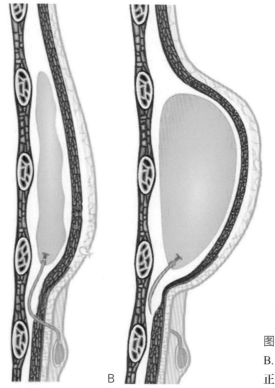

图 30.5　A. 假体放置在下缘松解后形成的完整的肌肉囊袋里。B. 肌肉下方有附着,限制了假体下极的扩张,导致上极过度扩张不正常。

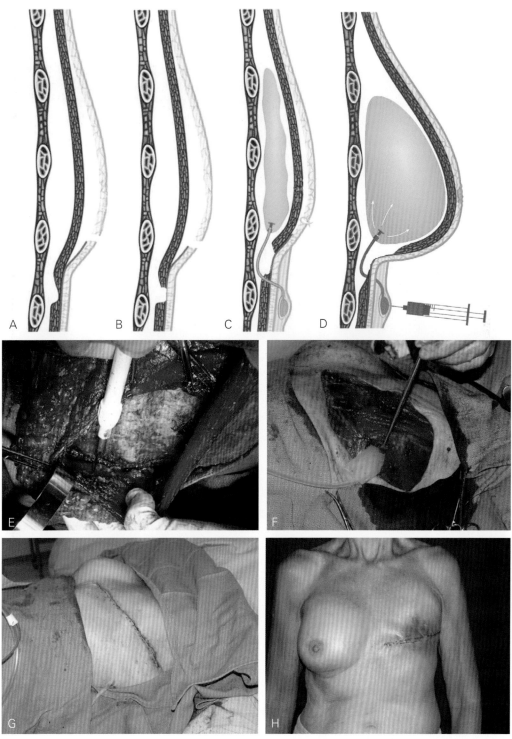

图30.6　A. 保留皮肤的乳房皮下腺体切除术后，肌肉和乳房下皱襞是完整的。B. 肌肉和筋膜在乳房下皱襞以下松解。C. 假体植入肌肉深面的囊袋中。D. 向假体中注入生理盐水。由于肌肉下缘松解，假体下极得以膨隆扩张。E. 肌肉和筋膜在乳房下皱襞下方切开。F. 植入假体。G. 植入假体后闭合皮肤，切口无张力。H. 术后注意到皮瓣情况欠佳。

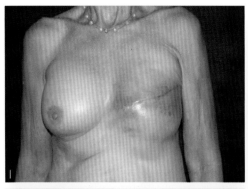

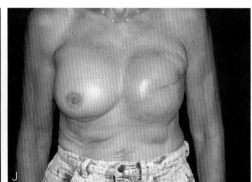

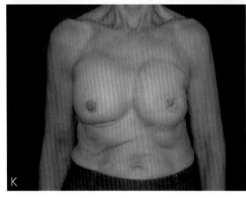

图 30.6（续） I. 皮瓣血运恢复后，假体注水填充。J. 假体过度扩张。K. 最终效果。

如果决定离断胸大肌，有两个选择：①同时掀起胸大肌筋膜和前锯肌；②仅仅掀起胸大肌。如果同时分离了胸大肌和前锯肌，最终这两个肌肉应当被对拢缝合在一起。为防止肌肉回缩，进行固定是必不可少的，可以通过下面几个方法完成固定。

- 缝合（图 30.7；见图 30.1）。
- 网片（图 30.8）。
- 脱细胞真皮（图 30.9；见图 30.2 和图 30.3）。
- 自体真皮。

如果仅离断并掀起了胸大肌，其下缘和外侧缘都可以使用脱细胞真皮进行固定（图 30.9B）。从胸大肌外缘开始游离，然后于下方附着处离断并掀起胸大肌。在胸大肌中部也要进行一定分离。前锯肌则是向外侧游离，向下游离至胸大肌下缘水平。将胸大肌和前锯肌对拢间断缝合，随后扩张肌肉深面的囊袋（图 30.10）。

如果不使用脱细胞真皮，也可以使用自体真皮移植物。如果胸大肌已经被损伤或部分切除，自体真皮移植物对增加和延展胸大肌的覆盖范围，就更显得至关重要（图 30.4）。术中在胸大肌深面置入一个扩张器，然后鼓起部分扩张器，以评估其位置及大小。将胸大肌下缘或真皮移植物，与乳房下皱襞水平的筋膜进行缝合。在真皮移植物下缘和乳房下皱襞之间，留下一个 0.5～1.0 cm 的间距，这个间距使扩张器的下极可以不同程度地扩张，从而可以得到一个更符合解剖学的囊袋。将胸大肌边缘与筋膜，以 2/0 的 Vicryl 线缝合数针以便加固囊袋。如果筋膜已经被切除，或胸大肌已经遭到破坏或萎缩，则充分松解胸大肌后，以脱细胞真皮移植物加固囊袋。

脱细胞真皮移植物在紧靠肌肉放置后，会迅速再次血管化。然而，其前紧贴前方的皮下脂肪、后方的假体时，脱细胞真皮移植物的再次血管化则会慢很多。在接受过放疗的患者，这一点格外明显。为了利于再次血管化，可以使用更薄的移植物。已经证实，比例为 1:1 的网片 - 真皮移植物可能是有益的。只要可能，皮肤的切口位置应该在肌肉的表面，而非真皮移植物的表面。

使用可调式假体

将术中扩张器更换为选好的可调式假体。注

入所需体积的盐水,注意避免其表面的皮瓣有任何张力。盐水中不应该加入抗生素或聚维酮碘。注水管适当缩短,并将其紧贴注水底座,以两针丝线打结加固。在切口外侧或腋窝建立一个皮下的囊袋,置入注水底座,并以可吸收线缝合固定。在胸大肌深、浅面各放置一个引流。引流管有时会保留超过 2 周,为了防止经引流管的逆行感染,引流管应该经过一个足够长的皮下隧道进行放置。使用金属 Trocar 有助于引流管的留置。

将患者体位调节为坐位,以便检查假体的位置。以两层 V-Y 缝合或荷包缝合闭合皮肤切口。皮肤血运不佳时,可以考虑部分切口二期缝合。根据皮瓣的血运和张力,假体通常在最初只是少量注水。

术后管理

术后第一天应仔细检查乳房。协助患者站立,并移除所有敷料。评估假体的位置,必要时进行手动调整。如果皮瓣血运欠佳,要将移植物中的盐水抽出。

如果皮瓣血运良好而假体位置过高,可以增加盐水的注入以便扩张下极。在上极放置橡皮绑带以防止假体上移。如果乳房下皱襞过低,则抽出盐水,并在下极使用橡皮绑带。高压氧疗法可能也会使患者获益。

术后 1 周内定期检查患者,尽早开始盐水注入,常在术后 2~3 天,疼痛趋于稳定且皮瓣血运没有障碍时,就可以开始进行扩张。在无菌的条件下,使用 23G 针头刺入注水底座,每次注射 50~

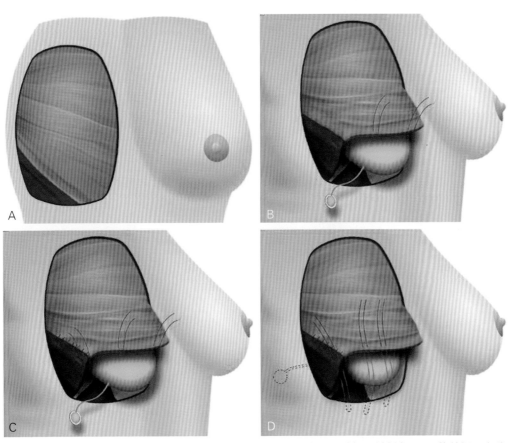

图 30.7　重建技术的绘图。A. 乳房切除术后的缺损。B. 胸大肌和前锯肌被掀起。C. 将前锯肌和胸大肌缝合在一起。D. 植入可调节假体在适当的位置。注水底座埋置在皮下的囊腔内。通过将肌肉缝至原乳房下皱襞所在位置的筋膜,重建乳房下皱襞。

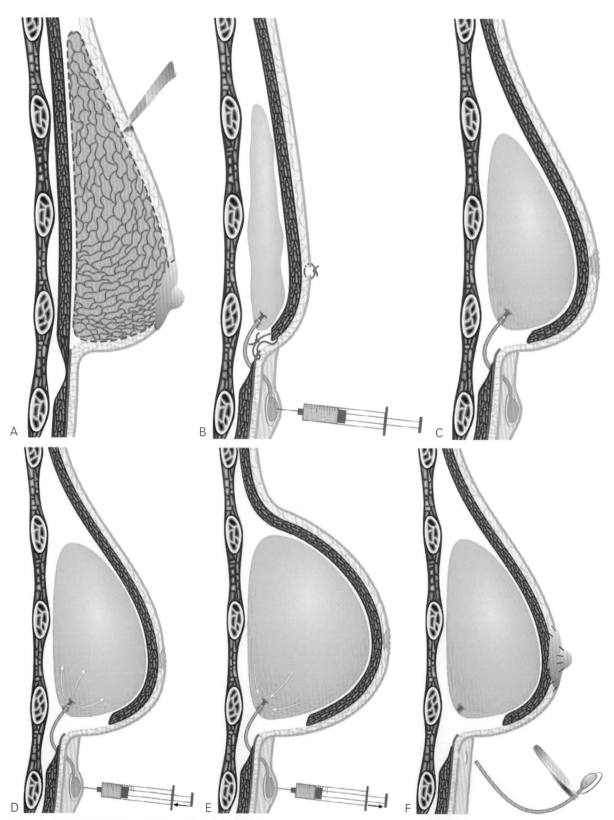

图30.8 绘图展示通过肌肉松解和缝合进行的乳房重建术。A. 行乳房切除术前图，展示环乳晕切口。B. 松解肌肉并行乳房下皱襞重新固定后，将假体植入到肌肉深方。也可以将肌肉下缘与乳房下皱襞所在位置的筋膜缝合。C. 术后部分扩张假体。D. 扩张假体。E. 抽出盐水。F. 最终结果，移除注水底座和乳头－乳晕复合体重建。

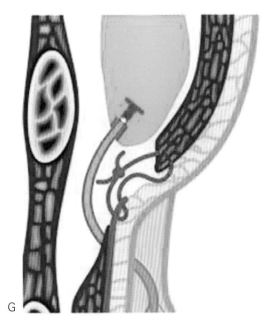

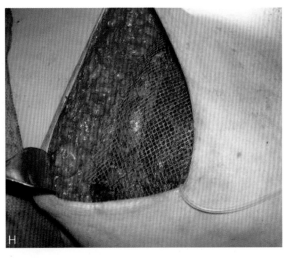

图 30.8（续） G. 乳房下皱襞的放大图片。H. 使用 Vypro 网片，将肌肉与乳房下皱襞固定。

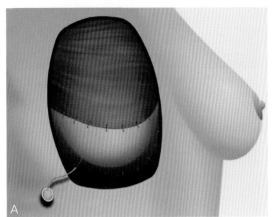

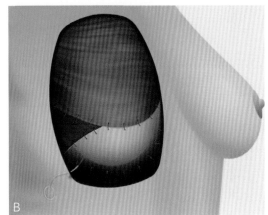

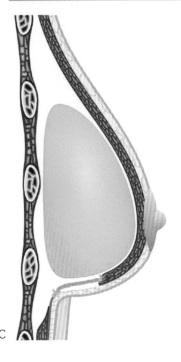

图 30.9 脱细胞真皮移植物。A. 胸大肌上移。脱细胞真皮移植物与胸大肌边缘和乳房下皱襞水平的筋膜相缝合。B. 掀起胸大肌和前锯肌，并将两者缝合在一起。脱细胞真皮移植物缝合至肌肉边缘和乳房下皱襞。C. 脱细胞真皮移植物缝合至胸大肌的断面。

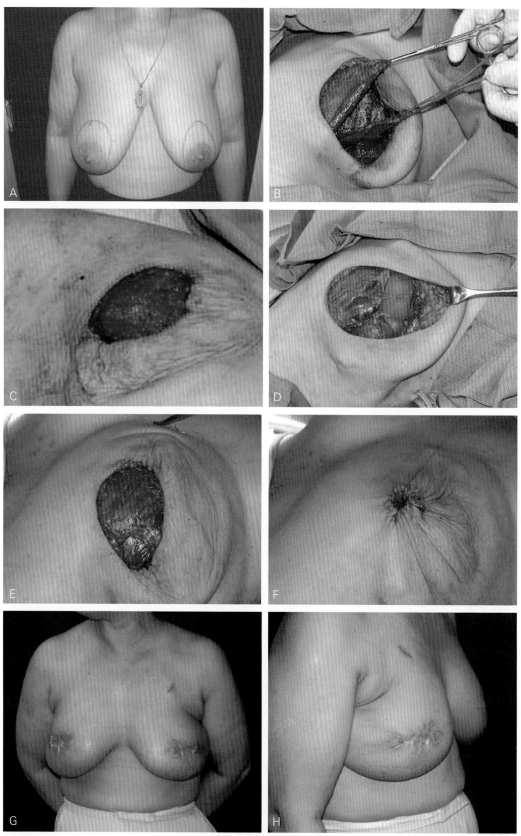

图 30.10　A. 一例乳房下垂、准备行双侧乳房切除术的患者。B. 行保留皮肤的皮下腺体切除术后,乳房的缺损。C. 游离并掀起胸大肌与前锯肌。D. 将胸大肌与前锯肌缝合。肌肉边缘在乳房下皱襞水平与筋膜缝合。E. 将下方皮瓣与肌肉缝合。F. 以荷包缝合关闭切口。G. 最终效果。H. 最终效果的侧位。

100 mL,每周注射1～2次。

假体注水要多于所需体积,并维持这种过度扩张的状态数周,然后再抽出多出的盐水。这将减少皮肤褶皱,改善术后外形。临时的过度扩张,还可以减少包膜挛缩的发生率。注水底座在术后3～12个月移除,此时也开始进行乳头-乳晕复合体重建。在移除注水底座时,预防性使用抗生素。

假体的选择

假体都有下面几个种类可供选择。
- 单腔盐水假体:Spectra(图30.11)。
- 双腔硅胶-盐水假体:Becker(图30.12)。
- 硅胶,25%(图30.13)。
- 硅胶,50%(图30.14)。
- 解剖型假体,35%硅胶(图30.5)。
- 可调式硅胶假体,硅胶比例80%～100%(图30.6)。

可调式假体又分为光面和磨面两种。我们更喜欢光面假体,特别是在盐水假体或硅胶-盐水假体中。新型可调式硅胶假体,可以在术后追加注射以增加体积。即刻乳房重建时,最常用的是光面Becker 50/50可调式假体(图30.14)。当组织

张力大或者存在皮瓣血运问题时,可使用Spectra盐水充注的可调式假体(图30.11A)。

讨论

重建术后的最终结果主要取决于乳房切除后的组织状态,因此,普外科医生对重建的理解,对取得最佳美容效果是至关重要的。完全松解肌肉和乳房下皱襞重建使假体放置更容易,并使术后扩张的难度减少。另外,随着肌肉的松解,由于乳房下极处的组织比上极更薄,可以更好地扩张下极,使我们能够得到更符合解剖形状的外观。

使用可调式假体可以不再需要放置临时组织扩张器。可以谨慎地放置注水不足的假体,从而降低了皮瓣的张力和潜在的并发症。并且施行过度扩张可以改善外形,术后还可以调整大小以便做到双侧对称。

在图30.15和图30.16中,分别阐明了保留乳头-乳晕复合体的乳房全切术+即刻乳房重建的手术方法。

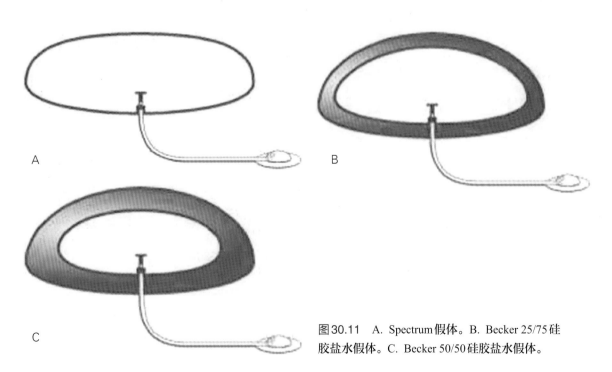

图30.11 A. Spectrum假体。B. Becker 25/75硅胶盐水假体。C. Becker 50/50硅胶盐水假体。

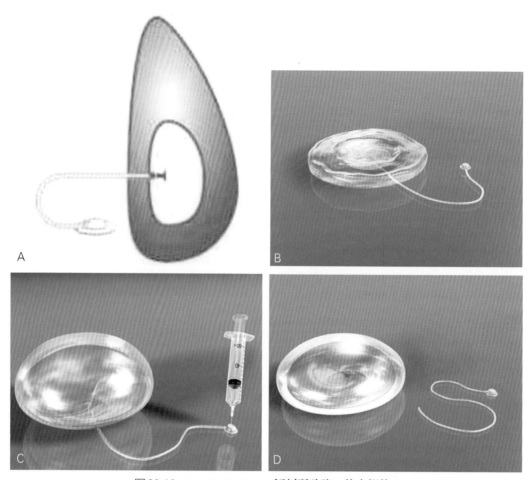

图30.12　A～D. Becker 35解剖型硅胶－盐水假体。

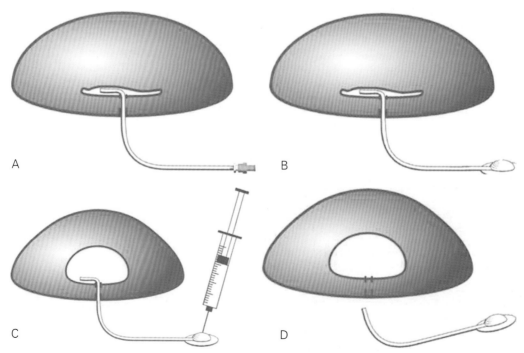

图30.13　A. 可调式的硅胶Spectra Becker假体。B. 可调式硅胶Spectra Becker假体的注水底座。C. 可调式硅胶Spectra Becker假体注水充填至理想体积。D. 移除可调式硅胶Spectra Becker假体的注水管路。

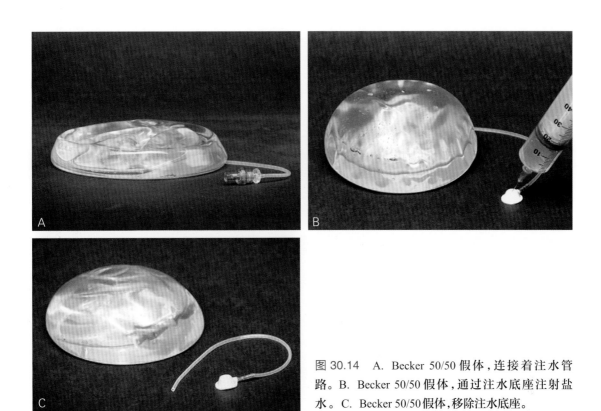

图 30.14 A. Becker 50/50 假体，连接着注水管
路。B. Becker 50/50 假体，通过注水底座注射盐
水。C. Becker 50/50 假体，移除注水底座。

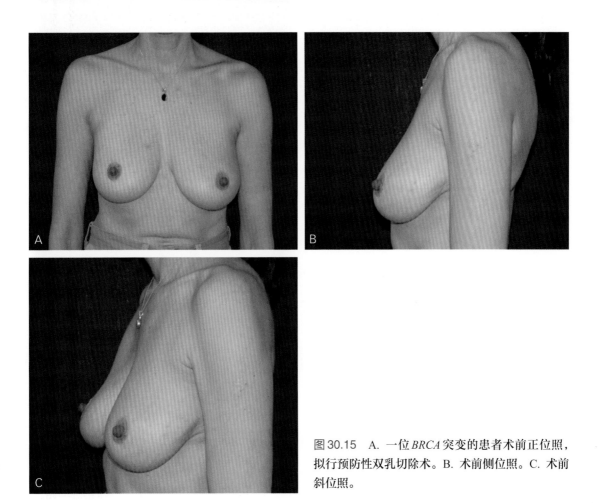

图 30.15 A. 一位 *BRCA* 突变的患者术前正位照，
拟行预防性双乳切除术。B. 术前侧位照。C. 术前
斜位照。

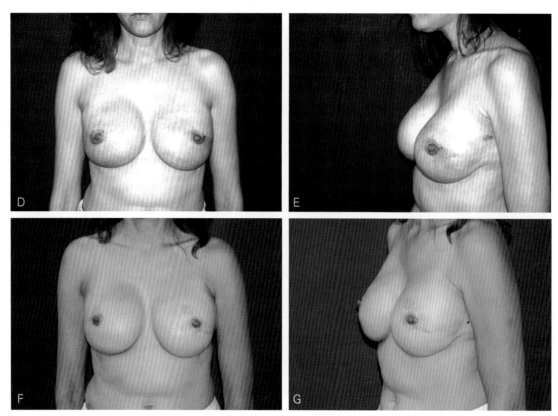

图 30.15（续） D. 预防性双侧乳房切除并使用 Becker 50/50 假体即刻重建。E. 早期斜位照。F. 移除注水底座后的最终效果。G. 最终效果，斜位。

结论

乳房重建的理想目标是：
- 在进行乳房切除时一期完成。
- 最小瘢痕甚至没有手术瘢痕。
- 即使不能优于术前，也要患者看起来像进行乳房全切术前一样。
- 不影响化疗和放疗。

- 手术时间短，并发症少，恢复快。

如今，上述目标在一部分患者中可以实现。大部分患者可以实施一期乳房重建。在术前，要对患者进行仔细筛选。普外科医生应熟悉保留皮肤的乳房切除术及乳房重建术。可调式假体可以一次完成手术，减少并发症，并能够在术后进行调节以达到最理想的外形。

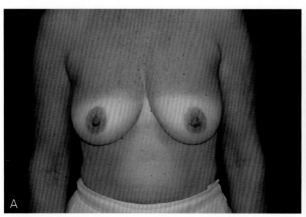
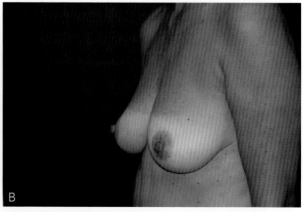

图 30.16 A. 术前正位。B. 术前斜位。

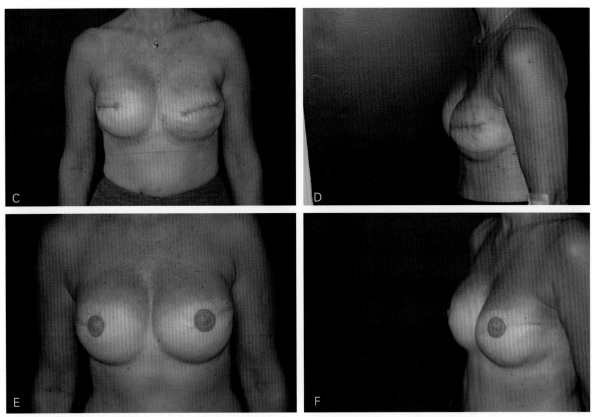

图30.16(续) C. 使用Spectrum假体一期重建术后照。D. 早期效果,侧位。E. 移除注水底座并行乳头重建后的最终效果。F. 最终效果,斜位照。

编 者 评 论

　　Becker先生因为"Becker假体"的发明而备受推崇。我发现这种装置适用于包括一期重建的女性在内的多种情况。我个人习惯在取出组织扩张器后,二期植入这种假体;然而,它对于一期重建也是适用的。术后能调节体积可以有很多优势,使外科医生能够在无须手术更换假体的情况下,保持双侧乳房体积的对称性。

　　当前,Becker假体虽然在世界范围内有解剖型在售,而美国只有圆盘形假体。根据假体表面的不同可以分为两种假体:光面和磨面假体。光面假体能够使乳房有非常好的下垂。以

我个人有限的经验来看,这种技术有很高的患者满意度。根据硅胶相对盐水的比率,Becker假体当前有25%和50%两种规格。硅胶比率为75%的假体即将问世。假体有不同的体积,Becker 25型号的假体,体积从150~800 mL不等,而Becker 50型号的假体,则有300~700 mL不同的规格。这些不同的规格对选择一个合适的假体很重要,尽管Becker 50型号的假体更受推崇,但对乳房容量较小的女性,这种假体体积过大了。

延伸阅读

1. Becker H. Breast reconstruction following subcutaneous mastectomy using a delayed filling volume adjustable breast implant. In: *Transactions of the VIII International Congress of Plastic Surgery*, Montreal, Canada; 1983.

2. Becker H. Breast reconstruction using an inflatable breast implant with detachable reservoir. *Plast Reconstr Surg* 1984;73:678-683.

3. Becker H, Maraist F. Immediate breast reconstruction after mastectomy using a permanent tissue expander. *South Med J* 1987;80(2):154-160.

4. Becker H. The permanent tissue expander. *Clin Plast Surg* 1987;14(3):10-13.

5. Becker H. The expandable mammary implant. *Plast Reconstr Surg* 1987;79(4):631-637.

6. Becker H. The expandable mammary implant: an update. *Perspect Plast Surg* 1989;3(1):164-178.

7. Becker H. Breast expansion augmentation; The expander mammary implant for breast reconstruction. In: Nordstrom RE, ed. *Tissue Expansion*. New York: Elsevier; 1996:145-152, 163-168.

8. Becker H. The effect of Betadine on silicone implants. *Plast Reconstr Surg* 2000;105(4):1570-1571.

9. Breuing KH, Warren SM. Immediate bilateral breast reconstruction with implants and inferolateral AlloDerm slings. *Ann Plast Surg* 2005;55:232-239.

10. Salzberg CA. Nonexpansive immediate breast reconstruction using human acellular tissue matrix graft (AlloDerm). *Ann Plast Surg* 2006;57:1-5.

11. Spear SL, Pelletiere CV, Lockwood M. Immediate breast reconstruction with tissue expanders and AlloDerm. *Surg Breast* 2006;30:484-488.

12. Zienowicz RJ, Karacaoglu E. Implant-based breast reconstruction with allograft. *Plast Reconstr Surg* 2007;120:373-381.

13. Becker H, Picard-Ami LA. Enhanced projection: adjustable gel implants. *Breast Augmentation* 2008;19:185-189.

适形可调式假体在即刻及延迟乳房重建中的应用

Immediate and Delayed Breast Reconstruction With Shaped Adjustable Implants

尽管很多外科医生在乳房重建手术中会首先置入组织扩张器,将适形可调式假体作为二次手术的最终植入选择,但在过去的 12 年间,笔者一直将其直接应用于大多数的即刻与延迟乳房重建术[1-8],也包括在乳腺发育不对称患者的外科治疗中的应用[9-11]。这种永久式的适形可调式假体(McGhan 150 型)实际上是一种柔软的扩张器。虽然不可以扩展厚硬又没有弹性的胸壁(此时笔者会使用组织扩张器),但是在延展柔软而有弹性的组织方面很有效,并且在几乎全部的乳腺切除术后甚至放疗后患者的乳房重建中,同样可以达到良好的乳腺体积及软组织覆盖的对称性[12,13]。在保留皮肤的皮下腺体切除术或改良根治术后的即刻与延迟乳房重建中,这种方法同样有效[14]。

这种假体解剖特征为半梨形,外层为高凝硅胶,占总体积的 30%;内层有个充满生理盐水的腔室,占总体积的 70%,并连接有一个永久性的注水管,远端有一个小的阀门为注水底座(图 31.1),从而实现该假体体积的可调节性。在完成重建后,如果患者对注水底座有排斥,可在局部麻醉下将其移除,这样注水管就会回缩,从而被实性的硅胶填塞。

一般来说,笔者喜欢将注水底座永久保留,以便帮助处理一些偶发的包膜挛缩或对乳房体积进行微调。乳头-乳晕复合体的重建一般是在二期局部麻醉下完成的[15]。有些患者会要求后续的外形调整,比如,加深乳房下皱襞、调整软组织覆盖或者乳腺上极的脂肪注射。因为得到一个自然的乳房斜面和一个从胸壁到乳房的逐渐平滑过渡是十分必要的(图 31.2 和图 31.3)。

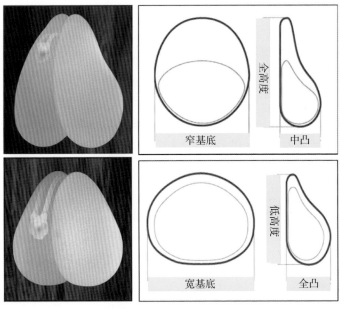

图 31.1　McGhan 150 永久性扩张器/假体的两种规格。外层(30%)高凝硅胶,内层(70%)植入时是空的,通过向连接有注水底座的注水管中注水来调节体积。

乳房重建设计

术前通过测量患侧、对侧乳腺(可以选择同时对其进行调整)和胸壁特征,可以很容易得到待重建乳房的一些数据(比如基底宽度和理想的高度)。然而,重建乳房的最终体积、软组织需求量及对假体/扩张器的反应,却是不可预测的。因此,在条件允许的情况下,放置一个可调式假体显得尤为重要,这样就可以先测量乳房的宽度和高度,最后再调整乳房的体积[16]。设计手术时就可以决定乳房的基底宽度、高度及大致理想的凸度及体积,而皮肤的扩张、过度扩张还有最终容积,却是通过每周或每两周从远端注水底座注射生理盐水实现的。

适形可调式假体一般有 2 种设计:①低高度,宽基底,全凸;②全高度,窄基底及中凸。每种设计都有 7 种不同的型号(图 31.4)。最终的体积应该接近厂家推荐的盐水填充量,过度充盈会导致假体呈扇形,充盈不足则会有褶皱[17]。在最终的乳头 – 乳晕重建实施前,整形医生应该在脑海中明确以下几个问题,以便评估和审视自己的重建成果:它看起来像一个乳房吗? 它看起来和对侧乳房对称吗? 体积、外形和上极对称吗? 宽度和高度对称吗? 乳房下皱襞在同一水平并且深度对称吗? 软组织包被充分吗? 假体可见吗? 如果在乳头重建前还需要其他的步骤,一定要提前完成或在乳头重建时同期完成,但前提是整形医生在同时改变其他参数的情况下仍能确定乳头位置。

即刻乳房重建中手术的注意事项

整形医生与普外科医生应该在肿瘤学及外科学原则下一起设计切口位置、方向和长度[18,19]。乳头 – 乳晕复合体保留与否,连同活检瘢痕及乳腺整体切除,对于一个乳腺整形外科医生来说既是挑战又是机遇[20](图 31.5)。

切口的选择有很多种,需要结合判断力、创造力及"空间想象力"以便最终决定。然而,条件允许的情况下,笔者更喜欢选择斜行切口,因为斜行切口可以最大限度地维持乳房外形,并且瘢痕在重建乳房的外上象限。乳腺切除后离断胸大肌下缘及部分胸骨附着部分,这样可以使胸大肌向前向上移动。为满足对假体底宽的要求,同时向侧方掀起一个胸小肌/前锯肌瓣,将胸大肌的外缘与前锯肌瓣的内侧边缘行连续缝合。适形可调式假体的上 2/3 被肌肉覆盖,下 1/3 则直接置于皮下。

注水底座放置在腋中线或腋后线的皮下,向里面的腔室逐步注水以保证切口无张力闭合(图 31.6 和图 31.7)。当乳腺单纯切除术后下缘皮瓣覆盖在假体上时,肌肉可以通过从皮肤经肌肉再到皮肤的缝合方式固定在皮瓣的深层,并进一步用免打结的透明胶带(Tagaderm, 3M Healthcare)和皮肤固定。在切口的深面,假体与皮肤之间应该尽可能有肌肉组织相隔,这样任何小的延迟愈合、缝线肉芽肿、切缘坏死或者局部感染都可以远离假体。

这种双平面的放置遵循了隆胸术假体部分在胸肌前部分在胸肌后方的审美原则。这些指导原则在乳房重建术中甚至更为重要。上极 2/3 由肌肉覆盖既为假体上极提供了垫衬,也使胸壁到假体有一个平滑的过渡,同时也为切口与假体之间提供了一个血供丰富的保护屏障。下 1/3 的皮肤下极使"乳房"的凸度、弧度和下皱襞更明显。在乳房较大患者的即刻重建术中施行保留皮肤的乳房皮下腺体切除术,一般参考倒 T 形缩乳术方式[21]。把 Wise 模具夹角至乳房下皱襞之间的皮肤去表皮化,并将其与乳腺组织剥离,下缘不要与乳房下皱襞离断,从而形成一个真皮瓣。在闭合时,该皮瓣放置在假体下极的表面,并与胸大肌游离端缝合固定,作为皮肤缝合口下的另外一种支撑保护层(图 31.8 和图 31.9)。

在二期(延迟)乳房重建术中,也同样要遵循相同的原则。也有例外情况,比如需要重建乳房下皱襞时,主要通过游离同侧上腹部腹直肌前鞘浅层的皮肤及脂肪层,并上提至乳房下极表面来实现。

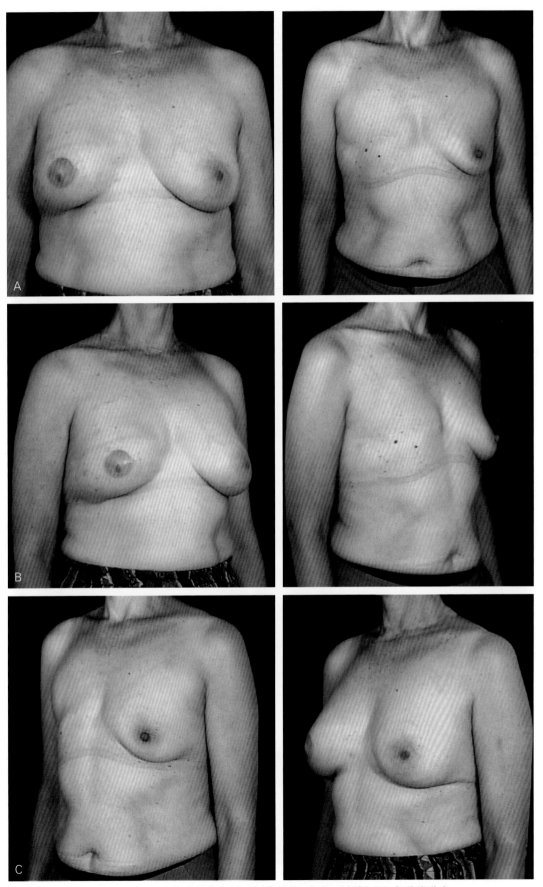

图31.2 A～C. 右乳适形可调式假体重建,乳房下皱襞加深,左乳隆乳术。

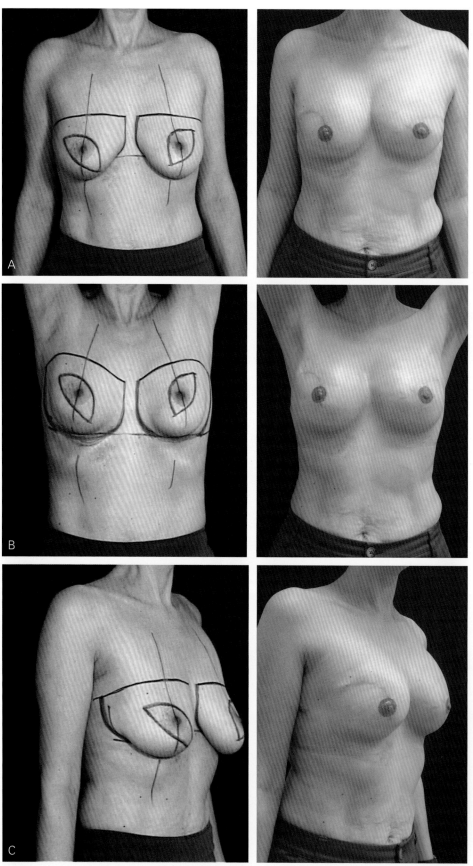

图31.3 A～C. 双侧保留皮肤的乳房皮下腺体切除术,适形可调式假体即刻成形术(上2/3肌后,下1/3肌前)。乳头－乳晕使用改良的星皮瓣和文身方式行Ⅱ期重建。

McGhan 150 低高度型					
BioDIMENSIONAL™硅凝胶,内腔盐水填充量可调节的假体。					
尺寸 (cm³)	宽度 A (cm)	高度 B (cm)	凸度 C (cm)	凝胶 (g)	盐水体积 (cm³)
135-145	9.5	8.0	4.2-4.8	45	90-100
165-175	10.5	8.5	4.2-4.8	65	100-110
235-255	11.5	9.5	4.7-5.7	85	150-170
295-315	12.5	10.5	4.8-5.8	100	195-215
385-405	13.5	11.5	5.2-6.2	125	260-280
495-520	14.5	12.5	5.6-6.6	170	325-350
625-655	16.0	14.0	5.9-6.9	215	410-440

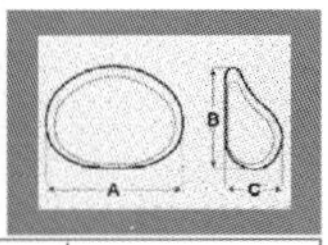

McGhan 150 全高度型					
BioDIMENSIONAL™硅凝胶,内腔盐水填充量可调节的假体。					
尺寸 (cm³)	宽度 A (cm)	高度 B (cm)	凸度 C (cm)	凝胶 (g)	盐水体积 (cm³)
230-250	10.5	11.5	4.6-5.5	115	115-135
280-300	11.5	12.5	5.0-5.6	140	140-160
350-370	12.0	13.0	5.3-6.0	175	175-195
430-455	13.0	14.0	5.6-6.2	215	215-240
520-550	14.0	15.0	6.0-6.8	260	260-290
620-660	15.0	16.0	6.0-6.8	310	310-350
720-760	16.0	17.0	6.1-7.1	360	360-400

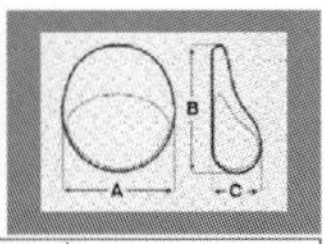

图 31.4 根据不同的乳腺基底宽度、高度、凸度及体积,有不同的型号的假体。

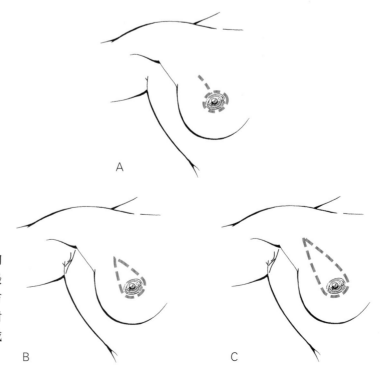

图 31.5 A~C. 保留皮肤的乳房皮下腺体切除术最常用的切口方式。此种切口方式,在最大化保留皮肤的同时,切除了乳头-乳晕,也方便处理腋窝。创造力、判断力及空间想象力对维持乳房外形极为重要。活检瘢痕可以同时或分开切除。

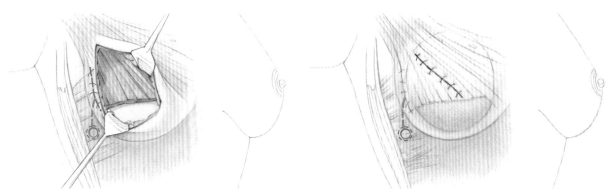

图31.6 保留皮肤的乳腺切除术后,胸大肌从中间及下端离断,与侧面的胸小肌或前锯肌缝合。假体的下1/3放置在皮下。

图31.7 缝合后,切口上移及侧移。在切口与假体之间有肌肉组织会更好。

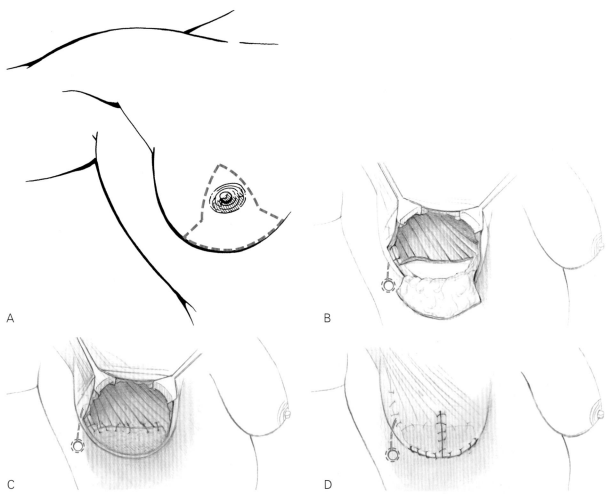

A

B

C

D

图31.8 A. 在比较大的乳房,实施保留皮肤的乳房皮下腺体切除术时可以采用缩乳术的切口方式。B. 在Wise模具夹角之间的皮肤被去表皮化,但仍连接在乳房下皱襞上。C. 假体的上2/3由胸大肌/前锯肌覆盖,B图中的真皮瓣向上与肌肉的下缘游离端缝合,覆盖假体的下1/3。D. 缝合皮肤,B图中的真皮瓣覆盖假体的下极,肌肉覆盖假体的中部及上极。

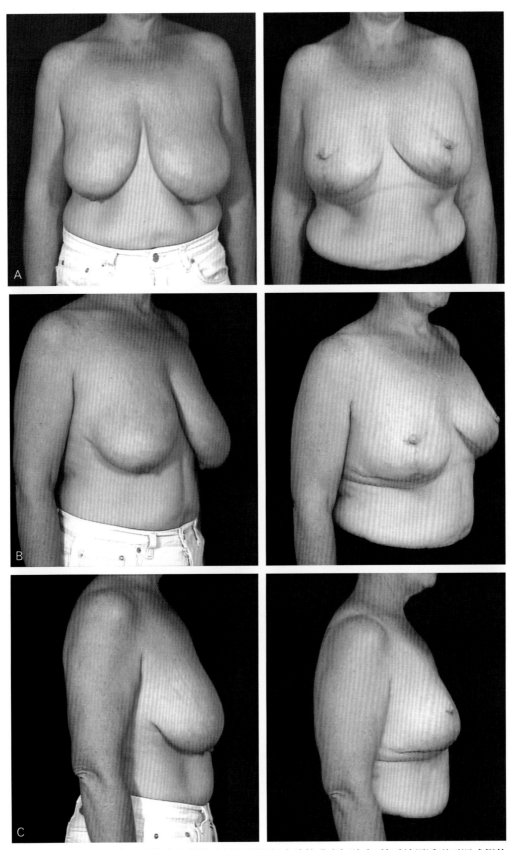

图31.9　A～C. B图中通过缩乳术的模式行双侧保留皮肤的乳房切除术,然后放置适形可调式假体(上2/3肌后,下1/3肌前皮下),去表皮化的真皮瓣在倒T形切口的下方提供额外的保护及支撑。二期行改良的星皮瓣乳头重建术。

重建乳房下皱襞时,游离3~6 cm的上腹壁皮肤及脂肪组织,以便用于覆盖假体下极,并用不可吸收线(1号 Tycron/Etibond, Johnson International)缝合到第5或第6肋骨的骨膜上进行固定(图31.10)。遵循 Lewis[22]、Pennisi[23]、Lemperle 及 Exner[24] 和 Ryan[25] 提出的原则,这些下极额外的软组织加深了乳房下皱襞,并同时使重建乳房有了一定垂度。同样的方法也适用于改善既往失败的或不尽如人意的重建手术(图31.11)。

在使用背阔肌肌皮瓣的乳房重建中,也用到了同样的适形可调式假体[26,27](图 31.12A 和图31.12B)。此外,在过去的12年间,我们在另外一组后天性或先天性乳房不对称的病例中也使用了这样的假体(图31.13)。

并发症

血肿

血肿一般在术后短时间内出现,必须使用探查、引流、抗生素灌洗等外科手段及时处理。血肿的发生率<1%,但如果未经处理,则可能会引发包膜挛缩及感染[28,29]。

局部缺血及切口坏死

局部缺血及切口坏死发生在术后的1~7天。一旦明确缺血及坏死的范围,就要手术切除并重新缝合,这样健康的组织切缘就可以重新愈合。切缘坏死在即刻乳房重建中更为常见,发生率为1%~3%[30,31]。

感染

对于一个有假体的乳房重建术来说,感染是最严重的威胁,经报道,其发生率为0.5%~2%[32]。首发的症状和体征可以早在术后5天或者晚到术后5周出现。一般来说术后5~7天最常见的是金黄色葡萄球菌、表皮葡萄球菌或者假单胞菌感染,并伴有严重的脓肿形成的症状。弥漫的红肿、压痛和全身的发热及不适较为常见。如果出现上述症状及体征,则说明情况紧急,需要即刻处理(如静脉给予抗生素或者留院观察)。获取细菌培养是必需的。如果没有明显的好转或者恶化,则需要行即刻探查术以便改善情况的进展。

如果在探查中发现了脓液和肉芽组织,最好在使用抗生素的情况下,取出假体,彻底清除感染组织,并用冲洗枪冲洗残腔,放置引流管,用带有

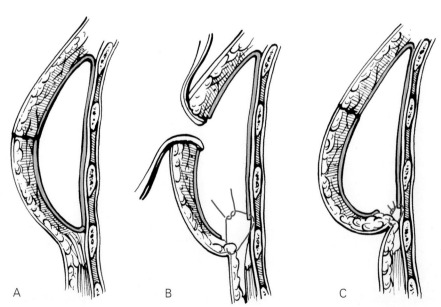

图31.10 A~C. 通过使用上腹壁皮肤及用不可吸收线将脂肪固定在第5或第6肋骨的骨膜上,加深乳房下皱襞及下极。通过这种方式约有3~6 cm的皮肤及脂肪被添加到乳房下极。可以经原乳房切除术的切口对上腹壁进行处理。

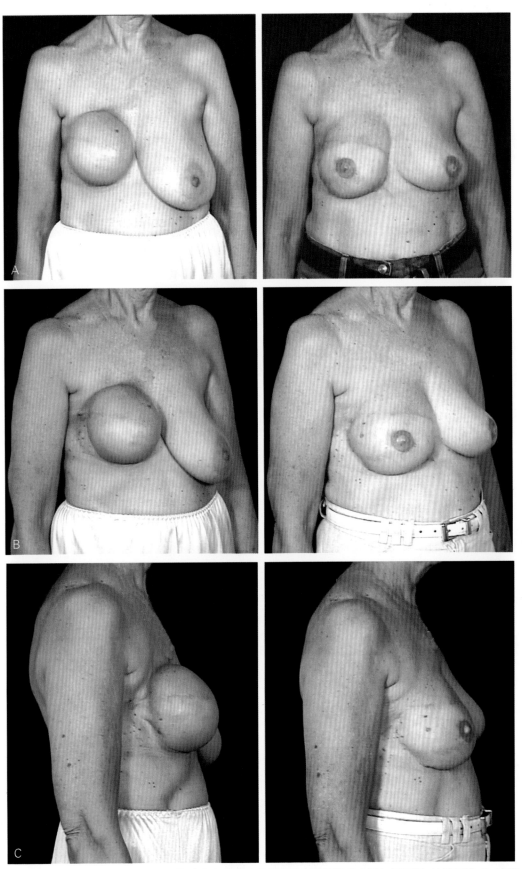

图 31.11　A～C. 右乳放疗后,假体重建术失败,通过使用上腹部滑动皮瓣加深下极,被膜切除术,被膜缝合术,换用解剖形可调适假体及上极脂肪注射等方式进行处理。左乳行缩乳术。

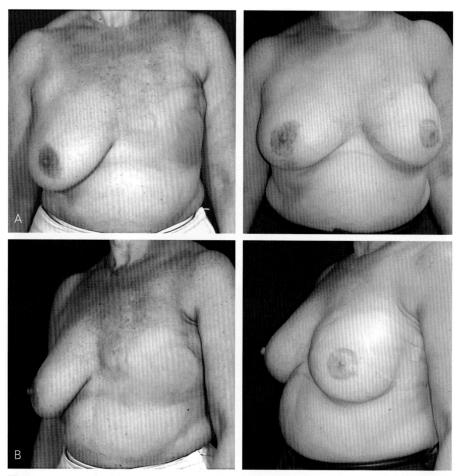

图31.12　A、B. 在重度放疗后的左乳区用背阔肌肌皮瓣覆盖解剖形可调控假体行左乳房重建术。右乳行缩乳术。

二氯苯氧氯酚涂层的线(Vicryl Plus/Ethicon, Johnson International)缝合伤口。

　　如果探查术中未见明显异常,除了使用相同的处理方法外,可以改换一个新的光面的假体,前提是如果软组织覆盖充足。患者必须密切随访,即使是没有症状的患者,适当的抗生素也必须连续使用4~6周。

　　假体感染的患者,应定期行诊断性超声检查以便随访有无后遗症。如果存在假体周围积液,要尽可能地将其吸出。可以选用Seroma-Cath(Greer Medical, Inc.)导管,这是一种简单的、非手术的、可床旁操作的导管,能够用于获取组织培养或减压。

　　如果患者未能在密集的“假体解救”方案中很快恢复,那么应该没有任何迟疑的取出假体,6~12个月后再考虑行进一步的重建术。由结核杆菌外的分枝杆菌引起的感染表现得非常不特异,除非特殊怀疑,否则很难诊断,这些分枝杆菌可能来源于患者的乳腺、饮水、标记笔或者外科的医务人员。

　　对分枝杆菌的培养需要特殊声明并予以相应处理,因为常规的需氧及厌氧培养是无法培育出分枝杆菌的。症状和体征有可能推迟到术后3~5周才出现,并且局限在局部且非常轻微。最常见的体征是清亮的切口分泌物,伴随很轻微的局部表现且无明显的全身症状。诊断后的处理措施与上文描述中一致。

包膜挛缩

　　有症状的包膜挛缩发生率为3%~5%[33]。永久性保留注水底座为外科医生提供了一个处理该并发症的有效工具。在包膜挛缩症状出现的早

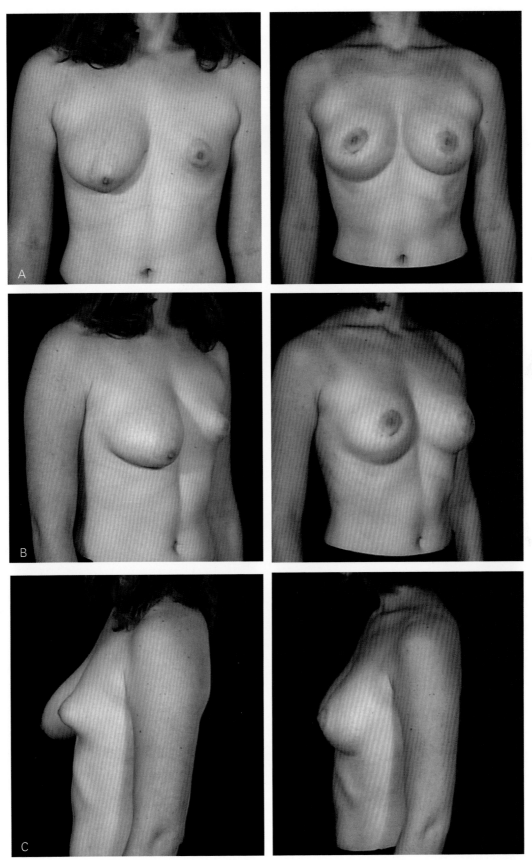

图31.13　A～C. 先天性或后天乳房发育畸形,处理方式为左乳晕周围胸大肌前放置解剖形可调适假体,右乳晕周围行缩乳及乳房固定术。

期,首先过度充盈假体,并维持2～3个月,然后恢复到推荐充盈量,一般情况下就可以解决问题。如果失败,在软组织覆盖充足的情况下,可以尝试选择包膜全切或近全切,然后更换假体。如果软组织比较少或比较薄,推荐采用背阔肌肌皮瓣或者其他自体组织重建技术。

注水底座倒置

管道连接注水底座的扭力可能会引起注水底座的翻转。这样就不能实现对假体容积的控制。此并发症的发生率为1%。最初可以尝试通过手法从外面进行调试。如果不成功,可以局麻下切开皮肤,直接找到注水底座,将其重新在正确的方向上,置于一个较紧实的皮下囊袋中。

设备失效

在过去的12年间600例使用此适形假体的重建术中,没有发生一例设备失效的情况。但有4例患者,不经意间刺破了与注水底座连接处的冲水管,使得生理盐水外渗,导致假体体积缩小。这时

需要手术更换假体,或者在移除注水底座的时候缩短并堵塞充水管。

扇形化和皱褶

设备过度充盈或充盈不足都会导致外层可视和可触的皱褶。当松薄或者照射过的软组织不能提供充足的覆盖时,这种情况会更加明显。这种不规则的可视或可触的假体边缘,最常发生在重建乳房的内上象限,有可能通过遵循厂家推荐的生理盐水填充量来避免。另外,缩紧皮肤、脂肪注射、内部包膜成形术或者背阔肌的填充都可以很好地解决这个问题。

致谢

我们感谢 Mrs. Joan Cohen 为书稿准备做出的工作,感谢 Dr. Tali Friedman 在编辑及参考文献方面提供的帮助,感谢 Mr. Abraham Pesso 的绘图工作,感谢 Dr. Haim Kaplan 参与了其中一台手术。

编者评论

Dr. Scheflan 准备了一章特别有深度的内容,主要强调了解剖形可调适假体在即刻及延迟乳房重建中的优点。在这一章中 Dr. Scheflan 描述了假体植入的技巧,乳房下皱襞重建的技巧及与此手术操作相关的并发症。我同意 Dr. Scheflan 的观点,因为在过去的8年里,我也使用了这种解剖形可调适假体,再造出的乳房外形和轮廓都比较自然。远端注水底座的功能非常强大,可以沿着胸廓侧壁放置,也可以置于乳房下皱襞。一旦达到理想中的体积,可以通过一个小切口取出输液港,或者从乳房单纯切除术的切口一侧取出,也可以就保留在原位。有一些外科医生选择在即刻乳房成形中使用此解剖形可调适假体,而在延迟乳房重建中选择使用扩张器,Dr. Scheflan 阐述了这两种情况下的优缺点。

(M.Y.N.)

参考文献

[1] Maxwell GP, Falcone PA. Eighty-four consecutive breast reconstructions using a textured silicone tissue expander. *Plast Reconstr Surg* 1992;89:1022.

[2] McGeorge DD, Mahdi S, Tsekouras A. Breast reconstruction with anatomical expanders and implants: our early experience. *Br J Plast Surg* 1996;49:852.

[3] Barone FE, Perry L, Keller T, et al. The biomechanical and histopathologic effects of surface texturing with silicone and polyurethane in tissue implantation and expansion. *Plast Reconstr Surg* 1992;90:77.

［4］ Spear SL, Majidian A. Immediate breast reconstruction in two stages using textured, integrated-valve tissue expanders and breast implants: a retrospective review of 171 consecutive breast reconstructions from 1989 to 1996. *Plast Reconstr Surg* 1998;101:53.

［5］ Schuster RH, Rotter S, Boono W, et al. The use of tissue expanders in immediate breast reconstruction following mastectomy for cancer. *Br J Plast Surg* 1990;43:413.

［6］ Ramon Y, Ulmann Y, Moscona R, et al. Aesthetic results and patient satisfaction with immediate breast reconstruction using tissue expansion: a follow-up study. *Plast Reconstr Surg* 1997;99:686.

［7］ Argenta LC. Reconstruction by tissue expansion. In: Noone RB, ed. Plastic and Reconstructive Surgery of the Breast. Philadelphia, PA: BC Decker; 1991:387.

［8］ Radovan C. Breast reconstruction after mastectomy using the temporary expander. *Plast Reconstr Surg* 1982;69:195.

［9］ Becker H. Breast augmentation using the expander mammary prosthesis. *Plast Reconstr Surg* 1987;79:192.

［10］ Becker H. Expansion augmentation. *Clin Plast Surg* 1988;15:587.

［11］ Noone RB. Adjustable implant reconstruction. In: Spear SL, ed. Surgery of the Breast: Principles and Art. Philadelphia, PA: Lippincott-Raven; 1998:357.

［12］ Spear SL, Pelletire CV. Immediate breast reconstruction in two stages using textured, integrated-valve tissue expanders and breast implants. *Plast Reconstr Surg* 2004;113:2098.

［13］ Evans GRD, Schusterman MA, Kroll SS, et al. Reconstruction and the radiated breast: is there a role for implants? *Plast Reconstr Surg* 1995;96:1111.

［14］ Gui GP, Tan SM, Faliakou EC, et al. Immediate breast reconstruction using biodimensional anatomical permanent expander implants: a prospective analysis of outcome and patient satisfaction. *Plast Reconstr Surg* 2003;111:125.

［15］ Little JW. Nipple-areolar reconstruction. In: Cohen M, ed. Mastery of Plastic and Reconstructive Surgery. Vol. II. Boston, MA: Little, Brown; 1994.

［16］ Salgarello M, Seccia A, Eugenio F. Immediate breast reconstruction with anatomical permanent expandable implants after skin-sparing mastectomy: aesthetic and technical refinements. *Ann Plast Surg* 2004;52:358.

［17］ Spear SL. Editorial comment. Adjustable implant reconstruction. In: Spear SL, ed. Surgery of the Breast: Principles and Art. Philadelphia, PA: Lippincott-Raven; 1998:373-374.

［18］ Toth BA, Lappert P. Modified skin incision for mastectomy: the need for plastic surgical input in preoperative planning. *Plast Reconstr Surg* 1991;87:1048.

［19］ Carlson GW. Skin sparing mastectomy: anatomic and technical considerations. *Am Surg* 1996;62: 151-155.

［20］ Slavin SA, Schnitt SJ, Duda RB, et al. Skin sparing mastectomy and immediate reconstruction: oncologic risk and aesthetic results in patients with early-stage breast cancer. *Plast Reconstr Surg* 1998; 102:49.

［21］ Hudson DA, Skoll PJ. Complete one-stage, immediate breast reconstruction with prosthesis material in patients with large or ptotic breasts. *Plast Reconstr Surg* 2002;110:487.

［22］ Lewis JR. Use of sliding flap from the abdomen to provide cover in breast reconstructions. *Plast Reconstr Surg* 1979;64:491.

［23］ Pennisi VR. Making a definite inframammary fold under a reconstructed breast. *Plast Reconstr Surg* 1977;60:523.

［24］ Lemperle G, Exner K. Breast reconstruction using an upper abdominal sliding flap. *Chirurg* 1989;60:616-617.

［25］ Ryan JJ. A lower thoracic advancement flap in breast reconstruction after mastectomy. *Plast Reconstr Surg* 1982;70:153.

［26］ Kroll SS, Baldwin B. A comparison of outcomes using three different methods of breast reconstruction. *Plast Reconstr Surg* 1992;90: 455.

［27］ Peyser PM, Abel JA, Straker VF, et al. Ultra-conservative skin-sparing "keyhole" mastectomy and immediate breast and areola reconstruction. *Ann R Coll Surg Engl* 2000;82:227.

［28］ Al-Ghazal SK, Blamey RW. Subcutaneous mastectomy with implant reconstruction: cosmetic outcome and patient satisfaction. *Eur J Surg Oncol* 2000;26:137.

［29］ Berry MG, Al-Mufti RAM, Jenkinson AD, et al. An audit of outcome including patient satisfaction with immediate breast reconstruction performed by breast surgeons. *Ann R Coll Surg Engl* 1998; 80:173.

［30］ Kroll SS. The early management of flap necrosis in breast reconstruction. *Plast Reconstr Surg* 1991;87:893.

［31］ Mansel RE, Horgan K, Webster DJT, et al. Cosmetic results of immediate breast reconstruction post-mastectomy: a follow-up study. *Br J Surg* 1986;73:813.

［32］ Yii NW, Khoo CT. Salvage of infected expander prosthesis in breast reconstruction. *Plast Reconstr Surg* 2003;111:1087.

［33］ Mandrekas AD, Zambacos GJ, Katsantoni PN. Immediate and delayed breast reconstruction with permanent expanders. *Br J Plast Surg* 1995;48:572.

使用组织扩张器及假体的两步法即刻乳房重建

Immediate Two-stage Breast Reconstruction Using a Tissue Expander and Implant

近年,组织扩张技术越来越被广泛应用,成为即刻乳房重建中最常用的方法。即刻两步法使用扩张器及假体的乳房重建技术的优点在于它操作相对简单,不牵涉供区恢复及与自体组织重建相比能较快地恢复正常生活[1]。传统的即刻自体组织乳房重建包括横行腹直肌肌皮瓣(TRAM)及背阔肌肌皮瓣,这些重建方法可靠且仍然在广泛应用,但随着组织扩张器及假体技术的发展,由于它们容易导致明显供区并发症,已经越来越不被外科医生及患者所接受。虽然穿支皮瓣技术改善了供区组织恢复的问题,但这些皮瓣需要显微外科技术及较长的手术时间,从而限制了其发展和应用。乳腺癌治疗方式的改变、组织扩张器的改善、硅胶假体的使用及两步扩张器假体乳房成形外科技术的改进,都使得组织扩张器假体成形术显得更为重要。

乳腺癌的处理方式近些年发生了很多改变,开始更多使用保留皮肤的乳房皮下腺体切除加术中即刻成形术。皮肤保留技术是使即刻乳房成形术明显改善的主要原因,不管是通过自体组织还是扩张器假体方法。随着即刻重建技术不断改善,肿瘤外科医生接受了这些方法,并且患者也坚持在切除乳房的同时尽可能地保留较多的皮肤以便尝试术中即刻重建乳房。这种方法对患者的另一个好处是,重建过程的恢复与乳房切除术后的恢复重合,加速了重建的进程,同时在组织扩张期,往往就会有比较好的外观。经验发现,延迟(二期进行的)乳房重建很难达到保留皮肤乳房皮下腺体切除术加即刻组织扩张加假体重建术所能达到的效果。

另外一个趋势就是当患者确诊为一侧乳腺癌

时,对侧乳腺预防性切除的病例越来越多,或者当诊断患有乳腺癌的风险较高时,选择行双侧预防性乳房切除。这就导致了要求双侧乳腺切除后重建的患者越来越多[2]。很多这类患者比较瘦,没有足够的自体组织行双侧自体组织乳房重建术。另外,其中的一部分患者以前做过隆胸术,她们更乐于接受使用到假体的重建术。最近的经验显示,随着即刻组织扩张器假体重建术的应用在这部分患者群中的提高,这种手术方式在将来会被越来越多的人所接受。

自从 Radovan 描述使用了一个光面圆形组织扩张器用在两步法乳房重建术中,使用解剖形的毛面扩张器也成了一种趋势[3-5](图 32.1 和图 32.2)。最近,这些扩张器被设计了各种型号,根据每个患者及重建医生的需求,有不同的高度及凸度可供选择。外科医生们倾向于对不同的扩张器有特定的偏好,就像 Cordiero 和 McCarthy[6]、Spear 和 Pelletiere[2] 及 Strock[1] 在文献中反映的一样,他们分别喜欢全高度、中高度及低高度的组织扩张器。分析上述文献显示,不管是在一开始的扩张器放置,还是第二步的永久性假体的植入中,扩张器的高度在两步法扩张器假体乳房重建术中的对最终效果的作用都没有注水阀的位置、假体或者扩张器是放置在肌肉后方还是双平面以及在乳房下皱襞释放皮下组织这些问题来得重要[1]。

在两步法组织扩张器假体重建术中的第二步中,硅胶假体引入的重要性并没有被夸大,因为与早期重建术中使用的盐水永久性假体相比,它确实减少了很多局限性,并且更美观更柔软。现在的假体选择多种多样,有圆形或解剖形的、光面或毛面的、硅胶或盐水填充的。硅胶假体又根据设

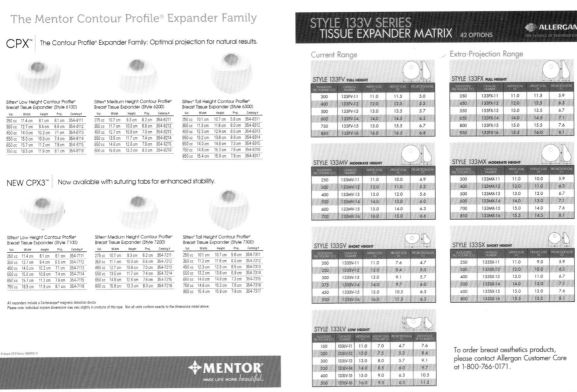

图 32.1　Mentor 公司（Santa Barbara, CA）不同高度及凸度的组织扩张器。

图 32.2　Allergan 公司（Goleta, CA）不同高度及凸度的组织扩张器。

备内部硅胶的凝聚特征水平被进一步细分，正是这些特征导致了假体柔软度的不同及假体破裂溢出可能性的不同。在两步法扩张器假体重建术中假体的使用大大降低了对背阔肌肌皮瓣的需求，在过去的很多年里，背阔肌肌皮瓣常被用来提供组织覆盖以弥补盐水假体的缺陷。

　　最近脱细胞真皮基质材料的出现，为扩张器假体乳房重建术提供了另外一种组织覆盖物，而以往为了组织覆盖，常常需要使用肌皮瓣。最新的报道提示这种材料可以加强两步法组织扩张器假体重建的效果。脱细胞真皮基质通过均匀分布胸肌表面张力，从而使乳房下皱襞处能够得到更好的外形[7]。这种额外的组织覆盖可以最小化可视的皱褶及解决较薄组织覆盖的问题[8]。其他的经验同样显示，脱细胞真皮基质凭借其调控乳房外形及减少两步法扩张器假体重建术后并发症的优势，会越来越多地得到广泛应用。

　　另外，还需要提及另一个问题，即两步法扩张器假体即刻成形术中，到底是否需要组织扩张器[9]。在某些特定患者中可以尝试跳过第一步，直接进入假体植入重建。然而，此方法只对很少的患者有益，因为相对于过多皮肤的松弛，而深面的组织袋却始终紧张，从而导致永久性假体外形持续的扭曲。其中的一部分问题可以通过使用大片的脱细胞真皮基质材料来解决，把这种材料放置在背阔肌肌皮瓣习惯被放置的位置，为皮下假体提供软组织覆盖。然而，作者的经验提示，乳房重建后往往还是需要后续的优化和调整，这时如果没有放置组织扩张器，就无法按需在乳房切除术后进一步冲水调整体积了。作者建议不要轻易为患者建立期望，即决定跳过第一步，直接进行假体植入重建。因为对于乳房切除术后还要进行化疗及其他辅助治疗的乳腺癌患者来说，失望会是特别困难及令人沮丧的体验。

　　即刻两步法组织扩张器假体乳房重建术实施起来并不简单。如上文所述，鉴于很多原因，这种方法对很多患者很有利，但它同样存在很多挑战。其中之一就是对菲薄软组织成分的精确控制过程中要始终被考虑到并被妥善处理。最佳的美容及效果来源于对细节的极大关注,无论是在设计还是技术方面,以及对获得改进的持续动力。这一章的剩余部分着重介绍了设计及技术方面的问题,这些内容有助于获得稳定可靠的结果,并讨论了很多随着时间有所更改的认识。

患者选择

即刻两步法组织扩张器假体乳房重建术的成功,始于对患者的认真遴选。首先要评估患者的相关医学问题,尤其是与其乳腺癌处理相关的项目。这种评估通常会假设患者需要辅助化疗,这种治疗常开始于乳房切除术后的4~6周。虽然我们期望大部分患者在那之前就能从乳房切除术及组织扩张器植入术中恢复,但是有特定医学问题或严重吸烟的患者可能不适合即刻乳房重建术。相对其他乳腺癌治疗方式,如果患者需要进行放射治疗,肿瘤外科医生、肿瘤内科医生和肿瘤放疗科医生就要对患者进行仔细评估并详细讨论。如果放疗牵涉到乳房切除的位置,那就需要综合大家的意见来决定是否行即刻两步法组织扩张器假体乳房重建术。在一部分患者中,如果组织扩张过程在放疗前完成,即刻两步法组织扩张器假体乳房重建术可以被安全的实施。另外一种最常见的处理方式就是推迟即刻重建,待所有的辅助治疗结束后用自体组织行延迟重建。如果患者待重建的乳房此前接受过辅助放疗,作者更倾向于使用未照射的自体组织充填在组织扩张器及待扩张的照射组织之间,用以提供一个组织间隔。

单侧乳房切除患者的处理方法类似。即刻两步法组织扩张器假体乳房重建术更适用于瘦高的患者,因为这部分患者常不能提供充足的自体组织用以行自体组织乳房重建。这些患者对乳房大小的预期,常需要在对侧同时行隆胸术,以保证双侧乳房的对称性。然而对于单侧乳房重建体型偏胖的患者,情况有所不同,因为自体组织量较多,她们更适合使用自体组织行乳房重建。对于稍胖的拟行单侧乳房重建术的患者,因其供体区软组

织丰富,TRAM肌皮瓣或腹部穿支皮瓣是最好的选择。过度肥胖的患者不适合任何一种即刻实施的乳房重建术,虽然某些人也可能适合,但因人而异,取决于其动机和医学的评估。

当我们讨论适用于即刻两步法组织扩张器假体乳房重建术的理想患者时,首先想到的是体型瘦高、乳房小到中等且拟行双侧乳房重建的患者。这部分患者通常会因为肿物切除术或保乳术所导致的外观损毁问题而选择乳房切除术。除非她们对乳房大小要求非常低并且愿意经受自体组织乳房重建术后的恢复过程,否则她们通常没有足够的组织行自体组织乳房重建术。随着患者对乳房大小要求的提高,即刻两步法组织扩张器假体乳房重建术越来越受欢迎,因为组织扩张可以为任何假体创造足够的空间。很多这样的患者会要求有一个体积比较大的乳房,她们很多之前都放过假体或者想放假体,这都使得假体植入乳房重建术更具吸引力。当我们考虑为体重较大患者行即刻双侧乳房重建术时,不管使用何种重建技术(假体或自体组织),难度都会随之增加。很多这样的患者会选择采用即刻两步法组织扩张器假体乳房重建术,这样就可以避免双侧自体组织乳房重建痛苦的恢复期,因为与扩张器假体乳房重建术相比,这是一段极具挑战性的旅程。脱细胞基质材料对这部分患者极为有用,它可以为组织扩张器上面的胸大肌提供额外的组织覆盖。这可以帮助患者更快地完成组织扩张期。

手术设计

一旦选择行即刻两步法组织扩张器假体乳房重建术,就应该开始制订详尽的手术计划。乳房切除术的切口皮肤模式应该由肿瘤外科医生及患者共同商讨决定,并且患者应该了解术后18个月后乳房切除术的伤口就不明显了(图32.3)。设计手术时最重要的步骤是测量乳房的基底宽度(图32.4)。这是乳房重建的基础,并且会与待建乳房的理想基底宽度进行比较。有些时候这些测量之间的差异会比较重要。例如,一个患者的乳房比

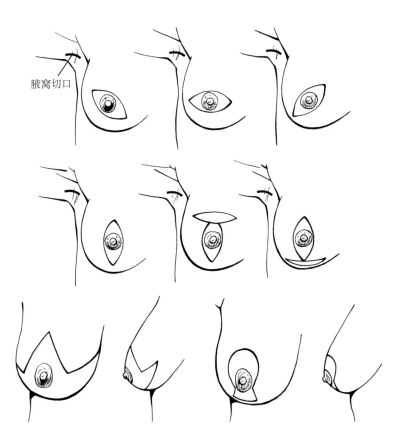

腋窝切口

图32.3　可行的及最常见的手术切口模式。

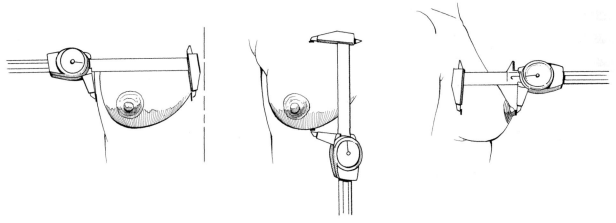

图32.4　通过卡尺测量对侧乳腺的宽度、高度及凸度来选择合适的假体。

较小,但是她想重建一个适合她胸壁的最大体积的乳房,那么我们就会选择一个比她术前乳房基底宽度稍宽的组织扩张器。对于单侧乳房重建,正确扩张器基底宽度的选择应该取决于对侧乳房的底宽,不管这一侧乳房是否需要调整。相反,如果患者乳房偏大且体型超重,测量的乳房底宽可能会明显超出了胸廓的宽度,在最终选择组织扩

张器大小时,必须说明这一点。这些问题必须在术前要预料到,可以准备多个不同基底宽度型号的扩张器供选择,最终由乳房切除术中的具体情况决定使用哪一种。

至于扩张器高度,全高且内置阀门的组织扩张器是由 Allergan 和 Mentor 提供的目前首批产品线,该产品包括各种不同的高度和凸度。他们扩

大了产品线,包括全高、中高及低高的各种组织扩张器(图32.1和图32.2)。低高扩张器主要适用于下极需要较多松弛的组织,从而需要重点扩张下极以便获得良好外观的乳房。由于扩张过程偏向于下极,胸大肌的中部及上部并没有扩张,它们负责维持这部分区域的组织厚度,以便更好地覆盖永久性乳房假体[1,10]。那么关于需要特殊扩张上极的情况就存在了一些争议,尤其是当这个区域扩张时,患者会有一些不适。扩张器高度的选择一般在术前进行,而精确底宽的选择一般要根据乳房切除术后对胸壁的评估。我们常规会准备可用于患者的不同基底宽度的多个扩张器供术中选择。

关于对侧乳房的问题,在手术的设计之初就应该考虑。很多患者因为担心罹患乳腺癌的风险,选择行预防性乳房切除术。作者通常会把这个关于是否行对侧乳房切除术的讨论留给肿瘤外科医生,但会根据这个患者到底进行单侧还是双侧乳房重建术设计最终的手术计划。或者,她们中的很多人表示一直想拥有一对和以往不同体积或大小的乳房。设计即刻乳房重建术最具吸引力的一方面在于,鼓励患者表达自身的希望及理想中的结果,这样可以帮助提高患者的参与度并且灌输正能量,这将有助于患者渡过这十分难熬的时期。一旦决定对特定患者采用何种技术或方法重建,对引导讨论向着重建过程中可能发生的情况发展,这种方式也有一定的帮助作用。通常这些讨论最终会转向在既有组织及体型的背景下,手术会有几种结果。详细的手术计划随之而来,不仅传达了所牵涉程序的全部顺序及数目,还给出了预期辅助治疗背景下对每个患者来说所需的时间范围。

放置组织扩张器

乳房切除术后,在手术区域放置新的纱布及治疗巾以保持无菌。由手术室人员更换术者手术衣、手套及另外一套手术器械。在麻醉管理中使用短效肌松药。重建术的开始要首先观察乳房切除术的术野,没有出血及检查乳房单纯切除术的皮瓣活力情况。必要的话进行止血操作,从而移除任何可能接触到组织扩张器的外科止血夹。

组织覆盖的种类选择包括胸大肌联合前锯肌及胸小肌提供全面的覆盖或者只使用胸大肌而侧面没有覆盖。Spear更喜欢只用胸大肌覆盖,这样就避免了联合使用前锯肌及胸小肌所带来的并发症及疼痛。游离胸大肌之后,组织扩张器被放置在合适的位置,以确保其上50%～60%被肌肉覆盖,其下端30%～40%在胸大肌下缘游离端的下面。他提倡使用"牵线木偶"缝合方式或者褥式缝合去固定胸大肌的下缘。这种方法也经常被于中高或全高组织扩张器的使用(图32.5)[2,9]。

另外一种方式,也是笔者喜欢的,那就是使用低高组织扩张器。进入胸大肌后间隙,用冷光源牵开器牵开组织,解剖胸大肌深方小的间隙平面直到乳房下皱襞水平,从而尽可能地保持皮下软组织的完整性(图32.6)。这样就达到了类似"双

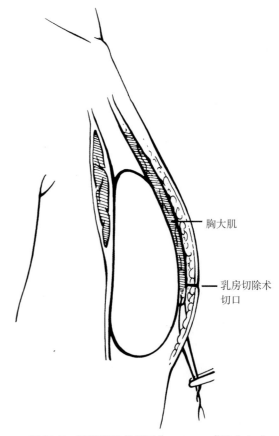

图32.5 扩张器的位置及"marionette"缝合方式。

平面"的效果,即一个连续的组织囊袋从肌下在乳房下皱襞水平转到了皮下(图32.7)[11]。这是可行的,因为乳腺肿瘤外科医生 H. Jane Bussey 一直一丝不苟地进行乳房切除术,以确保部分位于胸大肌下的囊袋到乳房下皱襞水平皮下平面的延续完整无损(H. J. Bussey, personal communication, 2002)。这种解剖分离方式是从下到中间,当遇到中间插入位置时停止。任何胸大肌的斜面都会被细分。因为这个组织囊袋是为了放置低高组织扩张器的,胸大肌的中间及上端区域不会使用这种方式被解剖。胸大肌的解剖可以很轻易地延伸到更高的水平,以适应中高及全高组织扩张器的高度。然后,依据扩张器所需的宽度,仔细游离一部分前锯肌。严格检查止血是否彻底。仔细查看组织囊袋下部分的形状及乳房下皱襞。游离端用0.5%不含肾上腺素的丁哌卡因溶液浸湿。用尺子测量组织囊袋的宽度,并与基于对侧乳房的预计宽度对比。选择正确的低高组织扩张器,提前抽空其内空气,以便设备填充面与基底面之间更好的折叠(图32.8)。然后,把该装置放在抗生素溶液中,进而放进肌下囊袋中。这要考虑到设备的基底面要符合乳房下皱襞的形状[1,10]。进一步校准,然后缝合胸大肌和前锯肌前缘肌层(图32.9)。在闭合装置中填充盐水来达到所需的体积,不过要小心避免乳房切除术后皮瓣的张力过大。检查设备的展开以确保乳房下皱襞有正确的外形。通常在这种情况下,笔者倾向于对扩张器的预填充量保持最大的保守,以避免表面皮瓣过大的张力,因为我们也了解,这种手术常见于体型偏瘦,乳房较小且皮肤松弛度较小的患者。再次检查有无出血,随后在乳房下皱襞及腋窝/乳房切除术的上部区域放置闭合式引流管。我们倾向于使用镇痛泵辅助术后疼痛管理。

如果无法建立双平面囊袋,我们使用脱细胞真皮基质材料,沿着乳房下皱襞从内到外。这种情况常出现在使用Bussey乳房切除方式、发现胸肌的止点明显高于乳房下皱襞时,此时没有足够的肌肉组织厚度;或者出现在使用另外一种乳房切除术,将乳房下皱襞离断时。我们在写作时使用的脱细胞真皮基质材料是 AlloDerm(Life Cell Corp., Branchburg, NJ)。下端的缝合线包括了部分前锯肌。首先测量胸壁,组织扩张器常规预处理,然后选择合适的型号并放置。这种脱细胞真皮基质材料的上端与胸大肌缝合。然后扩张器充入一定量的盐水,具体量根据乳房切除术后患者的皮肤松弛情况决定(图32.10)。剩余的环节同上所述。在此情况下,插入脱细胞真皮基质材料的方法与插入使用背阔肌肌皮瓣的方法几乎一样。

有重要的一点这里必须要澄清,虽然笔者本人喜欢低高组织扩张器,但上述技术适用于任何一种高度或凸度的扩张器。需要铭记于心的一个重要技术问题是,低高组织扩张器与胸壁接触的表面积要小于中高或全高的扩张器,这就要限制胸大肌的活动度,只要能成功放进扩张器即可。如果所造组织囊袋过大,那么扩张器移位或者旋转的情况便可能会发生[1]。

二期手术

放置组织扩张器最重要的目的是为了使二期手术放置永久性假体更为简单易行。在设计二期手术的开始,首先要对组织扩张器及周围的组织囊袋进行仔细的评估。特别要注意乳房下皱襞的水平及外形设计改良这一区域外观的方法,包括包膜切开术,来降低乳房下皱襞的水平或者向内侧/外侧加宽皱襞。包膜成形术可被用来提高乳房下皱襞的水平,缩窄侧皱襞,也可以做到二者兼顾。一般不需要包膜切除术,除非使用了毛面假体来维持组织间的黏附性及扩张器的方向。如果在放置组织扩张器的时候就充分考虑到了组织囊袋的问题,那么需要进行这种调整的情况就会很少发生。当出现网格样改变时,特定部位的包膜切开术可以最大化中央部位的凸度。然而,这些组织切口必须要在乳房下皱襞上几厘米,否则会导致计划外的乳房下皱襞水平或外形的改变(图32.11)。

有很多种类的永久性假体可供考虑,从解剖

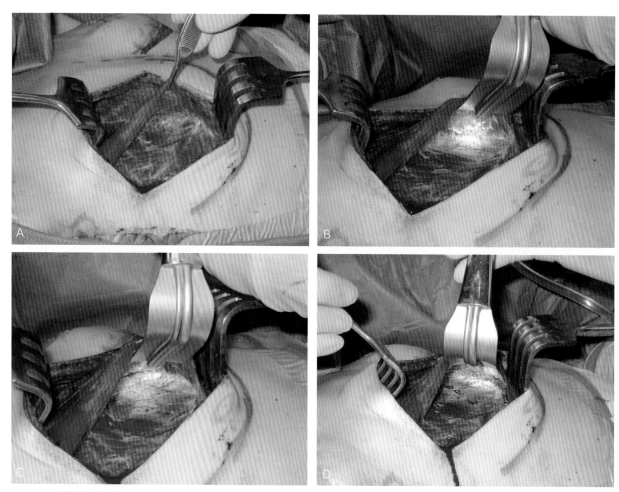

图32.6　放置右乳组织扩张器的手术步骤。A. 分离胸大肌的外侧缘。B. 用光纤牵开器解剖组织囊袋的内侧缘及下缘。C. 内侧缘的解剖已经完成,在乳房下皱襞水平游离胸肌。D. 在冷光源牵开器的下方可见皮下平面。

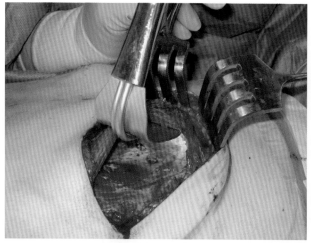

图32.7　图为H. Jane Bussy行乳房切除术后制造的"双平面效果",保持皮下平面组织的连接完整。

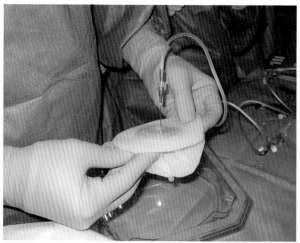

图32.8　处理扩张器,抽空其内空气,使其在放置前呈折叠状态。这使得扩张器的基底能够更好地适应乳房下皱襞的弧度。

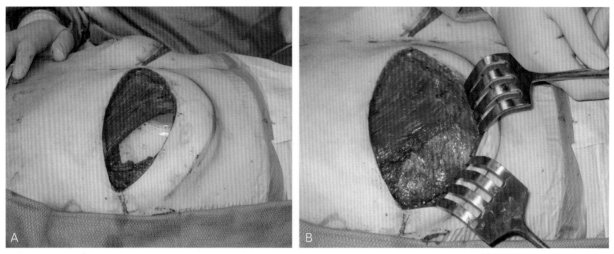

图32.9 A. 放置组织扩张器,使其基底沿着乳房下皱襞的弧度,当注入盐水时,扩张器向下展开。B. 缝合扩张器表面的肌肉层缝合。

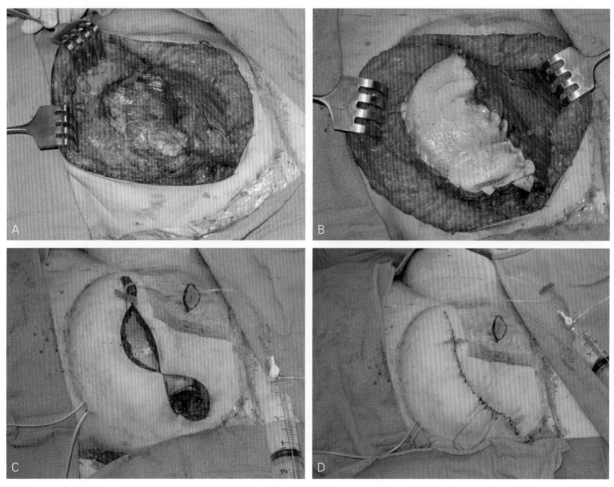

图32.10 左乳切除术后放置组织扩张器及脱细胞异体真皮的过程。A. 胸大肌在乳房下皱襞水平被离断。B. 放置脱细胞异体真皮。C. 预先暂时缝合皮肤,额外向扩张器内注水,使组织无过大张力地向乳房单纯切除术后的皮瓣方向扩张。D. 在乳房下皱襞及腋窝区域放置引流管。术野可见镇痛泵导管。

形状的毛面硅胶假体到光面的各种凸度的圆形假体。截止到写这篇文章的时候,我们更喜欢在大多数的患者身上使用全高或者高凸的光面圆形假体。这些假体种类提供了柔软的轮廓及质地,以及充足的流动性,这些特点的组合,使得假体表现出来更加自然。为待建乳房选择假体,基于对基底宽度的测量,关于对假体凸度种类的选择,则基于二期手术之前对患者的计划访视。我们更喜欢常规使用高凸的硅胶假体,但是也会根据情况偶尔使用全凸度或者中等偏上凸度的假体,这主要根据患者的意愿。一般在乳房切除术之前就会确定想要的基底宽度,在计划行二期手术假体植入术时,也就是扩张器取出后,也可以再次对底宽进行调整或改善。可以为第二阶段预定多种不同底宽型号的假体。

在单侧乳房重建的病例中,处理对侧乳房时必须要考虑重建侧假体的凸度。如果对侧隆胸的同时要进行乳房上提术,那么重建侧选择凸度较小的假体,可以使双侧对称性最大化。我们在这种情况下,在对侧乳房经常使用中等凸度的光面盐水假体,因为它更具可调控性。因为乳房上提术使得乳腺组织重新分布,从而使得假体类型造成的质地差异最小化。然而,如果对侧乳腺的组织量比较少,或者没有行上提术,那么建议使用大凸度或者中等偏上凸度的且与重建侧质地纹理类似的硅胶假体。

在二期手术的一开始,去除乳房切除术切口的侧面部分。移除组织扩张器并称重。由于我们习惯使用低高度的扩张器,我们期望最终的假体体积会超过扩张器容量约100 mL,但还是要根据

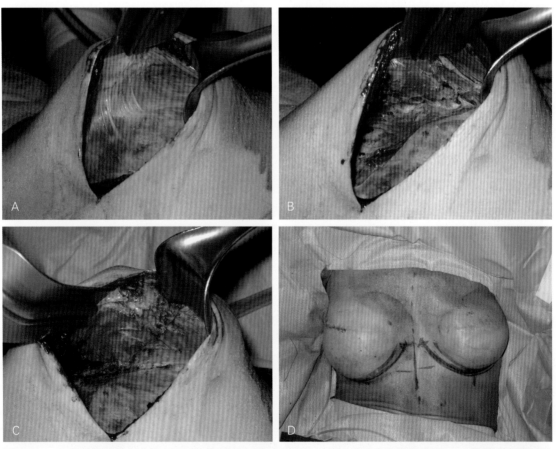

图32.11 右乳单纯切除术及低高组织扩张器取出后术野,以及二期手术的术中操作步骤。A. 扩张器取出后的术野,准备行开放式包膜切开术。B. 上部行开放式包膜切开术后,显示的胸大肌中央及上部的深面。C. 视野为乳房囊袋内侧缘,沿着皮肤切口方向被部分分开,以便放置假体时中央凸度最大。乳房下皱襞的内侧缘也被部分游离,以便囊袋内侧缘部分扩张。D. 右乳囊袋做上述调整后,可见调整后的乳房下皱襞及组织囊袋边界,然后放置底宽12 cm,体积425 mL的高凸度光面硅胶假体。图中可见右乳手术已结束,左乳也放置了组织扩张器。

囊袋调整后测量组织得到的最佳基底宽度来选择永久性的假体。通过包膜切开术来游离胸大肌的中间部分及上部。组织囊袋的外周可以根据需要修整,可以释放一定的中央区组织使假体的最终凸度最大化。完成优化乳房下皱襞的操作。重新测量组织囊袋的宽度,然后选择假体。假体首先浸泡在抗生素溶液中,然后再被放到组织囊袋里。患者呈45°～80°的坐位,检查乳房下皱襞的形状。放置闭合式引流管,逐层缝合(图32.11)。根据术前设计,对侧乳房换用另外一套器械进行处理。

两步法组织扩张器假体乳房重建术中的第二步,依据不同的患者不同的乳房,有不同的处理方法。笔者使用上述方法的经验,使他对扩张器的高度必须匹配永久性假体的高度这一观念产生了质疑[1]。涉及二期手术的最重要的事情是,不管使用何种扩张器,必须认真处理乳房下皱襞的位置和形状,为组织扩张顺利进行,必须在下极创造足够的空间。虽然认真的设计是必须的,技术和观察的一致性以及根据术中发现做出的调整,都是二期手术成功的关键。使用文中所述方法进行重建的病例见图32.12～图32.18。

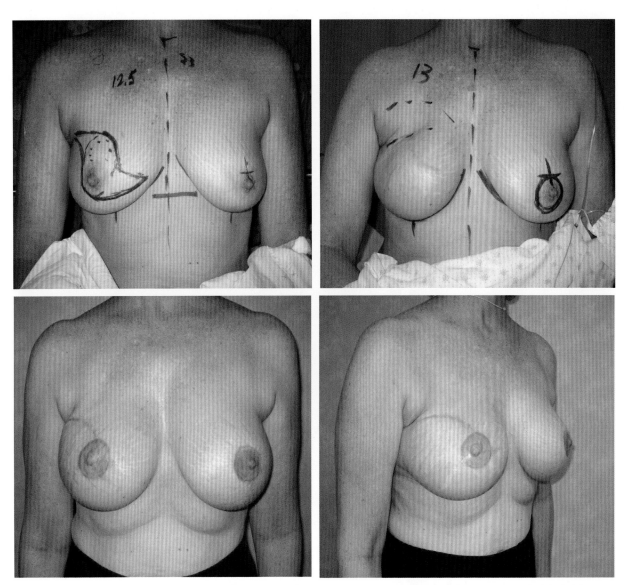

图32.12　48岁女性右乳癌,行右乳癌单纯切除术＋前哨淋巴结切除术＋即刻低高组织扩张器植入术(图为扩张器取出前)。第二步术中放置600 mL高凸度硅胶假体,对侧乳腺行垂直乳房固定术＋即刻175 mL中等凸度盐水假体植入术(图为术后1年)。

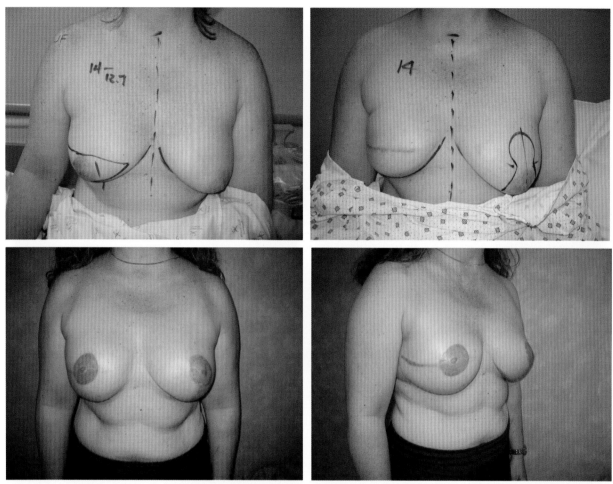

图32.13   41岁女性右乳癌,行右乳单纯切除术＋前哨淋巴结切除术＋即刻低高组织扩张器植入术(图为扩张器取出前)。第二步时术中放置了550 mL高凸度硅胶假体,并行对侧乳房上提术(图为术后1年)。

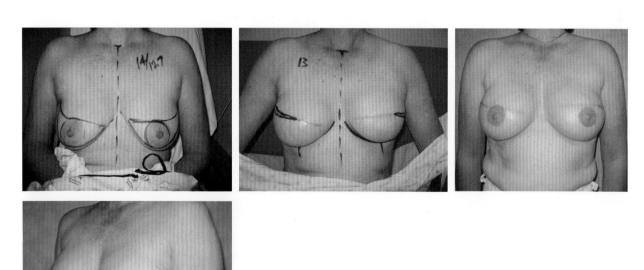

图32.14   44岁女性单侧乳腺癌,行双侧乳房切除术＋即刻低高组织扩张器植入术(图为扩张器取出前)。第二步中放置550 mL高凸度硅胶假体(图为术后6个月)。

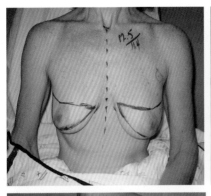
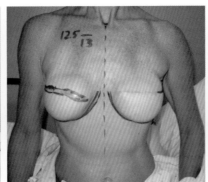
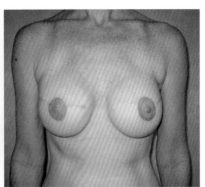
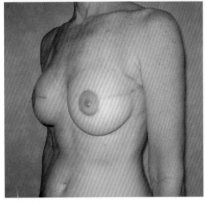

图32.15　51岁女性左乳癌,行双侧乳房切除+左乳前哨淋巴结切除术+即刻低高组织扩张器植入术(图为扩张器取出前)。第二步术中放置了375 mL的中等凸度的硅胶假体(图为术后6个月)。

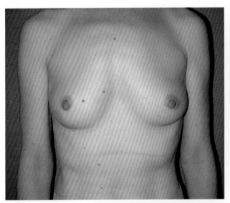
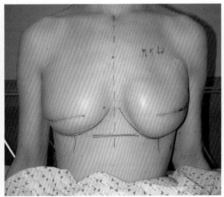
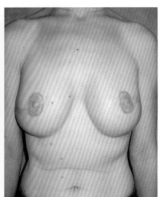
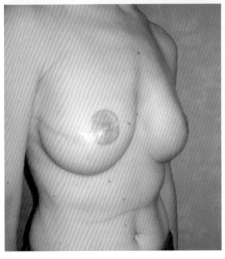

图32.16　38岁女性单侧乳腺癌,行双侧乳房切除+即刻组织扩张器植入。放置了低高组织扩张器,图为扩张器取出前及第二步假体植入后。第二步中,行开放式包膜切除术,并放置了475 mL解剖型毛面硅胶假体(图为术后3年)。

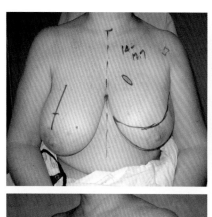
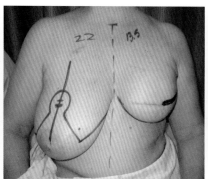
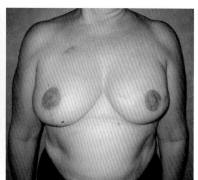
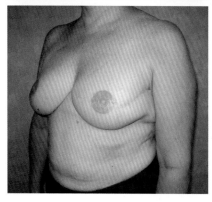

图32.17　54岁女性左乳癌行乳房单纯切除术＋前哨淋巴结切除术。放置了低高组织扩张器(图为未取出)并使用了脱细胞异体真皮(一种脱细胞真皮基质材料)。在第二步中植入了600 mL高凸度的硅胶乳腺假体并行对侧乳房上提术(图为术后10个月)。

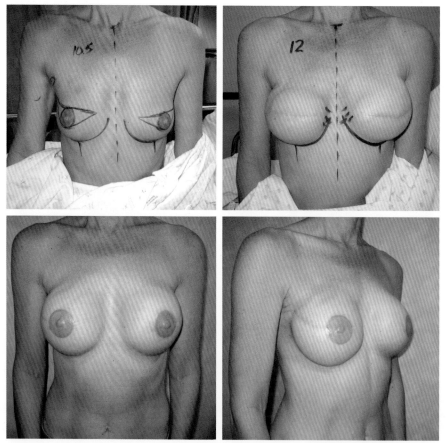

图32.18　46岁女性右乳癌,行双侧乳房单纯切除术＋右乳前哨淋巴结切除术,放置了低高组织扩张器(图为未取出)并使用了脱细胞异体真皮(一种脱细胞真皮基质材料)。在第二步中植入了400 mL高凸度的硅胶乳腺假体(图为术后7个月)。

编者评论

作者较为全面地阐述了使用扩张器及假体的两步法即刻乳房重建术,其并没有把重点放在选择哪种高度的扩张器比较重要,而是重点阐述了在第一步中使用双平面放置的重要性,因为这种方法可以简化乳房下极扩张,最终根据患者的目标及乳房对称性的要求决定合适的假体。在作者采取的手术方法中脱细胞真皮基质材料的使用,在体重较重患者身上展现出了良好的效果。选择各种型号的硅胶假体时,重点考虑能否达到较好的柔软度及持久的审美效果。

本质上,在很多手术方法方面我都同意作者的观点,并且作者在第一步手术中根据乳晕的高度使用宽水平切口的方式切除皮肤,我感觉很有趣,并且作者强调了乳房下极在皮肤广泛切除后其扩张的重要性。低高扩张器可以很好地实现这一目标,特别是使用作者的方法,先折叠扩张器,这样扩张器就能向下在乳房下皱襞水平张开,起到很好的扩张组织作用。

(M.Y.N.)

参考文献

[1] Strock LL. Two-stage expander implant reconstruction: recent experience. *Plast Reconstr Surg* 2009;124(5):1-7.

[2] Spear SL, Pelletiere CV. Immediate breast reconstruction in two stages using textured, integrated-valve tissue expanders and breast implants. *Plast Reconstr Surg* 2004;113(7):2098-2113.

[3] Radovan C. Breast reconstruction after mastectomy using the tissue expander. *Plast Reconstr Surg* 1982;69:195-208.

[4] Maxwell GP, Falcone PA. Eighty-four consecutive breast reconstructions using a textured silicone tissue expander. *Plast Reconstr Surg* 1992;89(6):1022-1034.

[5] Spear SL, Majidian A. Immediate breast reconstruction in two stages using textured, integrated valve tissue expanders and breast implants: a retrospective review of 171 consecutive breast reconstructions from 1989-1996. *Plast Reconstr Surg* 1998;101(1):53-63.

[6] Cordiero PG, McCarthy CM. A single surgeon's 12-year experience with tissue expander/implant reconstruction: part I. A prospective analysis of early complications. *Plast Reconstr Surg* 2006;118(4):825-831.

[7] Namnoum JD. Expander/implant reconstruction with AlloDerm: recent experience. *Plast Reconstr Surg* 2009;124(2):387-394.

[8] Parikh PM, Spear SL, Menon N, et al. Immediate breast reconstruction with tissue expanders and Alloderm^R [Abstract]. *Plast Reconstr Surg* 2006;118(4):18.

[9] Spear SL. Immediate two-stage breast reconstruction using a tissue expander and implant. In: Spear SL, ed. *Surgery of the Breast: Principles and Art.* 2nd ed. Philadelphia, PA: Lippincott Williams & Wilkins; 2006:463-483.

[10] Strock LL. Controlling shape in tissue expansion using low height tissue expansion [Abstract]. *Plast Reconstr Surg* 2006;118(4):21-22.

[11] Tebbetts JB. Dual plane (DP) breast augmentation: optimizing implant-soft tissue relationships in a wide range of breast types. *Plast Reconstr Surg* 2001;107:1255-1272.

Scott L. Spear
Pranay M. Parikh
Nathan G. Menon

第 33 章

脱细胞真皮基质辅助乳房重建术

Acellular Dermis-assisted Breast Reconstruction

假体植入乳房重建术的演变

利用组织扩张器及乳房假体进行的乳房重建术是目前最为常见的术式,仅2008年此类手术就占所有乳房重建手术的70%以上[1]。在过去的10年里,手术技术的进步、材料技术的改进以及肿瘤外科和整形外科医生的更好协作,逐步地改善了假体乳房重建手术的效果,并使其在乳腺癌治疗中的地位得到了进一步的提高。

假体乳房重建技术也在不断改进,从假体全肌肉覆盖到胸大肌后以及"双平面"。"双平面"技术的优势包括了更小的胸壁损伤、较轻的扩张不适感和较短的手术时间[2,3]。而"双平面"技术的局限在于假体下极较少的皮瓣包被(乳癌切除术后),乳房下皱襞位置的难以确定,以及在扩张过程中的胸大肌位置上移。

自2005年以来,Breuing和Warren[4]、Salzberg[5]、Zienowicz和Karacaoglu[6]以及Spear等[7]分别介绍了使用人脱细胞真皮辅助乳房重建手术的经验。脱细胞真皮在手术中连接了胸壁及胸大肌边缘,使得假体下极增加了一层生物组织的覆盖,还能稳定胸大肌,使乳房下和外皱襞的位置更为精确,由此克服了"双平面"技术的局限性。

脱细胞真皮基质

脱细胞真皮基质(ADM)是一种生物材料,最早于1994年被用在大面积烧伤患者治疗中替代皮肤组织[8]。ADM来源于组织库的尸体皮肤组织,通过了去表皮化以及脱细胞处理,去除了能引起免疫排斥反应的抗原表位而得到的细胞外基质,形成了包括胶原、弹力纤维、透明质酸、纤连蛋白、蛋白多糖以及血管通路的组织支架,允许宿主细胞在材料内浸润及增殖[9]。这种脱细胞基质在植入机体后,会与宿主组织相融合,而不会引起免疫排斥、慢性炎症反应以及纤维组织增生。

ADM的生物力学性能类似于正常人类真皮,有较好的弹性及柔韧性,并具有较强的抗撕裂能力[10]。这些特性使得ADM可以在扩张器扩张过程中,保持完整的假体下极区域的组织覆盖,是可用在扩张器乳房重建术中的理想材料。

市场上已有数种人来源的ADM产品,包括AlloDerm(LifeCell Inc., Branchburg, NJ)、DermaMatrix(Synthes Inc., West Chester, PA)和NeoForm(Mentor Inc., Santa Barbara, CA)。虽然所有产品均为不含抗原成分的人来源真皮基质,但不同公司采取的处理工艺并不一样,其保质期、使用方法以及产品标签也均不同。在我们的医院里,自2004年即开始全面使用AlloDerm公司的ADM产品进行脱细胞真皮辅助乳房重建手术,本章中有关的技术方法和结果都是基于AlloDerm得来的。

手术技巧

在我们的医院,更倾向分期进行假体植入乳房重建手术[2,3,7],通常在乳房切除术后即刻进行组织扩张器及ADM的植入,并在扩张后将组织扩张器更换为乳房假体,并完成辅助治疗。虽然有些作者进行即刻脱细胞真皮辅助假体植入乳房重建手术并取得了良好的结果[4-6,11,12],但我们倾向先使用扩张器,尽量减少由于乳房皮肤切除而导致的高张力,促进皮瓣的成活,并有助于精确测量后期置换所需假体大小以及位置。

一期

手术前,标记每位患者的中线、乳房下皱襞(IMF)、乳房外侧皱襞(LMF)和计划切除的乳房皮肤范围(图33.1)。在乳房切除后,评估皮瓣的活力情况,并再次标记IMF及LMF。若IMF及LMF总长度≤18 cm,可以选择4 cm×12 cm大小的薄型ADM(AlloDerm, LifeCell公司),若长度>18 cm,可以选择4 cm×16 cm大小的薄型ADM。在开始使用时,按产品说明需要浸泡在生理盐水中进行充分水合。

手术中,首先利用电刀将胸大肌从胸壁上分离,注意避免损伤胸小肌、前锯肌及腹直肌。必要时离断胸大肌部分最内下部附着点,以获得足够理想的胸大肌后间隙。特别要小心避免离断胸骨旁的胸大肌起点,避免假体向内侧过度移位以及胸大肌的上移。

用亚甲蓝在胸壁上再次标记术前IMF及LMF的相应位置。在植入ADM材料时注意应把真皮深面朝向皮瓣侧。利用2-0 PDS缝线将植入的ADM材料边缘固定在胸壁下方及外侧的标记线上。当使用间断缝合时,缝合针距应维持在1~2 cm,暂时不打结而是使用血管钳固定缝线,以方便置入扩张器后进行张力的调整。当使用连续缝合时,应先避免将缝线收紧,待扩张器置入后再进行调整。

把出厂状态、含有空气的组织扩张器平整地植入胸大肌及ADM后间隙,并确保扩张器向内向下的边缘紧贴标记的IMF。将胸大肌下缘和ADM上缘对齐,临时固定后,用2-0 PDS缝线连续缝合边缘,关闭胸大肌后假体囊腔。抽出扩张器

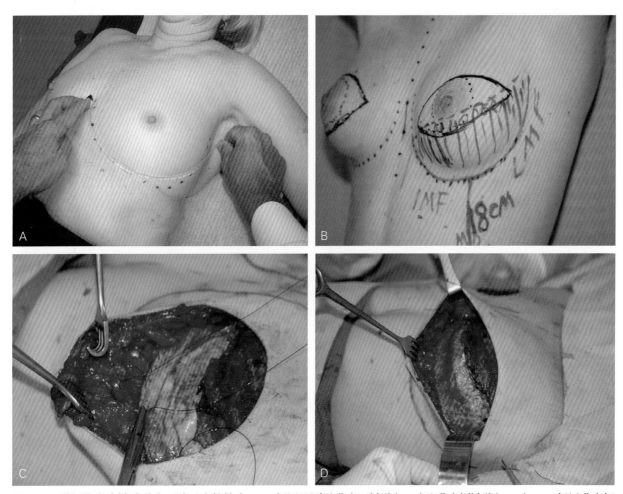

图33.1 脱细胞真皮辅助乳房再造手术的技术。A. 标记及测量乳房下皱襞(IMF)及乳房侧皱襞(LMF)。B. 标记乳房切除术切口、胸大肌后缘和设计的IMF及LMF。C. 乳房切除后,通过缝合脱细胞真皮及胸壁重建IMF。D. 通过缝合关闭胸大肌-ADM后囊腔,使得胸大肌的位置得到固定,不会因为肌肉收缩或扩张器扩张而产生移动。

内空气,注入生理盐水,并再次确认扩张器的位置及形态无误。在 IMF 及 LMF 处,将之前松弛的连续缝线收紧或将未打结的缝线打结,以确保重建的 IMF 及 LMF 牢靠。应尽量确保扩张器、ADM 以及覆盖的皮瓣间能紧贴在一起,就像手戴上手套一样帖服。利用皮钉临时关闭皮肤切口,并持续向扩张器内注射盐水进行扩张,使得皮肤、肌肉及 ADM 形成的腔隙均保持适度的张力,避免皮肤及肌肉-ADM 移植物张力过度导致不良愈合。为了引流腔隙内的积液,将一个 7 mm 直径的引流管置于 ADM 后间隙内,同时将一个更细的引流管置于 ADM 及皮瓣间。最终使用 3-0 单乔缝线进行皮内间断及连续缝合关闭皮肤切口。

多数患者在术后 1 天即可出院,并且需要口服抗生素直到引流管拔除以后。通常来说,引流管在手术后 7~14 天内即可拔除。在切口愈合后,需尽快开始进行扩张器的系列扩张。在完成扩张前,患者通常需要每隔 2~3 周复查。

二期

在完成扩张器扩张及辅助治疗后,患者就可以按计划进行假体置换手术。在二期手术前的准备中,我们需要为患者挑选最为合适的乳房假体,并留意任何存在的移位及形态不佳,并在手术中进行调整。手术时依然通过原手术切口入路,分离至假体腔隙内,移除组织扩张器,并对假体腔隙进行必要的调整。将盐水或硅凝胶假体植入假体腔隙内,利用 PDS 缝线关闭假体腔隙,并用单乔线皮内缝合皮肤。若有需要,可以同时进行乳头再造,或对对侧乳房形态进行对称性调整。

结果

利用脱细胞真皮辅助的单侧或双侧乳房重建手术的效果分别如图 33.2 和图 33.3 所示。与双平面技术相比,我们发现脱细胞真皮辅助乳房重建手术能形成更好的乳房下及外皱襞形态,同时避免出现假体及胸大肌的移位,并且减少假体下极可能出现的皱褶表现。

我们前期发表了共 43 例患者(58 个乳房)接受两期脱细胞真皮辅助乳房重建手术的队列研究[7],结果显示该技术非常安全,总体并发症发生率一期术后为 12.1%,二期手术为 2%。手术后平均 1.9 个月即可完成扩张,而在 18 个月的随访中显示了极好的美学效果,仅有 4% 进行了手术调整。

在上述研究发表后,我们继续收集该技术的病例资料,目前已累计有 122 例病例(178 个乳房)进行了脱细胞真皮辅助乳房重建手术。我们观察到始终较低的围手术期并发症发生率,在一期手术后为 7.9%,二期手术后为 1.9%。同时,具有更可控的假体位置,通常仅需在二期手术时进行小幅度的调整,且二期手术后再次进行手术调整的比例为 10.3%,整体美学效果非常好。

讨论

尽管乳房重建手术的方法在不断改进,但术者及患者对于乳房全切术后重建手术效果的期望值也在增加。更安全、可预测、高效率低损害、美学效果佳的手术将逐渐成为标准。

包括 Cordeiro 及 McCarthy[13,14] 等在内的近期研究已经充分展现了扩张器 - 假体乳房重建手术的安全性及有效性。为了改善肌肉下方扩张器囊袋解剖层面所带来的相关问题并进一步提高美学效果,我们首先介绍了使用胸大肌后层面,或“双平面”技术,进行即刻乳房重建手术的经验,以及后来使用脱细胞真皮辅助乳房重建手术。它能进一步确定假体腔隙的外下极,还可以更逼真地重塑 IMF。

脱细胞真皮已经成功地运用于成千上万的病例上,解决了很多手术问题,范围从腹壁重建[15]到硬脑膜缺损的修复[16]。脱细胞真皮基质优秀的性能使得其成为乳房重建手术中理想的生物材料。由于能够提供支架供细胞长入及再次血管化,脱细胞真皮可以融入假体包膜中,并减少纤维化及挛缩表现[17]。另外,鉴于该材料具有较高的抗张强度以及较低的弹性[18],使得在扩张过程中,张力首先被其所限制,避免了直接对皮瓣的过度拉伸。

与既往发表过的肌肉下[2,6,7]及胸大肌后[3]假体植入乳房重建术相比,我们有关脱细胞真皮辅助即刻乳房重建术的早期病例显示了同样好的美学效果。而且一期术后的围手术期并发症发生率与已发表的大样本病例数据相比(表33.1)无明显差异,这提示了脱细胞真皮在扩张器植入乳房重

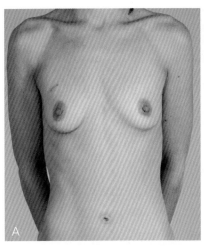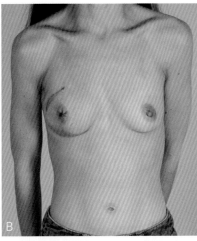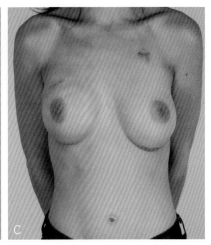

图33.2 右侧保留乳晕乳房切除术后行单侧脱细胞真皮辅助乳房再造术。A. 术前观。B. 一期组织扩张器置入手术后组织扩张完毕。C. 假体置换后的最终效果。

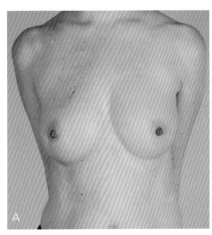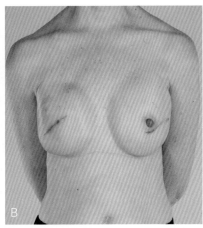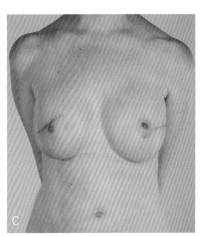

图33.3 右侧单纯乳房切除术和左侧保留乳头乳房切除术后行双侧脱细胞真皮辅助乳房再造术。A. 术前观。B. 一期组织扩张器置入手术后组织扩张完毕。C. 假体置换后的最终效果。

表33.1 一期重建后的结果[a]

	Spear 脱细胞真皮 n=58 例乳房	Spear 双平面 n=28 例乳房	Spear 肌下 n=171 例乳房	Cordeiro 肌下[b] n=1 176 例患者
总并发症(%)	12.1	10.7	11.1	8.8
感染(%)	6.9	3.6	3.5	3.1
外植体(%)	1.7	7.2	3.5	0.2
皮肤坏死(%)	3.4	0	5.2	3.7
皮下积液/血肿(%)	1.7	0	1.2	0.9

注:[a] P=0.05 水平无显著差异;为清晰呈现,数值省略。[b]这一系列包括即时重建和延迟重建;为了便于比较,此处提供的数据仅代表即时重建。

表33.2 二期重建后的结果[a]

	Spear 2007 脱细胞真皮 n=50例乳房 18个月	Spear 1998 肌下 n=167例乳房 12个月	Cordeiro 2006 肌下 n=410例乳房 36.7个月	Mentor PMA 2006 全平面 n=251例乳房 3年	Allergan Core Study 2006 全平面 n=98例乳房 4年
总翻修率(%)	4.0	n/r	n/r	27(P<0.001)	40.9(P<0.001)
包膜挛缩Ⅲ/Ⅳ级(%)	2.0	3.0	18.0(P<0.001)	8.3	14.1(P=0.01)
外植体(%)	4.0	7.2	4.6	13.1(P=0.04)	26.1(P<0.001)

注:[a]仅包括重建完成后至少随访1年的研究;显示所有显著差异的P值。PMA,上市前批准申请。n/r,未获取。

建手术中较好的安全性。这些病例在更换了乳房假体后,通过随访显示出了比 Cordeiro 和 McCarthy[13,14]等报道的包膜挛缩率更低。Corediro 和 McCarthy 在研究中同样采取了在完成扩张和化疗后再更换假体的方案,但他们的研究显示与不接受放疗或放疗后更换假体相比,放疗前更换假体会出现更高的包膜挛缩率。Mentor 公司报道其3年随访的包膜挛缩率为8.3%(P=0.09),Inamed 公司报道其4年随访的包膜挛缩率为14.1%(P<0.001),相比上述公司以及 Cordeiro 和 McCarthy 的研究数据,我们的病例中包膜挛缩率仅为2%(平均随访时间为18个月),更长期的随访数据正在收集中。由于在手术中可以通过包膜切开术和自体组织移植的方法改善放疗后扩张器周围组织挛缩的表现,我们更倾向在放疗后进行更换假体手术来降低包膜挛缩率。

在术后18个月随访中,我们的总体修复手术比例为4%,低于 Mentor 公司术后3年27%的修复比例和 Inamed 公司术后4年40.9%的修复比例数据[19-21]。同样在随访中显示,我们的假体移除率为4%,低于 Mentor 公司术后3年的13.1%移除率(P=0.04)和 Inamed 公司术后4年的26.1%移除率(P<0.001)(表33.2)。尽管我们的假体移除率仅有 Mentor 公司研究中的一半,但他们的数据[22]同样显示所有的假体移除发生在假体置换手术后18个月内,而82例修复手术中有61例(74.3%)在假体置换后12个月内,80例(97.6%)在24个月内。基于上述研究数据,辅助治疗完成后的假体更换重建术式可明显降低包膜挛缩,并减少需要修复

的手术比例。

根据患者评估的美学效果显示,所有的重建乳房形态与对侧未手术的乳房形态无显著差异。由于具有重建乳房下皱襞结构、稳定胸大肌位置以及避免假体移位的优势,我们认为脱细胞真皮辅助乳房再造术具有比过去肌肉下或"双平面"乳房再造手术更好的美学效果。

对于放疗而言,在我们的研究中并没有发现脱细胞真皮会影响放疗的效果。虽然目前的动物研究[23]和初步的临床研究[24]认为 ADM 可以减少放疗后包膜挛缩的风险,但目前并没有长期的决定性证据可以支持这一观点,所以目前这个重要问题还没有明确的结论。我们注意到在一期手术后,进行放疗的脱细胞真皮辅助乳房再造手术患者中围手术期的并发症发生率显著高于未进行放疗的乳房再造手术患者(表33.3)。此外,接受放疗的再造乳房并发症数量占所有一期手术后并发症发生率的71.4%,而二期手术后发生的并发症没有可以归咎于放疗原因的。我们认为这可能是由于我们将假体置换手术的时机延迟到放疗以及化疗结束以后造成的。当出现明显的放疗后改变时,使用自体

表33.3 接受放疗的一期乳房再造的结果

	接受放疗的乳房 n=11	未接受放疗的乳房 n=47	P值
感染	3	1	0.02
乳腺部分切除术皮瓣坏死	1	1	0.35
皮下积液	1	0	0.19
总并发症	5	2	0.002

组织瓣进行修复能够带来更好的结果[25]。

有趣的是,有4个病例为了保留乳房而在乳房切除手术前进行了放疗,而在乳房再造后却并没有出现明显的并发症。但无论如何,当需要对类似的保留乳房治疗失败的患者进行扩张器置入乳房再造手术时,我们需要谨慎地选择那些皮肤上没有明显放疗损伤的病例。

从另外方面来说,由于使用脱细胞真皮而增加了高额的费用,理应为乳房再造手术带来更优秀的效果。的确,脱细胞真皮辅助假体植入乳房再造手术使得手术更为安全、迅速、简单且美学效果更优秀,并发症也更少。

结论

使用脱细胞真皮辅助的即刻乳房再造手术,避免了损伤前锯肌及腹直肌。我们的研究显示使用脱细胞真皮用于乳房再造手术是安全的,并且其并发症发生率、修复手术比例以及假体移除率相比过去所发表的假体乳房再造手术均较低。另外,脱细胞真皮辅助乳房再造手术使得再造乳房的美学效果接近于自然乳房。

编者评论

在过去几年里,脱细胞真皮在重建外科领域里带来了很多新的手术方法。作为生物材料领域中具有最成熟使用的产品,有理由将这种材料推广到其他领域。我们观察到目前使用最多的是在一期法或两期法假体植入乳房再造手术中。在本章中,作者分享了他们自2004年开始在两期法乳房再造手术中使用ADM的经验。手术中,作者用ADM包裹住扩张器的下缘,并连接胸大肌及胸壁组织,这样可以使得IMF及LMF的位置更为稳固。同时,扩张器及假体的位置也可以固定在理想的位置上,不易移位。根据我个人的经验,由于在乳房切除手术后,乳房下皱襞的水平不易确定,通常会低于正常的乳房下皱襞水平,但这种方法可以很好地达到与对侧对称的形态。在作者2008年发表的关于使用脱细胞辅助两期法乳房再造手术的研究中,显示了这种方法优异的美学效果和较低的并发症发病率。他们的经验提出了在辅助治疗结束后再进行二期手术具有较低的包膜挛缩发病率这一观点,但仍然需要更长期的研究支持证实,但这个方法可能明确了治疗时机的选择。总而言之,作者长期使用脱细胞真皮的经验显示了其在假体植入乳房再造手术中良好的安全性及有效性,并且提高了手术的美学效果。

(G.L.R.)

参考文献

[1] American Society of Plastic Surgeons. 2008 reconstructive surgery procedures. Available at: http://www.plasticsurgery.org/Media/stats/2008- reconstructive- procedure- statistics.pdf. Accessed April 3, 2010.

[2] Spear SL, Majidian A. Immediate breast reconstruction in two stages using textured integrated- valve tissue expanders and breast implants: a retrospective review of 171 consecutive breast reconstructions from 1989 to 1996. Plast Reconstr Surg 1998;101:53-63.

[3] Spear SL, Pelletiere C. Immediate breast reconstruction in two stages using textured, integrated- valve tissue expanders and breast implants. Plast Reconstr Surg 2004;113:2098-2103.

[4] Breuing KH, Warren SM. Immediate bilateral breast reconstruction with implants and AlloDerm slings. Ann Plast Surg 2005;55:232-239.

[5] Salzberg CA. Nonexpansive immediate breast reconstruction using human acellular tissue matrix graft (AlloDerm). Ann Plast Surg 2005;57:1-5.

[6] Zienowicz RJ, Karacaoglu E. Implant- based breast reconstruction with allograft. Plast Reconstr Surg 2007;120:373-381.

[7] Spear SL, Parikh PM, Reisin E, et al. Acellular dermis- assisted breast reconstruction. Aesthetic Plast Surg 2008;32:418-425.

[8] Wainwright DJ. Use of an acellular allograft dermal matrix (AlloDerm) in the management of full- thickness burns. Burns 1995;21:243-248.

[9] Wainwright D, Madden M, Luterman A, et al. Clinical evaluation of an acellular allograft dermal matrix in full- thickness burns. J

Burn Care Rehabil 1996;17:124-136.

[10] Holton LH III, Kim D, Silverman RP, et al. Human acellular dermal matrix for repair of abdominal wall defects: review of clinical experience and experimental data. *J Long Term Eff Med Implants* 2005;15:547-558.

[11] Topol BM, Dalton EF, Ponn T, et al. Immediate single stage-breast reconstruction using implants and human acellular dermal tissue matrix with adjustment of the lower pole of the breast to reduce unwanted lift. *Ann Plast Surg* 2008;61:494-499.

[12] Gamboa-Bobadilla GM. Implant breast reconstruction using acellular dermal matrix. *Ann Plast Surg* 2006;56:22-25.

[13] Cordeiro PG, McCarthy CM. A single surgeon's 12-year experience with tissue expander/ implant breast reconstruction: part I. A prospective analysis of early complications. *Plast Reconstr Surg* 2006;118:825-831.

[14] Cordeiro, PG, McCarthy CM. A single surgeon's 12-year experience with tissue expander/ implant breast reconstruction: part II. An analysis of long term complications, aesthetic outcomes, and patient satisfaction. *Plast Reconstr Surg* 2006;118:832-839.

[15] Buinewicz B, Rosen B. Acellular cadaveric dermis (AlloDerm): a new alternative for abdominal hernia repair. *Ann Plast Surg* 2004;52:188-194.

[16] Chaplin JM, Costantino PD, Wolpoe ME, et al. Use of acellular dermal allograft for dural replacement: an experimental study. *Neurosurgery* 1999;45:320-327.

[17] Eppley BL. Revascularization of acellular human dermis (AlloDerm) in subcutaneous implantation. *J Aesthetic Surg* 2000;21:291-295.

[18] Choe JM, Kothandapani R, James L, et al. Autologous, cadaveric and synthetic materials used in sling surgery: comparative biomechanical analysis. *Urology* 2001;58:482-486.

[19] Mentor Corp. Important information for reconstruction patients about Mentor MemoryGel silicone gel-filled breast implants; 2008. Available at: http://www.memorygel.com/PDF/patients/Reconstruction.pdf. Accessed April 3, 2010.

[20] Food and Drug Information General and Plastic Surgery Devices Panel. Briefing information, silicone gel-filled breast implants; 2005. http://www.fda.gov/ohrms/dockets/ac/05/briefing/2005-4101b1.htm. Accessed April 3, 2010.

[21] Allergan Corp. Important information for women about breast reconstruction with INAMED silicone-filled breast implants; 2006. Available at: http://www.accessdata.fda.gov/cdrh_docs/pdf2/P020056e.pdf. Accessed April 3, 2010.

[22] Summary of the safety and effectiveness of Mentor's round, low-bleed, silicone gel-filled implants in patients who are undergoing augmentation, reconstruction, or revision. 3-Year core gel study clinical update, August 2004, Appendix D, Table 9.6. Available at: http://www.fda.gov/ohrms/dockets/ac/05/briefing/2005-4101B1-01-06-16-UPDATEMENTOR. pdf. Accessed April 3, 2010.

[23] Komorowska-Timek E, Oberg KC, Timek TA, et al. The effect of AlloDerm envelopes on periprosthetic capsule formation with and without radiation. *Plast Reconstr Surg* 2009;123:807-816.

[24] Breuing KH, Colwell AS. Immediate breast tissue expander-implant reconstruction with inferolateral AlloDerm hammock and postoperative radiation: a preliminary report. *Eplasty* 2009;9:e16.

[25] Spear SL, Boehmler JH, Taylor NS, et al. The role of the latissimus dorsi flap in reconstruction of the irradiated breast. *Plast Reconstr Surg* 2007;119:1.

C. Andrew Salzberg
R. Michael Koch

第 34 章

一期假体联合脱细胞真皮基质乳房重建

Direct-to-Implant Breast Reconstruction With Acellular Dermal Matrix

从 Halsted 根治性乳房切除术时代到今天,乳腺癌的手术治疗已经取得了相当大的进展。对很多女性患者来说,通过肿瘤整形技术得以保留乳房,而不必行改良根治术。手术技术的进步也体现在保留皮肤和保留乳头的乳房切除术。由于其保留了皮肤的完整性,为整形外科医生提供了进行乳房重建的机会。

脱细胞真皮基质(ADM)是由人或猪的皮肤组织制备得到的生物组织,其中能引起排斥和炎症反应的细胞成分已被去除,留下结构完整的组织基质,能提供正常组织生长和细胞再生所必需的生物支架,以及引发血管生成和血运重建所需的生化组分,从而诱导内在组织再生。脱细胞真皮基质已被广泛用于软组织填充,包括丰唇、凹陷瘢痕组织的修复、脸颊和颧部的填充,以及鼻整形术。在所有的这些适应证中,脱细胞真皮基质的移植已经被证明具有良好的生物相容性,具有良好的术后愈合能力,吸收少,感染、外露、血肿或血清肿的风险极低。另外,因为这种组织没有细胞成分,所以它可能具有更强的局部缺血耐受力,该移植物表现出能保持在原位而不分解,直到血管

长入和细胞渗入。该过程可以通过 ADM 的活检来证明(图 34.1)。

自 2001 年以来,我们利用 ADM 的这些独特性质为假体或扩张器提供覆盖。我们选择使用哪种假体依赖于两个重要条件:乳房切除术后被覆的皮肤包膜的血供以及是否需要额外的皮肤表面积来创建自然的乳房外形。

重要的是,保留皮肤的乳房切除术结合微创切口瘢痕使得重建外科医生能够专注于一个问题,那就是只需要考虑如何最好地替代腺体体积而不需要担心被覆皮肤的颜色和质地。使用哪种手术技术变得越来越复杂,现有的挑战是如何为每个患者选择适当的手术方式。目前的组织来源的选择有一些自体组织,包括带蒂的皮瓣、游离皮瓣和穿支皮瓣。此外,利用组织扩张器和假体植入的技术仍然是普遍的选择。使用假体方法的优点是手术步骤的相对简单以及避免了供区损伤。缺点是为了组织扩张,需要多次门诊复诊,次数取决于患者的舒适度和总填充量。

随着乳腺癌风险遗传基因标记的发现,预防性乳房切除术的需求和适应证有所增加。此外,

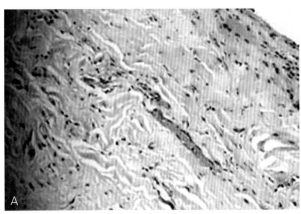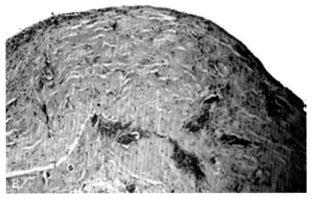

图 34.1 活检标本的组织学标本。A. 苏木精和伊红染色。B. Verhoeff 染色。这些样本清楚地显示了脱细胞组织基质被细胞生长、血管重建术和包膜结构所取代。

患者的手术方式的选择因素中的一个重要考虑就包括了缩短手术和术后恢复时间。综合这些问题很自然地会促进相应技术的开展,即为乳房切除术和重建提供了一种组合起来的单次手术方法。一期假体重建术的优点,特别是在预防性乳房切除术患者中的优点是显而易见的。应用 ADM 的一期假体重建术可作为其他成熟术式的替代术式。然而,这种方法的适应证是特定的,在选择该术式前,外科医生和患者都应彻底地了解其优缺点。

咨询

在手术前与患者进行全面的咨询至关重要。初次面诊要评估所有重建方案的风险和益处。能够保留皮肤或保留乳头 – 乳晕复合体的乳房切除术患者是主要候选对象,一个重要的共性是要有活力良好的皮瓣来提供足够的软组织覆盖。术前评估还包括哪些人有资格接受这种直接植入技术,例如患者的身体状态,手术切除后的状态,以及与患者和对侧乳房对称性的期望直接相关。必须对患者的期望进行评估,并对手术的利弊进行切实可行的了解。最后,术前与肿瘤外科医生的协调沟通也很重要,将确保参加者对拟定计划的手术方案有明确的了解。

适应证

0~Ⅱ期乳腺癌并计划即刻重建乳房的患者应该考虑保留皮肤的乳房切除术。还有,对患有乳腺癌高发危险的患者或正在考虑预防性对侧乳房切除术的患者,可以进行预防性乳房切除术。在这两种情况下,均可以采用直接假体植入技术。

直接假体植入技术的理想候选者是具有 C 杯或更小乳房者,1~2 度的乳房下垂以及皮肤质量良好的女性。具有吸烟史的患者在手术前后需要戒烟 4 周。病态肥胖患者通常是植入物重建术的较差的适应证,她们更适合做自体组织重建,例如背阔肌肌皮瓣。

如果对皮瓣的活力有任何疑问,那么应该修改手术方案,将扩张器置于肌肉和 ADM 袋腔内。然后将合适体积的水注入扩张器,刚刚好地充盈包被皮肤("像手戴手套一样贴合")。这样可以避免皮肤的过大张力,一旦皮肤已经完全愈合,就可以向扩张器注水。

对于部分预防性乳房切除术的患者而言必须特别注意,他们如果希望显著缩小其乳房大小,我们不推荐使用保留乳头方法,因为在切除皮肤后或倒"T"切口手术后乳头 – 乳晕复合体的活力可能很低。这种情况下,选择合适的病例做乳头游离移植也有好的效果,不过也有可能由于血运问题导致乳头坏死的意外情况。

禁忌证

直接假体植入技术的禁忌证相对较少,最重要的考虑因素是放疗。如果患者做过了切除术后的再放疗,皮肤损伤大而表现为僵硬、形成不能扩张的皮肤包被,我们的做法是推荐自体组织重建。如果过去接受过放射治疗,但是皮肤损伤轻的患者,ADM 会为放疗后的皮肤带来新的血管植入机会,在我们的经验中发现,这样处理也可能得到比较圆满的结果。

在计划接受辅助放射治疗并且拒绝自体组织重建的患者中,我们的做法是放置组织扩张器代替一期假体植入,通常的方式是先形成胸肌联合脱细胞真皮基质包被,然后在开始放射治疗之前迅速进行扩张达到预设体积。

我们也有一类患者,在我们的治疗系列中需要进行计划之外的放射治疗。在这些患者中,辅助化疗后进行了放疗,但是随访至今还没有发现包膜挛缩的证据。

术前设计

如前所述,乳房切除术后皮瓣的质量是获得成功结果的关键。选择适当尺寸的植入物填充皮瓣下方空间也是重要的考虑因素。我们仔细测量

表34.1　目前可用于乳房重建的生物材料

名称	企业	来源
同种异体材料		
DermaMatrix	MTF（Synthes）	同种异体移植
FlexHD	MTF（Ethicon）	同种异体移植
NeoForm	Tutogen（Menior）	同种异体移植
AlloDerm	LifeCell	同种异体移植
异种材料		
Strattice	LifeCell	异种移植
SurgiMend	TEI Biosciences	异种移植
Veritas	Synovis	异种移植

患者的胸壁尺寸，并在手术前使用一系列尺寸测量器来测量乳房切除术后所需的预期体积。另外，还可以使用计算机程序预估植入的体积。

在我们的经验中，发现光面圆形硅凝胶假体能提供最好的凸度和外形。假体要匹配胸廓的大小，如果假体不够宽，则将产生偏凹的侧胸轮廓。我们一般不推荐常规地使用盐水假体，因为它们在重建的乳房中经常产生不适当的美学形状，并且更易于看出和摸到假体的外形。

有多种类型的 ADM 可用。皮肤的两个主要来源分别是人或猪，其细胞被去除并被处理以供细胞可以迁移到其中的胶原骨架（表34.1）。

在众多的软组织填充手术中，这种脱细胞异体移植物效果都不错，由此推断它在乳房手术中也应该可以应用，特别是乳房切除术后肌肉覆盖不足时有潜在的使用适应证。植入材料的再血管化随材料的来源和厚度不同而有差别。不过这类材料已广泛应用于整个身体的各个部位，尤其在腹壁和头颈部中的运用，见图34.2。

手术技术

临床上，我们的通常做法是与乳腺外科医生紧密合作，并在乳房切除术之前和期间提供协助。我们坚信整形外科医生需要积极参与，从而确保仔细处理皮肤，避免引起皮瓣牵拉损伤。皮瓣的细致处理可以最大限度地减少牵拉时可能发生的拉伸和变形，并降低缺血性损伤的风险。如果用电凝来游离皮瓣，使用低功率能够减少组织损伤的风险。推荐使用手术刀或最新的射频设备（Peak Surgical, Palo Alto, CA）进行皮瓣解剖。

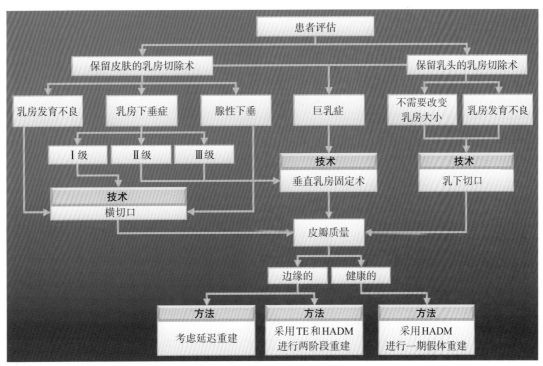

图34.2　通过脱细胞真皮基质技术进行一期植入物重建的临床决策。

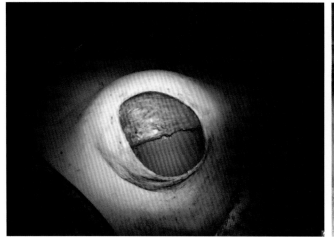

图34.3 胸大肌后假体植入。

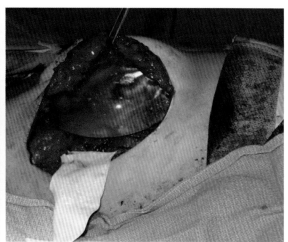

图34.4 异体皮覆盖重建乳房,并允许皮瓣闭合。

使用直接假体植入技术即刻重建的关键是利用ADM来扩展肌肉平面,并且固定假体在其解剖位置,并且定义乳房下、外侧皱襞。该手术理念于2001年制定,在大多数病例中得到成功应用。该技术开始制造一个上至第2肋的胸大肌下囊袋,内侧到胸骨的胸大肌起点,向外到乳房外侧皱襞。内下侧部分肌肉也要游离便于放置假体(图34.3)。然后将ADM缝合至整个胸肌下边缘,一般从内侧到外侧,以连续缝合方式直到乳腺外侧皱襞(图34.4)。

在前锯肌边缘不需要肌肉游离,用可吸收缝线直接缝合ADM边缘并确定皱襞。假体的大小是通过手术判断以及乳房切除标本的重量确认。如果需要,考虑到乳房切除术后皮肤弹性的可预见性释放,有时候适度地上调植入物的体积。在将假体放置在上方是肌肉、下方是ADM的覆被之后,将ADM直接缝合到其下皱襞的期望位置,而不需要考虑其移动(图34.5)。放置两个引流管,一个在胸肌下,另一个在皮下间隙中。假体周围紧密贴合,几乎没有无效腔,下部的一些张力抑制了血清肿形成的机会。此时应实现"完美"的形态,而不应该再计划术后的对其调整。

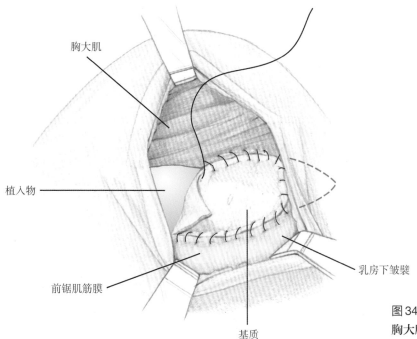

胸大肌

植入物

前锯肌筋膜

基质

乳房下皱襞

图34.5 连续缝合将植入物固定在一侧的胸大肌外侧边缘和另一侧的前锯肌上。

术后护理

通常情况下,患者在医院观察约48小时。由Biopatch(Johnson & Johnson, New Brunswick, NJ)覆盖的引流管和闭塞式敷料覆盖保持7~14天,拔出引流管与否取决于引流的量和性质。佩戴额外的上极固定的支持性手术胸罩并持续3~6周,以协助假体在囊袋中的最佳定位。鼓励患者运动以加强其手臂运动范围,并进行温和的按摩以防止腋窝挛缩的发生,见图34.6和图34.7。

并发症

乳房切除术后的大小并发症我们都要考虑进来,小问题如缝合线暴露、伤口延迟愈合和皮肤发红而没有感染征象,后者可能发生在高达10%的患者中。大的并发症发生率较低,如血清肿(1%)、皮肤坏死需要重新手术(2%)、血肿(0.6%)和包膜挛缩(0.4%)。

讨论

即刻乳房重建已经成为乳腺癌手术切除后的优选方法。这种趋势在很大程度上是由于重建技术的改进,并被医生和患者更广泛地接受。相对于延迟重建手术,立即重建有几个临床优势。它具有明确的心理上的优势,减少情绪压力,并有助于保持积极的自我身体体像。即刻手术还提供了具有优异质量的组织,保留了原生皮肤包被,与延迟重建相比,通常有更好的美学结果。

选择乳房重建技术取决于患者的解剖基础以及她的偏好。一般来说,选择的要么是自体组织转移(通常是横行腹直肌肌皮瓣),要么是扩张器(假体植入的办法)。虽然这些技术在处理乳腺切除术后的患者中取得重大进展,但并不是没有限制和并发症。自体组织重建具有供区畸形的问题,而放扩张器的患者必须坚持多次到医院进行盐水注射,当扩张器扩张完成后,还需要一个二期外科手术永久性假体来替换扩张器(或者使用组合植入装置来移除注水设备)。

过去8年来,保乳手术技术使乳腺外科医生能够为高风险或早期阶段的乳腺癌患者提供更多的皮肤,保留肌肉筋膜,并进行保留乳头的预防性手术。随着保留皮肤乳房切除术的出现,整形外科医生得到了利用完整皮肤包被来获得美学效果的机会。此外,将脱细胞真皮基质放置在与胸肌相连的位置上,支撑固定假体并维持其适当的凸度,这些对术后自然的乳房轮廓都是至关重要的。

当需要增加乳房皮肤的表面积时,传统上使用组织扩张器。此外,使用扩张器放置在胸大肌下方以确保足够的软组织覆盖植入物。在随后的替换过程之后,该覆盖可以减少植入物的可触性和可见性,并在植入物和皮肤之间有个保护性屏障。现在常规使用组织替代物覆盖扩张器已经成为有用的补充,将脱细胞真皮基质附着到胸大肌上可以为薄皮瓣和潜在的暴露风险提供持久的防护。

使用脱细胞真皮基质进行一期假体重建的技术扩大了外科医生的手术项目,并且给予患者仅在使用自体组织时才具有的一期选择的机会(在保留乳头–乳晕的乳腺切除术中)。这种非传统的手术方案对已经具有乳腺癌遗传倾向的年轻女性特别有吸引力。那些皮瓣组织不足的可以选择进行保留乳头–乳晕的乳房切除术,并应用直接假体植入技术。在我们的经验中,预防性乳房切除术采用乳房下入路的方法可靠,并且具有最佳的美容效果。这为患者提供了尽可能少的外部瘢痕而获得重建的机会(图34.8)。

我们做一期假体乳房重建的经验开始于2001年,迄今应用在大约320例患者的500例左右乳房重建上。在此之前,大多数情况下我们用扩张器–假体技术进行即刻假体乳房重建,这种方法能够缓慢增加可用的组织,期望在重新植入假体后获得有效的软组织覆盖。而如今,脱细胞真皮植入在前锯肌/胸大肌之间就能提供额外的覆盖,并允许立即产生乳丘形状。该技术能覆盖整个植入假体,不需要扩张,不用反复手术,还能更早地恢复体形。病例表明,成功使用这种ADM并一期直接植入假体的技术证明了该方法的有效性、长期安全性和美学效果。

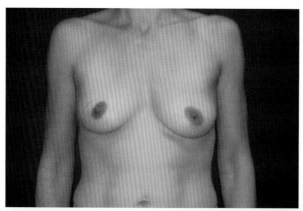

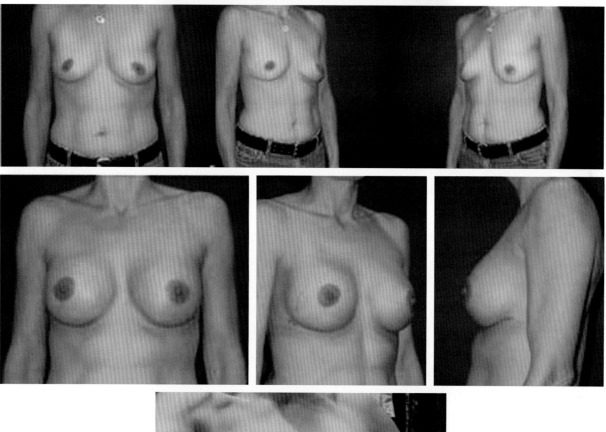

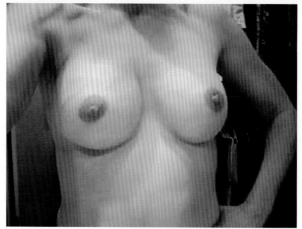

图34.6　一期植入脱细胞真皮基质重建术的乳房的术前和术后照片。

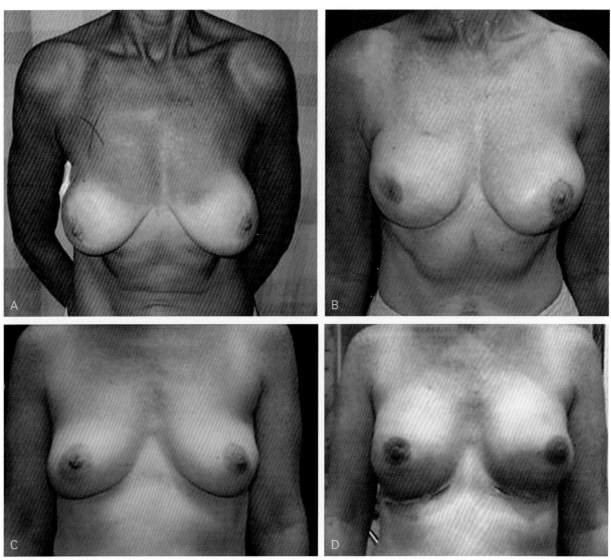

图34.7 术前和术后的照片显示，两名女性的乳房在AlloDerm皮瓣移植下立即重建，显示出良好的对称性和理想的乳房外形。A、B. 术后3个月。C、D. 术后1周。

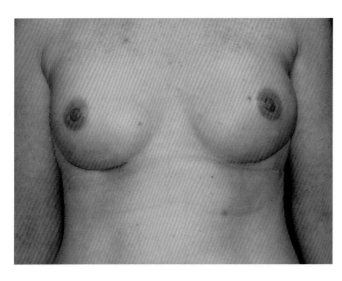

图34.8 术后结果显示沿着乳房下皱襞的切口。

编者评论

一些患者不接受扩张器的这种第一阶段长时间扩张打水和几个月后的二期手术,她们更加青睐一期成形术,与保留乳头－乳晕复合体的乳房切除术(特别是作为基于假体重建的预防性腺体切除手术)配合起来相得益彰。总体数据显示,在MD安德森癌症中心的过去5年中,伴随乳腺癌患者的治疗数量的增加,其中作为主要重建方法的假体重建数量也同比例增加。因此,尽可能地使用异体移植材料来重建乳房获得了更多的关注。

一般认为,该重建法中取得圆满成功的关键因素实际上是"重建"的第一部分:一个完美的保留皮肤的乳腺切除术。于是问题又来了:对于我们的一些肿瘤外科学同事来说,手术结果并不总是可稳定预测的,特别是很多经验欠缺的进修医生参与之后。仔细检查乳房切除术皮瓣活性是必不可少的步骤,因为可能需要改变计划行扩张器再造,作者常规将此作为一个备案。

该术式的吸引力还在于对胸部肌肉有更小的损伤,可以一期手术,而且还能根据需要对重建形态进行调整。使用盐水假体仍然是一个可行的选择,特别是对于那些需要术后进行调整,优化对称性和凸度从而达到远期效果良好的患者,因为考虑到数月后的乳房假体可能从乳腺组织的变薄处显示出轮廓,特别是在内上象限容易发生。

在患者知情同意的情况下,只要乳房皮瓣健康有活力,选择恰当的患者,作者本人看到这种方法更有优势。即使在放疗后的乳腺组织中,也成功地应用了这些移植物,组织相容性好并且看不到明显的变形或异形等情况。但是长期看来,面对慢性放射病程,这一切都还会很好地持续下去吗?

最后要注意一个关键环节,即要尽力地避免切口或植入物并发症,它会使所有的努力无效。

(G.L.R.)

延伸阅读

1. Halstead W. The results of operations for the cure of cancer of the breast performed at The Johns Hopkins Hospital from June 1889 to January 1894. *Johns Hopkins Hosp Rep* 1894;4:297-350.

2. Kroll SS, Ames F, Singletary SE, et al. The oncologic risks of skin preservation at mastectomy when combined with immediate reconstruction of the breast. *Surg Gynecol Obstet* 1991;172:17-20.

3. Birdsell DC, Jenkins H, Berkel H. Breast cancer diagnosis and survival in women with and without breast implants. *Plast Reconstr Surg* 1993;92(5):795-800.

4. Dean C, Chetty U, Forrest AP. Effects of immediate breast reconstruction on psychosocial morbidity after mastectomy. *Lancet* 1983;1:459-462.

5. Spencer KW. Significance of the breast to the individual and society. *Plast Surg Nurs* 1996;16:131-132.

6. Livesey S, Atkinson Y, Call T, et al. An acellular dermal transplant processed from human allograft skin retains normal extracellular matrix components and ultrastructural characteristics. Poster presented at the American Association of Tissue Banks Conference, August 20-24, 1994.

7. Duncan DI. Correction of implant rippling using allograft dermis. *Aesthetic Surg J* 2001;21(1):81-84.

8. Losken A, Carlson GW, Bostwick J III, et al. Trends in unilateral breast reconstruction and management of the contralateral breast: the Emory experience. *Plast Reconstr Surg* 2002;110:89-97.

9. Foster RD, Esserman LJ, Anthony JP, et al. Skin-sparing mastectomy and immediate breast reconstruction: a prospective cohort study for the treatment of advanced stages of breast carcinoma. *Ann Surg Oncol* 2002;9:462-466.

10. Stevens LA, McGrath MH, Druss RG, et al. The psychological impact of immediate breast reconstruction for women with early breast cancer. *Plast Reconstr Surg* 1984;73:619-628.

11. Wellisch DK, Schain WS, Noone RB, et al. Psychosocial correlates of immediate versus delayed breast reconstruction. *Am J Psychol* 1985;76:713-718.

12. Miller MJ. Immediate breast reconstruction. *Clin Plast Surg* 1998;25:145-156.

13. Kroll SS, Coffey JA Jr, Winn RJ, et al. A comparison of factors affecting aesthetic outcomes of TRAM flap breast reconstructions. *Plast Reconstr Surg* 1995;96:860-864.

14. Kroll SS, Schusterman MA, Tadjalli HE, et al. Risk of recurrence after treatment of early breast cancer with skin-sparing mastectomy. *Ann Surg Oncol* 1997;4:193-197.

15. Kroll SS, Ames F, Singletary SE, et al. The oncologic risks of skin preservation at mastectomy when combined with immediate recon-

struction of the breast. *Surg Gynecol Obstet* 1991;172:17-20.

16. Johnson CH, Van Heerden JA, Donohue JH, et al. Oncological aspects of immediate breast reconstruction following mastectomy for malignancy. *Arch Surg* 1989;124:819-824.

17. Gibney J. The long-term results of tissue expansion for breast reconstruction. *Clin Plast Surg* 1987;14:509-518.

18. Salzberg CA. Nonexpansive immediate breast reconstruction using human acellular tissue matrix graft (AlloDerm). *Ann Plast Surg* 2006;57(1):707-711.

19. Rohrich RJ, Regan BJ, Adams WP, et al. Early results of vermilion lip augmentation using acellular allogeneic dermis: an adjunct in facial rejuvenation. *Plast Reconstr Surg* 2000;105: 409-417.

20. Menon NG, Rodriguez ED, Byrnes CK, et al. Revascularization of human acellular dermis in full-thickness abdominal wall reconstruction in the rabbit model. *Ann Plast Surg* 2003;50:523.

21. Jones FR, Schwartz BM, Silverstein P. Use of a nonimmunogenic acellular dermal allograft for soft tissue augmentation: a preliminary report. *Aesthet Surg Q* 1996;16:196-201.

22. Terino EO. AlloDerm acellular dermal graft: applications in aesthetic and reconstructive soft tissue augmentation. In: Klein AW, ed. *Tissue Augmentation in Clinical Practice*. New York: Marcel Dekker; 1998: 349-377.

23. Alderman AK, Wilkins EG, Kim HM, et al. Complications in post-mastectomy breast reconstruction: two year results of the Michigan breast reconstruction outcome study. *Plast Reconstr Surg* 2002;109: 2265.

24. Gryskiewicz JM, Rohrich RJ, Regan BJ. The use of AlloDerm for the correction of nasal contour deformities. *Plast Reconstr Surg* 2001;107:561.

25. Stolier AJ, Wang J. Terminal duct lobular units are scarce in the nipple: implications for prophylactic nipple-sparing mastectomy. *Ann Surg Oncol* 2008;15(2):438-442.

26. Wainwright D. Use of an acellular allograft dermal matrix (Allo-Derm) in the management of full-thickness burns. *Burns* 1995;21: 243-248.

27. Wainwright D, Madden M, Luterman A, et al. Clinical evaluation of an acellular allograft dermal matrix in full-thickness burns. *J Burn Care Rehabil* 1996;17:124-136.

28. Ashikari RH, Ashikari AY, Kelemen PR, et al. Subcutaneous mastectomy and immediate reconstruction for prevention of breast cancer for high-risk patients. *Breast Cancer* (Tokyo) 2008;15(3):185-191.

第 35 章

F. Frank Isik

延迟的两阶段组织扩张器－假体乳房重建术

Delayed Two-stage Tissue Expander – Implant Breast Reconstruction

引言

在美国,最常见的乳房重建方法是一期置入组织扩张器,然后二期置换盐水或硅凝胶乳房假体的术式。早期基于组织扩张器－假体的乳房重建的结果并不理想而且差异很大,其并发症发生率高、美学效果较差[1]。几十年来,随着扩张器和假体设计的进步,精细的患者选择标准和外科手术技术的改进,提高了该术式的美学效果、最小化并发症的发生率。结合目前最佳的手术操作指南,基于扩张器－假体的乳房重建术能稳定持续地重建出符合美学标准且外观自然的乳房(图35.1)。

基于扩张器－假体乳房重建术的优点如下:

- 门诊手术恢复相对较快。
- 相同的肤色和皮肤质地。
- 改善皮肤感觉。
- 无供区并发症或瘢痕。

基于假体的乳房重建术是最简单的乳房重建术式。该术式通过很短的门诊手术,就能达到良好的美学效果,让患者满意。但在单侧重建的情况下,要做到与对侧对称并不容易。

扩张器－假体乳房重建术的目标应该是再造一个自然的乳房外观,而不仅仅是在穿衣时的对称性外观。为了取得最佳的美学效果并尽量减少并发症,整形外科医生必须严格遵守指南,选择适当的患者、扩张器、扩张程度、假体以及置换假体的时机。只有通过标准化方法才能取得统一的效果。在本章中,将详细介绍患者选择、扩张器－假体选择和手术技巧的细节。

适应证

延迟的两阶段扩张器－假体乳房重建术的主要适应证是已经进行了根治性切除或简单乳房切除术的女性。另一个适应证是先天性发育不良的乳房。患有波兰综合征或明显胸壁烧伤的患者通常需要自体组织,很少是单独进行基于假体的重建候选对象。

理想的患者是接近正常体重或仅轻度超重(BMI≤28)的女性,没有经过放疗,被覆的软组织是可以移动的而且没有和肋骨粘连。胸肌必须完整。当推移软组织时,皮瓣的厚度会显露出来,皮瓣不能太薄,否则只有选用自体组织填充。

在单侧乳房切除术患者中,评估对侧乳房的外观,以确定达到对称性的可能性。对侧乳房的大小、基部宽度和下垂程度将决定其是否需要其他手术,如缩小术、隆乳术、乳房悬吊术或隆乳－悬吊联合术,并使之与重建乳房的外形对称。

重建时机

患者可能在乳房切除术之前几周或之后几十天咨询乳房重建。虽然即刻重建是许多患者的选择,但延迟重建的理由也很充分:患者的原有切缘状态不清楚,吸烟或患有高血压或可能有复杂愈合的患者[2]。最后,进行延迟的扩张器－假体重建的患者更有可能实现更好的美学效果以及更少的并发症[3]。

如果选择延迟乳房重建,则在乳房切除术后6～8周之前不应进行重建。这种延迟有几个原因。首先,等待6～8周允许标本病理等问题在开始重建之前得到完全解决。第二,引流管已经被去除,而且这个区域是无菌的。第三,明确界定乳房切除术皮肤和(或)乳头的活力。最后,等待6～8周允许乳房皮肤黏附到胸大肌上,使得当肌肉的下边界分离时,皮肤和胸肌能作为单个融合单元

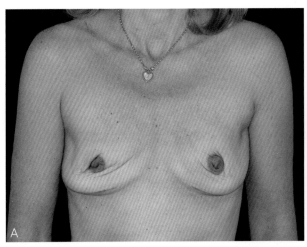
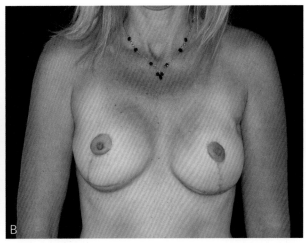

图35.1　A、B. 术前(A)和术后(B)观。2个月前接受保留乳头的乳房切除术患者,使用乳房下皱襞切口和延迟组织扩张器硅凝胶乳房假体重建。

来避免肌肉下缘的回缩。

　　一些患者可能已经进行了保留皮肤甚至是保留乳头的乳房切除术,但在随后的扩张期间,任何冗余的软组织都将被舒展开来(图35.1)。当然,许多患者在乳房切除术后几个月到几年才就诊,则不必再进一步延迟了,要排除患者没有慢性血清肿,后者可以阻止皮肤黏附到肌肉上。在这种情况下,推荐先做完整包膜切除,这样在扩张器放置之前6~8周内腔隙会愈合。

禁忌证

　　放置组织扩张器的绝对禁忌证包括感染、胸壁皮肤质量差,以及根治性乳房切除术后。胸部组织紧致、不可移动应被视为具有绝对禁忌证,因为皮肤极有可能达不到充分扩张和随后的美学效果。

　　相对禁忌证包括以前的胸壁放疗史和肥胖。先前的放疗降低了皮肤的弹性从而在某种程度上抵抗扩张[4,5],这限制了最终重建效果,这种情况时重时轻。放疗过的胸壁皮肤在扩张期间可能不会充分舒展,即使在假体置换时进行包膜切除术也会出现紧巴巴的皮肤形态,尤其是缺乏下极外形(图35.2)。伴随着更严重的放疗,非温和的扩张

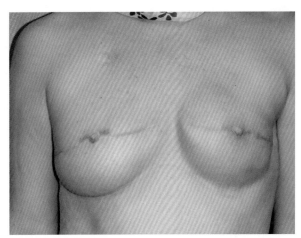

图35.2　经过左乳切除后放疗的患者,1年后通过扩张器和盐水假体乳房重建。对于放疗侧和非放疗侧都进行了相同的假体治疗,但是请注意最终重建的形状差异。

可能导致伤口裂开和扩张器外露。虽然放疗患者必须根据具体情况进行评估,但一般来说,这些患者最好用自体组织进行重建。

　　肥胖患者(BMI:30~35)一般不作为扩张植入法的乳房重建候选对象[6]。目前的扩张器不能很好地扩大较厚、较重的软组织,甚至最大的假体也缺乏足够的基底宽度和凸度。此外,肥胖患者通常在乳房切除术后有明显的局部凹陷,这种情况假体是无法解决的。肥胖患者最好减肥和(或)自体组织方法进行重建。

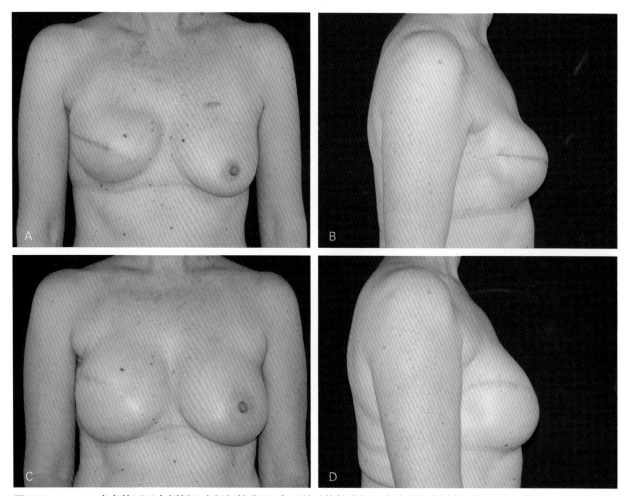

图35.3　A～D. 患者使用了右侧低凸度组织扩张器，表明所需的扩张仅在未来乳房包被的下部。在更换生理盐水假体和实施对侧隆乳之后，右侧重建乳房外形令人满意。

术前设计

扩张器选择和标记

可用于乳房重建的扩张器有多种。扩张器的选择包括多室模型，其上下腔室的填充量不同。有的扩张器在移除注水壶（Becker设计）后成为永久假体，还有不同形状和高度的单室扩张器等。注水壶可以设计成与扩张器一体或位于扩张器旁。除非外科医生使用Becker设计，否则远程的注水壶可能有一些问题，我的经验是最好避免使用这种扩张器。

挑选恰当的组织扩张器与选择患者一样重要。我挑选集成有注水阀的低突组织扩张器，如Inamed 133LV系列。其选择依据集中反映在图35.3中。为了实现理想的乳房轮廓，所需的软组织包被扩张必须作用在下1/3，而不是在上部。图35.3B表明，低凸度的扩张器仅扩张乳房包被的下极。当这种扩张器最终被移除时，最大限度的下极扩张会产生一个软组织吊床，假体放置在其中，可以产生自然的令人满意的轻度下垂外形（图35.3C、D）。

对于只是单侧重建的患者而言，为了确定扩张器尺寸，要用卡尺测量天然乳房的基部宽度。在双侧都要做的病例中，或患者打算在对侧减少或增加体积时，需要测量胸壁基础结构。从胸骨正中线到腋前线测量患者的水平胸部尺寸（图35.4）。该数值减去1～1.5 cm用于选择将使用的组织扩张器直径，以便重建解剖学上适当的乳房下皱襞。

测量时，患者要处于站立位置，肩膀水平。绘

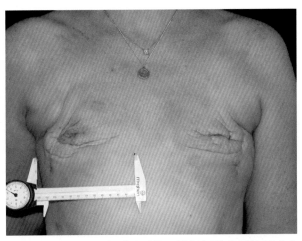

图35.4 卡尺在准确测量要使用的组织扩张器的尺寸方面很有用。从胸骨中线到腋前线减1~1.5 cm的测量结果决定扩张器的大小，并形成合适的乳房下皱襞，从而确定重建的正确基底。在单侧乳房手术的情况下，必须考虑对侧的乳房大小和形状。

出乳房下皱襞（IMF）的确切位置。然后将使用的扩张器模板依样绘制在患者身上，所创建的囊袋与选择的扩张器大小在横向、纵向上是一致的（图35.5）。超出模板界限的解剖将导致异常的扩张，之后的美观效果会打折扣。

手术技巧

第一期手术：植入组织扩张器
手术可以在全麻或静脉镇静下补充局部麻醉

下进行。患者处于仰卧位，手臂包扎好放在侧面。在切开切口前静脉注射抗生素。切除先前乳房切除术的外侧瘢痕约8 cm，找到胸大肌的外侧缘（图35.6）。

让胸肌完全贴在上覆的皮肤上，然后使用电刀分离解剖出囊袋，止血要确切无误。使用光导牵开器极大地方便了手术操作。明确胸大肌外侧边界和标记IMF的位置，不要在这个水平以下解剖。在IMF上方离断胸肌的下缘，内侧向胸骨方向分离，在胸骨边缘继续沿头端走2 cm，但不要分离与胸骨的附着点（见图35.5中的绿线）。

胸肌的下部分离使扩张器下半部分放置在皮下的囊袋中。皮下组织和皮肤比肌肉更容易扩张，下极的皮肤也更应该扩张。任何瘢痕组织、下或内下象限的限制带必须完全松解，如有必要直到真皮层。否则，将导致囊袋下极的扩张不足和IMF的模糊不清。

如所用扩张器模板所述，根据需要在上方、内外侧分离创建一个胸大肌下的囊袋。再次强调，绝对不要过度分离。此时是给予额外局部麻醉剂以达到术后舒适的最佳时间（0.25%丁哌卡因与1：200 000肾上腺素）。笔者更喜欢用含抗生素的溶液冲洗囊袋，尽量减少感染风险。更换手套，并将Tegaderm置于切口部位，以减少扩张器放置时的细菌污染。

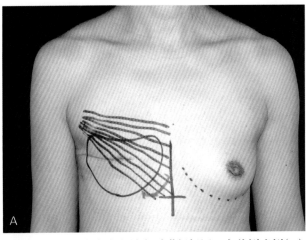
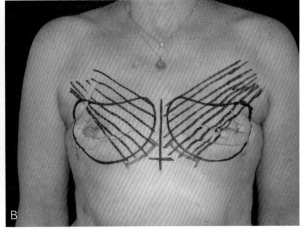

图35.5 A、B. 患者应在站立时进行标记。在单侧病例（A）中，对侧乳房下皱襞（IMF）被镜像翻转到重建侧，而双侧病例（B）则依赖于胸骨中线到IMF距离测量。在患者皮肤标记上扩张器的模板，以明确要做的扩张囊袋的确切尺寸。绿线表示胸肌离断的区域，以使扩张器的下部位于皮下平面。

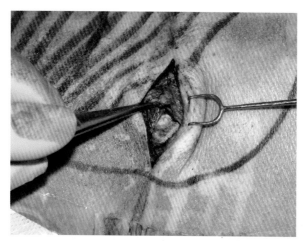

图35.6　打开原乳房切除术外侧切口可以容易地找到胸大肌的外侧缘。分离形成胸大肌下囊袋，注意上覆的皮肤应牢固地黏附到肌肉上而不做分离。

用21号蝶形注射器进行穿刺扩张器注射壶，并在放入囊袋之前排空所有空气。医生必须确保扩张器的方向和位置与绘制的模板一致。放好后用无菌生理盐水注入扩张器至推荐体积的50%，最好用封闭的注水试剂盒。扩张器一半充盈后，它的大概轮廓可以确定它是否在正确的位置，还是需要进一步的位置调整。扩张器的下极必须在新的IMF上。如果囊袋分离解剖仔细并完全扩张起来，则不需要引流。当然这只是笔者的个人偏好。

然后，将伤口以2-0可吸收单股线缝合深层，皮下则用3-0可吸收单丝线关闭。在几乎所有延迟重建的情况下，笔者更愿意在扩张器置入同时完成扩张。一般都有配套的磁力探测器来识别注射壶。要注意的是，快速扩张可能会造成组织缺血。一般而言，身体健康的非吸烟者、非放疗患者的皮瓣活力都不是问题。

手术之后不需要佩戴胸罩，也不要外部加压包扎。预防性使用术后抗生素不会降低感染的风险，并可能导致更多的细菌耐药。术后1周，告诉患者用手臂将提升力限制在5磅（约2.3 kg）以下，手臂外展保持在肩关节水平以下。之后，鼓励恢复至正常锻炼。

1周后查看患者时确认扩张器的位置。如果扩张器不在正确的位置，最好早点纠正而不是等

待。如果没有完全扩张，那么在第2周结束之后要完成最后的注水。在存在愈合不良、感染或皮瓣活力不佳的情况下，暂停扩张，直到这些问题得到充分解决。扩张时使用扩张器附带的磁力探测器（Betadine prep）来识别和标记壶口位置，用21号蝶形注射器进行穿刺注射壶。首选封闭的系统打水套件，Inamed或Mentor等公司有供货。

扩张超过推荐体积要很谨慎。随着过度扩张，扩张器开始失去其固有形状，并且随着不断的扩张而变成球形，这可能会导致皮肤张力的异常和继发并发症。

扩张完成后扩张器在囊袋中放置另外4个月，使得囊袋成熟稳定，然后进行最终的假体植入术。等待4个月可以避免扩张的组织反弹，并使之后的假体变形最小化。

在有对称性要求的单侧重建患者中，可以在等待假体置换期间对对侧乳房进行单独的手术，或在扩张器植入时同时完成。对侧乳房手术项目包括乳房缩小、增大或者重新悬吊。笔者个人偏好这种对称性手术以求更好的手术效果，在扩张器置入和扩张完成后2个月作为一个单独分开的手术完成，这时软组织的状态也基本稳定了。

假体选择

在扩张器放置后约3～4个月对患者进行评估和测量来选择假体。扩张后的IMF应该在正确解剖位置且外形明确，并在下极具有足够的凸度（图35.3A、B）。此时如果有重建新的IMF需要则通过包膜切开来调整。

在这一时间点，患者会针对盐水与硅凝胶乳房假体的优缺点进行咨询。笔者的偏好是以外行人士的名义向患者提供一些信息，包括破裂率、包膜挛缩率以及有关硅凝胶假体和自身免疫性疾病的现有资料。给患者提供样品，帮助了解和感受差异。笔者通常让患者决定使用哪种类型的假体，但是给很瘦的患者会有倾向性的推荐，因为她们使用盐水假体可能会出现更为常见的波纹征。这些偏瘦的患者通常使用硅凝胶假体有更好的美学效果。

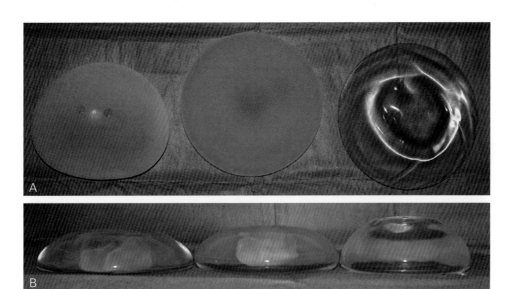

图 35.7　A. 不同尺寸和形状的假体可以使外科医生为不同患者定制个性化的假体。然而，笔者喜欢使用光面、圆形的乳房假体。B. 对于一个给定的直径，在不同的凸度中选择假体。

假体有水滴形、解剖型或圆形等多种供选择（图 35.7A）。圆形假体有毛面或光面。定型假体都是毛面的，以最小化旋转可能性。毛面还可能降低包膜挛缩的风险[7]，但它们通常比光面假体稍硬。

笔者几乎在所有情况下都使用圆形、光面假体。圆形光面假体较软，即使旋转也不明显。圆形假体缺乏上极凸度但可以用全高解剖假体代替。当然，每种情况都是要具体对待的，患者的胸壁解剖和对侧乳房形状才是终极标准。

用卡尺测量对侧乳房的基底大小和对称性调整后的高度，并评估其形状。比较新扩张后的 IMF 位置，以确定是否需要降低或提高 IMF。在双侧重建病例中，假体的大致直径是胸骨正中到腋前线距离减去 1～1.5 cm。对假体的模板绘制直观可见并很有帮助。假体制造商列出了每个假体的直径和凸度，并且对于某个给定的直径，有不同的凸度选择（低、中或高凸度假体，图 35.7B）。笔者一般不使用体积数来确定假体大小。要预留各种直径和凸度大小的假体备选，并且准备好各种测量假体已备挑选时用。

第二期手术：假体置换

最终乳房假体－扩张器置换手术在门诊就可

以完成。一般在扩张器放置后 4 个月，全麻或局部麻醉加静脉镇静下进行。术前患者站立状态做好标记，注意到 IMF 的位置和所需的包膜切开量，这对于低凸扩张器尤为重要（图 35.8）。患者的手臂要包扎妥当，静脉注射抗生素。通过原切口进入，向下在皮下平面潜行分离 2 cm 形成一个低位皮瓣，这样在进入包膜之前产生交错的组织瓣，使得皮肤切口与包膜切口错位，即使伤口开裂也不太可能导致直接的假体外露。精确地分离扩张器与周围组织的粘连并移除之。用含抗生素的溶液冲注后，如有必要再对 IMF 进行调整。如果 IMF 太

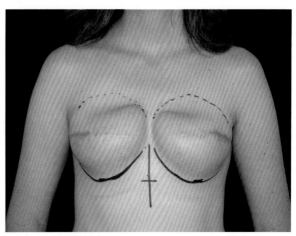

图 35.8　在更换假体之前，将患者站立位置标记，确定是否需要进行乳房下皱襞的调整，以及包膜切开的范围。

高,则进行低位的包膜切开以将下极点移到正确的标记位置。如果 IMF 太低,那么做一个包膜成形术,那种对包膜的简单缝合将不起任何作用。必须切除低于 IMF 的包膜,以使 IMF 下方的组织黏附并愈合。包膜切缘用 2-0 不可吸收缝合线连续缝合。

然后,在上象限和内上象限进行包膜切开术。根据包被软组织的松弛度和凸度,有时也必须在包膜前壁切开划痕。这种切开可以使皮肤更下垂,但是当皮瓣薄时必须谨慎。在扩张器有外移时,行内侧包膜切开术并同时行外侧包膜成形,如前面对于 IMF 矫正所详述的那样。同样地,包膜简单的缝线通常只是暂时起作用,因为包膜衬里不会自身黏附。通常情况下很少切开外侧包膜。

用含抗生素的溶液再次冲洗囊袋,确切止血,更换手套,皮肤切口上放置 Tegaderm。患者直立位放置预选的盐水或硅胶测量假体,评估对称性和解剖上的准确性。

当评估预选合适的测量假体时,必须首先考虑正确的基底宽度和高度,而不是考虑假体的体积或凸度。假体的基部宽度应达到半侧胸的宽度,并呈现自然而令人满意的轮廓。在选择正确的宽度之后再选择凸度。我的习惯是在已定宽度的基础上一开始就选择更高凸度的假体测量器,并评估形状和对称性。如果在上极凸起明显,则选择下一个更低的凸度。一直到确定假体测量器有半胸部宽度、自然上下极形态为止。如果还不能对称性,那么应该考虑到对侧乳房整形手术,行增大、减小或者悬吊。最后患者直立位最终确认假体。如果使用解剖型的假体,则必须注意假体的方向。伤口如前所述进行关闭,即以 2-0 可吸收单股线缝合深层包膜,皮肤则用 3-0 可吸收单丝线关闭。不需要引流。笔者的个人习惯是不要使用任何外部加压包扎和佩戴胸罩。

在保留乳头的乳房切除术的患者中,最终结果一般令人满意(图 35.9 和图 35.10)。在需要乳头重建的患者中,乳头重建应延迟 1 个月。这个时间段水肿逐渐消退,从而可以更好地评估对称性,并确认重建乳头的确切位置。

手术风险

经过系列精心计划和精准手术后,手术应该会达到最佳效果并且并发症少。扩张器 – 假体延迟重建并发症比即刻重建[3,8]的并发症更少,但却并不能完全避免。

并发症可能包括表面或深部感染,其常见于手术后 3～10 天的术后皮肤发红。如果发红仅仅在皮肤上,没有全身症状或伤口分泌物,那么患者就开始使用覆盖葡萄球菌和链球菌属的抗生素。所有经验性抗生素必须涵盖耐甲氧西林金黄色葡萄球菌的可能性,除非另有说明。如果发红进展迅速,罪魁祸首往往是链球菌属。当然,任何引流液均应该培养,若被认为是葡萄球菌,其更难治疗并且可能代表有更深的感染。

常规抗生素治疗不敏感的患者应咨询感染性疾病专家,并可能需要开放冲洗和引流。严重时还需要去除假体。

其他并发症还有伤口愈合延迟、血肿和血清肿。伤口愈合有问题应立即通过切除和重新闭合伤口来处理,如有必要,可以从组织扩张器中抽出部分液体。血肿需要及时清除,因为它可能导致包膜挛缩或感染。血清肿通常形成于扩张器放置之后。如果扩张器完全或接近完全扩张,囊袋解剖分离大小又和扩张器匹配,即使有血清肿也通常很小,可以处理好。

生理盐水或硅凝胶假体确实可能破裂,对此,不同制造商略有不同。但一般来说,在假体的使用寿命内,每年的风险仅为 1%。包膜挛缩并不罕见,但往往限于二级或者以下,延迟重建和使用毛面假体的发生率稍低[7]。应该告知患者,将来有可能需要额外的门诊手术以替代有缺陷的假体,包括进行包膜切开术等。

美容并发症更常见,包括可见的波纹征,经常是由不适当的盐水假体引起,还与囊袋与假体的大小不一致或软组织覆盖不充分有关。通过仔细的筛选患者和假体可以最大限度地减少这种并发症。

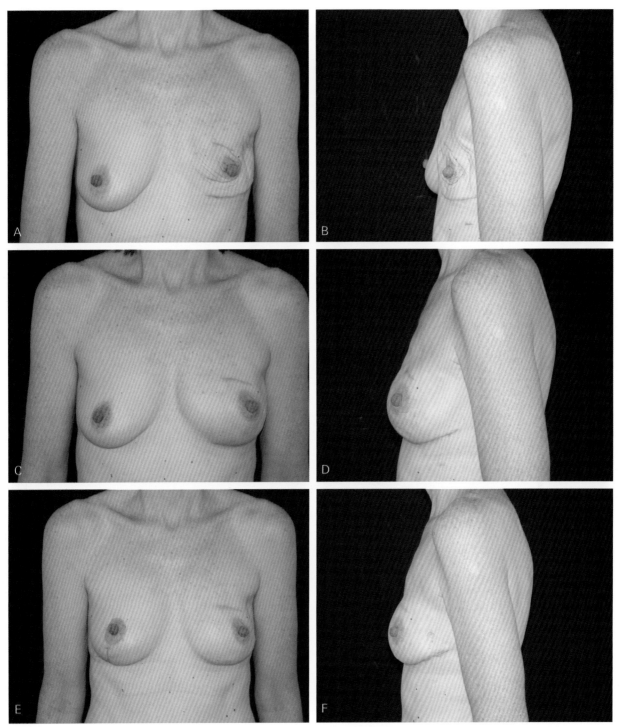

图 35.9　A～F. 代表性病例,左侧保留乳头的乳房切除术(A、B)。8周后放置一个低凸的胸大肌下组织扩张器(C、D)。还做了对侧乳房悬吊术,扩张4个月后放置光面圆形、中凸型盐水乳房假体(E、F)。

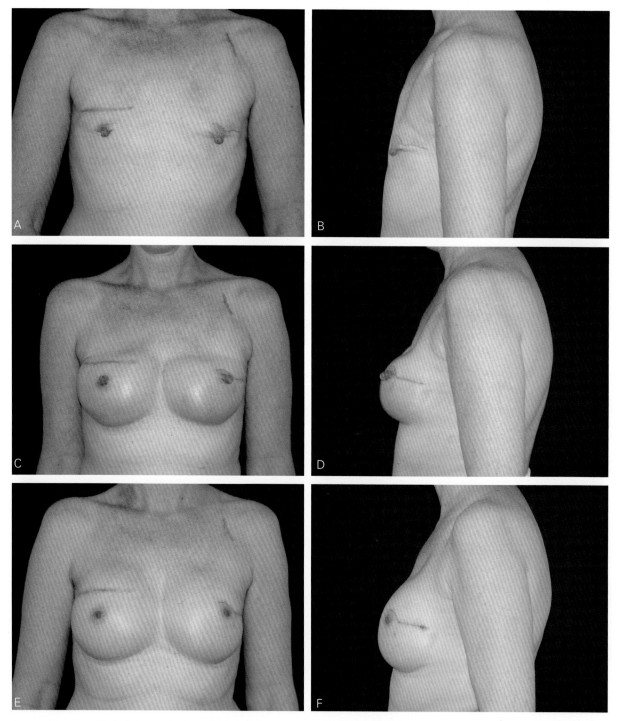

图 35.10　A～F. 代表性病例,显示双侧保留乳头的乳房切除术(A、B),希望重建稍微大点的乳房。在乳房切除术后 2 个月,放置低凸的组织扩张器并持续留置达 4 个月之久(C、D),并植入光面圆形的中凸度硅凝胶乳房假体(E、F)。

结论

两阶段延迟扩张假体乳房重建可以产生稳定而满意的美学效果,而且并发症发生率低。随着医疗器械和手术技术的日益完善,我们也从既往的失误中获取了教训,手术效果只会更好。经验和教训发现,取得优良效果的关键在于患者和材料的选择,并注意手术的细节。通过标准化方法,细节处理好,完全可以达到可重复的美学效果。

编者评论

使用盐水或硅凝胶假体置换组织扩张器这种技术是最常见的乳房重建方法。大多数患者在乳房切除术后被即刻重建,相比而言延迟重建的患者比例相对较少,还有其他先天性、手术创伤或烧伤后条件有限的患者也是此类手术的适应证。我同意作者的看法,不论如何重建,目标肯定都是尽可能产生自然而对称的乳房,穿衣服也要好看。

与采用相同方法进行即刻重建的患者相比,这些患者总体并发症较少。但是,关于对这种方法的相对禁忌证一定要考虑,肥胖或以前放疗的患者如果要乳房重建,如作者所述,推荐用自体组织重建。至少在我的经验中,这些病例如果不愿意做自体组织重建,还可以使用背阔肌肌皮瓣与扩张器/假体结合的方法。

对于低凸度扩张器(如 Allergan 133 LV 系列)的偏好,我和作者的看法一致,它可以有效地针对下三分之一的乳房包被持续重点扩张。每个个体都不一样,接近解剖学上的个性IMF调整是个真正的挑战,在患者身上精确绘制扩张器定位模板是可预测对称IMF的极好指导,这点可以供参考。

对于第二阶段,包膜切开后我也喜欢用光面圆形假体,作者已经很好地总结了假体的选择原则和理由,在此不赘述。另外,正如作者所指出的那样,从开始就使用不同假体测量器可以最终为个体患者选择合适的假体。总的来说,作者在第二阶段手术中描述详细的方法,包括他的相对偏好标准,对于经验不足的医生来说,这都是弥足珍贵的,并将受益匪浅。

(S.L.S.)

参考文献

[1] Slavin SA, Colen SR. Sixty consecutive breast reconstructions with the inflatable expander: a critical appraisal. *Plast Reconstr Surg* 1990;86:910-919.

[2] McCarthy CM, Mehrara BJ, Riedel E, et al. Predicting complications following expander/ implant breast reconstruction: an outcomes analysis based on preoperative clinical risk. *Plast Reconstr Surg* 2008;121:1886-1892.

[3] Sullivan SR, Fletcher DR, Isom CD, et al. True incidence of all complications following immediate and delayed breast reconstruction. *Plast Reconstr Surg* 2008;122:19-28.

[4] Cordeiro PG, McCarthy CM. A single surgeon's 12-year experience with tissue expander/ implant breast reconstruction: part II. An analysis of long-term complications, aesthetic outcomes, and patient satisfaction. *Plast Reconstr Surg* 2006;118:832-839.

[5] Spear SL, Onyewu C. Staged breast reconstruction with saline-filled implants in the irradiated breast: recent trends and therapeutic implications. *Plast Reconstr Surg* 2000;105:930-942.

[6] Atisha DM, Alderman AK, Kuhn LE, et al. The impact of obesity on patient satisfaction with breast reconstruction. *Plast Reconstr Surg* 2008;121:1893-1899.

[7] Collis N, Coleman D, Foo IT, et al. Ten-year review of a prospective randomized controlled trial of textured versus smooth subglandular silicone gel breast implants. *Plast Reconstr Surg* 2000;106: 786-791.

[8] Alderman AK, Wilkins EG, Kim HM, et al. Complications in postmastectomy breast reconstruction: two-year results of the Michigan Breast Reconstruction Outcome Study. *Plast Reconstr Surg* 2002; 109:2265-2274.

Maurizio Nava   Angela Pennati
Andrea Spano   Giuseppe Catanuto

第36章

使用定型乳房假体的乳房重建术

Breast Reconstruction With Form-stable Implants

历史背景

硅胶假体是由 Thomas Cronin 和 Frank Gerow 医生联合 Dow Corning 公司一起开发,并于1962年首次利用硅胶假体完成了隆乳术。随后这些材料进一步得到完善,仅在20世纪60年代到80年代间,就出现了三代改良假体。改进主要涉及外壳的厚度和硅凝胶的黏度。

第一代乳房植入假体使用于1963—1972年间,其特征是凝胶和外壳比较厚。1972—1980年间使用的第二代凝胶假体其特征则与第一代假体完全相反。第三代乳房凝胶假体在20世纪80年代得到了进一步的改进,主要是增加了凝胶的凝聚力和外壳的厚度,并引入了保护性阻隔层以减少凝胶在假体内弥散的程度。

1993年,Inamed 公司(前身是 McGhan 医药公司)向市场推出了410型假体——第四代乳房假体。其与第三代的主要区别在于假体内填充了更高凝聚度、更大强度的硅凝胶。在该型假体中采用更致密、形状更稳定的凝胶是为了避免在外壳破裂的情况下,内容物扩散到周围区域。事实已证明,即使在遭受创伤之后,410型乳房假体中的凝胶填充物也都滞留在假体内,没有外溢。

2001年,开发出了一种新型的具有9单元软触摸矩阵的假体。其凝胶分子的交联相对松散,所以质地比410型假体更柔软。但是当处于站立位时,其"记忆"和形状维持能力显著降低。这就是为什么在2002年,通过添加第四单元列将矩阵修改为12单元,才显出了额外的凸度。

引入高黏度凝胶的另一个重要优点是其具有维持乳房适当、适度比例形状的能力,它能恢复自然的乳房轮廓并获得上极的丰满度。

2004年,Inamed 公司开发了一种新的乳房假体,即510型双凝胶,是一种具有独特双重凝胶组合的创新产品。假体的后部填充了标准的如410型黏性硅凝胶,前部充满了特殊的高黏性凝胶,能更好地支撑乳头-乳晕区域使其更加凸出。

这种假体形状基于410型的外形风格,在高度和宽度上尺寸相似。它与以前模型的不同之处在于它的后壁是凹的,并且边缘更薄。

假体植入乳房重建的策略:增加假体额外的凸度

在过去,计划进行乳房重建的目的是重建一个完全相同的或者说尽可能对称的乳房。大的和下垂的乳房适合做自体皮瓣移植,而假体重建方法主要针对轻度下垂的中小型乳房。有时为了追求对称性而对健康乳房进行手术常被认为不可取,因为会遗留不适当的瘢痕[1,2]。肌皮瓣移植乳房再造手术有时有严重的并发症,而应用具有额外稳定凸度的假体使我们有机会来避免这个问题[3-6]。因此,这种重建策略旨在为所有女性创造两侧对称、极具美容效果的中等大小的乳房(400~500 mL),而不仅仅是使下垂的一侧与对侧乳房接近匹配。对侧正常乳房的调整是该手术计划的一部分。

在我们看来,以健侧的乳房为模型重塑新的乳房有利于:

- 减少手术带来的伤害。
- 程序标准化(简化假体选择)。
- 最终结果接近美容手术,增加患者满意度。

适应证和禁忌证

不管其乳腺形状和大小如何,诊断患有早期

乳腺癌并计划进行乳房切除术和一期重建的患者可以通过这种技术来处理。决定延期重建的妇女也被认为符合条件。从前术后放射治疗（保乳手术或乳房全切除术之后）被认为是这种乳房重建的绝对禁忌证[7,8]。但由于自体脂肪移植等现代技术的发展，这个禁忌的壁垒也逐渐被克服了[9]。

对健侧乳房的手术操作是定型假体乳房重建术的一部分。尽管我们知道，在已经患有一侧乳腺癌的女性中，对侧发现恶性肿瘤的风险较高，但是从我们的经验来看，对对侧进行调整并不属于手术禁忌。

目前提供的文献中关于对侧隆乳仍有争议。然而，在健康女性中，我们知道，尽管假体可能降低乳腺成像的敏感性，但是对对侧隆乳和未隆乳的患者而言，其诊断分期和预后都很相似[10]。另一方面，MRI 的应用逐渐增加，可能有助于有效的

随访[11]。

MRI 同样可以解决过去在正常乳腺缩乳术后显著瘢痕形成的疑虑。即使从肿瘤学的角度来看，缩乳术对健侧乳房也是有益的。例如，Petit 等[4]报道，对健康乳房接受缩乳术后的调查显示其中 4.6% 的患者合并有隐匿性癌。

术前计划

假体乳房重建的主要局限之一是将来需要或已经实施放射治疗时并发症发生率较高[7,8]。在保乳术和放射治疗后的乳房切除术中，我们通常建议采用皮瓣移植完成乳房重建。在我们中心常规使用腹壁下动脉穿支皮瓣进行重建，尽可能保留肌肉完整性。

术前鉴别乳腺切除术后放射治疗高风险患者

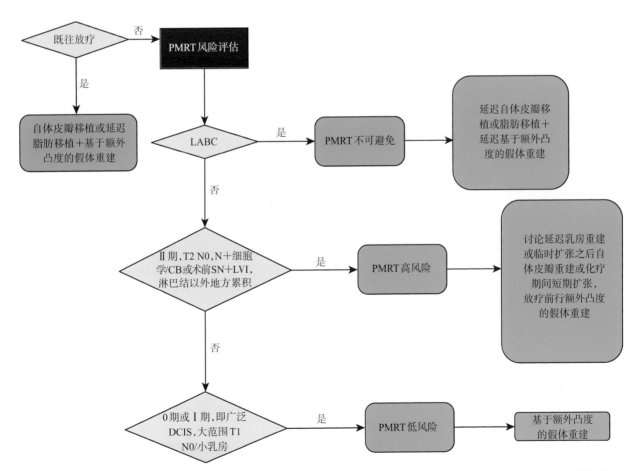

图 36.1　术后放射治疗（PMRT）风险评估。CB，空心针活检；DCIS，导管原位癌；LABC，局部晚期乳腺癌；LVI，淋巴管血管侵犯；SN，前哨淋巴结。在延迟自体组织重建之前可以考虑临时扩张器，但不推荐在受 LABC 影响的患者中应用。

并不容易。对于患有局部晚期乳腺癌(LABC),必须接受放射治疗的妇女,通常是延迟皮瓣重建的候选对象。或者,可以在用脂肪细胞治疗放射性诱导的皮肤损伤后,再进行基于二期假体的两步法乳房重建。在有需求的患者中,可以在乳房切除术后立即放置临时扩张器,随后可以进行放射治疗。由于并发症发生率高并且治疗效果可能降低(由于并发症引起的放疗延迟,扩张器上金属的射线阻碍等),我们不建议使用此选项。最终重建需要自体皮瓣,或用脂肪来源干细胞治疗放射性损伤后植入永久性假体[9,12](图36.1)。

患有Ⅱ期乳腺癌的妇女(临床淋巴结肿大,前哨淋巴结活检阳性,或超声引导下淋巴结细胞学穿刺活检阳性),或具有较高比例阳性淋巴结的肿瘤、淋巴管受侵或淋巴结结外受侵、考虑广泛的淋巴结受累者等[13]。对于这些患者,可以与患者讨论延期的乳房重建,如果需要放射治疗,可以考虑自体皮瓣,或在脂肪移植后植入假体。

当术前尚未给予化疗时,可以在系统治疗期间进行组织扩张,并且可以在放射治疗开始之前植入永久性假体[14]。这个策略正在我们的机构中进行试验,并且取得了初步成果。

在已经完成新辅助化疗并愿意行即刻乳房重建的患者中,可以放置临时组织扩张器。如果最终的组织学报告显示出广泛的淋巴结转移,则需准备进行放射治疗,重建过程将按照LABC中的描述进行。

在所有淋巴结转移风险较低的患者中,可以安全地进行两步法有额外凸度的假体乳房重建,例如0/Ⅰ期乳腺癌患者(广泛性导管原位癌、小乳腺T1 N0、临床N0、术前前哨淋巴结活检阴性者)。

一旦确定了放疗的风险,形态特征的评估是重建手术的关键点。对于乳房较小和轻度下垂的妇女可以进行保留乳头的乳房切除术(图36.2)[15]。即使在这些情况下,也必须进行风险评估,只有临床淋巴结阴性的外周小癌灶患者才能

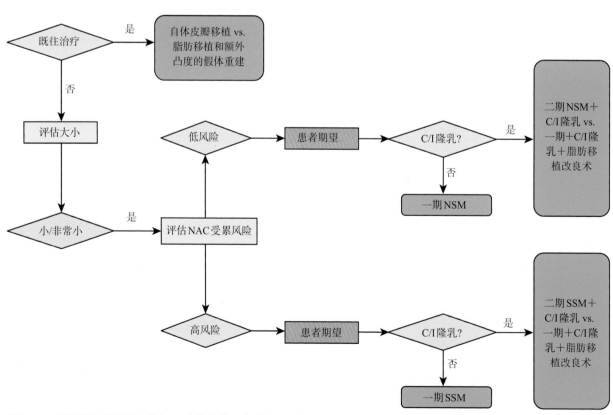

图36.2 保留乳头乳晕复合体(NAC)的决策。小乳房:保留乳头的乳房切除术(NSM)与保留皮肤的乳房切除术(SSM)和基于假体的重建。乳头受累风险低即为外周病变,病灶小的肿瘤,临床N0和术中冷冻切片阴性。

被包括在内。我们还对乳腺导管束进行双重术中取样，以确定乳晕后是否存在一些隐匿性的病变。如果不能满足这些条件，患者仅能进行保留皮肤的乳房切除术。

假体的选择基于乳房形状和大小的准确估计。对乳房较小的妇女，我们通常进行两步法乳房重建和对侧隆乳。临时扩张器大小的选择决定于乳房的宽度，通常应超过乳房宽度约 1 cm。第二阶段，在大多数情况下，瘦高女性适合使用全高度假体，而较矮小的女性可能选用中等高度的假体较为合适。在对侧，可以选择具有相同高度的较少凸度的假体，其宽度取决于皮下层的厚度。我们正在研究对这一亚组人群进行一步法乳房重建的可能性。根据患者的意愿和特征塑造的假体可以在乳房切除术之后即刻放置，并且同期进行对侧隆乳。可以通过脂肪细胞移植进行后期的精细化调节，填补重建乳房的上极。当进行保留乳头的乳房切除术时，最终效果将不会亚于美容隆乳术。

中等大小的乳房通常采取两步法乳房重建。根据这些患者乳房的宽度来选择临时扩张器的大小。我们首选具有额外凸度的中等高度假体。在第二阶段，选择的永久性的假体通常与临时扩张器的宽度一致（±0.5 cm）。在大多数情况下，这种假体具有中等高度和额外的凸度。在对侧，通常要行乳房上提固定术。通过两步法技术完成乳房下皱襞的重塑是必需的。

乳房较大的乳房重建患者可以采用一种称为减少皮肤的乳房切除术的新技术[16]。该手术可以一步完成永久性假体的植入和对侧调整的过程，会有对称的倒 T 形瘢痕形成。新建的乳房计划具有一个相当大的乳房丘（宽度不超过 14～15 cm），并且具有额外的凸度。假体高度通常是中等的。通过内上蒂缩乳术或者下蒂缩乳术来完成对侧乳房的调整。

手术技术

两步法假体植入的乳房重建术现在已标准

化，并已在本书的不同章节中有大量的介绍（参见第 35 章和第 40 章）。

为了获得对称、满意和稳定的效果，强调一些技术方法是很重要的，也是成功的关键点。同时，一个有经验的外科医生需要一些技术手段来调节各种乳房形状和假体的被覆组织以达到医生和患者的目标。此外，任何一种乳房手术的术前规划都需要普通（或肿瘤）外科和整形外科医生参与，以决定切口的类型以及要切除的皮肤量。此外，还需要选择好扩张器并在患者身上做好各种标记。

在一步法和两步法的即刻乳房重建中，在乳房切除术中保留乳房下皱襞是很重要的。在手术中，假体的上侧和上外侧部分应该位于肌肉下；然而，乳房下皱襞不应被肌肉覆盖，而应有深筋膜层覆盖，以避免与乳房切除部位的任何连续性。扩张器必须在植入之前用足够的盐水溶液注入，以使其能够放置在正确的位置，而不应该是空虚状态。通常我们将其注水到最大负载量的 1/3～1/2。

在我们的实践中，对侧乳房的确定性调整一般放在假体重建的第二阶段，该期同时用永久性假体代替组织扩张器。此外，特别是在非保留皮肤的乳房切除术之后，两步重建法允许重建的乳房做细微的改进，例如囊袋和外形的增大。推荐重新测量对侧乳房的宽度、高度和凸度，以便对重建的最后阶段作出正确的手术计划。

根据我们的经验，在准备剥离一个明确的囊袋之前，必须进行完整的前壁包膜切除来松解皮肤组织。以前手术或扩张的原因而导致皮肤变薄的患者，我们通常注射脂肪细胞来增加组织覆盖量。

在选择永久性假体之前，要成形乳房下皱襞。在小型至中型乳房进行保留皮肤或乳头的乳房切除术后，可以通过直接植入永久性假体进行一步法乳房重建。这些患者通常不需要对侧调整，或者在某些情况下只需要一个小的假体用于隆胸。在这项手术中，比两步法重建更重要的是保持皮瓣的血运和乳房下皱襞的完整。

囊袋的下部必须放松舒展以容纳小到中等额

外凸度的假体,这就需要充分分离胸大肌和前锯肌纤维的乳房下皱襞部分。要沿着乳房下皱襞来松解浅筋膜系统以确保软组织延伸扩展。

为了改善长期的整体效果,6 个月后可以进行脂肪注射,以确保更好的假体覆盖,改善最终的乳房外形。

个人经验、手术风险和文献数据

我们调查了 274 例平均年龄 47 岁(19～67 岁)的妇女,他们接受了基于有额外凸度的假体重建。共植入了 278 个假体(4 个双侧)。平均随访时间为 20 个月(12～50 个月)。所选假体的宽度范围在 11.5～15.5 cm 之间,对应的体积在 255～685 mL 之间,平均体积为 452 mL。我们计算了对侧乳房隆乳手术所需的假体平均体积如下:

- 402 mL 用于隆胸。
- 436 mL 用于对侧乳房提升固定术。
- 525 mL 用于缩乳术。

共有 237 例(84%)患者接受对侧乳房手术,其中包括 98 例行隆乳术,67 例行乳房提升固定术,72 例行缩乳术,对侧标本中无一发现恶性肿瘤。其中,接受隆乳的患者满意度最高(74%),最不满意的是接受了乳房提升固定术的患者(10.2%)。医生对对称性评估报告也是类似的结果。这些数据显示了额外凸度乳房假体重建方式的可行性。几乎所有的患者患侧都可以用中等大小的定型假体(400～500 mL)进行重建,但同时对侧一般需通过减少、增加体积或仅重塑来调整以达到对称。

我们的方法与已报道的在一个大型乳房重建系列图书[1,2]中介绍的方法有很大的不同。在这项研究中,1/3 的患者没有进行对侧手术,而在我们的研究中,只有 10% 的女性没有进行对侧乳房对称性的调整(仅作为个人需求)。我们研究中行对侧乳房缩小术人数较多的原因是由于我们倾向于对具有较大乳房的患者进行假体重建。而在过去,这些人通常被认为是自体皮瓣的选择对象(60 例,或占比 25.6%;48 例,或占比 13.8%)[2]。

当对侧也使用假体时,我们强调了这种方法

学的美学及重建目的。最终的结果应该要与行假体美容手术的效果相仿,而报道中达到最高满意度的是那些行对侧隆乳术的患者。另一方面,当健侧下垂的乳房没有使用假体进行重塑时,下垂往往会再次发生,使得满意度会大打折扣。

关于两步法扩张器/假体乳房重建的美容效果的文献报道很分散。Ramon 等[17] 和 Castello 等[18] 分别评估了 52 例和 49 例小样本的美学效果。在 Ramon 等的研究中,75% 的妇女给予了良好到优秀的好评。Castello 等研究显示,满分为 10 分的平均美学评分为 6.9 分。最近 Cordeiro 和 Mc-Carthy[19,20] 报道了 315 例两步法乳房重建患者的随访结果,平均随访 3 年,有 90% 的优良美学效果好评。Delgado 等[21] 使用额外凸度的假体,在 1 年随访期间得到与我们结果相当的满意率。我们的发现与这些研究基本一致。

额外凸度假体乳房重建是一个安全的手术,总的风险与两步法重建没有差异(感染、假体外露、包膜挛缩等)。我们研究中的并发症发生率为 9.5%(209 个假体中的 20 个),并发症包括血肿、浅表皮肤坏死、假体外露、感染和假体移位以及需要更换假体的包膜挛缩等,而使用高黏度凝聚性的硅胶和毛面定型假体可以降低这些并发症。根据我们的经验,没有患者有 Baker Ⅳ 级包膜挛缩;在 246 例患者中,38 例(15.5%)有 Baker Ⅲ 级包膜挛缩。Delgado 短期随访中,13.4% 的患者有 Ⅲ 级包膜挛缩。Clough 等和 Cordeiro 及 McCarthy[19,20] 也报道了类似的结果[22](Ⅲ 级和 Ⅳ 级包膜挛缩 15.5%)。

假体更换率高是与额外凸度假体乳房重建方法相关的主要特异性风险之一。超过 1 年后,16 名患者(6.2%)更换了新的假体以改善美容效果。这可能和我们经常采用短暂的多种手段的重建手术(假体置换和包膜切除术)来追求更好的美容外观有关,而不是做自体组织重建。此外,经验不足的外科医生可能不能做出正确的假体选择,从而产生两侧不对称的结果。

示例如图 36.3～图 36.6 所示。

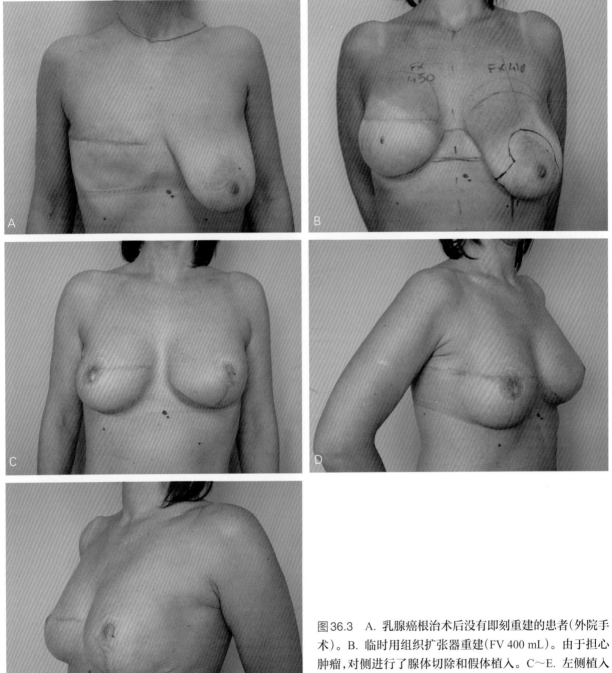

图36.3 A. 乳腺癌根治术后没有即刻重建的患者(外院手术)。B. 临时用组织扩张器重建(FV 400 mL)。由于担心肿瘤,对侧进行了腺体切除和假体植入。C~E. 左侧植入乳房假体FX 410 g后的最终结果,对侧放置FX 450 g(术后2年)。

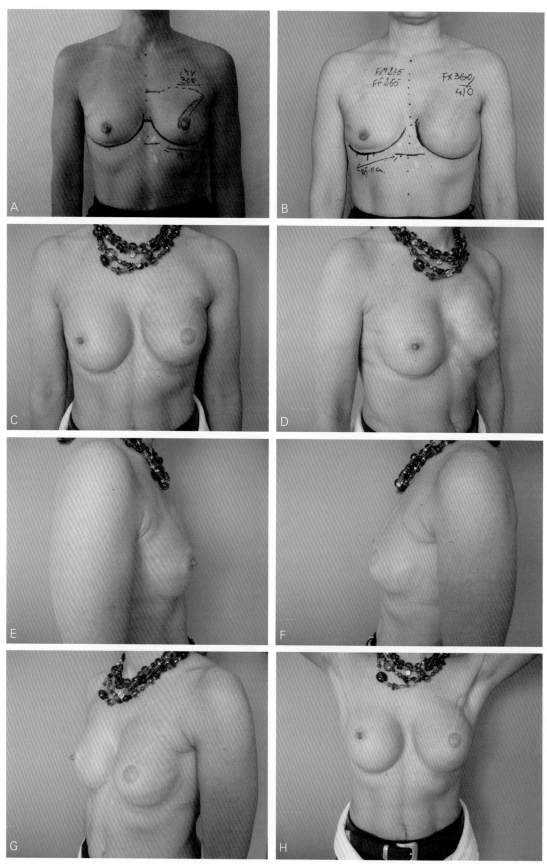

图 36.4　A. 患者接受左侧乳腺癌保乳手术,癌细胞扩散到边缘。B. 乳房切除术和立即扩张器(MV 300 mL)植入术后。C~H. 假体扩张器置换术(FX 410 g)和对侧隆乳术(FF 255 g)后的最终结果(术后 3 年)。

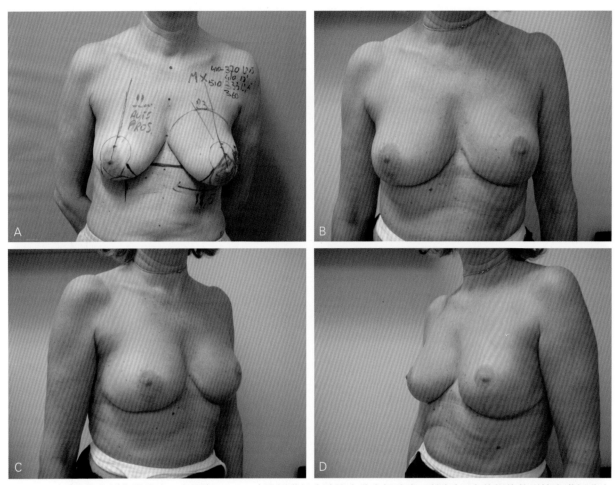

图 36.5　A. 患者左侧有乳腺癌。左侧(MX 410 g)计划进行皮肤缩小乳房切除术,对侧采用自体假体整形技术进行乳房缩小术。B~D. 术后4年的最终结果。

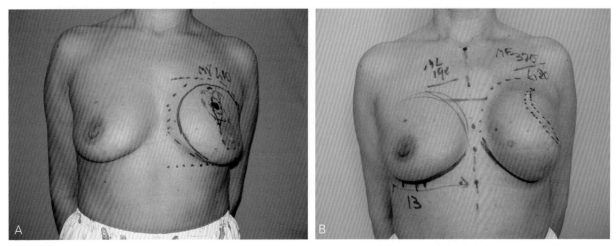

图 36.6　A. 患者左侧有乳腺癌,计划进行保留皮肤的乳房切除术和立即重建。B. 乳房切除术和MV 400 mL扩张器置入术后。计划对侧隆胸。

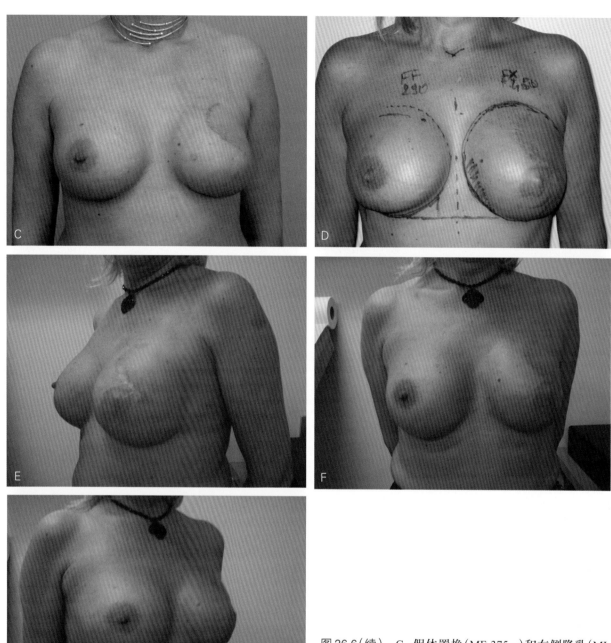

图36.6（续） C. 假体置换（MF 375 g）和右侧隆乳（ML 190 g）术后短期效果（6个月）。D. 长期术后效果（5年）；在患者体重增加后，根据患者的愿望计划行双侧假体置换。E～G. 左侧FX 450 g假体植入和右侧的FF 290 g假体植入后的最终结果（最后一次手术后6个月）。

编者评论

　　非美国的外科医生自1991年以来有机会接触到几代新的假体，包括来自 McGhan/In-amed/Allergan 的 410 假体和后续得新一代产品，如410假体、9单元矩阵，随后是12细胞矩阵，之后再添加柔软的触摸设计，然后是 Nava 博士和他的同事所设计的510型假体。当然还有其他产品类型,如150型可调整假体等。这些都由Allergan公司提供。世界不同地区的其他相似的假体也可以选择应用。

科学进程的本质是渐进式的进步,需要创新、测试和时间考验。因此,假体和扩张器的设计会逐渐完善也是意料之中。手术技术和辅助方法也是如此规律。

本章提供的内容是新的假体设计提供的改进措施。这已经为众多的患者提供了假体重建的机会,同时还大幅提高了手术的质量和可预测性。回想起来,更多样的假体形状、更多抗变形假体的选择在乳房重建中非常有意义,而不仅仅是涉及体积和形状的简单的一些可选种类。

假体设计的进步得益于同时发展的外科技术的进展,包括更广泛地采用保留皮肤的乳房切除术、保留乳头-乳晕的乳房切除术,以及更精细的手术和脂肪注射(有或没有干细胞),这些将改进假体重建的效果。

我的经验是,定型假体和额外凸度的假体是对需要进行乳房重建妇女们一个很有用的选择。这些材料并非万能,但是它们确实可以为许多女性获得满意的重建效果。实际上,这些假体与早期的凝胶假体有显著差别,后者更容易受外部影响例如包膜挛缩、瘢痕、放疗等作用下而变形。

一个有意思的现象是,美国以外的外科医生更容易使用较新的假体,而美国外科医生却是受最初围绕乳房假体使用异种植物和生物材料的概念影响更大。从2002年左右开始,使用脱细胞异种材料来支撑和覆盖假体和组织扩张器,从而产生系列技术和手术效果的革新。因此,我们正在学习了解假体设计的进展的同时,也学会了使用不同的手术技术,包括不做前锯肌分离等,更容易地控制乳房下皱襞,还有努力降低包膜挛缩率等。

时间和经验告诉我们,万事皆不完美。因此,我也不同意本章中的断言,例如说凝胶不会从410假体的外壳中溢出等,因为现在我们知道它还是会发生的,许多外科医生也亲历了这一点。总而言之,我要感谢纳瓦博士及其在米兰的团队,以及全球许多其他团队,他们一直在提高我们的临床知识和能力,还有我们在美国一直耐心等待美国食品和药物管理局的工作,以使我们齐头并进。

(S.L.S.)

参考文献

[1] Carlson GW, Bostwick J III, Wood WC, et al. Skin-sparing mastectomy. Oncologic and reconstructive considerations. *Ann Surg* 1997; 225:570-575.

[2] Losken A, Carlson GW, Bostwick J III, et al. Trends in unilateral breast reconstruction and management of the contralateral breast: the Emory experience. *Plast Reconstr Surg* 2002;110:89-97.

[3] Martino G, Godard H, Nava M, et al. Breast reconstruction with myocutaneous flaps: biomechanical aspects. In: della Rovere GQ, Benson JR, Breach N, Nava M, eds. *Oncoplastic and Reconstructive Surgery of the Breast.* London: Taylor & Francis; 2004:141-149.

[4] Petit JY, Rietjens M, Contesso G, et al. Contralateral mastoplasty for breast reconstruction: a good opportunity for glandular exploration and occult carcinomas diagnosis. *Ann Surg Oncol* 1997;4:511-515.

[5] Petit JY, Rietjens M, Garusi C, et al. Abdominal complications and sequelae after breast reconstruction with pedicled TRAM flap: is there still an indication for pedicled TRAM in the year 2003? *Plast Reconstr Surg* 2003;112:1063-1065.

[6] Spear SL, Hess CL. A review of the biomechanical and functional changes in the shoulder following transfer of the latissimus dorsi muscles. *Plast Reconstr Surg* 2005;115:2070-2073.

[7] Spear SL, Onyewu C. Staged breast reconstruction with saline-filled implants in the irradiated breast: recent trends and therapeutic implications. *Plast Reconstr Surg* 2000;105:930-942.

[8] Tallet AV, Salem N, Moutardier V, et al. Radiotherapy and immediate two-stage breast reconstruction with a tissue expander and implant: complications and esthetic results. *Int J Radiat Oncol Biol Phys* 2003;57(1):136-142.

[9] Rigotti G, Marchi A, Galie M, et al. Clinical treatment of radiotherapy tissue damage by lipoaspirate transplant: a healing process mediated by adipose-derived adult stem cells. *Plast Reconstr Surg* 2007;119(5):1409-1422; discussion 1423-1424.

[10] Handel N, Silverstein MJ. Breast cancer diagnosis and prognosis in augmented women. *Plast Reconstr Surg* 2006;118(3):587-593; discussion 594-596.

［11］ Herborn CU, Marincek B, Ermann D, et al. Breast augmentation and reconstructive surgery: MR imaging of implant rupture and malignancy. *Eur Radiol* 2002;12:2198-2206.

［12］ Serra-Renom JM, Muñoz-Olmo JL, Serra-Mestre JM. Fat grafting in postmastectomy breast reconstruction with expanders and prostheses in patients who have received radiotherapy: formation of new subcutaneous tissue. *Plast Reconstr Surg* 2010;125(1):12-18.

［13］ Rivers AK, Griffith KA, Hunt KK, et al. Clinicopathologic features associated with having four or more metastatic axillary nodes in breast cancer patients with a positive sentinel lymph node. *Ann Surg Oncol* 2006;13(1):36-44.

［14］ Cordeiro PG, Pusic AL, Disa JJ, et al. Irradiation after immediate tissue expander/implant breast reconstruction: outcomes, complications, aesthetic results, and satisfaction among 156 patients. *Plast Reconstr Surg* 2004;113:877-881.

［15］ Gerber B, Krause A, Dieterich M, et al. The oncological safety of skin sparing mastectomy with conservation of the nipple-areola complex and autologous reconstruction: an extended follow-up study. *Ann Surg.* 2009;249(3):461-468.

［16］ della Rovere GQ, Nava M, Bonomi R, et al. Skin-reducing mastectomy with breast reconstruction and sub-pectoral implants. *J Plast Reconstr Aesthetic Surg* 2008;61(11):1303-1308.

［17］ Ramon Y, Ullmann Y, Moscona R, et al. Aesthetic results and patient satisfaction with immediate breast reconstruction using tissue expansion: a follow-up study. *Plast Reconstr Surg* 1997;99:686-691.

［18］ Castello JR, Garro L, Najera A, et al. Immediate breast reconstruction in two stages using anatomical tissue expansion. *Scand J Plast Reconstr Surg Hand Surg* 2000;34:167-171.

［19］ Cordeiro PG, McCarthy CM. A single surgeon's 12-year experience with tissue expander/ implant breast reconstruction: part II. An analysis of long-term complications, aesthetic outcomes, and patient satisfaction. *Plast Reconstr Surg* 2006;118:832-839.

［20］ Cordeiro PG, McCarthy CM. A single surgeon's 12-year experience with tissue expander/ implant breast reconstruction: part I. A prospective analysis of early complications. *Plast Reconstr Surg* 2006;118:825-831.

［21］ Delgado JM, Martinez-Mendez JR, de Santiago J, et al. Immediate breast reconstruction (IBR) with direct, anatomic, extra-projection prostheses: 102 cases. *Ann Plast Surg* 2007;58:99-104.

［22］ Clough KB, O'Donoghue JM, Fitoussi AD, et al. Prospective evaluation of late cosmetic results following breast reconstruction: I. Implant reconstruction. *Plast Reconstr Surg* 2001;107:1702-1709.

Steven J. Kronowitz

Geoffrey L. Robb

第 37 章

保留皮肤的延迟-即刻乳房重建

Skin-preserving Delayed-Immediate Breast Reconstruction

简介

越来越多的早期乳腺癌患者术后接受放射治疗(PXRT),这增加了即刻乳房重建治疗方案设计的复杂性。两项临床研究表明,淋巴结阳性的乳腺癌患者,在接受了乳房全切除术和化学疗法后,再增加额外的放射治疗,能获得很好的局部控制、无病生存和总生存。然而,对于早期乳腺癌患者,在术后一周才完成的病理学检查结果出来之前,是否需要放疗通常是未知的。乳房切除术前也无法预测或检测腋窝淋巴结受累的程度,而这一点却是是否需要放疗的主要决定因素。空心针活检技术在乳腺癌诊断中的应用越来越多,在术后的常规病理学检查之前,往往也无法知道乳腺内侵袭性疾病的范围。因此,如果在完成即刻乳房重建手术后,常规病理检查发现患者需要进行XRT,则在进行PXRT时存在两个潜在的问题。首先,PXRT会对即刻乳房重建的美学结果产生不利影响。第二,即刻乳房重建可能会影响放疗的施行。然而,如果在乳房切除时由于担心可能需要PXRT而没有进行重建干预,这将导致失去重建美学效果的最佳机会,因为失去了保留皮肤乳房切除对乳房重建的有利条件。

在本章中,我们将讨论在考虑是否需要PXRT时应注意的问题,以及如何最佳安排PXRT和乳房重建的治疗顺序。我们还将讨论二步法重建方法和延迟一期重建,以及在行乳房切除术时还不知道是否需要PXRT的患者,如何获得最大程度满意的肿瘤治疗和美学效果。

乳房切除术后放射治疗的广泛应用和不断发展的适应证

PXRT可改善局部复发(LRR)风险>25%～30%的乳腺癌患者的预后[1-3]。有共识认为T3或T4肿瘤或4个及以上阳性腋窝淋巴结患者有此风险。美国放射治疗学和肿瘤学会[4]、美国临床肿瘤学会[5]和加拿大卫生部乳腺癌倡议组织[6]推荐PXRT用于局部晚期乳腺癌患者(T3或T4期肿瘤或至少4个阳性腋窝淋巴结的患者)。

在治疗T1或T2期肿瘤和1～3个阳性腋窝淋巴结的患者中,PXRT的作用是有争议的。尽管丹麦和不列颠哥伦比亚省的前瞻性试验报告提示,肿瘤局部复发的发生率为20%～30%[1,7],但PXRT将这种风险降低了2/3[3]。大多数现代回顾性分析显示,那些行乳房切除术、T1或者T2期乳腺癌、有1～3个阳性腋窝淋巴结、术后应用全身化疗但没有使用放疗的患者,其10年LRR风险约为15%。Woodward和其同事的报告提示,在1～3个腋窝淋巴结阳性患者中,术后如果没有放疗,LRR风险为13%,加上放疗后,LRR风险降低为3%[8]。在T1或T2期肿瘤和1～3个阳性腋窝淋巴结患者中报告的LRR风险的不一致性表明,需要更多的前瞻性研究来确定在乳房切除和全身化疗后加入PXRT可在多大程度上降低LRR风险并提高生存率。

得克萨斯大学MD安德森癌症中心的一项研究发现,淋巴结外侵犯≥2 mm,切除淋巴结数目<10个,肿瘤>4 cm,都是LRR的独立预测因子,即使在1～3个阳性腋窝淋巴结的患者中也是如此[9]。另一项研究表明,T1和T2期肿瘤、有1～3个阳性腋窝淋巴结、年龄<45岁、切除的淋巴结25%以上阳性、肿瘤位于乳房内侧和雌激素受体

阴性状态等与LRR风险＞20%[10]显著相关,这可能是PXRT的合理指征。

因为新辅助化疗后常发生肿瘤分期的降级现象,因此在确定是否需要PXRT时必须考虑临床和病理的肿瘤分期[11]。研究表明,T3或T4肿瘤或临床Ⅲ期疾病患者在新辅助化疗和明确手术后能从PXRT治疗中明显获益,即使他们通过新辅助化疗达到完全缓解[12,13]。目前尚不清楚的是,诊断为T1或T2期肿瘤的患者,无论对新辅助化疗的反应如何,是否也应该接受PXRT。在未来,是否需要放射治疗可能仅根据手术前获得的空心针穿刺活检标本的微阵列基因分析来确定;由于新辅助化疗而导致的永久性病理结果和肿瘤分期降级可能不再影响治疗方案的确定和实施。

一期乳房重建和二期乳房重建的选择

腋窝淋巴结的状态是决定是否需要PXRT的一个主要决定因素,可显著影响决定是实施即刻还是延迟乳房重建。目前,有4个及以上阳性淋巴结的乳腺癌患者被认为是PXRT的适宜人群[4,5]。然而,必须让患者意识到,如果他们有一个大的T2肿瘤,有1～3个腋窝淋巴结受累,则他们适合PXRT[8]。在进行即刻乳房重建手术之前,是否需要XRT的各种可能性需要彻底研究清楚。

不幸的是,术前(临床上)检测乳腺癌患者腋窝淋巴结的微转移或小体积转移灶并不总是可以做到的[14]。而且,术中前哨淋巴结的冰冻切片或印片细胞学技术或两者联用,都不能显示所有的微转移[14-17]。此外,即使术中确定了一个阳性的前哨淋巴结,并进行了完整的Ⅰ组和Ⅱ组腋窝淋巴结清扫,在手术后几天的最终病理报告出来之前,阳性腋窝淋巴结的最终数量和乳房内浸润性癌的程度以及是否需要PXRT都不知道。

最近的几项研究[8,18]评估了一些临床病理因素,这些因素可能有助于在术前确定那些临床腋窝淋巴结阴性,但有无法检测到的腋窝微小转移灶风险的患者。我们机构最近的一份报告[18]表

明,≤50岁的患者、肿瘤＞2 cm的患者和在初始活检标本中检测到淋巴血管浸润的患者有更高的腋窝转移风险。临床上,≤50岁的淋巴结阴性患者有T2肿瘤和活检标本中淋巴血管侵犯的证据,其病理淋巴结受累的发生率为67%。然而,尽管一些危险因素可以帮助识别高危患者,但在手术前能一贯地预测和量化腋窝受累情况的能力是有限的。

最近,已经考虑在乳房切除和乳房重建之前进行腋窝前哨淋巴结活检[19]。虽然乳房切除术前的前哨淋巴结活检可能有助于排除高危患者的淋巴结受累,但它可能不会使所有浸润性乳腺癌患者受益。目前,只有多个阳性淋巴结的患者才建议接受PXRT,因此,如果乳房切除术前的前哨淋巴结活检显示1～2个淋巴结阳性,则可能仍然不知道是否需要PXRT,直到乳房切除和完成腋窝淋巴结清扫几天后、最后检查完整的Ⅰ级和Ⅱ级腋窝淋巴结。如果在乳房切除术前的前哨淋巴结活检上发现有几个阳性淋巴结的患者在最终病理报告出来之前立即进行乳房重建,并且最终报告表明需要PXRT,则患者的美容效果可能会比较差,放射治疗的施行可能也会受到影响。其他考虑因素包括增加的成本、患者的不便,以及与前哨淋巴结活检相关的潜在并发症。在未来,如果PXRT的适应证发生了改变,XRT被推荐用于任何腋窝疾病的患者,则乳房切除术前应用前哨淋巴结活检可能更具合理性。

一期乳房重建术后放疗的两个潜在问题

在早期乳腺癌患者中,PXRT的使用越来越多,以及无法确定术前或术中哪些患者需要PXRT,增加了即刻乳房重建计划的复杂性。虽然即刻乳房重建是许多患者的理想选择,但在需要PXRT的患者中进行即刻乳房重建有两个潜在的问题。首先,PXRT会对即刻乳房重建的美学效果产生不利影响。第二,即刻乳房重建会干扰PXRT的实施。

乳房切除术后放射治疗会对一期乳房重建的美学效果产生不利影响

现代放射治疗技术下的乳房假体重建的美学效果

评估两步法乳房重建结果的研究,包括先放置组织扩张器,然后在 PXRT 后放置永久乳房植入物,一贯显示有较高的急性和慢性并发症的发生率和不良的美学结果[20]。PXRT 之后产生的包膜挛缩,不仅会使乳房外观变形,还会导致严重损害身体健康的慢性胸壁疼痛和紧绷不适感。许多外科医生将植入式乳房重建的不良结果,归因于陈旧的、不太精准的放射照射技术,然而,即使是使用现代放射技术,植入式重建的并发症发生率也很高。

Ascherman 和他的同事[21]最近评估了 104 例行两步法假体乳房重建手术的患者的手术并发症和术后乳房美学效果。其中 27 例患者在乳房切除术前(乳房肿瘤切除术后和放疗治疗后行乳房补救切除术的患者)或者术后接受了放射治疗。在所有 27 例患者中,在组织扩张器被置换为永久性乳房假体之前或在扩张器端口被重新调整位置之前,放射治疗已经完成。尽管使用了最新的假体材料和现代放射治疗技术,但是照射组和非照射组的总体并发症发生率仍有统计学差异,分别为 40.7% 和 16.7%($P \leqslant 0.01$)。导致假体摘除或替换的并发症发生在 18.5% 的照射乳房和仅 4.2% 的非照射乳房($P \leqslant 0.025$)。此外,受照射组乳房假体外露率更高(14.8% vs. 0%;$P \leqslant 0.001$)。未接受放射治疗的患者乳腺对称性评分明显高于接受放射治疗组($P < 0.01$)。尽管是回顾性的研究设计,这些发现是很重要的,因为它们代表了单个外科医生的经验——他评估了使用最新的假体装置治疗的患者,这些假体装置用肌肉全覆盖,并应用了现代放射治疗技术。

在最近的另一项研究中,Benediktsson 和 Perbeck[22] 使用压平压力测量法前瞻性地评估了 107 例接受乳房切除术并应用盐水或者毛面假体行即刻乳房重建患者的包膜挛缩发生率。24 例患者接受了 PXRT 治疗。该 PXRT 是使用现代的三束技术,结合光子和电子,重建是使用最新的假肢装置。结果提示,照射乳房的包膜挛缩率明显高于非照射乳房(41.7% vs. 14.5%;$P = 0.01$)。在最初的 6 个月中,挛缩率的差异并不明显,但此后甚至在 5 年后差异非常显著。

2006 年,Behranwala 和他的同事[23]发表了 136 例乳房重建的一系列结果,中位随访 4 年,62 例仅用肌肉下植入物进行重建,74 例用背阔肌皮瓣加假体。44 个重建乳房接受 PXRT。在 14.1% 的未照射重建乳房和 38.6% 的照射重建乳房中检测到包膜形成。在单因素分析中,PXRT 是唯一与包膜形成相关的变量($P < 0.001$)。在接受 PXRT 的组中,可以观察到在几何测量方面有显著性差异,在影像评估方面会显得更差。术后持续 2 年或更长时间的疼痛出现在 27% 的有包膜挛缩的乳房中,没有包膜挛缩的乳房不到 1%。

自体组织乳房重建患者接受乳房切除术后放射治疗

虽然文献的共识是,在照射的术野范围内,自体组织优于乳房假体,但即使是自体组织重建也会受到 PXRT 的不利影响[24-27]。一些研究,主要是由放射肿瘤学家进行的,已经发现了与横行腹直肌肌皮瓣重建和 PXRT 的可接受的结果,即使皮瓣转移在放射治疗前[28]。然而,除非能够实施破坏性较小的放射治疗方法并证明有效,否则延迟转移自体组织皮瓣可能是在乳房切除时已经知道需要 PXRT 的患者的最佳选择。

不幸的是,在 PXRT 前后进行自体组织重建的患者的并发症发生率和美学结果的评估是非常困难的,这是由于全身系统治疗、随访时间以及放射照射技术和乳房重建技术存在显著差异。此外,近年来很少有新的研究评估这一问题,这可能是因为在可能需要 PXRT 的患者中减少了即刻重建的使用。

2001 年,MD 安德森癌症中心的研究人员发表了一项回顾性研究[25],比较了 32 例在 PXRT 之前进行即刻 TRAM 皮瓣重建的患者和 70 例在 TRAM 皮瓣重建之前接受 PXRT 的患者的并发症发生率。即刻重建组治疗结束后和延迟重建组治疗结束后的平均随访时间分别为3年和5年。早期皮瓣并发症（血管血栓形成和部分或全部皮瓣的丢失）的发生率在两组之间无显著差异。然而，即刻重建组晚期并发症（脂肪坏死、皮瓣体积丢失、皮瓣挛缩）的发生率显著高于对照组（87.5% vs. 8.6%，P＜0.001）。此外，在PXRT后由于皮瓣的收缩以及严重的皮瓣挛缩，即刻重建中28%的患者需要另外的皮瓣来矫正扭曲的外形。

在2002年发表的一项研究中，Rogers和Allen[26]评估了PXRT对腹壁下动脉深穿支皮瓣（DIEP）重建乳房的影响。对30例重建后接受PXRT的患者和30例未接受PXRT的患者进行配对分析。DIEP皮瓣术后接受PXRT的患者有较高的脂肪坏死发生率（23.3% vs. 0%；P＝0.006）、纤维化和收缩（56.7% vs. 0%；P＜0.001）和皮瓣挛缩（16.7% vs. 0%；P＝0.023）。

在2005年发表的一项研究中，Spear和他的同事[27]评估了带蒂TRAM皮瓣乳房重建前后行PXRT的结果。他们发现，重建后行PXRT的患者有更差的美学结果，对称性和挛缩。他们建议将带蒂TRAM皮瓣重建推迟到PXRT之后。

即刻乳房重建会干扰乳房切除术后放疗治疗的实施

一期乳房假体重建会破坏放射治疗野的设计

不仅PXRT会对即刻乳房假体重建的美学效果产生不利影响，而且越来越多的证据表明这种重建会干扰PXRT的实施（图37.1）[8,29-34]。这种干扰可以发生在乳房植入物，在胸壁原位完全膨胀的组织扩张器，甚至一个部分充盈的组织扩张器。重建乳房的倾斜轮廓导致内侧电子和外侧光子辐射场的不精确几何匹配，这可能导致胸壁照射的不足，特别是在乳房假体下方和内乳淋巴结附近[33]。倾斜轮廓也会导致穿过电子束场宽度的胸壁厚度不均匀，这可能导致治疗野内的剂量不均匀，因为电子束剂量随组织厚度的变化而下降[33]。在接受重建的患者中，胸壁治疗必须使用传统的、双波束切向场，而不是现代的三波束技术[33-35]。不幸的是，由于来自腹部和臀区的皮瓣组织密度较高，使重建乳房的内侧和顶端扁平化而形成更有利放射治疗的几何形状变得不可行。

虽然最近的研究[36,37]已经发现，组织扩张器内的金属端口不会导致显著的驱散效应，但这可能导致改变胸壁均一治疗的"热"点或"冷"点效应。

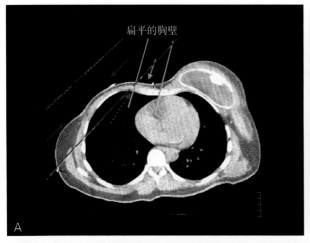 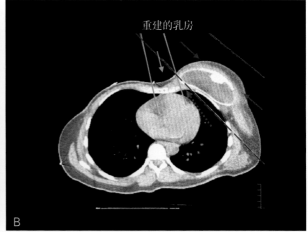

图37.1　A、B. 乳房重建后放射治疗的潜在问题。胸壁放射治疗的典型方法。内侧胸壁和内乳淋巴结的前束电子束与两个侧胸壁电子束之间的几何匹配。胸壁内侧束在胸壁和肺界面后迅速下降（橙色箭头）。当结合横向光子场（红色箭头）时，会处理到小部分体积的肺。扁平的胸壁表面会有一个相对精确的场的结点（蓝色箭头）。重建乳房的倾斜轮廓导致内侧和外侧辐射场的不精确的几何匹配，导致的胸壁区剂量不足（蓝色箭头）和剂量的非均匀性分布（红色箭头）。倾斜轮廓的第二个后果是，穿过电子束场宽度时胸壁厚度会变得不均匀。电子束场随着组织厚度剂量也会下降，因此组织厚度不均匀性也会导致治疗场内的剂量分布不均匀（A组和B组经许可转载自Buchholz TA, Strom EA, Perkins GH, et al. Controversies regarding the use of radiation after mastectomy in breast cancer. *Oncologist* 2002;7:539）。

表37.1　即刻重建对乳腺癌术后放疗技术选择的影响ᵃ

左/右侧	即刻重建技术	PXRT技术	避开心脏	避开肺部	同侧内乳区的治疗	胸壁宽度治疗	说明
右侧	TRAM	Tangents	1	1	0	1/2	
右侧	TRAM	Tangents	1	1	0	1/2	
右侧	TRAM	Tangents	1	1	0	1/2	双侧重建ᵇ
右侧	TRAM	Tangents	1	1	0	1/2	双侧重建ᶜ
右侧	完全充盈的扩张器	Tangents	1	1	0	1/2	
右侧	部分充盈的扩张器	Tangents	1	1	0	1	
右侧	完全空虚的扩张器	Tangents+IMC e⁻¹	1	1	1	1	
左侧	双侧背阔肌皮瓣	Tangents	1	1	0	1/2	双侧重建ᵈ
左侧	背阔肌皮瓣+盐水假体	Tangents	1	1	0	0	
左侧	TRAM	Tangents（部分深）	1	1/2	1/2	1/2	
左侧	TRAM	Tangents（部分深）	1/2	1/2	1	1/2	
左侧	TRAM	Tangents（部分深）	1	1/2	1	1/2	
左侧	TRAM	Tangents（部分深）	1	1/2	1	1	
左侧	TRAM	Tangents（部分深）	1	1	0	0	
左侧	完全充盈的扩张器	Tangents（部分深）	1	1	1/2	1/2	双侧重建ᵉ
左侧	背阔肌皮瓣+完全空虚的扩张器	Tangents+IMC e⁻¹	1	1	1	1	
左侧	TRAM	Tangents+IMC e⁻¹	1	1	1	1	
左侧	TRAM	Tangents+IMC e⁻¹	1	1	1	1	

注：ᵃ评分：1，不影响治疗效果；1/2，部分影响治疗效果；0，严重影响治疗效果。Tangents，切线野放疗；IMC，内乳淋巴链；TRAM，横行腹直肌肌皮瓣。ᵇ该患者也有左侧TRAM，但不需要左侧照射。ᶜ该患者同时患有左侧乳腺癌，行乳房切除术，立即用背阔肌皮瓣重建，并行术后放疗。ᵈ该患者同时患有右侧乳腺癌，行乳房切除术，TRAM即刻重建和术后放疗。ᵉ该患者也有右侧完全充盈的组织扩张器，但不需要右侧照射。

既不会增加对心脏或肺部的损伤、又能治疗区域组织的光束几何形状仍然是一个令人关注的问题。另一方面，一些放射肿瘤学家认为，乳房的假体植入或充盈的组织扩张器的影响可以忽略不计[38]。虽然最近的研究[36,37]发现，组织扩张器内的金属端口不会导致明显的散射——可能导致改变胸壁均匀化治疗的"热"或"冷"点，但光束几何形状和在不增加心肺损伤的情况下治疗所有必要组织区域的能力仍然是一个令人关切的问题。另一方面，一些放射肿瘤学家认为，乳房假体或充盈的组织扩张器的影响是可以忽略不计的[38]。

2005 年，Schechter 和他的同事[35]在 MD 安德森癌症中心发现，一期乳房重建可能会限制 PXRT 的治疗计划。他们回顾性分析了 152 例接受过 PXRT 的患者的记录，其中 17 例进行了即刻乳房重建，并在 PXRT 期间还保留有扩张器、皮瓣和（或）假体。他们评估了各种重建技术对治疗胸壁宽度、治疗前三个间隔内的内乳淋巴结、避开肺、避开心脏等能力的影响（表37.1）。他们发现完全空虚的扩张器没有降低治疗效果，部分充盈的扩张器妨碍了对内乳淋巴结的治疗，而完全充盈的扩张器中度或严重损害了对内乳淋巴结和胸壁的治疗。

一期自体组织乳房重建会破坏放射治疗野的设计

在进行即刻自体组织乳房重建的患者中，为了安全地进行PXRT，治疗计划通常会打折扣[39]。来自 MD 安德森癌症中心的最近一项研究表明，患者处于仰卧位时，天然的乳房倾向于扁平地披盖在胸壁上，但自体组织重建的乳房由于腹部和臀部脂肪组织密度较高而具有更大的内侧丰满度[35]。如果重建导致乳房丘与胸壁中央之间的角度过陡,对电子剂量测量和辐射毒性产生不利影响,则内乳淋巴结链的照射具有挑战性[35]。省略电子和用"部分"深切向场进行治疗可以允许覆盖前3个肋间隙,但会以增加肺损伤为代价。在这种情况下,对侧乳房也很难避免,特别是如果它也被重建[35]。此外,随着PXRT在即刻重建后实施,不可能充分覆盖胸壁的宽度,而这是PXRT最重要的单一目标。在Schechter和他同事[35]的研究中,背阔肌皮瓣加上乳房植入物重建严重损害了对内乳淋巴结和胸壁的治疗。他们还发现,一些TRAM皮瓣损害了内乳淋巴结和胸壁的治疗,并且(或)使左侧乳腺癌患者无法避免心肺损伤。

在 MD 安德森癌症中心的另一项研究中[34],52%的即刻用TRAM皮瓣进行乳房重建,随后被发现需要PXRT的患者,他们的治疗计划被打了折扣(其中18%被认为是主要的治疗措施),而没有重建

的对照组中仅有7%。主要调查结果如下:

- 即刻重建大大损害了对内乳淋巴结的治疗,使用具有单独内侧电子束的现代三光束技术来治疗这一区域的可能性变小。
- 在右侧重建的患者中,胸壁和内乳淋巴结链采用较深的切向束(传统的双束切向束技术)治疗,而牺牲了更多的肺实质的照射。
- 在左侧重建患者(占治疗计划受损的67%)中,心脏和肺得以幸免损伤,而牺牲了胸壁和内乳淋巴结的次优覆盖。
- 65%的内乳淋巴结治疗覆盖率受损的患者也损害了胸壁的治疗覆盖及肺和心外膜心脏结构(包括左前降支)的最佳保护。因此,即使没有治疗内乳淋巴结,这些患者的计划也不会是最佳的。

无论是否治疗内乳淋巴结,即刻乳房重建都会对PXRT的实施产生不利影响。

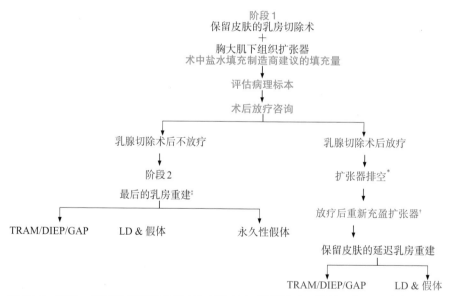

图37.2 延迟－即刻乳房重建方案:*化疗结束后,放射治疗开始前。如果患者接受了新辅助化疗,则在开始放疗前的4～6周内,使扩张器充盈。†允许几个星期的时间解决皮肤脱屑问题。关于扩张器再次充盈的时间还未确定。‡通常是在乳房切除和第一阶段延迟－即刻乳房重建术后2周进行,以避免化疗延迟。如果患者接受了新辅助化疗,最终的乳房重建时间可能会延迟2周以上。图中显示了未进行预防性对侧乳房切除术治疗的单侧乳腺癌患者和双侧乳腺癌患者的手术过程。在那些进行预防性对侧乳房切除的单侧乳腺癌患者中,在最终患侧乳房重建的时候进行对侧乳房切除和即刻重建。DIEP,腹壁下动脉穿支皮瓣;GAP,臀动脉穿支皮瓣;LD,背阔肌肌皮瓣;TRAM,横行腹直肌皮瓣(经许可转载自Kronowitz SJ, Hunt KK, Kuerer HM, et al. Delayed-immediate breast reconstruction. *Plast Reconstr Surg* 2004;113:1617)。

表37.2　由我们机构多学科合作的乳房研究小组根据术前临床分期归类的即刻-延迟乳房重建的适应证ª

1. T2 N0 M0
2. T2 N1 M0（单个腋窝淋巴结阳性）
3. 处于化疗前阶段
   T2 N0 M0 或
   T2 N1 M0（单个腋窝淋巴结阳性）
4. 原发肿瘤术中标本切缘阳性
   T2 N0 M0
5. 多发性乳癌
   T1 N0 M0
   T1 N1 M0（单个腋窝淋巴结阳性）
   T2 N0 M0
   T2 N1 M0（单个腋窝淋巴结阳性）
6. 广泛的 DCIS 或 LCIS 或散在钙化
   T1 N0 M0
   T1 N1 M0（单个腋窝淋巴结阳性）
   T2 N0 M0
   T2 N1 M0（单个腋窝淋巴结阳性）

注：ª乳腺癌是由一位医学肿瘤学家和一位外科肿瘤学家利用美国癌症分类系统联合委员会进行分期的。确诊通过患者病史和体格检查，并借助细针穿刺细胞学检查、粗针穿刺活检或原发性肿瘤的外科切除活检。同时对同侧腋下淋巴结进行体格检查及超声检查，并对任何腋下可疑有转移的淋巴结进行细针穿刺活检。DCIS，导管原位癌；LCIS，小叶癌。

延迟-即刻乳房重建

自体组织重建的研究表明，在行乳房切除术时已知道需要 PXRT 的患者中，重建应该延迟[24-27,40]。然而，由于有关 PXRT 的建议通常是基于乳房切除标本的病理分析，因此在乳房切除时并不总是知道是否需要 PXRT。如今，几乎所有浸润性乳腺癌患者在检查永久病理标本后都可能被发现需要 PXRT，因为许多关于 PXRT 的决定是在乳房切除术后、在复核永久病理切片时作出的，因为在乳房切除和前哨淋巴结活检时很难分辨是否存在淋巴结微转移[18]。此外，越来越多地使用细针抽吸和立体定向核心针活检技术代替开放切除活检技术，使乳腺癌的诊断限制了准确评估乳腺实质内浸润肿瘤的数量的能力，直到乳房切除和复核永久病理切片后。

一种选择是总是延迟乳房重建，直到完成 PXRT。事实上，许多主要的医疗中心越来越多地使用这种方法。然而，这剥夺了那些最终不需要 PXRT 的患者从即刻重建中可获得的美学益处。在我们能够可靠地预测 PXRT 的需求之前，通过更有针对性的治疗来减少其不利影响，并确保在即刻乳房重建后获得最佳的放射治疗，延迟-即刻重建[29-32]可能是维持最佳美学效果和有效放射治疗之间平衡的最佳选择。

在我们的机构中，临床 II 期和一些 I 期乳腺癌患者以及在需要 PXRT 的情况下风险增加的患者被认为是延迟-即刻乳房重建对象（图37.2）。延迟-即刻乳房重建是一种两步法的方法，以优化那些在乳房切除术中不知道是否需要 PXRT 时、有需要 PXRT 的风险患者的重建。虽然延迟-即刻乳房重建的适应证还在进一步更新（表37.2），但术前发现有 T2 期肿瘤、浸润性疾病伴广泛的导管或小叶原位癌、多中心乳腺癌或 1 个阳性腋窝淋巴结的乳腺癌患者，迄今被认为是延迟-即刻乳房重建的适宜人群。

在这种方法[29-32]中，在乳房切除时放置组织扩张器，以保持乳房的初始形状和皮瓣的厚度以及乳房皮肤包被的尺度，直到取得最终的病理结果[29-32]。在发现不需要 PXRT 的患者中，保留乳房皮肤包被使得整形外科医生能够达到与即刻乳房重建相似的美学效果（图37.3）[29-32]。在需要 PXRT 的患者中，在 PXRT 开始之前，将组织扩张器放水，以形成平坦的胸壁表面，并允许现代的三光束照射,扩张器可以在PXRT后重新充盈以允许"保留皮肤"的延迟重建(图37.4)。放置完全充盈的扩张器可以更精确地把扩张器放置在胸壁上。放置充盈的扩张器也避免了扩张和拉伸已经很薄的乳房切除皮瓣的需要,这种皮肤扩张和拉伸,会对乳房重建的安全性(扩张器暴露)和美学效果(毛细血管扩张形成)产生不利影响。扩张的乳房皮肤也往往对PXRT不耐受;然而,像延迟-即刻乳房重建一样,维持乳房切除术后乳房皮瓣的初始厚度,会因为保留了真皮的正常结构而导致更好地耐受PXRT的炎症反应。

延迟-即时乳房重建比传统的即刻重建技术提供了几个优势。在延迟-即刻重建的第二阶段,有几个技术因素值得在提及。第二阶段重建提供了修改乳房下皱襞的机会,并在扩张器外露和覆盖自体皮瓣前即能显露和清除不能存活的乳房皮肤,这可以防止可能发生在即刻乳房重建后、乳房切除术皮肤坏死的二次愈合而导致的乳房皮肤的永久瘢痕和乳房形状的扭曲。胸大肌仅用于临时的扩张器覆盖,在扩张器取出时没有被切断,在最终重建时容易分离并通过缝线复位到其原来与胸壁相关的解剖位置。胸大肌的前表面不与扩张器接触,因此没有包膜的形成,为自体组织皮瓣的附着提供一个很好的平面。在不需要行PXRT的患者中,明确的乳房重建(第二阶段)可以采用腹部皮瓣、臀上动脉穿支皮瓣、背阔肌肌皮瓣或单纯植入永久假体。

第一阶段:乳房切除术和充盈的组织扩张器的放置

第一阶段包括保留皮肤的乳房切除术,放置一个盐水填充的组织扩张器,以保持乳房皮肤包膜的三维形状。为了避免拉伸真皮层导致瘢痕形成及照射治疗后的皮肤收缩,在乳房切除术时使扩张器充盈起来是非常重要的。此外,在乳房切除术时,必须在扩张器周围启动瘢痕包膜形成,因为在接受新辅助化疗(增加趋势)并随后被发现需要PXRT的患者中,他们将需要在乳房切除术后4~6周内启动PXRT。成熟的瘢痕包膜形成至少

需要4周的间隔期,是这种方法的一个组成部分。在PXRT之前,由充盈的扩张器周围形成的瘢痕包膜所创造的大电位空间在PXRT期间维持了这一潜在空间,允许在PXRT之后易于再充盈,并避免了血清肿相关并发症。

在最终的重建术前,乳房切除切口区域选用同侧的胸大肌作为"临时保姆"来覆盖扩张器。乳晕周围切口是优选,该术式可以使用胸大肌来覆盖扩张器,以防止在乳房皮肤坏死时扩张器外露。胸大肌被埋至乳房皮下,扩张器作为一种可调节的支架,能保持乳房的形状,如病理检查后需术后放疗,还可以排空扩张器使其干瘪,以利放疗的实施。

胸壁和乳房外侧皮肤之间用缝线间断缝合,使扩张器保持在内侧,防止移位到腋窝。侧缝避免了对前锯肌的操作,除非选用外侧的球拍切口——在这种情况下,仅胸肌不能提供足够的肌肉覆盖。虽然人类脱细胞真皮被用于延迟-即刻手术治疗,但由于其在PXRT之后出现了耐药菌感染的案例,故已经停止使用。

最初,在即刻-延迟重建术中选用荷包缝合的方法来封闭切口,但由于伤口愈合较慢,可能会延迟PXRT,该方法被放弃。相反,用一种水平线性折叠缝合关闭伤口,类似于巨乳缩小术中的垂直切口,可以达到同样的目的,既能缩短乳房切除瘢痕,也没有创口延迟愈合相关的问题。

引流是一期手术中避免血清肿的形成和后期感染的重要部分。在发现不需要PXRT的患者中,引流管在二期(最终的重建)术后2周拔出。在需要PXRT的患者中,术后3周内的引流管仍保持原位。虽然这看起来似乎是一段很长的时间,但它降低了血清肿的形成和随后的感染率——这是在早期阶段扩张器手术失败的一个重要原因。

在最后的病理检查之后,肿瘤放疗专家和患者一起评估是否需要行PXRT。

第二阶段:对于不需要接受术后放射治疗的患者

不需要PXRT的患者接受第二阶段(明确的重

建)的延迟–即刻重建。我们更倾向于在乳房切除术后2周内进行第二阶段的治疗,以避免延迟化疗开始时间,并保持乳房皮肤的弹性。特别是乳房下垂的患者,通过早期假体或皮瓣(2周)重建保留乳房皮肤囊袋,能帮助整形外科医生提高重建乳房与对侧乳房的对称性。等待至辅助化疗结束后,进行最终的第二阶段重建,通常间隔8个月,在扩张器包膜已经成熟后再行重建,会导致乳房皮肤留有扩张器的痕迹,使得重建乳房外观不自然。对那些接受过延迟–即刻重建的患者进行包膜的组织学分析发现,在切除后的2周内,扩张器周围的包膜形成并不完整;在术后两周,应用自体组织皮瓣或假体交换扩张器,可以逆转炎症反应。

对于需要术后放疗的患者采用"保留皮肤"的延迟乳房重建技术

在经历了延迟–即刻重建的第一阶段的患者中,在检查永久病理后发现需要PXRT,扩张器在整个辅助化疗的过程中保持充盈。如果需要,可在化疗的过程中进一步补充盐水。在接受新辅助化疗的患者中,扩张器在PXRT开始前的4～6周保持充盈。尽管受到PXRT炎症的影响,在此扩张器充盈期间将会在扩张器周围形成一个瘢痕包膜,保持潜在的囊内空间。

在采用CT扫描规划PXRT的放射治疗区域前,在诊室将扩张器排空。虽然在PXRT前完全排空扩张器的必要性存在一定争议,但扩张器的排

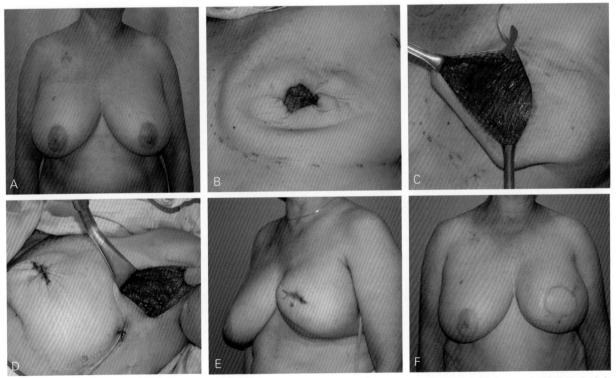

图37.3　55岁女性,左侧乳癌Ⅱ期(T2多病灶N0M0),术后无须进行PXRT,行延迟–即刻乳房重建。A. 新辅助化疗后术前观察。B. 延迟–即刻重建中最好选用乳晕切口。C. 通过乳头–乳晕切口可以避免破坏前锯肌(必要时运用网球拍状的切口)。该方法在切口周围可以单独完整使用胸大肌提供覆盖,谨防切口皮肤坏死而假体外露。D. 由于有一个在术中快速报告为阴性的前哨淋巴结,在术后细胞学检查示阳性。该患者在切除术10天后又行彻底腋窝淋巴结清扫。如果这名患者接受即可乳房重建,并以腋窝来源血管作为血液供应,那么腋窝淋巴结清扫的过程中,血管蒂如若受损,皮瓣可能出现缺血性损伤。延迟–即刻乳房重建的另一个重要好处是,扩张器可以保持膨胀,在随后的淋巴结清扫过程中保留乳房囊袋,并能充当临时"桥梁",直到所有的病理分析都完成,再最终决定是否需要PXRT。E. 在保乳术后4周,腋下前哨淋巴结活检完成,胸大肌下放置毛面盐水扩张器,术中注水700 mL。F. 6个月后,行腹直肌肌皮瓣乳房重建。尽管患者接受了右侧乳房悬吊术以达到对称,但这张图显示了对无需术后放疗的患者行延迟–即刻重建术,在修复或行对称手术前已经可以获得较为满意的效果。

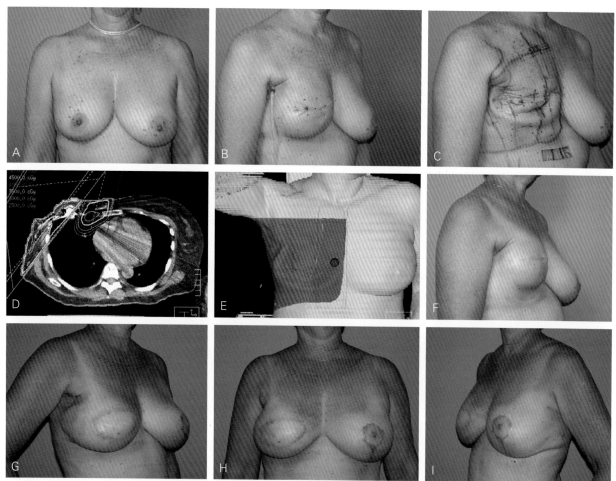

图 37.4　52 岁女性,有保留皮肤的微血管横行腹直肌延迟皮瓣行重建,临床分期为Ⅱ期 T2 N1(1 个腋窝淋巴结阳性)M0 右乳乳癌,在第一期的延迟重建后发现,需要 PXRT。A. 辅助化疗后的术前观察。B. 行保留皮肤的改良根治性乳房切除术和延迟－即刻一期重建术后 3 周,术中在胸大肌后放置毛面盐水组织扩张器,术中盐水充填 600 mL。术后标本常规病检显示,临床分期为Ⅲ期(T2 N2 M0)。C. 在 PXRT 开始之前,于诊室内将扩张器放空,移出 600 mL。在 PXRT 前完全的排空,使放疗对内部乳腺淋巴结进行治疗,而不会对心脏和肺造成过度伤害,避免照射剂量不均匀的剂量分布。D、E. 利用 CT 扫描(轴向和三维图像)对辐射处理场的设计进行三维规划。尽管在这个患者中使用了 600 mL 的填充量,但排空扩张器后,造成了一个相对平坦的胸壁表面以供放射治疗。F. 在 PXRT 完成 7 个月后,患者接受了保留皮肤的乳房重建手术,取出组织扩张器,并且运用微血管横行腹直肌皮瓣重建。G～I. 在重建的 6 个月后,对左侧乳房行悬吊术,以达到双侧对称,此为最终乳房重建术后 22 个月图片。

空可形成平整的胸壁表面,进而可采用现代的三束辐射治疗技术,有益于完整胸壁和内乳淋巴结的放疗,同时减小对心肺的损伤。

扩张器的排空为电子及光子束区域的设计营造了有利的几何环境,与未行乳房重建患者的平整胸壁类似。重建乳房的内侧侧面没有倾斜坡度,有利于中部及侧面放射区域的精确定位。放疗时,扩张器并不需要完全排空,然而保留超出 1/3 扩张器容积的情况也并不推荐。在这个过程中,由于不同患者间胸壁斜度解剖特征的差异性,

放射肿瘤专家的精心协作和配合非常重要。

在 PXRT 期间,患者在治疗中期(约 3 周)将进行复查。如果在 PXRT 期间有血清肿形成,通常不需要任何干预,除非需要修正放疗方法。已经愈合的乳房手术切口和扩张器排空前形成的成熟瘢痕包囊防止血清肿通过皮肤渗出,而注射盐水的端口通常贴壁于乳房的表面皮肤,能容许扩张器重新注水并避免细菌进入扩张器周围的血清肿。

在 PXRT 完成及其急性放射性皮肤脱屑彻底消除后约 2 周,将扩张器重新充盈至排空前的体

积。为避免乳房皮肤囊袋下极的扁平化，在 PXRT 完成后不超过 2 周进行再充盈十分关键。在组织扩张器的初始再注入时（通常在 PXRT 完成后 2 周），至少需要逐步注入抽出前体积的一半。部分患者初次重注即逐步注入抽出前的全部体积。如果需要额外的盐水注入（通常 1～3 次），则每次注入期间应间隔 3～4 周。

与在 PXRT 治疗后放置扩张器不同，该"延迟–即刻"重建方法避免了一系列风险。乳房切除切口在 PXRT 之前即愈合，降低了扩张器暴露及后续脱出的风险。其扩张器外周包膜内的空间在 PXRT 之前已形成，这样不会在切口上过度施力即可完成扩张器的再充盈，降低了其外露的风险，同时避免了血清肿等相关并发症。

在完成 PXRT 后不超过 3 个月，患者通过移除扩张器同时转移自体组织瓣，实施"保留皮肤"的延迟乳房重建。重要的是不要延迟保留皮肤的延迟乳房重建超过 3 个月，因为临床上发现超过 3 个月后扩张器开始收缩，并向上移动到胸壁，造成乳房下皱襞上移。试图修正移位和放疗过的乳房下皱襞是非常困难的，通常会导致不良的美学效果。

保留的乳房皮肤囊袋降低了 PXRT 后延迟乳房重建的皮肤需求。双侧乳房重建可以用下腹部部分皮瓣进行，而不需要使用整个皮瓣来重建放疗后的乳房。相反，XRT 后的传统延迟乳房重建有更多的皮肤要求，由于乳房皮肤没有保留，整个放疗过的下极乳房皮肤需要切除和三维替换，以重建一个下垂形状的乳房。

对于无法选择下腹部或臀部皮瓣进行重建的患者，"延迟–即刻"重建方法允许使用标准大小的皮岛的背阔肌皮瓣，这减少了在 XRT 后使用背阔肌皮瓣进行标准延迟重建时需要扩大的皮岛而造成的供区畸形问题。减少的皮肤需求对于不适合以腹部皮瓣作为供区的患者尤为重要，例如体型偏瘦的患者。如果不采用保留皮肤的方法，许多这些患者的延迟乳房重建是非常困难的，并且往往需要在转移的背阔肌肌皮瓣下进行组织扩张，这往往导致不太满意的美容效果。

此外，PXRT 后接受传统延迟重建的患者中，要求使用整个下腹部皮瓣来代替切除的乳房皮肤，以创建一个下垂形状的重建乳房并不罕见。采用保留乳房皮肤囊袋的重建技术只需要使用一半的下腹部皮瓣进行放疗乳房的重建，剩下另一半可以用来进行对侧乳房预防性切除后的重建，对侧乳房预防性切除通常在确定行乳房重建时进行。

采用所述乳房重建技术并经 PXRT 治疗的病例中，需要对重建乳房修整的病例极少。无论如何，如果需要对重建乳房进行修整，由于自体移植组织并未受到放射，修整也将相对简单。

对比采用其他延迟重建方法的放疗患者（采用传统 XRT 后重建方法或切除术后即刻重建再行 PXRT 的方法），本方法事后需要再次修整的案例比例明显低些。由于保留皮肤包被避免了放疗胸壁和移植伤口的延迟愈合，本方法同样避免了传统方法中伤口愈合过程存在的问题。本方法伤口愈合问题也减少了，因为保留的乳房皮肤囊袋避免了传统 XRT 后重建引起的放疗后胸壁与转移皮瓣之间的延迟伤口愈合。由于皮肤未受到照射，乳头重建的复杂程度也大大降低。

结论

最近发表的英属哥伦比亚省研究[6]20 年的随访结果表明，我们将继续看到更多的早期乳腺癌患者将接受 PXRT。不幸的是，经病理学诊断后，几乎所有患者都有风险需要 PXRT。更加糟糕的是，我们目前无法准确地确定哪些早期乳腺患者需要 PXRT，直到乳房切除术后 1 周。越来越多的证据表明，即刻重建可能会影响放疗区域的设计，这可能会影响患者的治疗。然而，研究表明[34,35]，在 PXRT 期间胸壁上一个空瘪的组织扩张器不会影响放疗的实施。

采用"延迟–即刻"重建的方法，不需要 PXRT 的患者与接受传统即刻乳房重建的患者的并发症发生率相当。然而，似乎发现需要 PXRT 的患者可能比在 PXRT 后接受传统延迟重建的患者有更少的并发症。最有可能的是，这反映了一个事实，即

"延迟－即刻"重建方法保留的乳房皮肤囊袋避免了传统 XRT 后重建引起的放疗后胸壁与转移皮瓣之间的延迟伤口愈合。接受延迟－即刻乳房重建的患者,由于在进行明确的乳房重建之前清除了乳房皮肤坏死组织,因而不会在重建的乳房上产生永久性瘢痕,所以与接受传统即刻乳房重建的患者相比,接受延迟－即刻重建的患者有更好的美学效果。

在接受延迟－即刻方法并随后发现需要 PXRT 的患者中,美学效果接近那些即刻行乳房重建的患者。门诊 6 年随访病例并未出现乳房皮肤或重建乳房的挛缩,并且皮肤随着时间推移而更加健康。组织学上初步认为,未经放疗的自体移植组织皮瓣可以对 PXRT 损伤的真皮纤维化的组织修复提供有帮助的细胞元素。保留的乳房皮肤囊袋同时有助于整形外科医生进行对侧乳房的对称性整形,能简化对侧乳房对称性修整过程,而在传统延迟重建过程中,往往需要额外的步骤进行对称性修整,并增加了延迟乳房重建的手术方式选择。

该"延迟－即刻"重建方法令患者在术后即拥有一个乳房,在 6 个月的化疗过程中拥有乳房,仅仅在 PXRT 治疗的 6 周内存在乳房丢失期。最终我们所需要的,就是改变过去 20 年的乳房重建历程,进入到所有患者接受延迟乳房重建的新时期。

编者评论

我初闻此延迟－即刻法用于需放疗的乳腺癌病患时,甚是存疑。然时过境迁,亦沧海桑田。对自体移植皮瓣再造乳房的放疗诚然确有显著的不良效果,不止于美观,肿瘤学角度亦然。对皮瓣放疗造成再造体的缩小、畸变、纤维化和脂肪坏死恶化等影响,很难进行二次修复。从肿瘤学角度看,再造体的存在将影响放射剂量测定和目标放射区域确定的精确性,而且局部复发的概率提高了。

在治疗流程的各步骤间,组织扩张术和放疗初始阶段间仍存在一定争议。MD 安德森癌症中心建议术后迅速充盈支撑并在放疗前释放,使放疗照射于平坦胸壁,便于放射区域的精确对准,本章对于该思路及论证已进行充分叙述。而 Memorial-Sloan Kettering 方法建议术后迅速充盈支撑并在放疗前替换为永久植入假体。本方法的主要区别即在放疗前不进行扩张器的减容。一些放射肿瘤学家认为对于胸壁及置放于扩张器内的毗邻组织进行放射是可行的,而以我对放疗后效果及复发情况的追踪回访结果来看,该方法确有优越性。

总而言之,这种"延迟－即刻"方法有效解决自体移植放疗后存在的问题,安全有效,我已将其应用于日常诊疗。

(M.Y.N.)

参考文献

[1] Overgaard M, Hansen PS, Overgaard J, et al. Postoperative radiotherapy in high-risk premenopausal women with breast cancer who receive adjuvant chemotherapy. *N Engl J Med* 1997;337:949.

[2] Ragaz K, Jackson SM, Le N, et al. Adjuvant radiotherapy and chemotherapy in nodepositive premenopausal women with breast cancer. *N Engl J Med* 1997;337:956.

[3] Ragaz J, Olivotto IA, Spinelli JJ, et al. Locoregional radiation therapy in patients with high-risk breast cancer receiving adjuvant chemotherapy: 20-year results of the British Columbia randomized trial. *J Natl Cancer Inst* 2005;97:116.

[4] Harris J, Halpin-Murphy P, McNeese M, et al. Consensus statement on postmastectomy radiation therapy. *Int J Radiat Oncol Biol Phys* 1999;44:989.

[5] Recht A, Edge SB, Solin LJ, et al. Postmastectomy radiotherapy: clinical practice guidelines of the American Society of Clinical Oncology. *J Clin Oncol* 2001;19:1539.

[6] Truong PT, Olivotto IA, Whelan TJ, et al. Clinical practice guidelines for the care and treatment of breast cancer: postmastectomy locoregional radiotherapy. For the Steering Committee on Clinical Practice Guidelines for the Care and Treatment of Breast Cancer.

CMAJ 2004;170:1263.

[7] Overgaard M, Jensen MB, Overgaard J, et al. Postoperative radio-therapy in high-risk postmenopausal patients given adjuvant tamox-ifen: Danish Breast Co-operative Group 82 c randomized trial. *Lancet* 1999;353:1641.

[8] Woodward W, Strom EA, Tucker SL, et al. Locoregional recurrence after doxorubicinbased chemotherapy and postmastectomy radia-tion: implications for patients with early stage disease and predic-tors for recurrence after radiation. *Int J Radiat Oncol Biol Phys* 2003;57:336.

[9] Katz A, Strom EA, Buchholz TA, et al. Locoregional recurrence patterns after mastectomy and doxorubicin- based chemotherapy: implications for postoperative irradiation. *J Clin Oncol* 2000;18: 2817.

[10] Truong PT, Olivotto IA, Kadar HA, et al. Selecting breast cancer patients with T1-2 tumors and 1-3 positive axillary nodes at high postmastectomy locoregional recurrence risks for adjuvant radio-therapy. *Int J Radiat Oncol Biol Phys* 2005;61:1337.

[11] Buchholz TA, Tucker SL, Masullo L, et al. Predictors of local-re-gional recurrence after neoadjuvant chemotherapy and mastectomy without radiation. *J Clin Oncol* 2002;20:17.

[12] Buchholz TA, Katz A, Strom EA, et al. Pathological factors that predict for local-regional recurrences after mastectomy are differ-ent for patients treated with neoadjuvant versus adjuvant chemo-therapy. *Int J Radiat Oncol Biol Phys* 2002;53:880.

[13] Huang EH, Tucker SL, Strom EA, et al. Postmastectomy radiation improves local-regional control and survival for selected patients with locally advanced breast cancer treated with neoadjuvant che-motherapy and mastectomy. *J Clin Oncol* 2004;22:4691.

[14] Fisher B, Wolmark W, Bauer M, et al. The accuracy of clinical nod-al staging and of limited axillary dissection as a determinant of his-tologic nodal status in carcinoma of the breast. *Surg Gynecol Ob-stet* 1981;152:765.

[15] Van Diest PJ, Torrenga H, Borgstein PJ, et al. Reliability of intraop-erative frozen section and cytological investigation of sentinel lymph nodes in breast cancer. *Histopathology* 1999;35:14.

[16] Wiser MR, Montgomery LL, Susnik B, et al. Is routine intraopera-tive frozen-section examination of sentinel lymph nodes in breast cancer worthwhile? *Ann Surg Oncol* 2000;7:651.

[17] Turner RR, Hansen NM, Stern SL, et al. Intraoperative examina-tion of the sentinel lymph node for breast carcinoma staging. *Am J Clin Pathol* 1999;112:627.

[18] Kronowitz SJ, Chang DW, Robb GL, et al. Implications of axillary sentinel lymph node biopsy in immediate autologous breast recon-struction. *Plast Reconstr Surg* 2002;109:1888.

[19] Brady B, Fant J, Jones R, et al. Sentinel lymph node biopsy fol-lowed by delayed mastectomy and reconstruction. *Am J Surg* 2003; 185:114.

[20] Spear SL, Onyewu C. Staged breast reconstruction with saline-filled implants in the irradiated breast: recent trends and therapeu-tic implications. *Plast Reconstr Surg* 2000;105:930.

[21] Ascherman JA, Hanasono MW, Newman MI, et al. Implant recon-struction in breast cancer patients with radiation therapy. *Plast Re-constr Surg* 2006;117:359.

[22] Benediktsson K, Perbeck L. Capsular contracture around saline-filled and textured subcutaneously placed implants in irradiated and non-irradiated breast cancer patients: five years of monitoring

of a prospective trial. *J Plast Reconstr Aesthet Surg* 2006;59:27.

[23] Behranwala KA, Dua RS, Ross GM, et al. The influence of radio-therapy on capsule formation and aesthetic outcome after immedi-ate breast reconstruction using biodimensional anatomical expand-er implants. *J Plast Reconstr Aesthet Surg* 2006;59:1043.

[24] Williams JK, Carlson GW, Bostwick J III, et al. The effects of radi-ation treatment after TRAM flap breast reconstruction. *Plast Recon-str Surg* 1997;100:1153.

[25] Tran NV, Chang DW, Gupta A, et al. Comparison of immediate and delayed TRAM flap breast reconstruction in patients receiving post-mastectomy radiation therapy. *Plast Reconstr Surg* 2001;108:78.

[26] Rogers NE, Allen RJ. Radiation effects on breast reconstruction with the deep inferior epigastric perforator flap. *Plast Reconstr Surg* 2002;109:1919.

[27] Spear SL, Ducic I, Low M, et al. The effect of radiation therapy on pedicled TRAM flap breast reconstruction: outcomes and implica-tions. *Plast Reconstr Surg* 2005;115:84.

[28] Chawla AK, Kachnic LA, Taghian AG, et al. Radiotherapy and breast reconstruction: complications and cosmesis with TRAM ver-sus tissue expander/implant. *Int J Radiat Oncol Biol Phys* 2002;54: 520.

[29] Kronowitz SJ, Robb GL. Breast reconstruction with postmastecto-my radiation therapy: current issues. *Plast Reconstr Surg* 2004;114: 950.

[30] Kronowitz SJ. Immediate versus delayed reconstruction. *Clin Plast Surg* 2007;96:39.

[31] Kronowitz SJ, Kuerer HM. Advances and surgical decision-making for breast reconstruction. *Cancer* 2006;107:893.

[32] Kronowitz SJ, Hunt KK, Kuerer HM, et al. Delayed- immediate breast reconstruction. *Plast Reconstr Surg* 2004;113:1617.

[33] Buchholz TA, Strom EA, Perkins GH, et al. Controversies regard-ing the use of radiation after mastectomy in breast cancer. *Oncolo-gist* 2002;7:539.

[34] Motwami SB, Strom EA, Schechter NR, et al. The impact of imme-diate breast reconstruction on the technical delivery of postmastec-tomy radiotherapy. *Int J Radiat Oncol Biol Phys* 2006;66:76.

[35] Schechter NR, Strom EA, Perkins GH, et al. Immediate breast re-construction can impact postmastectomy irradiation. *Am J Clin On-col* 2005;28:485.

[36] Damast S, Beal K, Ballangrud A, et al. Do metallic ports in tissue expanders affect postmastectomy radiation therapy? *Int J Radiat Oncol Biol Phys* 2006;66:305.

[37] Moni J, Graves-Ditman M, Cederna P, et al. Dosimetry around me-tallic ports in tissue expanders in patients receiving postmastecto-my radiation therapy: an ex vivo evaluation. *Med Dosim* 2004;29: 49.

[38] Jackson WB, Goldson AL, Staud C. Postoperative irradiation fol-lowing immediate breast reconstruction using a temporary tissue expander. *J Natl Med Assoc* 1994;86:538.

[39] Recht A, Gray R, Davidson NE, et al. Locoregional failure ten years after mastectomy and adjuvant chemotherapy with or without tamoxifen without irradiation: experience of the Eastern Co-opera-tive Oncology Group. *J Clin Oncol* 1999;17:1689.

[40] Kroll SS, Schusterman MA, Reece GP, et al. Breast reconstruction with myocutaneous flaps in previously irradiated patients. *Plast Re-constr Surg* 1994;93:460.

Gino Rigotti

Alessandra Marchi

第38章

使用半月形扩张器和荷包缝合的即刻两步法乳房重建

Immediate Two-stage Breast Reconstruction Using Semilunar Expander and Purse-string Closure

在条件允许的情况下,即刻乳房重建比延迟重建更好,一个重要的原因是它减少了手术及全身麻醉的次数。因此,与保留未受侵犯乳房皮肤的乳房切除术相比,即刻乳房重建降低了手术费用并且可以提供更好的美学效果。

实际上 Toth 和 Lappert 在 1991 年提出的"保留皮肤的乳房切除术"是最受欢迎的术式,其减少了可见瘢痕,保留了乳房下皱襞,并改进了新乳房的定位和成形。此外,由于许多报告明确肯定了对于早期(T1 或 T2)乳腺癌,采用保留皮肤的乳房切除术不会增加任何额外的复发风险,所以我们认为这是一种肿瘤安全的术式。

唯一需要考虑的是以下两点:①分期 T2、T3 及以上乳腺癌;②仅利用腹直肌肌皮瓣(TRAM)或背阔肌肌皮瓣(LD)(使用或不使用乳房假体)进行乳房重建的必要性。在保留皮肤的乳房切除术中,不考虑应用扩张器/乳房假体两步法进行乳房重建。

为了扩大保留皮肤的优势,即使在 T3 及以上的肿瘤中,通过避免应用远处皮瓣和使用扩张器/乳房假体两步法进行乳房重建来简化重建技术,从而提出了改进的策略。以源于保留皮肤的乳房切除但又延续了 Auchincloss 和 Madden 肿瘤学理论的乳房切除术为基础,Baker 报告了通过不同皮肤切口,应用半月形扩张器和荷包缝合技术的即刻扩张器/乳房假体乳房重建术(1992)。

根据这些理念,可以进行即刻的乳房重建,通过重建乳头-乳晕复合体隐藏瘢痕,最重要的是,在所有肿瘤分期都具有肿瘤安全性。此外,这种技术不需要复杂的重建技术,例如 TRAM 或 LD

(Bensimon 和 Bergmeyer,1995),尽管这些皮瓣在美学上令人满意,但在某些情况下可能会造成供区功能上的损害并影响其美观。

肿瘤学考虑和患者选择

我们必须懂得如何在避免增加局部复发的情况下尽量减少切口的长度。现在我们可以更精确地定义这种即刻乳房重建时乳房切除技术的适应证。这种技术的目的是保留尽可能多的皮肤,使乳房重建的形态更好,减少瘢痕对重建乳房的影响。然而,它必须尊重广为人知的 Madden 肿瘤学规则,即乳房切除范围必须包括肿块以及覆盖在肿块表面上的皮肤,以及腋窝清扫。

在我们看来,这种方法应该用于多中心的原位、T2、T3 及以上,根据 Madden 原则需进行改良根治性乳房切除术的乳腺癌病例。它也可用于那些无法对癌症进行精确分期的情况。事实上,它具有经典的保留皮肤技术在重建效果方面的优势,同时避免了如果发现肿瘤分期比预期更晚再进行干预的情况。

传统的保留皮肤的乳房切除术获得了良好的效果,因为它仅在乳晕周围留下了圆形切口及瘢痕。在我们推荐的技术中,只有在肿瘤位于中心时才可能使用这种切口。因此,我们采用以下标准,将患者分为两组:

- 中央型浸润性乳腺癌、部分 T2、全部 T3 及以上患者以及多中心导原位癌患者——在这些情况下,进行包含乳头-乳晕复合体的圆形切口的乳房切除术。在偏中心位置的情况下,为了将肿瘤表面皮肤包括在内,圆形切口最大直径可以延伸到10 cm。这个延伸显然与乳房体积有关;也只有在大乳房才有可能。

- 外周型浸润性乳腺癌、部分T2、全部T3及以上的患者——在这些情况下,由于圆形切口不能包含肿瘤表面皮肤而不能使用上述圆形切口。可以将包含乳头-乳晕的圆形切口向肿块位置呈水滴状延伸。以这种方式,切除覆盖肿块的皮肤并保留没有被肿瘤侵犯的象限皮肤。

手术技术

第一阶段:乳腺切除术和扩张器置入

乳房切除术的合理目标是最大限度切除腺

体,尽量减少瘢痕以促进乳房重建的效果。在第一组具有中央型,乳晕旁浸润或多灶性导管内粉刺癌的患者中(图38.1),可行距离乳晕边缘1.5 cm、最大直径为10 cm的圆形切口。切除的宽度取决于肿块的位置。手术前在患者站立位时标记乳房下皱襞的位置。首先分离皮下层,然后到深层胸大肌筋膜进行乳房切除术(图38.2~图38.8)。

在进行皮瓣游离时可以应用电刀。在各个方向沿着胸大肌筋膜浅层进行分离。在腺体上部,腺体从锁骨附近分离下来,不需要超范围的手术分离。在内侧分离止于胸骨外侧缘,在外侧越过胸大肌朝向肱骨部分,去除腋尾部腺体。在乳房下部,保留乳房下皱襞结构非常重要;正确的分离层面是沿着浅筋膜层直到其与深筋膜层的连接

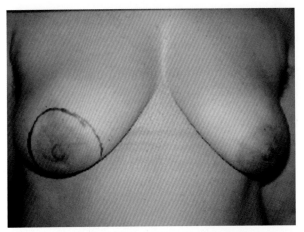

图38.1 中心肿块患者的环形切口应距乳晕边缘至少1.5 cm。通过这个切口,可以进行正确的根治性改良乳房切除术和淋巴结切除术。为了减少瘢痕,可以使用一个简单的单荷包缝合来闭合间隙缺损。

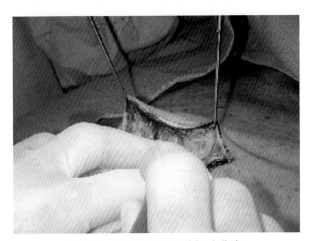

图38.3 然后用电刀继续切除乳腺。

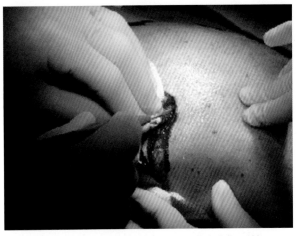

图38.2 乳房切除术皮肤切口从乳房上极开始。

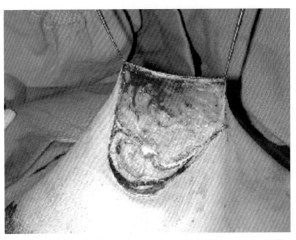

图38.4 正确的平面是沿着皮下浅筋膜切开Cooper韧带。

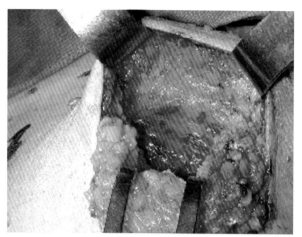

图38.5 从胸肌层切开腺体，包括肌的浅筋膜，它从内侧延伸到胸骨边缘，从侧面延伸到腋柱。

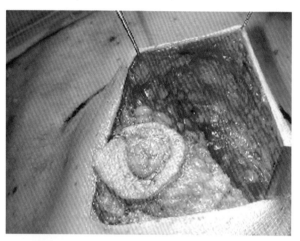

图38.6 解剖下极时，要注意保留乳房下皱襞。

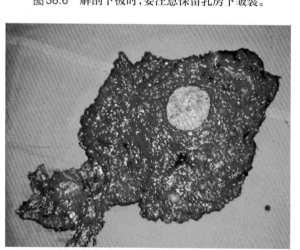

图38.7 切除标本包括腺体、乳头－乳晕复合体和连续的淋巴结解剖清扫。

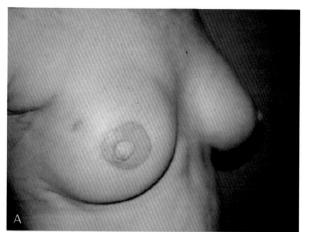

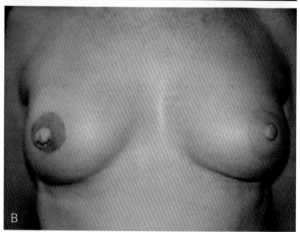

图38.8 A、B. 重建的最终结果(A)，新乳头－乳晕复合体与对侧对称，覆盖乳房切除术的手术瘢痕(B)。

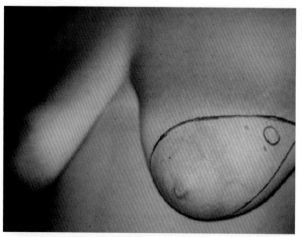

图38.9 乳晕周围的泪滴状乳房切除术标记，并向肿块所在的周边象限延伸。

处。在这个对应乳房下皱襞的地方，皮肤是连接在胸壁上的。通过同一切口进行腋窝探查；这个切口大小足以进行该操作。导管内多中心粉刺癌不用

进行腋窝探查清扫。在第一组患者中，这种手术技术可以称为"圆形乳腺癌改良根治术"(图38.8)。

在第二组中，我们进行了以下考虑：传统的保

留皮肤的乳房切除术去除了乳头 - 乳晕复合体，并从另外切口去除肿块及其上皮肤。在我们看来，这个术式的缺点是增加了一个额外的瘢痕，使重建的乳房变形。它也不遵循 Madden 原则。因此，我们做一个泪滴状切口，距离乳晕 1.5 cm，并延伸到肿块所在的象限（图 38.9）。

这样做的切口包括了肿瘤表面的皮肤。与改良根治性乳房切除术相比，它保证了肿瘤学效果，有个从中心呈放射状的切口瘢痕，以及尽可能保留未受侵犯象限的皮肤。乳腺切除术和腋窝清扫均通过该圆形切口进行。在这一组中，该手术技术可以称为"泪滴形乳腺癌改良根治术"（图 38.10）。除了肿瘤较大或进行了放射治疗的患者，其他所有即刻乳房重建案例中均使用扩张器。

除了传统的乳房全切，1997 年的整形手术开始出现了一个新概念——使用荷包缝合技术关闭皮肤缺损。这种外科手术是通过连续的皮内缝合闭合圆形伤口，并将其收紧外形颇像荷包。在乳房重建中，我们将这种关闭技术扩展应用于直径为 10 cm 的皮肤切口。当然，这会造成以伤口为中心辐射状像太阳射线那样向外倾斜的皱褶；但是，我们注意到，这些皱褶在扩张期间会消失（图 38.11）。

按照这些理念，我们用电刀将胸大肌下缘、胸小肌外侧缘、前锯肌的前缘以整体从肋骨上分离形成一个肌肉下腔隙。在进行乳房切除术时，我们保留了位于浅筋膜浅层与深层交界处的乳房下皱襞；此操作是进行假体囊袋准备的最重要步骤（图 38.12）。

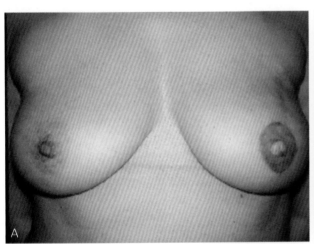
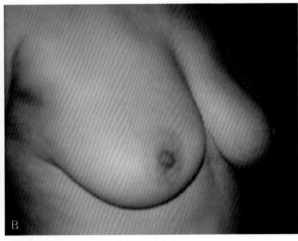

图 38.10　A、B. 瘢痕较短（A）且不太明显，因为其内侧 1/3 被乳晕覆盖（B）。

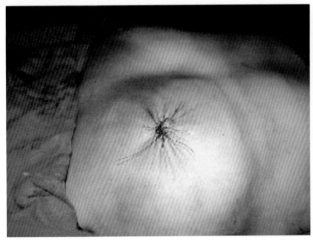
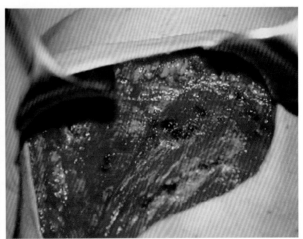

图 38.11　乳房切除术后即刻的术后情况。用荷包线缝合皮肤缺损会产生非常明显的褶皱。

图 38.12　乳房切除术后可见胸大肌与乳腺皱褶浅筋膜的交界处。

胸大肌从胸壁切开并分离,但不能从筋膜浅层和深层的交界处分离。这使得胸部肌肉在扩张期间向上滑动,这对于实现乳房凸度和下垂并避免了具有皮下层和肌肉囊袋之间的粘连非常重要(图38.13)。

分离前锯肌和胸小肌时也是同样。胸小肌与前锯肌保持连续,在胸小肌下稍做分离;在前锯肌下,分离延续到术前标记的范围。在这个水平上,切断它并使之与胸壁分离,但不与皮下脂肪组织层分离。不间断的肌肉层为扩张器提供了极好的保护。然后将皮肤伤口用皮下的荷包缝合术关闭。

对于进行泪滴形切口的乳房切除术(即位于外周位置的乳腺癌)的情况也采用相同的方法。当然,在这些情况下,荷包缝合不能用于关闭整个手术伤口。但可以用在中央部分,使最终瘢痕最短,没有肿瘤侵犯的象限完全无瘢痕。通常在伤口的中央部分取5～9 cm(取决于间隙和乳房的大小),这部分用荷包缝合技术关闭,其余切口用传统的方式缝合(图38.14)。

扩张的理念

通常,使用皮肤扩张器涉及一种"连续体积变化"的过程,使其表面皮肤按解剖区域延展扩张。这使可利用皮肤增加。在乳房扩张器应用的病例中,体积不再是唯一有效的衡量参数。除体积外,形状是正确实现乳房重建的另一个重要因素。因此,相对于"连续－容积"概念,更重要的概念是"形态-容积"。

基于这个理念,乳房扩张器选用标准为:允许乳房下极使用更大尺寸的扩张器。在我们看来,半月形扩张器适用于下级形态不同的乳房。

扩张过程基于两个基本原则:

- 仅扩张下极。
- 在解剖学和功能上保留胸大肌的内侧/上部。

在我们看来,胸大肌的内侧上部必须保持不受影响,使假体上极下移而实现重建乳房的自然轮廓。在所有圆形扩张器中,几乎整个覆盖植入物的胸大肌都被扩张了,这意味着肌肉纤维变薄、伸展,使肌肉在解剖学和功能上不再保持完整。这导致乳房上部凸起而显出不自然的外观轮廓。

蛋形扩张器更接近我们认为下极应该有的形状,但是目前还没有这种形态的扩张器。事实上,垂直方向直径的扩张不仅没有必要,而且还会损害胸大肌。

我们的研究是基于在各个扩张阶段以及更换为永久性假体后的乳房凸度变化的差异开展的。

测量从中线(内侧)到腋前线(外侧)的三个水平周长,即胸围。从头端方向,这些周长依次为:

- A——第二肋间下方5厘米处的胸围。

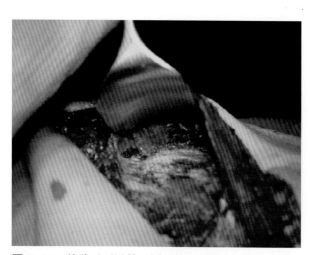

图38.13 从肋平面沿其下侧面的肌层剥离,在乳房下皱襞的确切位置。

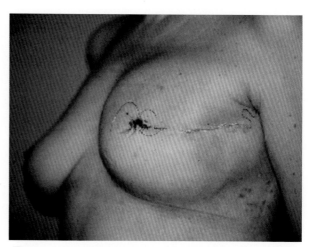

图38.14 泪滴状乳房切除术,缝合线内侧采用荷包缝合。

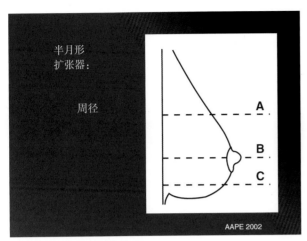

图38.15　与半月形扩张器重建的乳房凸出和垂度相对应的标记A、B和C与完整的对侧乳房进行比较。

- B——经过乳头的胸围。
- C——乳头下方3cm处的胸围（我们研究中最相关的数据，其变化与下垂完全相关）（图38.15）。

然后，进行双重比较：

- 根据患者健康乳房的形状选择使用半月形和圆形或蛋形扩张器，在扩张的不同时期进行胸围A、B和C的测量，并进行相互比较。
- 在所有类型的扩张器扩张结束替换成永久性乳房假体之后进行相同的测量。

然后分析数据。周径A的扩张在应用半月形扩张器时比应用解剖型或蛋形扩张器时少（20%）。这种差异随着扩张的增加而增加。不管

怎样，它仍然非常接近从健康乳房获得的数据。

如果使用半月形扩张器，在置换成永久性乳房假体之后，胸围A会缩小；如果使用圆形或蛋形扩张器，在置换成永久性乳房假体之后，胸围A则会显著增大（15%）。

这表明在半月形扩张器上方往往保持"空虚"状态，而圆形和蛋形的扩张器则可以达到更大的半球形状。

在扩张期间和最终植入永久性乳房假体之后，胸围B与健康乳房均有3%以上的差异。胸围B很接近健康乳房的周长。这结果并不令人满意，因为在我们看来，这个周长应该比健侧更大。

使用半月形扩张器时胸围C大幅增加（9.5%）。随着扩张的继续，这一增加愈发明显。这意味着有出现明显下垂的可能。

半月形和传统解剖型扩张器引起的并发症是相似的。

手术技术
第二阶段：扩张器置换为乳房假体

在扩张过程中遵循这些理念，可以简化第二阶段的重建。理论上，半月形扩张器在正确的位置上产生具有乳房下皱襞的理想囊袋。我们认为进行囊袋包膜切开术非常重要（图38.16），因为这样做减少包膜挛缩，从而显著增加了乳房下垂度（图38.17和图38.18）。

可以适当选择各种乳房假体。手术中使用模

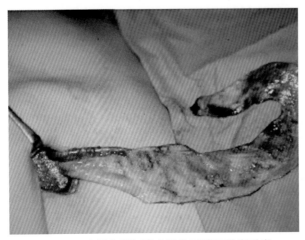

图38.16　完整包膜切除术是为了增加乳房垂度。

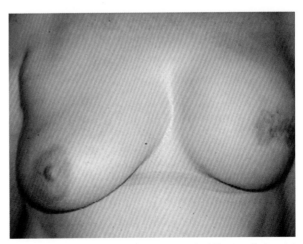

图38.17　此图和图38.18表示手术前后的同一患者。同样的患者，在扩张末期。

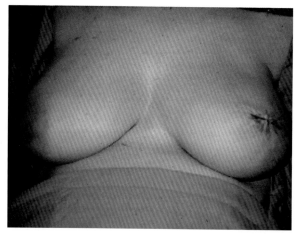

图38.18　进行包膜囊切除术术后立即观。乳房下垂改善了与对侧乳房的对称性。

表38.1　参数综述		
扩张持续时间	5个月	
随访	7.2年	
植入物皱缩	扩张器0.5%	假体0.6%
植入物更换	扩张器0.2%	假体11%
植入物取出	扩张器2%	假体5%
包膜挛缩	B.3 13%	B.4 1%
对侧重塑	90/98 27%	99/03 20%

型模拟从而确定最终形状和达到的体积是非常重要的。在我们的实践中，McGhan 150 解剖生理盐水假体适应于不同形状的乳房。此外，在圆形乳房切除术中，可以容易地将其从隐藏在新的乳头-乳晕复合体下方的小切口处置入。

并发症

迄今为止，约有1 600例患者完成了乳房重建，约有100例患者正在准备择期使用永久性乳房假体置换扩张器或进行乳头-乳晕复合物重建。

有时手术伤口并没有迅速愈合，主要是因为荷包缝合时皮肤边缘不能完全对齐。尽管如此，所有伤口在50天后已经全部愈合。其中只有16例从荷包缝合处发生切口裂开。

随着经验增加，瘢痕逐步改善，事实上，在早期病例中，瘢痕较大，也有更多问题，因为当时该手术的主要目标是获得比对侧乳晕更小的瘢痕。

应用半月形扩张器在术后开始几天之内将瘢痕向下拉，几乎完全解决了瘢痕上移导致的与健侧乳头不对称的问题。在对侧乳房需要整形的情况下，则不存在这个问题。在所有病例中，因荷包缝合留下的皮肤皱褶均在术后2～3个月内消失。组织扩张器在术中注水量在150～450 mL之间。第一次注水扩张在手术后2周进行，并通常在3～6个月内完成。几乎所有的患者都接受了化疗，推

迟了数月时间再进行乳房假体替代扩张器的手术。总结并发症数据(表38.1)后，得出如下结论：

- 与扩张器有关的并发症确实很少，所以我们可以认为扩张是一个安全的过程。
- 假体相关并发症总数达16%。当然，这些并意味着这些病例重建失败，但我们必须引起重视以提高成功率。
- 很少需要进行对侧重塑，即使在大而下垂的乳房。这意味着更少的手术，更少的并发症，患者满意度更高和手术费用更低。

包膜挛缩并不经常发生；然而，我们预计随着时间的推移包膜挛缩率可能逐渐增加。

讨论

保留皮肤的乳房切除术后的重建技术通常提供两种可能性：使用自体组织的TRAM，或LD和假体。保护组织与侵入性重建方法是个必然面临的矛盾。我们的经验显示，这些技术在形状和体积上提供更好的重建效果，并留下更少的可见瘢痕。

除了新的保留皮肤的乳房切除技术，一个新的概念也开始出现在同期整形手术中–使用荷包缝合技术关闭皮肤切口。虽然最初会有像放射线一样向外延伸的皱褶，但是通常它会随着时间的推移而减少。

这些技术的综合应用和改进使我们能够制定一个工作流程并开始在适当的病例中实施，以便通过即刻乳房重建改善乳房美学效果。我们的"圆形乳腺癌改良根治术"可以进行荷包缝合，将不需要去除的肿瘤学安全区域的皮肤保留，留下更多的皮肤用于重建，为即刻置入已充入盐水的

皮肤组织扩张器创造条件。这缩短了扩张时间，最终乳房外形更好。此外，皮肤扩张有助于消除即使在直径为 10 cm 的情况下由于荷包缝合造成的放射状皮肤皱褶。剩下的圆形瘢痕（乳房切除术的唯一标志）通过适当的技巧放置在要重建新乳头－乳晕复合体的部位，因此将完全隐藏。这种方法消除了乳房切除术造成的明显的水平或斜行瘢痕，并且显示出由组织扩张器假体组成的最简单和最小侵入性重建技术的优势。

在进行"泪滴形乳腺癌改良根治术"的病例中，最终瘢痕较短（不会延伸到未被肿瘤侵犯的象限中），与乳房象限切除术的切口相似，而且乳房没有变形。

结论

任何手术遗留的瘢痕都是乳腺癌手术的最大问题之一。事实上，横跨乳腺区域的瘢痕严重损害了原本完全对称的重建乳房的美观。我们也必须记住，乳房切除术造成的瘢痕往往美观效果较差。

我们的技术普遍改善了重建乳房的形状而形成自然外观，它不仅可以通过较小的切口，而且可以具有更好的凸度和下垂度。这主要归功于半月形扩张器，它改善了将包含定形假体的囊袋的形态。

另外，通过将瘢痕保持在小的中央区域，不再有瘢痕挛缩线，将允许乳房获得更大的凸度和更快的扩张。患者对结果总体上感到满意，他们都对没有穿过整个乳房区域的瘢痕表示过满意。

本方法并发症的发生率似乎相当低。我们将较低的并发症发生率归因于减少瘢痕使皮肤扩张变得更容易。

临床病例

结果详见病例 38.1 图～病例 38.3 图。

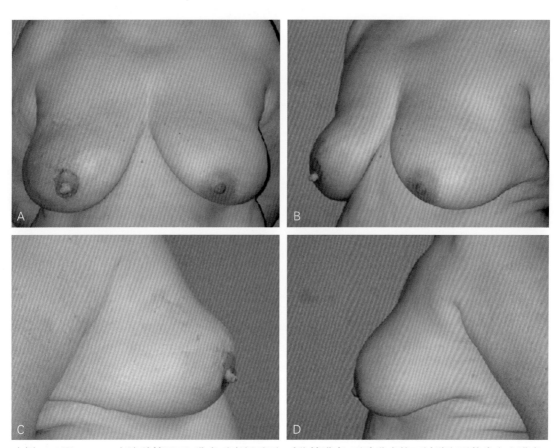

病例 38.1 图　A、B. 在这种情况下，乳房垂度很重要，对称性满意，再造乳房的下皱襞和形状也令人满意。C、D. 侧位和对侧位显示了乳房下皱襞的相似性对称。

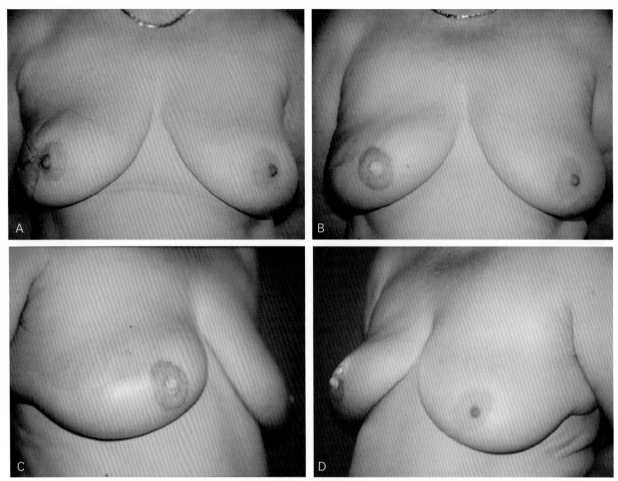

病例38.2图　A、B. 这个患者乳房下垂,乳房上极完全空虚。C、D. 侧位和对侧位外观。

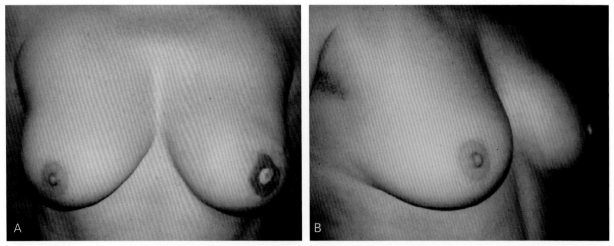

病例38.3图　A、B. 一种非常明显的乳房下垂,半月扩张器形成了一个很好的对称性满意的乳房(A),一个正确的乳房下皱襞和一个满意的重建形状的乳房(B)。

编者评论

作者在其他整形手术领域中运用荷包缝合技术有效地预防瘢痕增生，并成功地将这一概念应用于乳房重建的患者中。我同意作者的观点，乳房重建手术应该有规划地完成并实现重建乳房下皱襞的圆润，尽可能重塑乳房的下垂度，避免上极过于饱满，同时有效地避免乳房中央区横向瘢痕。这项技术经过长时间在实际操作中得到验证，不需要通过更加复杂的自体组织手术，就可以提高患者的美学满意度，同时避免增加瘢痕，降低手术费用。

在两步法假体乳房重建手术中，作者使用胸小肌来实现假体的完全肌肉覆盖，临床上很多外科医生也习惯使用前锯肌来完成。这些方法主要适用于行保留乳头－乳晕的皮下腺体切除的乳房较大，尤其是躯干较短的女性。然而乳腺切除导致皮瓣坏死的问题通常会影响该技术的美学效果。

令人关注的是，作者对长期随访中包膜挛缩率是否会增加表示担忧。特别是他们在治疗术后需要放疗的局部晚期乳腺癌（T2、T3及以上）患者方面取得的成功，为将来在全球推广该技术提供了依据。随着美国放射治疗乳腺疾病适应证的不断发展和增加，整形外科医生在患者和重建方法的选择，以及乳腺重建患者的长期管理方面，可能面临更艰巨的决策挑战。当然，正如我们目前所知，假体重建和自体重建也需要改进其适应证和临床应用。

(*G.L.R.*)

延伸阅读

1. Baker RR. The management of breast cancer with immediate or delayed reconstruction. AdvSurg1992;25:51-64.

2. Bensimon RH, Bergmeyer JM. Improved aesthetics in breast reconstruction: modified mastectomincision and immediate autologous tissue reconstruction. *Ann Plast Surg*1995;34(3):229-235.

3. Cady B. Risk of recurrence after treatment of early breast cancer with skin-sparing mastectomy:another editorial perspective. *Ann Surg Oncol* 1998;5(2):103-104.

4. Carlson GW. Local recurrence after skin-sparing mastectomy: a manifestation of tumor biologyor surgical conservatism? *Ann Surg Oncol* 1998;5(7):571-572.

5. Carlson GW. Risk of recurrence after treatment of early breast cancer with skin-sparing mastectomy: two editorial perspectives. *Ann Surg Oncol* 1998;5(2):101-102.

6. Cronin TD, Upton J, Mc Donough JM. Reconstruction of the breast after mastectomy. *Plast Reconstr Surg* 1977;59(6):1-14.

7. Gabka CJ, Maiwald G, Bohmert H. Immediate breast reconstruction for breast carcinoma usingthe periareolar approach. *Plast Reconstr Surg* 1998;101(5):1228-1234.

8. Hartrampf CR. Abdominal wall competence in transverse abdominal island flap operations *Ann Plast Surg* 1984;12(2):139-146.

9. Hidalgo DA. Aesthetic refinement in breast reconstruction: complete skin-sparing mastectomwith autogenous tissue transfer. *Plast Reconstr Surg* 1998;102(1):63-70.

10. Kroll SS, Schustermon HM, Tadjalii HE, et al. Risk of recurrence after treatment of early breastcancer with skin- sparing mastectomy. *Ann Surg Oncol* 1997;4(3):193-197.

11. Madden JL, Kandalaft S, Bourque RA. Modified radical mastectom. *Ann Surg* 1972;175(5):624-634.

12. Maxwell GP, Falcone PA. Eighty-four consecutive breast reconstructions using a textured silicone tissue expander. *Plast Reconstr Surg* 1992;89(6):1022-1034.

13. Newman LA, Kuerer HM, Hunt KK, et al. Presentation, treatment, and outcome of local recurrence after skin sparing mastectomy and immediate breast reconstruction. *Ann Surg Oncol* 1998;5(7):620-626.

14. Olivari N. The latissimus flap. *Br J Plast Surg* 1976;29:126-128.

15. Patey DH, Dyson WH. The prognosis of carcinoma of the breast in relation to the type of operation performed. *Br J Cancer* 1948;2:7.

16. Scheflan M, Dinner MI. The transverse abdominal island flap: part I. Indications, contraindications, results and complications. *Ann Plast Surg* 1983;10(1):24-35.

17. Spear SL, Majidian A. Immediate breast reconstruction in two stages using textured, integrated-valve tissue expanders and breast implants: a retrospective review of 171 consecutive breast reconstructions from 1989 to 1996. *Plast Reconstr Surg* 1998;101(1):53-63.

18. Toth BA, Lappert P. Modified skin incisions for mastectomy: the need for plastic surgical inpuin preoperative planning. *Plast Reconstr Surg* 1991;87(6):1048-1053.

19. Tremolada C, Blandini D, Beretta M, et al. The "round block" purse-string suture: a simple methodto close skin defects with minimal scarring. *Plast Reconstr Surg* 1997;100(1):126-131.

Scott L. Spear
M. Renee Jespersen

第 39 章

放疗后的乳房假体重建

Prosthetic Reconstruction in the Radiated Breast

即使是外在条件良好的情况下,乳房重建也是一项困难的技术挑战。无论是运用皮瓣、假体还是两者的联合运用,手术本质上是重建,但期望值却与整形美容相关联。

我们在乔治城大学的经验证明了即刻乳房重建与早期术后辅助化疗是不矛盾的。只要即刻重建成功并且伤口及时愈合让化疗方案按计划开始就行。2~3 周内无法愈合的伤口(无论是自体组织重建还是假体重建手术)可能会延误化疗的进程。因此,即刻乳房重建术后伤口要快速愈合,就需要采用正确的手术方式和技巧,以及良好的术后护理来防治伤口愈合可能出现的问题或感染。

假体重建术前、术中或术后放疗增加了重建手术的复杂程度[1,2]。对于在放疗后患者假体乳房重建是否是最佳方式依然存在争议,但有证据表明,在有些患者中,放疗后假体乳房重建可以做得非常成功,而且患者的满意度非常高[3-15]。放疗后行乳房重建在很多地方已普遍实行。首先,无论做过什么放疗的患者重建条件都比未放疗的要差。放疗患者的组织更紧,弹性更小,并且与正常组织相似性更差。第二,放疗通常会增加重建手术相关的并发症的发生率,与手术类型和部位无关。第三,放疗对组织的影响取决于放疗的剂量、位置、类型和持续时间,组织局部反应和组织对重建手术过程的相容性。第四,假体的性质和皮瓣选取的类型也会影响放疗后患者乳房重建的成功与否。因此,虽然我们明确地知道,放疗对所有重建过程都有不利影响,但根据患者自身条件选择植入物类型,调整手术方式和时间可以减轻这些负面影响。

历史

实际上,放疗患者假体乳房重建的所有案例包括Ⅰ代和Ⅱ代光面硅凝胶假体植入。这类假体的特点在于其底盘大小不固定,内容物具有可流动性,因此假体有较大的移动性、延展性或形变能力以及较高的包膜挛缩概率。早期(1990年前)的光面硅凝胶假体,毫无意外地在几乎所有放疗患者体内变硬、形状扭曲和移位。相比之下,1992年之后的假体,特别是毛面的解剖型乳房假体,被设计为总填充量更多(而不是填充不足)和移动性最小。毛面解剖型假体的特征在于延展性有限,通常较少发生包膜挛缩。迄今为止,我们的经验表明,在放疗患者中,这些第Ⅲ代和后期的乳房假体似乎比早期的假体更好。同样,我们的印象是,放疗后患者重建部位的组织通常比未放疗患者的更僵硬,所以更需要柔软、形状合适、位置合适、形变能力最小的假体,而且不能感觉到明显僵硬和不适(图 39.1 和图 39.2)。

适应证

在下列这些情况下需要做乳房放疗:

- 作为保乳治疗的一部分,包括乳房肿瘤切除术和腋窝淋巴结活检。
- 根据美国临床肿瘤学会指南,肿瘤>4 cm,肿瘤接近切缘,4 个及以上腋窝淋巴结阳性[11]的乳腺癌切除术后。
- 乳腺癌切除术后局部复发。

因此,患者可能在重建之前已经接受过放疗,或者重建之后马上就要接受放疗。

乳房肿瘤切除术和腋窝淋巴结清扫联合放射的患者至少接受的放射剂量为 5 000 cGy 或达到

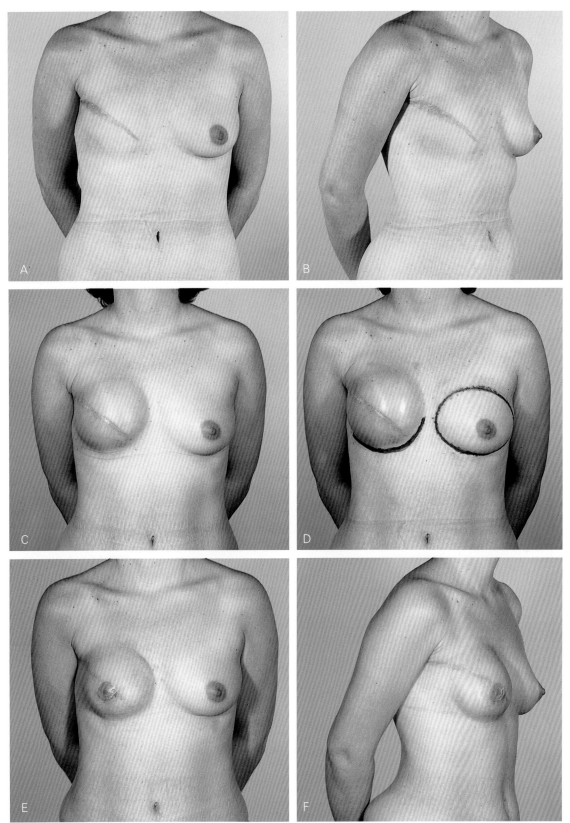

图39.1 一例40岁女性患者,接受过乳房切除术和术后放射治疗,分两期进行了延迟扩张/假体重建。扩张器是 McGhan 解剖型,植入物是 McGhan 310 mL 363 盐水填充的解剖型假体。A、B. 手术之前。C. 扩张期间。D. 已经扩张到理想乳房假体大小的扩张期。E、F. 假体植入后,乳头纹绣重建。患者通过假体植入获得了柔软的乳房,对结果非常满意。

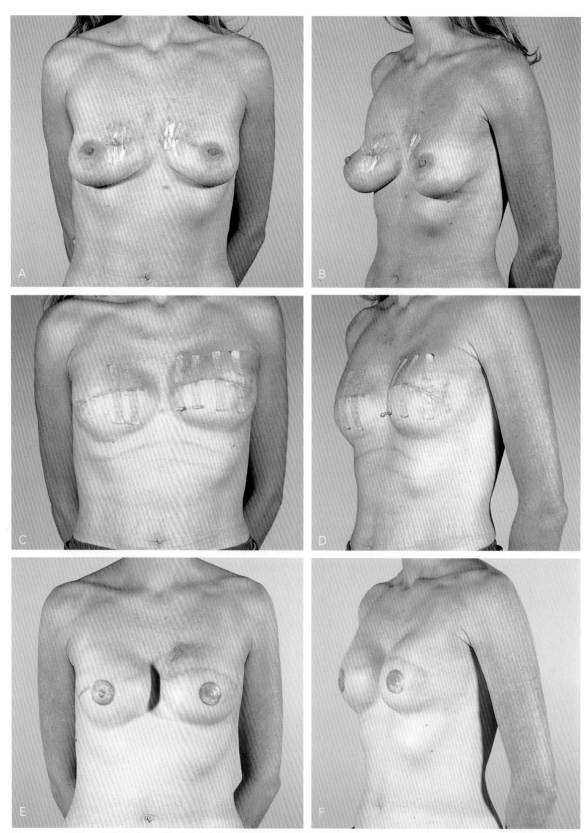

图 39.2 一例 45 岁女性患者，接受过左侧保乳手术及放射治疗，进行了 II 期双侧即刻乳房重建。左侧乳癌复发和右侧乳癌新发后进行了双侧乳房切除术后立即重建，右侧不放疗，左侧放疗。用 McGhan 解剖型扩张器进行扩张，310 mL 363 盐水填充的解剖假体重建。A、B. 术前。C、D. 扩张期间。E、F. 假体植入后，乳头纹绣重建。放疗侧的乳房和未放疗侧的乳房形态大致一样。

甚至多于10 000 cGy，量取决于肿瘤的性质。对于广泛转移或侵袭性肿瘤的患者，乳房切除术后需要接受更高剂量的辐射，因为放疗的剂量通常根据肿瘤的侵袭性和转移性而定。接受较低放疗剂量患者的组织外观和感觉往往和正常组织相近。而接受较大放疗剂量患者的组织通常比较紧、增厚、弹性变差（特别是放射治疗后的早期）。

患者选择

评估患者到底是在重建手术之前还是重建手术之后做放疗，对获得满意的假体重建效果是有帮助的。在已经接受放疗的患者中，有几个因素可以预测它们接受假体植入物的能力。我们已经

确定了四个非常有用的因素。

第一个因素是放疗皮肤表面的性质。如果皮肤在辐射后看起来状况良好，意味着它柔软、弹性好，具备相对正常的紧张度和颜色，患者就具有较好的手术适应证。如果皮肤无弹性，明显收缩、硬化和变色，患者最好采取皮瓣辅助重建（图39.3）。

第二个因素是皮肤量。放疗过的保乳手术患者比没有做重建、没有做放疗的乳房全切手术患者更容易重建。他们的放疗剂量可能不同，但没有乳房的患者将不得不接受皮肤扩张，以获得足够大的覆盖假体的皮肤量。即使她的皮肤质量很好，放疗也会降低她接受皮肤扩张的能力。因此，具有显著皮肤缺损的患者最好采取皮瓣的方式辅助重建（图39.3和图39.4）。

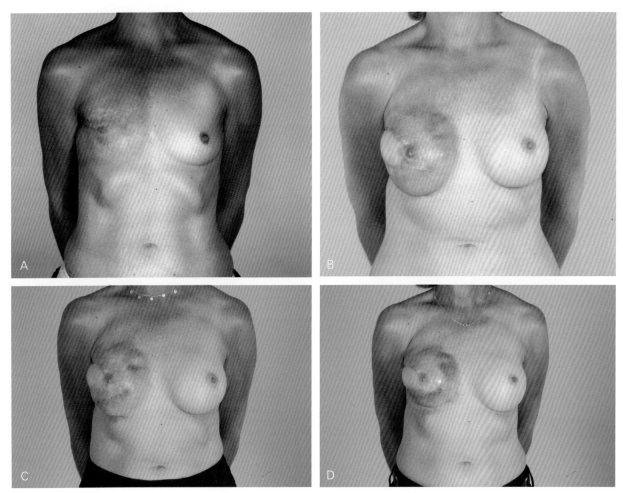

图39.3　这例53岁的女性患者，右侧乳房切除术后化疗和放疗，导致右侧乳房皮肤呈明显放疗后改变。她用背阔肌皮瓣和扩张器进行重建，之后更换成Allergan 468型380 mL填充到375 mL的假体。左侧乳房用Allergan 363型230 mL填充到200 mL的假体填充来达到左右对称。A. 乳房切除和放疗后的重建术前照片。B～D. 假体植入、乳头重建和对侧假体植入术后照片。

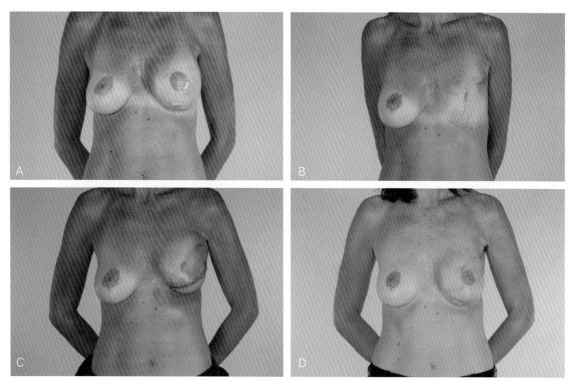

图39.4　这例42岁的女性接受过左侧乳房切除术,假体重建,但是有皮肤层面的复发。她的复发需要广泛皮肤切除,所以当时没有尝试即刻重建。A. 复发时。B. 复发切除术后和放射治疗前。C. 放射治疗后,用背阔肌皮瓣和扩张器重建左侧乳房。D. 置换为410 MF 295 mL硅凝胶假体和乳头重建术后。

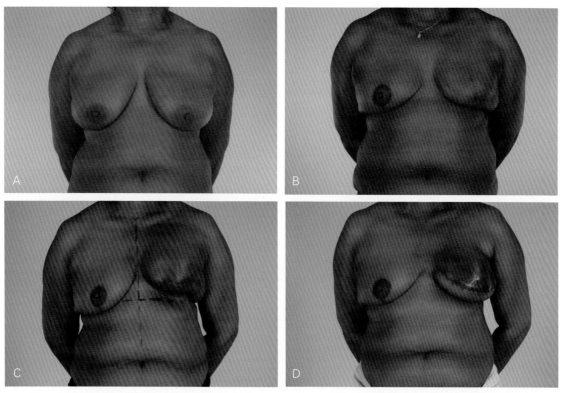

图39.5　这例58岁的女性做了左侧乳房切除和组织扩张器即刻重建。在放射治疗过程中,她的左侧乳房发生严重的放射性皮肤变化,以及Baker 4级包膜挛缩。A. 术前。B. 即刻重建术后。C. 放疗后皮肤改变和包膜挛缩。D. 取出扩张器,换成Allergan 68LP型275 mL填充至300 mL的假体,加上背阔肌皮瓣重建。

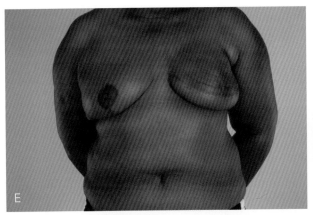
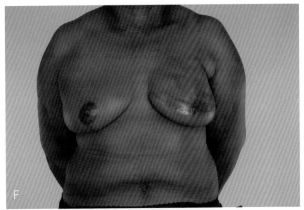

图39.5(续) E、F. 过去的3年患者放疗导致的皮肤颜色改变褪去，并重建了乳头。

第三个因素是假体重建失败的经历。如果患者由于严重的包膜挛缩，创伤或感染而导致皮肤扩张和重建失败，再次重建成功的机会将大大减少。这些患者最好采取皮瓣的方式辅助重建(图39.5)。

第四个因素是患者的态度和期望值。患者通常对乳房重建期望很高，希望与健侧大小一致。研究表明，放疗后单用假体乳房重建与皮瓣＋假体乳房重建相比，美学效果较差，但患者满意度仍然很高[15]。必须让患者明白，她们的重建乳房不可能跟对侧未放疗的乳房一样，而且远期有可能发生包膜挛缩和其他并发症(图39.6～图39.9)。只要他们了解这些事实，乳房重建选择假体优于自体组织，并且这些并发症的矫正可能除了假体之外还需要使用皮瓣，才能使假体乳房重建成功率更高(图39.10)。全面了解放疗后假体乳房重建的弊端之后，一些女性选择在Ⅰ期乳房重建时联合运用假体和皮瓣，以减少并发症的发生和避免进一步手术(图39.11～图39.16)。

符合这四项标准的患者比不符合的获得成功的概率高得多。即使运用这些标准，放疗后乳房重建的假体尺寸选择还是要适中。乳房较小或愿意接受对侧乳房缩小和提升的患者比想要重建更大乳房的患者成功率更高(图39.10)。植入的假体越大，乳房下垂越严重；放疗后组织包膜生存能力越脆弱，血供越差。

技术

我们发现生物膜在这类人群中非常适用。我们用它来辅助胸大肌覆盖，弥补肌肉缺损部位。这种方法在放疗后患者中的优势是双重的。首先，生物膜可以用来支撑薄弱的、被损害的下极皮瓣。一旦和真皮长合，下极皮瓣更牢固，能够支撑假体。第二个优点是，它让我们创建一个三维囊袋来支撑组织扩张器，从而允许我们在一开始放置时将扩张器填充到理想的最终体积。这样就避免了在放疗后耐受性差的组织中进行重建的物理扩张部分。生物膜也可以在降低包膜挛缩中发挥作用，但在使用方面尚未完成研究。在重建手术中使用生物膜的潜在缺点是，在它与周围组织融合之前，也是一种可能被感染的外来异物。但在我们的患者中，至今还没有看到因为生物膜而使感染并发症增加。

重建过程中放疗

在考虑假体乳房重建的患者中，有可能接受放疗作为其治疗的一部分，放疗的时机变得很重要。这些患者的总放疗剂量通常是很大的，在9 500～10 000 cGy之间。由于乳房重建已经开始或者已经完成，所以问题就是携带扩张器或假体如何接受放疗。

胸壁放疗可以在乳房切除术之后和扩张器置入之前，以及扩张器已经置入，或者永久性假体放

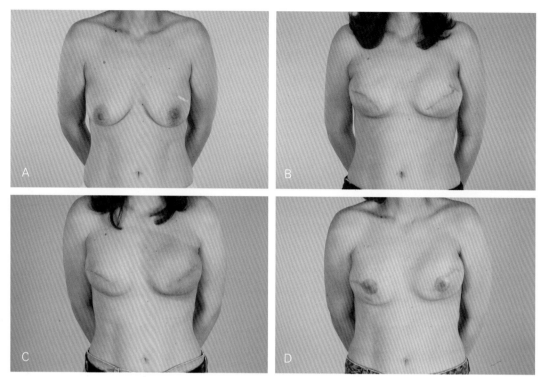

图39.6　这例40岁的女性进行了二步法扩张器乳房重建，在扩张期间接受了放射治疗。A. 术前。B. 扩张器置入3个月后。C. 放射治疗期间。D. 置换为Allergan 15型421 mL假体，乳头重建并纹绣。请注意，双侧乳房植入了同等大小假体，但由于左侧进行了放疗而右侧没有接受放疗，导致左侧乳房比右侧乳房稍微高一点和硬一点。这在放疗患者的假体重建中是非常典型的。

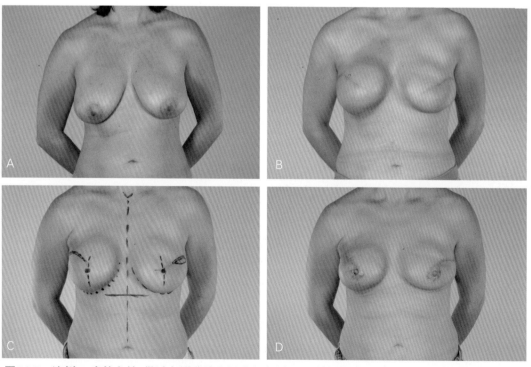

图39.7　这例33岁的女性，做过右侧乳腺癌切除和左侧预防性乳房切除，要做二步法扩张器乳房重建。所使用的假体是Allergan 363LF解剖型毛面510 mL假体，右侧填充至510 mL，左侧为540 mL。A. 术前。B. 扩张器置入术后。C. 扩张器扩张到假体大小。D. 假体植入和乳头重建后。

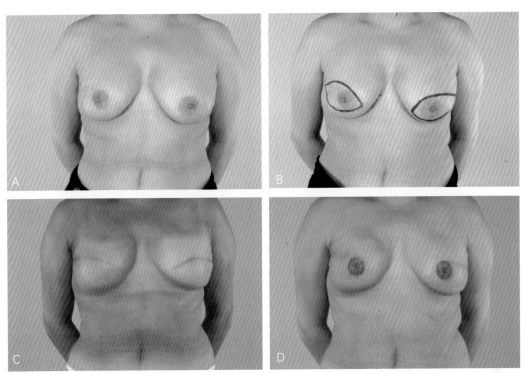

图39.8　一例31岁的女性，双侧乳腺切除术后即刻进行扩张器乳房重建。右侧腋窝9个淋巴结阳性，术后接受了放疗。然后将扩张器更换为Allergan 363盐水填充型假体（右侧390 mL假体填充至390 mL，左侧390 mL假体填充至375 mL）。A. 术前。B. 乳房切除术前标记。C. 扩张期间。D. 假体植入，乳头重建和纹绣后。

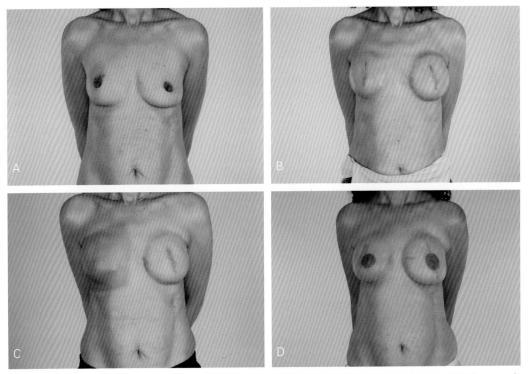

图39.9　这例44岁的女性做了双侧乳房切除，并且在扩张器扩张期间进行了右侧乳房放疗。A. 术前。B. 乳房切除术和组织扩张器置入后4个月。C. 扩张器置入术后放疗。D. 2年后置换成盐水假体（右侧：Allergan 68LP 400 mL假体填充至420 mL；左侧，Allergan 68LP350 mL假体填充至370 mL），乳头重建和乳头-乳晕纹绣。可以看到，尽管右边的假体大一些，但是右侧乳房仍显得偏高偏小。

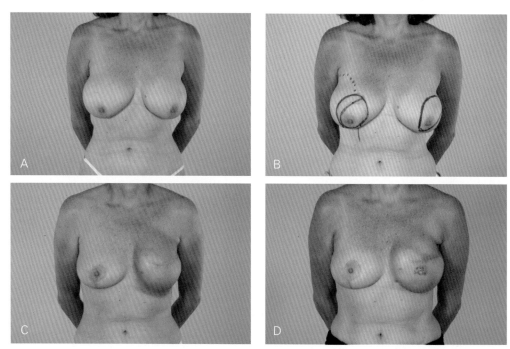

图39.10　一例47岁的女性,左侧乳房切除术后立即置入扩张器重建。左侧乳房在扩张器置入术后进行了放疗,随后扩张器更换成了 McGhan 363LF 型毛面解剖型 510 mL 填充至 450 mL 的盐水假体。A. 术前。B. 左侧乳房切除术和右乳上蒂缩乳术的术前标记。C. 右乳缩乳术和左乳切除联合扩张器置入术后。D. 左侧扩张器取出＋假体植入术＋乳头重建术后。

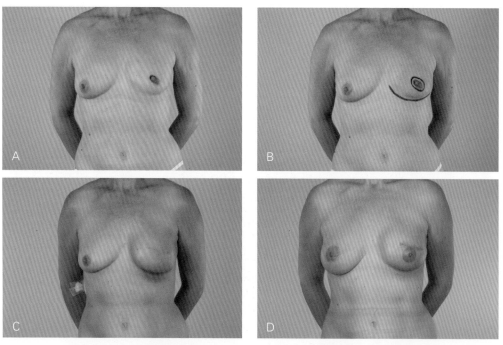

图39.11　一例46岁的女性,左乳房切除术后置入扩张器即刻乳房重建。左侧乳房在扩张器置入术后进行了放疗。5个月后,扩张器更换成了 McGhan 363LF 型毛面解剖型 410 mL 填充至 400 mL 的盐水假体,还做了右侧假体隆乳术,用的是 McGhan 68 型光面圆形 120 mL 填充至 100 mL 的假体。A. 术前。B. 术前标记。C. 扩张器置入术后。D. 左乳假体置换扩张器＋乳头重建并纹绣,右乳隆乳＋上提固定术。

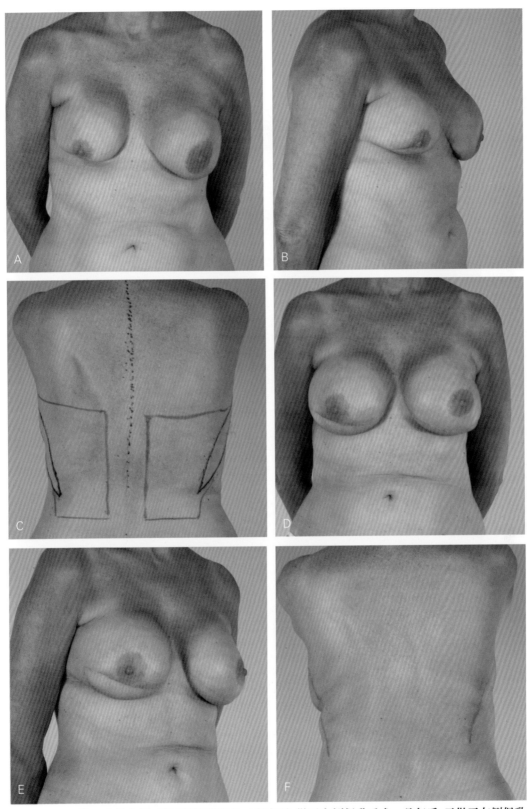

图 39.12　一例 58 岁的女性,做过双侧隆胸术,6 年之后,做了右侧保乳手术。几年后,又做了左侧保乳手术。因对双侧乳房术后外观不满意,她再行双乳背阔肌肌皮瓣＋扩张器的乳房重建术。A、B. 术前(双侧保乳手术后)。C. 背部术前标记。D～F. 双侧背阔肌肌皮瓣/扩张器重建将扩张器置换为乳房假体术后(右侧:Allergan 68HP 型 500 mL 填充至 480 mL;左侧:Allergan 68HP 型 390 mL 填充至 410 mL)。

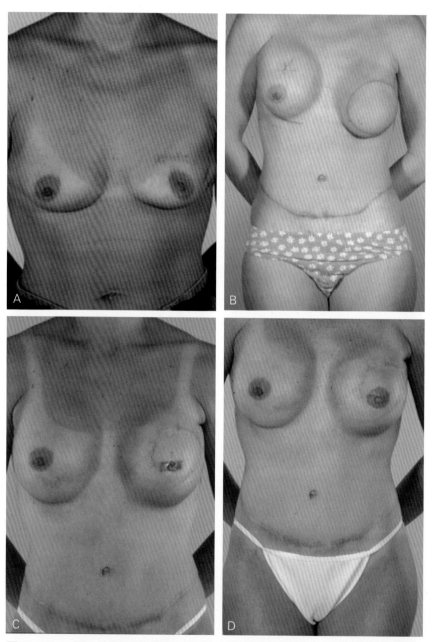

图 39.13　一例 37 岁的女性,接受了左侧保乳手术(术后放疗),4 年之后,使用单侧
腹直肌皮瓣(TRAM)加上扩张器进行左侧乳房重建。她还进行了右侧乳房预防性切
除＋扩张器植入。两侧乳房用的都是 Allergan 153 型毛面解剖型 540 mL 的硅凝胶假
体。A. 乳房切除术前。B. 左侧背阔肌肌皮瓣＋双侧扩张器置入重建术后。C. 双
侧扩张器置换为乳房假体和左乳头重建术后。D. 左侧乳头纹绣后。

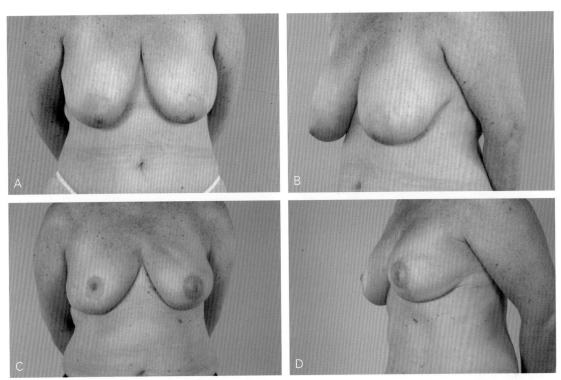

图 39.14　一例 54 岁的女性，做了左侧保乳手术＋背阔肌皮瓣＋扩张器置入术，之后扩张器置换成 Allergan 68 型光面圆形 390 mL 填充至 375 mL 的盐水假体。A、B. 术前。C、D. 左侧背阔肌肌皮瓣＋硅凝胶假体乳房重建和右侧乳房缩小术后。

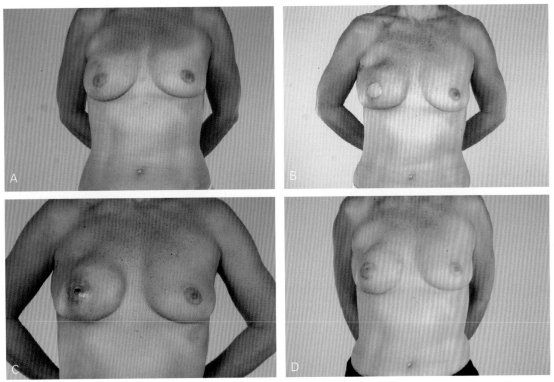

图 39.15　一例 52 岁的女性，做了右侧保乳手术，2 年后局部复发，又做了右侧乳房切除术＋背阔肌肌皮瓣＋扩张器乳房重建术，最终更换为 Allergan 40 型光面圆形 300 mL 的硅凝胶假体。A. 术前外观。B. 背阔肌肌皮瓣＋扩张器置入术后。C. 假体植入术后，乳头重建术后部分乳头缺失。如照片中所示。D. 乳头愈合纹绣。

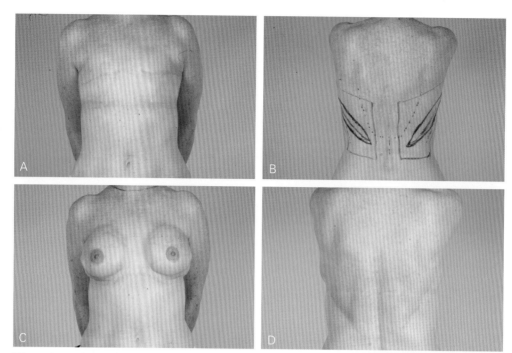

图39.16 一例53岁的女性,做了双侧乳房切除和左侧胸壁放疗。随后进行了双侧背阔肌肌皮瓣+扩张器重建,随后将扩张器置换成Allergan 68HP型425 mL填充至425 mL的盐水假体。A. 术前。B. 术前背部标记。C、D. 双侧背阔肌肌皮瓣+假体植入+乳头重建和纹绣。

置之后进行。乳房重建期间的每次放疗都有弊端。

如果在放置扩张器之前放疗,放疗后皮肤将不得不经受扩张。就会增加疼痛,扩张不足和感染的可能性[13]。如果在组织扩张器放置的同时进行放疗,假如组织产生了急性的放疗后改变急需手术,医生将需要更换扩张器。这会延长乳房重建的时间。最后,如果患者在永久性假体放置后进行放疗,假体本身可能会受到一些有害影响[1]。即使有一些包膜挛缩,放置永久性假体后多次放疗也可以有较好美学效果的可能。乳房重建术中的最佳放疗时机仍然是有争议的。可以肯定的是,放射治疗纳入重建过程中会对最终结果产生有害影响,并发症的复杂性和发生率都会增加。

并发症

对于在重建过程中遇到并发症的患者,补救方法的选择基于并发症的性质和严重程度。感染可以用抗生素治疗,但是比非放疗患者更容易影

响并损害植入物。伤口并发症也可能导致植入物外露甚至取出。对于发生乳房变硬和包膜挛缩的患者,有以下的治疗可选择:

- 放弃重建。
- 切开或切除包膜。
- 用皮瓣(例如背阔肌皮瓣)减少皮肤张力。
- 在保留植入物的同时用腹直肌肌皮瓣替换大部分放疗后皮肤。
- 用自体组织(例如腹直肌皮瓣)替换假体。

因为同时进行扩张和放疗的患者已经计划了二期手术来替换扩张器,有些患者在二期植入假体时切除包膜会获得更好的预后(图39.17~图39.19),而其他患者采取皮瓣的手术方式也可以获得良好的预后(图39.5、图39.20和图39.21)。放疗后的组织越自然越正常,包膜切除后用解剖型假体替换扩张器越能获得满意的结果。切除包膜后用假体替换扩张器,可以帮助患者获得外观上更接近健侧的乳房。这指的是双侧乳房重建患者或愿意接受对侧乳房提升或缩小的患者。

随着乳腺癌患者的放疗概率增加,越来越多

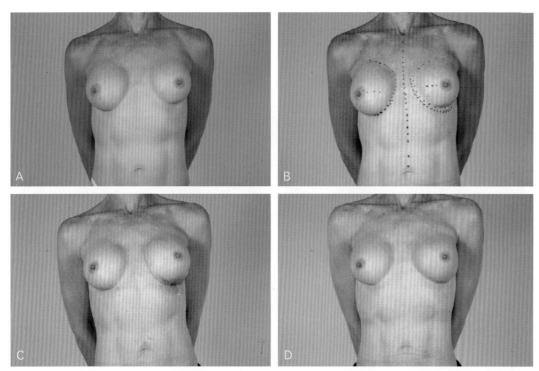

图 39.17　一例 50 岁的女性,双侧隆乳病史(圆形、光面、250 mL 盐水假体),1 年后进行了左侧保乳手术。3 年后,她进行了左侧包膜切除并将假体更换成 McGhan 68 圆形光面 300 mL 盐水假体。A. 双侧隆胸术后＋左侧保乳术后。B. 包膜切除＋假体更换术前标记。C. 术后。D. 近期照片。

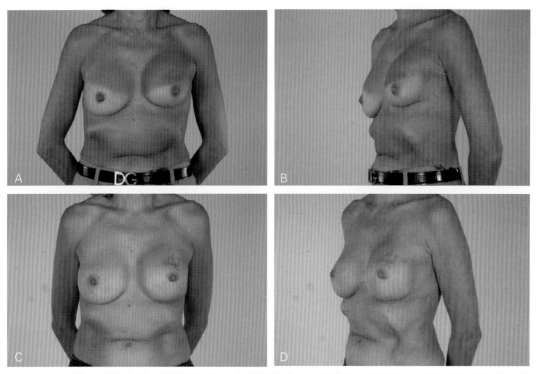

图 39.18　一例 48 岁的女性,双侧隆乳病史,左侧保乳术后。她进行了双侧乳房包膜切除,右侧乳房提升＋假体(McGhan 110 毛面圆形 300 mL 硅凝胶假体)植入术,左侧假体更换成 McGhan 110 毛面圆形 300 mL 硅凝胶假体。A、B. 双侧隆乳术后＋左侧保乳手术术后。C、D. 双侧包膜切除术,右侧乳房提升＋假体植入术,左侧假体植入术后。

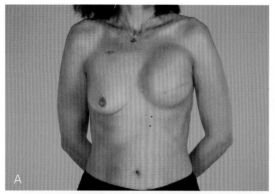
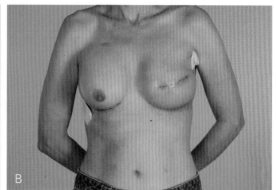
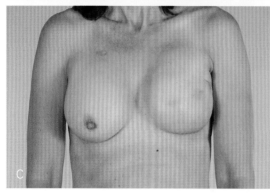

图 39.19　这例 47 岁的女性,做了左侧乳房切除＋扩张器置入。随后进行了左侧胸壁放疗,右侧乳房提升＋隆乳术。A. 扩张器置入＋放疗后。B. 左侧包膜切除＋假体(Allergan 410MM 280 mL 假体)植入,右侧隆乳术(Allergan 410MF 型 470 mL 假体)。C. 患者术后 2 年,出现轻度假体上移,但情况比包膜切除之前要好。

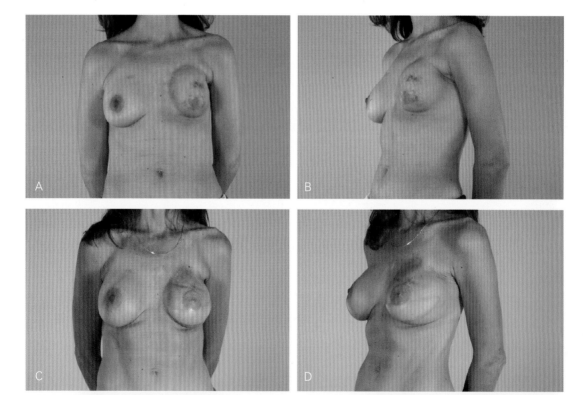

图 39.20　一例 32 岁的女性,左侧乳房切除＋扩张器置入术。之后进行了放疗。后来将左侧乳房扩张器更换成 Allergan 468 型 380 mL 盐水假体,右侧乳房用 Allergan 468 型 380 mL 填充至 360 mL 的盐水假体进行了隆乳术。8 年后,发生左侧包膜挛缩,则用背阔肌肌皮瓣＋扩张器做了重建,随后将扩张器换成了 Allergan 153 型 450 mL 硅凝胶假体。A、B. 左侧包膜切除和背阔肌肌皮瓣/扩张器置入重建术前。C、D. 左侧包膜切除＋背阔肌肌皮瓣/扩张器置入重建＋乳头重建纹绣术后。

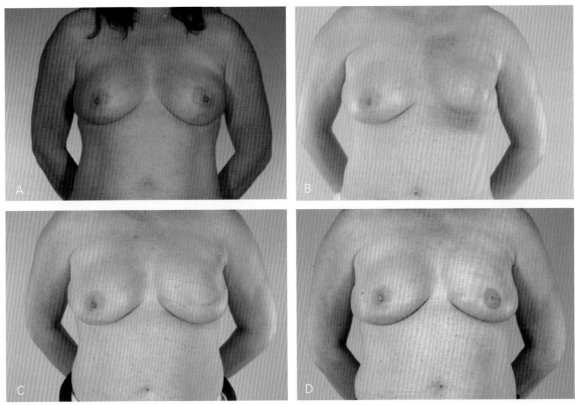

图39.21　一例44岁的女性，双侧隆乳病史。15年后进行左乳房切除＋扩张器重建术，又做了左侧胸壁放疗。放疗结束后，她进行了左侧背阔肌肌皮瓣重建术，并将扩张器更换成Allergan 40型圆形光面400 mL硅凝胶假体。A. 左乳房切除＋扩张器重建术后。B. 扩张器置入术后和放疗后。C. 左侧背阔肌肌皮瓣重建＋硅凝胶假体植入术后。D. 左侧乳头重建纹绣术后。

的重建患者接受过局部的放疗。提供假体重建的方式对于不适合做大型皮瓣重建的患者至关重要。此外，最近的研究表明，许多妇女（包括许多女性整形外科医生）都会选择假体重建。虽然放疗对假体重建的预后有不良影响，但患者表现出了良好的外观满意度，并且大多数患者表明他们将再次选择相同的重建手术[13]。虽然选择基于假体的重建比自体或联合自体和假体重建具有更多的潜在风险，但是选择权在患者本身。由于手术时间短，住院时间短，供区并发症率低，使得假体重建对许多妇女来说是一个极具吸引力的选择，只要对手术风险、弊端和可能需要再次手术调整知情同意，就会获得令人满意的结果。

编者评论

　　尽管一些作者提示我们在放疗后可以使用毛面盐水假体重建乳房，我仍然避免对这些患者进行假体重建。对于我来说，无论是已经放疗过还是今后将接受放疗，都不是假体重建的绝对禁忌证，但还是要说放疗是个非常强的相关因素。

(J.W.L.)

参考文献

[1] Shedbalkar AR, Davata A, Padamilam T. A study of effects of radiation on silicone prostheses. *Plast Reconstr Surg* 1980;65:805.

[2] Jacobson GM, Sause WT, Thompson JW, et al. Breast irradiation following silicone gel implants. *Int J Radiat Oncol Biol Phys* 1986; 12:835.

[3] Krishnam L, Krishnam E. Electron beam irradiation after reconstruction with silicone gel implant in breast cancer. *Am J Clin Oncol* 1986;9:223.

[4] Chu FC, Kaufman TP, Dawson GA, et al. Radiation therapy of cancer in prosthetically augmented or reconstructed breasts. *Radiology* 1992;185:429.

[5] Schuster RH, Kuske RB, Young VL, et al. Breast reconstruction in women treated with radiation therapy for breast cancer: cosmesis, complications, and tumor control. *Plast Reconstr Surg* 1992;90: 445.

[6] Pierce LJ, Glatstein E. Post-mastectomy radiotherapy in the management of operable breast cancer. *Cancer Suppl* 1994;74 477.

[7] Kroll SK, Schusterman MA, Reece GP, et al. Breast reconstruction with myocutaneous flaps in previously irradiated patients. *Plast Reconstr Surg* 1994;93:460.

[8] Williams JK, Bostwick J, Bried JT, et al. TRAM flap breast reconstruction after radiation treatment. *Ann Surg* 1995;221:756.

[9] Evans GR, Schusterman MA, Kroll SS, et al. Reconstruction and the radiated breast: is there a role for implants? *Plast Reconstr Surg* 1995; 96:1111.

[10] Spear SL, Maxwell GP. Invited discussion of reconstruction and the radiated breast: is there a role for implants? *Plast Reconstr Surg* 1995; 96:1116.

[11] Recht A, Edge SB, Solin LJ, et al. Postmastectomy radiotherapy: guidelines of the American Society of Clinical Oncology. *J Clin Oncol* 2001;19:1539.

[12] Spear SL, Onyewu C. Staged breast reconstruction with saline-filled implants in the irradiated breast: recent trends and therapeutic implications. *Plast Reconstr Surg* 2000;105:930.

[13] Jugenberg M, Disa JJ, Pusic AL, et al. Impact of radiotherapy on breast reconstruction. *Clin Plastic Surg* 2007;34:29-37.

[14] Spear SL, Boehmler JH, Taylor NS, et al. The role of the latissimus flap in reconstruction of the radiated breast. *Plast Reconstr Surg* 2007;119:1.

[15] Spear SL, Boehmler JH, Bogue DP, et al. Options in reconstructing the irradiated breast *Plast Reconstr Surg* 2008;122:379.

Scott L. Spear
M. Renee Jespersen
Adam D. Schaffner

第 40 章

乳房重建术后再次修复案例
Secondary Prosthetic Cases

乳房重建通常是一个分期手术,在数月内通过进行二期、三期或多期手术,最后获得满意的结果。乳房重建基本步骤包括重建乳房外形,实现双乳对称,重建乳头-乳晕复合体,以及乳头和乳晕(永久性)着色。根据这样的重建路线,术者可以在下一期手术开始前对既定手术方案进行修改或重新评估。在与患者交谈时,我们经常将乳房重建比作完成一座雕塑或一幅油画,在完成一件有价值的作品前反复改进是十分有必要的。过去流行的一期乳房重建法虽然在部分患者中有效的,但因它必须一步完成,存在着一些(很多)不确定性。随着越来越多的患者选择二期重建手术,以及假体材料和重建技术的改进,部分患者的预期手术效果可以达到或者接近整形手术的水准。虽然不是每次手术都能做到这样,但我们可以通过多期手术不断改进来获得令人满意的效果。虽然在这一章中,我们重点关注的是重建病例,但是相关技术也经常被用在二期假体重建病例中。本章中的图片用以说明我们最常用的技术,而同一患者身上我们经常会应用多种技术的联合方案。

无论是完成全程的假体乳房重建,还是承接其他外科医生乳房切除后做后续重建,乳房重建的二期或后期阶段往往更具挑战性和复杂性。本章重点介绍应用假体进行乳房重建手术期间及术后所出现的常见问题。常见的问题包括假体或扩张器周围的包膜挛缩,假体移位,乳房下皱襞错位或消失,乳头-乳晕复合物重建不充分或位置异常,以及假体问题,例如假体破裂、起皱、大小或形状不合适。对于这些患者的诊疗包括正确诊断并发症和提出必要的治疗方案。

如果只是单纯的假体泄露或破裂,那么解决方案是直接更换假体。乳房下皱襞再造的问题将在第41章和第42章中单独讨论。因此,本章集中在

包膜挛缩、乳头-乳晕复合体重建、假体问题(如移位、波纹征和不适宜的假体选择)以及表面组织被覆和乳房外形问题。在评估这些患者时,重要的是回顾以前的手术记录和当前的乳房条件。对每一位患者进行评估时,需要考虑以下几个问题:

- 最初选择假体重建是一个现实的计划吗?
- 如果可行,这仍是一个不错的方案,又是否受其他干预措施影响(例如放疗或感染)?
- 是否选择了合适的假体?
- 假体放置位置适宜么?
- 是否需要对对侧乳房进行整形手术以提高对称性?
- 乳房轮廓是否尽如人意?
- 乳头是否充分重建和(或)位置适宜?

在决定是否使用假体植入法重建乳房时,应重点考虑患者自身组织条件以及既往发生感染、接受放疗等因素。放射线是影响假体重建中组织条件的最常见因素之一。较少见的情况是,感染会损伤组织并使其不适合容纳假体。反复感染也是假体重建乳房的禁忌证。要更深入地讨论放射治疗对假体乳房重建的风险,请参考第49章放疗后假体植入法重建乳房。

假体选择

我们应当选择适当形状和尺寸的假体,其直径与患者胸部匹配,以及适宜的容量符合其体态和身形。在以上任一方面的不当选择将会造成假体外观不自然。在保留乳头-乳晕的乳房切除术患者中,认真选择假体更为重要。当假体能恢复原乳房在胸壁上的位置大小重建或保留乳头正常位置时,假体重建乳房的效果最好(本章后面将讨论在其他因素导致乳头错位的情况下如何重新定

位)。组织覆盖较少,包膜挛缩和皮下脂肪较少的患者,更容易在假体边缘出现可见的波纹征(图40.1～图40.3)。由于这个原因,应用定型或解剖型假体似乎更合适。脂肪移植是用于掩盖与组织包膜薄软相关的不规则轮廓的有用工具,在本章的后面以及在本文中涉及脂肪移植的其他章节中

也会深入讨论。虽然这些方法可以帮助解决假体重建乳房中的一些问题,但是最重要的还是选择一个大小适宜的假体。在需要重新评估假体大小变化的情况下,我们经常返回到第一步,利用组织扩张器获得足够的皮肤覆盖,然后第二步再植入新假体。

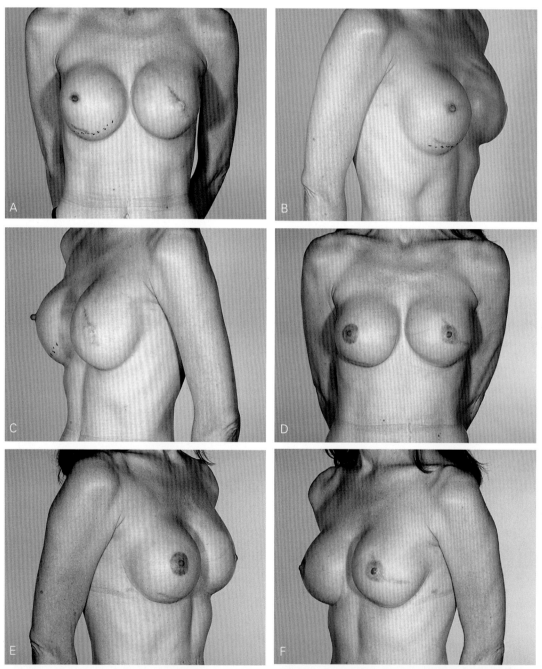

图40.1 A～C. 43岁女性,双侧假体充盈过度,左侧植入的是495 mL解剖型盐水假体,右侧植入的是390 mL圆形盐水假体。尽管效果尚可,患者不满意乳房表面可见的波纹征及假体和乳头的位置。D～F. 使用Mentor Becker假体更换盐水假体(左侧515 mL,右侧450 mL)。双侧应用内缝合法抬高乳房下皱襞,先前的左侧重建乳头弃除,从右侧的乳头部分移植形成左侧新乳头,乳晕文身着色。

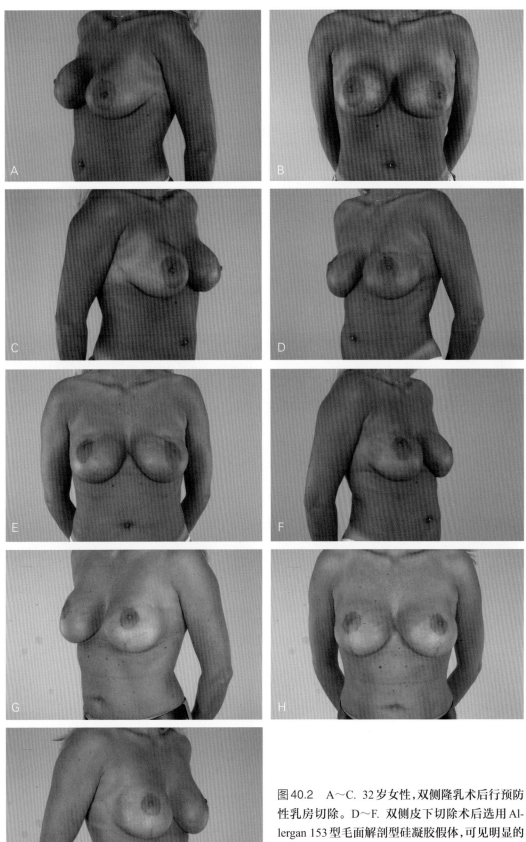

图40.2 A~C. 32岁女性,双侧隆乳术后行预防性乳房切除。D~F. 双侧皮下切除术后选用Allergan 153型毛面解剖型硅凝胶假体,可见明显的波纹征,上级容量欠缺,假体位置偏下。G~I. 矫正术后,包括双侧乳房悬吊,更换为600 mL圆形硅凝胶假体,以及双乳上极脂肪注射。

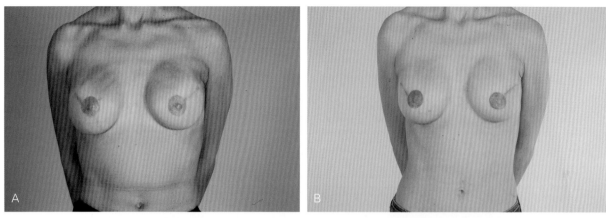

图 40.3　A. 34 岁女性,右侧乳腺癌,进行了双侧乳房切除,并行同期组织扩张器/假体乳房重建。450 mL Allergan 153 型硅凝胶假体,当时结果满意,上极轻度波纹征。术后 4 年 MRI 显示假体破裂可能,右腋窝中部可触及结节。B. 假体置换后 2 个月(除了右侧少量凝胶溢出,其余完整),并切除增大结节。更换为 450 mL Allergan 410FX 假体,其解决了术前波纹问题。切除的淋巴结示良性钙化。

正确的放置位置

通过部分包膜切除术或带状包膜切除术或用永久缝线包膜缝合可以纠正几乎任何方向的轻微的假体移位。通过全包膜切除术或增加新囊袋成形技术可以纠正明显的假体移位,包膜挛缩或易复发型移位(如双乳贯通)(第 124 章)(图 40.4～图 40.9)。新的胸大肌后间隙技术对于纠正包膜

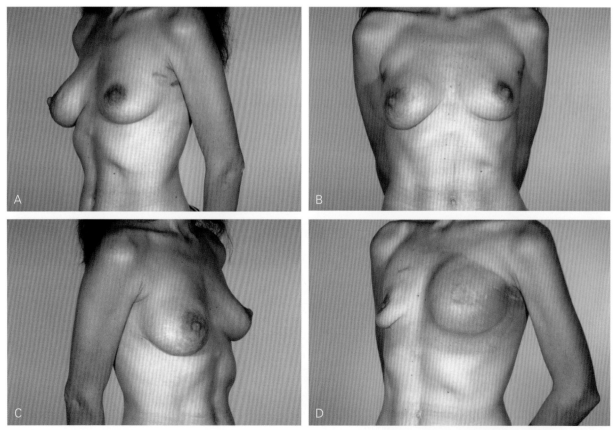

图 40.4　A～C. 32 岁女性,左侧乳房活检发现浸润性导管癌。D～F. 在放射治疗过程中,左乳房进行了乳癌改良根治术,并置入了组织扩张器。

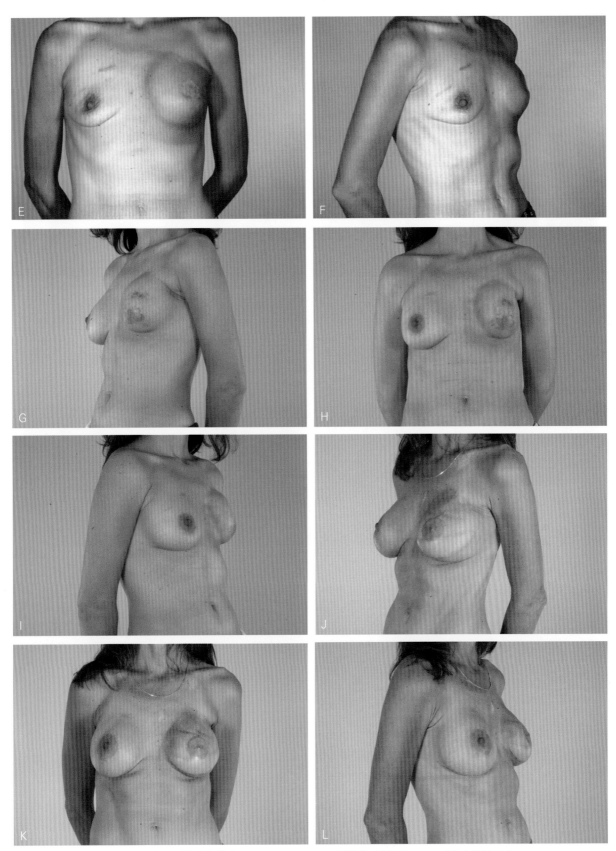

图40.4(续) G~I. 左乳扩张器置换为假体(380 mL Allergan 468 型假体,填充至 400 mL)和右乳隆乳(350 mL Allergan 468 型假体,填充到 350 mL)术后,左侧出现了明显的包膜挛缩。J~L. 背阔肌肌皮瓣及硅凝胶假体(450 mL 的 Allergan 153 型假体)重建左侧乳房,三叶皮瓣重建乳头,左乳上极进行了脂肪填充,右乳更换假体(380 mL Allergan 468 型假体,填充到 360 mL)。

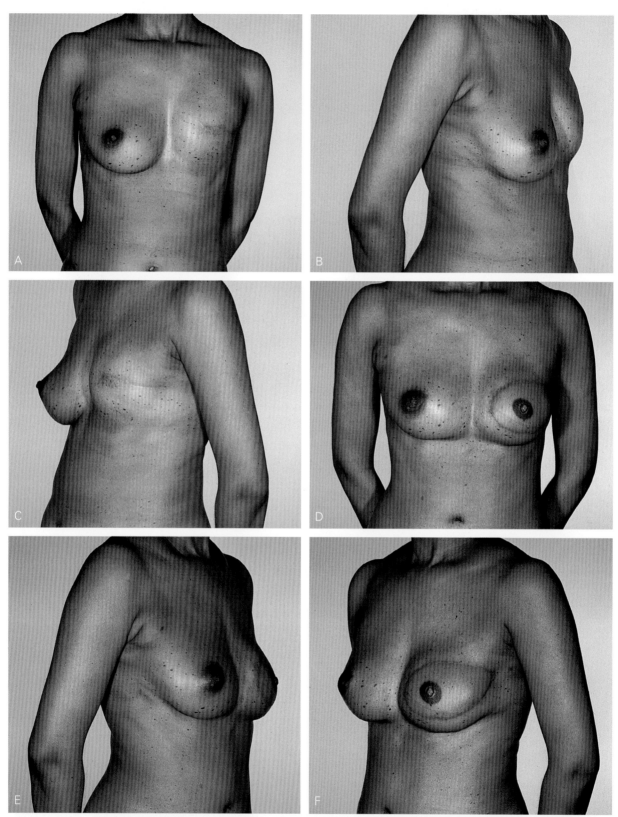

图40.5　A～C. 41岁女性，左乳切除并用硅凝胶假体一期重建乳房术后10年。尽管外形尚可，但是存在轻度包膜挛缩和假体上移。D～F. 经过两次修复术，包括第一次行包膜切除和单蒂腹直肌肌皮瓣（TRAM）乳房重建，第二次进行了TRAM皮瓣的修整和乳头重建（利用对侧皮肤以及纹绣技术）。

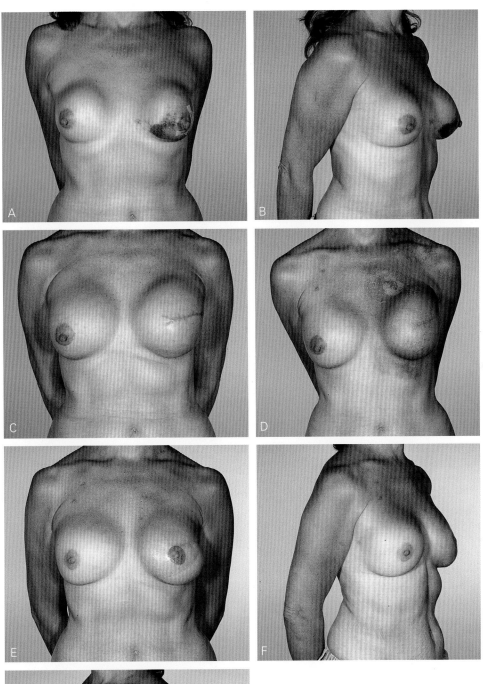

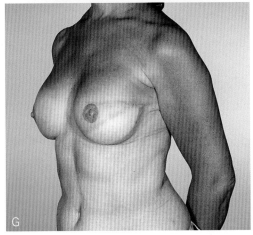

图 40.6　A、B. 50 岁，女性乳腺癌患者，假体位于乳腺后，显示包膜挛缩以及假体相对胸宽来说太窄。C、D. 左乳房切除术后，立即使用组织扩张器重建左侧乳房，并针对可疑阳性切缘进行放疗。右乳腺体后硅凝胶假体被替换，新假体放置于胸大肌后（310 mL Allergan BioDIMENSIONAL363 型假体）。E～G. 二期重建放疗后左乳房扩张器周围已形成包膜挛缩。因此，加用背阔肌肌皮瓣，并将扩张器替换为假体（380 mL Allergan BioDIMENSIONAL · 468型）。

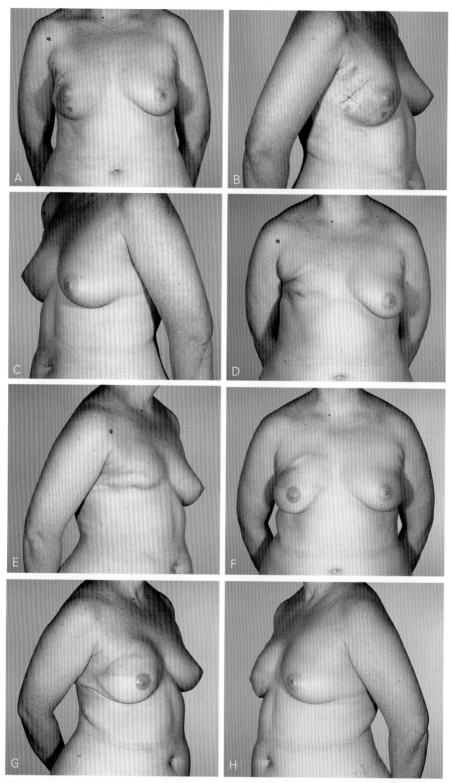

图 40.7　A～C. 32 岁女性,右侧改良根治术前。D、E. 右侧乳腺癌改良术后即刻置入组织扩张器,扩张器破裂,术后行放射治疗。F～H. 右侧乳房用背阔肌肌皮瓣重新重建,更换破裂的组织扩张器。在二期修复中,用 390 mL Allergan 363 型假体代替组织扩张器,并用三叶皮瓣重建乳头,乳晕纹绣。

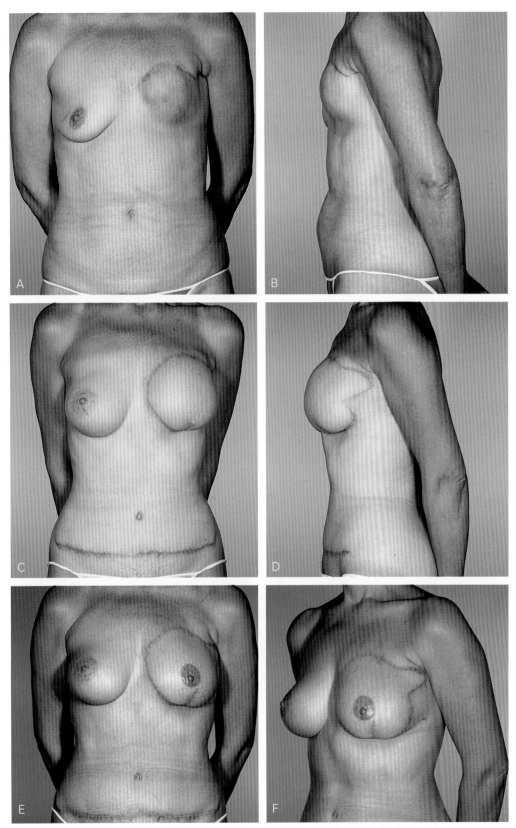

图40.8　A、B. 45岁女性，行左乳改良根治术后，两期扩张器/假体乳房重建，术后于另一家机构放射治疗。C、D. 双蒂 TRAM 皮瓣和组织扩张器左乳房重建修复术后，右乳胸大肌后放置310 mL Allergan BioDIMENSIONAL 363型假体。E、F. 进一步修整左乳，其中包括调整 TRAM 皮瓣，310 mL Allergan 363型假体更换扩张器，并重建乳头。

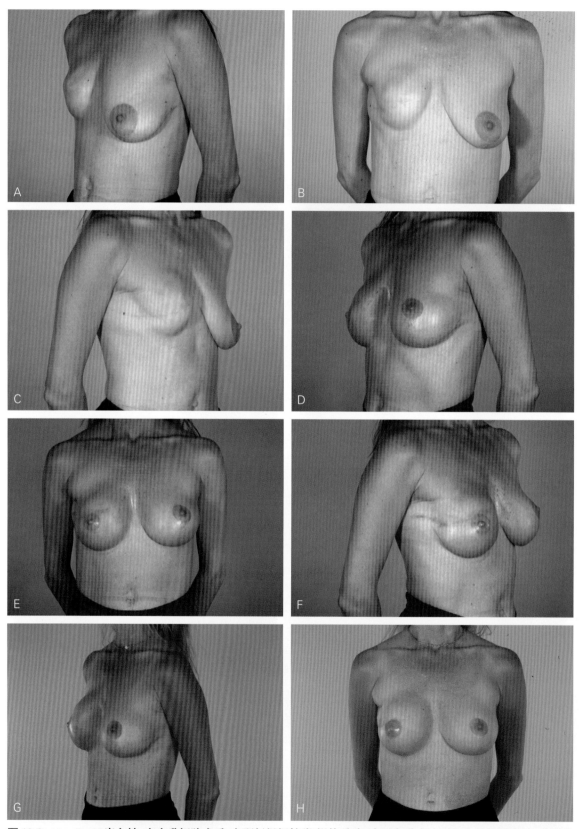

图40.9 A～C. 43岁女性,在右乳切除术后,立即行组织扩张/假体重建,由于左乳房下垂和右乳包膜挛缩,表现为双侧明显的不对称性。D～F. 在她的第一次修复术后,右乳房部分包膜切除,更换假体为375 mL可调节假体,形成新的右乳房下皱襞,左乳房行悬吊隆乳术(175 mL Mentor 345-1757型假体)。G、H. 在她的第二次修复术后,左侧下皱襞偏低和右乳偏小,她的右乳假体替换为500 mL,并将左乳重新悬吊固定。

挛缩特别有效,尤其是当全包膜切除术很难进行时。关于乳房下皱襞移位或者重建的内容将在胸大肌下新腔隙技术章节和乳房下皱襞内外侧形成章节中详细描述。

对侧乳房的修整

在向患者介绍对侧乳房整形的过程时,我们强调是为了增强对称性。换句话说,对侧乳房并没有什么缺陷,只是通过假体重建患侧乳房难以再现其原状。需要修整以达到对称的健侧乳房包括:过大、下垂或凸度欠佳。以上这些乳房类型都难以用假体重建再现。根据健侧乳房的情况,可以对之进行减少、增加容量或提升的手术,以形成更容易修复重建的形状。

双乳贯通的患者表现为乳头朝向外侧。假体向外移位的患者则相反,乳头朝向内侧,假体下移的患者乳头偏上等。一旦排除了乳房形状导致的乳头错位的原因,便可以移动乳头,矫正乳头移位。有两种在乳头重新定位中有效的技术:局部

组织瓣和全厚皮片移植。在植皮时,将受区的皮肤和乳头切除作为一个全厚移植物再交换移植。在图40.10中,这是在相邻区域进行的一个皮片移植,但受区和供区是分开区域也是可行的。或者,在乳头和新乳头位置之间设计交互组织瓣(图40.11和图40.12)。新乳头位置应尽可能邻近原乳头,以保证其血运。这两种技术都会有额外的瘢痕形成,且尽管有时手术成功,但仍有失去乳头的风险。这些技术对于那些乳头错位严重并且愿意冒风险的患者而言有意义。通常重建乳头时,选择单纯切除和缝合,然后在不同的部位重建,这是最简单的方法。

外形畸形

脂肪移植是我们常用的矫正重建乳房表面凹陷和不平整的方法(图40.2、图40.4、图40.13和图40.14)。这些外形的不规则多半因瘢痕组织,在进行乳房切除术时皮下软组织去除不平整或原乳房形状与圆形假体之间的差异所致。关于脂肪移植

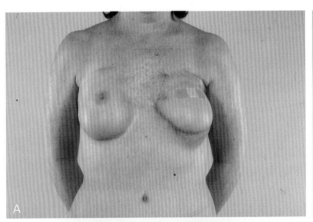
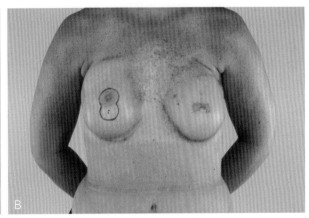
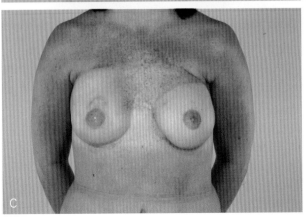

图40.10 A. 43岁女性,左乳TRAM皮瓣加假体乳房重建,右乳隆乳以达到双乳对称。虽然她的乳房外形良好,但右侧乳头在隆乳后位置偏高。B. 不是去移动重建的乳房,我们选择通过植皮下移右侧乳头。C. 右侧乳头移位及双侧乳晕纹绣术后。

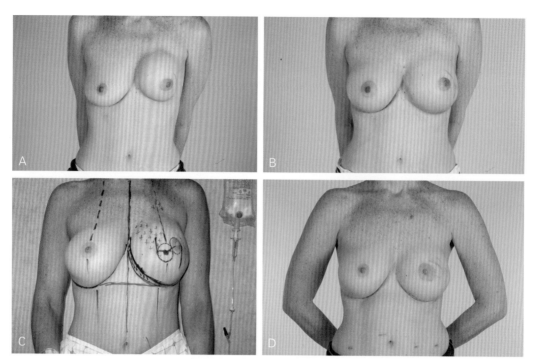

图40.11 A. 41岁，女性，在其他医院行同期重建的左乳房切除术。术后主诉左侧重建乳房坚硬不适。B. 初次修复手术包括左侧包膜切除术和假体置换（535 mL Mentor Lumera假体）以及右侧隆乳（220 mL Mentor Lumera假体）。这时，患者感到她的左乳头严重移位，并希望得到纠正。C. 第二次修复。请注意设计的移位皮瓣使乳头向前移位，脂肪移植填充左侧乳房轮廓的轻微不规则处。D. 第二次修改后一年，乳头对称度和乳房轮廓得到改善。

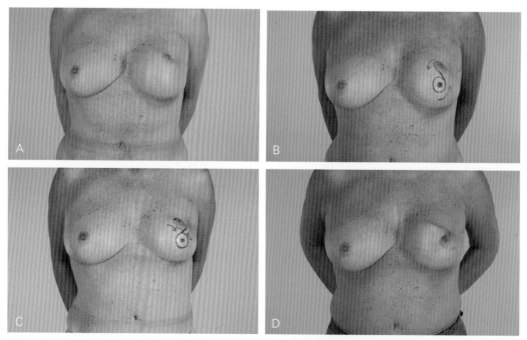

图40.12 A. 一位有吸烟史的48岁女性，保乳术后多次尝试恢复左乳房容积不足，但均未成功。她两次摘除重建植入物，是由于严重的包膜挛缩，以及TRAM皮瓣的部分坏死。她成功地植入了第三个植入物，随后感到左乳头移位。B、C. 皮瓣转移手术设计。图B和图C两种设计方法均可行。D. 乳晕上缘行皮瓣转移术后3个月。目前，该患者正在安排乳晕边缘的修复让结果更完美。

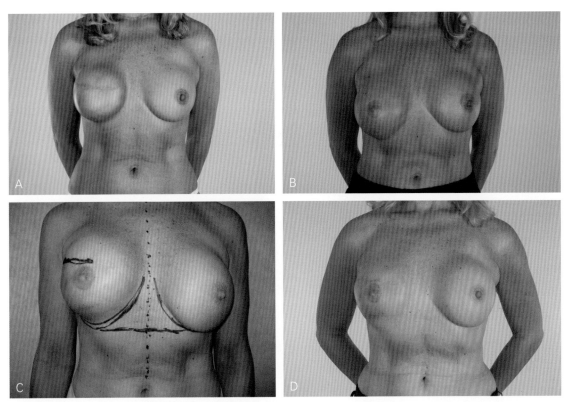

图 40.13　A. 50 岁女性，隆乳史，右侧乳房切除术后即刻进行组织扩张器重建。B. 组织扩张器取出植入假体（Allergan 20 型 600 mL）和脂肪移植柔化上极乳房轮廓。C. 5 年后，她出现了右侧乳房的包膜挛缩，拟再次修复。D. 右侧包膜切除，使用 Allergan 120 型毛面假体重建，再加上脱细胞真皮基质植入以稳定新的乳房下皱襞。

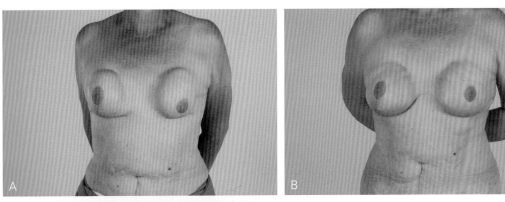

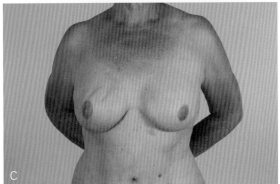

图 40.14　A. 61 岁女性，因乳腺纤维囊肿行双侧皮下乳腺切除术，1971 年 270 mL Allergan 468 型假体全部放置于胸大肌后的照片。B. 初次修复后，包括假体包膜去除，假体更换为 400 mL Allergan 133 型 MV 组织扩张器并放置于双平面层次。C. 第二阶段修复术后 2 个月，将组织扩张器更换为 457 mL Allergan 15 型假体和脂肪移植填充上极以平滑乳房轮廓。患者右侧乳房有轻微可见的波纹征，但患者对外观满意。

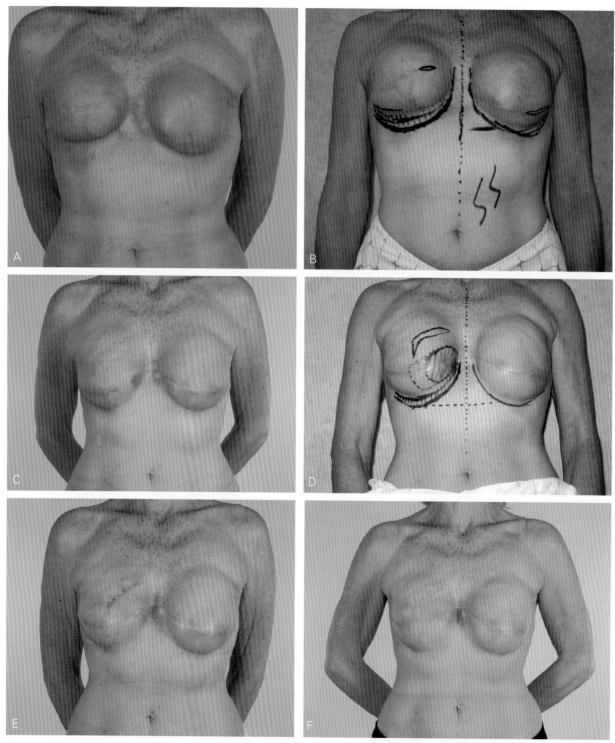

图40.15　A. 63岁女性,隆乳史,进行了双侧乳房切除术并行组织扩张器/假体重建,并于其他医院进行了放射治疗。她主诉是对乳房硬度和不对称性不满意。B. 修复手术设计,下降乳房下皱襞和松解包膜挛缩。C. 双侧包膜部分切除术后数月,取出破裂的假体,并更换为395 mL Allergan 410型FM假体。尽管这时乳房外形重建成功,但请注意,在右侧乳房内侧,菲薄的皮肤存在假体暴露的风险。D. 第二次修复手术设计,用脱细胞真皮支撑薄薄的组织并将假体尽量远离皮肤薄弱处。并重新调整右乳房下皱襞。E、F. 分别为术后6周和8个月时外观。AlloDerm支架使假体避免了暴露风险,患者对结果感到满意。注意在乳房之间形成一个小的皮肤嵴。最近,患者将在局部麻醉下对该小缺损进行Z整形矫正。

技术更完整的讨论,请参考第76章和第77章。移植脂肪过程分为获取脂肪和注射脂肪,操作相同,但是在这里我们将通过实例来说明脂肪移植如何在二次假体重建中发挥作用。当瘢痕组织,放射或伤口愈合困难导致组织覆盖不佳时,我们在某些病例使用了脱细胞真皮作为支撑物来解决问题。如果是由于外露或感染等情况造成组织覆盖不佳,则不能用脱细胞真皮的办法(图40.15)。

假体乳房重建有很多优点。它比自体皮瓣移植重建创伤小,患者术后恢复较快,因手术时间短以及没有供区损伤而使患者手术风险降低,并且

重建不受供区的血供或大小的限制。遗憾的是,这也是这种假体重建的本质,即更倾向于翻修手术,特别是随着时间的推移逐渐增多。因此,假体皱缩、假体破裂、包膜挛缩、假体位置移动、患者体重波动、对侧乳房下垂加重以及局部放射等,相对自体组织乳房重建,这些因素对假体乳房重建的影响更大,从而使重建的效果大打折扣。对于以上这些问题的补救措施或办法各有不同。本章中,我们尝试用具体的案例来阐述解决假体重建中的常见问题,以及对应的最有效和可靠的技术。

编 者 评 论

Spear博士提供的针对假体乳房重建术后出现并发症的患者进行原则性的修复手术非常有意义,同时也提醒我们,随着时间的推移假体重建逐渐显现的弱点,而自体组织重建显出最终优势。5~10年后不同重建方式各自改进后的结果将如何,我们将拭目以待。

(J.W.L.)

重建乳房下皱襞：外入路法

Recreating the Inframammary Fold: The External Approach

乳房下皱襞是女性乳房功能和外观的重要组成部分。有趣的是，在艺术作品中，由下皱襞线条和乳头组成的简单符号就代表了乳房。乳房下皱襞是由其上下皮下组织的落差而形成的皱褶。在其上方，发育的乳腺组织和皮下脂肪逐渐扩张皮肤包被，拉伸皮肤支持韧带；而乳房下皱襞上下的皮肤通过较短的、未扩张的皮下韧带黏附到其下方的胸壁及腹壁上。在乳房切除术中，当离断韧带和切除皮下组织时皱襞最常被破坏。此外，在乳房切除术中切口皱襞处的胸壁皮肤往往会被向上推移。因此，在延迟的假体乳房重建术中往往都需要通过上移来重建乳房下皱襞，这也是笔者多年实践的经验[1]。在本章中，笔者将详细介绍真皮–胸壁固定下皱襞成形术以及该术式的原则，该原则也可用于其他章节介绍的内容中。笔者看到过乳房下皱襞因乳房植入中的组织扩张和创伤而被破坏。笔者认为重建稳固的乳房下皱襞的关键点是真皮–胸壁的固定，用手术形成的瘢痕代替断裂或缺失的皮肤支持韧带。

在延迟的假体乳房重建中，通常在乳房切除术后4个月或更长时间后，胸壁组织具有了良好的移动性，才能重建下皱襞。如前所述，该手术可以适量地增加被覆假体的皮肤，重新建立稳定的乳房下皱襞结构。这也是扩张后皱襞形成和稳定的一部分，其与乳房下皱襞形成相同。本文主要介绍胸壁皮肤上移下皱襞重建技术，重点在于乳房下皱褶的形成。

术前设计时，患者取坐位，然后进行测量和标记。先让患者佩戴外置的假体和胸罩，自己调整到感觉舒适的状态，这个时候的假体下缘的水平我称之为"触觉乳房下皱襞水平"（图41.1）。标记后，去掉胸罩和外置假体。对于单侧乳房切除后的患者，以健侧为参考比较此时两侧下皱襞的位置，一般在锁骨中线的第6肋水平或其正下方。

如果要获得足够覆盖假体的皮肤，那么手术医生需要将触觉乳房下皱襞下的皮肤向上动员，可利用的皮肤是锁骨中线上该水平线以下5 cm范围内的区域。大约是每植入100 mL体积的假体对应需要向上动员1 cm的皮肤（图41.2）。在该水平线处勾画出一个最大宽约1 cm逐渐延伸至腋前线的新月形，内侧与对面乳房的乳房下皱襞末端对称。当患者前倾时更明显。应能够很容易地将这个月牙形区域的皮肤上抬起到触觉乳房下皱襞的水平，并将其固定在胸壁上。如果皮肤张力过大、不能上移到需要的高度，就需要进行调整。如果外科医生在胸壁皮肤填充后再行乳房下皱襞成形，则该新月形区域将在填充物的下端或稍低的位置，而新月形区域将在某种程度上几乎不可避免地低于触觉下皱襞水平。然后将这部分皮肤向上推进并固定于胸壁上，从而可加深乳房的下垂度，并使乳房下极皮肤和下皱襞下方的胸壁形成自然的锐角（图41.3）。

术中将这新月形区域的皮肤游离。在上下切缘，以45°的角度回切形成（大约）1 mm的小伤口，这将有助于最后伤口闭合时切口外翻。游离区域中心，从内侧到外侧做全层皮肤切口，并通过皮下组织到达胸壁。通常于腋前线上切开向上剥离，在胸大肌后间隙为植入物形成口袋。重要的是，要离断胸大肌在肋骨以及胸骨旁部分止点至大约3点或9点的高度。在假体植入后，将下游离缘上提到锁骨中线的触觉乳房下皱襞水平，并固定到胸壁乳房切除术后所产生的筋膜和瘢痕组织上。通常需要将切口下方的皮肤组织皮下游离，以形成推进皮瓣。注意皮瓣不能带过厚的脂肪组织。对于较瘦的患者而言，这不是问题，但是在有皮下脂肪组织堆积的患者中，则需要切除或抽吸去除

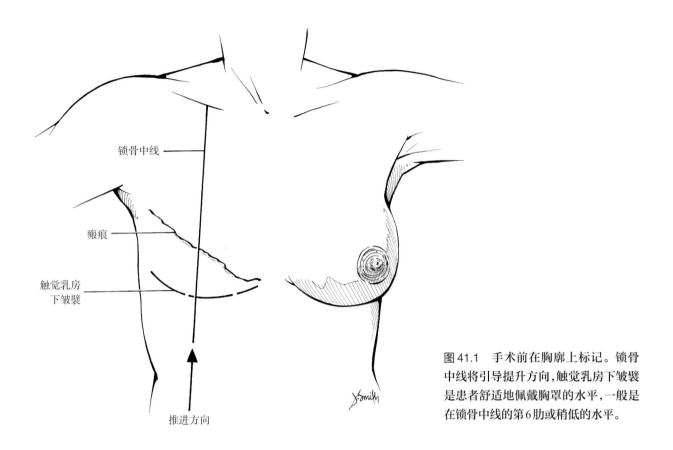

图41.1　手术前在胸廓上标记。锁骨中线将引导提升方向，触觉乳房下皱襞是患者舒适地佩戴胸罩的水平，一般是在锁骨中线的第6肋或稍低的水平。

图41.2　附加的术前规划。新月形区域要去表皮，并绘制在触觉乳房下皱襞水平以下（画出在乳房下皱襞要游离的新月形区域）在锁骨中线轴上，每100 mL假体对应增加下移1 cm的皮肤，新月形区域将从乳房外皱襞的腋前线向内延伸到与对侧乳房下皱襞对称。该区域在锁骨中线位置全层切口上方和下方约1 cm宽。下边缘在触觉乳房下褶皱水平固定在胸壁上大致区域。坐姿时，全层手术切口的位置应易于推到触觉乳房下皱襞水平。

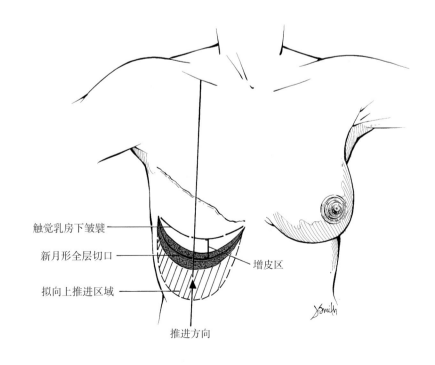

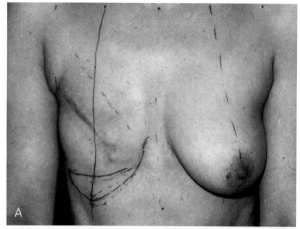

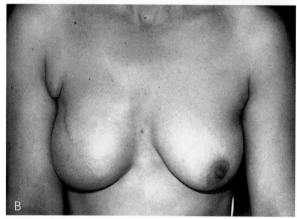

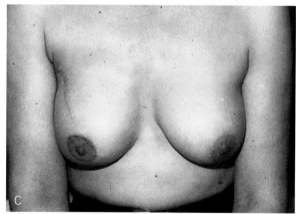

图41.3　延迟重建以匹配健侧中度下垂乳房。A. 术前标记。B. 手术后大约6个月后，术前乳头－乳晕重建，并在重建后植入假体隆胸。注意达到的对称性，与左乳房2.5 cm的下垂相匹配。C. 1年后结果。

皮瓣下的脂肪组织。然后将真皮下缘用可吸收的缝线水平褥式缝合固定在胸壁上。中线上的第一针最关键。接下来对半缝合将下缘四等分。这些真皮－胸壁的缝合，在中间部需紧固，向内侧和外侧逐渐放松，就像天然的乳房下皱襞一样。然后将上方游离缘内翻，与下方对合，逐层缝合切口，

使用可吸收缝合线缝合皮下，用不可吸收线连续外翻缝合皮肤。行真皮－胸壁固定的技术要点是：在缝合时，模拟推进皮瓣对其向下的牵拉作用。这些瘢痕和筋膜组织可能会在数月后下移0.5～1 cm，所以在适当的位置进行固定是很重要的，以免术后出现下皱襞位置偏低。术后还要在下皱襞下方推进皮瓣处适当加压包扎固定，并佩戴弹力内衣至少1周。

术后要限制肩部的运动，建议患者将肘部靠在身侧，大约1周后可开始增加活动范围。通常在3周之后患者才能恢复正常活动。术后患者常感到中等程度的不适，通常为紧绷感而不是疼痛。偶尔会出现特别不适的部位，这可能是由于缝合处的神经疼痛。这种情况数周或数月后可以自行缓解。目前本文所述的这项技术应用于延迟假体乳房重建已超过650例。

在极少情况下，这项技术用于隆胸后的乳房下皱襞重建，以防止植入位置过低或不能产生与对侧乳房对称的乳房下皱襞。

具有稳定的下皱襞的优点之一是在胸大肌的功能良好的情况下，在胸大肌后间隙植入的假体

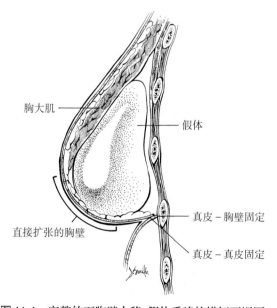

图41.4　完整的下胸壁上移、假体重建的横切面视图。在一个功能良好的肌肉下，通过稳定的真皮－胸壁固定的胸肌下假体将会向外下方扩张。就像一个组织扩张器，6个月后横行乳房切除术原瘢痕水平与乳房下皱襞之间的距离将增加多达50%。

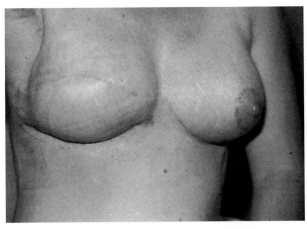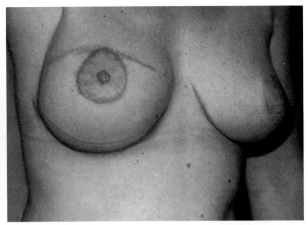

图41.5　患者接受延迟植入假体重建与下胸壁上移术并计划阶段的植入物扩张。最初手术后6周（左图）和完成后1年（右图）。注意：在锁骨中线上横向乳房切除术瘢痕与下皱襞的距离从8 cm增加到13 cm。在乳头－乳晕重建的第二阶段右侧增加近50%的假体体积。她也做了左乳房提升固定术，这里的形状变化及右乳房和左乳房重建皱襞中的乳房瘢痕的性质都值得关注。分期假体扩张的技术有时比使用组织扩张器更简单。

可以在几个月的时间内逐步扩张皮肤，从而逐渐形成自然下垂的乳房外形（图41.4）。因此，当健侧乳房有2～3 cm下垂时，这种术式可重建出与之对称的乳房，避免了对健侧乳房手术调整的需要（图41.3）。这样就可以用逐步的假体扩张法替代组织扩张术。在第一阶段放置可以容纳的最大假体，因为胸大肌下外侧皮肤将会被扩张，可以容纳在6个月或更长时间内假体增加50%的体积（图41.5）。

　　有趣的是，在一些再次手术的患者中，通常是需要扩张体积的，可以看到从真皮边缘向下延伸到胸壁的瘢痕，类似于皮肤支持韧带（图41.6）。

　　这种技术最大的缺点是体表瘢痕。极少数的情况下，这个术后瘢痕还可能出现增生。在1年内对患者严密随访观察，如果出现瘢痕增生时，局部外用类固醇。瘢痕可能增宽到5 mm～1 cm。在没有包膜挛缩的情况下，瘢痕可很好地隐藏在下皱襞中。有14例患者接受二次手术以重新缝固下皱襞。这种情况通常发生（在进行了大规模重建的）中度肥胖患者身上。如果不能充分减少皮下脂肪层，确实会增加真皮－胸壁固定的张力。如果出现假体的包膜挛缩，假体位置上移，就会暴露出下皱襞处难看的瘢痕。笔者认为这是挛缩的问题而不是下皱襞固定技术的问题。也有许多其他的技术被报道用于重建下皱襞，其中一些技术是

将假体的包膜组织固定在胸壁上。笔者已经尝试了各种技术，例如将上切缘沿着下切缘缝合在胸壁上，将包膜缝合在胸壁上，以及将皮下成分吸脂后在胸壁上施加外压等。虽然每种技术都取得了一些良好的效果，但笔者发现固定效果不如直接真皮-胸壁的固定效果那样如期望或稳定。有趣的是，在一些再次手术需要扩张体积的患者中，可以看到从皮肤边缘向下延伸到胸壁的瘢痕，很像皮肤支持韧带（图41.6）。

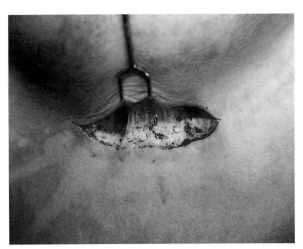

图41.6　再手术通过重建的乳房下皱襞显示瘢痕从真皮到胸壁的相对位置。下面是致密的瘢痕区，上面是更多的游丝韧带。这些具有明确的方向性，并且与真皮保持韧带具有相似性。

编者评论

Ryan博士详细介绍了他的外入路法乳房下皱襞重建技术的合理性、技术要点和案例。他强调，重建乳房如果没有位置合适和形态良好的下皱襞不能说是成功。形态良好的乳房下皱襞肯定有助于提升重建乳房的美学效果；相反，完美的重建若没有良好的乳房下皱襞，看起来也是不完美的。

从本质上讲，Ryan博士所描述的技术是工程学和艺术的结合。上移覆盖到假体的皮肤量取决于判断和经验。无论是在1982年的首次发表还是在本章更新后，他的技术确实可以将相当数量的上腹部皮肤重新分配到乳房上并形成稳定的乳房下皱褶。

尽管我一直对这种外入路法（特别是在Ryan博士手上的病例）的术后效果印象深刻，但我在大多数患者身上都避免使用这种技术。原因主要集中在3个问题上。首先，我不喜欢在胸壁上取与原乳房切除术后瘢痕相平行的切口，而这种技术通常需要这样。第二，我想避免给乳房或胸部增加额外的瘢痕，因为第二道瘢痕可能比乳房切除术后的瘢痕更糟糕。第三，这种切口和瘢痕以及假体都放置在不稳定的位置，这也令我有些担忧。尽管如此，Ryan博士已经用他的经验和他的案例证明了所有这些担心可能并不是很严重，但是这些风险的确是存在的。

此外，本文中也描述了内入路法乳房下皱襞重建技术。一般来说，内入路法是相当成功的，可以产生一个稳定的乳房下皱襞来增强乳房重建。但内入路法乳房下皱襞重建可能无法达到与外入路法相同的确定效果。另一方面，内入路法避免了包括瘢痕外露和假体移位在内的其他问题。

最后，虽然我同意Ryan博士的观点，一般来说，这种技术能成功地建立乳房下皱襞，我接诊过一些接受该术式的患者，他们的下皱襞的位置仍固定良好，但因包膜挛缩现在出现了假体向上或向外侧移位。这并不是手术过程的错误，也不是下皱襞重建的不可靠造成的，而是因为假体移位留下了空间。一旦假体移位，使用外入路法所遗留的丑陋的瘢痕就会暴露出来。

总而言之，本章阐明了外入路法重建乳房下皱襞的疗效。这是一种有价值的技术，无论是用假体还是自体组织，一个定位良好且稳定的乳房下皱襞都可以极大地提升乳房重建的效果，这一点非常值得我们重视。最后，感谢Ryan博士首次把我们的注意力集中在这个问题及其解决方法上。

(*S.L.S.*)

参考文献

[1] Ryan JJ. A lower thoracic advancement flap in breast reconstruction after mastectomy. *Plast Reconstr Surg* 1982;70:153-158.

Scott L. Spear
Ali N. Mesbahi
Michael Beckenstein

第42章

乳房下皱襞重建：内入路法

Re-creating the Inframammary Fold: The Internal Approach

重建一个充满魅力外观的乳房时，乳房下皱襞的重要性常常易被低估。轮廓分明且位置适当的乳房下皱襞可将无定形的丘状隆起变成漂亮自然的乳房。直到20世纪70年代末和80年代初这个话题才被指出，Pennis[1]首次、Ryan[2]随后分别描述了对于再造乳房上外入路重建自然的乳房下皱襞方法。外入路法见第41章。

随着乳房重建术和隆乳术的备受欢迎，下皱襞处无皮肤外切口的乳房下皱襞创建或重建技术不断涌现[3-8]。尽管大多数相关文献都致力于描述假体乳房重建术中乳房下皱襞重建，但假体乳房重建术，乳房缩小术和隆胸术都会涉及下皱襞的重建、升高或降低。关于乳房下皱襞定位在乳房缩小术的章节讨论。本章我们主要介绍隆乳术、假体乳房重建术和自体组织乳房重建术中的乳房下皱襞重建方法。

为实现重建乳房的对称性，要求如下：乳房最终体积、位置需与对侧匹配；重建与对侧相似的下皱襞；重建乳房保留足量的皮肤，尤其是从新乳头至新下皱襞之间的皮肤。下皱襞位置在轻度下垂或无下垂者的乳房重建术或隆胸术中被下移，新的下皱襞须重新置于满意水平位置，却也没有必要对丰满膨隆的重建乳房行下皱襞加深。对于没有下垂的乳房，重建或创建下皱襞的方法类似于Spear在1988年和Parsa在1990年所描述的包膜缝合或包膜提升固定术。以简单矫正下皱襞水平位置为目的手术，聚焦点在设法实现下皱襞位置对称。加深这类患者的下皱襞或者动用上腹部皮肤来形成下垂形态的乳房既不必要也不可取。相反，重建一个丰满膨隆乳房时，由于直立位可能看不到重建的下皱襞，其确切高度没有乳房的整体外观和轮廓重要。

对无下垂的乳房，隆乳术或假体乳房重建术中的乳房下皱襞重建方法非常相似。无论是哪一种情况，前期手术（包括乳房切除术或将假体置于原有下皱襞水平之下的手术）会破坏正常的乳房下皱襞。即使在这种情况下创建下皱襞，也要理清一个概念，即两个皮瓣或组织平面需对合整齐，包括附着胸壁的皮肤。因此，重建下皱襞前需要规划好新的下皱襞线在胸壁及乳房皮肤上的位置。某些病例仅需将上覆的皮肤直接向后拉紧缝合就能形成新的下皱襞；而其他的病例中原下皱襞水平可能仅仅是略低，由于乳房皮肤被过度保留而需要减少乳房下极的皮肤量。在不常见的病例中，下皱襞的位置可能很低，而乳房皮肤量根本不会很少或几乎不会过量，在这种情况下，现有皮肤可能需要重新固定到位，不是直接后拉固定而是固定于胸壁满意的下皱襞水平位置。这种皮瓣推进或利用邻近皮肤的操作类似下垂乳房中的下皱襞重建过程。

无下垂的乳房，乳房下皱襞的修复计划始于对患者的仔细观察，如有照片仔细观察照片（图42.1）。双侧乳房下皱襞线之间的垂直高度差距是多少？双侧乳房的其他边界线是否对称？对侧下皱襞线在什么水平、距离中线多远起始？标记患者健侧乳房的正常下皱襞线的水平包括及其中央皱褶最深的点，标记正中线、需矫正侧乳房异常的下皱襞线。双侧矫正案例则需估计正常的下皱襞水平。复刻正常侧下皱襞至待校正侧，其应高于现有异常下皱襞。标记患侧下皱襞中央皱褶最深的点。这一点到中线的距离应与健侧对应点至中线的距离对等。复刻到患侧的下皱襞线实际是胸壁上的下皱襞预期水平，并非皮肤上对应的理想缝固点。记录新下皱襞线与原有异常下皱襞线之间的关系。最大垂直位移有多少？两条下皱襞线在哪里重叠？

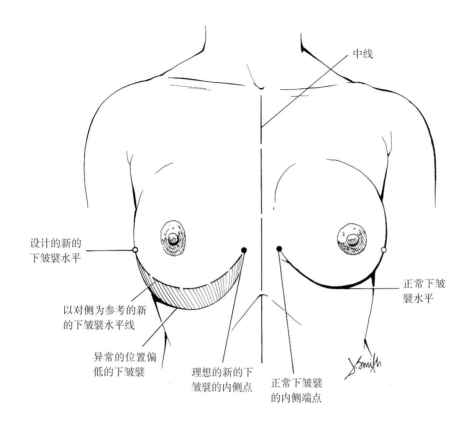

中线

设计的新的
下皱襞水平

以对侧为参考的新
的下皱襞水平线

异常的位置偏
低的下皱襞

理想的新的下
皱襞的内侧点

正常下皱襞
的内侧端点

正常下皱
襞水平

图42.1 内入路法重建下皱襞需要在健侧标记正常的下皱襞线及内、外侧止点。在患侧标记原异常下皱襞线和预期正常的下皱襞线,两线在内外侧端点汇合。

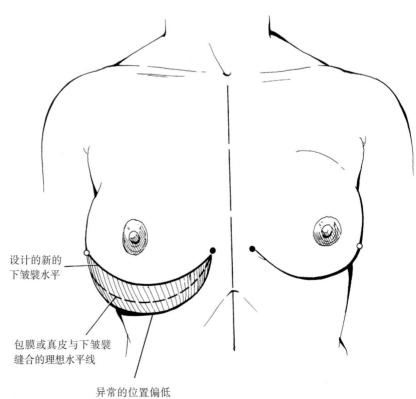

设计的新的
下皱襞水平

包膜或真皮与下皱襞
缝合的理想水平线

异常的位置偏低
的下皱襞

图42.2 A. 在某些病例,还需标记出皮肤锚定的曲线,这条曲线将与新、旧下皱襞线重叠。

A

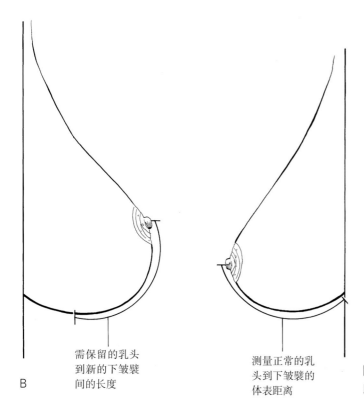

B

需保留的乳头
到新的下皱襞
间的长度

测量正常的乳
头到下皱襞的
体表距离

图42.2(续) B. 标记出乳头到下皱襞的体表曲线,
以便测量或量化此间的皮肤量。

对于隆乳的病例,需要测量健侧的乳头-下皱襞间距,以及患侧的乳头-新下皱襞间距。患者直立位软尺或布卷尺测量,或者患者仰卧位尺子测量。大多数情况下,两侧的这些测量值是相等的;但如果投射至乳房皮肤的下皱襞线直接对应胸壁上的新下皱襞线时,偶尔也会出现患侧乳头至皮肤上标记的新乳房下皱襞线间距比健侧偏大或者偏小。应付这些异常情况,须在患侧绘制

一条额外的线对应患侧必须保留的皮肤量(图42.2)。标记3个点可以绘出该曲线:新的下皱襞的内侧和外侧端点,以及确保理想的乳头-下皱襞间距所对应的点。乳房皮肤膨隆凸起时,这条额外的曲线会在新下皱襞线之上,两线在内侧和外侧端点交汇。如果乳房皮肤不足,这条线实际上位于拟定的新的下皱襞线之下。而这种情况在隆胸术中几乎从未发生。

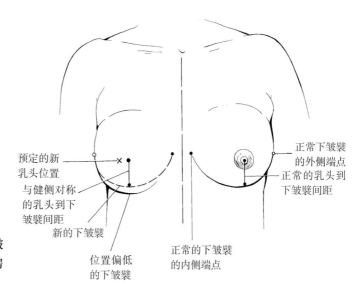

图42.3 在乳房重建术中矫正或重建乳房下皱襞,首先要参考健侧确定出新的乳头位置和乳房下极需要保留的皮肤量。

预定的新
乳头位置

与健侧对称
的乳头到下
皱襞间距

新的下皱襞

位置偏低
的下皱襞

正常的下皱襞
的内侧端点

正常下皱襞
的外侧端点
正常的乳头到
下皱襞间距

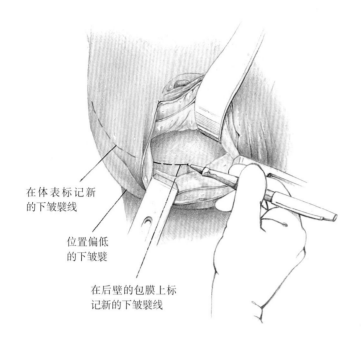

在体表标记新
的下皱襞线

位置偏低
的下皱襞

在后壁的包膜上标
记新的下皱襞线

图42.4 按皮肤上标记的预期高度的下
皱襞线标记胸壁或包膜后壁的下皱襞线。

乳头缺失的重建乳房,下皱襞重建设计技术必然更加困难(图42.3)。好在方法却几乎相同,唯一的区别是先行重建乳房的新乳头定位,再行测量,对等衡量,并绘制乳头－下皱襞间距线。乳房重建术与隆乳术一样,重点关注乳房下皱襞等同时,也要保持乳头下方可用的下级皮肤量等同。

所有的标记线经绘制、重新测量、确认后,在皮肤上轻划痕标记。包括原下皱襞线,预设的新下皱襞线,皮肤上的对应的缝固线及可能适用的新乳头位置,像其他乳房手术一样准备及铺单。确保充分的光纤照明以便腔内缝合。切口也需足够大以便假体取出及手术操作。可靠稳定的手术切口包括环乳晕切口,乳房切除术切口或乳房下皱襞切口。笔者没有尝试过内镜下的腋窝入路切口。一旦假体取出,即可在假体囊腔内表面的包膜上画出与外表面皮肤对应的标记线(图42.4)。尖头小容量亚甲蓝标记笔来描画效果最佳。这条线需要精确地复刻画在乳房表面的那条设计线。它在囊腔内应与原乳房下皱襞线的内、外侧端点汇聚,并在乳房中线、原下皱襞之上,保持与原下皱襞正确的距离。

简单的病例可直接将皮肤直接向后固定,用Ct-1针和2-0 Prolene缝合线行包膜对包膜连续缝合(图42.5)。由于没有试图去加深下皱襞,进针

没必要深达真皮深层。笔者建议一开始的缝合在拟定的下皱襞线以下,完成一行缝合后重新评估。如果需要,可以添加第二或第三行缝合线以逐渐抬高下皱襞。这比起如果一开始就将下皱襞设置过高而需反复返工容易得多。这条需要缝固在胸壁上的乳房皮肤内设计线可以通过多种方法来标记:估量;针刺穿透皮肤辅助标记;或者指压乳房皮肤缝线标记(图42.6)。3种方法均可。

那些乳房和皮肤或多或少需要向后移动固定在包膜后壁的病例,适合同样的方法。缝合线在

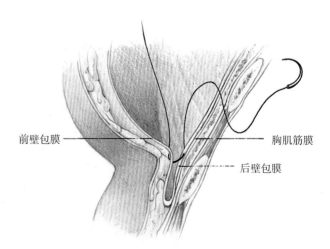

前壁包膜

胸肌筋膜

后壁包膜

图42.5 将包膜前、后壁缝合简单提升下皱襞。最好是采用粗针单丝缝合线多排坚固缝合。

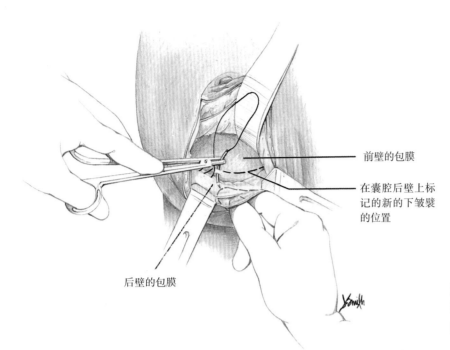

前壁的包膜

在囊腔后壁上标记的新的下皱襞的位置

后壁的包膜

图42.6 指压皮肤覆盖包膜前壁便于局部定位缝合，以实现更准确的下皱襞修复。

包膜前壁与后壁表面穿行。此时包膜就是非常有用的组织层，其提供了囊腔前、后壁坚固的锚固点。再次强调刚好低于预设水平线的缝合通常比较明智，尤其是和向下调整相比，额外加层向上缝合调整非常容易。

重建下皱襞至预期位置时，把假体放回去或置换新的假体，皮肤缝合器暂时关闭切口，将患者调整至坐直位以审视手术效果。对乳房重建病例，这也是重新评估新乳头的位置的好时机。确认重建的下皱襞满意后，关闭切口，并放置引流。

尽管这种下皱襞重建和包膜修复（包膜缝合）的方法非常可靠，也没理由不外用胶带和穿塑形胸衣来稳固修复。外固定加压包扎10～14天以尽可能地支撑重建的下皱襞。也可使用其他材料［如脱细胞真皮（AlloDerm）］，在囊腔内以加强或托举下皱襞缝线的方式来保护修复。

丰满膨隆的乳房或下垂的乳房的下皱襞重建过程就明显不同了（图42.7）。术前设计和皮肤标记是相似的，必须标记正中线及含关键内、外侧端点的正常乳房下皱襞。镜像复刻这条曲线至重建侧。选择重建乳头的位置，测量正常侧乳头-下皱襞间距。是为乳房表面上的三维测量间距，而不是乳头至下皱襞的二维垂直测量间距。然后将这个间距照搬至重建侧乳房中轴线画线标记，线的末端

点常常会落在标记好的新下皱襞线之下。将此点与新下皱襞线的内、外侧端点连接画出一条曲线。再将此条较低的曲线内缝合至之前复刻的那条较高的新下皱襞曲线上，即可重建下皱襞并获取一个丰满膨隆的乳房外观（图 42.7B 和图 42.7C）。

手术沿用原乳房切除术切口。使用光纤照明，做长度合理的切口将有利于手术进行。取出假体或组织扩张器。用亚甲蓝在囊腔后壁的表面标记新下皱襞线。这条线是根据皮肤表面标记的原有下皱襞线与预设下皱襞线的关系来估量的。新下皱襞线偶尔会低于原有下皱襞线（图42.8）。在这种偶然情况下，在原下皱襞线的位置画一条线，切除原下皱襞线前的包膜囊腔以获取最好的手术效果。术前计划时，有必要设计皮下游离范围可至胸壁表面皮肤标记最低点之下。如果需要降低下皱襞，亚甲蓝在胸壁上标记比之前囊腔下缘低的新下皱襞线。为了形成较深的下皱襞，仅靠包膜－包膜的缝合通常是不够的；相反，作为手术的一部分，需动员真皮并向后缝固。通常需要两个操作步骤，首先需将拟形成下皱襞处皮肤的多余的脂肪去除，其二是缝合时须穿过深层真皮或浅筋膜。

为了创建一个较深的下皱襞，我推荐使用 Ct-

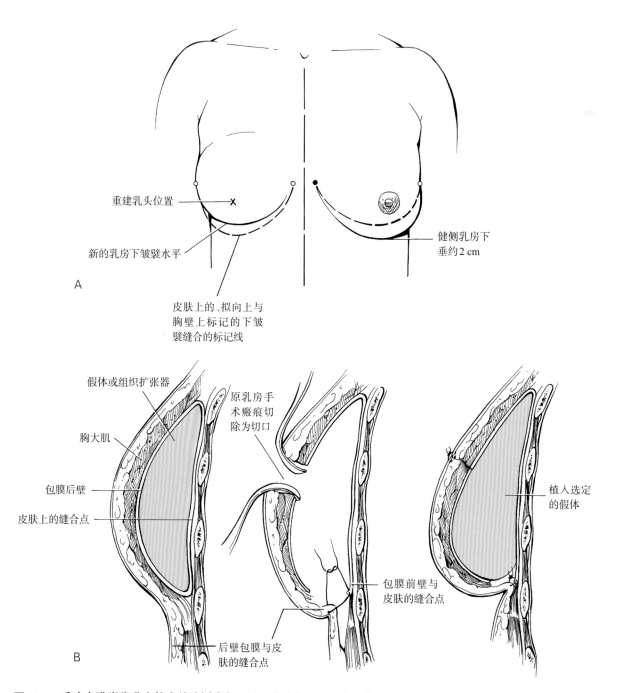

图42.7 重建丰满膨隆乳房的术前计划略有不同。皮肤上标记的缝合线要低于胸壁上标记的拟定下皱襞线,这样下极乳房就有足够的皮肤来形成与健侧相似的膨隆的乳房。A. 右侧乳房皮肤上的虚线标记的是必须向上移动到乳房上去的皮肤。B. 动员胸壁皮肤形成下垂乳房外观,但不提升下皱襞线。

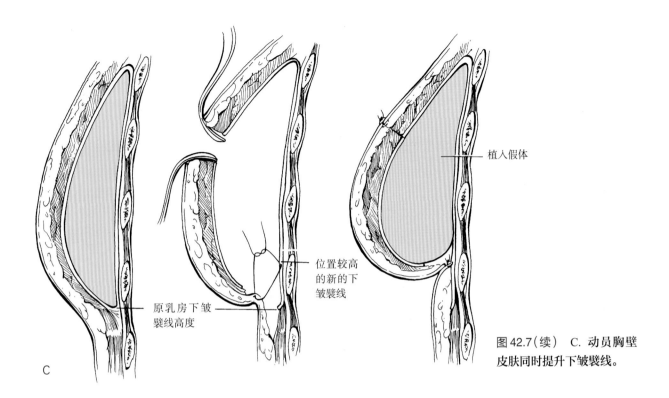

C

原乳房下皱襞线高度

位置较高的新的下皱襞线

植入假体

图 42.7（续） C. 动员胸壁皮肤同时提升下皱襞线。

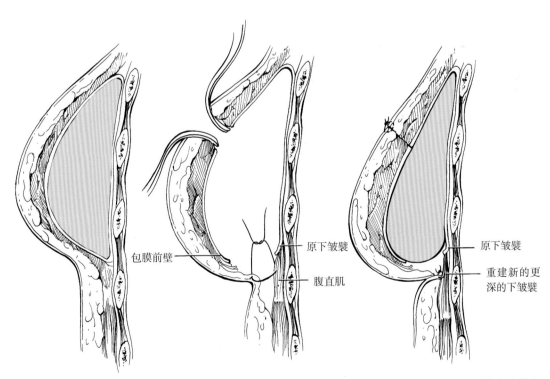

包膜前壁

原下皱襞

腹直肌

原下皱襞

重建新的更深的下皱襞

图 42.8 有时需要降低下皱襞水平并加深皱褶，以形成下垂的乳房外观。在这种情况下，需要将皮肤的真皮向后缝合到肌筋膜上，而不是仅仅缝合包膜。

1针的2-0 PDS缝合线做5点间断水平褥式缝合，缝合完成后5点同时打结收紧。皮肤面的落针点应在皮肤上标记的缝合线上。每一针都应该穿过真皮或者浅筋膜，但不要穿透皮肤。在深面的胸肌筋膜表面，落针点应在下皱襞胸壁平行投影线上，后壁缝合的方向可能不太重要。假设术前设计和测量良好，隆胸植入的假体大小维度合适，将皮肤标记线和包膜后壁线对应缝合，就可以形成一个非常对称的丰满膨隆的乳房。小且不垂的乳房，下皱襞的确切位置很重要。但丰满或者下垂的乳房，下皱襞的确切位置就不太重要了，事实上即使低了1 cm或2 cm，也不会产生不良影响。建议重建或再造的下皱襞高于健侧下皱襞并不明智且极难取得良好的手术效果。丰满膨隆的乳房会遮挡住下皱襞，即使拥有一个较浅的下皱襞也没关系，再造乳房的整体外观和维度更显重要。丰满乳房下皱襞重建不如包膜缝合法重建的下皱襞那样坚固。鼓励患者在术后使用胶带外固定或者佩戴弹力胸罩10～14天。

最初的5条缝合线缝好打结后，将选好的假体

植入囊腔，皮钉暂时关闭皮肤。调整患者于坐位，逐一查看下皱襞水平及深度，乳头-下皱襞之间的皮肤量以及新乳头的位置。缝线固定点经常会出现凹陷，且固定点之间会有小凸起，此时可通过添加额外的缝线并拆除不适合缝线来微调外观。最内侧的针迹应该与下皱襞初始变深的位置相匹配。没必要在每种情况下都将针迹一直缝到胸骨边界。虽然皮肤凹陷和组织凸起早期一直存在，但它们被很好地隐藏在下皱襞的深处，4～8周就会消失。随时间推移，褶皱的深度也逐渐变浅，而且看起来更自然。

自体组织而非假体重建乳房时，乳房下皱襞依然重要。依然是通过皮肤真皮或浅筋膜与胸肌筋膜缝合形成下皱襞(图42.9)。对选定下皱襞皮肤去脂容易形成下皱襞。也可以将横行腹直肌皮瓣(TRAM)或其他皮瓣的下缘缝固到胸肌筋膜上以进一步明确下皱襞。这种情况的乳房由自体组织而不是假体形成，因而确定和形成下皱襞也比假体更容易。正如假体乳房再造中的下皱襞重建，自体组织乳房再造中的下皱襞重建可以简单

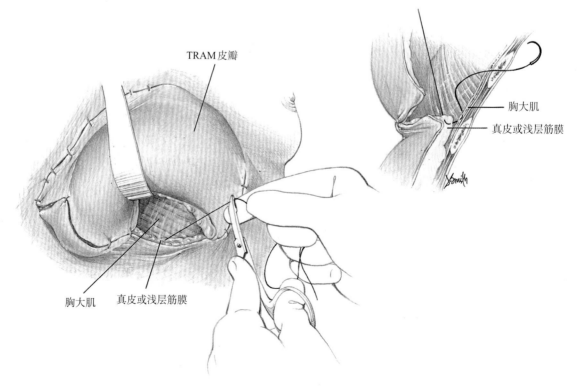

图42.9 将真皮向后与肌筋膜缝合同样适用于自体组织乳房重建。在这种情况下，真皮或浅层筋膜与肌筋膜缝合，以提升、界定、细化下皱襞。TRAM皮瓣落座于新下皱襞线上。

地将真皮或浅层筋膜直接向后缝固，或者动员一部分腹壁的皮肤，将其向后上方缝固来实现。在大多数情况下，TRAM皮瓣有充足的皮肤，将其直接缝合至下方的胸肌筋膜上就足够了。自体组织再造的乳房外观通常看起来比假体的更为自然，重建的下皱襞看起来也更自然。

虽然乳腺重建已经开展多年，但始终如一的高质量手术效果是最近才出现的。更好的手术技术、更好的假体、更好的皮瓣和更高的标准都有助于提高手术结果。外观自然、位置良好的下皱襞是乳房和成功的重建乳房的重要基石（图42.10～图42.18）。

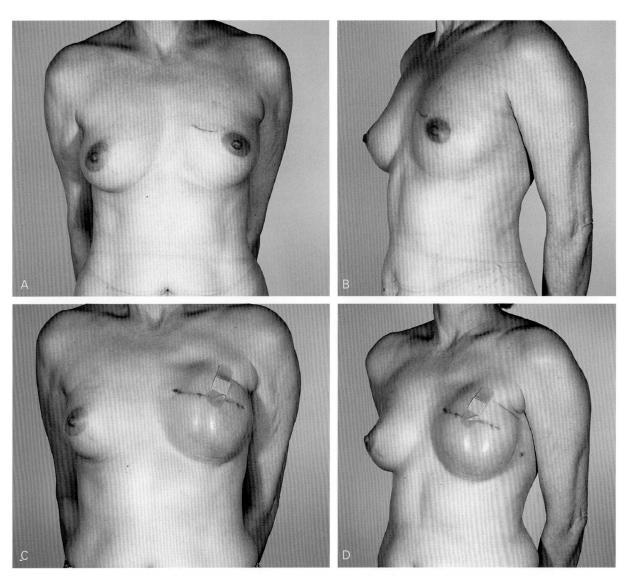

图42.10　A、B. 40岁女性，左侧乳房乳腺癌改良根治术前。C、D. 左侧乳房切除，即刻组织扩张器乳房重建术后。

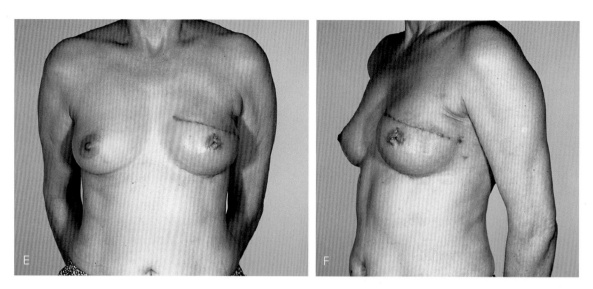

图 42.10（续）　E、F. 二期假体（McGhan BioDIMENSIONAL，型号 363）置换乳房重建并内入路法下皱襞重建后外侧。

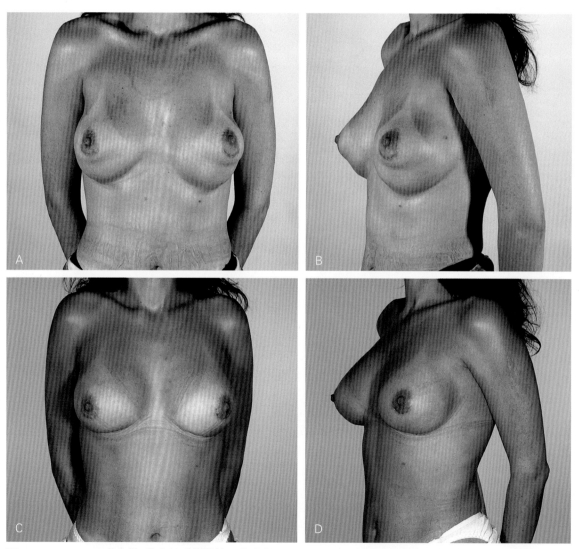

图 42.11　A、B. 25 岁女性，胸大肌后假体植入隆乳术后，双侧乳房下皱襞位置偏低。C、D. 内入路包膜修复技术修复双侧乳房下皱襞后外观。

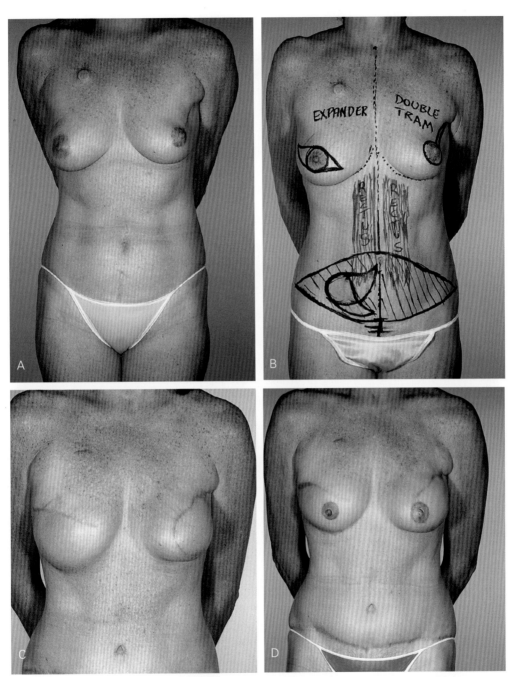

图 42.12　A. 45 岁女性，左乳广泛乳腺癌，双侧乳房切除术前。B. 术前设计：左侧乳即刻双蒂
TRAM 皮瓣重建，右乳即刻组织扩张器重建。C. 左侧 TRAM 皮瓣重建术后，右侧组织扩张器重建
术后。D. 双乳重建术后。包括内入路将皮肤真皮固缝至包膜囊后壁，以提升及加深右侧乳房下
皱襞。

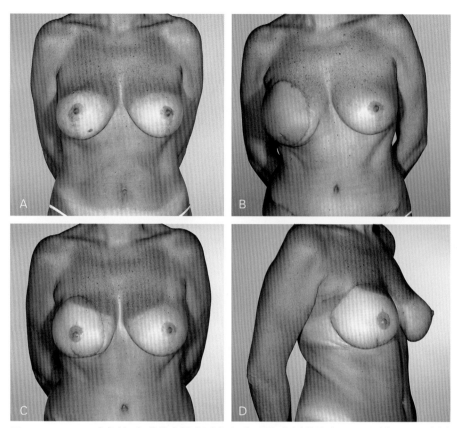

图42.13　A. 46岁女性，右乳乳房提升固定术后，现为右侧乳腺癌。B. 即刻TRAM皮瓣右乳重建术后，右侧乳房下皱襞位置偏低。C、D. 下皱襞重建后外观，包括内入路法的真皮或浅筋膜与深部肌筋膜缝合以提升和加深下皱襞。

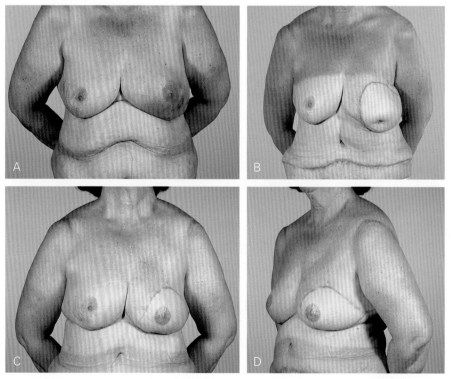

图42.14　A. 60岁女性，左侧乳腺癌。B. 即刻双蒂TRAM皮瓣左侧乳房重建术后，乳房下皱襞完全缺失。C、D. 包括内入路下皱襞修复的重建完成后外观。

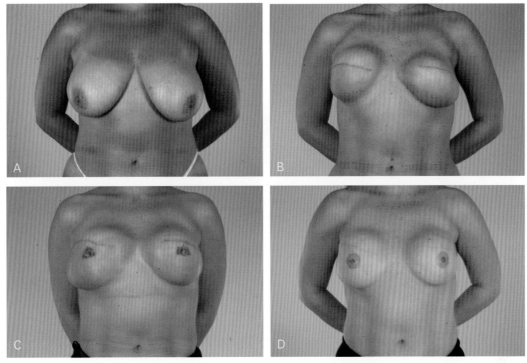

图42.15　A. 37岁女性，双乳改良根治术前。B. 乳房切除和即刻组织扩张器乳房重建术后。C. 二期假体（McGhan，型号120）置换重建术后，右乳明显外下移位。D. 三期手术内入路右侧下皱襞重建术后11个月后外观。

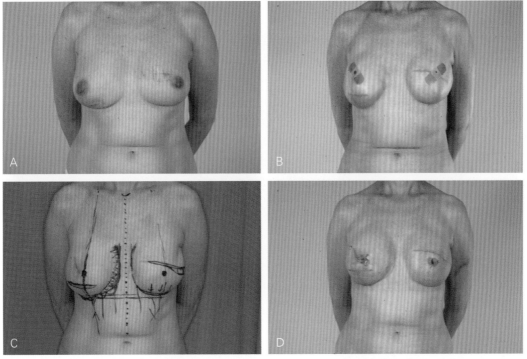

图42.16　A. 47岁女性，双侧乳腺癌，双乳改良根治术前。B. 双侧乳房即刻组织扩张器重建后外观。C. 双侧乳房二期重建术前设计，拟提升右侧下皱襞，降低左侧下皱襞。D. 二期假体（McGhan，型号10）置换并双侧乳房下皱襞重建术后外观。

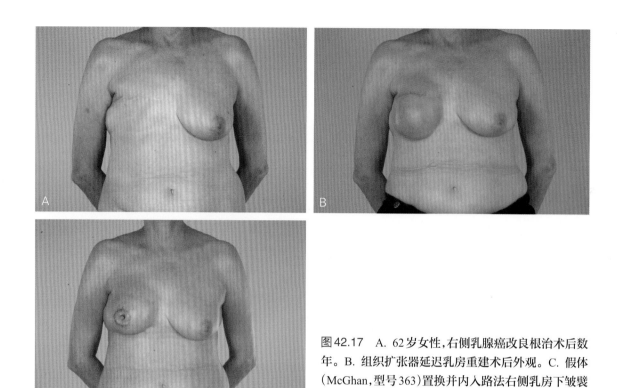

图42.17 A. 62岁女性,右侧乳腺癌改良根治术后数年。B. 组织扩张器延迟乳房重建术后外观。C. 假体(McGhan,型号363)置换并内入路法右侧乳房下皱襞修复术后外观。

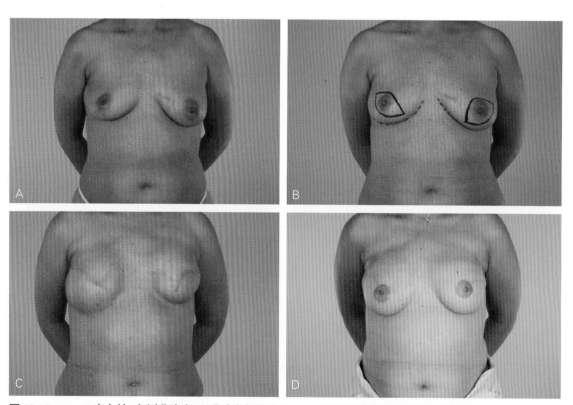

图42.18 A. 48岁女性,右侧乳腺癌,双乳改良根治术前。B. 保留皮肤的改良根治术前标记。C. 即刻组织扩张器乳房重建术后外观。D. 二期假体(McGhan,型号153)置换并内入路法双侧下皱襞重建后外观。

编 者 评 论

Spear 医生跟我们分享了所有重要的乳房下皱襞处理的成功经验。我也采用和他相似的内入路下皱襞调整方法。作为整形外科领域最具挑战性的领域，避免出现下皱襞问题总好过去矫正下皱襞问题。例如跟普外科医生一起做术前设计常常可以在即刻乳房重建时很好地保留乳房下皱襞结构，也可以让整形外科医生记住在做隆乳手术、假体乳房重建以及其他类似手术时，非常缓慢地游离乳房最低区域。逐步向下游离至正确的下皱襞位置比游离过低而重建要容易得多。

(J.W.L.)

参考文献

［1］ Pennisi VR. Making a definite inframammary fold under a reconstructed breast. *Plast Reconstr Surg* 1977;60:523.

［2］ Ryan JJ. A lower thoracic advancement flap in breast reconstruction after mastectomy. *Plast Reconstr Surg* 1982;70:153.

［3］ Versaci AD. A method of reconstructing a pendulous breast utilizing the tissue expander. *Plast Reconstr Surg* 1987;80:387.

［4］ Dowden RV. Achieving a natural inframammary fold and ptotic effect in the reconstructed breast. *Ann Plast Surg* 1987;19:524.

［5］ Spear SL, Little JW. Breast capsulorrhaphy. *Plast Reconstr Surg* 1988;81:274.

［6］ Nava M, Quattrone P, Riggio E. Focus on the breast fascial system: a new approach for inframammary fold reconstruction. *Plast Reconstr Surg* 1998;102:1034.

［7］ Amir A, Silfen R, Hauben D. "Apron" flap and re-creation of the inframammary fold following TRAM flap breast reconstruction. *Plast Reconstr Surg* 2000;105:1024-1030.

［8］ Wechselberger G, Del Frari B, Pulzl P, et al. Inframammary fold reconstruction with a deepithelialized skin flap. *Ann Plast Surg* 2003;50:433.

Maurizio Nava

Joseph Ottolenghi

Egidio Riggio

第43章

利用浅表筋膜系统重建乳房下皱襞

Recreating the Inframammary Fold With the Superficial Fascial System

乳房下皱襞结构的美学特征

乳房下皱襞(IMF)是构成乳房美学的基本元素之一。漂亮的女性乳房外观与IMF的4个特征相关,即IMF的形态、位置、角度以及是否对称。乳房下皱襞的形态和位置自青春期后便固定不变,其角度和对称性却随着乳房发育和年龄增长不断变化。专科乳房查体时必须始终关注IMF的这4个特性。

形态

IMF在胸壁上构成乳房丘下底部,视觉上呈现为不间断弧线,由三部分组成:中点(即下皱襞最低点)及内、外侧两段,看上去像一个凸向下的弯弓,呈C形、U形或者近乎水平形态,其中水平态被认为最不具吸引力。

位置

多位于第5和第6肋骨水平,最低点通常达第6肋间隙水平。从乳晕到IMF的平均距离:小乳房约5.5～7 cm,大乳房约7～9 cm甚至更长。IMF的水平位置通常与患者的胸廓长度和身高成正比。

角度

为乳房下极轮廓与胸壁平面之间的夹角,与乳房下垂程度密切相关。大多数女性随着年龄的增长该角度逐渐变小。钝角多见于青春期及小而不垂的乳房。90°或稍大于90°的角度会突显年轻乳房的魅力。相反,锐角度通常出现在体积较大、皮肤及筋膜松弛的老年乳房,呈现出令人沮丧的乳房外观。因此,IMF角应视为乳房美学中最重要的特性之一。

对称性

对比观察左、右两侧乳房,早期便可察觉到对称性这一特征。通常,和谐的乳房形态由对称性决定,并包括两种偏见性对称:测量和视觉。当然,术前准备时必须考虑测量对称性。但外科医生应始终了解患者的期望值和对身体的自我感知,这与视觉对称性相关,与测量对称性无关。

解剖学标志是重建IMF的形态和位置的基础。由于乳房下垂和体重改变,即使是显而易见的特征,角锐度也深受衰老至筋膜系统变化的影响。因此,清晰地掌握IMF解剖结构,对于更好地理解作为独立解剖单元的IMF的基本特性以及手术都非常必要。

乳房下皱襞的解剖:浅筋膜系统

IMF的形成和外观是随着乳房的发育、生长以及生理性变化(包括乳房老化)而改变的,原因是他们影响了乳房的浅表结缔组织结构(图43.1)。源自浅筋膜3个解剖结构本身形成了IMF,没有涉及大型结构以形成韧带。

首先,IMF更像是一个皮下黏合区(即浅、深筋膜黏合的增厚带),根据Lockwood[1]描述和Nava等[2]应用研究发表的关于皮肤-浅筋膜/脂肪-浅筋膜系统功能单位概念。IMF是浅层和深层皮下组织作为同一筋膜带不同解剖亚单位的连续、牢固黏合形成的结构。图43.2和图43.3为IMF基本结构的浅筋膜系统。

其次,下皱襞区域的浅筋膜直接由腹部的浅筋膜延伸而来,向上延展到深(肌)筋膜浅层上方乳房后间隙,在下皱襞起始处变深形成皱褶线。较深的平面由深层皮下组织变厚而成。这层结构在腹部通过脂肪层与深筋膜分开;在乳房下区域,

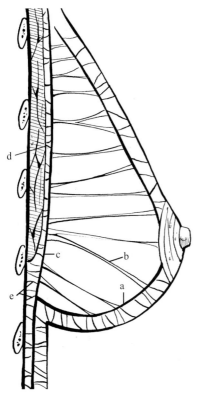

图43.1 乳房的矢状切面。筋膜系统。a. 乳腺筋膜到皮肤的支持韧带,也被称为"乳腺悬韧带"或"浅筋膜浅层"。b. Cooper韧带。c. 浅筋膜。d. 肌筋膜平面(深筋膜)到浅筋膜的短支持韧带。e. 聚焦乳房浅筋膜系统:全新的乳房下皱襞重建方法(图片引自Nava M, Quattrone P, Riggio E. Focus on the breast fascial system: a new approach for inframammary fold reconstruction. *Plast Reconstr Surg* 1998; 102: 1034-1045)。

这一层变得更纤维化,因此更薄。显然,胸壁在胸骨处的凹陷就是因为深层脂肪组织缺乏,以及存在这样的黏附带。因此,在肥胖患者(无论男女)身上都能形成真正的皱襞。

第三,浅筋膜系统是一个稳定的纤维膜结构,在全腹部(也称为Scarpa筋膜)及女性乳房后间隙区域增厚。并由于乳房自身重量的作用,其随时间增加而增厚。

澄清了隶属浅筋膜系统的乳房下皱襞带的结构,如何将其与乳腺腺体的整个纤维结缔组织系统融合是另一个有待讨论的问题。Cooper韧带起于浅筋膜,向上止于皮肤。类似的现象可见于假体包膜结构,一个覆盖乳腺腺体前表面的筋膜结构。这个结构在IMF的浅筋膜附着黏合区域更厚

也更明显。很多学者将这层纤维膜性与"乳房悬韧带"概念混淆。乳房悬韧带在腺体中穿行分隔腺体,并分别连接浅筋膜与肌筋膜;向内侧与胸骨前筋膜相延续;沿乳房的形状移形而非胸大肌下缘;密度及厚度与年龄、乳房大小和体重有关。而下皱襞浅筋膜系统,与其说它是真正的韧带,倒不如说是外胚层起源的腺体包膜。

应该说,IMF解剖结构是数十年来一直备受争议的问题,涉及到底是两层[3-6]还是单层[7-9]浅筋膜理论。下皱襞结构一直被解剖学家忽视,即使它位置固定,他们也不相信其具有特别的解剖学特性。相反地,整形外科医生最近强调了下皱襞结构[10,11],并认为其是真正的下皱襞韧带。据Bayati和Seckel[10]观点,下皱襞韧带内侧起源于第5肋骨膜,外侧起自第5、6肋之间的筋膜,向前延伸至乳房下皱襞皮肤深层真皮。其他学者则试图通过解剖学、组织学、放射学、超声检查描述下皱襞[12]。Maillard和Garey认为IMF为皮肤与胸大肌表面之间的月牙形韧带,并于稍低位置插入乳房下皱襞。然而,没有一本解剖学教科书描述这个韧带,Sterzi[9]在对婴儿、幼女、青春期女性,还是年长的女性的乳房皮下组织的解剖学研究中都没有发现这个韧带。

基于作者对新鲜尸体的解剖、组织学和手术学研究[2-14]发现,可以断言IMF没有特征性宏观结构,但是存在完全来自浅筋膜系统的微观解剖结构,且组织活检标本没有发现乳腺实质。这些论断很快得到Muntan等[15]证实。因此,沿下皱襞轮廓,在真皮和肌筋膜之间保留1 cm厚的浅层结缔组织结构,不仅非常必要,而且在肿瘤学上也是安全的(图43.3)。

对该结构清晰正确的认识有助于外科医生在乳腺手术中保护IMF以及对范围较大的乳腺手术后重建IMF。

手术过程

乳腺切除术中保留乳房下皱襞

乳腺切除术中,当游离至IMF位置时,可于皮

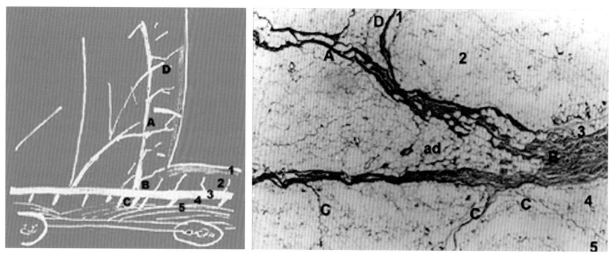

图43.2　乳房下皱襞(IMF)浅筋膜系统。手绘的乳房矢状面(左图);组织学标本(苏木精伊红HE染色)(右图)。解剖层次为:1,皮肤;2,皮下浅筋膜层;3,筋膜浅层;4,浅筋膜深层;5,深筋膜。连接带筋膜连接结构的细节:A,腺体筋膜(例如,乳腺腺体表面包膜);B,浅筋膜;C,下皱襞系带深部(延伸至深筋膜的纤维);D,下皱襞系带浅部(延伸至真皮的纤维);ad,乳腺腺体之间的脂肪组织小叶。IMF组织学标本显示乳腺筋膜,或者称为下皱襞韧带,起源于浅筋膜。与浅筋膜纤维的同源结构相比,乳腺筋膜或乳腺包膜由不规则的纤维结构组成,包括脂肪组织。

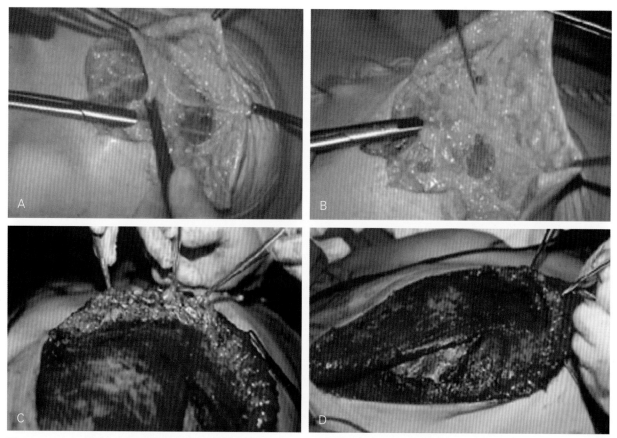

图43.3　A、B. 乳房尸检解剖视图显示乳腺筋膜的下部分,包裹乳腺腺体的部分,或称为"下皱襞韧带"。C、D. 改良根治术后术中视野显示:在下皱襞水平保留浅筋膜系统,亚甲蓝画出浅筋膜和乳腺筋膜结合点。

下浅层逐渐游离靠近腺体包膜,确保切除所有腺体的同时尽量避免损伤真皮。至IMF上几毫米处切断Cooper韧带,转为在浅筋膜浅面向上分离,保留IMF的浅筋膜系统的完整性。随后,在浅筋膜浅面向上几毫米处游离至深筋膜层,即肌筋膜浅面。在这一层次更容易分离,可以连续彻底地切除乳腺组织及必要时清扫腋窝淋巴结。图43.4(顶部)显示乳腺切除术时保留IMF的效果。

这一手术操作使乳房重建工作得到改进,有助于在乳腺癌改良根治术后以及保留皮肤的乳房切除术后乳房下皱襞的重建。

乳房假体植入术中保留乳房下皱襞浅筋膜系统

成功的乳房重建具备4个特征:下皱襞、乳房

下极、上极曲线和凸度。前两者都需要通过重建乳房下皱襞来获得,后两者需要通过植入合适的假体而获得。正确的乳腺切除手术才能使乳房重建最终获得更好的美学效果。

下皱襞筋膜系统结构附着深层组织(肌筋膜层)的结构保障了IMF的形态。在浅筋膜深层或者真皮深层的分离都不能越过IMF水平。保留和恢复IMF浅筋膜与肌筋膜之间的黏附结构(深系带)的操作对胸肌下假体植入术非常重要,它能维持假体植入后范围与腺体切除术范围一致。囊腔游离应始终在稍低于IMF位置。其实只有在IMF位置以上1~2 mm的位置操作,才能在乳腺切除后维持浅筋膜的完整性,胸大肌和前锯肌的肌纤维才能沿IMF形状维持其形态(图43.4,底部)。

上述操作允许外科医生首先将乳房假体放置

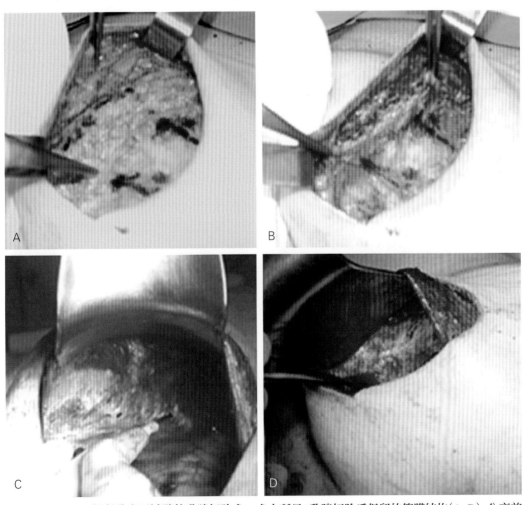

图43.4　A～D. 保留乳房下皱襞的乳腺切除术。术中所见:乳腺切除后保留的筋膜结构(A、B),分离前锯肌和胸大肌后肌肉下腔隙,保留的浅表筋膜(C、D)。

在正常IMF水平下,随后假体使乳房下极自由延伸到适当的水平,这样的话新的乳房IMF不会受到肌肉活动的影响,也可使假体隆乳后形成最符合解剖且对称的效果。

在少数情况下,例如对小且轻度下垂的乳房实行保乳手术和(或)根治性乳房切除术时,会考虑应用永久性扩张器或假体行乳房重建。沿着IMF轮廓完全释放浅筋膜,再将浅筋膜系统固定在胸壁上,这两项操作可以改善增大后的乳房下极的外形。但应注意的是,这样做并不完全可靠,特别是固定形成新的IMF的过程需要更熟练的技术。

保乳术和即刻永久性假体植入术中释放乳房下皱襞浅筋膜

保留皮肤和保留乳头-乳晕的乳房切除术并没有造成明显的皮肤缺失。尽管如此,研究认为平坦的肌肉后间隙会影响解剖型硅凝胶乳房假体的即刻植入。一期重建形态良好的乳房需要乳房下极有良好的软组织覆盖。评估胸大肌下份和前锯肌乳房下皱襞部分后,沿着下皱襞释放浅筋膜系统的方法可以获得更好的软组织延展(图43.5)。

在乳房下皱襞水平分离浅筋膜和深筋膜时,相对于延迟重建,即刻重建须更加轻柔地操作,以保障假体能被完整延续的肌肉覆盖,而不是皮下和肌肉之间分离形成双平面覆盖。实际上,包裹覆盖假体的囊袋大部分是胸肌(胸大肌和前锯肌),下级部分为长达2~4 cm的浅筋膜。还有可能出现的情况是,保留了下皱襞筋膜的粘连平面后,缝合固定时却意外发生了破损,这时可被认为是双平面假体隆胸法。从解剖学的观点看,这个位置不能出现筋膜张力。下皱襞浅筋膜游离后,由硅凝胶乳房假体产生压力以获得软组织延展和满意的乳房凸度。这样,假体产生的容积压力将传递至肌囊袋而不是皮肤。关闭皮肤切口时完全不会有任何张力。接下来的几天,肌肉生理性延展能力便自然将假体的压力解除(图43.6)。

这项技术可以使植入的假体与术前乳房大小匹配,甚至还可以植入更大的假体(图43.7和图43.8)。当然,最终选择置入扩张器还是植入硅凝胶假体,是根据术中评估乳房切除术后皮肤肌肉的剩余量来决定的。此外,乳房是否可以做得更大取决于乳房切除的手术方式(图43.9)。隆胸术是预防性乳腺切除患者最好的选择,但是术前必须跟患者充分讨论并计划周全。患者可以是年轻/成年女性,伴中度下垂或中度皮肤赘余的小/中等大小的乳房。比较好的条件是历经妊娠、肌张力中等的乳房。另一方面,对于老年患者,胸大肌和(或)皮肤萎缩的患者,以及要求对侧同时对称性大尺寸隆乳的患者,应首先考虑扩张器方案。永久假体乳房重建适用于一部分患者,但并不适用于所有患者,必须由整形外科医生根据患者的情况来选择,而不是反过来由患者的意愿决定。是否可行手术取决于术区深筋膜肌层平面的完整性和质地的评估结果。

从成本和获益来讲,这种方法优于脱细胞真皮的运用。乳房下极的即刻延伸,使塑形可调型假体这样的操作变得一无是处,因为通过释放浅筋膜,无须动用上腹部皮肤即可以立即获得足够的软组织延展。唯一的副作用可能就是患者需承受乳房下极皮肤组织承重所带来的疼痛。

利用浅筋膜系统重建乳房下皱襞

重建与对侧相似的新乳房下皱襞的最佳时机在扩张器乳房重建的第二阶段[2](图43.10)。

为制订出正确的手术方案,手术医生会考虑如何延长乳房下极、乳房下垂的程度和乳房下皱襞的水平位置。术前,按对侧同等的位置标记重建下皱襞的位置。

良好的术前设计是达到良好美学效果的根基。患者于站立位行精细测量以期同健侧乳房匹配。此外,患者在乳房切除术前就应了解最终的手术效果非常重要,外科医生应站在美学效果的角度明确患者的愿望需求,并考虑到术后与对侧乳房匹配的可行性(图43.11)。经之前的手术瘢痕切口取出扩张器,完美的沿平行肌纤维方向进入囊袋。假体囊袋内的手术过程共有以下4个步骤。

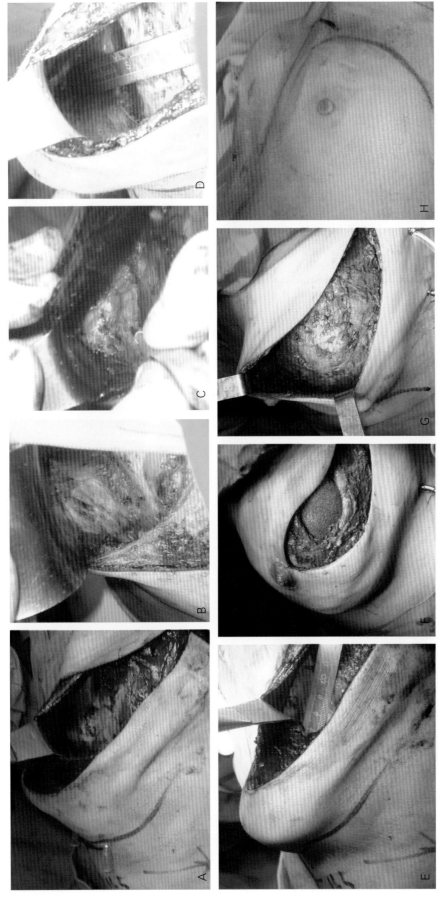

图 43.5　保乳术和永久性假体乳房重建术中所见。A. 小针头沿正确的乳房下皱襞弧形线逐一标记。B. 评估胸大肌和前锯肌形线下。C. 将浅筋膜系统释放保留至皮下层。D. 在该病例中，软组织肌肉完整延续覆盖使延续获得了 3.5 cm 的延展。E. 随之增加了乳房下极容量。F. 植入解剖型坚硅凝胶乳房假体。G. 逐级关闭双平面（即形成连续的皮下/筋膜/肌肉平面）。H. 最终效果（外侧观）。

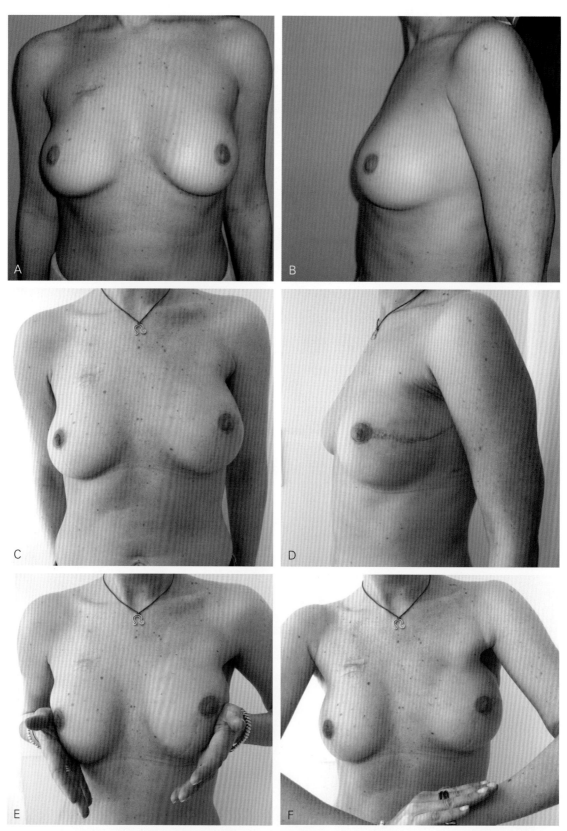

图43.6 新辅助化疗后的左乳癌患者。保留乳头－乳晕的乳房切除术及应用中高/全凸295 g乳房硅凝胶假体即刻乳房重建。A、B. 术前照片。C～F. 术后照片。

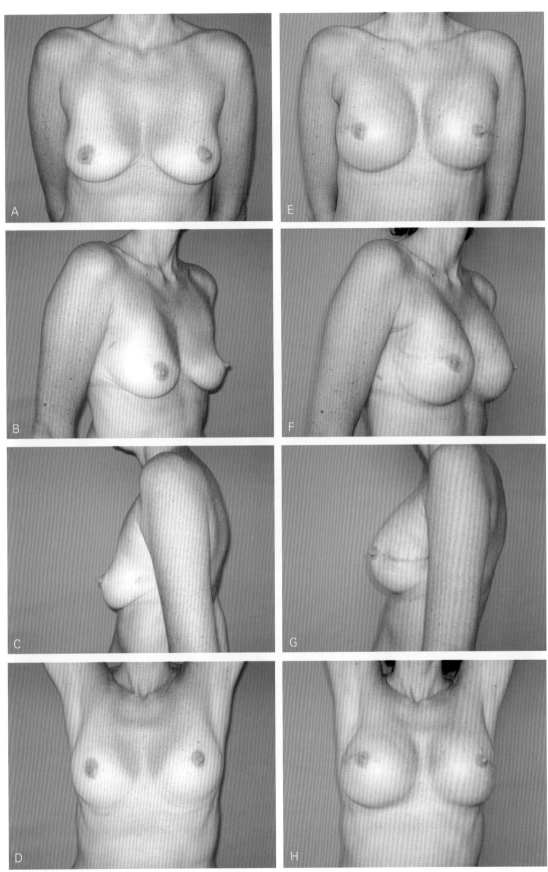

图 43.7 右乳癌患者，*BRCA1* 突变。双侧保留乳头－乳晕的乳房切除术及应用全高/全凸475 g乳房硅凝胶假体即刻乳房重建。A～D. 术前照片。E～H. 术后照片。

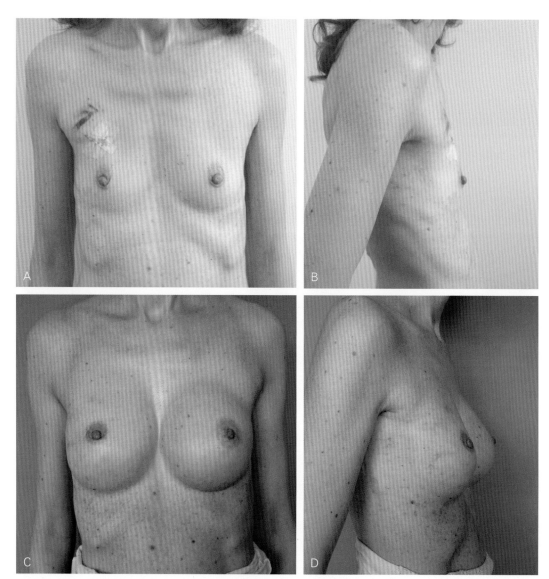

图 43.8　右乳癌患者,保留乳头－乳晕的乳腺癌切除术后即刻重建＋对侧隆乳术,使用全高/全凸的乳房硅凝胶假体,右侧 310 g,左侧 280 g。A、B. 术前照片。C、D. 术后照片。

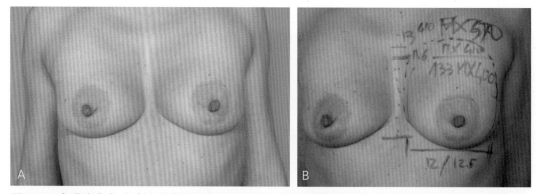

图 43.9　左乳癌患者,保留皮肤的乳腺癌切除术和术后即刻重建,使用中高/全凸的硅凝胶 370 g 假体。之后行健侧乳房隆乳术。A、B. 术前照片。

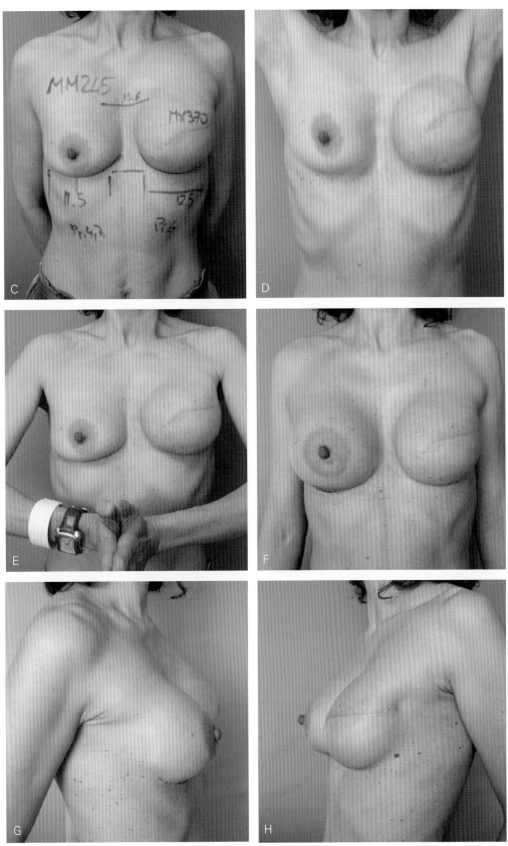

图43.9(续) C～E. 术后6个月时照片，在右侧植入中高/中凸的245 g假体之前。F～H. 最终术后照片。

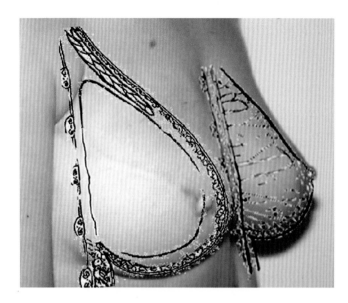

图43.10　重建乳房（左）的筋膜系统与健侧乳房（右）的对比。

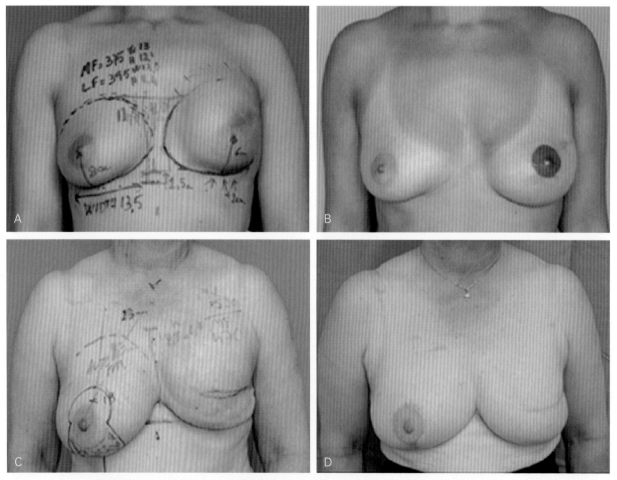

图43.11　A～D. 解剖型假体置换扩张器及重建下皱襞术前测量（A、C）；术后（B、D）：无对侧手术（A、B）与合并对侧手术（C、D）。

步骤1:确定乳房下皱襞水平位置

运用穿刺针将术前皮肤标记的下皱襞线准确地转标记至囊内(图43.12)。该水平位置通常对应假体囊袋的下极。不同的是,当发现植入假体向上移位时,必须重新向下游离至新的下皱襞水平;反之,植入假体向下移位时,则需要提升下极皮肤囊袋,然后固定在新的下皱襞水平。

步骤2:包膜切开或切除

包膜和瘢痕都会压缩乳房下极,切开和切除两者可以延伸假体囊袋并且暴露皮下深层。笔者倾向于切除胸壁区域以外的全部包膜,这样可以充分利用扩张后的皮肤。

步骤3:浅层筋膜切开术

切口必须垂直皮肤,用手指推开皮肤或者拉钩背离刀口方向牵开皮肤,于皮下深层逐渐向乳房下皱襞水平位置游离。这一步操作可以沿新的下皱襞轮廓释放浅筋膜或下皱襞浅筋膜带。切开浅筋膜后,由于拉钩和手术医生手指牵拉产生的皮肤张力,皮下浅层的脂肪组织会膨出,这一步操作将有助于浅筋膜的释放和保护真皮。最终形成的下皱襞表现为乳房下极的延伸面(图43.13)。

步骤4:固定乳房下皱襞

如图所示抓住新游离出边界较低的一侧(图43.14)。这个动作将牵拉浅筋膜向上并简单有效的拉平皮肤。此为缝合固定的正确位置。第一个

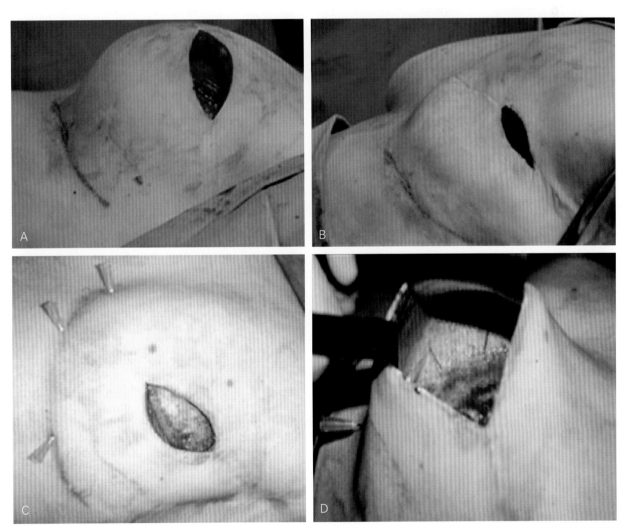

图43.12　手术步骤。A. 扩张器取出前(乳房重建二期)。B. 扩张器取出后。C. 针头标记确定新的乳房下皱襞位置。D. 针头在假体囊腔下内面观。

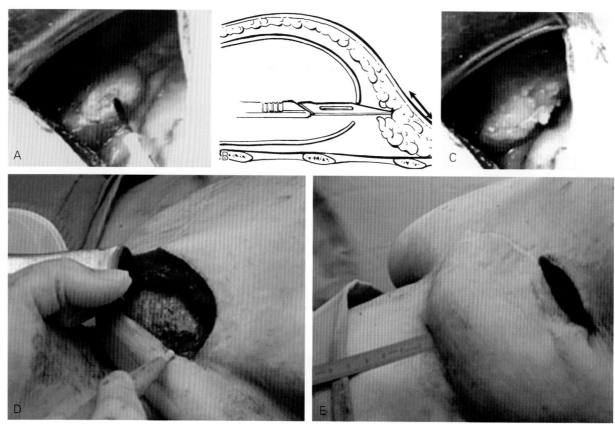

图 43.13　术中照片。A. 在新的乳房下皱襞水平位置的包膜切除和浅筋膜切除。B. 示意图。C. 显露皮下浅层在浅筋膜刚被切开时的上、下两个边界。D. 精细松解浅筋膜支持带。E. 浅筋膜切开时的乳房下皱襞外轮廓显示图。

锚定点应该位于新乳房下皱襞的中点（即对应于对侧乳房下皱襞的最低点）。纤维化包膜组织和（或）肋骨骨膜和肋间肌都是可靠的锚定结构。1-0 不可吸收双头缝合线向新乳房下皱襞的外侧和内侧，针距 5 mm 完成缝固。这层缝合将下皱襞浅筋膜固定于胸襞（在某些情况下是保留下来的下皱襞带），并依据直立位时标记的皮肤下皱襞位置逐一检查确定固缝位置，因为仰卧位会改变乳房下皱襞的位置。下皱襞成形后，植入假体并进行最终检查（图 43.15）。通过释放浅筋膜和皮下脂肪之间的支持带可以进一步增加乳房下垂的程度。

浅筋膜系统重建自然乳房下皱襞技术的改进及优点

乳房下皱襞位置的浅筋膜重塑可以扩展乳房下极的皮肤容量。

筋膜是锚定时唯一没有张力且不会起皱的组织。缝合的时候既不能缝到真皮支持带，也不能缝到包膜或深筋膜。

连续缝合使下皱襞的弧线精致流畅，针距不均匀则达不到效果。

相同下皱襞深度依赖于下皱襞固缝，这个操作将在包膜的后下游离缘或更高位置完成。确定新下皱襞的位置时患者需保持直立位。如果是有一定程度垂度的隆胸手术或者需要降低下皱襞位置，则应从浅筋膜层游离以获取更多的皮肤，在游离下缘再向下分离几毫米，并切断浅筋膜支持带。遵循前述的步骤，有助于乳房下皱襞处的皮下层像真实的下皱襞解剖那样变薄，并锐化下皱襞角以形成一定程度的乳房下垂。

患者选择：适应证

选择患者的标准取决于患者对侧健康乳房的状态和患者的要求。在第一次手术时就讨论好这些项目内容，以便于第二阶段制订乳房重建手术

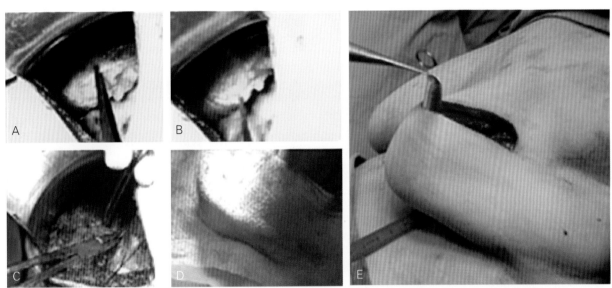

图43.14　术中照片。A. 抓握浅筋膜上缘。B. 抓握浅筋膜下缘。C. 连续缝合的位置。D. 在缝合固定的过程中,沿着乳房下皱襞线向后拉拽及新乳房下皱襞外观。E. 重建乳房下皱襞的效果:角度和轮廓与扩容增大的乳房下极。

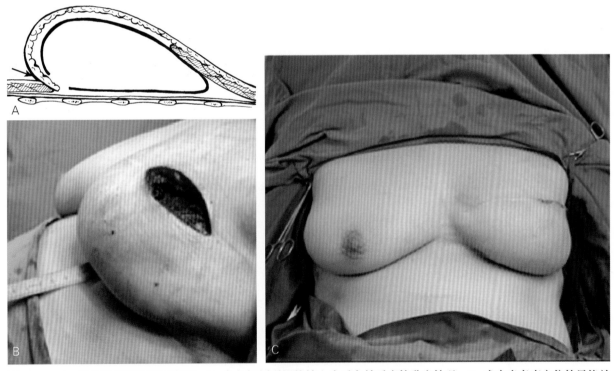

图43.15　A. 乳房下皱襞固定示意图。B. 永久解剖型假体植入术后自然垂度的乳房外观。C. 术中患者直立位的最终效果图。

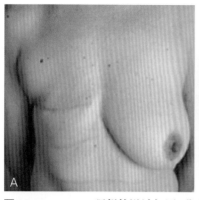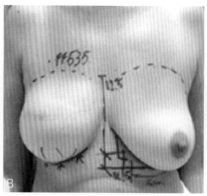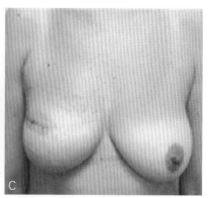

图 43.16　A～C. 理想的设计如图：乳房切除术后乳房位置(A)；扩张器完成扩张，置换假体前的乳房形态(B)；解剖型假体植入及下皱襞重塑后的最终形态(C)。

计划，选择扩张器和确定假体(图 43.16)。

如前所述，根据乳房的大小，形状和解剖标志，可将患者的乳房特征归为三类：

（1）小乳房，通常年轻、没有下垂，乳房下皱襞夹角呈钝角或 90°。

（2）中等大小乳房，伴或不伴下垂，乳房下皱襞夹角多样化。

（3）大乳房，伴中度或重度下垂，乳房下皱襞夹角为锐角。

小乳房

对侧乳房越小，越难以达到良好的美学效果。原因在于假体，即使植入解剖型硅凝胶假体，重建侧也会比健侧乳房饱满。因此，在这种情况下，动员患者行健侧隆乳术会好一些。术式包括浅筋膜切开以充分扩容乳房下极并更好地重塑乳房下皱襞(图 43.17 和图 43.18)。

中等大小乳房

不伴下垂、乳房下皱襞夹角等于或略小于 90° 的中等大小的乳房，是重建良好乳房的最佳乳房状态(图 43.19)。解剖型硅凝胶假体通常能与下级充分膨隆的对侧乳房相匹配。做好扩张，第二步的手术就变得简单易行；只有浅筋膜切开术才能形成完美的乳房下极和更美观的乳房下皱襞。当乳房下皱襞夹角小于 90° 时，在下皱襞中点缝一

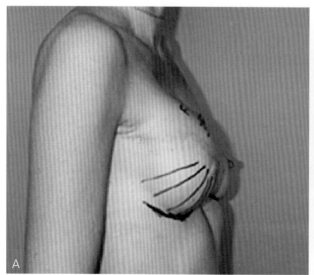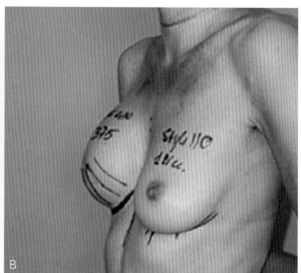

图 43.17　小乳房不伴下垂。解剖型假体置换扩张器(乳房重建二期)。患者拒绝健侧隆乳术。A、B. 术前照片。

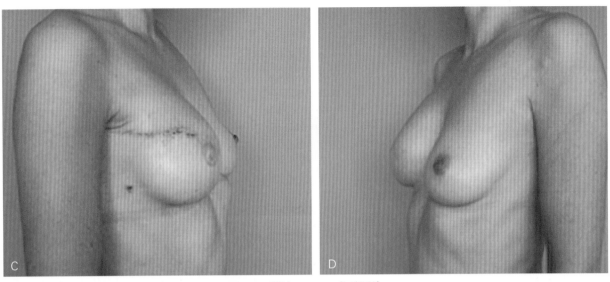

图43.17(续)　C、D. 术后照片。

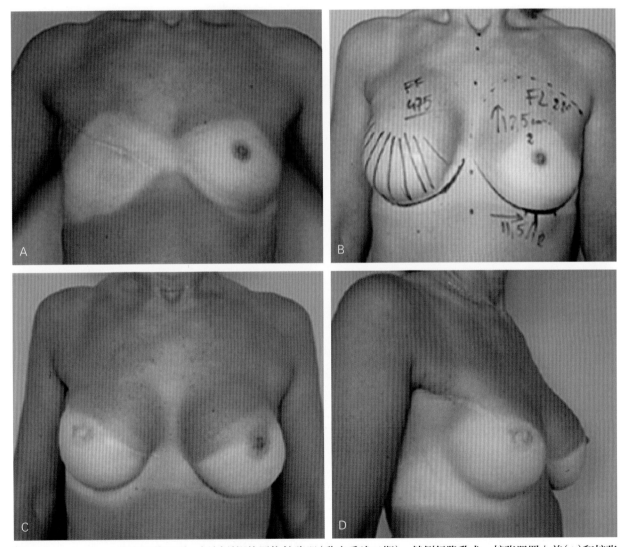

图43.18　A～D. 小乳房不伴下垂。解剖型假体置换扩张器(乳房重建二期)。健侧行隆乳术。扩张器置入前(A)和扩张后(B)的术前照片及术后照片(C、D)。

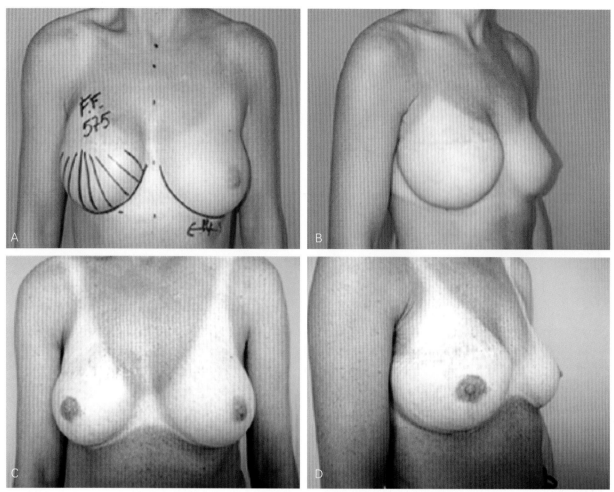

图43.19 A~D. 中等大小乳房不伴下垂。解剖型假体置换扩张器(乳房重建二期),健侧未行手术。术前(A、B)照片和术后(C、D)照片。

针或者做一个短连续缝合就足以加强下皱襞而获得更好的对称性。

对于伴中度下垂的中等大小乳房有两个选择(即重建侧尽量做到下垂或者健侧行提升固定术)。根据患者的特征采用最合适的技术,一旦解剖标志被保留即可采用浅筋膜系统方法,而手术重建的下皱襞也将会位于垂度合适的乳房的正确水平位置(图43.20和图43.21)。

对于重度下垂的中等大小的乳房,手术方法各自不同。首先考虑的是健侧乳房整形。作者的首选方法是利用下蒂的乳腺组织作为自体填充的双蒂乳房提升固定术(图43.22)。不过,基于下垂矫正术后可预见的复发,重建的乳房通常也会有一定程度的下垂。然而,当乳房下极扩容满意、软组织足量且充满弹性时,乳房下皱襞夹角可以为锐角,尤其是对老年患者。

总之,使用上述通用技术,可在术前评估及做相关测量时,设计重建侧乳房垂度和下皱襞位置,以将再造乳房的下垂程度和乳房下皱襞的位置调整到与健侧对称。换句话说,该技术可以使患者与手术医生一起选择自己的乳房大小、形状及最终美学效果。

大乳房

那种又大又重又垂的乳房很难达到完美且持续对称的美学效果。至于为什么达到对称的目的如此困难,那是因为满意的结果和假体容积相关。目前市场上还没有超过 700 mL,且形状、宽度、垂度都吻合的乳房假体。

考虑健侧乳房情况时,手术方式可以保守

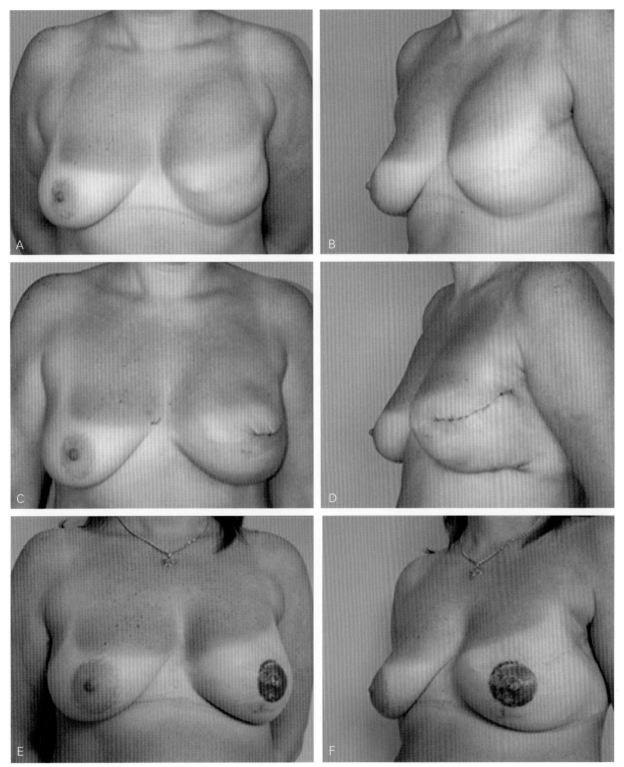

图43.20 A～F. 中等大小乳房伴中度下垂。解剖型假体置换扩张器(乳房重建二期)。健侧未行手术。术前(A、B)、术后即刻(C、D)和术后(E、F)照片。

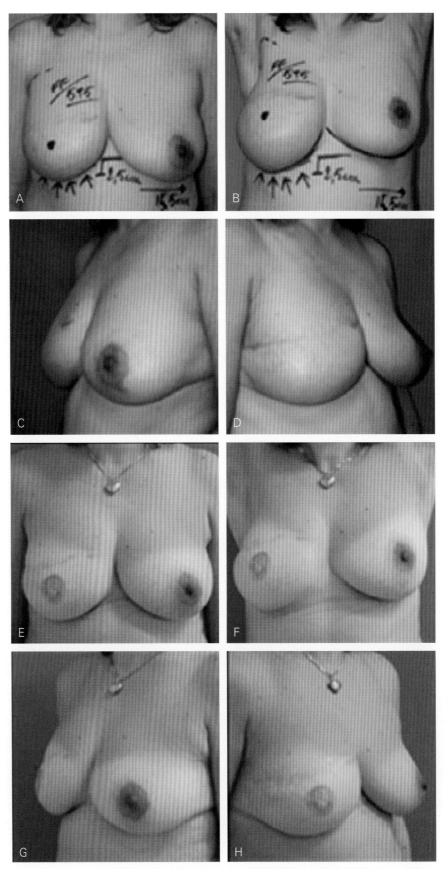

图 43.21 A～H. 中等大小乳房伴中度下垂。解剖型假体置换扩张器(乳房重建二期)。健侧未行手术。术前(A～D)和术后(E～H)照片。

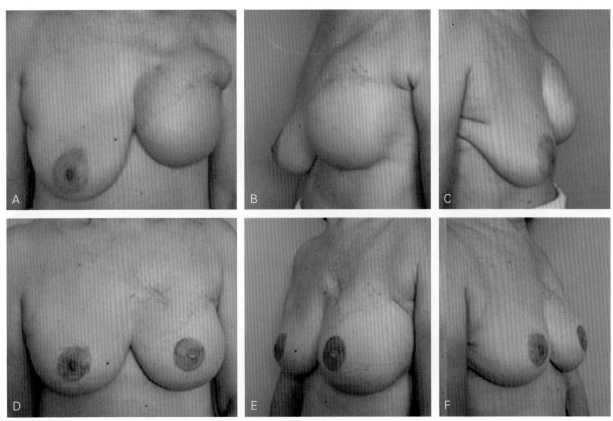

图43.22　A～F. 中等大小乳房伴重度下垂。解剖型假体置换扩张器(乳房重建二期)。健侧行提升固定术。术后(A～C)照片,局部复发切除并术后放疗没有影响最终结果(D～F)。

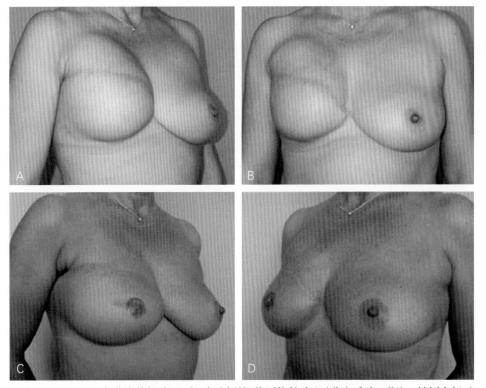

图43.23　A～D. 大乳房伴轻度下垂。解剖型假体置换扩张器(乳房重建二期)。健侧未行手术。术前(A、B)和术后(C、D)照片。

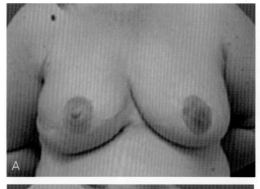
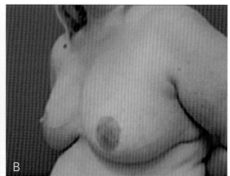
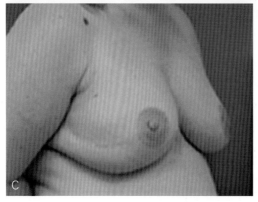

图43.24　A～C.　大乳房伴重度下垂。解剖型假体置换扩张器(乳房重建二期)。对侧行乳房缩小术。术后照片。

些。利用乳房下皱襞重建的手术技术,无须健侧乳房手术即可实现对称性,但必须在重建手术的第一阶段,患侧乳房初始下垂状态时充分扩容乳房下极(图43.23)。

　　对那些乳房下极扩张不足、不能容纳高凸永久乳房假体的病例,需要行健侧乳房缩小术。手术方式选用上蒂或者下蒂和胸骨切迹 – 乳头乳晕距离差异相关(图43.24)。相反,在需要获取更多的下垂度时,选择正确的技术也应考虑重建正确的乳房下皱襞的可行性。重建乳房下皱襞的手术过程与其他情况类似。为了获得所需的乳房下垂度,一旦缝合固定了乳房下皱襞,必须在之前切开的浅筋膜下边界释放系带;这个过程须小心操作,尽量避免任何的真皮下血管网损伤。当然,这个操作适合肥胖的患者。此外,为了增加乳房下极的皮肤量,可以在浅筋膜上做网状划开,并充分释放浅层支持带。

特殊病例

　　正确的术前设计及正确的乳房下皱襞重建手术都可以让整形外科医生解决由于乳房下皱襞缺失所致的乳房外观不佳的问题。即使假体看上去高于健侧乳房,形状、大小也不一样,重建乳房下皱襞的二期修复手术操作可以达到最终良好且对称的效果。

扩张后乳房下皱襞的位移不足

　　如果假体移位低于健侧下皱襞水平超过1 cm,有两种手术方案可供选择。第一种情况:当被覆的皮肤组织较薄时,内部切口应靠近假体囊腔下缘,以前述的方法将浅筋膜拉回并固定在正确的高度位置。第二种情况:当组织非常厚时,切口应在位移不足下皱襞上1 cm或更高处,该高度取决于所需要的乳房的下垂度和下极的丰满度。与Handel和Jensen[16]的术式相同,皮下游离后,将由浅筋膜和脂肪组织构成的皮瓣上提并连续缝合固定形成新的乳房下皱襞。

扩张后乳房下皱襞移位过度

　　如果假体移位高于健侧下皱襞水平几厘米,假体囊袋很容易降到健侧乳房下皱襞位置,这个位置用常用方法重建即可。可以将囊袋向下扩大至与健侧乳房下皱襞水平相对称的位置,并在这个位置重建乳房下皱襞。在对侧乳房不是太大也不是太垂的情况下,即使没有预扩张,外科医生也可以通过这种方式来改善乳房下极的轮廓(图43.25)。

放疗后乳房的下皱襞重建

乳房下皱襞的重建必须计划周全、顺利实施。无论浅筋膜切开还是中线处缝合固定时,考虑即将发生的假体包膜挛缩,需要下意识地去除平衡瘢痕样结构和皮肤萎缩对手术效果的影响。

全乳重建术后的下皱襞重建

二次修复手术须进行多方位的测量、制定精确的手术方案(图43.26)。通过重建乳房下皱襞,可以达到在不更换假体的情况下获得令人满意的新乳房外观(图43.27)。前提是推测前期的手术保留了浅筋膜,使其没有太多瘢痕也没有完全消失。

优点、不良反应和缺点

前文已经提及了乳房下皱襞重建术的诸多优点。最明显的是降低了健侧乳房的重塑率。一项对100例患者的队列研究,其中15%的病例采用上述的手术技术,随访22.46个月(最短6个月,最长120个月)发现对侧乳房的重塑率是47%(乳房提升术:16%;乳房缩小术:18%;隆乳术:11%;乳房提升并隆乳术:2%)。当在重建术中应用乳房下皱襞重建技术时,对侧乳房的手术率降低了约1/3,而且患者满意度高。

不良反应表现为部分乳房下皱襞形成不充分,原因可能是乳房的筋膜系统多在靠内侧的部位中断,此处有厚的支持带直达胸骨膜。此外,乳房改良根治术皮肤切口到达这个位置,会切断这个附着结构。这种情况下,乳房下皱襞内侧位置会出现形态不良。第二个不良反应是包膜挛缩对乳房下皱襞重建术后所获得的乳房下极饱满度的不良影响。第三个健侧乳房自然衰老或乳房下垂

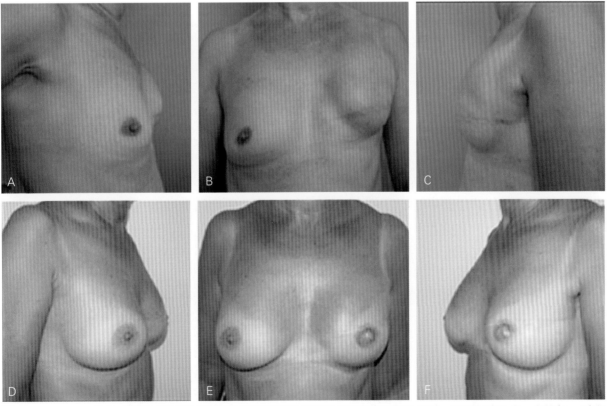

图43.25　A~F. 乳房下皱襞过度移位和缺失。解剖型假体置换扩张器(乳房重建二期)。对侧行隆乳术。术前(A~C)和术后(D~F)照片。

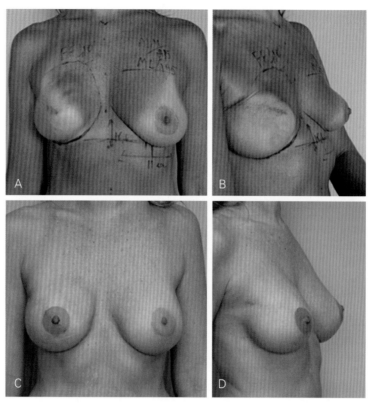

图43.26　二次手术案例。A、B. 右乳即刻重建术后出现严重的不对称，为无预扩张的解剖型假体重建术，左侧行圆形假体环乳晕切口隆乳术。C、D. 乳房下皱襞重建和双侧解剖型假体植入术后。

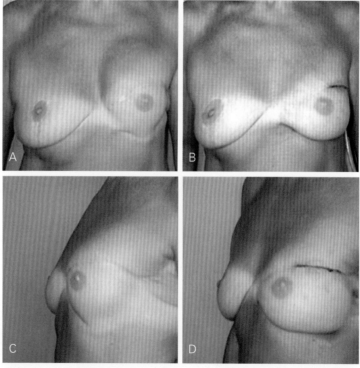

图43.27　二次手术案例。A、B. 乳房下皱襞形态不良的左侧重建乳房，乳房下极不饱满，无下垂外观。C、D. 未更换先前植入的乳房假体，通过下皱襞重建术实现乳房形态改观。

复发所致的双乳对称性下降。在上述的 100 例连续病例中，7% 的患者对称性较差。

并发症几乎不存在。过度损伤皮下层可能会导致皮肤瘘。术后复发率也很低。该项研究中的 100 例连续病例中仅有 2% 出现手术效果不佳。对未行胸壁扩张而对侧乳房又大又垂的病例，精细地重建乳房下皱襞有难度，唯一的缺点就是多了 15 分钟手术用时。

编者评论

完善乳房下皱襞重建所需的知识及技巧是促进乳房重建最终美学效果最及时和最相关的主题之一。作者仔细了解了乳房下皱襞和浅筋膜的解剖结构，并运用深、浅层筋膜的特定操作来定位和固定新的乳房下皱襞。这些手术技术对组织扩张后下皱襞位置不良特别有用，通过向上或向下、部分或全部的下皱襞位置调整以达到与对侧可靠对称的目的。总的来说，我使用作者所描述的利用浅筋膜和连续缝合的方法成功地修改下皱襞的位置和轮廓。最重要的是，他们在 100 名使用这项技术的患者的研究表明，这些技术可以降低健侧乳房重塑率、对称性不佳的发生率和下皱襞重建术后的复发率。

(G.L.R.)

参考文献

[1] Lockwood TE. Superficial fascial system (SFS) of the trunk and extremities: a new concept. *Plast Reconstr Surg* 1991;87:1009-1018.

[2] Nava M, Quattrone P, Riggio E. Focus on the breast fascial system: a new approach for inframammary fold reconstruction. *Plast Reconstr Surg* 1998;102:1034-1045.

[3] Charpy A. Peauciers et aponévroses. In: Traité d'Anatomie Humaine Publié sur la Direction de P. Poirier. T. II, Fasc. I. Paris: Publisher; 1896.

[4] Sebileau P. Demonstrations d'Anatomie. Paris: Publisher; 1892.

[5] Cooper AP. On the Anatomy of the Breast. London: Longmans; 1940.

[6] Bostwick J III. Anatomy and physiology. In: Plastic and Reconstructive Breast Surgery. St. Louis, MO: Quality Medical Publishing; 1990: 67.

[7] Rieffel H. L'appareil génital de la femme. In: Traité d'Anatomie Humaine Publié sur la Direction de P. Poirier et A. Charpy. T. 5, Fasc. I. Paris: Masson; 1901.

[8] Chiarugi G. Istituzioni di Anatomia dell'uomo. Milan, Italy: Società Editrice Libraria; 1908.

[9] Sterzi G. La fascia superficiale. In: Il Tessuto Sottocutaneo (tela Subcutanea). Ricerche Anatomiche. Firenze, Italy: L. Niccolai; 1910: 62-68.

[10] Bayati S, Seckel BR. Inframammary crease ligament. *Plast Reconstr Surg* 1995;95:501-508.

[11] Van Straalen WH, Hage JJ, Bloemena E. The inframammary ligament: myth or reality? *Ann Plast Surg* 1995;35:237-241.

[12] Garnier D, Angonin R, Foulon P, et al. Le sillon sous-mammaire: mythe ou réalité? Ann Chir Plast Esthét 1991; 36: 313-319.

[13] Maillard GF, Garey LJ. An improved technique for immediate retropectoral reconstruction after subcutaneous mastectomy. *Plast Reconstr Surg* 1987;80:396-408.

[14] Riggio E, Quattrone P, Nava M. Anatomical study of the breast superficial fascial system: the inframammary fold unit. Eur J Plast Surg 2000; 23: 310-315.

[15] Muntan CD, Sundine MJ, Rink RD, et al. Inframammary fold: a histologic reappraisal. *Plast Reconstr Surg* 2000;105:549-556.

[16] Handel N, Jensen JA. An improved technique for creation of the inframammary fold in silicone implant breast reconstruction. *Plast Reconstr Surg* 1992;89:558-562.

背阔肌肌皮瓣乳房再造

Latissimus Dorsi Musculocutaneous Flap Breast Reconstruction

前些年,无论乳房的形态外观如何,只需大致重建出乳丘就可以了,而如今,乳房重建的要求与往年相比变得更加严苛。目前,技术的进步已使重建乳房的各种轮廓和径界成为可能,例如重建基底宽度、重建下皱襞、重建凸度和重建垂度等,从而极大地改善了乳房重建的美学效果。而实现这些美学效果改进的核心是对背阔肌肌皮瓣(LDMF)的提出和应用。

LDMF 最初由 Tansini 于 1906 年提出,作为轴型肌皮瓣用于修复乳房切除术后缺损[1]。这项处理乳房切除术后伤口的技术曾在欧洲流行一时,但最终失宠。直至 70 年后的 1976 年,当 Olivari 重新提出 LDMF 这一皮瓣时,该项 Tansini 发现的重要性才得以体现[2]。1977 年,Schneider 等[3]描述了该皮瓣的解剖,并对其在乳房重建中的用途进行了概述。紧随其后的是,大量文献报道了该皮瓣在乳房重建中的作用[4-6],其中包括首例使用 LDMF 作为游离皮瓣的经验[7-9]。而在 1979 年,当 Maxwell 等提出横行腹直肌肌皮瓣(TRAM)后,早期那种对 LDMF 的偏爱逐渐减退[10]。由于 TRAM 皮瓣能够完全利用自体组织进行乳房重建,从而避免了 LDMF 乳房重建时必须联合假体所导致的相关并发症,因此,LDMF 的使用逐渐减少,且该技术仅适用于少数单用组织扩张器无法重建的病例,或者不宜行 TRAM 皮瓣乳房重建的女性。

最近,随着组织扩张器和植入物/假体设计的改进,LDMF 重新开始流行。LDMF 乳房重建可达到与 TRAM 皮瓣同样的效果,且无腹直肌获取相关并发症。而且,在经过挑选的患者中,可以完全用 LDMF 行自体组织乳房重建而无须联合假体。因此,LDMF 在乳房重建外科医生的"军械库"中重新扮演起重要的角色。

解剖

背阔肌是背部最大、最浅表的肌肉(图 44.1)。它是一块宽大而扁平的肌肉,起源广泛,延伸至后外侧胸部。在上方,越过肩胛骨尖端,行至腋窝时与大圆肌纤维融合,与其共同构成腋后襞。肌肉内上角被斜方肌覆盖。在内侧,肌肉变薄移行为筋膜,与背部的腰骶筋膜相连,随后向外下沿髂嵴延伸。在外下方,背阔肌逐渐变厚,并与腹外斜肌及下第 3～4 肋肋间肌纤维融合。背阔肌外侧为游离缘,并向上自由延伸进入腋窝,构成腋窝后缘,覆盖前锯肌及部分腹外斜肌。在第 10～11 肋水平,有一坚固、厚实的腱膜连于前锯肌与背阔肌之间,此腱膜对应前锯肌下缘,将背阔肌下平面分为上、下两个部分。在游离 LDMF 时,如果不能恰当地分离此腱膜,将会在不经意间将前锯肌掀起。背阔肌自上述广泛的起点开始,其肌纤维旋转 180°,借由一个明显而扁平的肌腱插入肱骨结节间沟。

背阔肌的血供恒定,且无明显的解剖变异,罕见肌肉异位(图 44.2)。肩胛下动脉起于腋动脉,有两个主要分支:旋肩胛动脉和胸背动脉。胸背动静脉在腋动脉下方 9～11 cm 处,即将进入背阔肌深面前,发出一条分支至前锯肌。在胸背血管蒂被离断的情况下,前锯肌支逆向血流可为皮瓣提供充足的血供,允许皮瓣被安全地前移[11]。胸背血管一旦进入肌肉就分为两支:横支及外侧支,其分支在肌肉内相互吻合形成树枝状结构[12-14]。背阔肌的第二大血供为位于距后正中线 4～5 cm 的肋间后动脉发出的棘突旁穿支,这些穿支从深面进入肌肉。利用这些穿支可设计背阔肌翻折瓣覆盖背部中线处的缺损[15]。

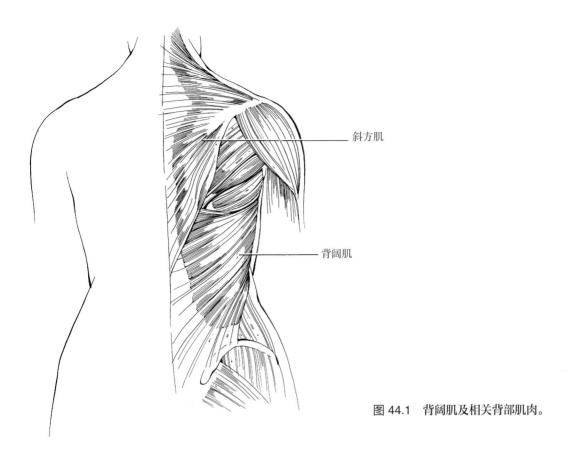

图 44.1 背阔肌及相关背部肌肉。

斜方肌

背阔肌

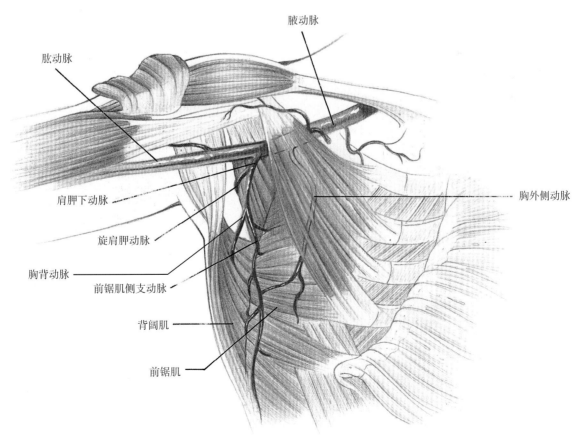

腋动脉

肱动脉

肩胛下动脉

旋肩胛动脉

胸背动脉

前锯肌侧支动脉

背阔肌

前锯肌

胸外侧动脉

图 44.2 背阔肌的血供。

自该丰富的血管丛延伸而来的大量肌皮穿支进入背阔肌被覆的组织,并与旋肩胛动脉在胸背筋膜内形成吻合支[16,17]。尽管吻合支的存在允许皮岛被安全地设计在背阔肌边界内的任意地方,但最可靠的位置还是位于背阔肌外侧与胸背动脉外侧支走行对应之处[12-14]。

背阔肌是肱骨的内收肌和内旋肌,它还有助于将肩胛骨尖端固定于后胸壁。尽管背阔肌前移后可能出现肩关节伸展和内收无力[20],但患者对此耐受良好,仅出现极小的功能缺陷[18,19]。

适应证

在乳房重建中使用LDMF的适应证因人而异,一定程度上取决于术者和患者的偏好。这种皮瓣的血供充沛且可靠,即使在严重吸烟者中也可以安全使用。由于吸烟者行TRAM皮瓣手术的并发症发生率高,所以对此类患者,将LDMF与解剖型、毛面扩张器或假体联合使用,较之带蒂TRAM皮瓣,可能是更好的选择。对可单用组织扩张器更换假体完成乳房重建的患者来说,LDMF的价值在于所提供的额外软组织能改善重建乳房的美学效果[21]。对于TRAM乳房重建后经历部分皮瓣坏死,并在清创后遗留畸形的患者,LDMF是修复的最佳选择,用自体LDMF填充组织缺损,既能挽救重建还能达到出色的美学效果。用自体组织LDMF填充乳房肿瘤切除后缺损的收效良好,对既往有放疗史的患者效果也是如此。LDMF还适用于既往已行TRAM重建,或因疾病、下腹组织量不足不宜做TRAM皮瓣以及不愿使用该皮瓣的患者。

手术技术

LDMF的切取和前移简单快捷,确定肌肉的体表标记后即可轻松完成。准确的术前标记对于正确定位皮岛至关重要,术前标记应始终于患者站立位时进行。定位肩胛骨尖端后,经肩胛骨尖端描绘一条上至腋窝后襞顶端的曲线,可确定皮瓣的上缘。沿腋窝后壁前缘向下至髂嵴画一条直线,可确定皮瓣的外缘。上述两线、髂嵴后缘及后正中线之间即背阔肌所在区域。事实上,皮岛可位于任意方向。一种方法是将梭形(皮瓣)的长轴置于水平方向,横贯背部,以便供区瘢痕隐藏于内衣中。但不幸的是,这样会导致上臂下方瘢痕前缘处的皮肤纠集而影响整体效果。更好的选择是遵从延伸到背部的松弛的皮肤张力线(设计皮瓣)。用示指和拇指捏住皮下层,将皮肤从背部轻轻提起,就能容易的识别这些张力线。让梭形(皮瓣)的长轴沿张力线分布所形成的瘢痕呈一条细线,从而避免了切口任一端皮肤的纠集或"猫耳"形成。虽然瘢痕最终呈斜行,自内上延伸至外下,但通常难以察觉。皮岛所能获取的宽度因人而异,取决于体型和皮肤弹性。在延期重建的病例中,在背部供区能一期关闭的情况下,尽可能获取更宽的梭形(皮瓣)。只需沿梭形(皮瓣)长轴简单地捏起背部皮肤,即可衡量安全切除的范围。在即刻重建中,通常只需一个圆形皮岛就能填充乳头-乳晕复合体切除后的缺损。在这些病例中,皮岛无需太宽,够宽即可,以保证背部供区顺利关闭。最后,标记背阔肌前界,皮瓣转移的隧道即位于上方的腋窝处(图44.3)。

侧位图显示肌肉前缘与乳房外侧缘,两者之间的区域用X标记,是为了强调此处不能破坏概念,以便保留乳房侧面轮廓。箭头所示为位于腋窝处的皮瓣(转移)通道。

无论即刻还是延期乳房重建,手术均从患者取仰卧位开始。即刻重建时,通常行保留皮肤的乳房切除术。而延期重建时,需重新打开乳房切除术切口,分离皮瓣直至缺损边缘。两种手术都要在高位的腋窝进行解剖,直至确认LDMF外侧缘/背阔肌前缘。先打开乳房切除缺损再行LDMF游离,有助于LDMF随后前移到位,且供区的关闭也更轻松。相反,如果先行LDMF游离,再将皮瓣堆积于腋窝,反而会阻碍供区关闭。而且,应保持乳房切除后的缺损外侧缘大致完整,仅在高处的腋窝位置打通至背部供区的隧道,才能有效地保持乳房轮廓。一旦意外松解了乳房的外侧皱襞,

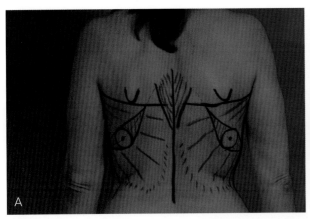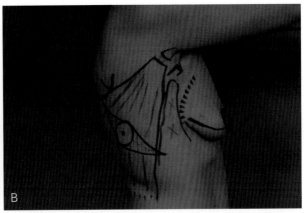

图44.3　A、B. 背阔肌皮瓣的术前标记。

想要通过内侧缝合再来重建这一结构就很困难了,因此,最好保持这些解剖结构的完整性,才能保证重建乳房外侧皱襞的自然和美观。乳房切除术后切口可以暂时用皮钉关闭,封闭敷料覆盖。

重新铺单,更换体位。患者可取侧卧位制备背阔肌肌皮瓣,但是我们更愿取俯卧位,无论是一侧还是双侧重建。因为这种体位操作简单,便于摆放。具体步骤是,切开皮肤,分离脂肪表浅致密层,向下到达深筋膜层,在皮岛周围可松解此层筋膜。随着筋膜的分离,切口会变大。向上牵拉皮肤边缘,从筋膜的底部松解不致密的深层脂肪。在这一平面向各个方向分离并保留深层脂肪。用此方法增加皮瓣的脂肪,背阔肌皮瓣软组织体积会增加(图44.4)。重新铺单,更换体位,准备切取LDMF。患者可取侧卧位,但无论单侧还是双侧重建,我们都更愿取俯卧位。因为这种体位操作简单,便于摆放。具体步骤是,切开皮肤,分离脂肪表浅致密层,向下达胸部深筋膜层,沿皮岛四周松解此层筋膜。随着筋膜的分离,切口似乎突然变大。通过向上牵拉皮缘,可将位于筋膜下方的疏松深层脂肪牵出,在此平面向各方游离,保留此深层脂肪,使之继续附着于背阔肌,用这种方法携带脂肪可增加背阔肌皮瓣软组织体积总量(图44.4)。

即使脂肪层的厚度仅5 mm,在20 cm×30 cm的表面积上,也能额外提供300 mL的容积,这大大增加了皮瓣柔软度,使重建乳房的轮廓自然柔和。这种技术被称为容量增加LDMF/扩大背阔

肌,无论患者是何种体型,我们均将其作为首选方案。该方法即使用于非常消瘦的患者也能找到合适的解剖平面,来获取适量额外的脂肪,给皮瓣增加体积。这种方法可使背部供区厚度均匀,防止术后背部凹凸不平。如前所述,在筋膜下进行分离可避免因疏忽导致皮瓣血供损伤,因为这本质上是一种皮肤筋膜(肌)瓣的设计。在该层向四周分离,直至背阔肌边缘。

皮瓣切取后,沿其边缘各个方向斜行切下部分深层脂肪。超越背阔肌上界进行分离,可将此区的深层脂肪携带于皮瓣上。在分离层面的内上角,当斜方肌的斜行纤维这一重要标记被辨认出以后,剩余操作就无困难之处了。消瘦患者的肌肉解剖间隙清晰易辨,此操作的价值不大,但体重较重者常难以确定皮瓣剥离的精准解剖层面(故在肥胖患者中操作将得益于斜方肌纤维的辨认)。

如上所述,定位斜方肌纤维后,剩余的肌肉分离就变得准确易行。向上切开深层脂肪,然后往回剥离,就能显露背阔肌上缘,游离上缘直达腋窝。需要注意的是,一些患者的大圆肌和背阔肌纤维可出现融合,此时予锐性分离。随后,分离斜方肌深面的附着处,接着于内侧沿棘突旁筋膜分离,此处可见粗大的肋间穿支于中途跨过,这些血管予丝线结扎(离断)。

下方肌肉的分离由内向外,适宜的皮瓣切取没有必要彻底向下分离至髂嵴,因此常保留少量肌袖。此处,前锯肌清晰可辨,它附着于肩胛骨并斜跨向前走行,分离背阔肌与前锯肌之间的致密

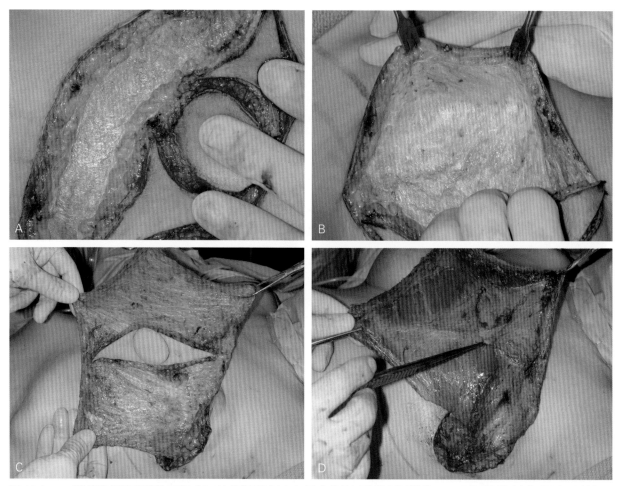

图44.4　A. 随着胸部浅筋膜的松解,切口边缘"砰"地打开,露出疏松网状的深层脂肪。B. 沿深筋膜内侧面很容易剥离深层脂肪。C. 皮瓣后掀起,可清晰地看到随肌肉一同掀起的深层脂肪。D. 钳子所指之处为前锯肌深层脂肪垫,随背阔肌肌皮瓣一同被切取。

膜性附着,保留前锯肌下脂肪垫于背阔肌上,可为皮瓣增加容积。接着,在背阔肌与前锯肌之间继续向前分离,直至背阔肌前缘得以松解。

最后,细致操作松解背阔肌的前下角,以免损伤与腹外斜肌和肋间肌之间的致密附着(图44.5)。至此,肌肉/脂肪瓣得以完全掀起。在腋窝处,分离深部脂肪层,沿着肌纤维继续解剖至腋窝,于此处联通乳房切除后的创口。在肌肉深面,血管蒂易于被识别并保留。辨认前锯肌支并保留,因为无须离断此血管以使肌肉充分前移。致密的胸锁筋膜会阻碍肌肉的前移,故予以离断。

在圆肌及其覆盖脂肪处,并且有可能限制皮瓣转移的任何软组织附着物均需要分离,皮瓣转移至乳房切除缺损处。可在后背切口的下方放置一根引流管,穿过腋窝后壁进行引流。缝合时,采

用连续褥式缝合把皮瓣与胸壁缝合到一块,这样可以避免无效腔的形成。另外,在切口的边缘,采用连续褥式缝合可以帮助稳定住背部软组织的固定位置,防止移至胸壁。据笔者观察,使用了这种缝合方式后。充分松解背阔肌与大圆肌及其表层脂肪的附着,任何可能限制皮瓣转移的软组织附着均予以松解,将皮瓣转移至乳房切除后的缺损处。于背部切口下方留置引流管,经腋窝后壁引出,背部切口逐层缝合。关闭过程中可用褥式缝合将胸壁与皮瓣内侧固定在一起,这有助于封闭潜在腔隙。另外,在切口这层,可用褥式缝合帮助固定背部软组织囊袋,防止其在胸壁上的滑动。据笔者观察,这样缝合之后(背部)血清肿的发生率和严重程度均降低了。

然后,患者转为仰卧位,胸部及双肩消毒铺

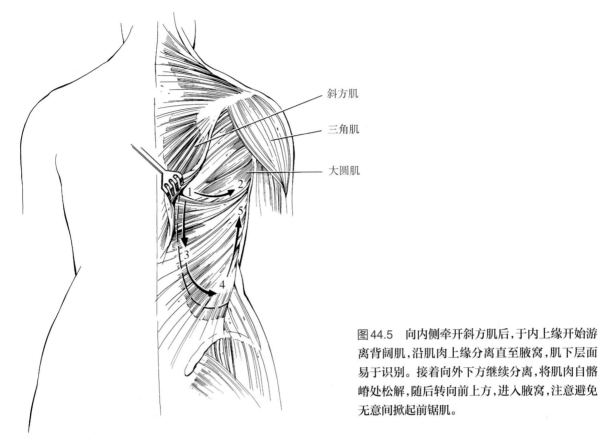

斜方肌

三角肌

大圆肌

图44.5　向内侧牵开斜方肌后,于内上缘开始游离背阔肌,沿肌肉上缘分离直至腋窝,肌下层面易于识别。接着向外下方继续分离,将肌肉自髂嵴处松解,随后转向前上方,进入腋窝,注意避免无意间掀起前锯肌。

巾。这是一个重要的细微差别,因为乳房外形的评估需要双肩处于恰当的位置,这种视觉评估能增加手术的精确性。打开原乳房切除术切口,将背阔肌完全填入乳房缺损处。与俯卧位相比,仰卧位时肌肉的填入及血管蒂的暴露更为清晰。我们喜欢离断90%的肌肉,这可使皮瓣获得额外10~12 cm的游离度,以便填补乳房切除后的缺损。这样的游离度能使肌肉无张力植入,有利于正确地定位皮岛,特别适用于延迟重建的病例。

与此同时,保持植入处前方10%的肌肉完整性,可防止因不经意牵拉肌蒂所致的皮瓣血管破裂。最后,为了减轻重建乳房术后出现令人讨厌的跳动,笔者习惯于离断胸背神经。自从将此技巧融入笔者的技术后,虽然有肌肉萎缩的顾虑,但并未发现重建乳房的体积会随着时间推移而出现明显的缩小。皮瓣携带的深层脂肪可能有助于防止出现临床上明显的萎缩。当然,神经可以完整保留,但是,重建乳房时而发生跳动会使一些患者感到不安。

对于中、小乳房,在肌皮瓣填入乳房切除的缺损区后,可把皮瓣的肌边缘和(或)脂肪边缘缝合于缺损区的上方、内侧和外侧缘。组织扩张器或假体至于肌肉下方,肌皮瓣沿着乳房下皱襞填入(图44.6)。若乳房切除术时不小心将下皱襞下移,这种方法能有效地将下皱襞重建于理想的位置。对于较大的乳房,有时需要掀起胸大肌来覆盖组织扩张器或假体的上极,同时用LDMF覆盖其下极,需要将两块肌肉部分重叠的缝合在一起,以形成完整的肌下囊袋。然后嵌入皮岛,留置引流管,最后缝合皮肤。

术后恢复简单快捷。多数患者住院2天,并能于2周内恢复常规活动。大约术后1周拔除乳腺引流管,而有时需要留置背部引流管到术后第6周。如果背部供区在引流管拔除后出现浆液性积液,应予每周抽吸,直至积液消失,这通常需要2~3周。术后肌肉会严重肿胀,重建乳房在4~6周内都会呈现非常饱满的外观。随着水肿逐渐消退,重建乳房的最终体积和形态可于术后4~6个月得到准确评估。

二期手术需在一期皮瓣成形后至少6个月进

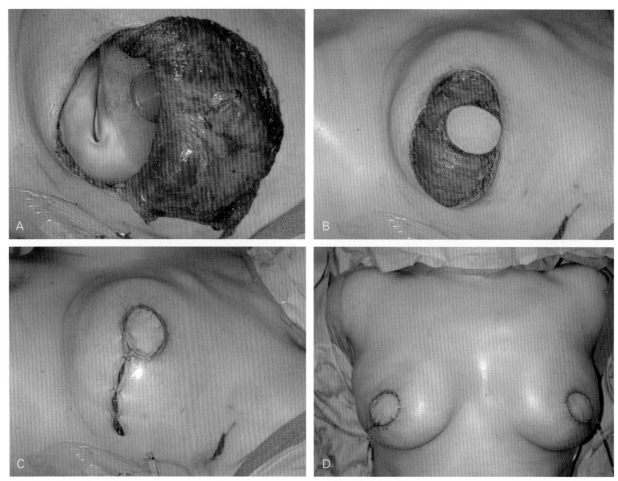

图44.6　A. 在乳腺切除后缺损区的上缘植入LDMF，肌肉下方置入组织扩张器。B. 剩余肌皮瓣沿乳房缺损下缘缝合，用LDMF完全覆盖扩张器。C. 去除梭形皮肤的多余翼状部分，留下圆形皮岛置于乳头－乳晕复合体缺损区。D. 置入组织扩张器并适当充注后的即刻重建乳房外形。

行，包括组织扩张器取出、永久性假体放置、乳头－乳晕复合体重建以及必要时重塑乳腺包膜囊或软组织。重建的乳头－乳晕复合体可于4～6个月后进行文身。

组织扩张器 vs. 植入物

LDMF可携带有限的皮岛、体积不等的脂肪组织以及大而薄且血供可靠丰富的肌层。然而对于全乳切除后乳房重建，如需要达到与对侧乳房对称，那么LDMF所提供的软组织量常常不足。基于这种原因，LDMF经常与组织扩张器或假体联合使用。对于用背阔肌可提供足够的皮肤来完整重建皮肤囊袋的患者来说，可行即刻假体再造，这样就避免了二期手术取出扩张器并置换乳房假体。

然而，由于乳房术后水肿及定居/形态重塑，这种技术在术后短期内无法精确评估乳房的大小，也无法在术后调节重建乳房的大小。此外，由于肌肉肿胀，手术时填充适度的皮肤囊袋会在术后第1周变得非常紧，较大的压力足以影响乳腺切除术后皮瓣的血供。所以，初期置入组织扩张器时不要注满水可能是个好办法，这可预留术后组织肿胀的空间。当重建乳房的水肿消退后，就可以在扩张器中注水，塑造出一个达到预期体积的乳房。运用这种技术可以准确地选择体积、基底直径及形态均适宜的乳房假体，以便二期手术扩张器摘除后的植入。

对于涉及组织扩张器更换永久性假体这种标准操作的二期调整手术来说，提前及早授权保险机构更容易。出于上述原因，我们习惯在初次手术时于 LDMF 深面放置组织扩张器而非永久性假体,术后对乳房体积的调节能提高延期乳房重建时假体选择的准确性,使重建乳房与对侧乳房的对称性更好。

对侧乳房的处理

我们更愿意在一期行皮瓣手术的同时进行健侧乳房的调整。这样,隆乳术、乳房上提固定术、乳房缩小术的变化可与重建乳房一起成熟稳定。随后二期手术时,可对重建的乳房进行更加准确的调整,以使双侧乳房的对称度达到最佳,同时也可对健侧乳房的外观进行调整。如果对健侧乳房的调整推迟到二期手术,此时重建乳房的最后塑形已完成,那么会出现诸如乳房"触底"现象、乳房大小不满意及乳头 – 乳晕复合体位置不良等问题。这会造成不必要的不对称,并影响整体效果,而且还可能需要第三次手术来矫正。

延期乳房重建

对于行乳房切除术后延迟重建的患者来说,如何从美学角度重建乳房以及如何利用 LDMF 满足美学要求是很重要的。尽管每例乳房切除的切口都有所不同,但通常都伴有不同程度的皮肤缺损,胸壁切口瘢痕方向各异,或垂直或水平,跨过胸壁,胸大肌表面只贴着一侧薄薄的皮瓣。因此,LDMF 常常被用于修复皮肤缺损以及为假体提供额外的肌肉被覆,而乳腺容积的缺失则通过扩张器解决。

手术步骤如上所述,尽管 LDMF 的主要功能是提供足够宽的皮岛以重建皮肤囊袋,容积增量法亦可用来使乳房切除后的缺损边缘变得柔软自然。在皮瓣前移后,皮岛可以朝向各方。如前所述,松解部分背阔肌有助于皮岛旋转。最有利的方位是外下象限,因为这样可形成一自然下垂凸度良好的乳房[22-25]。

这就需要忽略乳房切除术后瘢痕,而在胸壁外下象限另外做一略弯曲的横切口,经此打开创面,把皮岛嵌入重建乳房的外下象限。然后将毛面、解剖型组织扩张器置入肌下囊袋内,接着把背阔肌下缘缝合于乳房下皱襞的位置。

塑造与健侧乳房对称的下皱襞,对于美学效果至关重要,术中评估下皱襞的位置必须在手术台上患者坐位时进行,组织扩张器的下缘应与想要的乳房下皱襞水平对应。皮岛以及背阔肌对扩张器的实现完全覆盖,因此肌下囊袋基本没有张力,这样扩张器的形状才能完全显现。目前随着新型扩张器的问世[26],在此阶段甚至不需要进一步处理就可获得符合美学要求的乳房外形。

另外,完整的肌下囊袋加上扩张器的表面纹理,能明显减少术后包膜挛缩的发生率。沿着重建乳腺的外侧缘将背阔肌缝合至胸壁,从而将肌下囊袋与背部供区完全封闭,这很重要,可以防止术后扩张器向背部移位及滑动。嵌入皮岛,根据周围软组织的耐受程度充注扩张器,至此第一阶段手术结束。

术后 1～2 周开始充注组织扩张器,直至理想的体积。如果扩张器的位置合适,乳房下皱襞及乳房外侧轮廓将随之形成,并且呈现自然的曲线。继续扩张到所需体积,轻微过度扩张法可以构建一个宽松的软组织囊袋,可让假体呈现自然下垂的外观。

二期手术在 4～6 个月后进行,此时所有软组织已定型且肿胀已消退。打开外侧切口,沿肌纤维分离肌肉,取出扩张器,植入合适的假体。如果此时发现乳房轮廓不对称可行进行调整。如果乳房下皱襞过高,或乳房外侧轮廓太靠内,可调整肌下囊袋直至理想的位置;如果下皱襞太低,或者肌下囊袋太宽,可在过度分离区切除部分包膜,使内侧形成粗糙面,然后用不可吸收线在里面仔细缝合,这样可有效调整轮廓。缝合时必须细致,避免对位不均形成皮肤扇贝/皱褶。永久性假体放入囊袋后,要确认假体下缘位于理想的乳房下皱襞水平。包括假体定位及囊袋调整等所有这些操作,均在患者取半坐位时进行,以确保精确地塑造乳房的外形、轮廓及对称性。然后行乳头 – 乳晕重建(图 44.7)。

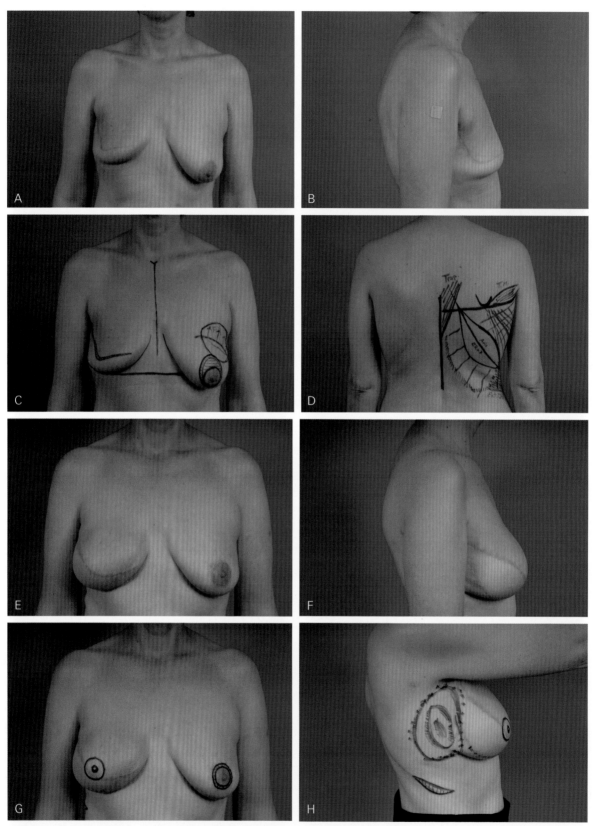

图 44.7　A、B. 术前观。一例 46 岁女性，既往因右乳浸润性导管癌行改良根治术，并已完成术后化疗及放疗。C、D. 术前画线。拟行背阔肌肌皮瓣右侧乳房重建及组织扩张器置入术及左侧环乳晕乳房固定术。E、F. 一期置入 150 mL 扩张器术后外观。背阔肌皮岛置于外下象限形成的轮廓自然满意。G、H. 术前画线。永久性假体体植入、乳腺轮廓及瘢痕微调、乳头－乳晕复合体重建及对侧乳房隆胸术。

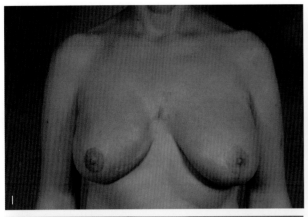

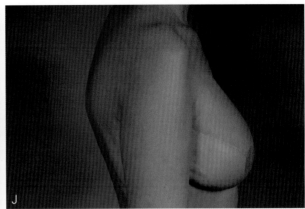

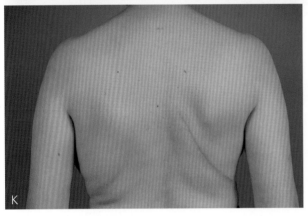

图 44.7（续） I、J. 术后 2 年的效果。右侧 225 mL、左侧 250 mL 光面圆形硅胶假体植入术。K. 背部供区外观。

即刻乳房重建

LDMF 即刻乳房重建较之于延迟重建拥有诸多优势。整形外科与普外科并肩合作，能够达到最佳的术后美学效果，并可避免垂直切口或者超长切口。更重要的是，切除皮肤可最小化，肿瘤学上安全即可，而无须像延期重建那样切除过量的皮肤。因此，背阔肌皮瓣的主要作用是提供肌肉及脂肪组织形成无张力的肌下囊袋，用以充分展现扩张器或假体的形态，而不是替代皮肤。接着如上所述继续手术。通常只需一个圆形的皮岛，这样无论皮瓣以任何方向嵌入都可以。

即刻重建皮瓣填充乳腺切除后缺损后，其边缘的软化效果比起延迟重建者更明显。运用这种手术技巧即刻重建乳房的美学效果非常好。应在一期皮瓣植入 4～6 个月后，或待乳房消肿后，再行二期手术，任何为获得最佳美学效果而进行的调整都在此次手术进行，乳头 - 乳晕复合体重建同前所述。运用这种技术可轻松地完成单侧或双侧

重建。特别是即刻重建时，很多不确定因素都是可控的，因此往往手术效果极好（图 44.8 和图 44.9）。

自体背阔肌重建

选择合适的病例，就能切取携带足够脂肪和皮肤的背阔肌皮瓣，这样单纯自体组织就能完成重建[27-34]。该技术的可行性取决于以下两个因素：其一，术前评估对侧乳房的大小；其二，背阔肌表面可及脂肪的多少。一般来说，中小乳房且背部软组织柔韧且厚度中等的患者适合这种手术。另外，不适合腹直肌皮瓣重建的肥胖患者，合适自体背阔肌重建。

多数情况下，可以尝试行自体重建，如果双侧不能达到完全对称，可在皮瓣植入后再加一个小的假体。再者，如发现重建乳房体积较小，可二期行隆胸手术。背部椭圆形皮肤应较宽，以包括尽可能多的肌肉软组织。对于大多数患者来说，背

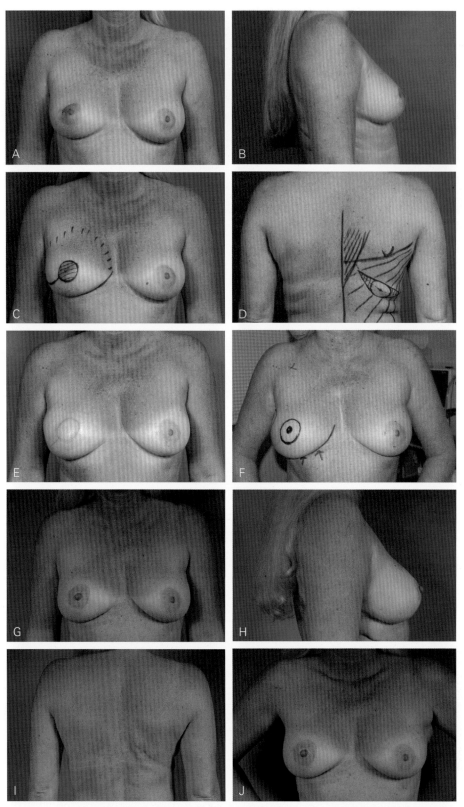

图44.8　A、B. 术前外观。39 岁女性患右乳导管原位癌。C、D. 术前画线。乳腺单纯切除术后扩大背阔肌肌皮瓣联合组织扩张器即刻乳房重建术。E. 术后外观。一期组织扩张器置入，充填至 350 mL。F. 术前画线。二期永久性乳房假体置换组织扩张器、右侧乳房下皱襞提升及乳头－乳晕复合体重建。G、H. 术后 3 年效果。350 mL 毛面硅胶假体植入后。乳房凸度及对称性佳。I. 背部供皮区外观。J. 收缩胸壁肌肉时乳腺外形轮廓无畸形。

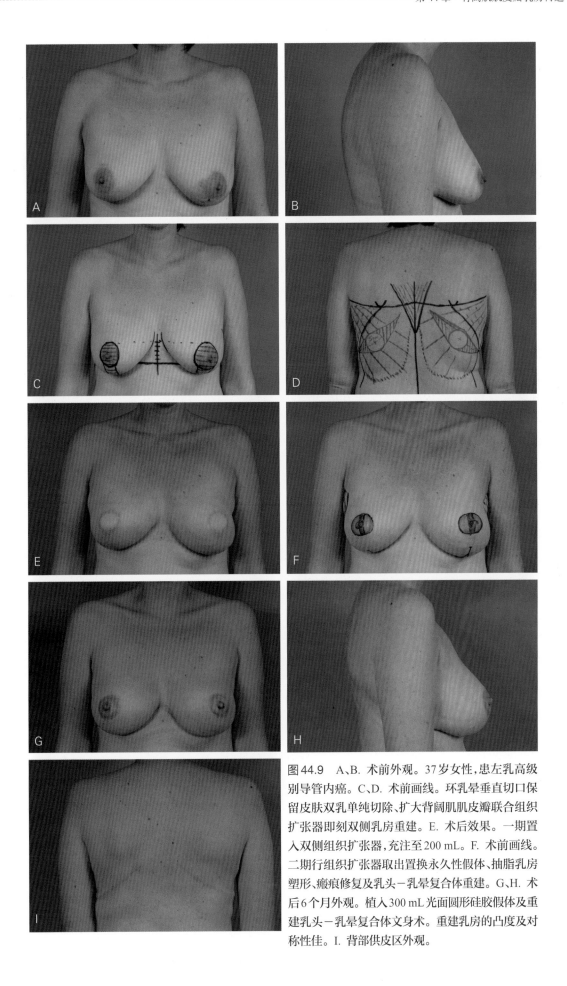

图 44.9　A、B. 术前外观。37 岁女性，患左乳高级别导管内癌。C、D. 术前画线。环乳晕垂直切口保留皮肤双乳单纯切除、扩大背阔肌肌皮瓣联合组织扩张器即刻双侧乳房重建。E. 术后效果。一期置入双侧组织扩张器，充注至 200 mL。F. 术前画线。二期行组织扩张器取出置换永久性假体、抽脂乳房塑形、瘢痕修复及乳头–乳晕复合体重建。G、H. 术后 6 个月外观。植入 300 mL 光面圆形硅胶假体及重建乳头–乳晕复合体文身术。重建乳房的凸度及对称性佳。I. 背部供皮区外观。

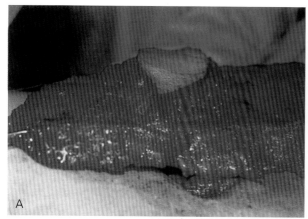 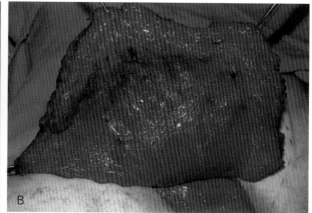

图 44.10　A. 获取的自体组织背阔肌肌皮瓣,保持深层脂肪附着于肌肉增加体积。皮岛下可见附着于肌皮瓣的浅层脂肪。B. 脂肪的获取已超出肌肉边缘,以增加皮瓣的体积。

部可切取的椭圆形皮肤宽度可达10～12 cm,且背部创口仍能一期关闭。必要时,可向肌肉边缘外剥离几厘米脂肪以增加皮瓣体积(图44.10)。

随着皮瓣转移至胸壁,需把皮瓣与乳房切除后缺损的边缘钉合,以界定重建乳腺的边界。根据需要折叠皮瓣,满足凸度要求,保持与对侧乳房一致。由于皮瓣转移后会出现肌肉萎缩,因此重建的乳房应比对侧大10%～20%。

尽管这种重建方法可避免使用植入体及其相关并发症,但是供区的缺损会导致背部外观明显凹陷。而某些情况下无需假体,而单纯用血供丰富的皮瓣进行重建就能达到不错的美学效果(图44.11)。

乳腺部分切除术后的重建

在乳房肿块切除并辅助放疗后,患侧乳房会出现明显畸形,与健侧乳房显著不对称。这通常由术后腺体缺损及放疗后软组织瘢痕挛缩这些后遗症导致,这种情况可将自体组织扩大LDMF转移至缺损部,完成乳房软组织重建。

对于外科医生来说,乳房切除术后缺损可行再造,乳房内的瘢痕亦可去除。如果不需要额外的皮肤来修补挛缩的乳房皮肤,无皮岛的皮瓣简单转移就可填补残缺。如果皮肤挛缩畸形,皮岛可嵌入并去除瘢痕,可形成一正常的乳房轮廓。

术中再次打开乳房肿瘤切除后的残腔,切除

所有瘢痕。如果无需额外的皮肤来修复挛缩的乳房皮肤囊袋,那么简单转移一块不带皮岛的皮瓣就能修复缺损。如果皮肤囊袋不够,就要嵌入皮岛来松解挛缩瘢痕,以便重塑乳房正常的轮廓。

通常,这种技术的效果非常好,并且如乳房疼痛、胸部紧迫感之类的症状常常在术后完全消失(图44.12)。该技术的缺点与患侧乳腺肿瘤复发风险有关。如果肿瘤复发,将使用重建梯子中的主要横档,必须采取其他重建方法。出于这个原因,我们倾向于仅对有足够腹部组织允许随后行TRAM皮瓣重建的患者使用这种手术方法。

补救性重建

事实证明,对于已用一种甚至多种方法行乳房重建但效果仍不理想的患者,扩大LDMF是修复性重建的绝佳选择。特别是此皮瓣提供的额外软组织能软化重建乳房的轮廓,这具有特殊优势。而容量的缺损则通过植入假体进行替代,这种方法能简单快捷地处理很多棘手的重建病例,而且效果确切(图44.13)。

并发症

LDMF的广泛临床应用已证明了该手术的安全性。这种皮瓣血供丰富,坏死风险极低,甚至在吸烟、糖尿病及其他病患中也是如此。严重的皮

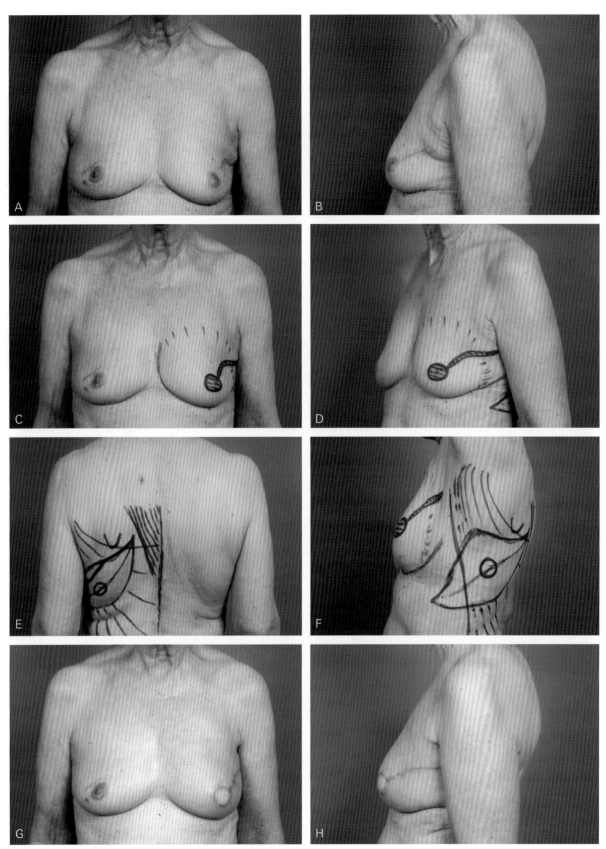

图 44.11　A、B. 术前观。一例 69 岁女性，患左乳浸润性小叶癌。C、D. 术前画线。环乳晕切口保留皮肤乳房切除。E、F. 术前画线。自体背阔肌肌皮瓣重建，由于背部的皮肤冗余，皮岛切取可以很宽。以这种方式外加体积增量的概念，可增加皮瓣容积。G、H. 术后观。皮瓣转移及植入后。

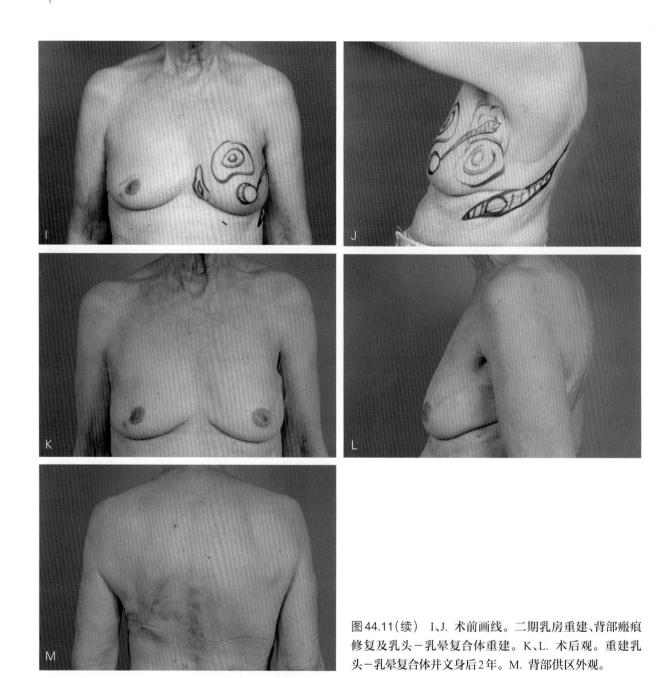

图44.11（续） I、J. 术前画线。二期乳房重建、背部瘢痕修复及乳头－乳晕复合体重建。K、L. 术后观。重建乳头－乳晕复合体并文身后2年。M. 背部供区外观。

瓣坏死很罕见，且总是与发现或未发现的血管蒂损伤相关，如首次乳房切除时结扎了胸背动脉[35,36]。部分皮瓣坏死发生率高达7%[6,29,34-37]，更常见于扩大LDMF行完全自体组织乳房重建时[29]。

最常见的并发症是背部供区血清肿[34,36,37]，经常需要多次经皮穿刺引流积液。极少数情况下形成持续囊腔，需手术切除并长期闭合引流。其他并发症包括肩关节活动度下降、肩关节僵硬及肩无力。当患者术后2周时仍无法恢复肩关节功能

时，术后理疗可避免上述并发症。感染和血肿的发生率与其他整形外科手术相当。供区并发症包括，背部伤口延迟愈合、瘢痕增宽，可在后期行瘢痕修复。

LDMF联合假体的并发症值得特别注意。已有腋窝、背部异位扩张器和假体的报道[36]。简单地将背阔肌仔细缝合于侧胸壁就可以避免移位，这样侧胸壁与背部之间就不留间隙，避免了扩张器或假体的移位。更麻烦的并发症是严重包膜挛缩，文献报道背阔肌联合硅胶假体重建的患者中，

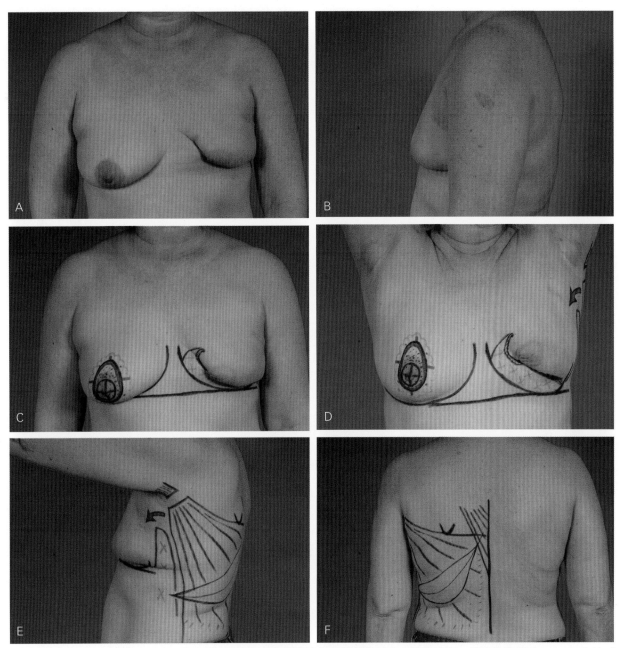

图44.12 A、B. 术前观。一例51岁女性,既往患浸润性导管癌已行肿瘤切除及辅助放疗。乳房畸形明显。C、D. 术前画线。经原切口切除乳腺内下极放疗后瘢痕化皮肤,重建乳房切除后缺损区。对侧乳房行环乳晕切口乳房固定术。E、F. 术前画线。自体扩大背阔肌肌皮瓣重建。皮瓣的皮岛取代乳房内下极皮肤。

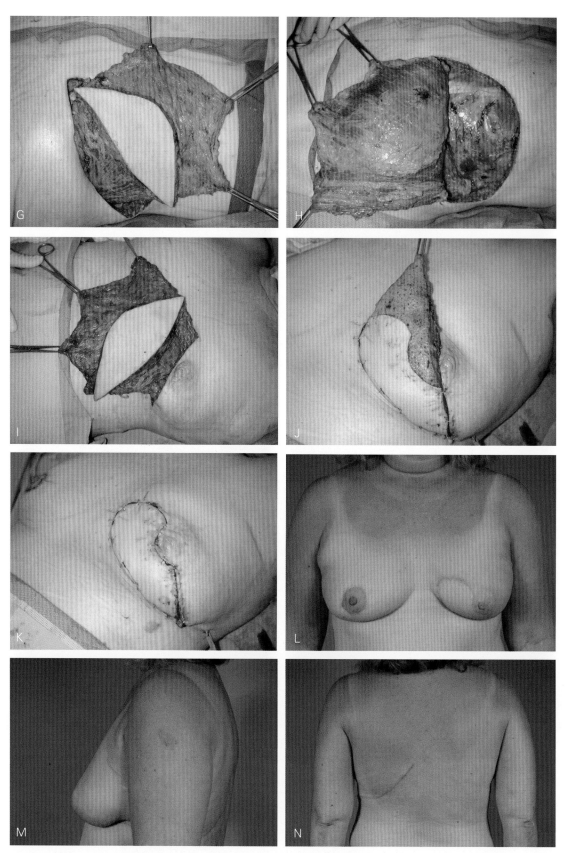

图44.12（续）　G、H. 皮瓣自背部游离，皮岛下方可见携带深层脂肪的肌肉。I~K. 皮瓣向上穿经腋窝，再向下转至乳房切除后缺损区。皮瓣经过折叠及植入，有足够的体积修复缺损而无需假体。L、M. 术后1年，正常乳房轮廓已恢复，双侧对称性良好。N. 背部供区外观。

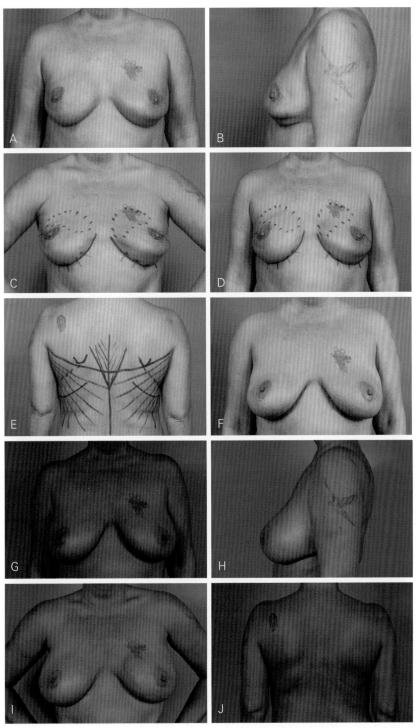

图44.13　A、B. 术前观。一位40岁女性,已行双侧预防性乳房切除、解剖型硅胶假体即刻重建。重建乳房的轮廓突兀且不规则,皮肤囊袋未完全填充。C. 由于假体部分位于胸肌后,随着胸大肌的收缩,乳房变形明显。D、E. 手术计划:双侧包膜囊切除、假体取出、胸大肌复位及胸肌前扩大背阔肌肌皮瓣联合组织扩张器双侧乳房重建。因乳房囊袋完整,无需背部皮岛。F. 术后观。组织扩张器置入后,显示重建乳房轮廓自然,皮肤囊袋填充饱满。G、H. 术后2年观。扩张器移除450 mL圆形光面硅胶假体置换后。双侧乳房均已恢复美观、圆润的外形。I. 由于胸大肌放回胸壁且支配背阔肌的胸背神经已离断,因此即使胸壁肌肉收缩,重建乳房也不再出现畸形。J. 背部供区外观。

包膜挛缩发生率高达39%[36-39]。

然而,自1990年以来扩张器和假体在设计上已得到改进,这些数据并不能反映此后的并发症率。在对隆乳患者进行的对照研究中,换用生理盐水充注装置及毛面假体,可使Baker Ⅲ/Ⅳ型包膜挛缩的发生率降至8%,甚至更低[40-43]。这些数据证实了我们的观察所见,即LDMF联合新型/解剖型、毛面、生理盐水充注扩张器和假体后,Baker Ⅲ/Ⅳ型包膜挛缩已不多见[21]。

结论

LDMF的运用为整形外科医生提供了一种持久而可靠的乳房重建方法,无论将其作为自体皮瓣使用,还是与组织扩张器/假体联合使用,皮瓣可靠、切取简单、转移容易,因而成为一种极具吸引力的乳房重建方法。使用携带脂肪的肌皮瓣可使重建的乳房轮廓柔和,为塑造符合美学要求的乳房外形提供了有效方法。该术式的发症极少而且效果稳定。对于乳房重建医生,建议将其作为一种有效且通用的技术,以便在乳房切除术后的重建中始终获得卓越的效果。

编者评论

LDMF是现代乳房重建中最早使用的自体重建技术。其优点为:血供可靠、效果稳定、操作简单。唯一的缺点是皮肤脂肪常常不足以重建整个乳房,因此,常需联合假体作容积替代。此外术中患者必须更换体位。然而,对患者来说却能以最少的并发症获取出色的美学效果。

在本章中,Hammond博士指出了LDMF乳房重建的相关问题,特别强调局部解剖、适应证、手术技术、并发症及植入物的使用。我经常被问及术中是否需要离断胸背神经?为防止肌肉萎缩,本人不倾向离断该神经。在一些女性患者中,背阔肌在容积置换及覆盖植入物方面起着重要的作用。我经常被询问的另一个问题是:是否需要离断背阔肌的肱骨附着点?这因人而异,我主要看能否将皮瓣转移到胸壁并到达胸骨边。我完全同意Hammond博士离断90%肌肉的说法,以保护血管蒂免遭打折、拉伸及扭转。

Hammond博士正确地指出了LDMF的不同用途及变异情况。尽管许多外科医生把此皮瓣作为全乳切除术后重建的首选,但我发现,它在修复保乳及放疗后乳腺部分缺损时,特别有用。背阔肌可为修补轮廓畸形提供足够的组织量。尽管可以联合假体,但对修复局部缺损,我尽量避免使用假体。对于延迟重建,尽管可以LDMF联合假体,但我更愿意用腹部或者臀部皮瓣,而不联合假体。据我的经验,假体包膜挛缩会使远期效果大打折扣。最后,关于补救措施,对于因部分皮瓣坏死行清创后导致的皮瓣缺损,LDMF是修复的最佳选择。尽管许多外科医生在全乳切除后使用此皮瓣进行乳房重建。

我通常会向拟行LDMF修复的患者说明必要时需二次手术,虽然通常因为轮廓问题再手术,但远期问题常与假体有关。对于肥胖女性,皮瓣隧道可能造成腋窝外侧区过于丰满,需要切除或抽脂治疗。患者需理解假体不是永久性的,需要二次手术,如假体更换、假体取出及包膜囊切开。对于供区,临床可见的血清肿发生率达30%,可能需要长达3周的负压吸引。

(M.Y.N.)

参考文献

［1］ Maxwell GP. Iginio Tansini and the origin of the latissimus dorsi musculocutaneous flap. *Plast Reconstr Surg* 1980;65:686.

［2］ Olivari N. The latissimus flap. *Br J Plast Surg* 1976;29:126.

［3］ Schneider WJ, Hill HL, Brown RG. Latissimus dorsi myocutaneous flap for breast reconstruction. *Br J Plast Surg* 1977;30:277.

［4］ Muhlbauer W, Olbrisch R. The latissimus dorsi myocutaneous flap for breast reconstruction. *Chir Plast* 1977;4:27.

［5］ Bostwick J, Vasconez LO, Jurkiewicz MJ. Breast reconstruction after a radical mastectomy. *Plast Reconstr Surg* 1978;61:682.

［6］ Bostwick J, Nahai F, Wallace JG, et al. Sixty latissimus dorsi flaps. *Plast Reconstr Surg* 1979;63:31.

［7］ Mendelson BC. The latissimus dorsi flap for breast reconstruction. *Aust N Z J Surg* 1980;50:200.

［8］ Maxwell GP, Steuber K, Hoopes JE. A free latissimus dorsi myocutaneous flap. *Plast Reconstr Surg* 1978;62:462.

［9］ Maxwell GP, Manson PN, Hoopes JE. Experience with thirteen free latissimus dorsi myocutaneous flaps. *Plast Reconstr Surg* 1979; 64:1.

［10］ Hartrampf CR, Scheflan M, Black PW. Breast reconstruction with a transverse abdominal island flap. *Plast Reconstr Surg* 1982;69: 216.

［11］ Fisher J, Bostwick J III, Powell RW. Latissimus dorsi blood supply after thoracodorsal vessel division: the serratus collateral. *Plast Reconstr Surg* 1983;72:502.

［12］ Bartlett SP, May JW Jr, Yaremchuk MJ. The latissimus dorsi muscle: a fresh cadaver study of the primary neurovascular pedicle. *Plast Reconstr Surg* 1981;67:631.

［13］ Tobin GR, Schusterman M, Peterson GH, et al. The intramuscular anatomy of the latissimus dorsi muscle: the basis for splitting the flap. *Plast Reconstr Surg* 1981;67:637.

［14］ Rowsell AR, Eisenberg N, Davies DM, et al. The anatomy of the thoracodorsal artery within the latissimus dorsi muscle. *Br J Plast Surg* 1986;39:206.

［15］ Bostwick J III, Scheflan M, Nahai F, et al. The "reverse" latissimus dorsi muscle and musculocutaneous flap: anatomical and clinical considerations. *Plast Reconstr Surg* 1980;65:395.

［16］ Kim PS, Gotlieb JR, Harris GD, et al. The dorsal thoracic fascia: anatomic significance with clinical applications in reconstructive microsurgery. *Plast Reconstr Surg* 1987;79:72.

［17］ Hayashi A, Maruyama Y. The "reduced" latissimus dorsi musculocutaneous flap. *Plast Reconstr Surg* 1989;84:290.

［18］ Laitung JKG, Peck F. Shoulder function following the loss of the latissimus dorsi muscle. *Br J Plast Surg* 1985;38:375.

［19］ Russell RC, Pribaz J, Zook EG, et al. Functional evaluation of latissimus dorsi donor site. *Plast Reconstr Surg* 1986;78:336.

［20］ Fraulin FOG, Louie G, Zorrilla L, et al. Functional evaluation of the shoulder following latissimus dorsi muscle transfer. *Ann Plast Surg* 1995;35:349.

［21］ Luce PA, Hammond DC. Latissimus dorsi musculocutaneous flaps and tissue expanders/ implants in immediate breast reconstruction. *Plast Surg Forum* 1995;64:133.

［22］ Maxwell GP. Latissimus dorsi breast reconstruction: an aesthetic assessment. *Clin Plast Surg* 1981;8:373.

［23］ Millard DR. Breast aesthetics when reconstructing with the latissimus dorsi musculocutaneous flap. *Plast Reconstr Surg* 1982;70:

［24］ Biggs TM, Cronin ED. Technical aspects of the latissimus dorsi myocutaneous flap in breast reconstruction. *Ann Plast Surg* 1981;6: 381.

［25］ Wolf LE, Biggs TM. Aesthetic refinements in the use of the latissimus dorsi flap in breast reconstruction. *Plast Reconstr Surg* 1982; 69:788.

［26］ Hammond DC, Perry LC, Maxwell GP, et al. Morphologic analysis of tissue- expander shape using a biomechanical model. *Plast Reconstr Surg* 1993;92:255.

［27］ Song R, Yang P, Yu H, et al. Breast reconstruction without a silicone implant. *Clin Plast Surg* 1982;9:85.

［28］ Hokin JAB. Mastectomy reconstruction without a prosthetic implant. *Plast Reconstr Surg* 1983;72:810.

［29］ Hokin JAB, Silfverskiold KL. Breast reconstruction without an implant: results and complications using an extended latissimus dorsi flap. *Plast Reconstr Surg* 1987;79:58.

［30］ Marshall DR, Anstee EJ, Stapleton MJ. Soft tissue reconstruction of the breast using an extended composite latissimus dorsi myocutaneous flap. *Br J Plast Surg* 1984;37:361.

［31］ Papp C, Zanon E, McCraw J. Breast volume replacement using the deepithelialized latissimus dorsi myocutaneous flap. *Eur J Plast Surg* 1988;11:120.

［32］ Hartrampf CR Jr. *Breast Reconstruction With Living Tissue.* New York: Raven Press;1991.

［33］ McCraw JB, Papp C, Edwards A, et al. The autogenous latissimus breast reconstruction. *Clin Plast Surg* 1994;21:279.

［34］ Barnett GR, Gianoutsos MP. The latissimus dorsi added fat flap for natural tissue breast reconstruction: report of 15 cases. *Plast Reconstr Surg* 1996;97:63.

［35］ Mendelson BC. Latissimus dorsi breast reconstruction: refinement and results. *Br J Surg* 1983;70:145.

［36］ De Mey A, Lejour M, Declety A, et al. Late results and current indications of latissimus dorsi breast reconstructions. *Br J Plast Surg* 1991;44:1.

［37］ Moore TS, Farrell LD. Latissimus dorsi myocutaneous flap for breast reconstruction: long-term results. *Plast Reconstr Surg* 1992; 89:666.

［38］ McCraw JB, Maxwell GP. Early and late capsular "deformation" as a cause of unsatisfactory results in the latissimus dorsi breast reconstruction. *Clin Plast Surg* 1988;15:717.

［39］ Tschopp H. Evaluation of long-term results in breast reconstruction using the latissimus dorsi flap. *Ann Plast Surg* 1991;26:328.

［40］ Coleman DJ, Foo ITH, Sharpe DT. Textured or smooth implants for breast augmentation? A prospective controlled trial. *Br J Plast Surg* 1991;44:444.

［41］ Pollock H. Breast capsular contracture: a retrospective study of textured versus smooth silicone implants. *Plast Reconstr Surg* 1993; 91:404.

［42］ Burkhardt BR, Demas CP. The effect of Siltex texturing and povidone-iodine irrigation on capsular contracture around saline inflatable breast implants. *Plast Reconstr Surg* 1994;93:123.

［43］ Burkhardt BR, Eades E. The effect of Biocell texturing and povidone-iodine irrigation on capsular contracture around saline-inflatable breast implants. *Plast Reconstr Surg* 1995;96:1317.

Neil A. Fine
Kristina O'Shaughnessy

第45章

内镜下单纯背阔肌皮瓣延迟-即刻自体重建术

Endoscopic Delayed-Immediate Autologous Reconstruction with Latissimus Muscle Only Flaps

手术历史

从历史上看,只当能获得足够的无瘤切缘并兼具美容效果时,才进行乳腺癌保乳手术(BCT)。就肿瘤局部控制来说,尽管单纯肿瘤体积大并不是保乳手术的绝对禁忌,但肿瘤体积是影响乳房最佳美学效果的重要因素[1]。在当今乳腺癌患者的治疗中,单纯背阔肌皮瓣乳腺组织置换技术已扩大了保乳手术的适应证。乳腺组织扩大切除联合肌皮瓣重建可避免保乳术后出现明显的局部畸形,在提高肿瘤局部控制准确性的同时保持乳房的美观[2]。

实现肿瘤彻底切除的关键因素是肿瘤切缘阴性[3]。当局部腺体或皮肤腺体组织成形术/容量移位不能满足美容需要,甚至加做健侧乳房缩小的对称性手术也不能获得令人满意的美学效果时,就最终达到了外科切除的体积上限[4]。这种情况下,单纯使用肌瓣就能修复乳房的外形和轮廓,避免对侧乳房的对称性手术。随着乳腺癌保乳手术适应证扩大到较大的T2、T3期肿瘤,包括接受过放化疗的患者,单纯的肌瓣重建的越来越多[5]。

本章的重点是部分乳腺切除术后单纯背阔肌肌瓣自体乳房重建。Tansini博士于1897年首次描述了背阔肌皮瓣用于胸壁缺损的修复。一个多世纪以来,该皮瓣已被可靠地作为游离或带蒂肌皮瓣、肌筋膜瓣,来修复软组织缺损[6]。但是应用这项技术时,为了便于皮瓣分离,不可避免地需要在背部做较大的切口。最初背阔肌皮瓣用于修复各种疾病导致的前胸壁软组织缺损,从骨恶性肿瘤到根治性乳腺切除等[7]。

这种技术的早期阶段虽然很有效,但要做大切口,这给介意瘢痕的爱美女性造成了困扰。为了减少瘢痕,有学者提出可用微型/迷你背阔肌皮瓣来填充乳房缺损,只需从腋尖沿乳房外缘至乳房下皱襞外侧做切口[8-11]。这种创新技术让原本需行乳房切除术的女性有机会仅做局部扩大切除,同时还能获得更令人满意的美容效果。在保乳适应证逐步扩大的时代,为了进一步减少不必要的瘢痕,我们通过内镜技术获取背阔肌肌皮瓣,此种术式比微型/迷你背阔肌皮瓣产生的瘢痕更少。

20世纪90年代初期,内镜整形手术的浪潮兴起,主要是普外科腹腔镜胆囊切除术的延伸[12-15]。相比于其他外科领域,整形外科对这些快速发展的新技术接受程度较慢,部分原因是很多重建手术解剖暴露困难[16]。

不像腹腔或胸腔内操作,整形外科重建手术常常需要在封闭的潜在空间里对大范围的软组织及神经血管进行解剖分离[13,17]。因此,有限的手术空间和狭窄的视野限制了微创皮瓣重建技术的发展和广泛应用[18]。一些创新方法能够扩大软组织平面内的视野,例如外部缝线牵开、球囊扩张、CO_2注入及使用辅助操作口等[13,18-20]。近几年,普通内镜技术的改进及肿胀液的运用使内镜下背阔肌切取技术取得了新进展。

自1994年以来,我们机构已经有效使用内窥镜来辅助背阔肌的切取。内镜辅助背阔肌皮瓣乳房重建(EARLi),最初由高年资医生用于保乳手术后的重建,其腋窝切口比开放手术的背部切口小得多,使用经改良的腹腔镜胆囊切除设备[21]。组织创伤小以及运用小切口,使许多患者术后疼痛减少、康复迅速并且美容效果更好[12]。

EARLi的主要美学目的是通过对切除的组织进行容积置换,来预防乳房畸形、维持乳房大小和轮廓。保持乳房的美学外观必须与完善的肿瘤安全原则结合,即完整切除肿瘤、预防局部复发和不干扰术后肿瘤监测。

适应证

在局部可手术的乳腺癌患者中,大约2/3可选择保乳治疗,即做肿块切除、前哨淋巴结活检和全乳放疗,或者选择乳房切除术和前哨淋巴结活检。这两种治疗方案的总体生存率相似[22-24]。BCT致力于优化美容效果,将乳房切除相关心理疾患降至最低,同时维持较低的局部复发率。肿瘤切除的完整性及较宽的切缘对于减少肿瘤局部复发非常重要,然而,BCT术后的美容效果和患者满意度则取决于切除的体积[25]。BCT术后显著的容积损失可导致部分乳房畸形,需要进行容量移位(局部组织重排技术)或容量置换技术,如背阔肌皮瓣。

部分患者BCT术后预期的美容效果较差,如果能在术前讨论时发现这些风险因素,将使手术和重建方案的选择得以优化。患者方面的危险因素包括,肿瘤较大,乳房相对较小,肿瘤位于内上象限和外下象限[26]。尽管较大的乳腺肿瘤可行BCT,但主要限制因素之一是在切除足够范围的同时不破坏美容效果。如果预期切除的乳房体积超过(乳房总体积的)10%~20%,则需重建计划[25]。

无下垂的中小乳房女性,如切除范围超过10%~20%,将难以通过容量移位技术进行修复,而背阔肌皮瓣重建能获得最佳的外形及轮廓。与治疗相关的风险因素包括,因切缘阳性行多次切除或BCT术后放疗引起的乳腺畸形。放疗后的延迟重建最好选用背阔肌皮瓣,这样不仅可提供未经放疗的皮肤,还可为放疗区域皮肤提供额外的血供,促进伤口愈合[27]。因此,这类患者为获取皮岛,需要做背部切口,这与单纯肌瓣重建不同。

用局部组织重排技术对部分乳房切除后的缺损进行重建时,常需对侧乳房对称性手术。不愿行对侧乳房手术的患者是背阔肌皮瓣乳房容量置换术的最佳人选。这种情况下仅用肌瓣就能使乳房获得良好的轮廓和形态,同时维持体积的对侧性。

EARLi技术最适合需要切除20%~30%乳房体积的女性。EARLi技术最适于乳房外上象限缺损,约75%的乳腺癌位于此处。内下象限缺损最不适合用EARLi瓣处理,虽然此处的乳腺癌只占不到6%,因为内下象限的大面积缺损无法用带蒂背阔肌皮瓣完全填充。

该项技术适用于有明显乳房缺损影响美容效果的患者,包括非中央区肿瘤、良性疾病或反复感染而需要行象限切除术的患者。由于此皮瓣有可靠而强健的血供,对于有其他自体组织重建禁忌的患者,可安全地进行带蒂背阔肌重建。我们在合并糖尿病、吸烟及肥胖患者中已安全地使用过此皮瓣。

禁忌证

运用肌瓣置换技术的一般禁忌证包括:T4期肿瘤、多发病灶、钼靶X线提示广泛恶性微钙化、炎性乳癌、为保证切缘阴性须做全乳切除[28]。EARLi瓣的特殊禁忌证与传统背阔肌皮瓣基本相同。如果背阔肌不足以填充肿瘤切除术后缺损,就会影响术后乳房外形,无法达到令人满意的美容效果。如果患者能接受的话,可联合患侧假体植入或对侧缩乳术来克服这一问题。胸背血管损伤或离断是EARLi的禁忌证。如果有开胸手术或腋窝手术史,需注意胸背血管蒂损伤或结扎的可能性。如果只有胸背血管主干损伤,背阔肌还能靠其前锯肌分支供血存活,因此手术时必须仔细分离,如果术前估计两处动脉血供均被损伤,则需考虑其他重建方式。

患者可能因为保乳治疗结束后出现明显的乳房畸形前来就诊。对这种部分乳房切除并放疗后形成的畸形进行二次重建可能更加难以纠正。因为乳房切除术不仅会导致容量缺失,放疗还会导致软组织瘢痕挛缩,这会造成乳头–乳晕复合体畸形。这些患者除了需要软组织行容量置换,还需要皮岛,因此不适合进行内镜手术。

由于背阔肌被转移,肌肉功能可能因此受损,但功能缺陷仅在某些特殊活动中表现出来。对于从事需要极强上肢力量运动的女性来说,这种皮瓣是相对禁忌,如登山、赛艇和游泳运动员[28]。

术前计划

为了有效地与乳腺癌患者沟通,重建外科医生必须能将预期的供区缺损、所有重建的方案向患者展示出来,还要能够处理所有可能的术后并发症。必须与患者讨论是否愿意行对侧乳房的对称性手术,以便确定重建方案。采用背阔肌皮瓣进行乳房容量置换更适合于不愿意行对侧乳房手术以及肿瘤乳房体积比较大的女性。

肿瘤的位置会影响重建的方式,比如当内下象限缺损没有足够组织行容积移位时,也不适合进行背阔肌皮瓣修复重建,而用腹部自体组织更好。

一旦决定采用单纯背阔肌行容量替代,需通过细致的查体和既往史询问,来发现任何可能损伤皮瓣供血的手术经历。开胸手术或腋窝手术瘢痕提示可能无法使用胸背血管蒂。医生应告知患者开放手术供区瘢痕较大,可以选用内窥镜技术。如果肿瘤复发需要行乳房切除术,同侧的背阔肌皮瓣乳房重建将不再可能。对希望用自体组织重建的患者,必须对其腹部组织进行评估,以便因复发需要全乳房切除时,可轻松地用 TRAM 肌皮瓣进行重建[29,30]。

使用背阔肌皮瓣对部分乳房切除术后缺损进行重建的时机是该技术成功的关键因素。重建术仅在局部广泛切除且最终病理报告确认(切缘阴性)后才能进行。不适合在首次肿瘤切除而最终切缘病理未确认时进行,否则可能导致肿瘤阳性切缘的位置难以确定,而且还可能为获得足够的肿瘤切缘,需要切除乳房和皮瓣。因此,延迟-即刻重建可避免牺牲一种重要的重建方法[30]。如果最终病理结果确认切缘阴性,那么最早可在肿瘤切除术后3天,即开始“延迟-即刻”重建。但是考虑到患者对手术时机的偏好,最长可在肿瘤切除术后3周行延迟即刻重建术。尽管在乳房肿瘤切除和背阔肌皮瓣重建之间短暂间隔一段时间很重要,但应在瘢痕挛缩之前行皮瓣修复,也不应因此推迟辅助治疗。

手术技术

皮瓣解剖

背阔肌是起源于后髂嵴、下六胸椎和腰骶椎棘突的大块扁平肌。背阔肌与前锯肌、下四位肋骨以及肩胛骨水平的大圆肌相邻,止于肱骨小结节和结节间沟。背阔肌主要由胸背动脉供血,其他还包括部分肋间动脉穿支和腰动脉穿支,在后正中线附近于肌肉内侧面穿入。在进入背阔肌之前,胸背动脉发出1~2个分支到前锯肌。背阔肌由与动静脉伴行的胸背神经支配。

手术方法

应在手术室摆体位之前给患者画好术前标记。理想情况下,患者应在站立位行术前画线。在下方腋毛线的皮肤褶皱处绘制一条曲线。全身麻醉诱导后,患者侧卧位,手术侧向上。在患者下方放置真空垫,以便维持术中体位。患侧手臂应消毒铺巾,以便术中变换位置以获得最佳手术视野。术者面对患者前胸部站立,助手则面向患者背部站立。

在腋窝切口处注射少量肿胀液,确保局部止血。然后于背阔肌表面的皮下组织中注射一些肿胀液,起到局部止血及组织平面无创分离的作用。肿胀液一般使用500~1 000 mL,取决于患者的体形。注入肿胀液后,打开乳房肿瘤切除的切口,对软组织缺损程度进行评估。这样做的同时可等待肿胀液中的肾上腺素起效,并能评估所需背阔肌的范围。背阔肌远端的游离程度取决于填充乳房缺损所需的组织量。理想情况下,转移背阔肌的量应以能满足乳房轮廓美学效果为准。背阔肌皮瓣表面携带部分 Scarpa 筋膜下脂肪组织可增加组织容量,用于较大缺损的修复重建。解剖分离从切除后缺损的内部开始,建立隧道通向腋窝的,经此处转移皮瓣。

如有可能,应确定背阔肌外缘,以便在皮瓣获取后易于通过。沿腋窝下方腋毛线做一弧形切口,长度因人而异,依外科医生手掌宽度决定,通常约 9 cm。既往行腋窝前哨淋巴结活检者,可沿原切口打开。如果手术切口在乳房外上象限较高的部位,同样可用这个切口做背阔肌的解剖分离。

最初解剖分离的重点为辨认胸背血管,它沿背阔肌侧缘走行(图 45.1 和图 45.2)。一旦胸背血管蒂主干辨认清楚,则供给前锯肌的动脉分支可予结扎切断。离断前锯肌分支后,可在没有撕脱风险情况下完全提起背阔肌。由于腋窝切口位置

较高,胸背血管可能被误认为前锯肌支而被损伤,所以此处解剖时应格外小心。

结合单极电凝、钝性和尖锐剥离将背阔肌深面从胸壁游离,术者用手协助钝性分离,以确保正确的解剖层面,即分离层面以下可触及肩胛骨(图 45.3)。分离中很容易解剖到肩胛骨深面,这是错误的层面,应予避免。然后在术区使用带内窥镜的牵开器,便于将背阔肌从其肌筋膜附着中剥离出来(图 45.4)。此处,在内镜引导下可看到腰动脉穿支,予以钳夹或灼烧离断。腰动脉穿支可能被钝性撕脱,因肿胀液的作用不会出血,但在手术结束时应电凝止血。

在完成背阔肌深面游离后,用剪刀锐性分离

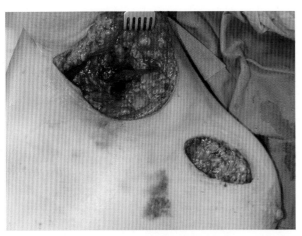

图 45.1　腋下切口长约 9 cm 和术者手掌同宽。暴露原乳房切口,打通至腋窝的皮下隧道,背阔肌外缘可见。

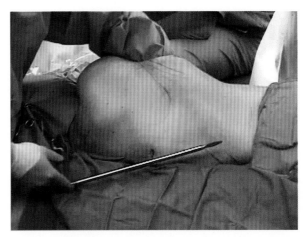

图 45.3　腋窝切口应允许外科医生的手轻松进入,以辅助钝性分离并确保正确的解剖平面。

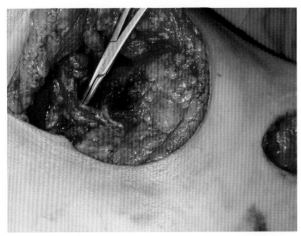

图 45.2　首先集中注意力分离胸背血管蒂,它沿背阔肌外缘走行。

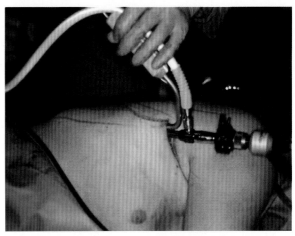

图 45.4　通过腋窝切口置入带内窥镜的牵开器,有助于剥离背阔肌的肌筋膜附着。随后联用内窥镜与抓钳,以利于止血。

背阔肌的前后缘。一开始在直视下完成,然后用内镜视野,接着在"盲视"下推剪,分离肌肉至最远端,用长 Metzenbaum 剪刀,或 10 mm 内镜剪。下一步分离背阔肌浅层,由于该组织止于腋窝,所以可在肌层表面直接分离,不需要额外(脂肪)体积。在肌肉表面分离 5~6 cm 后,解剖平面过渡到 Scarpa 筋膜正下方,此筋膜将背阔肌表面的脂肪分为深浅两层,用这种方法分离可于肌肉表面携带一层脂肪,增加皮瓣的总体积,便于完全填充较大的组织缺损。此解剖分离的步骤与游离肌肉边缘相同,首先在直视下操作,接着内镜协助,最后依次用长 Metzenbaum 剪和内镜剪进行盲视下/体表可视下的操作。

到此步骤时,背阔肌(其余部分已游离)仅在远端起点处附着于胸腰段椎体及髂嵴,以及在终点处止于肱骨。肌皮瓣远端可在触觉引导下用内镜剪进行快速分离。手术中最具挑战性的部分是肌瓣远端起点的剥离。高年资的医生/术者已经尝试过多种方法,认为最有效的是在触觉引导下进行快速分离。触觉引导是指外科医生将一只手伸进切口,于拇指和其余四指间握住远端肌肉,然后用内镜剪刀在指尖以远处切断(肌肉)。外科医生的手起到指引和牵引的双重作用,极大地简化了这个步骤。正是在这一点上,由于担心出血,许多外科医生不愿锐性分离肌肉或对锐性分离肌肉有所迟疑。然而,由于术前已注射肿胀液,在肾上腺素的止血作用下,此处操作以及其他任何操作过程都不会有活动性出血。在肌肉远端分离完成后,肌肉即可被转入腋下切口。

仔细检查肌瓣,双极电凝确切止血。特别注意的是,在肌瓣剥离时需辨认清楚腰(动脉)及肋间(动脉)穿支血管的位置及数量,这将在闭合切口前的最终止血中发挥作用。虽然在肿胀液的作用下,这些血管没有活动性出血,但出血是可以看到的。肱骨止点处的肌肉可用单极电凝完全离断(图45.5),这使肌瓣能进一步向前弧形旋转,从而可到达更靠内侧的缺损区。这也减少了肌肉屈曲时对手臂和乳房的牵拉。

在背阔肌游离完成后,皮瓣仅与神经血管蒂相连(图45.6),保留胸背神经。这既有对肌肉萎缩的顾虑,也考虑到有神经支配的肌肉还可作为完全埋入或无观察窗皮瓣的一种监测方法,即患者用肘部抵抗术者手掌时,乳房手术区域可触及背阔肌收缩。打通腋下切口至乳腺缺损区的皮下隧道,将肌肉经此隧道转移至缺损区,皮瓣完全填充乳腺缺损到位后,用3-0薇乔线松散地将其缝合固定。

现在注意力转移到供区。这是真正依赖内镜的操作部分。内镜下沿正中线识别穿支并予以电凝。用弯曲绝缘的内镜抓钳电凝最靠后的血管(图45.7)。此处出血点的数量和位置应与皮瓣肌肉上出血的穿支对应。两个 7 mm Axiom Clot Sop

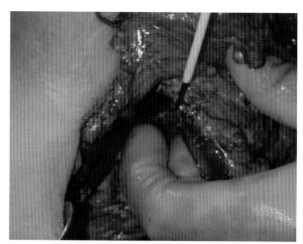

图45.5 单极电刀完全离断肱骨上的肌肉附着,以增加旋转弧度,同时减少肌肉对前臂及乳腺的牵拉。

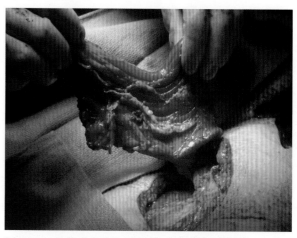

图45.6 在背阔肌完全游离后,将其转移至腋下切口,皮瓣仅与其神经血管蒂相连,胸背神经未离断。

引流管,一个置于背部供区,一个置于乳腺。可于腋窝置入局麻药导管辅助术后镇痛。3-0 薇乔线间断深层缝合腋窝及乳腺切口,4-0 普理灵线皮下缝合(图45.8)。常规手术时间为2～3小时。

3～4周者也并不多见。鼓励患者术后尽早下床行走,开始日常活动,如梳头、刷牙等。但4～6周内不能做过于剧烈的体力活动,如举重。有些患者会出现肩关节僵硬,需要更早地进行一系列锻炼。

术后护理

大约24小时后可拆除松散包裹的敷料。患者术后住院时间一般为24～48小时,鼓励患者尽早下床活动。负压吸引保持在位,引流量每24小时少于30 mL时可予拔除。对血清肿形成风险较高者,通常拔管时间更晚,但术后留置引流管持续

病例介绍与讨论

46岁女性,左乳浸润性导管癌切除术后切缘阳性(图45.9)。大约切除乳房体积15%后引起局部明显凹陷,图45.10显示更明显。预期再次切除后乳房体积缺损达20%～30%,故与患者就部分乳腺切除术后缺损重建的意愿、分期手术必要性、

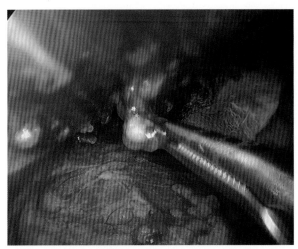

图45.7 内镜下用绝缘内镜抓钳沿着后正中线识别穿支并予以电凝。在皮瓣止血时,出血的数量和位置应对应于皮瓣止血时找到的穿支。

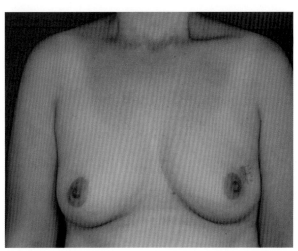

图45.9 术前观,显示乳房外上象限肿瘤切除术后的局部凹陷。

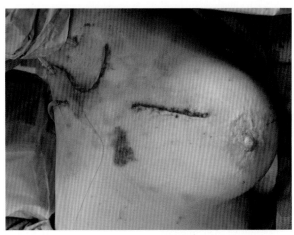

图45.8 肌皮瓣完全填充乳房缺损后,用3-0薇乔线将肌肉松散地缝合固定在位,然后关闭乳房和腋窝切口。

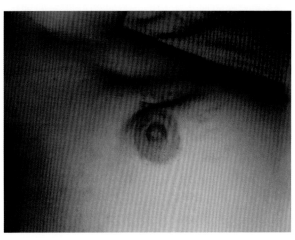

图45.10 术前侧卧位观,切缘阳性拟再次切除。

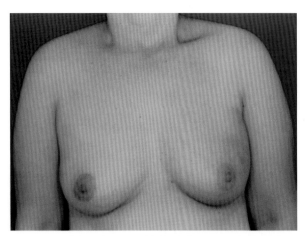

图45.11 术后1年观,内镜辅助背阔肌肌皮瓣重建术（EARLi）及放疗完成后。注意乳房凹陷已消失,乳房大小、形状和轮廓均已修复。

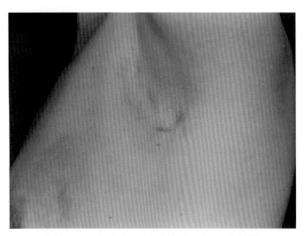

图45.12 术后观,手术瘢痕位于腋下发际线。

辅助治疗时机、手术风险、局部复发后需全乳切除的可能以及乳房重建的方式,进行了详细讨论。再次手术扩大切除确保切缘阴性5天后,经腋窝行内镜下背阔肌肌皮瓣获取。带蒂单纯背阔肌肌瓣可经腋窝切口转移至乳房部分切除后的缺损区,完成容量置换。辅助放疗结束1年后,患者乳房大小和形状无明显改变（图45.11）。外科重建的手术瘢痕很好地隐藏在腋毛线处（图45.12）。由于选用内镜下获取背阔肌,因此背部无切口瘢痕,且背阔肌的切取也未造成任何严重背部轮廓畸形（图45.13）。

结果与教训

单纯背阔肌肌皮瓣乳房重建的目标是维持原

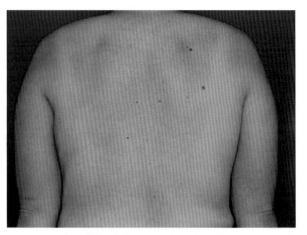

图45.13 术后背部供皮区。注意内镜下背阔肌切取无背部切口瘢痕,也无明显背部轮廓畸形。

始的乳房形态及轮廓,同时完整切除肿瘤,防止局部复发。牢记上述目标的同时,还要兼顾安全性、肿瘤随访监测、辅助治疗时机和皮瓣的并发症。

众所周知,BCT是早期乳腺癌女性的优选治疗方法[22]。近几年,由于BCT可获得与改良根治术相似的长期生存率,因此,较大乳腺肿瘤经保乳切除后,造成乳房缺损畸形的情况也更为普遍[5]。此外,业已证明,单纯背阔肌皮瓣修复重建放疗后的乳房缺损,是符合肿瘤安全性要求的治疗方法[5]。

背阔肌肌皮瓣重建术不影响术后随访,一些研究表明,背阔肌容量置换术后2～3年的局部复发率高达13%,所以术后随访尤为重要[27]。对比内镜下获取背阔肌肌皮瓣的其他研究,本机构使用EARLi肌皮瓣的局部复发率为5%～6%[30]。

我们相信,由于手术技术的差异和患者的异质性,不同的机构统计局部复发率会有所出入。许多接受背阔肌皮瓣容量置换术的患者,本身肿瘤较大,对她们来说全乳切除联合乳房重建可能更好,如果选择了背阔肌肌皮瓣重建,应向患者告知局部复发率可能较高。为了减少局部复发,最好运用肿瘤整形技术切除乳腺肿瘤,而不是采取简单的病灶切除术。通过部分乳房切除术或象限切除术,切除更多的组织,自然能获得更宽的切缘以及更低的局部复发率。

总的来说,在整个随访期,局部复发始终会发生,因此有必要密切监测。局部复发可表现为可触及的乳房结节,易于经病理活检明确诊断。保乳术后行背阔肌肌皮瓣重建的女性,可通过乳腺X线摄片来发现不可触的复发病灶。最常见的影像表现是,皮瓣中央区由于纤维脂肪变性出现相对透光区,在转移皮瓣的周围伴或不伴肌纤维致密影[31]。

一个需要反复强调的要点是,要对延迟–即刻重建有坚定的信心。肿瘤安全性是重中之重,出现过术后病理切缘阳性,需要再次切除的情况[30]。若此时已完成背阔肌即刻重建,为了获得足够的手术切缘,背阔肌皮瓣将被切除,无法再次即刻重建,并使患者承担不必要的手术并发症风险。因此,通过分期手术,行延迟–即刻重建,就能保证获得足够手术切缘的同时,充满信心地完成背阔肌皮瓣重建,而且患者无须承受不必要的风险。我们的患者多在术后5天内完成重建,最多不超过3周,无一例延迟辅助治疗。

EARLi皮瓣乳房重建的术后并发症类型与传统开放手术基本相同。背阔肌皮瓣有丰富的血供,严重坏死少见,除非在切取皮瓣或腋窝淋巴结清扫时不可逆地损伤了血管蒂。在我们机构/单位,供皮区血清肿的发生率约为10%,均可通过经皮穿刺引流解决。另有一例术后血肿。在另一个

研究中,比较了内镜辅助与传统开放手术的供区并发症,结果显示血肿及积液发生率没有统计学差异[32]。

重要的是,患者问卷调查显示,内镜辅助肌皮瓣获取术后疼痛少、上肢活动早,且整体美容效果更好[32]。如果脂肪切取层面浅于Scarpa筋膜,会出现背部供皮区轮廓凹陷。患者于术后早期出现的肩关节僵硬、无力,可能由术中肩关节长期外展引起。这些患者应在术后急性期过后开始功能锻炼,如果症状持续存在,应开始物理疗法。

结论

EARLi皮瓣乳房缺损再造技术的发展,反映了女性对BCT的渴望,即避免乳房外观畸形,保留原始乳房形态,以及最小化手术瘢痕。经腋窝入路,可运用内镜技术辅助背阔肌乳房重建。在肿胀液的作用下,经触觉引导,锐性分离背阔肌远端起点,可明显减少术后并发症。原本因肿瘤切除后缺损过大而改行全乳切除术的患者,现在有了美容效果更好的选择。运用EARLi皮瓣技术行延迟–即刻内镜辅助乳腺重建术,已扩大了BCT的适应证,可让女性患者在达到美容效果的同时不影响整体肿瘤治疗效果。

编者评论

随着设备和术中视野显露方法的重大改进,内镜辅助切取背阔肌皮瓣用于保乳术后乳房缺损重建这一术式持续缓慢成熟。那些掌握了内镜技术或者已从普外科训练中掌握了这一方法的外科医生,将在乳房重建的一些实践中具备更多优势。作者分享了他在保乳术后的乳房缺损修复过程中的个人经验。内镜手术并发症与开放手术没有太多不同,正如期待的那样,患者乐于接受这种术式,以避免背部瘢痕且减

少术后早期的疼痛。

在我的经验里,由于患者极其厌恶背部瘢痕,常常会拒绝行开放式背阔肌皮瓣重建术,因而首选是内镜下辅助获取肌皮瓣方案,患者将从中获益。随着需求及经验的增长和技术设备的提高,未来更多医生会选择此术式,这种术式展现了广阔的前景,大有与使用腹部显微皮瓣修复保乳术后缺损的方法形成分庭抗礼之势。

(*G.L.R.*)

参考文献

［1］ Zoetmulder FA, Borger JH, Rutgers EJ, et al. Breast conserving therapy in patients with relatively large (T2, T3) breast cancers by preoperative irradiation and myocutaneous LD flap reconstruction. A new technique in breast conservation. *Eur J Cancer* 1993;29A: 957-961.

［2］ Giacalone PL, Roger P, Dubon O, et al. Comparative study of the accuracy of breast resection in oncoplastic surgery and quadrantectomy in breast cancer. *Ann Surg Oncol* 2007;14:605-614.

［3］ Kerlikowske K, Molinaro A, Cha I, et al. Characteristics associated with recurrence among women with ductal carcinoma in situ treated by lumpectomy. *J Natl Cancer Inst* 2003;95:1692-1702.

［4］ Bulstrode NW, Shrotria S. Prediction of cosmetic outcome following conservative breast surgery using breast volume measurements. *Breast* 2001;10:124-126.

［5］ Woerdeman LA, Hage JJ, Thio EA, et al. Breast-conserving therapy in patients with a relatively large (T2 or T3) breast cancer: long-term local control and cosmetic outcome of a feasibility study. *Plast Reconstr Surg* 2004;113:1607-1616.

［6］ Maxwell GP. Iginio Tansini and the origin of the latissimus dorsi musculocutaneous flap. *Plast Reconstr Surg* 1980;65:686-692.

［7］ Bostwick Jr, Vasconez LO, Jurkiewicz MJ. Breast reconstruction after a radical mastectomy. *Plast Reconstr Surg* 1978;61:682-693.

［8］ Dixon JM, Venizelos B, Chan P. Latissimus dorsi mini-flap: a technique for extending breast conservation. *Breast* 2002;11:58-65.

［9］ Nano MT, Gill PG, Kollias J, et al. Breast volume replacement using the latissimus dorsi miniflap. *ANZ J Surg* 2004;74:98-104.

［10］ Rainsbury RM. Breast-sparing reconstruction with latissimus dorsi miniflaps. *Eur J Surg Oncol* 2002;28:891-895.

［11］ Raja MA, Straker VF, Rainsbury RM. Extending the role of breast-conserving surgery by immediate volume replacement. *Br J Surg* 1997;84:101-105.

［12］ Cho BC, Lee JH, Ramasastry SS, et al. Free latissimus dorsi muscle transfer using an endoscopic technique. *Ann Plast Surg* 1997;38: 586-593.

［13］ Miller MJ, Robb GL. Endoscopic technique for free flap harvesting. *Clin Plast Surg* 1995;22:755-773.

［14］ Masuoka T, Fujikawa M, Yamamoto H, et al. Breast reconstruction after mastectomy without additional scarring: application of endoscopic latissimus dorsi muscle harvest. *Ann Plast Surg* 1998;40: 123-127.

［15］ Pomel C, Missana MC, Atallah D, et al. Endoscopic muscular latissimus dorsi flap harvesting for immediate breast reconstruction after skin sparing mastectomy. *Eur J Surg Oncol* 2003;29:127-131.

［16］ Vasconez LO, Core GB, Oslin B. Endoscopy in plastic surgery. An overview. *Clin Plast Surg* 1995;22:585-589.

［17］ Berger A, Krause-Bergmann A. Use of endoscopy in plastic surgery. *Langenbecks Arch Chir* 1996;381:114-122.

［18］ Friedlander L, Sundin J. Minimally invasive harvesting of the latis-simus dorsi. *Plast Reconstr Surg* 1994;94:881-884.

［19］ Kronowitz SJ. Endoscopic subcutaneous surgery: a new surgical approach. *Ann Plast Surg* 1999;42:357-364.

［20］ Van Buskirk ER, Rehnke RD, Montgomery RL, et al. Endoscopic harvest of the latissimus dorsi muscle using the balloon dissection technique. *Plast Reconstr Surg* 1997;99:899-903; discussion 904-905.

［21］ Fine NA, Orgill DP, Pribaz JJ. Early clinical experience in endoscopic-assisted muscle flap harvest. *Ann Plast Surg* 1994;33:465-469; discussion 469-472.

［22］ Fisher B, Anderson S, Redmond CK, et al. Reanalysis and results after 12 years of follow-up in a randomized clinical trial comparing total mastectomy with lumpectomy with or without irradiation in the treatment of breast cancer. *N Engl J Med* 1995;333:1456-1461.

［23］ Veronesi U, Salvadori B, Luini A, et al. Breast conservation is a safe method in patients with small cancer of the breast. Long-term results of three randomised trials on 1,973 patients. *Eur J Cancer* 1995;31A:1574-1579.

［24］ Arriagada R, Le MG, Rochard F, et al. Conservative treatment versus mastectomy in early breast cancer: patterns of failure with 15 years of follow-up data. Institut Gustave-Roussy Breast Cancer Group. *J Clin Oncol* 1996;14:1558-1564.

［25］ Cochrane RA, Valasiadou P, Wilson AR, et al. Cosmesis and satisfaction after breast-conserving surgery correlates with the percentage of breast volume excised. *Br J Surg* 2003;90:1505-1509.

［26］ Waljee JF, Hu ES, Newman LA, et al. Predictors of breast asymmetry after breast-conserving operation for breast cancer. *J Am Coll Surg* 2008;206:274-280.

［27］ Kronowitz SJ, Feledy JA, Hunt KK, et al. Determining the optimal approach to breast reconstruction after partial mastectomy. *Plast Reconstr Surg* 2006;117:1-11; discussion 12-14.

［28］ Baildam A, Bishop H, Boland G, et al. Oncoplastic breast surgery-a guide to good practice. *Eur J Surg Oncol* 2007;33(suppl 1):S1-23.

［29］ Fraulin FO, Louie G, Zorrilla L, et al. Functional evaluation of the shoulder following latissimus dorsi muscle transfer. *Ann Plast Surg* 1995;35:349-355.

［30］ Losken A, Schaefer TG, Carlson GW, et al. Immediate endoscopic latissimus dorsi flap: risk or benefit in reconstructing partial mastectomy defects. *Ann Plast Surg* 2004;53:1-5.

［31］ Monticciolo DL, Ross D, Bostwick Jr, et al. Autologous breast reconstruction with endoscopic latissimus dorsi musculosubcutaneous flaps in patients choosing breast-conserving therapy: mammographic appearance. *AJR Am J Roentgenol* 1996;167:385-389.

［32］ Lin CH, Wei FC, Levin LS, et al. Donor-site morbidity comparison between endoscopically assisted and traditional harvest of free latissimus dorsi muscle flap. *Plast Reconstr Surg* 1999;104:1070-1077; quiz 1078.

Scott L. Spear
Jay Boehmler
Mark W. Clemens

第 46 章

背阔肌皮瓣在放疗后乳房重建中的应用

The Latissimus Dorsi Flap in Reconstruction of the Radiated Breast

引言

放射治疗在乳房再造中变得日渐普遍。相对于乳房全切,随着早期乳腺癌保乳手术的逐步增多,越来越多的患者需要辅助放疗。最近研究表明,部分乳房切除术后患者可从放疗中获益[1-4]。保乳术后局部畸形的患者同样也会寻求乳房再造。一些患者在乳房全切或重建术后由于局部区域复发同样需要放疗,这些原因最终均导致需要放疗的女性日益增加。放疗会对组织及再造的乳房产生不利影响[5-8]。这些影响包括瘢痕挛缩、影响伤口愈合、假体暴露、感染、皮瓣坏死及皮肤色素变化等[9,10]。放疗后的自体组织重建比假体重建并发症更少,且美学效果更佳。因此,游离或带蒂腹部皮瓣成为放疗后乳房重建的主力[11-14]。尽管自体重建的效果好,但并不是所有的女性都适合或愿意接受这样的大手术。过度肥胖或消瘦患者、吸烟者以及既往有腹部手术史的患者均不适合行腹部皮瓣再造。此外,许多妇女因自体组织重建所涉及的住院情况、恢复时间和风险望而却步。对于已经或将要行放疗的女性来说,剩下的可选重建方法是比较有限的。

有研究对放疗后用填充盐水的假体行分期乳腺重建的长期效果进行评估[15]。部分女性仅用假体再造就可取得圆满效果,但仍有超过半数的患者最终需要自体皮瓣进行乳房再造。造成需要再次手术的原因主要有:感染、挛缩、不美观、危险暴露和疼痛。与假体重建且未行放疗一组患者相比,用背阔肌皮瓣重建的患者可获得同样的美学效果。

出于上述原因,对需要放疗并不适合用腹部组织重建的患者来说,我们需要进一步研究来评价用背阔肌皮瓣再造的疗效。一项10年回顾性研究对放疗后使用背阔肌皮瓣及假体重建患者进行了比较[16]。28例患者分为5组(表46.1)。第1组(11例)为既往保乳术后出现局部复发患者行乳房全切并行扩张器和背阔肌皮瓣即刻重建(图46.1)。第2组(8例)为腺体全切后放疗患者,并行扩张器和背阔肌皮瓣延迟重建(图46.2)。第3组(4例)既往行腺体全切并行扩张器即刻重建,扩张后行放疗,最后用假体置换扩张器(图46.3)。第4组(3例)为腺体全切并即刻重建后行放疗,之后用背阔肌和假体行二次修复(图46.4)。第5组(2例)为保乳术后出现组织缺损,用背阔肌及假体行重建(图46.5)。

患者经常会选择两步法乳房重建。既往接受保乳术(组1)及乳腺癌根治术并行放疗患者(组2),使用背阔肌及扩张器置入后进行假体置换和乳头重建。运用扩张器即刻重建术后行放疗患者(组3)进行了假体置换并同时使用了背阔肌皮瓣覆盖。乳头重建是在同一次手术或后续完成。在28例患者中总共进行了70次手术(平均每例患者2.5次)(图46.1~图46.9)。总共进行了14次再次修补术(每个患者平均行0.5次手术)。65%的患者(18/28)进行了两步法再造且未行任何再次修补术(图46.1)。10例接受再次修补术患者中,4例行较小假体置换,2例行对侧乳房对称性手术,1例后期行较小假体置换,1例因假体渗漏行置换术,1例行乳房下皱襞修复并紧随行小假体置换,1例调整乳房下皱襞并再次手术行小假体置换。

上述手术并发症包括包膜挛缩、假体突出、血肿、感染和背部血清肿。28例患者共出现9例并发症,发生率为32%。1例患者出现包膜挛缩的患者,成功地实行了包膜囊切除术及假体置换进行矫正。5例患者在背阔肌皮瓣供区出现皮下积液最终通过穿刺抽吸得到治愈。

表46.1　28例有完整记录的患者的数据

患者序号	年龄（岁）	癌症类型	放疗年份	背阔肌肌皮瓣重建年份	相隔年数	化疗	假体类型(mL)	随访（月）	Baker评分	审美评分	疼痛评分	翻修	并发症
第1组：既往BCT，现复发，行乳房切除术，扩张器和背阔肌肌皮瓣即刻重建													
1	55	DCIS	1990	1998	8	否	Sal 450	55.6	1b	NA	NA	1. 乳房下皱襞提升 2. 置换小体积假体	无
2	41	?	1998	1999	1	否	Sal 310	0.1	1b	NA	NA	无	无
3	32	ID	1999	2000	1	是	Sal 510	6.3	1b	10	1	无	无
4	73	?	?	2001	?	否	Sil 360	24.7	1b	9	1	无	无
5	37	?	2002	2002	0	是	Sil 450	12.8	1b	8	2	无	无
6	53	ID	1988	2000	12	否	Sal 390	56.9	1b	9	1	无	无
7	68	ID	1985	2000	15	否	Sal 390	4.3	1b	NA	NA	置换小体积假体	无
8	33	?	1988	2002	14	是	Sal 500	32.1	1b	NA	NA	1. 置换小体积假体 2. 乳房下皱襞提升	扩张器置入后血肿
9	52	DCIS	2001	2003	2	是	Sil 300	12.8	1b	8	1	无	局部乳头坏死
10	77	ID	1999	2001	2	是	Sil 340	38.5	1b	9	1	无	无
11	45	ID	1994	1999	5	是	Sil 540	14.1	1b	NA	NA	无	无
第2组：既往乳房切除术和放射治疗，现行扩张器和背阔肌肌皮瓣延迟重建													
12	53	IL	1998	1999	1	是	Sal 375	49.0	1b	NA	NA	置换小体积假体	无
13	50	ID	2001	2003	2	是	Sal 425	4.9	1b	9	1	无	无
14	44	?	1993	1994	1	是	Sal 510	106.3	1b	10	1	对侧置换	无
15	38	Infl CA	1995	1996	1	是	Sal 230	77.6	1b	7.5	1	无	无
16	67	ID	1994	1995	1	是	Sal 510	86.1	1b	NA	NA	无	局部皮瓣坏死
17	54	AC	1997	2001	4	是	Sal 360	6.4	1b	NA	NA	无	血清肿
18	54	LCIS	2001	2001	0	是	Sal 390	6.4	1b	NA	NA	无	无
19	50	ID	1992	1998	6	是	Sal 510	31.5	1b	8	3	置换小体积假体	无
第3组：既往乳房切除术和即刻扩张器置入，后行放疗、假体置换和背阔肌肌皮瓣移植													
20	51	ID	1998	1999	1	是	Sal 390	4.0	1b	7	4	1. 感染后置换 2. 置换小体积假体	无
21	44	ID	2000	2000	0	是	Sil 400	36.6	1b	NA	NA	无	血清肿
22	59	IL	1995	1995	0	是	Sal 390	49.1	1b	10	1	对侧缩乳	无
23	32	ID	1995	1995	0	是	Sal 390	120.8	1b	7	1	1. 假体缩小 2. 置换小体积假体	无
第4组：既往乳房切除术、放疗和假体植入，后用新假体和背阔肌肌皮瓣翻修重建													
24	39	ID	1995	2002	7	是	Sal 450	17.0	1b	NA	NA	无	无
25	49	ID	2001	2003	2	是	Sal 330	5.0	1b	7	1	无	血清肿
26	50	ID	1995	1995	0	是	Sal 500	13.0	1b	NA	NA	置换小体积假体	无
第5组：既往BCT合并缺损，后用新假体和背阔肌肌皮瓣重建													
27	36	ID	1998	2002	4	是	Sal 215	43.2	1b	10	1	无	无
28	58	DCIS	2001	2003	2	是	Sal 500	1.6	1b	8	6	无	血清肿
平均								32.5		8.5	1.7		

注：AC，乳腺癌；DCIS，导管原位癌；ID，浸润性导管癌；IL，浸润性小叶癌；Infl CA，炎性乳腺癌；LCIS，小叶原位癌；NA，未获取；Sal，盐水假体；Sil，硅胶假体；?，未知。

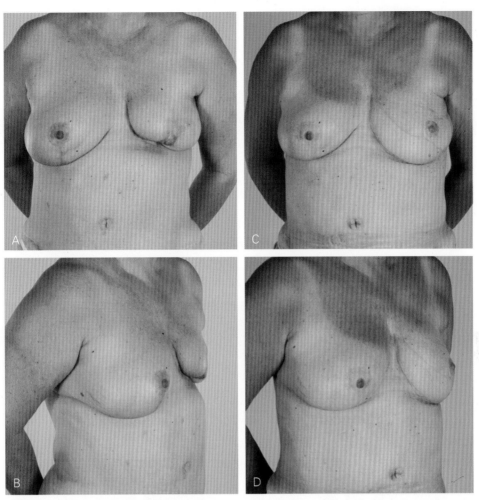

图46.1　A、B. 55岁女性，左乳导管原位癌，行保乳术和放疗。局部复发后接受乳房全切，并用左背阔肌皮瓣和扩张器行即刻重建，右侧行缩乳术。C、D. 术后30个月。

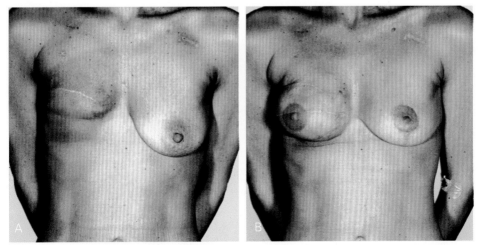

图46.2　38岁女性，行乳房全切及放疗，拟行延迟重建。A. 术前正面观。B. 使用背阔肌皮瓣和230 mL盐水假体再造，并同时行左乳固定术后6年半。

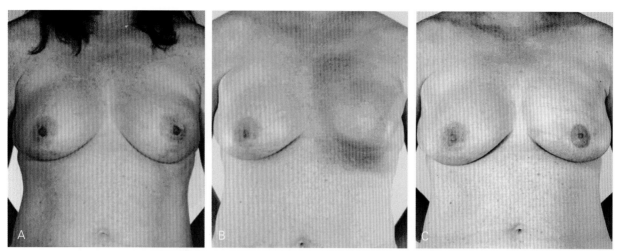

图46.3　44岁女性,既往行左乳房全切及扩张器即刻重建,随后放疗。A. 术前正面观。B. 放入扩张器和放疗后的后面观。C. 硅胶假体植入和乳头重建术后18个月,文身为术后完成。

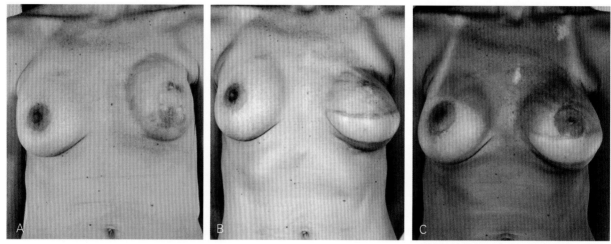

图46.4　39岁女性,曾行左乳全切、扩张器/植入物重建和放疗,8年前曾有过严重的包膜挛缩和软组织变薄,要求行修复术。A. 术前前面观。B. 扩张器放置和左侧背阔肌皮瓣覆盖术后。C. 450 mL 盐水假体置换术和右侧隆乳术后17个月。

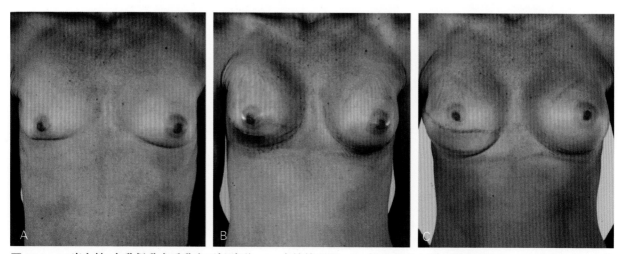

图46.5　36岁女性,右乳保乳术后乳房下极畸形。A. 术前前面观。B. 扩张器置入和左侧隆胸术后。C. 右侧215 mL 盐水假体置换及背阔肌重建术后37个月。

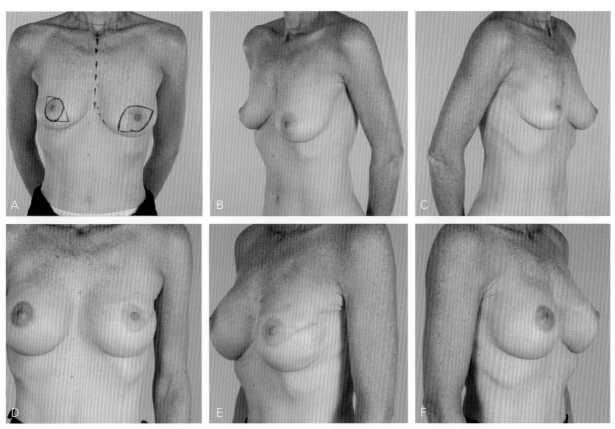

图46.6 48岁女性,右侧乳腺癌。A~C. 术前。D~F. 右背阔肌联合扩张器重建,及左侧预防性乳房切除术并用Inamed 15型光滑圆形400 mL生理盐水假体再造,术后1年如图。

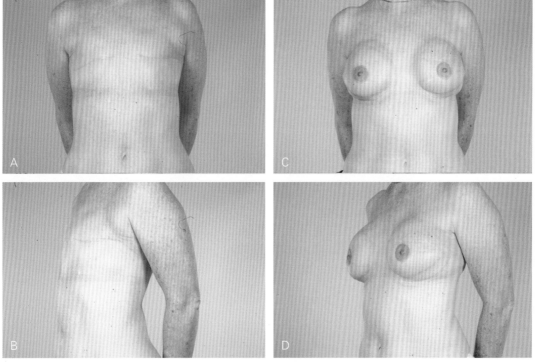

图46.7 A、B. 58岁患有双侧乳腺癌,双侧乳房切除术及放疗,后行双侧背阔肌皮瓣重建。C、D. 术后2年。注意在乳房下皱襞处的背阔肌皮瓣的位置,以帮助松解放疗皮瓣。

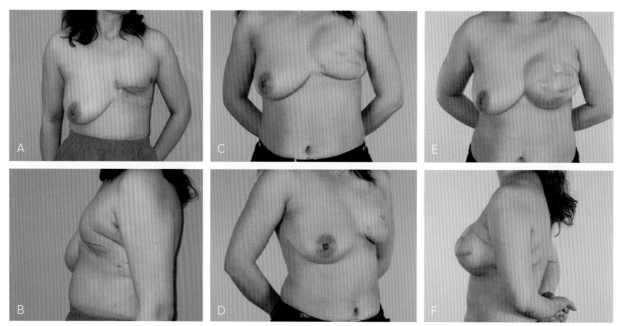

图46.8　A、B. 48岁女性，左乳导管原位癌，行左乳房切除术及即刻扩张器重建术。C、D. 放疗后，患者行左侧背阔肌皮瓣再造，并植入假体后5个月观察到假体向上移位，并进行了切除和假体置换术。E、F. 术后2年效果不满意，原因是假体位于乳腺中部的位置，而不是下部。

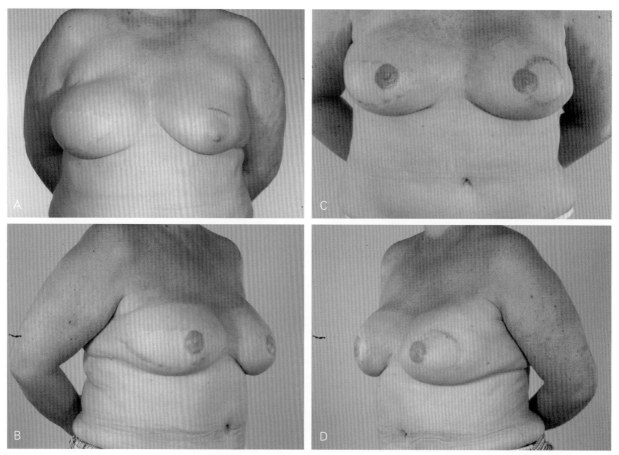

图46.9　A、B. 62岁女性，右侧乳腺癌，已行放疗和右侧带蒂腹直肌皮瓣转移重建术。再次罹患左侧乳腺癌后行左乳房切除术、放疗和背阔肌皮瓣重建。C、D. 术后11个月，在乳房中部植入背阔肌皮瓣的位置可使其具有极佳的对称性。

讨论

乳房切除术后的最佳重建时机取决于许多因素,包括患者解剖特点、日常活动水平、一般健康状况、术式类型(如保留皮肤、保留乳头、根治性术)、放疗情况、淋巴结情况、既往手术史。

整形外科医生必须考虑到放疗带来的几个问题,比如不同机构、操作者的技术和放射剂量等导致的明显差异,以及患者对放疗有不同的反应。不论任何放射剂量以及患者对放疗反应如何,放疗都可能会对包括自体或假体再造在内的所有重建产生不良影响。

当评估一名既往行保乳术或乳房切除后行放疗患者时,应特别注意患者对放疗的耐受及皮肤和软组织对放疗反应及恢复情况。放疗后组织如出现纤维化、变薄、萎缩、僵硬的情况,则不太适合植入体重建术。对于放疗导致皮肤及组织较少损伤的患者可考虑采用植入体重建术,尤其是那些不适合行腹部皮瓣手术的患者。

尽管人们普遍认为放疗后的乳房重建效果较未放疗者差,但仍有几项研究反对使用背阔肌皮瓣联合假体重建,因为相比于腹直肌肌皮瓣再造,背阔肌皮瓣再造会出现更多的并发症[11,12]。Kroll等[12]在 1994 年发表了 66 例接受 TRAM 重建和 16 例接受背阔肌皮瓣重建的有乳房放疗史的患者的结果。在他们报告中,相比于用 TRAM 重建并发症发生率为 33%,背阔肌重建并发症发生率高达 63%。

尽管接受背阔肌皮瓣组相对于 TRAM 组有更高的平均照射剂量(5 822 vs. 5 637 cGy),Kroll[12] 等提出在"更宜出现放射损伤"的患者中,应优选 TRAM 皮瓣。尽管作者更倾向于 TRAM 皮瓣,但在美学效果上两组患者没有明显统计学差异。然而,当考虑到供皮区并发症时,TRAM 组与背阔肌皮瓣组的差异显著减少。同时作者指出,用肌皮瓣覆盖植入物可减轻因放疗可能引起的包膜挛缩,但不会消除此并发症。

Evans 等[11]在 1995 年发表了在乳房植入物重建的不同阶段行放射治疗患者的结果。本研究未

用扩张器。尽管只有少量研究支持他们的论点,但他们认为在放疗前只能采取自体重建,且皮瓣对术前或术后放疗均不能起保护作用。Disa 等[13]在 2003 年公布了行保乳术失败后即刻重建的小样本研究结果。3 例患者行背阔肌皮瓣联合植入物重建。尽管作者认为对于放疗患者首选 TRAM 皮瓣,但是他们同样认为背阔肌皮瓣联合扩张器和二期假体置换也是一种可选的替代方案。

一些放疗后乳腺假体重建的经验表明[15],相比于未放疗患者,包膜挛缩的发生率显著增加(32% vs. 0%),近一半放疗患者行植入物再造需要皮瓣覆盖。类似的研究[17]发现,相比于未放疗组,植入物重建后行放疗患者会出现包膜挛缩发生率增高(68% vs. 40%)及满意度下降(88% vs. 67%)。但这项研究并没有讨论背阔肌皮瓣在包膜挛缩修复中的作用。

在我们的治疗机构中,需放疗患者首选的再造方案是用腹部组织皮瓣重建。尽管一些外科医生倾向于即刻重建后行放疗[18],但值得注意的是任何类型的重建对放疗反应都是不可预测的。放疗后用非放疗部位的组织进行重建,可以同时根据需要替换掉因放疗受损的皮肤。因其能获得最佳的术后效果,最近来自 MD 安德森癌症中心[5]的一项报告强调放疗后重建这一概念。

尽管在放疗患者中倾向于采取自体重建,但在现实中,部分患者可能并不适合或不希望使用腹部组织重建。把背阔肌皮瓣转移至乳房下极(相比于打开乳房切除术切口,并将皮瓣置入乳房中部),联合应用假体,可再造出美观的乳房外形。这一术式关键步骤是在放疗结束后背阔肌皮瓣的加入,把背阔肌皮瓣转至乳房下极,通过松解僵硬的放疗后皮肤及软组织增加植入物覆盖并显现乳房的正常轮廓及乳房下垂度(图 46.7 和图 46.8)。通过健康而血运丰富的背阔肌覆盖植入物,可降低假体并发症的风险。

在以下几种情况下背阔肌皮瓣联合假体再造无疑是最佳选择,包括组织扩张器放疗后的包囊挛缩修复、BCT 术乳房全切后即刻重建、乳房切除及放疗后的延迟重建、放疗后乳房假体再造外观

欠佳的修复、BCT 术后部分乳房缺损的再造。尤其当缺损涉及乳房的下半部分时,特别适合用背阔肌皮瓣联合植入物。尽管接受过放疗,但这些患者仍可以进行通过重建获得较好的美容效果。

这个研究重要背景是背阔肌皮瓣的早期报道及整形外科其他领域的变化。在此之前,人们普遍认为对于乳房放疗后的重建,背阔肌皮瓣并不是一个合适的选择。因此,在这种情况下外科医生和患者倾向于选择 TRAM 或其他自体组织,即使这样会增加重建的复杂程度。额外影响手术决策的因素包括:是否具有显微外科技能、患者对出现皮瓣移植失败后的承受能力、患者是否接受更长的手术和恢复时间的意愿。

在过去的几年里,背阔肌皮瓣重建重新得到了关注,部分是由于经济原因,部分是由于我们认识到如何更有效地利用它。与此同时,假体的质量和选择均有所改善,而对假体的狂热也有所减弱。

在任何较大的医学中心,都将会有一些患者在乳房再造后需要接受放射治疗。肿瘤较大、肿瘤靠近胸壁、腋窝转移、可疑的阳性切缘都可能导致未预期的放疗。在对连续 5 年以上的患者进行的调查中,15% 的患者在即刻重建后接受了放疗[19]。研究发现,对于基于扩张器的再造患者,大多数(60%)通过两阶段的再造获得成功,对于剩下的 40% 患者,通过联合背阔肌皮瓣以松解紧缩的乳房皮肤得以改善外观。

结论

背阔肌联合假体不仅在保留皮肤的乳房全切后乳房重建中是最佳选择,它同样是在放疗后复杂乳房重建中的重要方法。尽管在放疗后乳房重建中首选仍为自体组织重建,但背阔肌皮瓣联合假体在处理因放疗带来的并发情况时仍有重要的实际应用价值。虽然腹壁组织仍然是放疗患者乳房切除术后缺陷重建的金标准,但在放疗结束后假体联合背阔肌皮瓣行重建术,仍有可能获得良好的美学效果。

编者评论

所有整形外科医生在组织重建中,总会碰到放疗带来的各种慢性、渐进性的负面影响。这些重建部位受放疗影响的程度虽然不可预知,但是丰富的经验和长时间随访的详细记录是如何处理这些问题最好的老师。作者评估了在涉及放疗的五个不同临床情形中,随访 10 年评估背阔肌皮瓣联合假体的实用性。尽管患者数量有限,但所讨论的方案仍然代表了非常有用技术,把未行放疗、血运良好的组织联合假体重建,且不会出现过多的并发症。我的经验也支持这样一种观点:对于胸壁及乳腺行放射治疗的部分特殊患者,用皮瓣联合假体可直接作为单纯自体组织重建的替代方案。

毫无争论的是,多数外科医生会首选合适的软组织皮瓣重建放疗的乳房或胸壁以获得最佳重建效果,但近几年因背阔肌皮瓣使用的日益增加及其简便易行的特点,与假体联合使用行乳房再造已更成熟,并会应用到放疗部位的修复。虽然作者未提及这一问题,但我发现已行放疗的腋窝区不会限制背阔肌皮瓣适用性或可行性,同时也会在皮瓣手术前,将患者处于仰卧位进行广泛腋窝探查的所有需辨别并保护胸背/前锯肌分支血管,以便在侧卧位切取皮瓣更加容易。

术后同侧肢体淋巴水肿的加重并不少见,但这只是一种短暂的现象,并会在术后慢慢改善。严重的淋巴水肿不宜行背阔肌皮瓣重建,在这种情况下,我推荐使用避开腋窝的自体组织重建。

我相信许多外科医生已掌握了对乳房放疗

患者实施背阔肌皮瓣联合假体重建这项技术，也已掌握了皮瓣的设计、皮瓣的修复时机及位置以达到持久的美学效果。脂肪移植术等治疗方法的出现有助于进一步提高短期美学及功能效果，然而远期效果如何仍然存在疑问并值得引起重视。

(G.L.R.)

参考文献

[1] Overgaard M, Hansen PS, Overgaard J, et al. Post operative radiotherapy in high-risk premenopausal women with breast cancer who receive adjuvant chemotherapy. *N Engl J Med* 1997;337:949.

[2] Ragaz K, Jackson SM, Le N, et al. Adjuvant radiotherapy and chemotherapy in nodepositive premenopausal women with breast cancer. *N Engl J Med* 1997;337:956.

[3] Harris J, Halpin-Murphy P, McNeese M, et al. Consensus statement on postmastecomy radiation therapy. *Int J Radiat Oncol Biol Phys* 1999;44:989.

[4] Recht A, Edge SB, Solin LJ, et al. Postmastecomy radiotherapy: clinical practice guidelines of the American Society of Clinical Oncology. *J Clin Oncol* 2001;19:1539.

[5] Kronowitz SJ, Robb GL. Breast reconstruction with postmastectomy radiation therapy: current issues. *Plast Reconstr Surg* 2004;114:950.

[6] Kuske RR, Shuster R, Klein E, et al. Radiotherapy and breast reconstruction: clinical results and dosimetry. *Int J Radiat Oncol Biol Phys* 1991;21:339.

[7] Bostwick J, Stevenson TR, Nahai F, et al. Radiation to the breast: complications amenable to surgical treatment. *Ann Surg* 1984;200:543.

[8] Roasto R, Dowden R. Radiation therapy as a cause of capsular contracture. *Ann Plast Surg* 1994;32:342.

[9] Bloomer WD, Hellman S. Normal tissue responses to radiation therapy. *N Engl J Med* 1975;293:80.

[10] Mansfield C. Effects of radiation therapy on wound healing after mastectomy. *Clin Plast Surg* 1979;6:19.

[11] Evans RD, Schusterman MA, Kroll SS, et al. Reconstruction and the radiated breast: is there a role for implants? *Plast Reconstr Surg* 1995;96:1111.

[12] Kroll SS, Schusterman MA, Reece GP, et al. Breast reconstruction with myocutaneous flaps in previously irradiated patients. *Plast Reconstr Surg* 1994;93:460.

[13] Disa JJ, Cordeiro PG, Heerdt AH, et al. Skin-sparing mastectomy and immediate autologous tissue reconstruction after whole-breast irradiation. *Plast Reconstr Surg* 2003;111:118.

[14] Williams JK, Bostwick J, Bried JT, et al. TRAM flap breast reconstruction after radiation treatment. *Ann Plast Surg* 1995;221:756.

[15] Spear SL, Onyewu C. Staged breast reconstruction with saline-filled implants in the irradiated breast: recent trends and therapeutic implications. *Plast Reconstr Surg* 2000;105:930.

[16] Spear SL, Boehmler JH, Taylor NS, et al. The role of the latissimus dorsi flap in reconstruction of the irradiated breast. *Plast Reconstr Surg* 2007;119(1):1.

[17] Cordeiro PG, Pusic AL, Disa JJ. Irradiation after immediate expander/implant breast reconstruction: outcomes, complications, aesthetic results, and satisfaction among 156 patients. *Plast Reconstr Surg* 2004;113:877.

[18] Moran SL, Serletti JM, Fox I. Immediate free TRAM reconstruction in lumpectomy and radiation failure patients. *Plast Reconstr Surg* 2000;106(7):1527.

[19] Spear SL, Boehmler JH, Bogue DP, et al. Options in reconstructing the irradiated breast. *Plast Reconstr Surg* 2008;122(2):379.

第 47 章

Emmanuel Delay

自体背阔肌皮瓣乳房重建伴/不伴即刻乳头重建

Breast Reconstruction With an Autologous Latissimus Dorsi Flap With and Without Immediate Nipple Reconstruction

引言

乳腺重建是乳腺癌治疗中不可或缺的一部分,越来越多的患者从即刻或延迟重建中获益[1]。我们常选择自体组织来进行重建,因为其可获得极好的长期效果[2,3](如外形、持久性、感觉与身体的协调性)。目前常用的有 3 种自体皮瓣:横行腹直肌肌皮瓣(TRAM)、游离皮瓣及自体背阔肌皮瓣[4]。

背阔肌肌皮瓣在 1906 年由 Tansini 首先提出,用于乳房切除术后胸壁重建[5]。但在当时 Halsted 反对行乳房重建,受他的影响,背阔肌肌皮瓣重建基本被遗忘。1976 年,Olivari 再次提出该方式,在 20 世纪 70 年代末背阔肌肌皮瓣才重新成为乳房重建的主要选择[6]。此皮瓣提供可靠的肌皮瓣覆盖乳房根治术后造成的胸壁畸形,尤其是可部分替代胸大肌。Schneider 从 1977 年开始运用此术式[7],随后由 Bostwick 进行改进,他成为联合使用背阔肌肌皮瓣和假体对乳腺行重建术的第一人[8]。运用传统方法,该皮瓣可提供肌肉及皮肤的覆盖。对于部分乳房重建[9,10],此皮瓣已足够,但是对于全乳房重建,另需硅胶假体来增加体积及乳房的凸度。因此背阔肌联合假体乳房重建会导致并发症发生率下降 10%～40%,特别像包膜挛缩这类并发症[11-13]。从 20 世纪 80 年代起,不同作者都提出使用背阔肌作为自体皮瓣进行重建[14-16],但因效果不满意及背部并发症明显,以及腹直肌肌皮瓣在那个时代的发展及盛行导致了此技术适应证较窄。在 20 世纪 90 年代,McCraw 等[17]、Germann 和 Steinau[18]、Barnett 和 Gianout-

sos[19]及 Delay 等[20]改良了此技术,从而提高术后效果及减少背部并发症。自 1993 年以来,我们就运用自体背阔肌皮瓣技术行乳房重建,并发表于 1998 年出版的《整形修复外科》杂志上。据我们早期经验,当运用腹直肌肌皮瓣是禁忌证时我们可选用背阔肌肌皮瓣。在亚特兰大 John Boswick 和 Carl Hartrampf 教授指导下学习的腹直肌肌皮瓣是那个时代重建的参考标准。随着经验的增加及对乳房重建手术的评估(每年行 100 多例重建术的个人经验),我们倾向于采用自体背阔肌肌皮瓣行重建术,此术式是目前我们主要的术式。实际上,自从 20 世纪 90 年代中期以来,此皮瓣在临床上正逐渐取代 TRAM 皮瓣,因为术后疗程更简便并对局部胸部组织更好管理,避免乳房上出现补丁效应。然而,如果患者非常瘦或皮瓣明显萎缩,重建的乳房体积会不足。在这种情况下,经典解决方案是需二次手术在皮瓣下植入假体。当然,这样做乳房重建将不再是单纯的自体组织重建,同样会带来一些缺点,而且重建乳房的外观也会有些不自然的感觉。在其他情况下,即使整体效果良好,但由于缺乏隆起或局部出现缺损(通常在乳房的内上部分称为 décolleté 区域)也会影响整体效果。自 1998 年,随着我们机构脂肪注射重建乳房的发展与运用(参见第 77 章),发现其具有许多优点,其作为自体背阔肌肌皮瓣重建的良好补充,促进该皮瓣形成主导地位。

本章介绍我们的技术及其近期进展,及其作为单纯自体重建的方法的适应证和禁忌证、可能会出现的并发症、预期结果及自体背阔肌肌皮瓣乳房重建的优缺点。

自体背阔肌皮瓣的外科解剖

背阔肌

背阔肌是一宽而扁的薄层肌肉,它向前附着于下四肋骨,与腹外斜肌相汇于此。此肌肉的中下部附着于胸腰筋膜,延伸至下 6 个胸椎、5 个腰椎、骶椎棘突及髂嵴的后 1/3。其上缘覆盖肩胛骨的下角,此处可看到大圆肌的附着肌束。正如它的命名一样,其向上穿过胸大肌和大圆肌之间,止于肱骨结节间沟并构成了腋窝的后壁,其深面的组织是背阔肌和前锯肌共有的。

依据 Mathes-Nahai 分类,背阔肌的血液供应为 V 形,其血运由主要的胸背血管及肋间动脉和腰动脉的分支组成。胸背动脉是由腋动脉发出的肩胛下动脉的一条分支,腋动脉由近向远分别发出分支:旋肩胛动脉、胸背动脉、前锯肌动脉。如胸背动脉结扎,背阔肌将由前锯肌动脉逆行供血。胸背静脉注入肩胛下静脉,接着注入腋静脉。10 例患者中有 9 例动静脉起源于腋血管的同一水平,另外 1 例的动脉起源较静脉近 4 cm,然后在旋肩胛血管水平伴随静脉走行。

当胸背动脉在肌肉深面进入背阔肌时,发出两个分支:上支在距肌肉上缘下方 3.5 cm 处与肌肉平行走行,外侧支在距肌肉外侧缘内侧 2 cm 处与肌肉平行走行。

背阔肌运动神经起源于胸背神经,其起源于 C6～C8 后干。神经的起源在血管蒂内侧约 3 cm,在穿入肌肉前与动静脉汇合。当与动脉的起源邻近时,神经则走行于动静脉之间。

背阔肌的功能

背阔肌可使上肢内收、后伸、旋内。它参与承重运动,例如用拐杖行走及用前肢提物体过头做垂直运动。它的缺失对日常生活或业余体育锻炼影响不大,但对越野、滑雪尤其是攀岩影响较大。

背阔肌脂肪延伸

肌皮瓣转移后因不再使用其功能,背阔肌会出现肌萎缩,自体背阔肌皮瓣目的是通过把脂肪组织融入皮瓣以增加体积。为了处理这些区域,同时为了更容易的教学及获取,我们选择了 6 个脂肪区域[20],可作为肌肉的补充(图 47.1):

- 区域 1:对应背部皮岛新月体的脂肪区域。
- 区域 2:位于肌肉和浅筋膜之间的剥离下来并覆盖皮瓣表面的深层脂肪。
- 区域 3:由肩胛铰链式皮瓣组成,与背阔肌上缘延续。
- 区域 4:位于背阔肌肌皮瓣外侧缘,形成前铰链式皮瓣。
- 区域 5:对应髂骨上方脂肪或腰部赘肉。
- 区域 6:背阔肌肌肉深面的脂肪组织。

获取脂肪组织的量取决于患者脂肪分布情况。然而,即使在体型较瘦的患者,获得的脂肪组织也相当可观。例如,面积为 500 cm²、厚度为 0.5 cm 的区域 2 除了肌肉外,还可额外提供 250 cm³ 的体积。

这些区域具有可靠的肌穿支血管供应。3 区脂肪由皮支(旋肩胛动脉的垂直分支、肋间支,胸外侧支)与胸背动脉的两个穿支之间形成吻合形成血管丛供应。

乳房重建的目的

无论即刻重建还是延迟重建,目的是一致的:①恢复重建乳房的皮肤、外形、体积及一致性;②重新恢复双侧乳房的对称性和协调性。从技术层面来看,乳房必须重建皮肤囊袋,并必须提供需要重建乳房的素材及容积。术后 2～5 个月后肌肉萎缩且重建乳房的体积稳定后,应考虑双侧乳房的对称性手术及乳头 – 乳晕复合体重建。

重建皮肤囊袋

经典式是用背阔肌皮瓣的皮肤来重建乳房皮肤。在少数放疗后出现胸壁组织明显受损的患者,运用此方法是一很好的解决方案。将背部皮肤置于乳房上的缺点是会出现补丁效应,重建的乳房一定程度上会产生不自然的外观。

在大多数情况下,补丁效应是可避免的。在

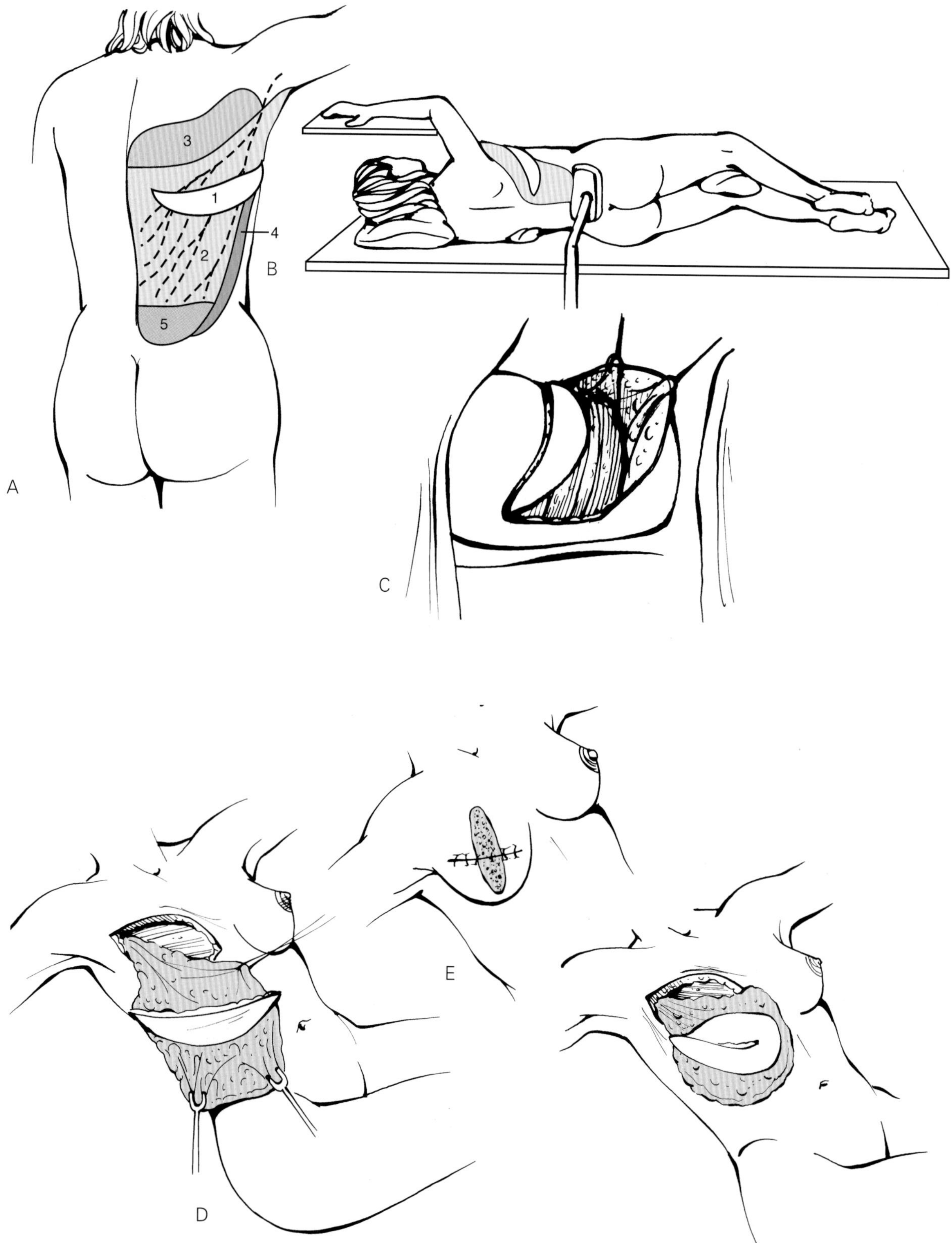

图47.1 皮瓣的设计和获取。A. 用自体背阔肌皮瓣获得的皮岛和不同的脂肪垫。B. 患者在侧卧位获取背阔肌皮瓣。C. 获取在肌肉的整个表面上保留一层脂肪的皮瓣。D. 患者处于坐位行皮瓣塑形。E. 用自体背阔肌皮瓣联合腹部皮瓣行延迟重建，需要把去除真皮的皮岛埋藏，并垂直放入。F. 在即刻重建中形成的不对称皮岛。

即刻重建中,通过保留皮肤的乳房切除术来保留乳房皮肤囊袋,我们自1992年初以来一直使用该方法,这个方法没有技术或肿瘤学方面的困难。在这些患者中,极小的一块背阔肌皮肤用于重建乳头 – 乳晕复合体,如其位置合适,可在首次手术时就行即刻重建。在延迟重建中,乳房皮肤可被胸腹皮瓣邻近皮肤取代,即使乳腺区域放疗后也可使用。在大多数情况下,供应的皮肤足以创造皮肤囊袋,不再使用背阔肌皮肤,肌皮瓣可被完全包埋。

恢复体积

70%的患者用扩大自体背阔肌皮瓣可扩充体积以达到与对侧乳房相似的体积。

可以通过将皮瓣及周围的6个区域的脂肪一并获取,以获得足够的组织量。通过沿着背部张力线设计中等宽度的皮瓣及通过保留浅筋膜来保留浅层脂肪等技术来减少背部并发症。在缝合时通过缝合浅筋膜来减少背部切口的张力并保证瘢痕的稳定。尽管在初始手术时候适当地过度矫正,但4～5个月后肌肉萎缩稳定后,仍有30%的患者会出现容积不足,这时需要植入假体或者对侧乳房行缩小术以获得双侧对称。自1998年以来,我们已找到解决这个问题的方法,即在术后2～5个月行乳头 – 乳晕复合体重建时开展重建乳房的脂肪注射。在大多数情况下,脂肪注射塑形(参见第77章)可提供足够的体积。只有极少数非常瘦的患者无法从这项技术中获益。

适应证

由于背阔肌血供可靠,因此在绝大多数的临床情况下,它是可供选择的皮瓣。无论患者是消瘦还是超重,只要患者的体型本身不是这种技术的禁忌证,均可选择背阔肌皮瓣。

对TRAM皮瓣相对禁忌证(如吸烟、糖尿病、肥胖或极度消瘦)的患者,或有绝对禁忌证(既往使用TRAM皮瓣或行腹部手术者如剖腹术、腹部整形术等)的患者来说,均可选择背阔肌皮瓣。

1993年,当患者希望行自体重建时,TRAM皮瓣是我们首选,至在当TRAM皮瓣有禁忌证时可选用自体背阔肌皮瓣。然而,随着时间的推移和经验的积累,自体背阔肌皮瓣逐渐取代了TRAM皮瓣,目前TRAM皮瓣在我们团队很少使用。正如我们所使用的那样,自体背阔肌皮瓣能在约束条件和重建效果之间达到最佳平衡。

禁忌证

自体背阔肌皮瓣的禁忌证非常少,因此在TRAM皮瓣禁忌的情况下仍然可以使用。通过抵抗性内收试验进行背阔肌收缩检查非常重要,这样做可以确认保留运动神经功能的背阔肌的存在。神经保留总是伴随着胸背血管蒂一起被完整保留下来。然而,肩胛下动脉结扎后只要胸背血管与前锯肌支血管连通正常,以及单纯的胸背神经损伤并不能影响皮瓣的获取。如果存在任何疑问,则必须通过检查血管蒂后再决定是否切取皮瓣。

以下可视为背阔肌皮瓣的全身禁忌证:

- 背阔肌先天性缺失。
- 既往行开胸手术,在同一侧切断肌肉。
- 胸背血管蒂和前锯肌血管蒂均有病变(非常罕见)。
- 大剂量腋窝放疗,现在只能在个别案例中完成大剂量放疗。
- 患者拒绝背部留下瘢痕。
- 在特殊运动员患者身上,必须仔细权衡此皮瓣的利弊,如在攀岩或越野滑雪的高级职业选手中使用背阔肌皮瓣是不利的。

手术技巧

术前计划

术前访视期间需评估术前所有指标(如病史、既往手术史、患者意愿、评估局部组织、对侧乳房及备选供区的评估)。

应特别关注外侧背部区域皮肤和脂肪的量,

通过捏起背部皮肤来评估背部脂肪多少，同时还需要评估髂骨上区域。可获得的体积应与乳房预期体积进行对比。如果背部皮肤薄，重建的乳房较小；中等厚度背部脂肪（厚 2 cm）可重建中等大小的乳房；足量的背部脂肪可重建大乳房。当与对侧乳房相比，如果患侧乳房发生肌萎缩可出现评估容积不足，需在手术计划中考虑二次脂肪注射。另外，应特别关注背阔肌的功能，如良好预示胸背血管神经蒂的完整。

应该仔细向患者解释会遗留背部瘢痕，此瘢痕呈水平弧线。术前谈话时，需用记号笔进行标记以便患者了解切口的位置及长度。因术后血肿常发生，需告知患者其可能性并告知患者术后需反复抽吸的可能性。最后，如患侧乳房发生明显的增大或萎缩，在行乳头－乳晕复合体重建的同时在行对侧对称性手术，同侧行脂肪注射。

设计

患者切口设计的体位是站立或坐位。需胸部向患侧面倾斜便于展示皮肤和脂肪的自然褶皱（图 47.2）。背部皮肤标记如图，形成凹向上的新月形（图 47.3）。皮肤可利用的多少需用提拉试验仔细评估，以便切口无张力缝合。

皮瓣的内侧缘位于肩胛骨下角与脊柱之间，外侧缘需在背阔肌前缘几厘米处，取决于患者体

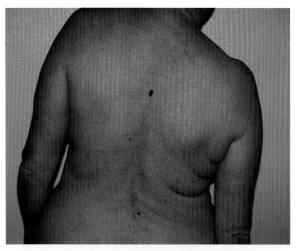

图 47.2　50 岁女性，用自体背阔肌皮瓣联合腹部皮瓣行延迟乳房重建（图 47.2～图 47.21）。患者处于倾斜位可显示自然皮肤皱襞。

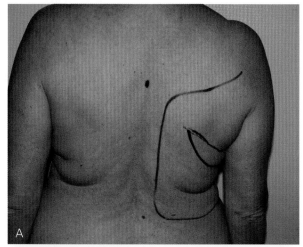

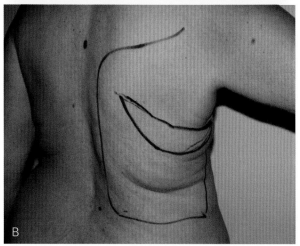

图 47.3　皮瓣设计。A. 皮岛的形状，形成一凹面向上的新月形，可无张力缝合。B. 获取背阔肌皮瓣范围。

型。在延迟重建中，如前次乳房切除术后形成的腋下"狗耳朵"，可将"狗耳朵"合并入皮瓣避免皮瓣转移后更大的"狗耳朵"形成。

设计弧形切口的瘢痕能部分被胸罩覆盖，但这不是主要问题，因为瘢痕大部分都能得到很好的隐藏。标记肌肉及脂肪分布可以帮助判断皮瓣切取的界限（图 47.4）。

操作技巧

将患者置于侧卧位，前臂外展以展开腋窝（图 47.5）。在行切皮之前，手术区域皮下需注入生理盐水（约 400 mL）。这样在皮下浅筋膜解剖时看得更清楚，出血更少，从而更加方便解剖。

切皮岛至浅筋膜以保护皮下血供。沿浅筋膜

的深层继续解剖,注意将深层脂肪留在肌肉上(区域2)。浅筋膜的保留能维持背部皮肤血供,手术区需保持均匀厚度(图47.6)。

手术区域的上界需达到肩胛骨下角,内侧剥离浅筋膜至斜方肌,沿其走行暴露其下外侧缘。在背阔肌上缘与斜方肌之间的全部脂肪组织与手术区上界形成了肩胛铰链式皮瓣的表面(区域3)。为了切取皮瓣,首先切开其上水平边缘,然后沿着斜方肌侧缘开始逐步分离提起(图47.7),接着切开肩胛骨的肌骨连接。当到达大圆肌内侧缘时,旋肩胛血管的皮支应仔细分离并结扎。在侧面,铰链式皮瓣需解剖至背阔肌内侧缘,在其内下方,应仔细分离并保留菱形肌,在背阔肌的头侧像铰链一样提起皮瓣直至其与肩胛骨游离。

背部的下半部分手术区域应比背阔肌区域更宽一些,以便之后更易分离此肌肉(图47.8)。下界位于髂嵴上方以便获取该处的脂肪(区域5)。内侧的标记是肋间后动脉皮支穿越横突上方。仔细解剖斜方肌全长,把它与背阔肌侧背相交处分离开。在背阔肌外侧,为能获取脂肪(区域4)应在背阔肌前缘向前几厘米处开始切开(图47.9)。

然后从距腋窝约15 cm处前锯肌深层开始分离此肌肉,因在此处解剖分离最容易。继续潜行分离解剖肌下手术区域以获得深层脂肪(区域6),并仔细分离或结扎分支血管。当背阔肌完全解剖开,其远端需尽可能沿水平方向从深层向表面横切,以便包括尽可能多的脂肪组织,特别是区域5的脂肪组织(图47.10~图47.13)。

在腋窝区域,游离血管蒂以便皮瓣能够无张力或扭曲的进行旋转,然后横断背阔肌肌腱(图47.14)。可由远及近地把背阔肌和大圆肌分离开来。由于背阔肌和大圆肌的肌纤维常常汇合到肩胛骨上,因此在此处需要横断。两块肌肉在接近大圆肌处分离(需去除皮瓣的肌束膜以保护血管蒂);这在腋窝清扫术后乳房重建中的作用特别重要,当该区域可能纤维化时,解剖需达到旋肩胛血管束。沿着前锯肌血管蒂达到血管Y形分支处可看到背阔肌血管蒂的起点。前锯肌分支应仔细保护以确保当胸背血管束遭到破坏时可为皮瓣提供血供。

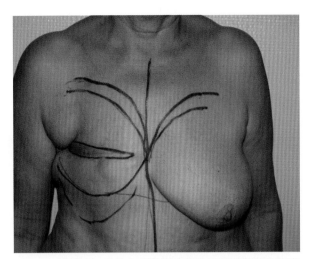

图47.4 前胸壁:手术中需潜行分离的区域及胸腹部推进皮瓣设计。

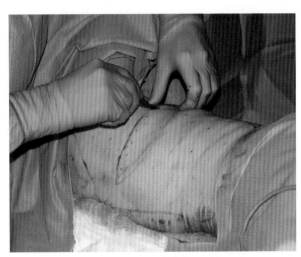

图47.5 患者应与术者同侧,以获取皮瓣。

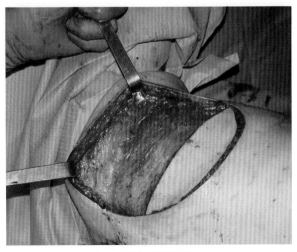

图47.6 在浅筋膜平面向上分离。

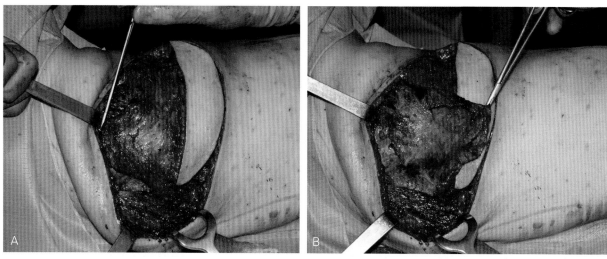

图47.7 获取肩胛脂肪皮瓣(3区)。A. 获取前的3区。B. 像铰链式皮瓣折叠返回3区。

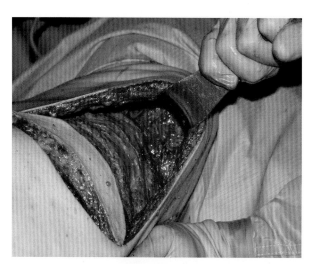

图47.8 在浅筋膜平面向下分离。

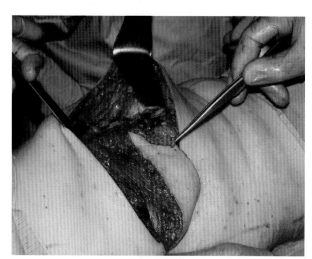

图47.9 像铰链式皮瓣折叠返回4区。

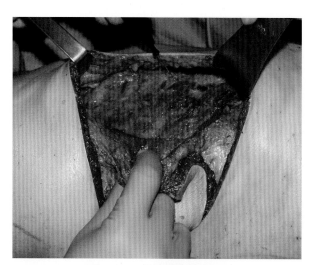

图47.10 背阔肌向前分离。

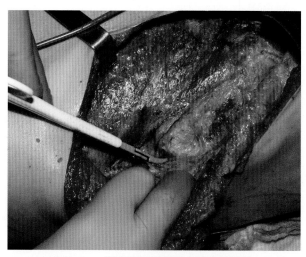

图47.11 利用双极钳电凝次要皮瓣血管。

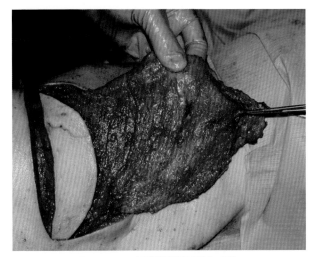

图47.12 5区的脂肪区域(5区)。

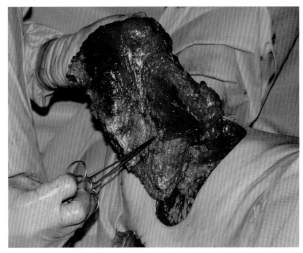

图47.13 肌肉深面脂肪(6区)。

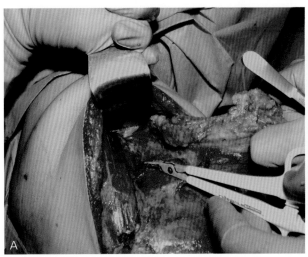
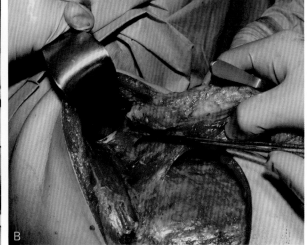

图47.14 解剖血管蒂。A. 角动脉的离断。B. 识别肩胛下血管。

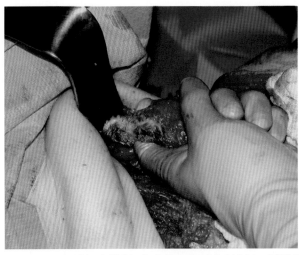

图47.15 肌腱部分横断,在皮蒂及肌腱之间深入示指以保护皮蒂。

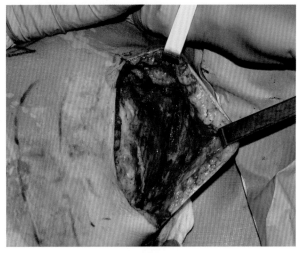

图47.16 前胸皮肤手术区。

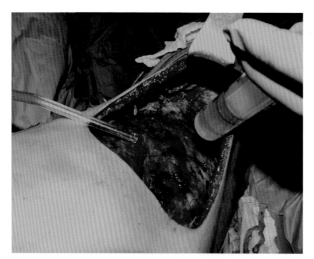

图47.17　用生理盐水冲洗。

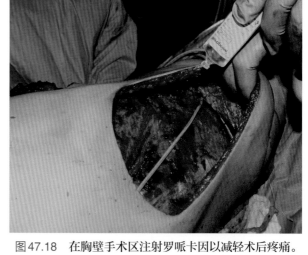

图47.18　在胸壁手术区注射罗哌卡因以减轻术后疼痛。

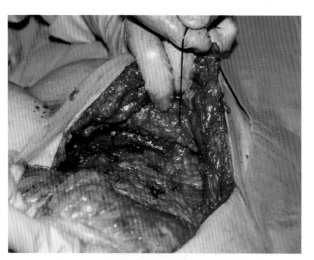

图47.19　患者处于卧位,提起腹部皮瓣。

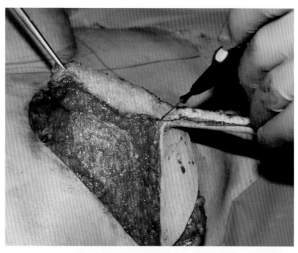

图47.20　确保皮瓣可以完全埋藏后,去除皮岛的真皮层。

　　为使皮瓣转移更加容易,应结扎肩胛角动脉。当识别出血管蒂后,用一手指放于肌腱下方(肌腱与血管蒂之间)以保护肌腱的部分远侧(图47.15)。只保留直径几毫米的肌桥以避免血管蒂的张力。最终皮瓣通过皮下隧道转移到乳腺区域(图47.16)。为了获得理想止血效果,供皮区需彻底冲洗后再关闭(图47.17)。在关闭切口之前,我们需用褥式缝合技术以显著降低血清肿的形成(参见并发症相关的章节)。置入一根引流管后,开始在浅筋膜层行背部切口缝合,这样可减少皮肤张力。皮下缝合后使用连续皮内缝合关闭切口。在切口关闭前,用长效麻醉药如罗哌卡因(耐乐品)冲洗手术区域以减轻术后首夜的疼痛(图47.18~图47.21)。

皮瓣的定位和塑形

皮瓣的定位和塑形可分为3种情况:延迟乳房

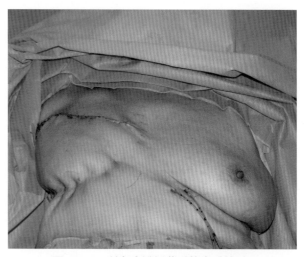

图47.21　所有皮瓣埋藏后的术后效果。

重建、即刻重建、由假体重建转为自体重建。保乳治疗后遗症的手术治疗将在另一章中讨论,目前通常在无皮瓣转移的脂肪注射技术进行治疗。

延迟重建 为了达到我们的目标,在大多数情况下我们尽量减少或避免在乳房上使用背部的皮肤。可用邻近的胸腹部推进皮瓣行乳房皮肤重建[21](图47.22~图47.24)。术前数月,让患者环形

按摩季肋区以获得更柔软的组织,便于加快胸腹皮瓣动员。

设计 标记对侧乳房的位置作为参考。在患者站立或坐位时标记乳房的基底和乳房下皱襞(图47.4)。

操作技术 如前所述获取背阔肌皮瓣。患者处于仰卧位,切除乳房切除术后瘢痕并送组织病

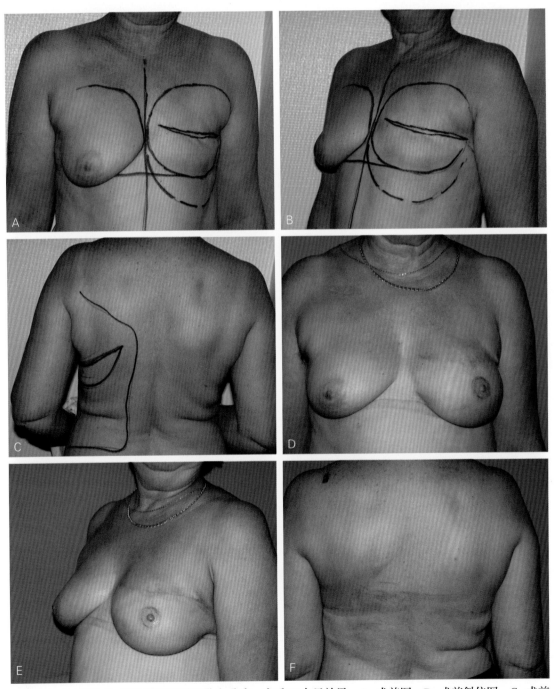

图47.22 55岁患者,自体背阔肌延迟乳房重建。术后12个月效果。A. 术前图。B. 术前斜位图。C. 术前后背图。D. 术后图。E. 术后斜位图。F. 术后背部图。

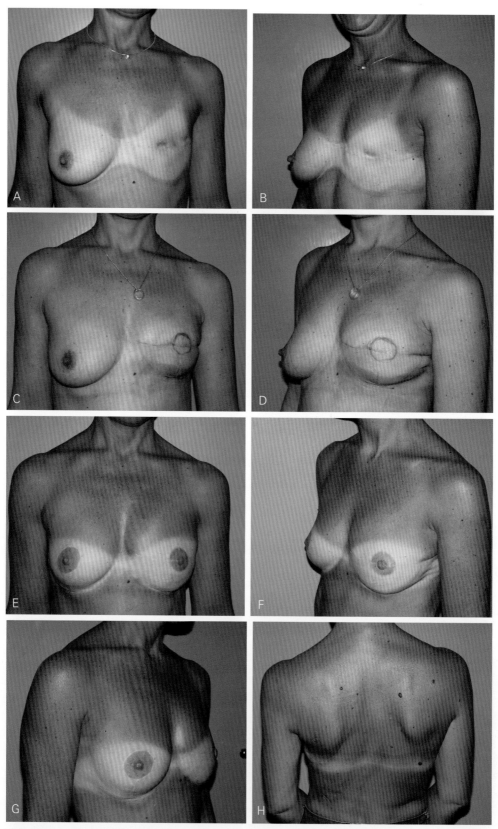

图 47.23　39 岁消瘦患者行延迟乳房重建：自体背阔肌皮瓣联合腹部皮瓣重建。在术后 5 个月时行右乳房上提固定术和左脂质体（248 mL）植入，术后 12 个月的效果。A. 术前图。B. 术前斜位图。C. 自体背阔肌乳房重建术后。D. 自体背阔肌乳房重建术后斜位图。E. 术后图。F. 术后斜位图。G. 术后斜位图。H. 术后背部图。

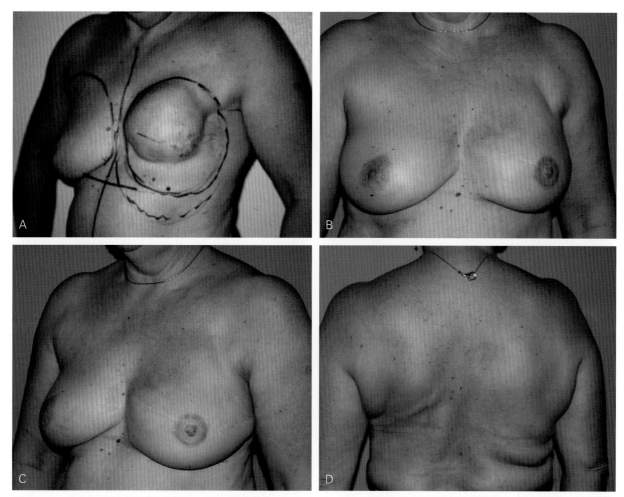

图47.24　患者54岁,由假体重建转变为自体背阔肌重建,术后12个月的效果。A. 术前斜位图。B. 术后图。C. 术后斜位图。D. 术后背部图。

理学检查。受区的准备包括重建皮肤囊袋,背阔肌皮瓣将置于这个囊袋内。沿胸大肌水平向上分离直达乳房的上界。向下沿胸大肌水平行分离,直达腹直肌鞘的上方,应注意保留顶部的纤维瘢痕组织,在此平面可以更容易缝合胸腹推进皮瓣。在放疗区域可用手术刀解剖,如果皮瓣稍厚及组织更健康时可用电刀解剖。手术区上界是锁骨下缘,侧面手术区直到背阔肌腱的解剖平面。可完全游离未来乳腺的整个区域,然后将背阔肌皮瓣转移至前方。通过2～3针将其临时固定,并在患者位置改变时用无菌薄膜覆盖。

在手术的第二阶段,将患者置于侧卧位,潜行分离胸腹部推进皮瓣前移术以获得最佳的效果。通过用两根手指牵拉(拇指和示指)可确定新的乳房下皱襞水平。切除浅筋膜。锐性并清晰地切开

浅筋膜是形成乳腺囊袋及乳房下皱襞的关键[21]。切开浅筋膜后,我们可看到近端及远端筋膜。第一组缝线在远端筋膜处以将其固定到胸壁并让张力减少。第二组缝线位于近端筋膜处,作用是固定弧形的乳房下皱襞并将其置于正确位置。

然后,将皮瓣置于新设计的乳腺囊袋里,并固定到胸大肌的上部和内部,使乳房暂时略高于对侧乳房。确认能够无张力关闭切口后将皮瓣完全植入囊袋,皮瓣皮肤完全切除(包括真皮)而不仅仅是表皮(深层化),保留真皮会导致在重建乳房中形成更坚硬区域影响重建乳房的质地。如关闭切口时张力过大导致乳房形状变平,可保留皮岛并在适当位置将其插入胸腹推进皮瓣和手术区上界皮肤之间。

接着通过将去除真皮的区域1放置在乳腺轴

的垂直位上（图 47.1E），不需要折叠或任何特定的塑形（皮肤囊袋维持了乳房的形态）。置入 2 个引流管，并逐层缝合皮肤。

即刻重建 我们通常为不接受辅助放疗的患者行即刻重建术（图 47.25）。多数患者是因多病灶、广泛性导管原位癌、保乳术后复发行乳房切除术。从 1992 年开始，我们在这部分患者中行保留皮肤的乳房切除术[22,23]。

设计 标记双侧乳房的轮廓及环乳晕切口，通常较短且在外部。如有对侧乳房计划行对称性手术，则可以将切口设计成下方垂直切口。

技巧 不同于延迟重建需要在背部及前胸区域行较大范围的潜行分离，在即刻重建中，为了保护腋窝前轮廓形态，保留皮肤乳腺切除术的皮下囊袋的范围需要设计的高并且窄（图 47.26～图 47.30）。

然后，将皮瓣向前转移。患者取坐位（图 47.31）。通过重建正常乳房腔缝来塑造新的乳房形态。因此，应仔细恢复乳房下皱襞及其腋前区域。皮瓣通过可吸收线缝合 2 针固定在乳腺切除区域上界（图 47.32）。肌肉远端及其下方脂肪可折叠至乳房下方，以增加体积及凸度（图 47.33）。背部皮岛（在肌肉前端 3～4 cm 处分离）在乳晕上方折叠形成锥形（图 47.34 和图 47.35）。

由于乳晕的位置是预先设定好的，采用局部皮瓣行二次乳头再造或复合乳头移植以重建乳头的效果并不能达到最佳效果，我们倾向于与乳房同时重建乳头。使用背阔肌皮岛重建乳头（图 47.35～图 47.39）。如前所述，使用双偏心设计，并通过皮瓣卷曲重建乳头[24]（图 47.40）。

将背阔肌皮瓣置于适当位置之后，通过乳房切除术切口将皮岛托出。它的形状像一个不对称

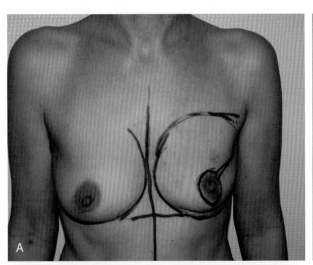

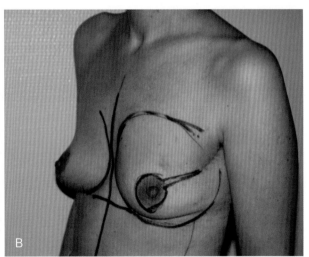

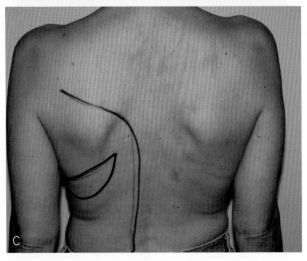

图 47.25 患者 42 岁，自体背阔肌即刻乳房重建和即刻乳头重建（图 47.25～图 47.42）。A. 术前图。B. 术前斜位图。C. 术前背部图。

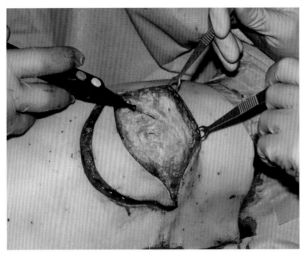

图47.26 沿浅筋膜平面上分离。

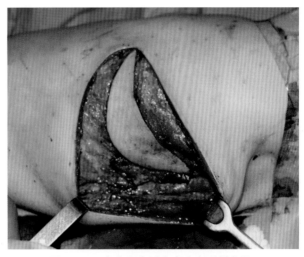

图47.27 向上和向后方向分离至斜方肌。

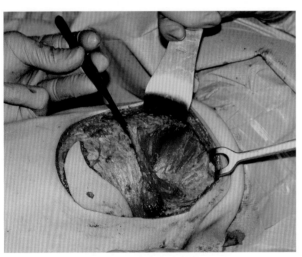

图47.28 提起肩胛脂肪瓣(3区)。

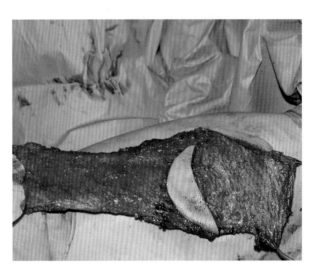

图47.29 皮瓣及其各种脂肪区。

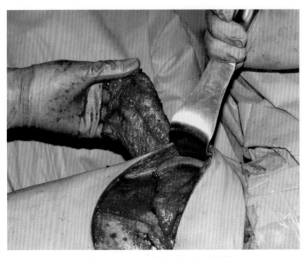

图47.30 皮瓣穿过皮下通道。

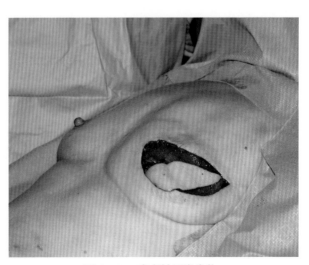

图47.31 患者处于半坐位。

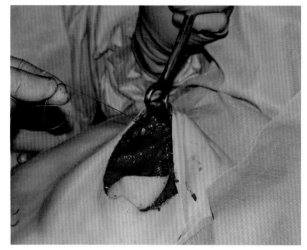

图47.32　将皮瓣附着于乳房的上部。

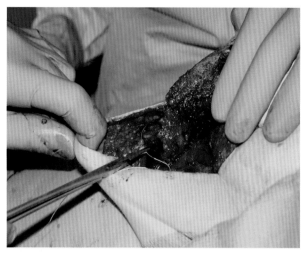

图47.33　通过将浅筋膜固定到胸壁来重建乳房的大小。

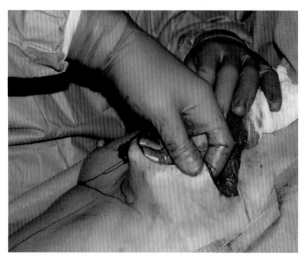

图47.34　检查乳房下皱襞的高度及规律性。

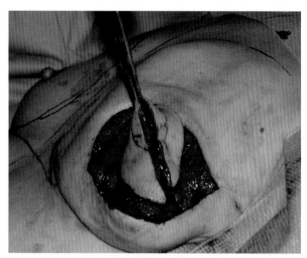

图47.35　皮岛设计成不对称U形及真皮脂肪皮瓣的设计。

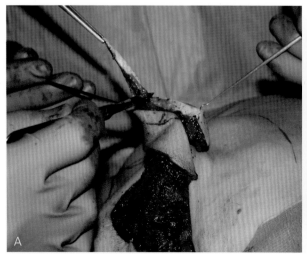

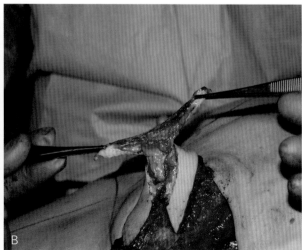

图47.36　A、B. 提起两个真皮脂肪皮瓣。

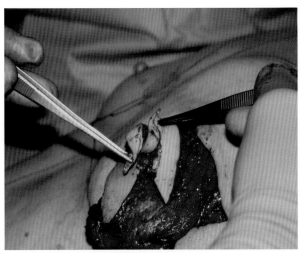

图47.37　两个真皮脂肪皮瓣交叉形成另一个乳头。

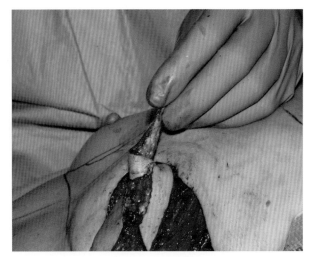

图47.38　两个真皮脂肪皮瓣形成乳头。

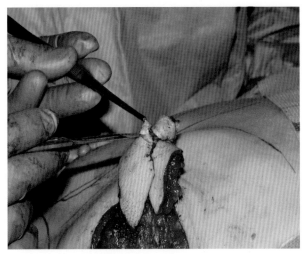

图47.39　去表皮化的这一小区域为乳头提供空间。

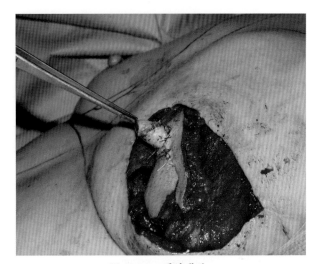

图47.40　重建乳头。

的U,将其缝合在切口上;U的底部形成了皮瓣的最突出部分,具有锥体的形状。在锥体的顶端,有两个矩形中央真皮脂肪瓣,约2 cm×1 cm(对于中等大小的乳头)。皮瓣的长度和宽度之间必须遵守2:1的比例。维度(长度、宽度、厚度)必须与重建乳头的期望值相匹配。患侧乳头高度必须是健侧乳头的两倍。三角形区域在U的底部去表层化,这两个三角区将作为乳头的支撑平台。此处采用无张力4-0薇乔线进行缝合。应避免过紧及过密缝合,因为它可能导致重建乳头尖部缺血。

皮岛的其余部分表皮化后包埋(图47.41)。乳晕周围皮肤应用可吸收线缝合以重建乳房皮肤囊袋。在手术结束时,重建的乳房必须要比预期的大,且乳头-乳晕复合体应高1 cm。先将凡士

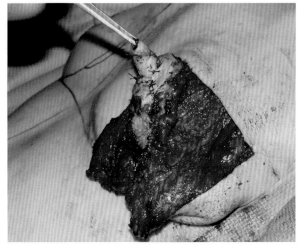

图47.41　从皮肤桨的其余部分去除真皮。

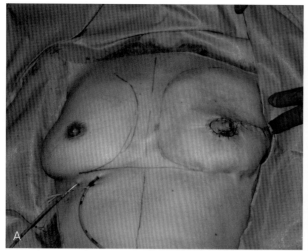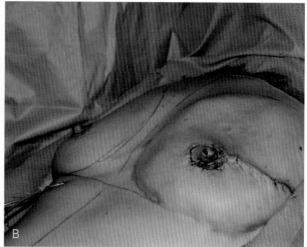

图47.42 A. 手术结束时的效果。B. 手术结束时的斜视图。

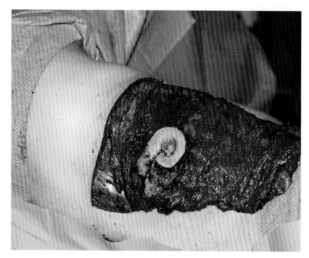

图47.43 侧卧位下行皮瓣和乳头模型的准备。

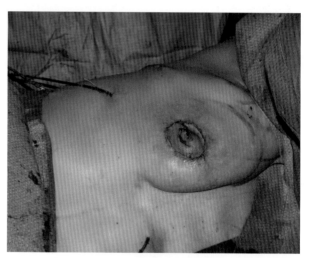

图47.44 侧卧位下皮瓣位置。

林纱布留在乳头上5天,然后每隔2天换一次。乳晕和乳头可在稍后通过文身着色(图47.42)。

自2007年以来,为了避免体位改变并减少手术时间,我们尝试在侧卧位完成塑形。为了达到令人满意的效果,我们必须做好术前标记、两侧乳房的显露,以及必要时将手术台朝外侧旋转。只有这样,我们才能在侧卧位完成所有步骤(图47.43和图47.44)。

我们在侧位完成手术,盖好背部敷料。患者被置于坐姿以控制重建乳房的形状:如果效果良好,手术结束;反之,我们需要重新调整乳房以改善乳房形态。这种方法在手术时间上能节省0.5小时,对于有经验的外科医生来说非常有用。

结果

在1998年有研究首次报道了应用自体背阔肌皮瓣行乳房重建的结果,其后在2001年另外一项研究报道了纳入400例病例的研究结果。患者和外科医生的评估结果均显示出非常高的满意率(97%)。结果如下:

- 87%外科医生和85%患者:非常好。
- 10%外科医生和12%患者:好。
- 3%外科医生和3%患者,中等。
- 无一例对重建不满意。

值得注意的是,这种满意度与术后6个月后肩关节功能障碍无关,肩关节功能障碍比例如下:

- 6.7%患者轻度功能障碍并可缓慢恢复。

- 1.3%患者为中度功能障碍。

背部残余瘢痕的程度：

- 96%患者：轻度。
- 4%患者：中度。

评估即刻乳房重建结果显示在同期行乳头 - 乳晕复合体重建的重要性[24]：

- 87%的患者认为非常重要。
- 13%的患者认为重要。

在一项对50例患者进行的研究中，发现这一手术方式对所有患者来说可形成更好的身体外形，从而体现出这种重建方式的好处（表47.1）。

除了得到令人满意的形态学结果之外，自体背阔肌乳房重建使患者能够更好地整合其自身形象，且更加富有女性化，尤其是皮瓣的感觉[25]、柔软、温暖和自然。脂肪注射使皮肤手感更加柔软，更贴近自然乳房，改善了皮瓣重建效果。

并发症

该技术的具体操作已经标准化，但其运用需要特定的培训（虽然任何整形外科医生都可以做背阔肌皮瓣重建术，但足够的培训是必不可少的）和足够经验以避免潜在的并发症。以下将介绍与该手术相关的并发症、预防措施以及当此类并发症发生时需要处理的技术。

术后并发症

背阔肌肌皮瓣坏死

该技术特别可靠，因为在1993年3月至2009年4月期间的900名患者中，发生率仅有0.2%：1例出现完全皮瓣坏死，1例出现血管蒂不通畅，2例出现部分坏死（通过脂肪注射行纯自体重建）。

预防 全瓣坏死患者（第60例患者）同时也发生了进行性增大的腋窝血肿，由于血肿牵拉了来自供应背阔肌皮瓣的静脉，最终导致术后2天血栓形成。为了避免这种并发症的进一步发生，我们通过保护0.4 cm肌腱修改了此技术，可阻止胸背血管蒂被过度拉长。

治疗 术后第6天需要早期手术干预，在感染发生前去除坏死的背阔肌皮瓣。可用小块腹部推进皮瓣联合胸大肌下假体植入行延迟乳房重建。血管蒂不通的患者也接受了腹部推进皮瓣联合胸大肌下假体植入术。总体而言，900例用背阔肌瓣行乳房重建患者无一例重建失败，自体背阔肌手术失败的2例患者最终用假体重建进行治疗。

术后背部血肿

扩大背阔肌手术后发生血肿的风险与行经典背阔肌皮瓣手术类似：在我们初期手术中的400例患者中，有血肿形成的占2.75%，但在行严格预防措施后，血肿发生率降至小于1%。

预防 用等渗溶液注入背部手术区域可便于行细致解剖及彻底止血。控制血肿形成可从以下三方面着手：仔细结扎、离断血管行二次电凝止血、敷料加压包扎。患者进入恢复室后即行冷敷治疗，持续到术后首夜。

治疗 即刻手术干预的适应证为：引流管引流量超过100 mL/h及供区形成血肿。步骤为：重

表47.1 自体背阔肌皮瓣即刻乳房重建的结果

	优秀（%）	良好（%）	中等（%）	差（%）
乳房体积	68	21	11	0
敏感度	81	15	4	0
乳房形状	88	12	0	0
乳头形状	60	33	7	0
乳头凸度	70	23	7	0
乳晕直径	57	40	3	0
结果评分（最高20分）	15.85（14～18）			

新打开背部切口,用等渗溶液广泛冲洗,电凝出血点并放入另一个引流管。

感染

由于手术为自体皮瓣,且背阔肌具有丰富血供,感染发生率极低(<1%)。仅文献中有少数病例报道,通常是发生在乳腺或供皮区发生边缘皮肤坏死的患者中,边缘皮肤坏死为病菌侵入提供了便利条件。

背部血肿发生感染者大约占血肿患者的1%。通常是由于穿刺引流导致患者发生二次感染。

预防 可通过严格无菌操作和预防应用抗菌素可减少感染发生率。预防皮肤坏死需要一定临床经验和实践(为达到重建需求需获得合适的肌皮瓣),并能确保降低风险。

治疗 感染发生后,最好处理方案是送细菌检查后行抗葡萄球菌(金黄色葡萄球菌和表皮葡萄球菌)抗生素治疗。感染导致渗液形成时通常需要引流及持续抗生素治疗。因坏死引起的感染,则需手术切除坏死组织并联合应用抗生素治疗。

早期并发症

供皮区皮肤并发症

获取背部带蒂背阔肌肌皮瓣时需要广泛的潜行分离组织,这个过程可能会对皮肤造成一定的损害。这种风险的发生率相对较低(我们机构患者仅占3%),但其他手术方式报道的发生率较高,如德国Steinau[18]和Hokin[15]教授报道发生率分别为12.7%和13%,Barnett和Gianoutsos[19]报道的高达40%。当切取的皮瓣太厚,并且在浅筋膜层面以上分离时,可导致皮瓣坏死。当获取较大范围背部皮瓣时,也可能发生皮瓣坏死。在我们自己的研究中未发生皮瓣坏死病例。

预防 供皮区皮瓣任意分为两个大皮瓣,在分离时必须非常仔细避免皮下血管丛的损伤。皮岛宽度不要超过5~6 cm,以便供皮区切口能够直接缝合。仔细护理,包括术后早期活动(首夜每2~3小时一次翻身)和仔细监测供皮区的负压引流情况,以消除对供区皮肤的内部、外部压力。

正如上述原因,我们不推荐同时行双侧背阔肌肌皮瓣重建。因为双侧背阔肌重建阻碍了患者早期活动,并且造成背部皮瓣的压力的增加。

治疗 皮肤边缘坏死(0.5~1 cm)可在局麻下切除并直接缝合。广泛的背部皮肤坏死需要长期管理及皮肤移植,但在报道中这种情况非常罕见。我们医疗机构900例患者中未发生供区皮肤坏死。严格的预防措施和前文所推荐的手术技巧是手术成功的关键。

受区皮肤并发症

在行即刻乳房重建的患者中,乳房的皮肤得以保留。当肿瘤邻近皮肤时,切除肿瘤边缘可能会导致皮下血管网损伤并引起皮肤部分坏死[26]。这部分患者的皮肤并发症与重建技术并无直接关系。在运用胸腹推进皮瓣行乳房延迟重建的患者中,大约5%的病例会出现边缘皮肤坏死。

预防 行即刻乳房重建的患者,皮瓣坏死的风险与患者病史有关:吸烟史(术前完全戒烟至少1个月)、放疗史(保乳术后行再次乳房全切术的患者)、乳房上原来存在瘢痕。这种风险同样与术者的手术经验有很大关系(1%~20%,取决于术者)。外科手术方案只有考虑到这些所有因素才能最终降低皮肤坏死的发生率及避免其所导致的严重后果。无论患者是什么情况,背阔肌肌皮瓣对于乳房重建是最可靠的选择,无论什么时候发生皮瓣坏死,通常使用该技术能获得更满意的结果。

行延迟乳房重建的患者,术前放疗(通常在放疗后至少1年再行重建术)不会增加乳房皮肤并发症的风险。通过对既往行放疗与未行放疗患者进行比较,皮肤并发症未见明显差异[21]。然而,我们认为对于胸腹部推进皮瓣,严重的放射性营养不良是绝对的禁忌证。在这些患者中,应该尝试侵入性更小的手术,比如运用更小的肌皮瓣并使用部分背部皮瓣替代乳腺切除术后的瘢痕。同时伴有微血管损伤的其他危险因素(如吸烟、糖尿病)也会增加风险。如果患者能较好耐受放疗则使用胸腹部推进皮瓣重建并不增加坏死风险。

治疗 如果在术后第1天皮岛或胸腹部皮瓣出现淤血迹象,可通过经皮给血管扩张剂刺激皮肤血液循环(每天使用5 mg硝酸甘油贴片,连续8天)。硝酸甘油可预防局部坏死发生或限制局部淤血进一步进展,有助于管理这种并发症。

边缘坏死可在局麻下行切除并直接缝合,或植入皮瓣行二期切口闭合。等待3周后效果会更好,原因是:底层组织变得致密,健康组织得到很好保留。1%的患者,坏死面积非常大以至不能用换药解决。这种情况下治疗包括局部切除术、2～3周肉芽组织生长期、来自耻骨上区全层皮肤的移植(脂肪抽吸后),通常来说长期的美容效果是非常令人满意的。

供区皮下积液形成

背部皮下积液发生风险的增高与手术范围及微淋巴血管破坏数量有关。此并发症是背阔肌肌皮瓣手术中最常见的(我们机构未行褥式缝合患者中发生率为60%)且最轻微的。就我们自己经验而言,皮下积液处理麻烦,但我们并不把它看作是一种并发症,它并不能阻碍我们广泛应用该技术。然而,对于每年治疗近100例患者的外科医生来说,皮下积液的治疗既费时又对临床科室产生负担,这就是为什么我们要减少此风险的原因。

预防 2006年初,我们开始在患者中用褥式缝合。缝合时[27,28]在浅筋膜与胸壁之间进行(图47.45)(背部皮瓣上切缘缝10针,下切缘缝近16针)。

褥式缝合需缝合皮肤全层,这样张力才能显著减低并使皮肤缝合时无张力,进而使供皮区愈合时间降到最低。

我们已证实了褥式缝合的效果可防止长期皮下积液的发生(需达到3次以上穿刺抽液),可使我们机构皮下积液发生率由21%降至9%[28]。此外,带引流管的时间由12天减至5天,令患者高兴的是他们不用带管出院或专门安排时间来院拔管。

相比于减少术后复查次数节省的时间,褥式缝合多花的时间可忽略不计。

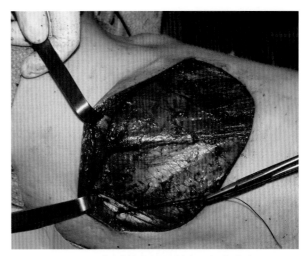

图47.45 褥式缝合以限制皮下积液形成。

最近,这种操作的改进是我们日常手术中最重要的进步之一。它可减少带管时间及发生延迟性皮下积液患者数量。对于发生皮下积液的高风险患者(如肥胖、超重患者、年龄大于60岁患者)来说,褥式缝合的运用起了相当重要作用。

治疗 有皮下积液形成的患者可行抽吸治疗。患者早期可行抽吸联合褥式缝合;然而,随着积液面积的变大,患者从褥式缝合中获益会变小。一些患者需要行多次抽吸才能解决皮下积液的问题。对于这些患者来说,我们建议在背部供皮区注射长效的皮质类固醇(Kenacort Retard)。皮质类固醇激素需在第3次抽吸后同时直接用穿刺针注射入死腔内。应避免注射在皮下脂肪层,防止局部组织萎缩。注射后通过局部区域按摩促进药物均匀分布。

有时反复抽吸也不能完全消除皮下积液,但这种情况少见(<1%)。这些患者处于仰卧位在局麻下,置入引流管并接上造瘘袋收集引流液,引流装置需留置2周。

肩胛骨损伤

背阔肌的获取可能会导致长期的肩功能缺陷。由于背阔肌缺失可通过肩部其他肌肉得到补偿,如大圆肌及小圆肌,因此对于日常和体育活动没有明显限制。5个月内可通过功能锻炼逐渐恢复。只有在少数情况下(1%),患者可能会出现短暂的肩关节僵硬,甚至形成肩周炎。这种后遗症在乳腺切除术后即刻重建时更为常见,因为行乳房切除及腋窝清扫同时行重建手术所造成的损伤更大,但对于单纯行乳房切除术的患者也可能会发生此并发症。肩周炎常被认为是身心疾病。需要良好的临床知识和心理技能来治疗这类患者。此外,它也常常伴随其他压力因素的发生而出现,如离婚、死亡、配偶发生疾病或职业病。这就需要具有心理支持,或者甚至更长期的心理治疗。

预防 肩部疾病的最佳预防措施是早期康复:游泳锻炼。推荐术后锻炼(术后 3～4 周)尽可能在游泳池锻炼。应向所有患者提供心理支持,特别是有心理疾病史(风湿病、纤维肌痛、变态反应性疾病)的患者。

治疗 假如患者接受游泳池疗法、物理康复、个体化心理支持治疗,恢复肩关节功能是没有问题的。参与管理这些患者的所有临床医生必须尽最大努力对患者富于同情心、给予善解人意的关怀,安慰、鼓励并让他们相信肩关节功能可通过治疗在术后 8～12 个月内可逐步恢复。

后期并发症

乳房体积减小或不足

在重建术后 5 个月内,通常会有乳房体积的减小。当计划行手术时应考虑到这种减小;如果没有考虑到,患者及外科医生可能会对手术的最终效果失望。参与这些手术的整形外科医生必须对自体背阔肌皮瓣重建术后脂肪移植的结果有全面掌握。应向接受背阔肌乳房重建的患者提供脂肪注射便于进一步塑形。注射的脂肪量应与皮瓣肌肉体积相匹配:富有肌肉成分的皮瓣(肌肉厚,脂肪少)应该早期行脂肪注射(2.5～3 个月)。

预防 为了避免效果不理想,外科医生和患者都必须清楚认识到背阔肌肌皮瓣重建效果变化的自然过程。患者对乳房重建的满意度主要取决于术前预期效果。外科医生的手术经验以及在术前拍摄照片将有助于确定最佳方案。此外,与任何其他类型的自体重建一样,患者必须在手术后保持稳定的体重。

治疗 如果重建乳房的体积在术后几个月减小,则可能通过脂肪注射改善与健侧乳房的对称性,在随访中发现这项技术具有非常好的远期效果[29,30]。长远来说,重建时乳房体积适当增加一些可获得满意效果。当要求行大乳房隆胸术时,需反复进行脂肪移植手术。

背部疼痛

背部的疼痛是难以测量与治疗的。疼痛的强度因患者身体及心理状态的不同而不同,从没有任何不适到剧烈疼痛都可能发生。通过对乳腺癌、乳房切除术和重建术相关的心理因素很好的了解,可显著降低疼痛发生率并使其严重度降至最低。不论在何时,该技术不应用于患有慢性心身症状(如纤维肌痛或弥漫性风湿病)的患者。

预防 在延迟乳房重建的患者中,较明智的做法是在患者从失去乳房的伤痛影响完全恢复后再考虑乳房重建。如果悲伤太强烈或时间太长,重建应该推迟直到患者心理应对能力得到改善。背部疼痛也可能是患者精神压力的一个表现,因为患者更倾向于表达躯体疼痛,这比情感伤害更容易表达及更容易被社会接受。

背部疼痛(疼痛记忆)晚期表现的有效控制需从术后首夜开始早期治疗,在供皮区注射罗哌卡因并通过输液泵给予吗啡。

游泳池物理疗法也是实现早期及肩背部完全康复的基本途径。

最后,背部轻柔的康复按摩(在镜子前面)可以缓解术区的感觉障碍,减轻焦虑及因反复遭受压力创伤导致的慢性背痛的发生。

治疗 如上所述,背部疼痛的治疗基本上是可预防的。所有临床医生都应该通过提供理解、安抚和关怀以帮助慢性疼痛患者。然而,实施全面有效预防措施的最佳方案应在疼痛开始之前。需要多次随访来了解这些患者的需求并为他们提供一些缓解措施。

背部血肿

2% 患者会出现后期血肿的发生。供区血肿是由伤口下血液聚集所形成,可能由于剧烈运动导致静脉破裂引起。

预防 为防止后期血肿,建议患者逐渐恢复身体活动和体育运动,建议选择游泳及泳池康复锻炼。如果是对身体要求很高的运动如滑雪(易摔倒)、高尔夫、芭蕾舞,应该逐渐重新恢复正常的生理功能和纠正肩部肌肉活动。

当背部的组织发生纤维化时,尤其对经过多次抽吸治疗的延迟性血肿,血肿发生率会更高,同时可能会导致假性囊肿的形成。像背部血肿这种并发症,需用褥式缝合背部来解决。

治疗 治疗包括早期抽吸血液、休息及背部制动。首次抽吸完几天之后常常需要重复抽吸。置入引流管可帮助解决问题,但相当麻烦,因为它需要在引流管周围放造口袋,放置时间约 12 天。

慢性机化的血肿患者(比例<1%)不能自愈,唯一的治疗方法是手术切除(切除背部纤维囊,包括凝血块)和引流,然后通过行褥式缝合以预防血肿复发。

自体背阔肌皮瓣的优点

因为背阔肌的表面积大且能携带足够多的脂肪组织,所以尽管不使用假体,它也能为乳房再造提供足够的组织量。在肥胖患者中可获得约 1.2~1.5 L 的组织量,在中度肥胖患者中可获得 600~800 mL 的量,即使在正常患者也可获得 300~400 mL。在不使用假体前提下,皮瓣可提供一个温暖柔软的新乳房,此乳房自然匀称,并在术后 5~20 个月可恢复深度敏感性[25]。在基本外形与凸度方面,它为重建一个与对侧相似乳房提供了无限的可能性,使得不太需要为获得对称性而进一步手术。

它含有丰富的血供,因此可在无灌注损害情况下准确塑形。即使有术后放疗也可使用此皮瓣。乳房外侧皱襞可很好恢复,重建乳房的锁骨下区也可得到满意填充。无假体植入的背阔肌肌皮瓣让我们能够对局部胸壁组织的处理进行优化。通过单纯背阔肌皮瓣重建的乳房下垂效果要优于用背阔肌皮瓣联合假体重建的乳房;乳房切口缝合需在轻微张力下进行,因为自体背阔肌皮瓣在术后前 5 个月会出现继发性下垂(可能由于皮瓣的营养作用,也可能是由于肌肉部分萎缩导致的体积减小)。与 TRAM 皮瓣相比,它还可以更好地对局部胸壁组织进行优化,因为它可以与胸腹部推进皮瓣相结合,重新形成埋置了背阔肌皮瓣的囊袋。由于没有使用背部和腹部的皮肤覆盖胸壁,也不存在补丁效应。重建乳房的柔韧性使得术后临床随访更容易。另外,正如我们在使用背阔肌皮瓣[9]行部分重建中所显示,钼靶 X 线随访不会受额外肌肉影响。特别是当行皮下乳腺切除术后,假体重建转化为自体重建时,钼靶 X 线随访具有重要意义。

背侧供区几乎总是可以使用,除了既往行侧胸壁开胸术。背部后遗症主要包括形成瘢痕和背部形状发生的适度改变,但这些后遗症容易被患者接受。这可能是由于瘢痕上无张力及其曲线遵循皮肤张力线这一事实来解释的。比起经典的切口线,它虽然更长但外观更好。另一个易于接受的原因是患者已有所准备,并在术前访视时已标记出了未来瘢痕线。最后一个原因是,这个瘢痕在正常的日常生活中是比较隐蔽,二期在没有镜子的情况下患者自己也是看不到的。

自体背阔肌皮瓣广泛应用于大多数患者,并被多数患者赞成。它可用于超重、糖尿病患者及吸烟者,也可用于用 TRAM 重建有风险的患者[31]。

对于绝大多数患者来说,自体背阔肌皮瓣重建可获得令人满意的外形和体积。这一手术的满意率相当高,因为自体重建的概念很容易被患者理解,并且其局限性易于接受。比起 TRAM 重建,患者的整体满意率受术后并发症的影响更小。鉴于目前的结果,背阔肌皮瓣已成为我们乳房重建标准技术之一。

自体背阔肌皮瓣的缺点

背阔肌皮瓣乳房重建主要缺点是背部皮肤的颜色和纹理与乳房的皮肤略有不同。为了减少这种缺陷,背部皮肤必须完全填埋,或仅保留对应乳晕的区域,因为它将被重建的乳头－乳晕复合体所隐藏。在极少数情况下,皮瓣必须位于在乳房切除术中作为大皮岛,背部皮肤会产生补丁效应。

患者在某些运动中可能会感到乳房间歇性收缩。建议患者无须过分关注,因为随着时间的推移通常会变得不那么明显。据我们的经验,完全没必要通过切断背阔肌神经的属支来消除这些肌肉运动。

这种术式的另一个缺点是乳房重建时需对体积进行过度矫正。在手术结束时,乳房必须比预期最终效果要更大、更高些。对预期体积进行过度校正 15%～30% 是必要的,应考虑到皮瓣总体积中肌肉占的比例。术后 5 个月形成最后稳定的外形及体积,因此外科医生必须经验丰富,并且完全熟悉不同临床情况下的自体背阔肌肌皮瓣重建的正常过程,并将能够预测外形和体积的演变以获得良好效果。

背部的不对称性通常是轻度的,但是对于患者来说有时比瘢痕本身更明显,而在肥胖患者中,会变得更明显。通过抽吸或切除多余的皮肤和脂肪来纠正这种不对称,但是不推荐将来用对侧背阔肌皮瓣行对侧乳房重建。背阔肌功能丧失的后遗症可通过对侧肩部肌肉来得到弥补,除了某些高水平体育运动,高山滑雪、无腿爬绳和撑竿跳高。

必须在患者侧卧位时提起背阔肌皮瓣。在即刻乳房重建中,比起仰卧位行乳房切除术,外科医生不太愿意选择侧卧位,因为它会干扰术者的空间定位。有一定经验的肿瘤外科医生可以在患者处于侧卧位下行乳房切除术。然而,当有条件限制时,像行保留乳头的乳房切除术时,在某些情况下外科医生希望在患者仰卧位时行乳房切除,然后转为侧卧位提起皮瓣,因此需要两个体位间进行转换。我们常规地在侧卧位时进行所有手术(乳房切除术和乳房重建术),见图 47.46 和图 47.47。

结论

经过各项技术的提高,自体背阔肌皮瓣已完全变成纯自体乳房重建术的一个选择。其易用性、多能性、可靠性、可接受局限性及并发症低发生率使其成为日益增长的乳房重建需求的合理选择。由于其丰富的血供,它可用于复杂重建中,特别是已经有明显的放射损伤后的重建(如保乳术后复发)。

脂肪填充的辅助能让我们根据健侧乳房的体积、外形、匀称性来优化患侧乳房。我们现在认为自体背阔肌是脂肪转移良好受区(脂肪移植基质)。

此技术安全可靠,易于学习。我们必须将自体背阔肌乳房重建视为与经典背阔肌重建不同的技术,需要外科医生学习这项技术的所有诀窍,并最终通过该技术让大多数患者满意的效果。

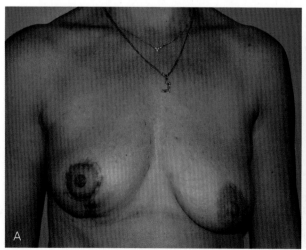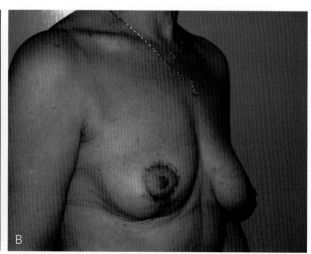

图 47.46 47 岁患者,整形外科区段乳房切除术和切除的是非导管内原位癌,即刻行自体背阔肌乳房重建和乳头重建,2 次术后 13 个月效果[对侧乳房上提固定术和重建乳房脂质体(131 mL)]。A. 术前图。B. 术前斜位图。

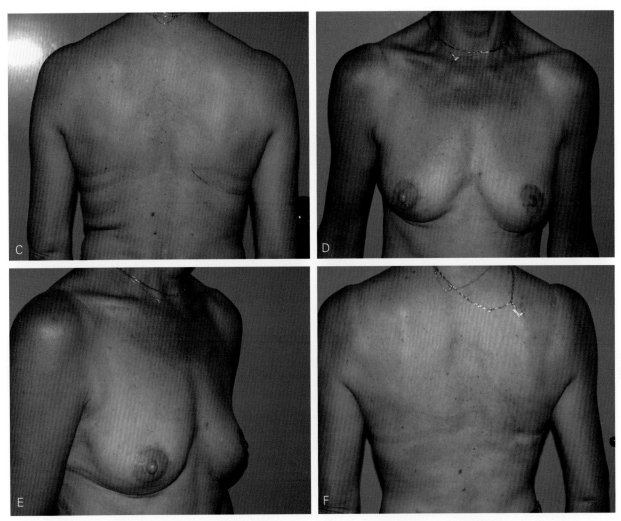

图 47.46（续）　C. 术前背部图。D. 术后图。E. 术后斜位图。F. 术后背部图。

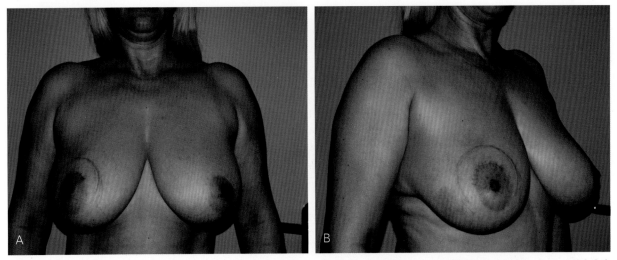

图 47.47　54 岁患者,右侧即刻自体背阔肌重建及乳头重建,6 个月后行左侧重建。2 次背阔肌重建后的 5 个月,双侧重建乳房的脂质体（左侧 220 mL,右侧 213 mL）。脂质体重建后 12 个月。A. 术前图。B. 术前斜位图。

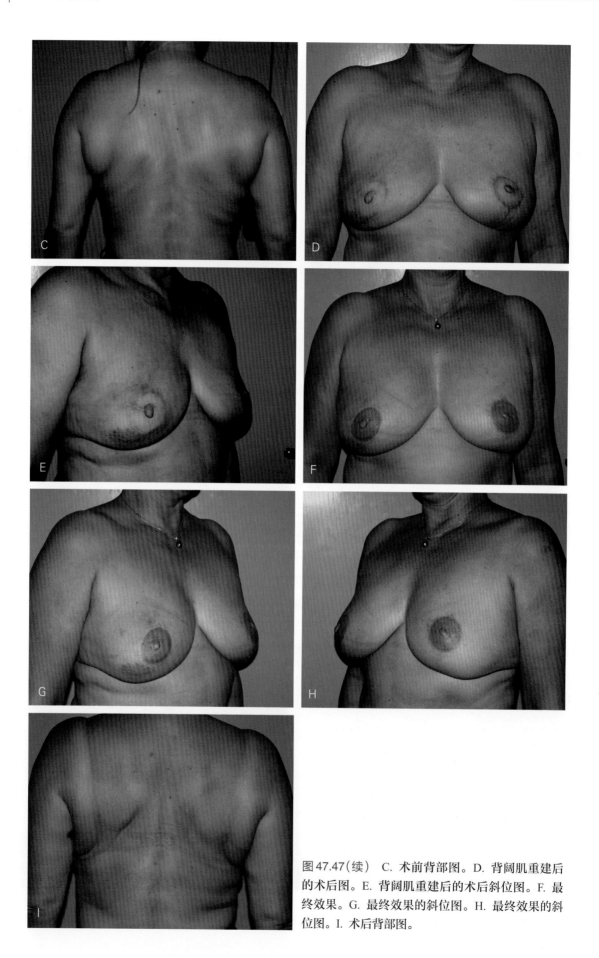

图 47.47（续） C. 术前背部图。D. 背阔肌重建后的术后图。E. 背阔肌重建后的术后斜位图。F. 最终效果。G. 最终效果的斜位图。H. 最终效果的斜位图。I. 术后背部图。

编者评论

本章以独特视角论述,作者使用扩大背阔肌皮瓣作为首选方法重建较大乳房,并在过去10年中基本上取代了TRAM皮瓣。专注于单纯自体乳房重建的目标并不复杂,与他们报道的过去12年成功运用扩大脂质体技术相一致。从长远来看,作者认为对实现更易于管理和可预测的乳房重建迈出了重要的一步。如果术者擅长合并带血管脂肪的肌肉延伸的6个区域,那么这种技术能起到良好的效果,通过增加皮瓣体积并可避免使用假体。为避免"补丁效应",运用他们的方法行重建时,限制使用背部皮肤。通常腹部推进皮瓣是作为额外皮肤覆盖首选,但它运用在胸部放疗行延迟重建患者中,

似乎同样会产生补丁效应,同时会伴有更多的局部瘢痕和轮廓扭曲。

总体而言,所显示的结果表明:早期和后期并发症发生率相对较低(背侧血肿的发生率),患者对乳房体积的满意度高,包括脂肪移植的贡献以及即刻乳头重建的效果。与作者的经验不同,与腹部供皮区相比,我们的患者更倾向于不留任何背部瘢痕。

显然,作者已研究出一套有用及美观的乳房重建途径,虽有局部复杂性,且需要注意细节才能取得成功,但我相信值得仔细研究。

(G.L.R.)

参考文献

[1] Delay E. Place de la chirurgie plastique et reconstructrice en cancérologie. *Ann Chir* 1994;48:395.

[2] Bostwick J III, Jones G. Why I choose autogenous tissue in breast reconstruction. *Clin Plast Surg* 1994;21:165.

[3] Delay E. Reconstructions mammaires autologues. In: Dauplat J, Dauce JP, eds. *Cancer du sein*. Paris: Monographie de l' Association Française de Chirurgie; 1995:63.

[4] Elliott LF. Options for donor sites for autogenous tissue breast reconstruction. *Clin Plast Surg* 1994;21:177.

[5] Tansini I. Sopra il moi nuovo processo di amputazione della mamella. *Gaz Med Ital* 1906;57:141.

[6] Olivari N. The latissimus flap. *Br J Plast Surg* 1976;29:126.

[7] Schneider WJ, Hill HL, Brown RG. Latissimus dorsi myocutaneous flap for breast reconstruction. *Br J Plast Surg* 1977;30:277.

[8] Bostwick J III, Nahai F, Wallace JG, et al. Sixty latissimus dorsi flaps. *Plast Reconstr Surg* 1979;63:31.

[9] Delay E, Bobin JY, Rivoire M. Reconstructions partielles esthétiques des déformations majeures du sein et des rechutes intra-mammaires après traitement conservateur. In: Mole B, ed. *Actualités de Chirurgie Esthétique*. Paris: Masson; 1993:41.

[10] Slavin SA, Love SM, Sadowski NL. Reconstruction of the radiated partial mastectomy defect with autogenous tissue. *Plast Reconstr Surg* 1992;90:854.

[11] De Mey A, Lejour M, Declety A, et al. Late results and current indications of latissimus dorsi breast reconstructions. *Br J Plast Surg* 1991;44:1.

[12] McCraw JB, Maxwell GP. Early and late capsular "deformation" as a cause of unsatisfactory results in the latissimus dorsi breast reconstruction. *Clin Plast Surg* 1988;15:717.

[13] Moore TS, Farrell LD. Latissimus dorsi myocutaneous flap for breast reconstruction: long-term results. *Plast Reconstr Surg* 1992;

89:666.

[14] Bohme PE. Mammarekonstruktion mit dem versecten Latissimus-dorsi- Insellappen. In: Bohmert H, ed. *Brustkrebs und Brustrekonstruktion*. Stuttgart, Germany: Georg Thieme; 1982.

[15] Hokin JA. Mastectomy reconstruction without a prosthetic implant. *Plast Reconstr Surg* 1983;72:810.

[16] Marshall DR, Anstee EJ, Stapleton MJ. Soft tissue reconstruction of the breast using an extended composite latissimus dorsi myocutaneous flap. *Br J Plast Surg* 1984;37:361.

[17] McCraw JB, Papp C, Edwards A, et al. The autogenous latissimus breast reconstruction. *Clin Plast Surg* 1994;21:279.

[18] Germann G, Steinau HU. Breast reconstruction with the extended latissimus dorsi flap *Plast Reconstr Surg* 1996;97:519.

[19] Barnett GR, Gianoutsos MP. The latissimus dorsi added fat flap for natural tissue breast reconstruction: report of 15 cases. *Plast Reconstr Surg* 1996;97:63.

[20] Delay E, Gounot N, Bouillot A, et al. Autologous latissimus breast reconstruction. A 3- year clinical experience with 100 patients. *Plast Reconstr Surg* 1998;102:1461.

[21] Delay E, Jorquera F, Pasi P, et al. Autologous latissimus breast reconstruction in association with the abdominal advancement flap: a new refinement in breast reconstruction. *Ann Plast Surg* 1999;42:67.

[22] Delay E., Bremond A. Mastectomie avec conservation de l' étui cutané: concept, problèmes, indications. In: Namer M, Tessier E, Ferrero JM, eds. *Les Traitements Médicaux des Cancers du Sein*. Paris: Arnette Blackwell; 1996:309.

[23] Delay E, Gratadour AC, Jorquera F, et al. Immediate autologous latissimus breast reconstruction after skin sparing mastectomy. *Eur J Plast Surg* 1999;22:111.

[24] Delay E, Mojallal A, Vasseur C, et al. Immediate nipple reconstruc-

tion during immediate autologous latissimus breast reconstruction. *Plast Reconstr Surg* 2006;118:1303.

[25] Delay E, Jorquera F, Lucas R, et al. Sensitivity of breasts reconstructed with the autologous latissimus dorsi flap. *Plast Reconstr Surg* 2000;106:302.

[26] Delbaere M, Delaporte T, Toussoun G, et al. Mastectomies avec conservation de l' étui cutané: comment éviter les souffrances cutanées? *Ann Chir Plast Esthét* 2008;53:208.

[27] Titley OG, Spyrou GE, Fatah MF. Preventing seroma in the latissimus dorsi flap donor site. *Br J Plast Surg* 1997;50:106.

[28] Gisquet H, Delay E, Toussoun G, et al. Efficacité du capitonnage dans la prévention du sérome après lambeau de grand dorsal: La technique de "Chippendale." *Ann Chir Plast Esthét* 2010;55:97-103.

[29] Delay E. Lipomodeling of the reconstructed breast. In: Spear SE, ed. *Surgery of the Breast: Principles and Art.* 2nd ed. Philadelphia: Lippincott Williams and Wilkins; 2006:930.

[30] Delay E, Garson S, Toussoun G, et al. Fat injection of the breast: technique, results, and indications based on 880 procedures over 10 years. *Aesthetic Surg J* 2009;29:360-376.

[31] Watterson PA, Bostwick J, Hester TR, et al. TRAM flap anatomy correlated with a 10- year clinical experience with 556 patients. *Plast Reconstr Surg* 1995;95:1185.

Steven P. Davison

Mark W. Clemens

第 48 章

乳房美学亚单位
Aesthetic Subunits of the Breast

引言

乳房重建的目标是使用尽量小的瘢痕,尽可能重建自然、漂亮的乳房。当我们讨论乳腺癌术后乳房重建时常武断地将其分为四个象限。象限划分虽然便于理解和交流,但却无法顾及乳房的泪滴样形态和位于分界线上的乳房。

唇或鼻重建时运用了重建亚单位的原则。举例来说,Millard 曾在不成功的唇腭裂修复中应用了 Abbe 瓣替换修复人中[1]。Burget 和 Menick 拓展了这个鼻亚单元的理论,主张全单元鼻重建替换鼻浅凹面及浅嵴[2]。

类似的理念运用于乳房重建时很具吸引力,它可以帮助于外科医生做出更具美学特点的重建方案。乳房与鼻的结构区别在于它没有阴影和隆脊,但乳晕区和乳房下皱襞的皮肤存在皮肤移行过渡。与鼻不同的是,由于乳房的大部分为衣物掩盖,衣服和日晒交界线可成为乳房重建的伪过渡。乳房靠近胸骨的内上部分是最常见的暴露的部位。延伸到乳房上内侧的切口难于悦目。埋置化疗输液导管(静脉输液港)的短横切口由于没有考虑美观通常也不好看,它高出皮肤且没有隐藏在皮肤阴影和褶皱里,无法视而不见。切口如果位于乳房下皱襞,将形成重建乳房皮肤与原有皮肤的绝佳过渡。这就是乳房亚单位的最初原则。实施这一原则可能需要牺牲乳房下皱襞线上的一部分原有皮肤,但却能改善其远期美学效果。Restifo 在延迟 TRAM 皮瓣乳房重建术中提出了这一原则[3]。

随着自体游离组织重建的普及,这一概念在最近文章中得到扩展[4]。Pulzl 等在其标题为"运用美学单元提高自体乳房重建手术效果"一文中讨论了他使用显微吻合血管组织时变革了手术计划。考虑到游离皮瓣手术的风险之一是皮瓣完全坏死,因而引入了"救生艇"计划,即乳房切除术瘢痕到乳房下皱襞区间的皮肤去表皮化后置于游离皮瓣深面,其执行 3 个功能:①通过将游离皮瓣与乳房切除术皮瓣的对接隐藏在乳房下皱襞来避免"双泡"形态;②为乳房下半部分提供更大的体积;③出现游离皮瓣坏死时,保持胸壁组织覆盖[5,6]。

随后的两篇论文又强调了乳房重建时这一思维方式的改变。Blondeel 等[7]认为"当大多数医学中心的皮瓣获取和显微外科技术成为常规手术时,如何将其塑形重建为美观愉悦的乳房便成为了这类手术的最高要求"。这一观点得到了 Davison 的回应,他认为重建乳房的美学效果是这类手术的重中之重[5]。Blondeel 等也主张将乳房切除术瘢痕至乳房下皱襞的皮肤去表皮化以达到最佳的美学效果。

Coutinho 等[8]的前瞻性研究尝试诠释乳房重建中的瘢痕或皮瓣位置的美学含义。为了减少干扰变量,研究设计在具备完整乳头－乳晕复合体的正常乳房图片上划线模拟手术瘢痕,随后调查研究患者对模拟瘢痕/皮瓣形态的偏好。研究结果:除非瘢痕延伸至乳房内上象限,单线瘢痕优于皮瓣更受偏爱。重建皮瓣置于乳房下皱襞,内上象限保持完整的皮瓣较其他皮瓣评分最高。乳房正中垂直延伸切口因为可被胸衣覆盖而被评分为可接受。

皮瓣乳房重建一直以来的问题是,当皮瓣被置于没有前瞻性考虑的切口位置时(通常包含之前活检位置),皮瓣和瘢痕就像补丁一样不好看。Restifo[3]、Hidalgo[9]、Gabka 等[10]、Nahai[11]批评了这种皮瓣的术后外观。Bensimone 和 Bergmeyer[12]提出的 TRAM 或背阔肌皮瓣即刻乳房重建,以及环乳晕切口乳房提升固定术的发展提高了自体组织乳房重建的标准。乳房的亚单元原则一提出,我们就将其用在了现在的术前和术中设计中,手术效果甚好,尤其在保留皮肤乳房切除术中改偏心性切口为环乳晕切口,以及乳房重建术中将游离TRAM皮瓣用作为完整的乳房亚单元。

将这个手术决策发挥到极致的是决定保留乳头及保留皮肤的乳房切除术的切口位置[13]。随之而来的问题是乳晕环切口及乳房下皱襞切口是否是比较好的切口位置。随着肿瘤整形外科的发展和遗传性高危患者治疗的增加,将美学亚单位原则扩展运用至切口位置将继续受到争议。

亚单位原则

美学亚单位

两种截然不同的重建方法:①运用美学亚单位的外观良好的皮瓣重建;②补丁样外观且不遵循任何特定过渡原则的非美学模式皮瓣重建(表48.1)。这些美学亚单元按边界类型来划分。

理想的乳房美学亚单位包括组织、颜色或质地改变。过渡位置包括:①乳房皮肤-乳晕;②乳晕-乳头;③乳房皮肤与胸壁皮肤在乳房下皱襞的过渡;④腋前线;⑤乳房-胸骨皮肤(图48.1)。

最好的美学效果是以乳头为中心的扩大同心

表48.1 美学亚单位和次美学亚单位

	乳晕
	稍扩大乳晕
很美观	乳房外下呈月牙形
	乳房下半部分
	整个乳房
	随机补丁
	横向中央补丁
较美观	乳房内上象限
	乳房内侧
	乳房内下象限

圆;特别是保留皮肤的乳房切除术,可用3~4 cm大皮肤圈代替乳晕(图48.2和图48.3)。保留皮肤的乳房切除术中,背阔肌皮瓣或TRAM皮瓣可能是重建乳晕的理想美学单位。4~5 cm的皮岛可完全合并为新乳晕并纹身上色。位于乳房丘顶端的乳晕亚单位,形态可复制乳头-乳晕复合体,容易在视觉上被接受。如果切口为保持圆形而切出了更多皮肤,5~6 cm的同心圆亚单位作为扩大的乳晕单位,视觉上仍可被接受。当眼观环状乳晕时,一个大的同心圆亚单位是可以接受的(图48.2和图48.4)。

另一个具有吸引力的亚单位是乳头水平面为

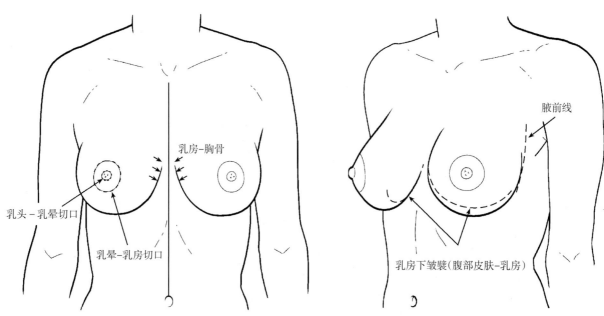

图48.1 可以模糊重建乳房手术痕迹的过渡线:乳头、乳晕、乳房下皱襞、腋前线。

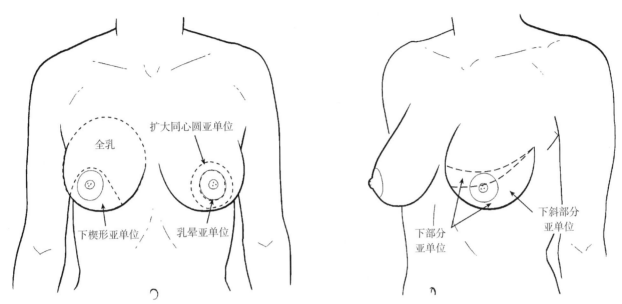

图48.2 乳房上绘制美学亚单位体现了过渡线带来的愉悦效果,这些亚单位包括:环乳晕亚单位、乳房下外亚单位及全乳亚单位。

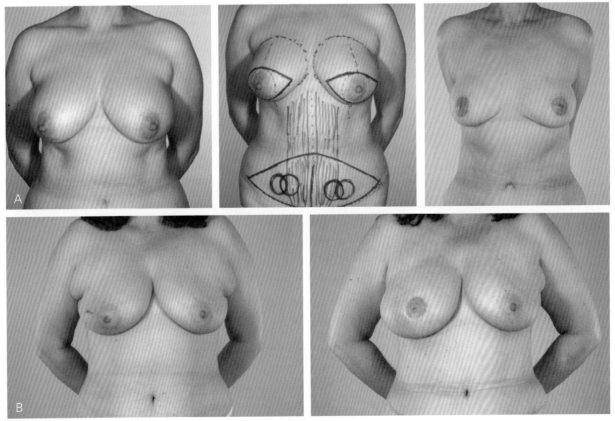

图48.3 乳晕缘是皮下乳房切除术中亚单位的理想过渡。A. 在乳晕缘过渡的双侧乳房重建。B. 单侧游离TRAM皮瓣右乳房重建。

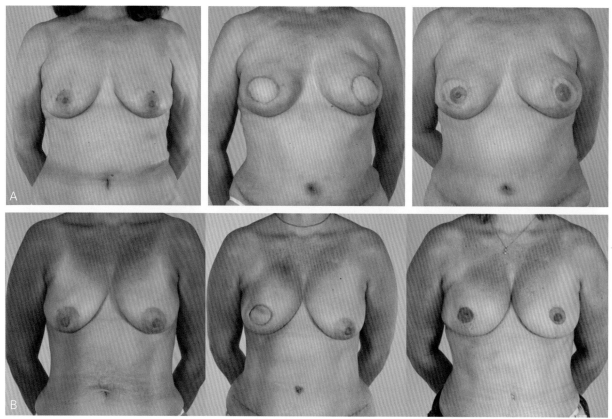

图48.4　具有较大环形乳晕亚单位的双蒂TRAM皮瓣重建。A. 较大的乳晕逐渐缩小，但仍维持良好的美学效果。B. 乳晕切口模式的乳房缩小固定术中的乳房皮肤囊袋缩小。

上限。Coutinho等的研究偏爱这种模式[8]。乳房外下方的月牙形区域可用于背阔肌皮瓣重建（图48.5），不仅是最佳的皮瓣旋转位置，还是一个美观的亚单元。Maxwell认为这是背阔肌皮瓣放置的最佳位置[14]。置于乳房内下象限的游离背阔肌游离皮瓣没有形成美学亚单位（图48.6B）。这种乳房外下部分扩张并横向或斜向乳房下皱襞延伸的模式是可以接受的，因为它只是一条横行或斜行的切口或过渡线瘢痕。代替皮肤的全美学亚单位，可以是带蒂TRAM皮瓣、游离TRAM皮瓣，或者是大背阔肌皮瓣。这个亚单位的侧缘与乳房向后或侧向腋前线移行的浅凹痕一致（图48.2）。为达到最好的美学效果，可能有必要切除部分正常乳房下皱襞皮肤（图48.2和图48.7）。切口缝合后就能隐藏在乳房下皱襞（Restifo强调的绝佳的皮瓣过渡位置）[3]。皮瓣模拟半罩杯胸衣或比基尼上缘外观，而皮瓣皮肤与胸部皮肤的过渡模仿了日

晒与非日晒皮肤的过渡。

右侧4～9点，左侧3～8点的乳房外下象限的月牙形区域也是一个可接受的美学亚单位，形状像一扇馅饼。它对应的是晒痕或某些内衣或泳衣的接缝，虽然不是严格的解剖结构，仍可被视为自然轮廓。不容易一眼看到，隐蔽性较好（图48.2和图48.8）。Coutinho等研究视其为比较满意的瘢痕位置[8]，但不是他们在乳房重建中通常使用的模式。

整个乳房的最大亚单元，是由乳房内侧、乳房下皱襞和外侧至腋前线所勾勒的整个乳房。在有充足的皮肤供应情况下，重建这部分亚单位可以应用TRAM皮瓣，特别是游离TRAM皮瓣。运用Colen描述的方法悬垂塑形皮瓣可以使乳房凸度最大化[15]（图48.2和图48.9）。这一模式可使放疗后皮肤欠佳或色素沉着的二期重建获益。

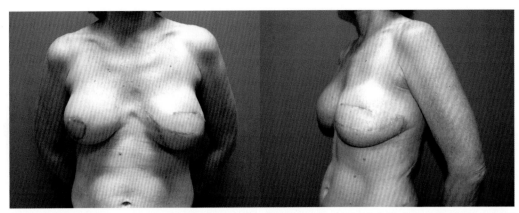

图48.5　图中示例的美学亚单位为乳房下极及斜向乳头平面的下外侧水印般浅痕。此病例为双侧背阔肌皮瓣外形从补丁转为美学亚单位。

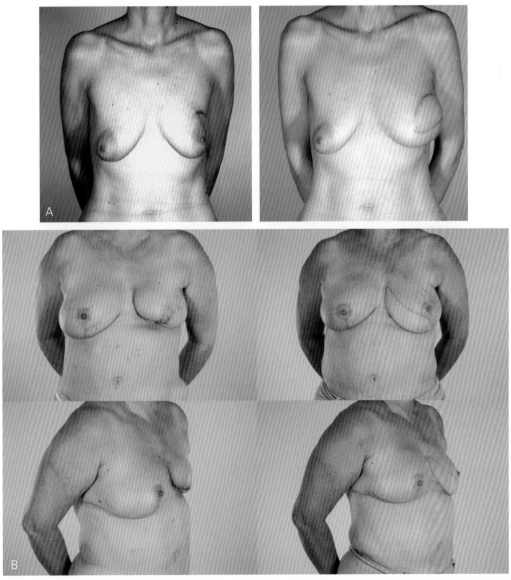

图48.6　A. 缺乏美感的背阔肌皮瓣中央补丁样重建乳房外观。B. 游离背阔肌肌皮瓣置于乳房内下象限并非美学亚单位。

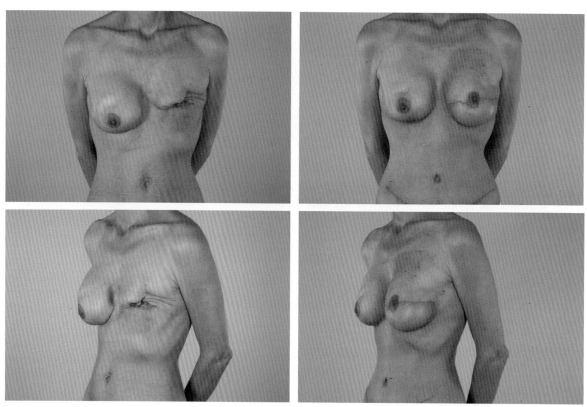

图48.7　乳房下半部的美学重建，皮瓣延伸至乳房下皱襞并隐于这个过渡结构。

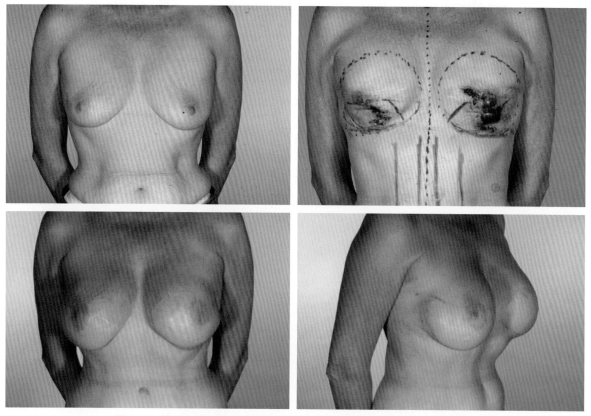

图48.8　接受度较好的右侧馅饼形皮瓣摆位，模拟比基尼的三角形效果。

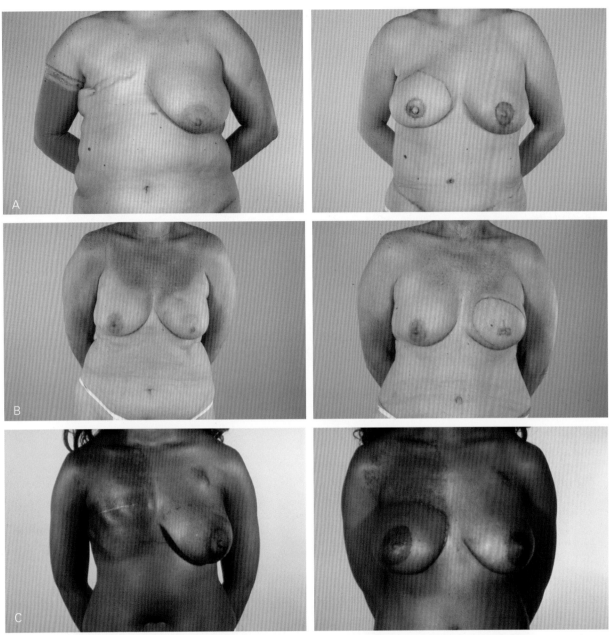

图48.9 A~C. 3例使用游离TRAM为全乳亚单位的乳房重建。对照左乳（A），右侧重建乳瘢痕隐藏在乳房下皱襞及胸骨皮肤交界处，可与B图左侧重建瘢痕相比。C图放疗后的去除全部术区胸壁皮肤，游离TRAM重建全乳。

非美学亚单位

最常见的乳房非美学亚单位是随机补丁（图48.10）。补丁的颜色和质地差异加重了重建皮瓣插入的感觉（图48.11）。幸运的是，这种贴邮票样的重建通常不会像在鼻部重建中所见到的变形。最好的方法是除补丁周围皮肤至乳房边界，再将其转换为一个美学亚单位。在我们的重建过程发现，Coutinho的研究也指出：乳房内象限重建是一个非美学亚单位。乳房内上或内下象限或这两个部分作为重建位置都属于非美学亚单位。虽然这个切口置于乳房向胸骨皮肤的过渡位置，但因为它是通常暴露在衣服以外，所以在视觉上并不讨人喜爱。

另一种非美学模式是将背阔肌或TRAM皮瓣置于乳房切除术瘢痕，形成具有两个由内至外的横向瘢痕的中央补丁。尽管这种方式修复了软组织缺损，外观却因为有一组由内至外的横向瘢痕而欠佳（图48.6）。Coutinho的研究对这一重建方

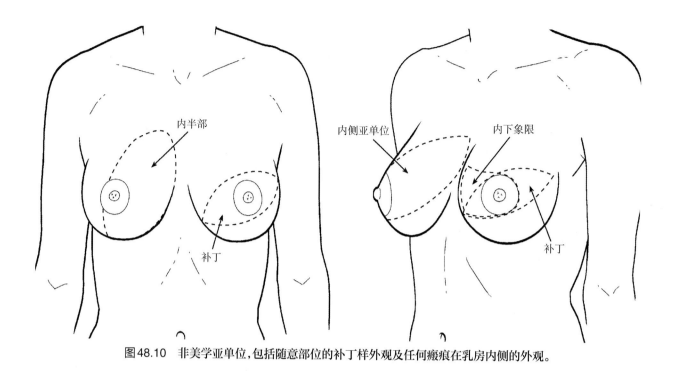

图48.10 非美学亚单位,包括随意部位的补丁样外观及任何瘢痕在乳房内侧的外观。

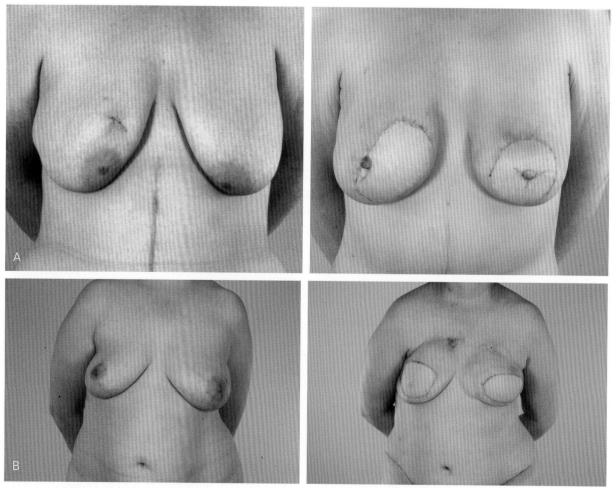

图48.11 随机补丁为缺乏美观的亚单位。A. 如图例所示,显著减重的患者,双侧游离TRAM置于非对称位置的重建。B. TRAM皮瓣随机补丁重建乳房。

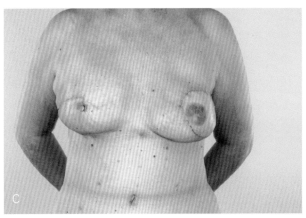 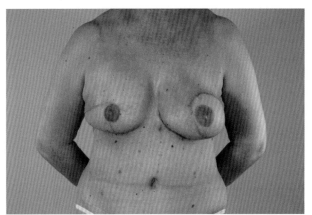

图48.11（续）　C. 左乳TRAM随机补丁，右乳象限切除模式。

式评分较低，但这种方式却经常应用于一期和二期乳房重建[8]。

随机的内上象限补丁是最不美观的亚单元，皮岛置于乳房到紧密贴附胸骨皮肤之间的缺损和过渡很难被掩盖（图48.10和图48.12）。它重建在最明显的解剖位置上，且包含了补丁样重建外观

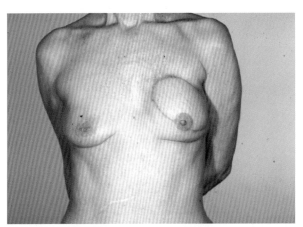

图48.12　内上象限补丁是最不美观的亚单元，很难通过衣服掩盖。图例没有遵循美学亚单位原则。

的所有缺点。

结论

乳房重建标准在持续改进。重建一个乳房已远远不能满足需求[10]。患者及医生都期望做到合理对称、自然外观的乳头重建及形态漂亮的乳房。为了达到这些目标，伪装或避免瘢痕尤显重要，为此大量的乳房整形外科医生做出了重要贡献。乳房重建瘢痕的美学位置应该尽可能地选择乳房下皱襞、乳晕或腋前线。乳房最佳的美学亚单元包括乳晕旁的亚单位、乳房的下半部、外下象限月牙形位置和整个乳房。欠美观且毫无吸引力的亚单元包括：内上象限、内象限和中央区随机补丁样外观。计划行乳房重建者，皮肤切口越小重建效果越好；然而，有时切除较多的皮肤可减少突兀的瘢痕或其他畸形。随着乳房重建技术更加可靠，这样的选择也更具吸引力。

编者评论

更广泛的乳房修复的主要目标是在可见瘢痕和重建皮瓣颜色和纹理过渡的最佳位置，以及兼容对称的乳房形状、轮廓和乳房下皱襞的位置。在重建的乳房上的每一处瘢痕、不规则或不对称的轮廓和颜色不匹配的皮肤斑块都是明显可见的，并且通常造成某种程度的情感影响，无论是积极的还是消极的。我同意作者的观点，提供最好的美学重建结果意味着实现有限的、良好的切口瘢痕，并在可能的程度上实现整体平衡，有限的同心移植皮瓣和轮廓与美学

亚单位兼容,特别是在乳晕周围、乳房下部分,或甚至整个乳房,这在某些情况下可能需要术后修复。

单侧重建的挑战是要结合特定患者对侧乳房(是否进行手术)的特点,同时对任何美学亚单位问题的细微差别保持敏感。此外,虽然双侧乳房重建在乳房的大小、形状和位置等方面受限减少,但我认为必须更加注意本章中提出的原则,以获得令人满意的乳房对称性,并优化美学原则,特别是因为特定患者的乳房手术可能完全不同,且涉及不同程度的乳房皮肤去除。

(G.L.R.)

参考文献

［1］ Millard DR Jr. Shaping and positioning the lip-switch flap in unilateral clefts. In: *Cleft Craft, the Evolution of Its Surgery.* Vol. 1. Boston: Little, Brown; 1976:593-628.

［2］ Burget GG, Menick FJ. Subunit principle in nasal reconstruction. *Plast Reconstr Surg* 1985;76:239-247.

［3］ Restifo RJ. The aesthetic subunit principle in late TRAM flap breast reconstruction. *Ann Plast Surg* 1999;43(3):235-239.

［4］ Pulzl P, Schoeller T, Wechselberger G. Respecting the aesthetic unit in autologous breast reconstruction improves the outcome. *Plast Reconstr Surg* 2006;117(6):1685-1691.

［5］ Spear SL, Davison SP. Aesthetic subunits of the breast. *Plast Reconstr Surg* 2003;112(2):440-447.

［6］ Davison SP. Discussion: respecting the aesthetic unit in autologous breast reconstruction improves the outcome. *Plast Reconstr Surg* 2006;117(6):1692-1693.

［7］ Blondeel PN, Hijjawi J, Depypere H. Shaping the breast in aesthetic and reconstructive breast surgery: an easy three-step principle. Part II. Breast reconstruction after total mastectomy. *Plast Reconstr Surg* 2009;123(3):794-805.

［8］ Coutinho M, Southern S, Ramakrishnan V, et al. The aesthetic implications of scar position in breast reconstruction. *Br J Plast Surg* 2001;54(5):326-330.

［9］ Hidalgo DA. Aesthetic refinement of breast reconstruction: complete skin- sparing mastectomy with autogenous tissue transfer. *Plast Reconstr Surg* 1998;102(1):63-70.

［10］ Gabka CJ, Maiwald G, Bohmert H. Immediate breast reconstruction for breast carcinoma using the periareolar approach. *Plast Reconstr Surg* 1998;104(5):1128-1234.

［11］ Nahai F. Aesthetic refinement of breast reconstruction: complete skin-sparing mastectomy with autogenous tissue transfer. *Plast Reconstr Surg* 1998;102(1):70-73.

［12］ Bensimon RH, Bergmeyer JM. Improved aesthetics in breast reconstruction: modified mastectomy incision and immediate autologous tissue reconstruction. *Ann Plast Surg* 1995;34:229-233; discussion, 233-235.

［13］ Stanec Z, Zic R, Stanec S. Skin-sparing mastectomy with nipple-areola conservation. *Plast Reconstr Surg* 2003;111(1):496-498.

［14］ Maxwell GP. Latissimus dorsi breast reconstruction: an aesthetic assessment. *Clin Plast Surg* 1981;8(2):373-387.

［15］ Colen LB. One stage reconstruction of the breast using autologous tissue with immediate nipple reconstruction. In: Spear SL, ed. *Surgery of the Breast: Principles and Art.* Philadelphia: Lippincott-Raven; 1998:491-509.

Scott L. Spear
Matthew L. Iorio
Pranay M. Parikh

第 49 章

放疗后的乳房重建
Reconstruction of the Irradiated Breast

引言

作为肿瘤切除术后的辅助手段,放射治疗改善了乳腺癌患者肿瘤学预后,并且对患者乳房重建方案的选择及效果产生了显著的影响。对于修复重建外科医生来说,放疗已越来越多地成为患者医疗管理中需要考虑的因素,外科医生必须为各种情况做好准备,即放疗可能会发生在重建之前,重建期间或者重建后的数年。重建方案必须考虑到放疗即时和后期的影响,因为放疗过的组织与未放疗的组织在柔软度、血运和愈合能力上不同,所有这些对实现持久的、令人满意的重建至关重要。

肿瘤放疗的必要性

两项具有里程碑意义的研究显示放疗有可以降低高危绝经前妇女乳腺癌局部复发和提高生存率方面的临床疗效,之后其作为乳腺癌治疗的一部分,放射治疗的应用急剧增加。

第一项研究是多中心丹麦乳腺癌合作组的82b试验,该试验入组了1 708名因Ⅱ期或Ⅲ期乳腺癌接受了乳房切除术的患者[1]。患者被随机分配接受化疗加胸壁和区域淋巴结放疗,或单独接受化疗。对这两组患者的两种复发形式,即局部复发和无局部复发的远处转移,进行纵向评估。在中位随访时间9.5年时,单用化疗组有32%发生了局部复发,而联合化疗和放疗组局部复发的比例为9%。放疗可以减少局部的复发风险并且增加无病生存期和总生存期。联合化疗和放疗组患者的10年无病生存的比例增加到48%,而单纯化疗组只有34%。这种生存获益源于更好的肿瘤局部控制,继而降低了远处转移的可能性,最终降低

了乳腺癌的死亡率[2]。

在来自温哥华的一项类似研究中[3],将318例患有Ⅰ期或Ⅱ期乳腺癌的绝经前妇女随机分配为接受放疗加化疗组以及单独行化疗组,并对乳腺癌复发进行随访。在联合化疗及放疗组的妇女中有42%观察到复发,而单独行化疗组的妇女中有63%观察到复发,此外,联合化疗及放疗组妇女的乳腺癌死亡率降低了29%。

尽管上述研究显示放疗对控制局部复发及提高生存有益,但放疗潜在的致病性仍然很高,并且使用放疗的适应证和患者特异性放疗标准仍在研究中。美国临床肿瘤学会建议对有4个或以上淋巴结转移的患者进行乳房切除术后的放射治疗,以获得更好的局部控制及可能提高患者生存率[4]。对于局部晚期原发性乳腺癌的患者(T3期或以上),也推荐使用放射疗法,因为这些患者在乳房切除术后尽管使用了辅助化疗和内分泌治疗,但仍面临着局部复发的风险。

放射治疗的局部组织反应

放疗的作用机制是破坏细胞结构和复制,从而导致细胞死亡。不幸的是,这些影响并不只针对癌细胞,放射治疗亦会对治疗区域周围的正常组织造成广泛的附带损伤,包括心脏和肺等关键器官。

组织损伤发生在一个双相过程中,包括急性和慢性阶段。急性效应在数天至数周内发生,影响细胞更新周期,从而导致细胞死亡。这些反应表现为水肿,其次是毛细血管漏出和炎症。晚期的表现是这个炎性反应的产物,包括了胶原纤维替代正常的脂肪组织所导致的局部组织纤维化[5]。

根据我们的经验,如果对乳房进行放疗,那么

可以预期乳房会出现放疗后的改变,其中包括色素的改变、皮下脂肪的萎缩、皮肤和肌肉的挛缩和纤维化以及伤口愈合延迟。并且这样的改变不仅局限于局部组织,移植的自体组织接受放疗也会受到类似的纤维化和挛缩的影响。甚至假体的材料也会受到间接的影响,体现在受照射的假体包膜挛缩概率的增加。

在 Chen 等的一项关于局部乳房放疗的研究中,序贯 199 例患者在接受乳房切除术后的组织间插置近距离放疗[6]。在治疗时,所有患者均患有 Ⅰ～Ⅱ 期乳腺癌,平均随访时间为 6.4 年。研究发现,只有纤维化和色素减退这两个后遗症在 2 年时趋于稳定。在放疗后 5 年的时间里,脂肪坏死持续增加,在 6 个月时为 1%,5 年时为 11%。乳房水肿

从 6 个月时的 50% 下降到 5 年时的 6%,红斑和乳房疼痛的减轻也类似。研究结果表明,放疗的后遗症不仅限于围手术期,而且可以持续并可能将重建的成功推迟多年。

图 49.1～图 49.3 展示的是放疗对横向腹直肌肌皮瓣(TRAM)重建效果的影响。正如此案例所示,放射治疗的影响往往是广泛的。此外,放射性皮炎、脂肪坏死和包膜挛缩等长期影响需要我们使用一种长期且具有美学韧性的重建技术[7]。

放射治疗的时机

在乳腺癌治疗和乳房重建的情况下,放疗通常在以下 3 种情况下进行:①作为保乳治疗的一部

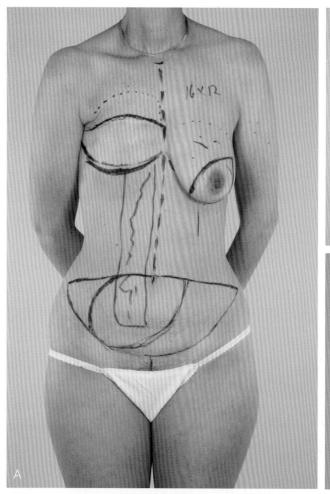

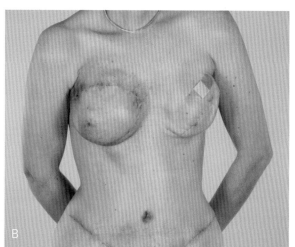

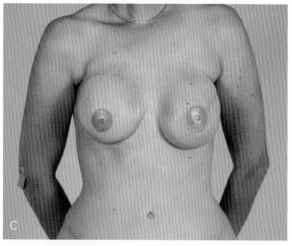

图 49.1 一例 45 岁女性,有右侧乳腺癌、右乳房切除术及术后放疗史。随后她接受了对侧乳房切除术,放疗侧进行了 TRAM 皮瓣重建,并进行了双侧组织扩张。扩张器取出后置换假体,同时行双侧乳头重建。A. 术前 TRAM 皮瓣设计。B. TRAM 皮瓣和双侧组织扩张后。C. 扩张器取出,假体植入和乳头重建后的最后效果。

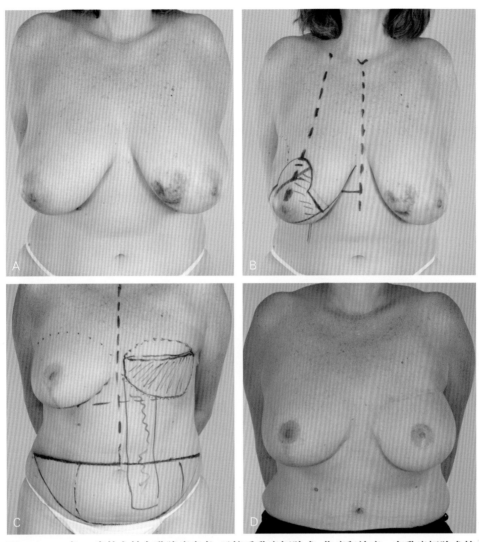

图49.2 一名40岁的女性左乳腺癌患者,已接受乳房切除术、化疗和放疗。在乳房切除术的时候,行对侧乳房缩乳术。在放疗后,左侧行TRAM皮瓣乳房重建。A. 术前照片。B. 对侧乳房缩小设计。C. TRAM皮瓣设计及左胸壁上的瘢痕挛缩改变。D. 乳头重建后的最后效果。

分;②乳房切除术后,延迟或即刻乳房重建;③在乳房切除术和重建之前。放疗用于术后辅助治疗或治疗局部复发的乳腺癌[8]。然而,重建可能改变放疗的方案[9,10],放疗也可能会影响重建效果并导致多次的修整手术[11]。

因此,关于放疗之后,哪种重建方案是最安全、最可靠、最具美学价值的,存在争议。Chang等回顾了1 000个假体重建案例,以确定放疗对自体组织结合假体重建的作用[12]。在研究组中,有704例患者进行了假体重建,但没有接受术前或术后放疗。这组患者的重建失败率为10.9%(n=77),相比之下,重建前放疗和重建后放疗的患者重建

失败率分别为42.4%和56.4%。

在一项埃默里大学的888例患者的研究中,Losken等研究了放疗对重建后修整次数的影响(表49.1)[11]。在888例接受乳房重建的患者中,107例接受了放射治疗。在他们的研究中,无论单侧重建(4.6 vs. 3.9,P=0.001)还是双侧重建(6.4 vs. 5.7,P=0.032)患者接受重建后的放疗,其修整次数均增加。

为了解决放疗后修复率居高不下的问题,Kronowitz等提出了两阶段自体重建,或称为"延迟–即刻重建"[13]。在第一个阶段,行保留皮肤的乳房切除同时在胸大肌后间隙置入毛面生理盐水

表49.1　放疗对重建后修整次数的影响

	N	再次修整
单侧		
放疗	95	4.62
未放疗	643	3.9(P<0.001)
总计738		
双侧		
放疗	12	7.33
未放疗	138	5.38(P=0.032)
总计150		
总计888		

注：经许可引自 Losken A, Carlson GW, Schoemann MB. Factors that influence the completion of breast reconstruction. *Ann Plast Surg* 2005;52:258－262。

组织扩张器。如果患者在确定病理分期后不需要放射治疗，那么就可以开始第二阶段的重建。而那些术后需进行放疗的患者可在放疗后接受延迟的重建。通过使用这种方法，不需要接受乳房切除术后放疗的患者可以获得类似于立即重建的效果，而需要接受术后放疗的患者可以避免放疗对重建乳房美学外观造成的影响，同时也避免即刻的乳房重建对放疗规划及实施造成的影响[13]。

实际上，扩张器可以在最终病理出来前及放疗过程中维持皮肤软组织腔隙，从而使治疗后组织的挛缩最小化。

在Kronowitz等的研究中，放射治疗前接受辅助化疗的患者，在化疗期间扩张器充分扩张。在放射治疗开始前，扩张器放水，恢复扩张前轮廓。这个减少球面轮廓的方法解决了肿瘤放疗专家的担忧，即最大限度减少放疗对心脏和肺的辐射损伤，同时将内乳淋巴结辐射剂量最大化。当放疗造成的急性皮肤脱屑缓解后，扩张器就可以被连续地扩张了。

基于假体的重建

Spear和Onyewu回顾性研究了放疗对扩张器置入后期置换盐水假体分期乳房重建的影响[14]。该研究对40个接受了扩张器扩张后期置换盐水假体加术后放疗的乳房再造患者进行7年的连续观

察。选取同一时期同一手术医生下的未放疗的40例盐水假体重建患者作为对照。放射治疗组进一步分为4个亚组：①保乳术后分期重建(n=7)；②乳房切除术加放疗后分期重建(n=9)；③乳房切除术加放疗后延期重建(n=19)；④在完成分期重建后放疗(n=5)。

主要观察指标是每组的皮瓣手术次数和并发症类型(表49.2)。在放疗组中，分期重建病例中有47.5%(19/40)需要接受额外的皮瓣手术或者替换为皮瓣手术来拯救或修整重建乳房以达到美学外观[14]。然而，在未放疗组只有10%(4/40)需要接受皮瓣手术。

表49.2中列出了研究的4种类型的并发症(包膜挛缩、外露、渗漏和感染)。放疗组的并发症发生率为52.5%(21/40)，显著高于对照组的10%(4/40)。从美学角度看，放疗组植入物重建效果比未放疗组的差。这项研究得出的结论是，放疗对乳房植入物重建的美学效果有不良影响，而且更可能需要自体组织的补救或支撑[14]。因此，在放疗后行乳房重建时，通常更倾向于使用自体组织联合植入物重建，

表49.2　伴或不伴有放疗的两阶段植入物重建

	两阶段植入物重建(N=40)	两阶段植入物重建伴放疗(N=40)
需要完善或调整重建的皮瓣数	4	19
选择性皮瓣	3(2例背阔肌皮瓣和1例TRAM皮瓣)	7(4例背阔肌皮瓣和3例TRAM皮瓣)
补救性皮瓣	1(TRAM皮瓣)	12(7例背阔肌皮瓣和5例TRAM皮瓣)
所有并发症	4	21
需要抗生素治疗的感染	0	5
包膜挛缩	0	13
假体紧缩	2	0
假体有挤压风险(已补救)	2	1
假体发生挤压	0	2

注：经许可引自 Spear SL, Onyewu C. Staged breast reconstruction with saline-filled implants in the irradiated breast: recent trends and therapeutic implications. *Plast Reconstr Surg* 2000;105:930。

因为单纯用植入物重建而没有软组织覆盖和保护的后果是可能会增加包膜挛缩并且美学效果差。图49.4和图49.5显示的是基于假体的乳房重建,可能有严重的、明显的放疗导致的皮肤变化和扩张器挛缩,这需要在假体植入时进行修整。

自体组织重建:带蒂的横向腹直肌肌皮瓣

为了确定放疗对带蒂的TRAM皮瓣重建的影响,几项研究评估了乳房放疗后的效果和并发症发生率。Spear等回顾性分析了11年里150位(共171例)带蒂TRAM皮瓣重建手术的患者[15]。共分为3组,包括行TRAM皮瓣重建未接受放疗的对照组($n=91$)、行TRAM皮瓣重建手术前放疗组($n=42$)和行TRAM皮瓣重建手术后放疗组($n=38$)。评估的并发症包括感染、伤口延迟愈合、脂肪坏死、皮瓣坏死、血肿和血清肿形成(表49.3)。3个组上述并发症的发生率无统计学差异[15],但是,行TRAM皮瓣重建手术前放疗组的脂肪坏死发生率增加。在美学方面,与对照组相比,那些接受放疗的患者美观性及对称性较差,并且皮肤色素沉着和挛缩增加(表49.4)。

其他关于放疗对TRAM皮瓣重建术影响的研

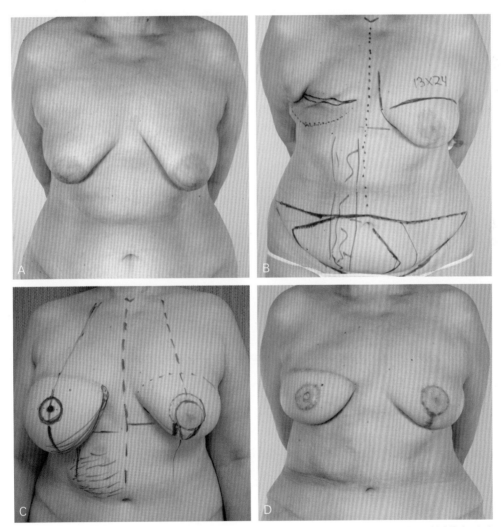

图49.3 一例55岁女性,因右侧乳腺癌接受了右乳房切除术和放疗。在手术时因对侧乳房严重下垂,所以进行了乳房悬吊术。右侧乳房在放疗后进行了TRAM皮瓣的重建术。A. 术前照片。B. 在乳房切除和放射治疗后TRAM皮瓣的设计,注意放疗后的皮肤色沉及纤维化。C. TRAM皮瓣重建后乳头重建和乳房悬吊术瘢痕的修整。D. 最终效果。

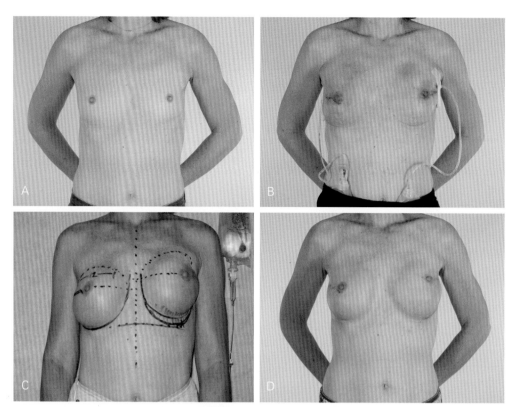

图49.4 一例45岁女性因左侧乳腺癌接受了保乳手术和放疗。随后,她进行了双侧保留乳头－乳晕复合体的乳腺切除手术及即刻的扩张器联合脱细胞真皮基质补片重建,最后置换假体。A. 术前照片。B. 双侧保留乳头－乳晕复合体的乳腺腺体切除联合扩张器置入术后效果。C. 置换假体及矫正左侧放疗后明显挛缩的下极的术前设计。D. 最后假体置换后的效果。

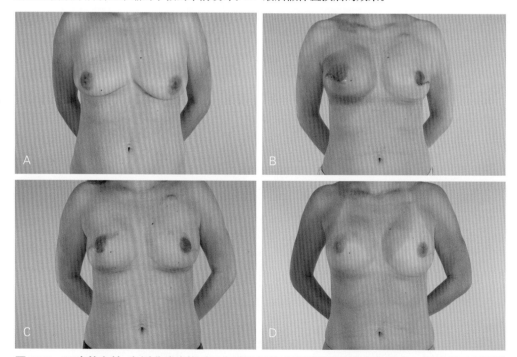

图49.5 30岁的女性,右侧乳腺癌接受了右乳房切除术和预防性左乳房切除术。她接受了双侧扩张器置入的即刻重建手术。随后,接受了右乳房放疗及化疗。治疗后双侧扩张器被置换为假体。A. 术前照片。B. 双侧保留乳头－乳晕复合体的乳腺切除及扩张器置入术后,右侧乳房放疗引起的色素沉着。C. 放疗和完成组织扩张后的效果。D. 假体置换后的最终效果。

表49.3 三组患者的并发症发生率

	第1组TRAM Only (N=91)(%)	第二组XRT→TRAM (N=42)(%)	第3组TRAM→XRT (N=38)(%)
所有并发症	49.5	57.1	50
感染	7.7	4.8	5.3
伤口延迟愈合	6.6	7.1	5.3
血肿	4.4	4.8	5.3
血清肿	8.8	4.8	10.5
局部皮瓣坏死	9.9	9.5	0
皮瓣完全坏死	0	2.4	0
脂肪坏死	12.1	23.8	23.7

注:TRAM Only:本组患者采用TRAM皮瓣重建,未接受放疗。XRT→TRAM:本组患者在带蒂TRAM皮瓣重建前接受过放疗。TRAM→XRT:本组患者在TRAM皮瓣重建后接受放疗。经许可引自 Spear SL, Ducic I, Low M, et al. The effect of radiation on pedicled TRAM flap breast reconstruction: outcomes and implications. *Plast Reconstr Surg* 2005;115:84‐95。

表49.4 三组经TRAM皮瓣重建的美观评分

	美学效果评分 (平均数±标准误)	对称性评分 (平均数±标准误)	色素沉着	包膜挛缩
对照组(仅行TRAM皮瓣重建) (N=24)	3.77±0.09	3.72±0.1	0/24	4±0
TRAM皮瓣重建前放疗 (N=11)	3.27±0.02	3.27±0.19	2/11(18.1%)	3.81±0.12
TRAM皮瓣重建后放疗 (N=23)	2.76±0.18	2.78±0.19	10/23(43.4%)	2.86±0.22
P值				
对照组 vs. 重建前放疗组	0.21(s)	0.03(s)	0.09(ns)	0.03(s)
对照组 vs. 重建后放疗组	0.0001(s)	0.0001(s)	0.0002(s)	0.0001(s)
重建前放疗组 vs. 重建后放疗组	0.09(ns)	0.12(ns)	0.25(ns)	0.009(s)

注:s,有统计学意义。ns,无统计学意义。
经许可引自 Spear SL, Ducic I, Low M, et al. The effect of radiation on pedicled TRAM flap breast reconstruction: outcomes and implications. *Plast Reconstr Surg* 2005;115:84‐95。

究也得出了类似的结果。Williams 等对 19 位 TRAM皮瓣重建术后因局部肿瘤控制需要而行放疗的患者进行了评估[16],并与108例放疗后再行TRAM皮瓣重建术的患者进行比较。这项研究的对照组是572例只行TRAM皮瓣重建术而未进行放疗的患者。研究发现TRAM皮瓣重建术后接受放疗的患者术后并发症发生率高于放疗后行TRAM皮瓣重建术的患者(表49.5)。同时研究也发现放疗组的脂肪坏死发生率要高于对照组。

Carlson 等分析了199名接受TRAM皮瓣重建术的患者,并根据重建与放射治疗先后时机对数据进行分层[17]。其分组包括立即行术前和术后的治疗(分别为 $n=25$ 和 $n=15$),以及放疗后延迟重建($n=15$)。两对照组分别为即刻($n=149$)和延迟($n=28$)乳房重建,但没有接受放疗。在进行重建前接受放疗组的总体并发症比未放疗即刻重建的对照组明显增多(60% vs. 34.2%, $P<0.010$)。未放疗组的通用美学评分(2.21~3.02)也显著高于放疗组(2.32~3.00, $P<0.001$)。本研究表明,放疗对带蒂TRAM皮瓣的美容效果和整体并发症的发生率具有显著的不利影响[17]。然而,在不同的时间接受放疗对重建效果的影响无明显差异,这表明放疗的影响对重建是普遍有害的。

表 49.5　TRAM 皮瓣重建术的并发症（术前放疗 vs. 未放疗）

	TRAM→XRT(%) (N = 19)	XRT→TRAM(%) (N = 108)	TRAM(%) (N = 57)
感染	5.3	6.6	2.8
脂肪坏死	15.8	17.6	10.0
纤维化	10.5	0.0	0.0
所有并发症	31.5	25.0	17.1

注：TRAM→XRT 本组患者接受 TRAM 皮瓣重建后的放射治疗。XRT→TRAM：本组患者在 TRAM 皮瓣重建前接受放射治疗。TRAM：本组患者采用带蒂 TRAM 皮瓣重建，在治疗过程中的任何时候都没有接受过放射治疗。经许可引自 Williams JK, Carlson GW, Bostwick J III, et al. The effects of radiation treatment after TRAM flap reconstruction. *Plast Reconstr Surg* 1997;100:1153‐1160。

表 49.6　游离 TRAM 皮瓣重建和放射治疗

	XRT→Free TRAM (N = 70)(%)	Free TRAM→XRT (N = 32)(%)
早期并发症		
血管血栓形成	5(7.1)	0(0)
部分皮瓣丢失	1(1.4)	0(0)
皮瓣完全丢失	4(5.7)	3(9.4)
晚期并发症		
脂肪坏死	6(8.6)	14(43.8)
皮瓣体积减小	0(0)	28(87.5)
皮瓣挛缩	0(0)	24(75)

注：XRT→Free TRAM：本组患者在游离 TRAM 皮瓣重建前接受放疗。Free TRAM→XRT：本组患者在游离 TRAM 皮瓣重建后接受放疗。经许可引自 Williams JK, Carlson GW, Bostwick J III, et al. The effects of radiation treatment after TRAM flap reconstruction. *Plast Reconstr Surg* 1997;100:1153‐1160。

自体组织重建：游离的横向腹直肌肌皮瓣

Tran 等对乳房切除术加放疗后接受即刻和延迟的游离 TRAM 皮瓣重建的患者进行了比较研究[18]。在该项研究中，32 名患者接受了即刻游离 TRAM 皮瓣重建及后续放疗，70 例患者接受了放疗后再行延迟重建。该研究主要关注早期并发症（血管栓塞、部分/全部皮瓣坏死、胸壁皮瓣坏死）和晚期并发症（脂肪坏死、皮瓣体积损失和挛缩）[18]。Tran 等认为，放疗前接受游离 TRAM 皮瓣重建术患者的晚期并发症发生率比放疗后再行延迟游离 TRAM 皮瓣重建的更高（表 49.6）。这项研究肯定了先行组织扩张、放疗后再行最终乳房重建的价值。在这种情况下，放疗对组织造成的损害不会出现在自体重建组织上。

自体组织重建：腹壁下动脉穿支皮瓣

在其他类似的自体组织重建方面，Rogers 和 Allen 研究了放疗对腹壁下动脉穿支皮瓣（DIEP）乳房重建的影响[19]。该研究的试验组共入组了 30 例患者，她们在接受了即刻 DIEP 皮瓣乳房重建后进行了放疗。对照组是 30 例只接受皮瓣重建但未接受放疗的患者。该研究比较了脂肪坏死、纤维化/乳房体积缩小、皮瓣挛缩的发生率和两组的美容效果[19]。

在接受放疗组中，7 例患者出现脂肪坏死（23%），17 例患者出现纤维化或乳房体积缩小（56%），5 例患者出现皮瓣挛缩（16.7%）。相反，在对照组中，没有脂肪坏死、纤维化或体积缩小，或者皮瓣挛缩，两组间差异有统计学意义[19]（表 49.7）。研究表明，放疗组患者在接受放疗后的美学评分与重建后即刻时相比出现了下降[19]。

表49.7 腹壁下动脉穿支皮瓣重建伴或不伴有放疗

	放疗组患者 （N=30）（%）	对照组患者 （N=30）（%）	P值
轻微感染	5(16.7)	7(23.3)	0.573(ns)
出现裂隙	11(36.7)	8(26.7)	0.476(ns)
脂肪坏死	7(23.3)	0(0)	0.006(s)
纤维化/收缩	17(56.7)	0(0)	0.000(s)
皮瓣修补	20(66.7)	26(86.7)	0.136(ns)
对侧乳房固定术	8(26.7)	5(16.7)	0.375(ns)
皮瓣挛缩	5(16.7)	0(0)	0.023(s)

注：ns，无统计学意义。s，有统计学意义。经许可引自 Rogers NE, Allen RJ. Radiation effects on breast reconstruction with the deep inferior epigastric perforator flap. *Plast Reconstr Surg* 2002;109:1919–1924。

联合自体组织和假体重建：背阔肌皮瓣

背阔肌皮瓣是乳房重建的可靠皮瓣，但其体积比 TRAM 或 DIEP 皮瓣要小，因此，常常与假体联合进行乳房重建。就这一点而言，除非有禁忌或供区不可用，与背阔肌皮瓣重建相比，TRAM 或 DIEP 皮瓣重建在美观上都要优于背阔肌皮瓣，因为它们减少了假体造成的包膜挛缩并且可以改善重建后乳房的体积和轮廓。

Spear 等研究了放疗对带蒂背阔肌皮瓣乳房重建的影响[20]。该研究入组了 28 例放疗后行背阔肌皮瓣乳房重建的患者。在大约 2 年的平均随访时间里，美学评价最低分为 8 分（总分为 10 分）(n=6)，所有患者都出现了 Baker 等级 I B 级或更低的包膜挛缩。

为了使放疗后行背阔肌肉皮瓣重建的乳房保持持久的良好外形，皮瓣重建的时机至关重要。在切除挛缩的包膜和纤维化组织后可将肌皮瓣植入乳房的下极。图49.6～图49.9展示的是用背阔肌皮瓣来改善放疗后乳房下级的挛缩或假体外露的重建病例。

Disa 等对保乳失败后行乳房切除术后联合背阔肌和假体的乳房重建术的患者进行了回顾分析[21]。研究共入组 57 例患者，其中 51 例进行了扩张器置入后二期背阔肌联合假体的延迟重建。至

假体置换的平均间隔时间是 6.8 个月。30 例患者获得术后长期随访，随访数据显示 70%(n=21)的患者其重建后乳房的美学效果评分极佳或是非常好，23.3%(n=7)的相对较好，而 6.7%(n=7)的效果一般[21]。

隆乳后的乳房与放疗

随着隆胸手术的不断兴起，在先前隆胸患者中出现同期乳腺癌的诊断也在不断增加。先前接受隆胸手术的患者是一个独特的临床群体，因为乳腺实质可能已经萎缩且皮肤软组织包裹薄弱，这会增加乳房切除术后皮瓣坏死和重建失败的风险。此外，乳房植入物可能会影响诸如乳房钼靶 X 线等诊断性和预防性的干预措施[22]。因此，隆胸术后的乳房在重建方面的选择与常规的策略稍有不同。就肿瘤学治疗而言，保乳手术的禁忌证是小乳房中的大肿瘤，大多数接受隆胸的患者的乳房组织数量不多。由于隆胸术后乳腺组织会在假体的持续压迫下可能已经萎缩，因此许多先前做过隆胸的女性乳癌患者将不适合部分乳房切除手术，可能需要进行全乳房切除术。

此外，在这种情况下，美容效果可能会变得不确定，因为乳房切除术后的包裹的皮肤可能比未隆起的更薄，更容易出现皮瓣坏死或假体外露。此外，临床医生必须注意，那些先前隆胸的患者可

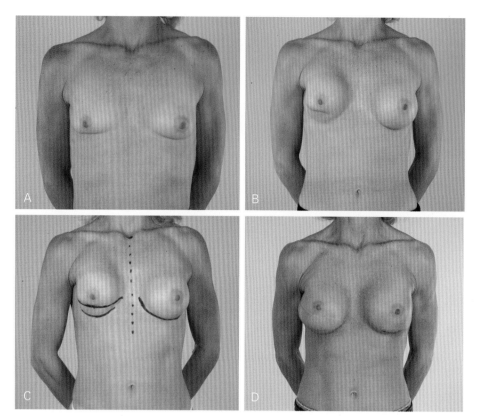

图49.6　43岁右乳癌女性患者,行右侧乳房切除术,扩张器置入及左侧隆胸手术。右侧乳房后续放疗后出现了包膜挛缩和假体上移,随后进行了背阔肌皮瓣重建手术。A. 术前照片。B. 双侧乳房假体植入术后,右乳因放疗造成挛缩和下极上移。C. 背阔肌皮瓣重建术前设计。D. 背阔肌皮瓣重建右乳下极挛缩术后效果。

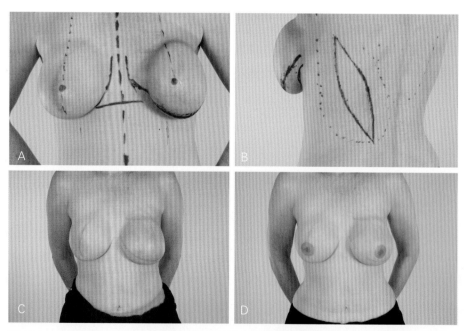

图49.7　54岁女性左乳腺癌患者,行左乳房切除及右侧乳房预防性切除联合双侧扩张器置入术。术后行化疗及左侧放疗。由于放疗造成的左乳挛缩,她需要转移背阔肌皮瓣来防止假体外露。A. 放疗后左侧严重的包膜挛缩和皮肤菲薄。B. 左乳背阔肌皮瓣重建术前设计。C. 背阔肌皮瓣重建左乳下极术后效果。D. 双侧乳头重建及假体替换后的最终效果。

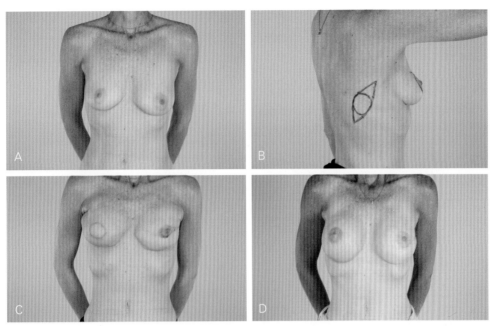

图49.8　48岁女性右侧乳腺癌患者,曾行右侧保乳手术及术后放疗。之后,她接受了右侧乳房切除及左侧保留乳头−乳晕复合体的预防性乳房切除手术。由于放疗引起的乳房挛缩,右侧进行了背阔肌联合扩张器的重建手术。A. 手术前照片,右乳因放疗造成明显的挛缩。B. 右侧背阔肌皮瓣重建术前设计。C. 右侧背阔肌皮瓣联合扩张器重建及左侧扩张器置入术后效果。D. 乳头重建及双侧假体置换后的最终效果。

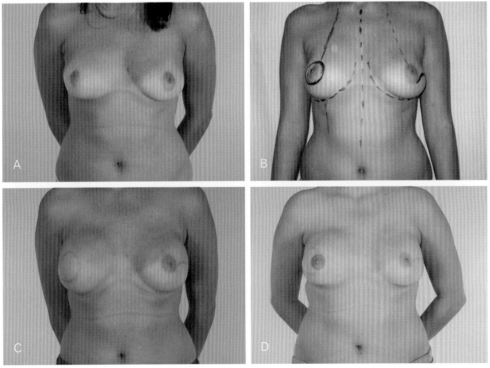

图49.9　29岁女性在进行了保乳手术及放疗后右侧乳腺癌复发。患者接受了右侧乳房切除术及左侧保留乳头−乳晕复合体的预防性乳房切除术。术后行双侧扩张器置入即刻重建,右侧背阔肌皮瓣重建以改善放疗后乳房下极的挛缩。A. 术前照片。B. 术前设计。C. 双侧扩张器置入及右乳背阔肌皮瓣重建术后的即刻效果。D. 双侧假体置换及乳头重建后的最终效果。

能对他们的美学效果更为敏感,这需要就患者对重建效果的预期和重建方式的选择进行更直接的心理咨询。

Karanas 等回顾性分析了 19 例有隆胸手术史后续行乳腺癌改良根治术和放疗的患者。11 例(58%)出现并发症,包括Ⅳ级的包膜挛缩(n=5)、假体外露(n=1)、假体破裂(n=1)和感染(n=2)[23]。此研究人群中如此高的并发症发生率突显了在隆胸术后进行乳房重建失败的风险。

在先期隆胸的乳腺癌患者中,有相当一部分人在进行乳房切除术后,需要通过假体联合肌皮瓣来完成放疗后的乳房重建。在一项由 Spear 等对先期隆胸后期需要乳房切除术和重建的患者进行了回顾性研究,有 21 例患者入组,其中 7 例接受了放疗[24],这 7 例中有 5 例接受了肌皮瓣的覆盖。由于植入物外露的风险增加,以及严重的包膜挛缩,软组织的填充和修补可能是防止出现不良美容效果的必要措施。可以在乳腺切除后放置一个组织扩张器,从而在放疗期间维持皮肤包裹的腔隙,在假体植入前再行包膜的切除或松解。图49.10 显示一例既往双侧隆乳患者在乳腺癌确诊和放疗时,后续严重包膜挛缩时,以及乳房重建包括脂肪注射减轻挛缩畸形时的图片。

保乳手术和放疗

由于放疗已被证实可以减少乳腺癌局部复发及疾病相关的死亡率,因此最大限度地进行肿瘤切除同时保持患者认可的美学效果的肿瘤整形技术正在盛行。这种类型的治疗通常称为保留乳房的治疗,结合了采用肿物区段切除或象限切除方式的局部肿瘤切除与使用放射治疗。局部肿瘤切除和后续放射治疗已成为治疗 Ⅰ、Ⅱ 期浸润性乳腺癌的标准。其复发率和患者生存率几乎等于全乳房切除的患者,两组的复发率均约为每年 1% 或更少[25]。美学效果的改善,乳头 – 乳晕复合体感觉的维持,以及肿瘤学治疗上的安全性,证明了这种肿瘤整形治疗技术持续增长的合理性。

然而,对整形外科医生来说,保乳治疗并非没有挑战。由于乳头 – 乳晕复合体通常保持完整,所以由不对称的乳房组织、放疗相关的组织纤维化以及对侧乳房不对称引起的后续变形是常见和充满挑战的。

保乳治疗后的乳房重建

随着癌症切除治疗技术的发展,保留乳房的部分乳房切除术后缺损的即刻重建工作也越来越多。Losken 等研究了 63 例接受了乳腺癌切除手术后采用缩乳或乳房上提术进行后续重建的患者[26]。正如前面所讨论的,放疗会造成一定程度的组织纤维化和挛缩。所以在手术室里看起来对称的乳房在放疗后的临床随访中可能最终看起来要比对侧小得多。因此,若重建初期时轻度的大小不对称,即患侧乳房体积较健侧稍大,可能会产生更好的长期的两侧乳房对称的效果。此外,中等或较小的乳房可能会在乳腺部分除术后更容易扭曲变形,常常导致更差的美容效果,同时组织量不够无法进行乳房缩小手术。这些患者可能不适合这种类型的重建。

Kronowitz 等研究了 41 例应用乳房缩小技术进行部分乳房切除术后修复的患者[27]。患侧乳房平均减少重量为 626 g(包括切除的肿瘤组织),健侧为 882 g。使用下蒂的占 64%(n=21),上蒂的占 12%(n=4),McKissock 双蒂法皮瓣的占 3%(n=1),侧方蒂的占 9%(n=3),乳头 – 乳晕复合体游离移植的占 12%(n=4)。总体并发症发生率为 29%(n=12),放疗后采用缩乳方法进行乳房重建手术的并发症发生率为 50%(n=8),是即刻重建组 24%(n=4)的 2 倍。Kronowitz 等认为,这些并发症可能与放疗后淋巴系统功能减退以及受损的组织愈合能力直接相关[27]。该研究发现其复发率与直接行乳房切除手术的患者相似,他们提倡在保证无多灶性病灶及切缘阴性的情况下进行缺损的即刻修复。

Spear 等在一项对 11 例采用乳房缩小整形技术的部分乳房切除术后缺损修复的患者进行的研究中也有类似的发现[28]。所有患者的病灶局限在一个象限,可以在乳房部分切除时做到安全的切除。在肿瘤切除的同时进行对侧乳房缩小手术,每侧切除包块标本在内的组织量平均为 1 085 g。在对术后美学评分中发现,患者的平均满意度得分为 3.3 分(满分为 4 分)。这项研究证明了保乳术后乳房明显的畸形可以通过缩乳手术的方法来纠正,术后美学效果满意。

未来的进展:放射治疗的优化

为了减少放疗相关的副作用,目前研究者致力于研发能最大限度地增加局部肿瘤部位的放疗剂量,同时研究保护心脏和肺等正常组织免受放疗损伤的有针对性的放疗方法。放射治疗的创新技术包括加速局部乳房照射和调强放射治疗。加速局部乳房的放射治疗包括多个和单个导管的近距离放疗、放射性粒子植入式放疗以及在肿瘤切除术中的放射治疗[29]。调强放射治疗旨在提高瘤床放射剂量的均一性,使用切线野减少相邻组织的暴露。值得注意的是,当放射治疗被定向到乳房的肿瘤区域时,随着乳房体积的增大,射线方向的偏转和周围组织对射线的吸收会增加。射线的偏转可能会减少有效部位特别是在内乳淋巴结的照射暴露,从而可能需要增加剂。在 C 罩杯或更大乳房的患者,基于放疗的并发症发生率为 36%,相比之下,较小乳房患者的并发症发生率约为 3.6%[30,31]。

未来发展:脂肪移植

脂肪移植是一种相对直接和简单的操作;然而,由于对乳腺钼靶 X 线及肿瘤筛查存在干扰,它在乳房中的使用并没有得到广泛的接受。对脂肪注射的常见争议,在乳腺钼靶 X 线检查中,不能区分肿瘤和脂肪移植后的继发性变化。但是,需要注意的是在任何类型的重建之后,乳房都会出现多种不规则区域,可能是组织坏死的产物,或者是位于原先乳房组织的瘢痕,又或者是重建后的皮瓣组织。Coleman 和 Saboeiro 针对 17 名患者脂肪移植的安全性进行了回顾性研究[32]。他们报道的平均随访时间为 62.2 个月,所有患者脂肪注射后的乳房轮廓都得到了改善,且所有患者对效果都是满意的[32]。在一项由 Spear 等进行的研究中,37 名患者通过进行脂肪移植来改善乳房重建术后的轮廓畸形[33],注射的脂肪平均量为 116 mL,共 47 例注射,其中 4 例注射后出现并发症(8.5%)。这项研究表明,脂肪移植是一种安全的微创手术,且并发症较少[33]。对于重建乳房后出现轮廓畸形,为改善整体美观,脂肪移植是一种非常有效的工具,并且几乎不存在并发症的风险。图 49.10 和图 49.11 显示了脂肪移植在改善放疗和重建后乳房挛缩和畸形方面的应用。

结论

如果倾向进行即刻乳房重建手术,并且患者术后可能接受放疗,那么术前计划必须考虑周全、谨慎和保守,因为放疗对组织结构的影响多大是不可预测的。对于查体和乳腺钼靶 X 线发现的非侵袭性原位癌的或体积较小的肿瘤,且临床上未发现可疑转移的腋窝淋巴结,所有重建方案都是可行的,因为乳房切除术后再进行放射治疗的可能性很小。如果肿瘤在临床上或乳腺钼靶 X 线显示的较大(2~4 cm),或者患者腋窝淋巴结可触及,那么就需要谨慎地在术前讨论术后放疗的可能性。根据我们的临床经验,在放疗之前,或是在肿瘤边缘未知的情况下,重建的首选方案应该是组织扩张器,并在完成后续治疗后进行最终的重建。如果患者要求即刻重建,皮瓣或是假体重建都是可接受的,尽管我们更希望愿意将永久性假体的放置推迟到放疗完成之后。

我们相信,当与肿瘤外科医生和放射肿瘤学家进行了充分的术前设计和沟通,患者可以获得最佳的重建效果。这样,术前可以对放射治疗的可能性进行深入分析,并对治疗方案进行仔细的权衡。然后,我们的重建方案基于以下理念:放疗完成后进行的乳房重建比接受辐射的乳房重建具有更好的美学效果。

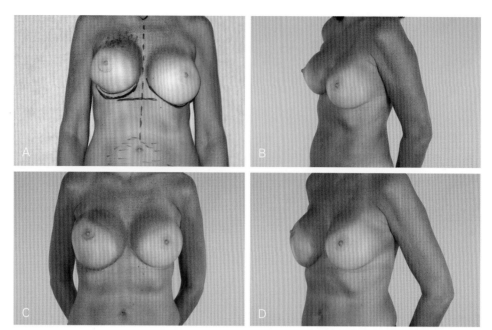

图 49.10 48 岁女性右侧乳癌患者。她接受了右侧保乳手术和放疗以及左侧环乳晕切口的乳房悬吊。在确诊为乳腺癌时,她已经做了双侧隆胸手术,右侧乳房在放疗后出现了严重的包膜挛缩。患者接受了右侧假体位置调整、挛缩包膜切除、假体置换的手术,针对右乳上极轮廓的包膜挛缩畸形进行了脂肪移植。A. 术前设计,右侧乳房上极畸形,下皱襞挛缩,图中标记的是吸脂区。B. 斜位显示右侧乳房上极的挛缩和轮廓畸形。C. 右乳上下极轮廓改善的术后正位。D. 右乳上极轮廓和挛缩外观改善的术后斜位。

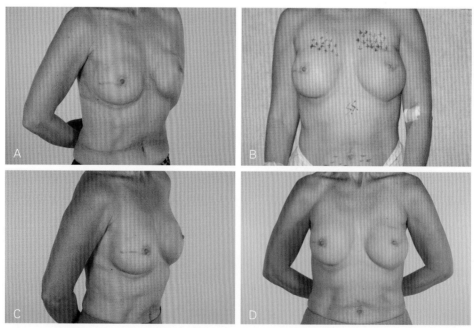

图 49.11 54 岁女性左侧乳腺癌患者,接受了乳房区段切除手术和放疗的保乳治疗。随后,她进行了双侧保留乳头-乳晕复合体的乳房切除术及双侧扩张器置入的重建手术。在假体置换手术后,患者在胸部的上极有挛缩和凹陷,在受放疗的左侧更为严重。她接受了双侧乳房上极的脂肪注射治疗。A. 患者在接受了双侧保留乳头-乳晕复合体的乳房切除及假体植入术后,两侧乳房上极出现挛缩和轮廓畸形,左侧较明显。B. 脂肪注射移植术前设计。C. 术后照片显示双侧乳房上极轮廓明显改善(斜位片)。D. 双侧乳房上极轮廓改善后的最终结果(正位片)。

编者评论

早期乳腺癌患者中放射治疗的临床指征因其能够提高患者生存率而不断发展。然而不幸的是,在过去的几年中,我们中的许多人都经历了放射治疗对即刻假体植入和自体组织重建造成的不良后果,尤其是最初当放射治疗未被计划的时候。不同的重建方法、类型和放疗与重建时机方面的经验等在我们同行评审的文献中也有广泛报道。因此,目前大多数的医生很可能不会对局部晚期乳腺癌患者,特别是需行术后放疗的患者进行即刻的重建手术,除非患者获益能大大超过公认的风险,并且已经明确向患者告知了可能的并发症和最终结果。双侧乳房切除手术,需要考虑到术后一个乳房可能会接受放疗的情况,在这种情况下可以考虑双侧乳房即刻重建,并预期可能要对放疗侧的乳房进行额外的手术修整。

实际上乳腺癌综合治疗的总体决策过程,包括在不同临床情况下即刻或延迟进行乳房重建的建议,需要乳腺癌多学科小组共同探讨和规划,包括肿瘤内科和肿瘤外科医生、放疗科医生和整形外科医生一起合作。

当前面临的新的挑战是早期乳腺癌患者乳房切除术后放疗的概率很高,其最终病理结果出来后其治疗会有更新更广的适应证。这种不断发展的乳房治疗方法是有争议的,但它很可能会影响到每一个需要进行即刻乳房重建的患者,并且仍然在一定程度上取决于当地的放疗技术和水平。面对这些正在发生的涉及原本适合即刻乳房重建的许多乳腺癌患者放疗指征方面的变化,"延迟 – 即刻"分阶段再造的做法可能在最终无需放疗的高危患者保留乳房切除术后皮瓣方面有明显的美学优势。对于需要接受术后放疗的这一部分患者,多学科诊疗团队所面临的挑战是怎样能安全、有效地完成重建工作,同时最大限度地减少并发症的发生。

(G.L.R.)

参考文献

［1］ Overgaard M, Jensen MB, Overgaard J, et al. Postoperative radiotherapy in high-risk premenopausal women with breast cancer who receive adjuvant chemotherapy. *N Engl J Med* 1997;337:949-955.

［2］ Fowble B. Postmastectomy radiation in patients with one to three positive axillary nodes receiving adjuvant chemotherapy: an unresolved issue. *Semin Radiat Oncol* 1999;9:230-240.

［3］ Ragaz J, Jackson SM, Le N, et al. Adjuvant radiotherapy and chemotherapy in node-positive premenopausal women with breast cancer. *N Engl J Med* 1997;337:956-962.

［4］ Pierce LJ, Lichter AS. Defining the role of post-mastectomy radiotherapy: the new evidence. *Oncology* 1996;10:991-1002.

［5］ Kronowitz SJ, Robb GL. Breast reconstruction with postmastectomy radiation therapy: current issues. *Plast Reconstr Surg* 2004;114: 950-960.

［6］ Chen PY, Vicini FA, Benitez P, et al. Long-term cosmetic results and toxicity after accelerated partial-breast irradiation: a method of radiation delivery by interstitial brachytherapy for the treatment of early-stage breast carcinoma. *Cancer* 2006;106:991-999.

［7］ Nahabedian MY, Momen B. The impact of breast reconstruction on the oncologic efficacy of radiation therapy: a retrospective analysis. *Ann Plast Surg* 2008;60:244-250.

［8］ Moulds JE, Berg CD. Radiation therapy and breast reconstruction. *Radiat Oncol Invest* 1998;6:81-89.

［9］ Buchholz TA, Kronowitz SJ, Kuerer HM. Immediate reconstruction after skin sparing mastectomy for the treatment of advanced breast cancer: radiation oncology considerations. *Ann Surg Oncol* 2002;9:820-821.

［10］ Strom E. Radiation therapy for early and advanced breast disease. In: Hunt KK, Robb GL, Strom EA, et al., eds. *Breast Cancer.* New York: Springer-Verlag; 2001:255-285.

［11］ Losken A, Carlson GW, Schoemann MB. Factors that influence the completion of breast reconstruction. *Ann Plast Surg* 2005;52:258-

262.

[12] Chang DW, Barnea Y, Robb GL. Effects of an autologous flap combined with an implant for breast reconstruction: an evaluation of 1000 consecutive reconstructions of previously irradiated breasts. *Plast Reconstr Surg* 2008;122:356-362.

[13] Kronowitz SJ, Hunt KK, Kuerer HM, et al. Delayed-immediate breast reconstruction. *Plast Reconstr Surg* 2004;113:1617-1628.

[14] Spear SL, Onyewu C. Staged breast reconstruction with saline-filled implants in the irradiated breast: recent trends and therapeutic implications. *Plast Reconstr Surg* 2000;105:930-942.

[15] Spear SL, Ducic I, Low M, et al. The effect of radiation on pedicled TRAM flap breast reconstruction: outcomes and implications. *Plast Reconstr Surg* 2005;115:84-95.

[16] Williams JK, Carlson GW, Bostwick J III, et al. The effects of radiation treatment after TRAM flap reconstruction. *Plast Reconstr Surg* 1997;100:1153-1160.

[17] Carlson GW, Page AL, Peters K, et al. Effects of radiation therapy on pedicled transverse rectus abdominis myocutaneous flap breast reconstruction. *Ann Plast Surg* 2008;60:568-572.

[18] Tran NV, Chang DW, Gupta A, et al. Comparison of immediate and delayed free TRAM flap breast reconstruction in patients receiving postmastectomy radiation therapy. *Plast Reconstr Surg* 2001;108:78-82.

[19] Rogers NE, Allen RJ. Radiation effects on breast reconstruction with the deep inferior epigastric perforator flap. *Plast Reconstr Surg* 2002;109:1919-1924.

[20] Spear SL, Boehmler JH, Taylor NS, et al. The role of the latissimus dorsi flap in reconstruction of the irradiated breast. *Plast Reconstr Surg* 2007;119:1-9.

[21] Disa JJ, McCarthy CM, Mehrara BJ, et al. Immediate latissimus dorsi/prosthetic breast reconstruction following salvage mastectomy after failed lumpectomy/irradiation. *Plast Reconstr Surg* 2008;121:159-164.

[22] McCarthy CM, Pusic AL, Disa JJ, et al. Breast cancer in the previously augmented breast. *Plast Reconstr Surg* 2007;119:49-58.

[23] Karanas YL, Leong DS, Da Lio A, et al. Surgical treatment of breast cancer in previously augmented patients. *Plast Reconstr Surg* 2003;111:1078-1083.

[24] Spear SL, Slack C, Howard MA. Postmastectomy reconstruction of the previously augmented breast: diagnosis, staging, methodology, and outcome. *Plast Reconstr Surg* 2001;107:1167-1176.

[25] Pomahac B, Recht A, May JW, et al. New trends in breast cancer management: is the era of immediate breast reconstruction changing? *Ann Surg* 2006;244:282-288.

[26] Losken A, Styblo TM, Carlson GW, et al. Management algorithm and outcome evaluation of partial mastectomy defects treated using reduction or mastopexy techniques. *Ann Plast Surg* 2007;59:235-242.

[27] Kronowitz SJ, Hunt KK, Kuerer HM, et al. Practical guidelines for repair of partial mastectomy defects using the breast reduction technique in patients undergoing breast conservation therapy. *Plast Reconstr Surg* 2007;120:1755-1768.

[28] Spear SL, Pelletiere CV, Wolfe AJ, et al. Experience with reduction mammaplasty combined with breast conservation therapy in the treatment of breast cancer. *Plast Reconstr Surg* 2003;111:1102-1109.

[29] Van Limbergen E, Weltens C. New trends in radiotherapy for breast cancer. *Curr Opin Oncol* 2006;18:555-562.

[30] Smith ML, Evans GR, Gürlek A, et al. Reduction mammaplasty: its role in breast conservation surgery for early-stage breast cancer. *Ann Plast Surg* 1998;41:234-239.

[31] Kronowitz SJ, Feledy JA, Hunt KK, et al. Determining the optimal approach to breast reconstruction after partial mastectomy. *Plast Reconstr Surg* 2006;117:1-11.

[32] Coleman SR, Saboeiro AP. Fat grafting to the breast revisited: safety and efficacy. *Plast Reconstr Surg* 2007;119:775-785.

[33] Spear SL, Wilson HB, Lockwood MD. Fat injection to correct contour deformities in the reconstructed breast. *Plast Reconstr Surg* 2005;116:1300-1305.

Lawrence B. Colen

John McCraw

第50章

利用自体组织同期重建乳房和乳头

One-stage Reconstruction of the Breast Using Autologous Tissue With Immediate Nipple Reconstruction

自20世纪90年代中期以来,大量临床试验研究提高了我们对重建乳房缺损的各类皮瓣供区血供的理解。对皮瓣切取与转移的改良和精细化操作从正面提高了我们成功转移自体组织重建乳房的能力。自体组织乳房重建手术刚开展时频频发生的皮瓣坏死、脂肪坏死和乳房切除术后乳房皮瓣坏死等严重的并发症,现在已经很少见了。在选择恰当的病例里,改良的横行腹直肌肌皮瓣(TRAM)(包括双侧肌肉蒂)和携带表面脂肪的背阔肌皮瓣总能将大量的自体组织安全地带蒂转移至胸部。另外,由于成功地采用了TRAM皮瓣、臀部皮瓣、大腿皮瓣和旋髂深动脉血管皮瓣等游离移植,乳房再造也可以更加微创地在高危患者中进行。现在重点开始转向再造的美学和经济学方面。

开展美学达标的乳房重建(包括同期手术完成乳头-乳晕的再造)很好地契合当今降费不减质的趋势。比起过去常常是必需的大修整手术,如果必须后续进行的手术能在门诊局麻下完成,那么在经济学上会更显优势。本章介绍了应用游离TRAM皮瓣和自体的背阔肌肌皮瓣(带表面脂肪、带皮或者不带皮的背阔肌肌皮瓣)一期重建美观及对称乳房并结合同期乳头-乳晕复合体重建的技术。这章讨论的皮瓣原则也应该可以使用于其他皮瓣。当进行带蒂或者"游离"转移的组织有很好的血供时,我们可以利用这里讨论的皮瓣塑形技术进行即刻的乳头重建。与其让乳头再造分散对乳房再造外形的注意力(在乳房重建术后数月进行的乳头重建就常常会导致这种情况),我们的同期乳头再造技术可以从总体上改善乳房的形态。以我们的经验,在重建挺拔乳房的同时再造位置恰当的乳头是安全可靠的。利用本章介绍的理论,我们可以在扩张器取出、永久假体植入的重建手术时进行同期的乳头重建。

秉承这一理念,任何需要通过隆乳、缩乳或进行乳房悬吊来"匹配"重建侧乳房的患者应该在乳房切除重建的同时进行这些手术。当术者对同期重建的方法逐渐适应后,之前后续对健侧乳房的修整操作就可以被纳入现在的手术计划中,这样就可以避免重建术后的多次修整。

乳房外形的构成部分

在任何重建乳房的操作中必须要考虑8个乳房外形的组成部分(图50.1)。这些组成部分包括锁骨下的填充、中间的乳沟、乳房下皱襞、侧面的丰满度、腋前襞、乳房凸度、下垂度,以及乳头-乳晕的外形和位置。重建腋前襞和填充锁骨下是皮瓣手术的一个独特的优势,因为这些部位的缺损通过假体填充通常无法完全解决。乳沟和和乳房下皱襞是通过将皮瓣直接固定在胸壁上形成的。乳房的凸度主要与皮瓣中央部分的厚度有关,我们可以通过将再造乳房基底像类似卷锥形纸帽一样缩窄以增加凸度。下垂是通过降低乳房重建皮瓣相对于下皱襞位置来实现。相反,乳房重建皮瓣如果定位越高,获得的乳房下垂度就越少。侧面丰满度,也就是外侧过渡区域,指的是乳房的外下象限。这个区域将乳房的下象限和腋前襞连接在一起。最后,乳头-乳晕复合体是乳房外形的重要组成部分。它应该可以增加乳房的圆锥形状,改善乳房的凸度,而不是降低乳房凸度。本章描述的塑形技术可以通过在中央区域创造一个用作即刻乳头再造的猫耳组织来达到上述目的。

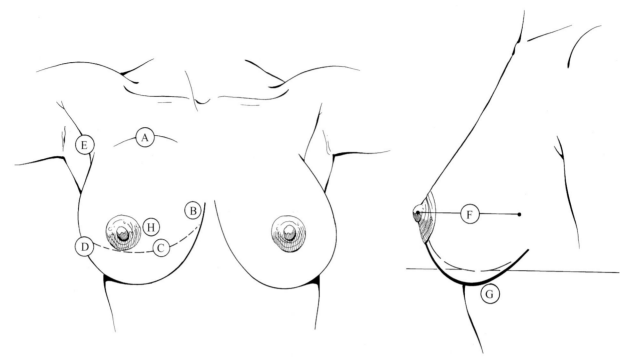

图50.1 乳房形状的组成部分。A,锁骨下填充物;B,内侧乳沟;C,乳房下皱襞;D,外侧丰满度;E,腋前皱襞;F,乳房凸度;G,乳房垂度;H,乳头－乳晕状态/位置。

适应证和注意事项

根据我们近期的经验,所有要求乳房重建的患者都可进行同期乳房及乳头的重建。涉及即刻同期还是延期分次重建,以及胸壁放疗后患者延期乳房重建的考量是不同的,应分开讨论。

即刻重建

目前的乳房切除技术需要切除乳腺和乳头－乳晕复合体,而且必须为腋窝淋巴结清扫提供入路,要么通过环乳晕切口,要么通过有限的腋窝切口。根据乳房切除后残留乳房皮瓣的活性、存在活检操作后的瘢痕以及对侧乳房是否行悬吊或缩小的操作,我们可能需要切除更多的皮肤组织。多数情况下不需要皮瓣的皮肤来塑形乳房。皮瓣被埋置在乳房原有皮瓣深面起到代替腺体的作用,利用皮瓣保留的小皮岛进行乳头－乳晕重建。这些患者通常是同期重建手术的最佳人选,尤其是当对侧的乳房不需要做任何调整。

在这些患者中,应使用皮瓣来塑造乳房的形状,而不应依赖于剩余的乳房皮肤来达到乳房塑形的目的。将再造乳房塑形后与胸壁固定,需特别注意乳房自然的定位标志(例如乳房下皱襞、乳房内外侧与胸壁的连接过渡)。乳房切除术过程中经常会"破坏"这些附着结构。如果将皮瓣固定在胸壁合适的位置上,就不需要再进行任何额外的缝合来重建这些定位标志。将乳房剩余皮瓣调整覆盖重建皮瓣,再置入引流管,乳房大体的重建就完成了,乳头的重建能够在原乳头－乳晕的位置完成。在手术后的几个月里,乳头－乳晕的位置几乎不会有改变。

如果同时进行对侧隆胸,同期乳房重建的方法基本无须改变。但是,如果对侧需进行缩乳或是乳房悬吊时,同期乳房重建的方法需要进行一些调整。我们必须明白缩乳或是乳房悬吊术后,随时间推移乳房下极会显得更加饱满,但是乳头－乳晕复合体距乳房下皱襞的距离是恒定不变的。在植入重建皮瓣及重建乳房塑形前,应先进行对侧乳房修整,这样才能决定重建侧需要的体积及乳头－乳晕的位置。这一点在进行对侧缩乳修整的时候尤为重要。对乳房切除的标本及缩乳切除标本称重可以帮助我们确定用于重建需要皮瓣的大小。皮瓣完成剥离后，可以对其进行称重，同时可以计算出需要修剪皮瓣的量。根据我们的经验，血运好的重建乳房皮瓣如果不接受放疗，体积的变化可以忽略不计。

对侧乳房悬吊术及缩乳术使用常规方法，我们不推荐使用"钥匙孔"式皮肤入路进行乳房切除术。乳房切除时皮瓣比缩乳手术时的皮瓣更薄，并且其皮下剥离范围更广。胸廓内血管穿支和胸外侧血管的血供通常会被破坏。在我们最初的几例病例中，我们遇到了大面积乳房皮瓣的坏死，之后放弃了这种方法。乳房切除术切口选择环乳晕切口同时斜向腋窝延长，以方便腋窝淋巴结切除。

在移植皮瓣植入及定型后适当修剪皮肤。如果即刻切开皮瓣皮肤用来重建乳头-乳晕会威胁皮瓣远端的血运，那么乳头-乳晕的重建需要推迟。这个应根据每一个患者的情况在术中所出决定。如果进行乳头-乳晕的重建，那么它的位置取决于对侧乳头位置。重建一侧乳头-乳晕需要修整的情况很少见，这使我们相信乳头-乳晕的位置在缩乳术/乳房悬吊术或者有去皮肤的乳房重建术时发生的改变是类似的。在缩乳或显著的乳房悬吊术后，下极的丰满度不断增加和上极丰满度不断减少是预料之中的。这种情况不会发生在重建的一侧。因此，在术中评估时，容积和乳头的位置比实际的容积分布更重要。

延期重建

同期乳房及乳头重建非常适合于延期的乳房再造。我们早期的经验是与即刻重建相比，为匹配对侧乳房而进行的小调整会更频繁。这主要是因为紧绷的胸壁皮肤（"旧的"乳房切除后的皮瓣）再次被掀起以便植入再造乳房皮瓣，然后它会不断地松弛，使得重建的乳房随着时间的推移而不断下垂。这些变化类似于缩乳术或大的乳房悬吊时后期自然塑形时的情形。在重建术后3个月，用于重建缺损皮肤的皮岛上极部分常常需要被切除。如果有需要，这些小的调整可以在门诊局麻下进行。如果在重建的时候"新的"乳头位置在乳房上定位准确，它也会下垂，但当修整乳房上部皮

岛后，它会回到一个更加对称的位置。乳房下皱襞和乳头之间固有的位置关系不会改变；因此，我们唯一要做的调整就是用刚才提到的方式来提升乳房。在延期的重建中如果对侧乳房进行了提升或缩小，那么重建侧需要小修整的情况就更少见了，因为两侧乳房后期自然的塑形过程类似。

在即刻一期重建的情况下，皮瓣植入、塑形和乳头重建应在对侧缩乳术和悬吊术后进行。采用斜行切口或横行切口时，常规去除切口下方和乳房下皱襞之间的胸壁皮肤，因为如果将自体皮瓣埋在这个皮肤下，会影响到乳房的凸度。相反地，将重建皮瓣的上极部分去表皮化，并埋在乳房切除术后残留的皮瓣深面。有时，上极的皮瓣可能会很紧（特别是以前放疗过的患者），需要进行松解，否则它会使皮瓣皮肤到胸壁皮肤的过渡不够平顺。这通常可以通过弧形切除一部分宽度的切缘皮肤或者垂直切开皮缘、插入一个再造皮瓣的三角瓣来达到延长上极切缘长度的目的。乳头重建应在与对侧乳头相应对称的位置上进行。虽然在我们的一些患者里后续切除多余的皮瓣皮岛是必要的，但没有必要通过转位直接调整乳头位置。

放射治疗

放射治疗对延期再造时同期重建乳头的影响无法预测。将先前接受过放疗的"旧的"胸壁皮瓣再次掀起常常会导致这些组织在术后很长时间内变得僵硬。在未放疗时常见的再造乳房随时间不断下垂的现象也会被延缓。当术前胸壁皮肤有明显的放疗反应时，胸壁皮瓣紧张度会持续增加，这可能会导致术后重建乳房组织抬高。因此，严重的放疗损伤可能被认为是同期乳头再造手术的一个相对禁忌证。在这些困难的病例中，通常需要皮瓣皮肤来替换原本的皮肤，这使得乳房塑形的选择更少。

在即刻的同期乳头再造手术后再行放疗的患者中，我们还没有发现类似的问题。重建的乳房在放疗完成后的6个月内可能会发生少量的萎缩，因此我们在重建时会较健侧增加10%～15%的容积。因为胸壁皮瓣或重建后乳房组织在放疗后变

化不明显,在术后需要放疗的情况下我们强烈建议乳头同期重建的方法。

操作技巧

在我们使用游离TRAM皮瓣的早期经验中,与标准的单蒂皮瓣相比,我们发现游离的TRAM皮瓣血供良好。我们很快发现可以对游离TRAM皮瓣进行充分的塑形而不会影响到它的血供。基于这些发现,同期乳房和乳头的重建得到了发展和应用。我们已经在很多游离TRAM皮瓣乳房重建术中进行了同期的乳头重建,并将相同的理念应用于背阔肌脂肪筋膜肌皮瓣移植的乳房重建术中。

游离的横行腹直肌肌皮瓣

本书其他章节描述了游离TRAM皮瓣切取的细节。对于典型的单侧乳房重建,我们会切取一段对侧脐旁的腹直肌及其上覆的皮岛组织。如果可能,我们通常会将皮瓣血管与肩胛下血管的分支进行吻合,而不是胸廓内血管。当皮瓣恢复血供后,需将腹直肌肌袖固定在胸大肌上,这样在摆放皮瓣时不会意外撕脱吻合的血管。根据哪一侧乳房重建和对侧乳房的形状,皮瓣上原肚脐的位置通常位于5～7点方向(图50.2)。我们的目标是通过将皮瓣U形折叠来重塑凸起的乳房,并将折叠后形成的猫耳定位于符合审美的乳头重建的位置。皮瓣椭圆的形状方便这种技术操作,如果需要修剪多余的皮瓣组织,应注意保留这种椭圆的形状。

在血管吻合通血、固定腹直肌肌袖及皮瓣保暖后,4区血供不好的部分可以修剪掉。如果皮瓣的大小超过了重建所需组织量,需要对皮瓣进行修整。我们提倡去除皮瓣下缘多余的组织,因为这样保留的皮岛更长,可以轻易地折叠成U形(图50.2)。如果皮瓣太长,那么4区的多余组织就可以移除,尽可能保持皮瓣椭圆的形状。

皮瓣的插入从内上象限开始,然后以逆时针的方式(以左侧乳房重建为例)进行。这将有助于确保内侧乳房的丰满度及乳沟呈现,同时也能解决锁骨下空虚的问题。在延期重建时,通过将对侧乳房向内侧推来判断重建侧乳房内侧范围(图50.3)。外侧堆积过多重建乳房的皮瓣组织是一个很容易犯的错误,特别是皮瓣的插入由外侧区域开始的时候。将TRAM皮瓣向内侧调整时,无须担心对吻合血管的牵拉。如果留取脐周肌袖,血管蒂的长度足够保证皮瓣调整的时候不会存在张力。

在内侧区域重建完成后,应从中间开始由内向外将皮瓣固定于乳房下皱襞处。在外下象限应放置足够的组织,以模拟对侧乳房外侧的丰满度。然后继续向上旋转皮瓣并完成U形折叠及腋前皱襞和锁骨下外侧区域缺损的重建(图50.4)。

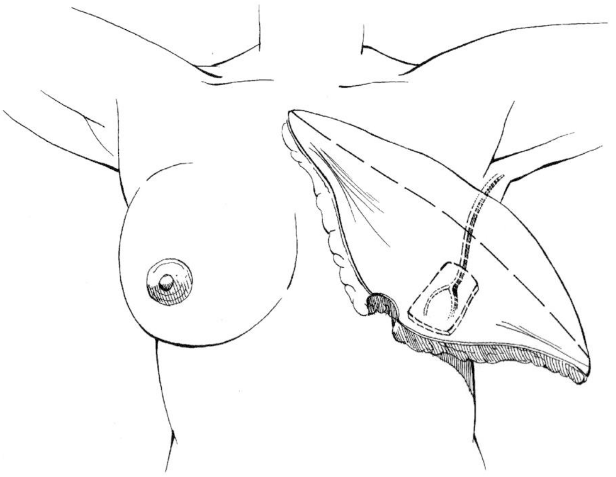

图50.2 皮瓣摆放,脐位于下方。如果皮瓣面积过大,则沿其整个远端边缘切除组织将保持其椭圆形,并允许折叠成U形设计。

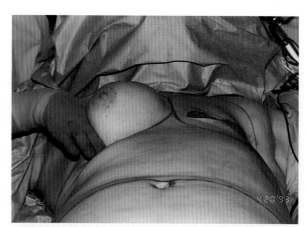

图50.3 对侧乳房的内侧移位有助于确定重建范围的位置。

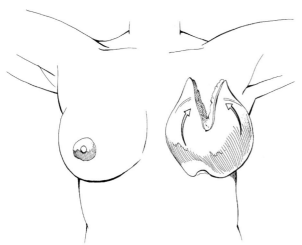

图50.4 皮瓣的侧面折叠形成U形,这决定了乳房重建和体表投影的基底直径。

皮瓣的对折边缘用可吸收线缝合从而完成乳房大体的重建。这将会在乳房的尖端形成一个可以适当移动的位置并成为乳头的突出点(图50.5)。在大多数操作中,利用游离TRAM皮瓣行即刻或延期乳房重建,两者的塑形技术是相似的。然而,在延期重建植入皮瓣的过程中,保留皮瓣皮肤重塑乳房下极(只有再造皮瓣的上极去表皮并埋入胸壁皮瓣下方)。在即刻重建时,整个皮瓣(除了乳头-乳晕重建外)通常是去表皮化和埋置的。

乳头-乳晕重建

在我们TRAM皮瓣的早期经验中,由于皮瓣的折叠而引起的中间的凸起很不美观。因此,我们将其去表皮和向内翻后将其去除,以消除乳房过尖的凸起。我们很快意识到,这个组织可以用来重建乳头。将这个"猫耳"掀起成为两个共蒂的皮瓣后,它们可以转位并用于塑造乳头圆柱形的环侧壁和顶部。在部分对侧乳房下垂并缺乏的凸度的病例中,我们可以采用上述方法在再造乳房上简单标记乳头-乳晕复合体的位置,并利用皮肤软组织的双叶皮瓣来塑造乳头-乳晕复合体。当TRAM皮瓣用于双侧重建时也可用这种双叶皮瓣重建乳头。这种情况下,通常很难将皮瓣折叠成U形。因此,"猫耳"在乳头重建中不能起到明显的作用。这些问题将在随后的临床病例中进行说明。

适当的乳房皮瓣摆位和塑形能够为后续的乳头重建提供良好的基础。目前多数保留皮肤的乳房切除术仅切除乳头-乳晕复合体及切除活检时遗留的切口(如果有的话),这时,乳头的定位非常容易而且直观。然而在延期再造时乳头的定位有时就没有那么简单。乳头的最佳位置是由三条分别连接乳头至颈静脉切迹、剑突及两者中点的连线决定的。患者在手术台上取坐卧位,单独标记对侧乳头到上述3点的距离。当这3个标记的交点被对称转移到另一侧乳房时,重建的乳头的精确位置就确定了(图50.6)。

掀起由猫耳转变来的两个共蒂的皮瓣,通常位于6点位置(图50.7)。如果这个位置较高时,可

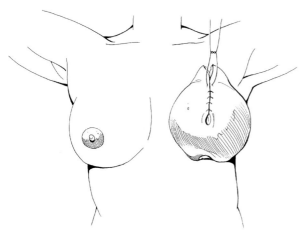

图50.5 将皮瓣的边缘缝合在一起形成一个猫耳朵,之后将被转换成再造的乳头。

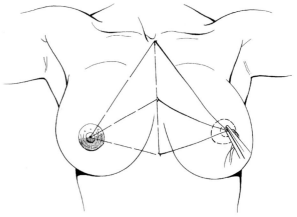

图50.6 确定乳头位置的技术。必须将患者置于手术台上近乎直立的位置,才能正确完成此操作。

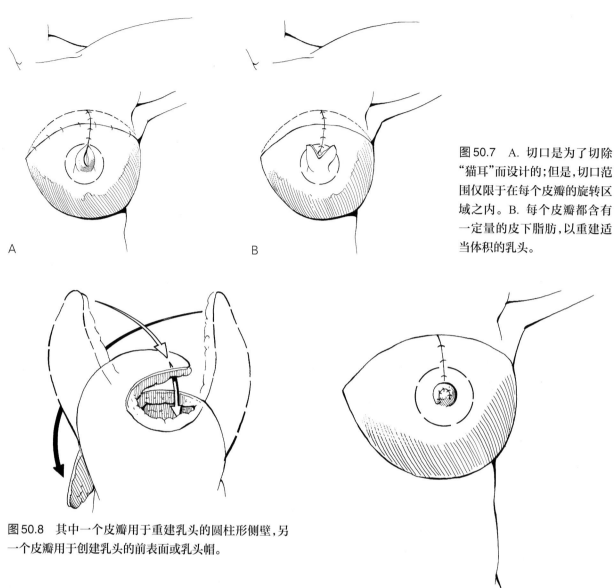

图50.7 A. 切口是为了切除"猫耳"而设计的;但是,切口范围仅限于在每个皮瓣的旋转区域之内。B. 每个皮瓣都含有一定量的皮下脂肪,以重建适当体积的乳头。

图50.8 其中一个皮瓣用于重建乳头的圆柱形侧壁,另一个皮瓣用于创建乳头的前表面或乳头帽。

图50.9 完成的乳头重建应该看起来相当自然,大约比对侧大30%。

以通过将皮瓣进一步向下、向内或者向外的方向剥离。如果这个位置较低,整个重建乳房大体需要被提升。乳头瓣的供区单纯缝合,蒂部小部分去上皮化以保证再造乳头基底稳定。修剪多余的皮肤和皮下脂肪组织。其中一个皮瓣形成乳头圆柱体的环圈侧壁,另一个皮瓣形成"帽子"盖在上面(图50.8)。完成后的再造乳头有足够的凸度,不会损害圆锥形的乳房外形(图50.9)。

自体背阔肌皮瓣

患者如果要求不采用假体进行重建,但是又不适合用TRAM皮瓣时,则需要选择第二个供区进行乳房重建。这种情况下,背阔肌皮瓣作为供区是我们的首选。如果在背部的供瓣区可以获得

足够多的脂肪组织,我们可以使重建的乳房大体与另一边的乳房对称。最适合的人群是背阔肌表面有大量的脂肪堆积且对侧乳乳房大小中等偏小(300~600 g)(图50.10)。这个"第二"供区的主要优势是所有的整形外科医生对背阔肌都很熟悉,几乎没有解剖学上的变异。它主要的劣势是患者在手术室的体位问题,因为手术需要先取侧卧位然后转为仰卧位完成。当进行即刻重建时体位更加复杂,因为普外科医生不喜欢在侧卧位进行改良根治术;因此,术中可能需要改变三次体位。

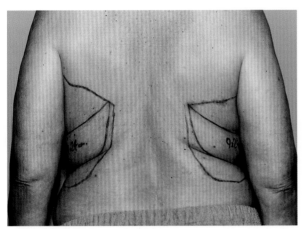

图 50.10 这位患者是自体背阔肌重建的最佳人选,因为她背部的皮肤和脂肪过多,这是充分创造乳房轮廓所必需的,而不会明显增加供区缺失损伤。

标记时患者应取立位,患侧上肢外展。在不引起背部张力过大的情况下标记能获得最大的皮岛范围。我们可以通过对后背皮肤的抓捏测试很容易确定。在我们的患者中,皮岛的宽度通常从 7~12 cm(平均 9 cm)。皮瓣的皮岛应位于肌瓣中远 1/3 处,因为这样我们可以更容易地切取位于髂后区域的皮下脂肪。应增加腋窝辅助切口来完成血管蒂的解剖以及离断肌肉在肱骨上的腱性止点。设计的皮岛位置应该可以使缝合后的瘢痕位于常规后侧方开胸术的切口缝线处,因为这样愈合后的瘢痕最不明显。月牙形的皮岛内侧通常平行于椎旁肌肉,外侧止于背阔肌外缘的前外侧,这几乎是同侧乳房下皱襞的延伸(图 50.11A)。在接受延期重建的患者中,如果需要大量皮肤来替代乳房表面皮肤时,可以加做一个以皮瓣凹面中央部为蒂的楔形皮瓣(图 50.11B)。这个改进可能会增加伤口愈合并发症发生的概率,除非绝对必要,否则不应使用。

解剖皮瓣的目的是将由背阔肌营养的背部脂

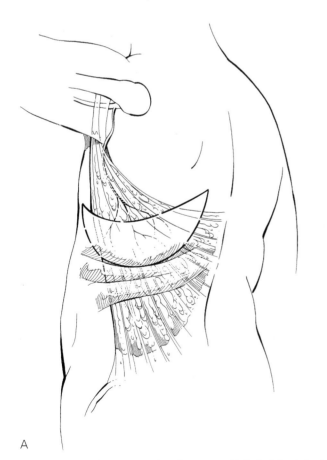

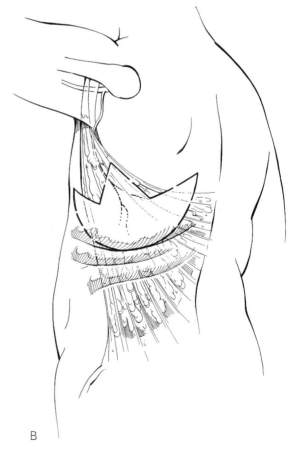

A   B

图 50.11 A. 应设计一个皮肤岛,以充分替代乳腺切除术后丢失的皮肤。新月形有助于乳房丘的折叠和成形,并有助于确保供区瘢痕的可接受性。B. 当重建所需的表面皮肤置换量较大时,这种改良皮瓣设计可获得额外的皮肤。在供区愈合方面增加的并发症应谨慎处理。

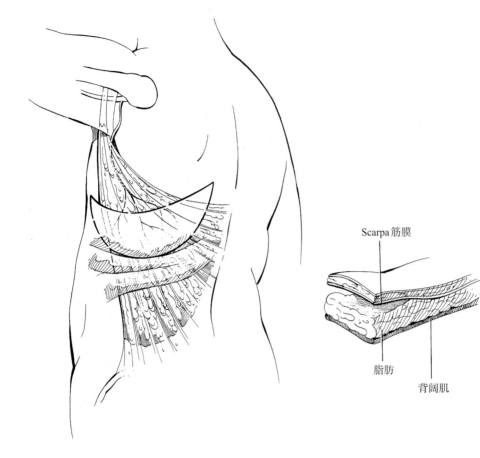

图50.12 脂肪留在背阔肌表面,尤其是在背阔肌下部,那里通常有大量的脂肪皮下组织。最安全的解剖平面是在Scarpa筋膜的水平。如果Scarpa的筋膜留在背部皮肤上,供区愈合并发症的风险最小化。

Scarpa筋膜

脂肪

背阔肌

肪组织转移到前面。皮瓣的容积是由皮下脂肪层而不是肌肉组织决定的。我们必须认识到,在皮瓣掀起后遗留在背部的皮肤是一个随意皮瓣。如果过度修薄背部皮瓣脂肪层而损伤了真皮下血管网,背部的皮肤可能会坏死,从而造成供区的伤口愈合延迟。皮岛下的所有脂肪组织需要切取携带。当我们切取位于肌瓣表面的脂肪组织时,应保持在Scarpa筋膜的浅面,这是躯干后方一个发育很好的结构。位于髂后区域的脂肪堆是一个很好的组织来源,应和肌瓣一同切取(图50.12)。如前所述,过度地切取背部脂肪会导致供区的并发症,应予避免。如果患者选择适当,同时分离保持在Scarpa筋膜浅面,那么供区出现问题的概率应该为0。

当完成皮瓣浅面的皮肤游离后,开始背阔肌的剥离。先从后方的胸腰筋膜开始离断。然后将背阔肌的上缘与大圆肌和冈下肌分离。这样背阔肌可以从胸壁分离。我们需要注意不要把前锯肌游离起来。前锯肌的后缘是相对游离的,所以在

这个区域的分离可以轻易地游离前锯肌。前锯肌是起于肩胛骨内侧缘的肋骨面。如果对分离的平面有一些疑虑,了解这个解剖学的关系会对安全分离有帮助。

充分游离背阔肌后,通常需要增加腋窝切口以离断肌肉在肱骨的腱性止点,分离胸背神经血管蒂,以及确认前锯肌的血管分支(图50.13)。结扎和离断前锯肌的分支,以防止在血管蒂向前转移时受到牵拉,胸背神经予以保留。供区可留置引流管后闭合,皮瓣暂时旷置。如果对背部皮瓣皮肤血运有任何疑问,应进行血管荧光造影评估。然后患者转为仰卧位完成再造乳房皮瓣的植入和塑形。这需要重新进行消毒铺巾以便术中可以参照对侧乳房。

如果进行即刻重建,可以从乳房切除创面的外上方至背阔肌供区做一个皮下隧道。在延迟乳房重建时,切除乳房横向切口下方至乳房下皱襞之间的皮肤,游离原切口上方的皮瓣,采用类似的皮下隧道可将皮瓣从背部移至乳房。通过腋窝的

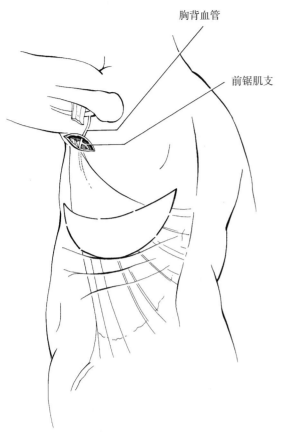

图50.13　通过第二个经腋窝切口显露处理胸背血管蒂，可以直接结扎离断前锯肌支，分离背阔肌止点。在患者处于仰卧位时完成此操作。

切口，离断背阔肌止点。将皮瓣转移至乳房切除后创面，并通过一系列的缝合将背阔肌腱性部分固定在胸大肌上，以避免血管蒂受到意外牵拉。

月牙形的皮岛被折叠成U形，这让人联想到应用于TRAM皮瓣的技术。根据需要将皮岛下方的肌肉及脂肪组织进行折叠（图50.14）。即刻重建时，重建乳房的形状必须由皮瓣来塑形，而不应依赖于残留乳房皮肤形成的腔隙。

除了那些乳头－乳晕重建需要的部分，整个皮岛可去表皮化。在延期重建中，有需要利用皮岛替代乳房表面的皮肤。这两种情况下在乳房上极的位置，皮瓣总是置于胸壁皮瓣的下方，以提供必要的锁骨下区域填充。在适应证和注意事项部分概括的原则同样适用于TRAM皮瓣和自体的背阔肌皮瓣，这个原则应严格遵守。下垂度是由对折的皮岛位置所决定的。凸度是通过将皮岛折叠成U形来获得。U形基底越宽，乳房凸起的程度就越小。相反，更紧更窄的U形会缩小底座的直径，增加乳房的凸度。将皮瓣远端反折置于皮岛下方也有助于增加重建乳房的凸度。如果形成的

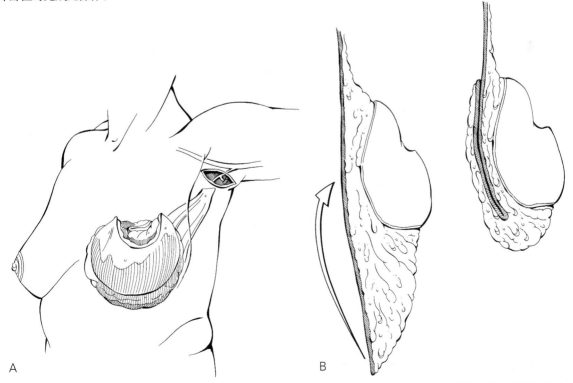

图50.14　A. 背阔肌止点固定在胸大肌外侧缘，随后形成乳房隆起。B. 皮岛下方皮瓣下部的折叠是塑造乳房形状的关键因素。

乳房尺寸过大，那么皮瓣的远端部分不应反折，应修剪后再置于皮岛下方。临时关闭切口后患者在台中取半坐卧位，完成大体对称性的评估。在此期间应完成小的修整，包括标记去表皮化的范围和确定未来乳头的位置。乳头－乳晕重建的方法与本章之前所描述的一样。正如前面所讨论的那样，U形的皮瓣外形有助于将形成猫耳转化为乳头。

病例展示/讨论

重建乳房形态、凸度和乳头－乳晕位置的相关原则在延期重建的病例中可以得到最好的体现。没有"即刻重建"时表面残留的乳房皮肤遮盖，上述再造部分的任何缺陷都会立即显现，并最终需要修整。如果在延期再造的情况下已经掌握了同期乳房及乳头重建的方法，那么在即刻再造时操作就没有困难了。基于这些原因，我们首先讨论了延期重建，之后将讨论即刻游离TRAM皮瓣重建的病例，接着还将讨论一个效果不理想的病例。同时还有轻微不对称的修整案例，最后是用自体背阔肌进行乳房和乳头重建的病例。

病例1：延期游离横向游离腹直肌肌皮瓣

这是一位51岁女性患者，5年前因浸润性导管癌接受了乳腺癌改良根治术，现在决定行乳房重建手术（图50.15A）。手术方案决定采用同期游离TRAM皮瓣再造右侧乳房和对侧乳房提升术。在皮瓣血管吻合后，可以通过将皮瓣轻轻地放在胸壁上来大体决定皮瓣的位置。这有助于确定乳房需最先塑形的位置和评估对称性（患者应该在手术台上处于半坐卧位）（图50.15B）。皮瓣U形折叠成后有助于形成乳房良好的凸度以及用"猫耳"来完成乳头重建（图50.15C、D）。乳头－乳晕的位置由前面介绍的方法确定（图50.15E、F）。接下来将"猫耳"转换成共蒂的两个皮瓣（图50.15G）。插补这些皮瓣，切除多余的组织后完成乳头重建（图50.15H）。术后15天（图50.15I）和乳头－乳晕文身1年后，取得了很好的效果（图50.15J）。无须进行手术修整。提升侧稳定后的乳

房形态与重建侧相似。没有发生乳房下皱襞和乳头－乳晕位置不对称。

病例2：即刻游离横行腹直肌肌皮瓣

49岁女性因左乳浸润性小叶癌就诊。她的母亲在绝经后患上了乳腺癌。经过详细的沟通，她决定行改良根治术和游离TRAM皮瓣一期重建（图50.16 A）。在血管吻合后，修整皮瓣减小其尺寸，但保持其椭圆的形状（图50.16 B）。将皮瓣折叠成U形，并将其固定在胸壁上，这样就能准确地确定乳头－乳晕的位置。当然保留皮肤的乳房切除技术有助于乳房重建的效果。除了乳头－乳晕位置，重建皮瓣其他部位去表皮化（图50.16 C）。此病例中，用皮瓣折叠形成的猫耳由于太小，不能用于乳头重建（此病例皮瓣U形植入时基底较宽，因为更紧的嵌入会造成乳房过度凸起）。我们应用了经常用在双侧游离TRAM皮瓣重建中的技术。确定乳头－乳晕复合体的位置，标记双叶皮瓣位置，起瓣转位。采用这种皮瓣技术可以获得了极佳的乳头凸度（图50.16D）。图片显示了辅助化疗完成后术后早期的效果（图50.16 E）。术后10个月，在乳头－乳晕纹身后，重建效果极佳（图50.16 F）。

由于皮瓣组织过多，只能对其进行修整以匹配对侧乳房。我们不提倡仅使用半边的腹壁皮瓣，而提倡使用TRAM皮瓣的所有区域（部分4区被丢弃），将皮瓣折叠成U形以形成乳房的凸起。

病例3：即刻游离横向腹直肌肌皮瓣

这名64岁女性在对广泛钙化灶进行活检时发现有浸润性导管癌伴导管原位癌（图50.17A）。我们决定行乳腺癌改良根治术和游离TRAM皮瓣。取环乳晕切口切除乳头－乳晕复合体，并斜向外侧延长辅助切口以便行乳房切除及腋窝淋巴结清扫。皮瓣的插入和塑形是通过皮瓣折叠并利用猫耳重建乳头－乳晕来完成。在确认了胸壁皮瓣的血运后，除了再造乳头－乳晕区域，皮瓣的其他部位去表皮化。在乳房切除术切除乳头－乳晕的时候很容易确定乳头－乳晕的位置。这是术后早期

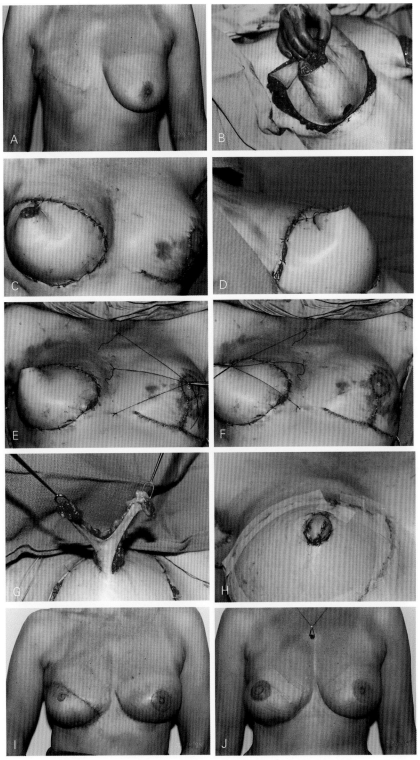

图50.15　A. 手术前。患者将接受右乳房重建和左乳房上提固定术。B. 血管吻合完毕皮瓣血运重建后,轻轻地将皮瓣放在胸壁上,有助于确定皮瓣植入和成形的起点。C. 暂时缝合的位置显示了乳房隆起的形状和猫耳的形成,对以后乳头重建很有帮助。D. 侧面观。E. 用3条缝合线沿着前胸部中线,确定乳头在左侧的位置。F. 然后可以将其翻转摆放到重构侧。G. 猫耳被切开,为两个皮瓣留下一个共同的血管蒂基底。H. 多余的皮瓣组织被切除,因为皮瓣单纯用来创造侧壁和乳头帽。I. 术后15天。J. 术后1年。术后1个月进行乳头－乳晕文身。

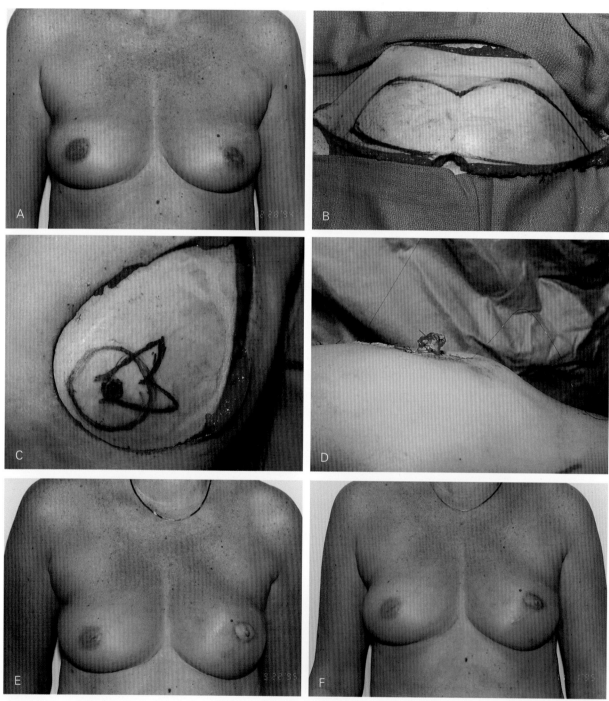

图 50.16　A. 左侧改良根治术术前。B. 如图所示，通过切除皮瓣的外部来控制皮瓣过大。由此产生的襟翼形状将允许使用文中描述的成形技术。C. 标记乳头－乳晕的位置，以及乳头瓣要切取的位置。D. 重建乳头的侧面观。E. 术后 8 个月，辅助化疗完成后。F. 乳头－乳晕文身后。

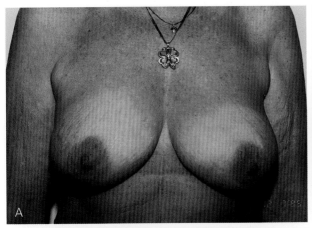

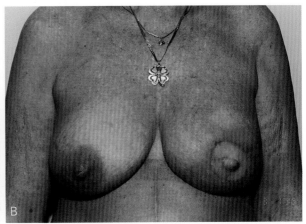

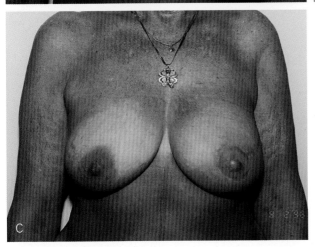

图50.17　A. 左侧改良根治术术前情况。B. 术后3个月，乳头－乳晕文身之前。C. 文身后完成完整的乳房重建。

文身之前的效果(图50.17B)。在术后快1年的时候，文身稍有褪色，但整体外形得以维持(图50.17 C)。

当进行真正的保留皮肤的乳房切除术联合重建术时，重建乳头－乳晕的位置定位简单明了，因为皮肤切除的区域就是重建乳头－乳晕应该位于的地方。患者在手术台上应取半坐卧位下缝合乳房切除后的皮瓣与TRAM皮瓣，这样才能准确地标记再造乳头－乳晕复合体的皮瓣皮岛需要保留的位置。

病例4：即刻游离横行腹直肌肌皮瓣(需后期修整)

55岁的女性，右侧乳房发现有5 cm肿物大小的浸润性导管癌，钼靶X线显示弥漫性的钙化灶，为行改良根治术转诊至我院。决定行右侧乳房TRAM皮瓣重建术的同时进行左侧乳房缩乳术

(图50.18A)。乳房切除切口为"钥匙孔"形，与对侧缩乳切口类似。术前根据健侧缩乳后乳头－乳晕画线位置决定重建侧乳头乳晕的位置。图50.18B术中照片显示了在皮肤缝合前再造好的乳头－乳晕复合体和皮瓣U形对折处的缝合。整个皮瓣去表皮化并被植入乳房切除后残留皮瓣下方。术后1周，乳房下方部分的原乳房皮瓣坏死。在乳房切除术和重建3周后，开始辅助化疗和放疗。在完成这些辅助治疗后，双侧乳头－乳晕明显不对称(图50.18C)。手术修整是必要的，包括通过新月形切除重建侧乳头－乳晕下方的乳房组织，通过乳房提升方式提升对侧乳头－乳晕位置，并对右侧乳头－乳晕文身。这些手术在局麻下进行的。在完成修整的7个月后，最终的结果还是完全可以接受的(图50.18D)。

我们已不再主张常规使用"钥匙孔"切口进行乳房切除术。乳房切除术的皮瓣血运通常不可

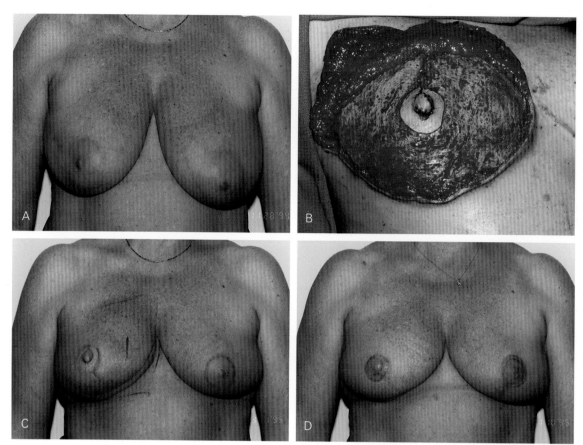

图50.18 A. 右侧改良根治术及左乳缩小术术前情况。B. 乳房切除术完成之后,TRAM皮瓣切取及乳头-乳晕重建术已完成。C. 辅助化疗和放疗完成后。乳房切除术后早期,乳头-乳晕复合体出现形状改变和隆起,可能继发于部分乳房切除术后乳房皮肤的丢失。D. 完成"小"的操作性修改之后。

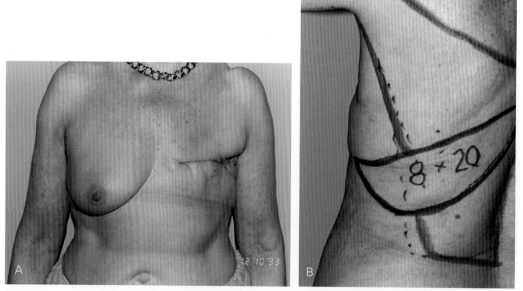

图50.19 A. 应用自体背阔肌皮瓣重建左乳术前。B. 术前的标记。从椎旁区到乳房下皱襞的侧面绘制了一个8 cm×20 cm的新月形椭圆皮岛。皮岛最前面的部分位于背阔肌外侧缘的前面。设计一个单独的腋窝切口用于分离血管蒂和切断背阔肌在肱骨上的止点。

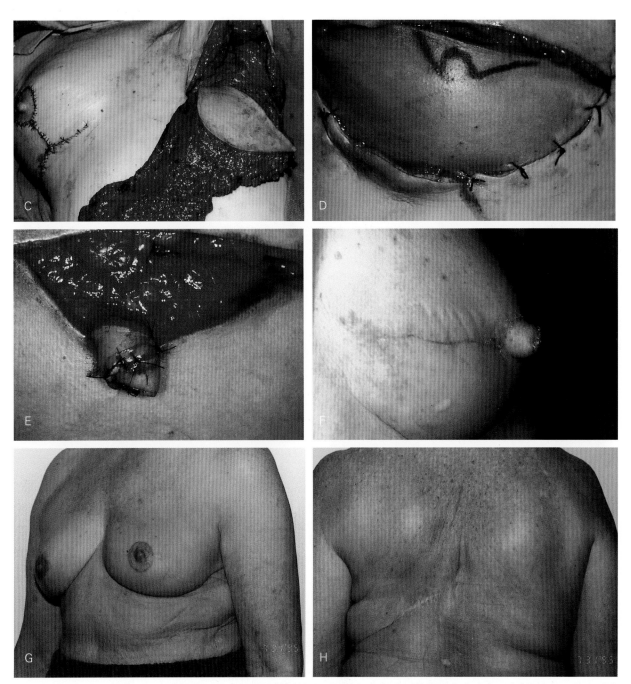

图 50.19(续) C. 皮瓣已切取并转移至乳房切除术缺损处。远端的肌肉和上覆的脂肪会在皮岛下方折叠。D. 乳头再造皮瓣沿背阔肌皮岛上缘勾画。在这种情况下,皮瓣的分叶分开180°。E. 完成乳头重建。乳头瓣供区直接闭合。F. 术后9个月乳头凸出。G. 术后19个月。H. 供区瘢痕可以接受。

靠,因为采用可靠的肿瘤学技术行乳房切除时皮瓣血运来源的胸廓内血管的穿支和胸外侧血管常常会被离断。术后预期的乳头-乳晕组织的下垂并没有出现,可能与辅助放疗后出现的继发性纤维化有关。因为用游离TRAM皮瓣重建乳房最初的形状是满意的,所以手术的修整简单直接。

病例5:自体的背阔肌皮瓣

这名68岁的女性6个月前因浸润性癌行改良根治术(图50.19A)。她想要进行自体组织的乳房重建,但是她之前接受过腹壁整形术,使得无法采用TRAM为供区。在同侧背部"脂肪堆积处"设计一个 8 cm × 20 cm 的自体背阔肌皮瓣(图

50.19B）。图片显示将皮瓣从背部转移到胸前乳房切除后缺损区域以及将背阔肌肌腱与胸大肌外侧缘的固定操作（图50.19C）。皮瓣的远端部分（肌肉和脂肪）折叠置于皮岛所在的皮瓣区域的深面，并以可吸收缝线缝合固定。这可以提供必要的凸度来匹配另一侧乳房。如果乳房大小或凸度看起来有些多，那么不要反折皮瓣，同时切除远端部分就可以解决这个问题。在重建大体乳房后，用背阔肌皮岛的上缘的两个共蒂并成角180°的皮瓣完成即刻乳头的重建。乳头位置是用前面TRAM病例报告中描述的缝线技术来确定的。背部皮肤的真皮较厚，非常适合进行乳头重建（图50.19D）。术后1年，结果仍然相当满意。不需要进行手术修整（图50.19E），而且供体区的瘢痕是完全可以接受的（图50.19F）。

结论

我们在过去的7年里，积累了大量乳房乳头同期重建的有益经验。在每一个病例中，我们都能同期重建大体乳房和乳头－乳晕复合体。在皮瓣转移的时候，在乳房上增加了乳头－乳晕的复合体，强化了我们对术中乳房不对称的认知；因此，我们把精力集中在取得完美的结果上。我们坚信，再造的美学效果与最初手术时在皮瓣塑形上花费的时间是直接相关的。与带蒂TRAM相比，游离TRAM皮瓣和自体背阔肌皮瓣的血供更可靠，可以对其进行更大胆的塑形以期改善再造的美学效果。当需要进行二次修整时，它们往往是简单而直接的。可以完全避免大幅度的移动皮瓣来再塑形以及与对侧匹配。

乳头位置的轻度不对称只发生在我们2%的患者身上。这些在诊室里局麻下都很容易被矫正。在术后1年以内，因为凸度的丧失而需要行乳头修整也很少见，在我们的病例中只占1%。在10%的延期重建和5%的即刻重建中，乳房形状、下皱襞和乳房大体的位置需要进行后期的修整。正如前面提到的，这些后期的修整往往是简单而效果直接的。

管理式医疗的迅猛发展对我们为患者充分提供重建缺损乳房的能力和技术产生了深远的影响。尽管医疗保险公司会为乳房重建支付费用，但是对称性的修整手术被认为是"美容性"而不是"功能性"的手术。第三方支付的这些政策不应该对重建结果的质量产生负面影响。同期乳头重建的方法是迈向"一步到位"的重要一步。

同期乳房乳头重建的费用应与其他分期重建的费用进行比较。当完成这样的临床研究后，我们就能知道同期重建所花费的额外手术时间，所得到的重建效果和患者获得的满意度水平，从而能综合评估同期重建是否真正能够获益。

编 者 评 论

作者们是使用自体组织进行同期乳房乳头重建的主要倡导者。他们在理论上和实践中都为这种方法提供了很好的案例。使用自体组织进行同期乳房乳头重建的观点是可以令人信服的。乳房在同一期手术通过以下方式成形：在乳头设计的位置存在多余的组织，然后将这个多余的部分转换重建乳头。这允许手术医生在第一期手术时对重建效果进行细微的调整，从而不会因去除多余的组织而损害最终的美容效果。该操作的主要缺点是可能将乳头放置到错误的位置。同时也有可能导致乳房皮瓣或乳头皮瓣的血供障碍。

作者在提醒我们一些其他的关键性问题，他们在这些方面做得很好。特别是采用缩乳的手术切口方式来进行乳房切除手术是不安全的，这可能导致乳房切除术后遗留的皮瓣坏死。如果采用缩乳的方式，准备一个备用计划至关重要，因为采用缩乳的切口完成乳房切除术后皮瓣可能会坏死。在进行对侧乳房缩小手术和以前接受过放疗的患者中，用自体组织创建乳头和乳房的一期乳房再造风险无疑更高。也许明智的选择是先开始在不需要对侧乳房缩小以及没有接受过放疗的这些更简单的病例上进行同期的乳房乳头重建。在对那些更直接的操作有了一定的信心之后，再在对侧缩乳或悬吊或后续需要放疗的病例上进行同期的再造，这样可能会更为合理。

作者还相信可以通过将 TRAM 皮瓣或背阔肌皮瓣缝合到胸壁上让皮瓣自然下垂以形成乳房的形状，而不是重新分离形成一个口袋。将皮瓣组织缝合到胸壁并将其对折成 U 形的操作，是利用"猫耳"再造乳头这一同期再造乳房方法学上最基本的一个方面。这就解释了这种方法与许多其他外科医生在乳房再造中所做的相反，通过将乳房残留的口袋腔隙与对侧乳房匹配，然后让皮瓣或多或少自然地塑形。在允许皮瓣自然塑形的情况下，几乎不会产生"猫耳"。因此，同期再造的方法不太适用。

应该对提倡并开发这一同期再造方法的作者及其同事们表示祝贺，因为他们已经证明了该技术的价值和成功。但是，经验有限的外科医生，除非他们积累了一定的经验或者从适当的简单病例开始，否则应慎重采取这种方法。

(*S.L.S.*)

延伸阅读

1. Barnett GR, Gianoutsos MP. The latissimus dorsi added fat flap for natural tissue breast reconstruction: report of 15 cases. *Plast Reconstr Surg* 1996;97:63–70.
2. Hartrampf CR. *Breast Reconstruction With Living Tissue*. New York: Raven Press; 1991.
3. Papp C, Sanon E, McCraw J. Breast volume replacement using the de-epithelialized latissimus dorsi myocutaneous flap. *Eur J Plast Surg* 1988;11:120.

双蒂横行腹直肌肌皮瓣乳房重建
Bipedicle TRAM Flap Reconstruction

概述

本章原本为本书的第一版而撰写。本章详尽描述双蒂横行腹直肌肌皮瓣(TRAM)乳房重建手术的技术细节及笔者对此手术的经验和思考。笔者掌握的此类手术的适应证较前有所改变,就像以下所提及的,此类手术开展较过去减少。此外,笔者对于关闭腹壁供体缺损进行了一些改良。以下章节内容为笔者目前采用双蒂 TRAM 皮瓣进行单侧乳房重建的详细细节。

从美学和持久性的角度来看,将下腹部的皮肤和脂肪组织向乳房的转移,是恢复和重建女性乳房的最优方式。正如本书的其他章节所描述,TRAM 皮瓣手术自 Hartrampf 引入以来已经发生了巨大的变化。基于腹壁上动脉(SEA)的皮瓣或基于腹壁下动脉(DIEA)的游离微血管皮瓣(仅含一小部分腹直肌或不含任何肌肉的 DIEA 穿支皮瓣),TRAM 皮瓣手术可分为单肌肉蒂和双肌肉蒂两种。这种显微重建转移方式给Ⅲ区皮下脂肪组织和部分Ⅱ区(跨中线的组织)提供了更充足的血液供应。在过去的 10 年中,越来越多的外科医生熟练掌握显微外科组织转移并充满信心,因此游离组织 TRAM 皮瓣乳房重建的手术率明显增加。

双蒂 TRAM 皮瓣可以提供最大组织量血供充沛的下腹部组织,几乎可以为所有的患者进行乳房重建手术。正如后面所讨论的,依据笔者的临床经验,在合适选择的患者身上可以可靠地转移90% 的脐部和耻骨区域之间的脂肪组织(包括所有的Ⅰ区和 80% 的腹部中线两侧的Ⅱ区组织)。使用 20 MHz 多普勒超声进行腹直肌血管定位后进行肌皮瓣细致分离的技术没有较大的优势。手术过程中分别保留腹直肌的内侧和外侧及其覆盖

的筋膜(尽管两者都不受神经支配)和附着于白线和半月线的组织,为供体部位闭合提供了更多的安全性。

目前,我在实践中已很少使用这个术式。相比于此术式在本书第一版时占据我全部 TRAM 皮瓣乳房重建手术 20% 的比例,目前此术式已大幅下降至 3%。这是因为 TRAM 皮瓣的初步手术延迟技术为紧邻的跨中线区域(区域Ⅱ)提供了 25%的血管分布,从而减少了在相当数量的先前接受过双蒂 TRAM 皮瓣治疗的患者中提升两块腹直肌分离的需要。显微外科技术在组织瓣的游离移植中有着更为完善和突出的作用。每次我总是通过"肌肉分离收获"或在超声多普勒定位肌内血管蒂的引导下选择性分离每束肌肉中心的 50%~60%使用这项技术。此外,我现在基本上对于每一个"分离肌肉"的双蒂 TRAM 皮瓣手术的患者使用了一层补片(聚丙烯材料)。这样治疗的患者术后腹壁疝发生率低,很少再需要进行腹壁疝修补术。也可以就在半月线的侧方做一个减张切口,将腹外斜肌筋膜从这条线(半月线)中分离出来,这样就可以更容易地闭合由于两块腹直肌游离后而造成的筋膜缺损。当肌肉筋膜闭合处完全没有张力时,不需要任何补片。这是笔者从 Scott Spear 博士那里学来的。

目前,在笔者的实践中,使用双蒂肌皮瓣进行单侧乳房重建的关键指征是拥有较低的下腹部正中切口,同时需要大部分或全部下腹部组织进行重建的患者。两块腹直肌的合并避免了中线瘢痕对对侧腹部脂肪组织和皮肤血液循环的影响。另一个指征是乳房重建需要所有的下腹部组织。以下为实例说明(图 51.1 和图 51.2)。

尽管双蒂腹直肌皮瓣重建手术的流行率较低,以两块腹直肌作为血管"载体"的双蒂 TRAM

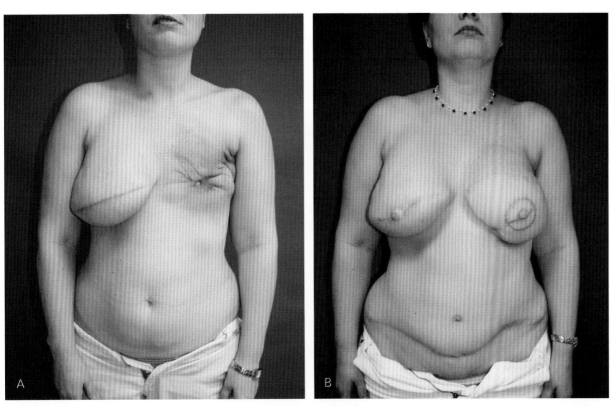

图51.1　A、B. 术前（A）和术后（B）正面图：患者系左侧乳腺癌改良根治手术及放疗后左乳房植入假体感染行假体取出后。患者对侧的乳房已行重建。注意：乳房重建时需要足够的皮肤和组织量。

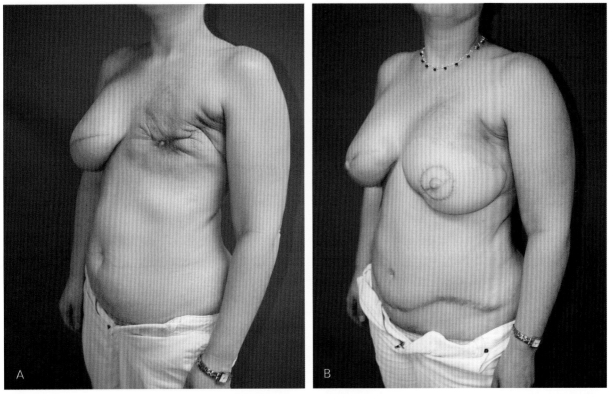

图51.2　A、B. 术前（A）和术后（B）斜视图：运用双蒂横行腹直肌皮瓣最大限度利用下腹部组织（包括所有4区）完成乳房重建。

皮瓣转移手术,面对重建组织需求量超过30%的TRAM皮瓣的患者,对于接受过有限训练和(或)较少显微外科经验的乳腺外科医生来说仍然是一个重要的选择。如下文所述,我发现几乎每一个适当选择的患者都能可靠、安全的行双蒂TRAM皮瓣手术。

在过去的20年里,TRAM皮瓣已经成为全世界自体组织乳房重建的标准。它可以使外科医生能够模拟几乎任何大小和形状的乳房,同时改善下腹部皮瓣供区的轮廓。尽管Hartrampf[1,2]最初将其描述为单蒂岛状皮瓣,但下腹部组织也可以作为双蒂(双肌)皮瓣转移。该手术可以作为一个微血管扩张的单蒂或"增压皮瓣",也可以作为一个游离组织或游离皮瓣移植。应用TRAM皮瓣手术时皮瓣的选择,主要取决于乳房重建的组织要求,对侧乳房的美学要求以及术者的经验和操作水准。

组织要求与重建乳房形态所需的皮肤和皮下脂肪的数量有关,以使重建乳房的形态最接近对侧乳房。仔细的组织需求量评估是TRAM皮瓣乳房重建获得良好外形十分必要的第一步。与此同时,还可以评估腹部中线两侧脂肪组织的含量和分布。决定TRAM皮瓣优越血液循环的因素[10]包括通过上腹壁血管蒂的流量、通过肌肉皮肤穿支血管的数量和流量、穿过中线的流量以及来自皮瓣的静脉流出。Taylor等[11]最初研究了下腹部皮肤和皮下脂肪的动脉供应。通过染料注射,他们发现其血液供应有3个来源,即深腹壁下动脉、腹壁上动脉和肋间动脉。深腹壁下动脉是蒂部主要的营养供应支。Hartrampf[1]最早提出了关于优越型TRAM皮瓣循环动力学的概念。在分析了他的临床经验后,产生了一个想法,即基于每个区域中的组织与肌肉蒂的接近度将下腹部组织分成4个区域(图51.3)。他观察到当从覆盖蒂的Ⅰ区进展到随机模式的Ⅳ区循环时,组织存活的可预测性降低。

Moon和Taylor[10]在另一系列尸体上进行的注射研究中进一步阐明了前文提及的优越血流动力的单蒂TRAM皮瓣的循环机制。这项工作证明了

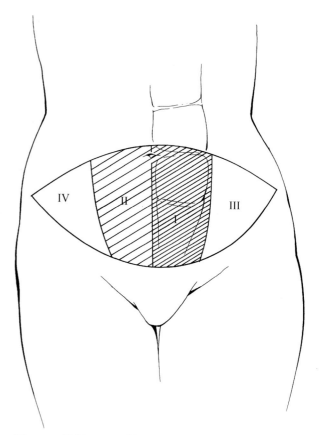

图51.3　根据TRAM皮瓣不同区域的血管分布划分组织区域(Ⅰ～Ⅳ)。

通过"乏血管区"的血流量在逐步减少,并为Hartrampf和Wagner等[4]和Bostwick[3]的临床观察提供了额外的支持。在随后的出版物中,概述了单蒂TRAM皮瓣的"安全区",其中包括约2.5个组织区域(图51.4)。这些包含了所有的Ⅰ区,Ⅱ区的60%和Ⅲ区的70%。研究人员指出,如果需要额外的组织进行乳房重建,要使脂肪坏死和血管损伤的并发症保持在可接受的低范围内,增加皮瓣的血液供应是必要的。他们表示在单侧乳房重建手术时经常有必要使用双蒂皮瓣。

Carramenhae等[12]和Taylor[13]研究了单蒂皮瓣的静脉循环。他们的注射研究表明,皮瓣的静脉在肌肉内与动脉伴行,但连接静脉处有静脉瓣,但连接静脉处有瓣膜,瓣膜的方向较低,因此,如果要使上部基底皮瓣的静脉流出正常进行,这些"振荡"静脉中的流动必须逆转。

依据笔者过去十年进行TRAM皮瓣乳房重建

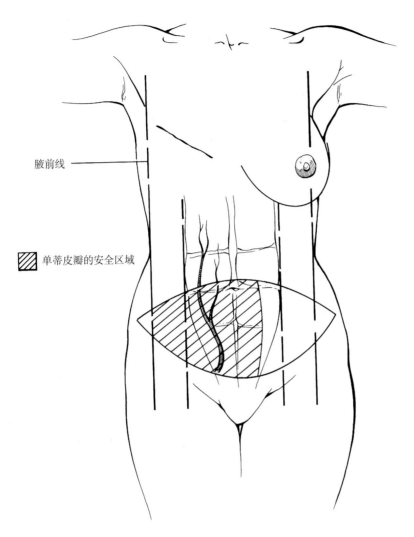

腋前线

单蒂皮瓣的安全区域

图51.4 TRAM皮瓣的安全区域(经许可引自 Wagner DS,Michelow BJ, Hartrampf CR Jr. Double pedicle TRAM flap for unilateral breast reconstruction. *Plast Reconstr Surg* 1991;88:987)。

的临床经验,单蒂皮瓣可以保证两个组织区域的活性。更具体地说,我认为,内侧和外侧两排穿支可以维持全部的 I 区、III 区80%和 II 区20%的血液供应。如果组织需要量超过这个体积,那就需要皮瓣提供额外的血管供应,以尽量减少脂肪坏死和皮瓣损失的风险。

增加循环的演示方法包括:设计皮岛为"中腹TRAM"[14],术前2周结扎上腹部浅下血管和上腹部深下血管,延迟皮瓣移植[15],微血管增强或"增压"的皮瓣移植策略[16],游离微血管皮瓣移植[5-7],或以两块直肌为血管载体的双蒂皮瓣[3,4]。双蒂TRAM皮瓣可以将几乎所有的腹部组织(图51.5)转移到胸部。在大多数需要两个以上组织区的手术中,笔者使用了一个分离的肌肉双蒂皮瓣,效果非常满意,乳房和腹部的并发症率很低。

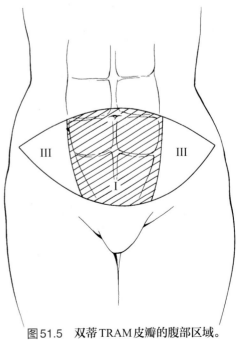

图51.5 双蒂TRAM皮瓣的腹部区域。

患者的选择

患者的选择和手术方式(皮瓣转移技术)的选择都是TRAM皮瓣乳房重建成功与否的关键决定因素。仔细的病史和体格检查,特别是易使患者增加TRAM皮瓣重建并发症发生率的重要的危险因素。主要的危险因素包括吸烟史、既往腹部手术史和腹部瘢痕形成、既往放射治疗史、严重的系统性疾病和明显的肥胖[17]。吸烟的患者要求在手术前完全停止吸烟6周以上。以前切口的存在,尤指胆囊切除术的右肋下切口和明显肥胖的患者设计超过2.5区的组织需求量,这些情况常提示得选择与分离肌肉的双蒂TRAM皮瓣不同的术式,在这些高风险病例中,常常会采用游离TRAM皮瓣的技术[18,19]。

术前应该仔细评估腹壁轮廓,脂肪分布及肌力。那些脂肪层薄弱,肌肉松弛及腹部隆突的患者其乳房及供体部位的并发症发生率明显增加,并非是双蒂TRAM皮瓣重建乳房的最佳选择。牺牲双侧的腹直肌会明显降低躯干的屈曲力量,对于那些术前不能做仰卧起坐动作的患者,采用双蒂TRAM皮瓣的重建手术可使其变得相当虚弱。

除了前述的重要例外情况外,依据笔者的经验,如果拥有足够体积供体,绝大多数寻求TRAM皮瓣乳房重建的患者都可以选择双蒂皮瓣。

术前准备

尽管提高了公众对乳房重建及其复杂性的认识,但是术前患者教育的重要性无论如何强调也不为过。所有的患者应该提前了解腹部、脐周及乳房的切口位置,并被告知在这两个区域预期的皮肤感觉变化。要对围手术期所有的流程熟悉,包括可能对腹壁闭合进行补片修补,引流管护理的重要性以及预期4~6天的住院时间。术后恢复期平均约为6周,告知患者术后其腹壁区域会有所减弱,但通常对其正常生活活动能力影响不大。

患者于手术当天一早入院,并静脉输入足量的温平衡盐溶液。既往我们要求患者在手术前捐献1U或2U自体血。因为现在整个手术过程都是用电刀完成,出血较少,所以现在我们不常规行自体血输入。患者转移到医院的病床上后,调整病床的位置,背部抬高,同时髋关节和膝关节屈曲。疼痛管理是通过在最初72小时内使用连续和间歇模式的自我控制静脉麻醉技术(患者自控镇痛泵)来实现的。术后第3天开始口服止痛药。术

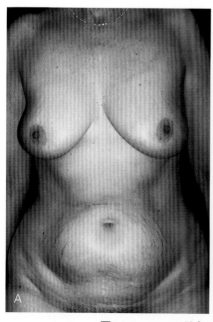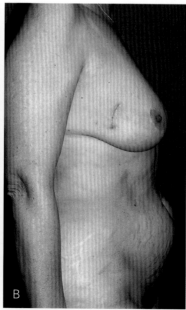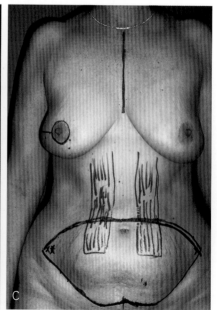

图51.6 A~C. 具有足够组织量的分离肌肉的双蒂皮瓣的患者的前视图和侧视图。

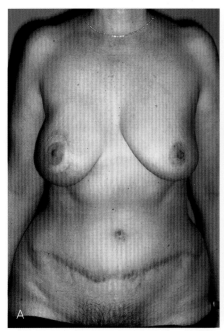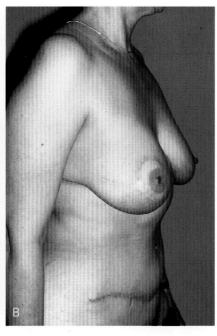

图 51.7　A、B. 双蒂 TRAM 皮瓣乳房重建的患者的前视图（A）和侧视图（B）。

后第 1 天患者即可下床，同时活动和饮食也应该相应增加。24 小时后引流量减少到 30 mL 以下，才可移除引流管。如有必要，患者可携带引流管出院，但应加强对引流管的清洁并保持干燥，以及对每个引流管每 24 小时的引流量进行详细的记录。术后 1 周、2 周及 6 周常规复查。如有必要，可以增加复查的频率。辅助化疗或放射治疗通常可以在手术后 6 周内开始。

手术技术

术前应该仔细评估组织需要量，如果需要转移超过 2～2.5 个组织区，如果不能选择显微外科转移，则应使用双蒂 TRAM 皮瓣（图 51.6 和图 51.7）。我们更多是通过将 20 MHz 多普勒超声探头在腹部皮瓣提起后直接放在腹直肌上方确定收集部分包含血管，从而收集 60% 的肌肉中心部位（图 51.8）。这样可以提高双蒂分裂肌肉皮瓣质量。这种收集方法在后面详细叙述。

通过健侧乳房形状的分析来确定转移皮瓣的位置。皮瓣可以被垂直、水平或者垂直、倾斜放置。后者是目前为止最常用的皮瓣植入方法。当乳房从上内侧到下外侧重建时，会获得最佳的美

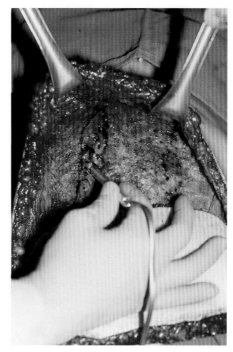

图 51.8　术中使用无菌 20 MHz 超声多普勒探头在每块肌肉上勾画出两排血管。

观效果（图 51.9～图 51.11）。通过这种方式，上内侧乳房可以达到理想的丰满度，并且可以持续地形成自然的外侧形状。

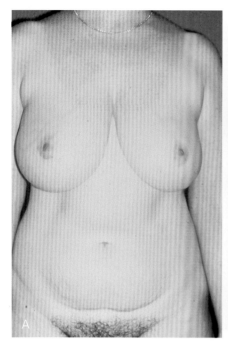
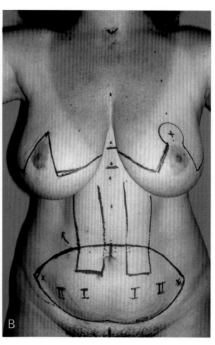

图 51.9 A、B. 右乳腺癌改良根治术患者的术前图,即将行双蒂 TRAM 皮瓣重建和对侧左乳房缩小术。

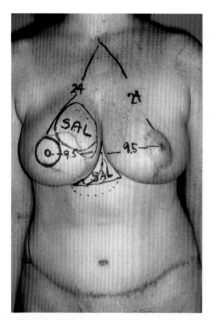

图 51.10 乳房剑突肌蒂上方区域的抽脂修正的标记和乳头 - 乳晕重建的标记。

即刻乳房重建:保留乳房皮肤

保留皮肤的乳房切除术的完成极大地改善了即刻乳房重建的美学效果。这种手术并不影响局部肿瘤控制及肿瘤的预后,对于普外科医生来说只是可能稍微困难一点。但这一知识必须普及给每一位普通外科医生,因为保存乳房皮肤是至关重要的。

在行乳房切除术前可以设计切口切除之前活检的瘢痕及乳头 - 乳晕复合体,从而保存最大量的天然乳房皮肤组织。这需要普外科医生和重建外科医生进行合作。保留乳房下皱襞同样十分重要,在行乳房切除术时不应该解剖乳房下皱襞下方组织。最初,重建外科医生会用 2-0 丝线将皮瓣固定在乳房下皱襞胸壁上可能会有帮助。随着经验增加,这一重要的乳房标志在乳房切除术中很容易保存。如果乳房下皱襞在乳房切除术中被无意切断,可以使用 3-0 透明 PDS 缝合线进行内固定重建。是从 Scarpa 筋膜或小腿筋膜到胸大肌筋膜。必须注意保持与对侧乳房下皱襞水平平齐,不要因这种缝合方式造成皮肤凹陷。在乳腺癌改良根治术过程中,胸外侧皮瓣常会抬离背阔肌。这个胸外侧皮瓣必须被重新缝合固定于胸壁,否则可能导致转移皮瓣的脱位,或者积液存储,从而导致胸外侧区域不能达到理想的外形。使用透明的 3-0 PDS 缝线将皮瓣被固定在侧胸壁肌肉组织上,应仔细操作,同样不要使皮肤凹陷。

延迟乳房重建:处理乳房皮肤

延迟的乳房重建,需要转移皮肤,修补体积缺损,以及重建乳房下皱襞,在合适的位置复制出最

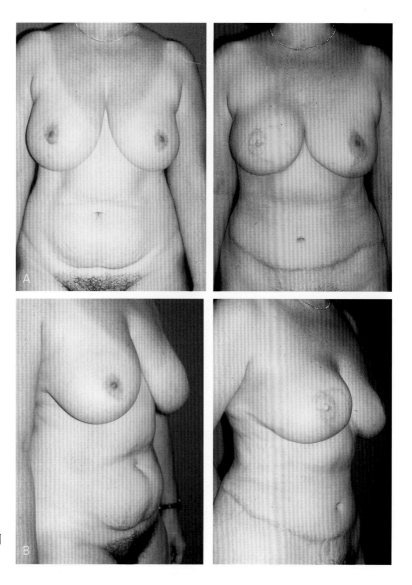

图 51.11　A、B. 术后前视图(A)和斜视图(B)具有良好的乳房下皱襞和剑突。

佳的外形的乳房。为了获得最大的美学效果,随着皮瓣延展性的提高,重建乳房缺损和修复乳房形态的关键标志则是至关重要的,这就需要"处理乳房皮肤"。

　　重建缺损首先应该上下解剖游离先前的乳房切除术后的皮瓣。这可以通过电刀装置或者手术刀片完成。既往的皮瓣下面通常有一层瘢痕组织,这限制了原有皮肤的扩张性,从而限制了新乳房的形状。必须将这些瘢痕组织从皮瓣的下表面切除,然后用设置在 3 档上的电刀(部分电刀设备设置为 30 档)或手术刀进行仔细解剖。当遇到过薄的皮瓣时,必须更加小心,以免导致这些皮瓣产生血管损伤。切除皮瓣瘢痕可以显著增加皮瓣的柔韧性和扩张性,使皮瓣能够平滑地覆盖在 TRAM 皮瓣的脂肪组织上而不挛缩。

　　乳房下皱襞必须在与对侧乳房对称的基础上才能完成重建,这应该在术前完成好标记。在 TRAM 皮瓣转移的手术过程中,乳房下皱襞总是在关闭供体区域时发生轻微的下移。所以可以在最开始的时候将乳房下皱襞位置稍微向上延伸,从而使最后在 TRAM 皮瓣转移时达到最佳的位置。必须注意不要在开始时使乳房下皱襞太低,因为需要用前面提到的 3-0 PDS 缝合线重建内部皱襞,不必要地使手术复杂化。

患者标记和皮瓣分离抬高

　　术前站立位标记双侧髂前上棘,脐中线略高于脐的水平切口,在侧方向画出逐渐变细的切

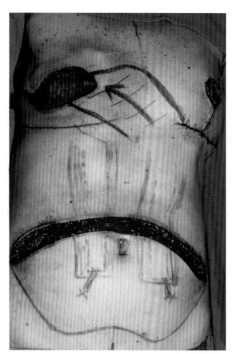

图51.12　术前标记双蒂 TRAM 皮瓣，注意隧道的方向应该偏向健侧乳房。

口。在设计椭圆形切口皮瓣的基础上，将切口下缘进行标记，使缺损处闭合时要形成最小的"狗耳"形状。术前要仔细研究皮瓣的设计，通过患者在病床上卧位时弯曲腰部来检查是否有足够的皮肤来关闭腹部切口。

标记好皮下隧道范围和转移皮瓣的隧道轮廓。此隧道主要通过分离剑突区域完成。笔者认为对于双蒂分离肌肉皮瓣隧道应该稍微宽一点，这可以通过向对侧乳房的内下侧解剖来实现（图51.12）。如果在分离隧道过程中，对侧的乳房下皱襞最内侧面被破坏，应该在皮瓣及其肌肉载体通过隧道后，使用3-0 PDS 缝合线将乳房下皱襞再缝回胸壁。

患者被推入手术室并在手术台上摆好体位，放置 Foley 导尿管，术前使用静脉加压靴，中心静脉穿刺管可以保证术中或术后静脉液体输入通畅。患者应该保持坐位，腰部弯曲90°，这样在手术中臀部和膝盖都可以弯曲。

首先切开上切口和腹部皮瓣，从肌筋膜层向两侧肋缘游离皮下脂肪组织。要注意限制皮瓣外侧的解剖范围，使其仅能允许皮瓣前进移动和及侧供区闭合，这一点很重要，因为肋间血管对腹部皮瓣血供有重要的贡献，通过限定外侧游离的范围从而保留肋间血管的血液供应。

在剑突区域，分离一条可以容纳一只手的宽度的隧道。这个隧道是需要在头灯的帮助下进行解剖，通常使用电刀设备进行。隧道的方向是指向对侧乳房的下内侧（图51.12）。以这种方式建立隧道将有助于双蒂肌皮瓣的通过，并将术后外形异常降至最低。当外科医生通过下方的腹部切口和上方的乳房切口同时进行手术时，更有助于隧道的解剖。腹部皮瓣的深层肌肉层和底面必须进行良好的止血。

当腹部皮瓣游离和隧道完成后，将患者调整为坐位，并检查上皮瓣的切口位置的准确性。如果预设的切口过紧，应该向上进行游离调整。多数情况下都是不需要调整的。

然后通过从外向内解剖，将皮瓣组织的任意一部分从腹外斜肌上剥离，提升皮瓣，并分离至两侧肌皮穿支血管的外侧。这些必须清晰明确。接下来，皮瓣的下半部被提升到耻骨和脐之间的中点位置（通常距离耻骨7～8 cm）。

一个带有无菌手持式探头的20 MHz 超声多普勒仪会被带至手术现场。在手术室噪声最小的情况下，使用探头评估每个腹直肌（图51.8）。使用水声凝胶可增强多普勒信号。动脉信号通常是非常明显的，它们大多分布在每块肌肉上的两条平行线上。通过在最大信号强度点上用亚甲基蓝"标记"这个动脉最强区域。应该从肋缘到皮瓣上缘的整个肌肉长度都应做标记（图51.8）。用亚甲蓝在标记点的内侧和外侧画一条线，以勾勒出筋膜切口的位置和需要的中央肌肉切除区域（图51.13）。

然后在皮瓣的中线下部到脐的中线上做一个隧道。皮瓣组织从一侧腹直肌上的肌皮穿支内侧抬高到另一侧腹直肌上的肌皮穿支内侧。

接下来，在耻骨区和脐部中间的腹直肌的外侧和中间1/3连线各做一个4 cm 的横切口（图51.14）。使用电刀设备（在凝血模式下设置为5），

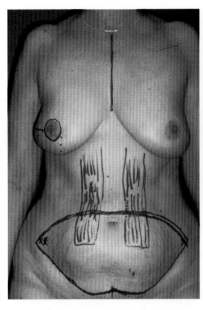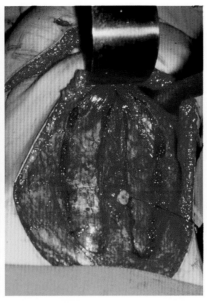

图51.13　基于血管位置的筋膜切口和肌肉轮廓。

首先用多齿(Brown-Adson)镊子抓住肌肉,将其从前向后分开。确定下腹壁深血管。这些血管从脂肪中分离出来,然后结扎。使用头照灯有助于解剖。当肌肉从腹直肌后鞘上分离时,分离皮瓣的茎部(附着于皮瓣上的部分),使用缝合线结扎,以便于分离肌皮瓣(图51.14)。腹直肌前鞘在后内侧继续向下延伸,并与上腹部深部血管呈横行相交。准确识别并"骨骼化"脐下及脐上穿支血管的内侧,以保留最大数量的腹直肌筋膜组织,有助于腹部缺损的闭合。通过放大镜(2.5倍或3.5倍)可以很容易地分离穿支血管。

在皮瓣的外侧筋膜上做一切口,当肌肉从外侧提拉到内侧时,保留游离的肌蒂。从上到下进行仔细解剖,一直到肋缘水平。下一步在内侧筋膜做切口,这个切口应该远离脐部。这个切口与用来结扎肌蒂根部的横切口相连,这就完成了其中一块腹直肌的游离,腹直肌在中线一侧与脂肪和皮肤相连。

在另一侧进行相似的手术,首先完成肌肉的外侧切口,然后完成内侧切口。第二个内侧切口的下半部分通过将皮瓣转向肌蒂侧,使下内侧筋膜切口暴露。皮瓣剥离从两侧肋缘下方开始(图51.15)。必须结扎所有的肋间神经,特别是两侧最高的肋间神经,以促进肌肉萎缩。背部切口通常在两侧肋缘以上两指宽处进行,以便于皮瓣和蒂

转移到乳房区域。

现在,将皮瓣转移可以到预定的位置。肌蒂不应有扭结或紧绷(图51.16)。如果在隧道游离过程中,对侧乳房下皱襞升高,则应该在皮瓣转移至胸部后,用3-0 PDS缝线缝合。一旦皮瓣移到胸部,用2-0丝线或外科手术钉将其固定到位,将皮瓣的皮肤固定在乳房区域的皮肤上。这样可以在修复筋膜供体缺损的同时保持皮瓣的稳定性。

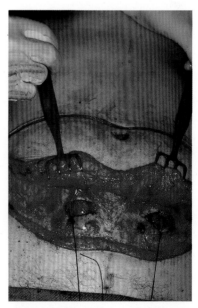

图51.14　在脐与耻骨距离的一半的筋膜上横切,分离上腹壁下深血管。缝合线留长,有助于蒂部识别和肌肉抬高。

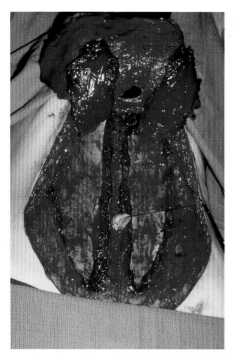

图51.15 肌肉分离，双蒂肌皮瓣伴中央肌肉游离。

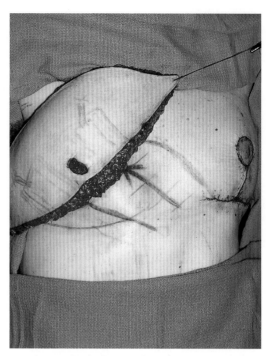

图51.16 通过隧道垂直倾斜插入将皮瓣移位到胸部区域。

　　图51.6、图51.7、图51.9和图51.17显示了推荐使用双蒂TRAM皮瓣重建的患者的具体例子。

　　表面闭合采用编织尼龙式缝合线（0 Surgilon）进行，呈8字形间断缝合。此时应该最大限度地放松肌肉，麻醉医生可以使用合适的药物进行配合。位于脐上下约3 cm处有五条关键的缝合线，以确保肌肉和筋膜的良好缝合。然后在两侧同时缝合，并向侧腹壁提供支撑力，在固定缝合线的同时稍微减张。如果所有缝合线都固定在筋膜或肌肉组织中，其他组织则每隔1cm可增加一条缝合

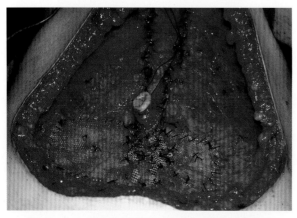

图51.17 采用聚丙烯补片修补完成的腹壁外观。

线。笔者的经验是用不可吸收的合成补片来修补缺损（图51.18中显示无补片闭合缺损）。笔者更喜欢使用聚丙烯补片，将它固定在下腹部区域，并放置于脐部的小切口。选择一个足够大的补片可以填补任何缺损的区域（图51.17）。

　　或者，外科医生可以通过分离腹壁结构来修补缺损。这相当于分离腹外斜肌筋膜附着于半月线的地方。在松解这部分结构时，术者必须不能损伤腹内斜肌筋膜或深至腹内斜肌筋膜的暗筋膜，因为在半月板线外侧该区域中的薄弱可以产生暗筋膜疝或凸起。此结构游离很简单，它可以使腹部两侧的肌肉筋膜边缘可近似完全没有张力。在这种情况下，笔者一般不会用合成补片进行肌肉筋膜闭合。

　　将腹部皮肤和脂肪皮瓣向下牵拉。脐部安放在皮瓣中线近髂嵴水平处，并且通过耻骨区域中各做一小切口放置两个负压引流管，这样使得这些瘢痕隐蔽。将脐部先缝合到腹部筋膜上，然后将其穿过皮肤，并将下腹部横切口分层闭合，4-0 Vicryl缝合线用于真皮层深部缝合，透明的4-0 PDS缝合线皮下缝合表皮层。并将引流管固定于

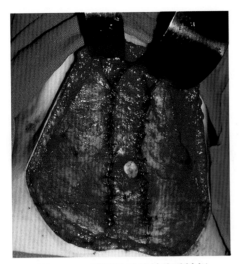

图51.18 采用补片修补腹壁缺损。

耻骨上区域的皮肤上。

然后用皮瓣重建一个新的乳房(图51.6和图51.7)。首先通过使上内侧丰满,并从上内侧到下外侧重新构建所需的乳房形状来实现的。在皮瓣转移之前,乳房下皱襞及侧胸壁已通过前述的方法进行固定。乳房区域通常放置两个引流管,一个沿着乳房下皱襞继续通过隧道进入上腹部,另一个放置在腋窝区域。关闭皮瓣植入切口的真皮深层组织采用间断的4-0 Vicryl缝合线来完成,并且在皮下采用透明的4-0 PDS缝合线缝合(图51.9~图51.11)。

手术结束时,患者被安置在病床上,使腰和膝盖弯曲,背部抬高达到腹部皮肤切口无张力的高度。放置一块ABD海绵在乳房区域,以便观察转移皮瓣的血运情况。腹部切口使用一种降低了50%张力的腹部黏接剂,将敷料固定在腹部,但不宜太紧。术后第2天患者可下床,并增加活动量。术后第2天取下静脉泵,术后第3天停止使用导尿管。自体血在术后24小时内按要求输注。如前所述,疼痛控制主要用镇痛泵,直到可以口服镇痛。患者一般在术后4~6天出院回家。

并发症

双腹直肌皮瓣转移,增加了动脉流入和静脉流出,显著降低了脂肪坏死的发生率,同时皮瓣缺失的风险也很小。在分离肌肉的皮瓣提升时,外科医生应该注意离断肋间最高神经,通常在2个月内,剑突肌肉会有萎缩,但一般没有明显的轮廓缺损。如果轮廓缺损持续存在,通常可以通过抽吸脂肪来修整该区域的皮下脂肪组织。在乳房切除术中,乳房固有皮瓣坏死并不少见,外科医生必须仔细检查这些皮瓣,然后再决定在重建过程中要补充多少皮瓣。荧光素可能有助于确定皮瓣血管损伤的诊断。

采用双蒂皮瓣并不增加供体区域的并发症发生率。患者术后腹壁屈曲能力下降,但是在随访过程中,他们的日常生活并不受到影响。因为补片的应用,下腹壁疝及腹胀的发生率并不高。绝大部分(约60%)的患者并不需要补片进行修补,但可能需要游离腹壁组织来修补。

到目前为止,只有1例患者在未行补片修补后发生腹壁疝,从而行补片的再修补。

因为现在常规使用补片,所以必须保持腹部前移皮瓣的最佳血供。主要通过减少皮瓣的破坏,特别是横向破坏,以保持最大的血液供应。如果皮瓣损伤和伤口裂开发生后导致补片暴露,通常可以通过局部伤口护理来处理,并不需要将补片移除。

有1例患者发生脐部坏死,需要早期手术切除并闭合伤口以防止补片污染。

腹壁血清肿是不多见的,使用引流管抽吸引流,并保持在原位,直到引流量小于30 mL/24小时。积存于腹部皮瓣下的积液可以无菌抽吸,一般发生后往往需要反复抽吸。双蒂技术有助于改善皮瓣血运,减少TRAM皮瓣乳房重建最常见的并发症即脂肪坏死的发生率。如本章所述,对技术细节的细致关注,可以将该手术时的并发症的发生率保持在非常低的范围内。

编者评论

Shestak博士出色地描述了双蒂TRAM皮瓣用于单侧乳房重建的适应证和手术技巧。双蒂TRAM皮瓣手术改善了下腹部皮肤和脂肪的血液供应，允许使用更大面积的皮肤和脂肪进行乳房重建，对于肥胖或既往有瘢痕等危险因素的患者可以获取更可靠的皮瓣。

在本章中增加了双蒂TRAM皮瓣转移手术2个创新点。在一些患者中，作者不想把两个蒂作为一个整体，而更喜欢将它们分开，然后将TRAM皮瓣的双蒂重叠，一个瓣埋在另一个瓣的下面。在其他患者中，作者发现切开髂前上棘内侧的腹外斜肌筋膜有助于减少张力。这种腹外斜肌筋膜松解可以减轻腹直肌筋膜闭合处的张力，并通过减少张力和允许筋膜在不撕裂的情况下聚集在一起来进行腹壁的修复。在腹外斜肌筋膜松解后，很少需要使用补片，而且在大多数情况下，补片仅用于肥胖患者或筋膜修复张力过大的患者。

(*S.L.S.*)

参考文献

[1] Hartrampf CR Jr, Scheflan M, Black PW. Breast reconstruction with a transverse abdominal island flap. *Plast Reconstr Surg* 1982; 69:216.

[2] Hartrampf CR Jr. The transverse abdominal island flap for breast reconstruction: a 7-year experience. *Clin Plast Surg* 1988;15:703.

[3] Ishii CH, Bostwick J, Raine TT, et al. Double pedicle transverse rectus abdominis myocutaneous flap for unilateral breast and chest wall reconstruction. *Plast Reconstr Surg* 1985;76:901.

[4] Wagner DS, Michelow BJ, Hartrampf CR Jr. Double pedicle TRAM flap for unilateral breast reconstruction. *Plast Reconstr Surg* 1991; 88:987.

[5] Holmstrom H. The free abdominoplasty flap and its use in breast reconstruction. *Scand J Plast Reconstr Surg* 1979;13:423.

[6] Grotting JC, Urist MM, Maddox WA, et al. Conventional TRSAM versus Free Microvascular TRAM Flap for Immediate Breast Reconstruction. *Plast Reconstr Surg* 1989;83;828.

[7] Serletti JM, Moran SL. Microvascular reconstruction of the breast. *Semin Surg Oncol* 2000;19:264-271.

[8] Granzow JW, Levine JL, Chiu ES, et al. Breast reconstruction with perforator flaps. *Plast Reconstr Surg* 2008;121:1873.

[9] Shestak KC. Re-Operative Plastic Surgery of the Breast. Philadelphia, PA: Lippincott Williams and Wilkins; 2006.

[10] Moon HK, Taylor GI. The vascular anatomy of rectus abdominis musculocutaneous flaps based on the deep superior epigastric system. *Plast Reconstr Surg* 1988;82:815.

[11] Taylor GI, Corlett RJ, Boyd JB. The versatile deep inferior epigastric (inferior rectus abdominis) flap. *Br J Plast Surg* 1984;37:330.

[12] Carramenhae Costa MA, Carriquiry C, Vasconez LO, et al. An anatomic study of the venous drainage of the transverse rectus abdominis musculocutaneous flap. *Plast Reconstr Surg* 1987;79:208.

[13] Taylor GI. An anatomic study of the venous drainage of the transverse rectus abdominis musculocutaneous flaps. *Plast Reconstr Surg* 1984;79:214.

[14] Slavin SA, Goldwyn RM. The mid-abdominal rectus abdominis myocutaneous flap: review of 236 flaps. *Plast Reconstr Surg* 1988; 81:189.

[15] Bostwick J, Nahai F, Watterson P, et al. TRAM flap delay for breast reconstruction in the high risk patient: definition of risk factors in 556 patients and evaluation of a 10-year experience with TRAM flap delay. Presented at the 72nd Meeting of the American Association of Plastic Surgeons, Philadelphia, PA., May 1993.

[16] Shaw WW. Breast reconstruction by superior gluteal microvascular free flaps. *Plast Reconstr Surg* 1983;72:490.

[17] Watterson PA, Bostwick J, Hester TR, et al. TRAM flap anatomy correlated with a 10-year clinical experience with 556 patients. *Plast Reconstr Surg* 1995;95:1185.

[18] Schusterman MA, Kroll SS, Weldon ME. Immediate breast reconstruction: why the free TRAM over the conventional TRAM flap? *Plast Reconstr Surg* 1992;90:255.

[19] Moran SL, Serletti JM. Outome comparison between free and pedicled TRAM flap breast reconstruction in the obese patient. *Plast Rconstr Surg* 2001;108:1954.

延伸阅读

1. Spear SL, Parda RT. The stacked TRAM flap revisited in breast reconstruction. *Ann Plast Surg* 1994;32:565.

2. Spear SL, Walker R. The external oblique flap for reconstruction of the rectus sheath. *Plast Reconstr Surg* 1992;90:608.

Michael R. Zenn
James W. May Jr.

第 52 章

横行腹直肌肌皮瓣乳房重建：单蒂全肌肉技术

Transverse Rectus Abdominis Myocutaneous Flap Reconstruction: The Single-pedicle, Whole-muscle Technique

　　横行腹直肌肌皮瓣（TRAM）多年来已被证明可用于自体乳房重建[1]，但是对于受区的安全性和可靠性仍存在不同意见。同样，闭合腹壁的方法也有很多。任何乳房重建手术的目标都是相同的：①安全且灌注良好的组织移植容量；②供区并发症最小化。目前的手术技术已发展到移植组织存活率的可预测性以及供区并发症最小化的同时改善腹部外形。

　　为达到以上目标产生了多种手术方法和偏倚。当使用带蒂手术时，我们通常选用单蒂皮瓣，尽可能地避免使用带完整肌肉的双蒂法。相比于重建一个硕大的乳房，我们更推崇减少对侧乳房容积。更重要的是，我们将腹部也视为手术方法选择的重要考虑因素，大部分病例中会使用合成补片来关闭腹部[2]。尽管游离 TRAM 和腹壁下动脉穿支皮瓣也常使用，但对于可提供充足组织灌流的 TRAM 皮瓣患者，我们的手术方法是最优选择（即 1 区）。携带完整肌肉手术方法速度快，效果可靠，不需要显微技术，消除了患者对于全部皮瓣坏死的担忧，但需要整块腹部组织或接受过放疗的患者，游离皮瓣为首选方法。基于双蒂皮瓣相较穿支皮瓣和游离皮瓣的低并发症发生率及双侧腹直肌损伤畸形，应纳入选择。

皮瓣切取

　　在无并发症的情况下，我们希望腹部的供区瘢痕位置越低越好。因此我们的皮瓣切取下界在耻骨下 2 cm 处，外侧界在腋前线，上界包括脐及穿支（图 52.1）。高风险或需要大量组织的患者，设计皮瓣时可更靠近头位，考虑延迟手术，或游离皮瓣移植[3]。切取皮瓣时重要的是做斜行切口，包括

尽可能多的脐周穿支和皮下组织。皮瓣在筋膜上掀起至第一穿支血管，可见位于蒂侧腹直肌鞘外侧缘。皮瓣从筋膜上方升到第一个穿支处，可见于蒂侧直肌鞘的外侧边缘。对侧提起至白线处。腹壁掀起上界在筋膜上的肋缘水平。内侧隧道建立是为了在避免乳房下皱襞分离的同时将乳房切除术的缺损连接起来。

　　对大多数患者，我们更喜欢使用对侧肌肉来获得最佳乳房丰满度和垂度。如果患者需要外侧更丰满或避免上腹部隆起，可考虑使用同侧肌肉蒂。使用完整腹直肌的选择是基于 Moon 和 Taylor 的血管研究，此项研究表明通过腹直肌的血供可能存在于整个腹直肌宽度的多个分支中[4]。因为 TRAM 皮瓣最终的血流灌注可能会减少，致使肌肉劈开可能存在风险[5]。尽管肌肉劈开可为一

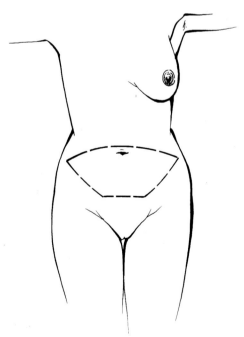

图 52.1　横行腹直肌肌皮瓣切口理想位置位于下方，修改取决于患者的条件。

期闭合提供更多的筋膜,但内侧和外侧保留的肌肉因为是去神经支配和萎缩的,在腹壁功能中起的作用有限[6-9]。由于血管走行在肌肉浅表的属性,在切取完整肌肉瓣时试图保留完整筋膜也是危险的[4]。因为腹部闭合时使用合成补片,在切取皮瓣时可携带更多腹直肌前筋膜,确保切取皮瓣时携带最多的血供。

在腹直肌筋膜切一个小口,就可以确定腹直肌的外侧缘。在切取完整腹直肌皮瓣时,在供区腹直肌筋膜的前外侧保留1~2 cm是至关重要的。这可以保留半月线韧带,在腹部闭合时保留补片的位置。保留半月线对维持前腹壁复杂的肌肉间关系非常重要。切口延续到弓状线下约3 cm。在这个高度上,可直视并保留腹壁下动脉蒂,用手指在血管蒂和肌肉之间钝性分离,便于前筋膜和腹直肌横向分开。沿肌肉全宽度至中线处锐性切开筋膜。这使得肌肉可被分开,皮瓣携带比筋膜更多的肌肉。对于有显微外科经验的医生来说,

如果稍后需要动静脉增压,只需要几分钟的时间切取腹壁深血管蒂部和在起点附近进行结扎。在腹直肌鞘内侧切开前,脐部环形切开分离,并携带皮下脂肪袖,特别是在无肌肉和穿支保留的一侧,以保证存活。完成后,前内侧腹直肌鞘可安全地切开。

上界的解剖在肋弓上缘。由于腹壁上蒂部的解剖变异,在头侧5 cm处可见直视下进行并给予保护。确认和离断最高的肋间神经,确保腹直肌萎缩,以此限制蒂部穿过胸壁时造成的上腹部区域的隆起。最高的肋间神经通常位于肋弓缘下,需要给予进一步解剖确认和离断。

分离4区后,将整个皮瓣浸于生理盐水中,计算位移和皮瓣容积,得到近似重量。患者取坐位以便于测算。所测数值可与切除组织标本进行对比,是获得乳房对称性的有效指南之一。

然后将TRAM皮瓣旋转90°~180°,置于乳房切除处,确定蒂部无张力(图52.2)。将患者腰部

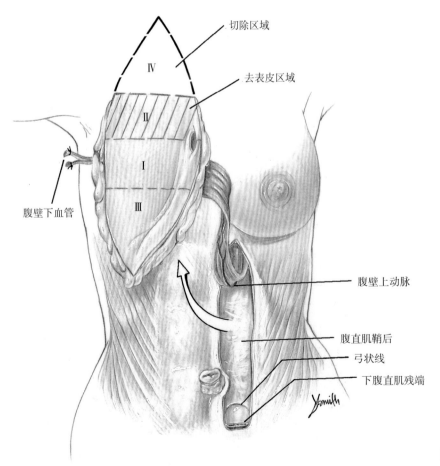

图52.2 旋转腹部皮瓣置于胸壁。

弯曲45°，以便腹部闭合。

闭合腹部

尽管大部分筋膜缺损可以实现一期闭合，这是由有经验的外科医生前期付出大量工作积累经验得到的结果但特别是一期筋膜闭合，还需要考虑张力过大、腹部过窄、脐错位等问题。闭合时过高张力可能会导致术后疝的发生和过高腹内压造成的不适。由于躯干中部的过度狭窄而肋骨及骨盆位置不变，可能导致轮廓异常。最后，脐错位可能导致一期闭合处位于脐的位置，并使腹壁受力，当对侧折叠时也无法将脐恢复到中线位置。这些潜在的问题都可通过在TRAM皮瓣供区使用补片辅助闭合。

由于切取TRAM造成的缺损可见图52.3。近弓状线至腹直肌前鞘用2-0缝线间断缝合进行筋膜闭合（图52.4）。

这样可以有效防止腹壁和覆盖的补片之间腹膜内容物膨出形成疝。对侧筋膜折叠可以有效确保低位腹部的对称性。

当由于前述问题造成筋膜无法一期闭合时，聚丙烯补片（Marlex 网片；Davol, Covington, GA）以组合镶嵌和铺层方式应用。非合成补片（如人造皮肤）并没有被证实优于聚丙烯，可随时间推移而拉长而且价格昂贵。

聚丙烯价格不高，经得起时间考验，既可靠耐受性又好。首先，1 cm 的折叠补片缝合在前腹直肌鞘的外侧袖带上，用2-0缝线间断垂直缝合（图52.5）。注意合并内部和外部的斜筋膜，避免肋间神经残端（图52.6）。一旦边界安全，补片在张力的作用下拉过中线，可根据需要缩小腹围（图52.7）。补片内侧折叠缝合到对侧前腹直肌鞘的垂直中线。同样，间断2-0缝线缝合，防止补片皱褶或不规则（图52.8）。如果中腹部明显变窄，腹部区域隆起，需要从脐到剑突纵行椭圆形收紧筋

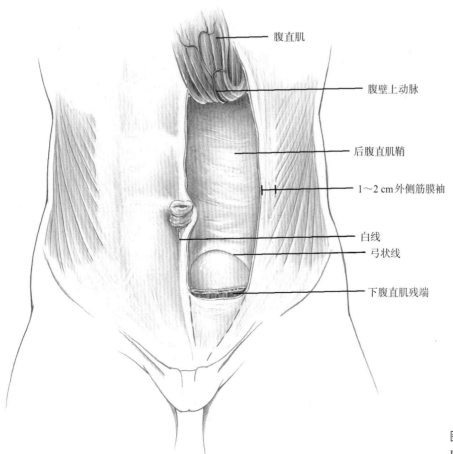

图52.3　腹直肌肌皮瓣掀起后形成的缺损。

腹直肌

腹壁上动脉

后腹直肌鞘

1～2 cm 外侧筋膜袖

白线

弓状线

下腹直肌残端

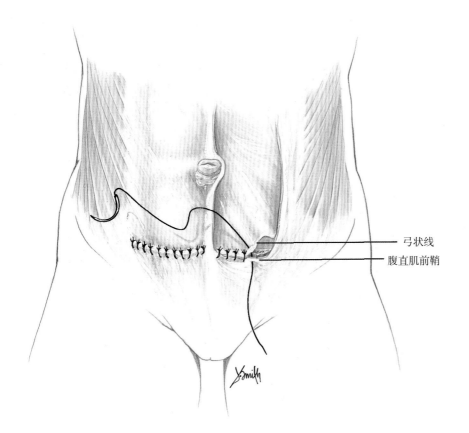

弓状线
腹直肌前鞘

图52.4 闭合弓状线到腹直肌鞘前下残端，注意前腹直肌在对面的对称折叠。

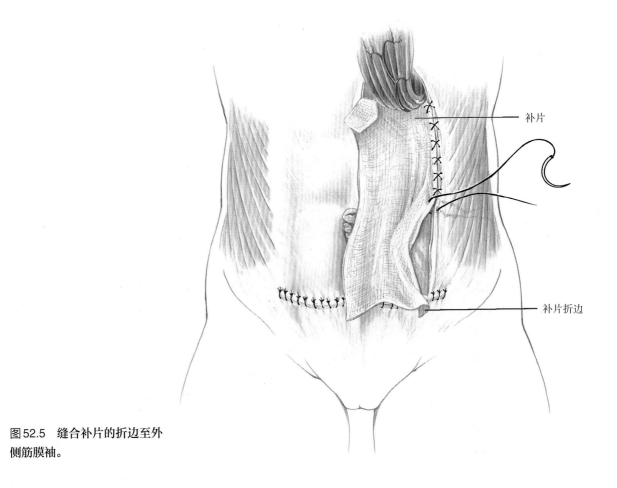

补片

补片折边

图52.5 缝合补片的折边至外侧筋膜袖。

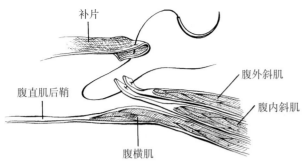

补片

腹直肌后鞘

腹外斜肌

腹内斜肌

腹横肌

图52.6 关闭侧方筋膜包括腹内外斜肌缝合到腹直肌前鞘。

膜。如果可预见这样的结果，在关腹前放置补片。如果是双蒂瓣或双侧单蒂瓣，补片嵌置在前腹直肌鞘两侧的肌袖上。最后，脐和脂肪袖通过脐蒂上的小椭圆形补片穿出。补片上的洞太大，可能会造成疝的形成，太小可能会造成脐缺血。

关腹前充分止血，放置两个负压引流，引流管通过耻骨阴毛处独立切口穿出。引流放置在外侧，可以避免直接接触补片（图52.8）。腹部切口分两层关闭非常重要，这样可以避免补片外露。第一，深筋膜用2-0缝线间断缝合。中线关闭前，确定新的脐位置，并将脐蒂内陷U形切口穿出。4-0皮下缝合脐部，尼龙线间断缝合皮肤。腹部闭合时可把皮瓣去脂肪和用3-0 PDS缝线上内侧皮

内连续缝合，避免"猫耳"产生。用3-0可吸收缝线将腹部皮肤完全闭合。

对侧腹部皮瓣旋转90°～180°，保留2区上或内侧和3区最下或外侧（图52.2）。同侧皮瓣通过外侧隧道旋转90°～180°，保留3区上或内侧和2区下或外侧。上部皮瓣去表皮，通过去除多余脂肪塑形。TRAM皮瓣悬吊于胸襞上。实际的脂肪去除量取决于想要匹配的对侧乳房的上极。这是术前时患者取站立位确定的标记。可折叠下外侧部分，以增加乳房凸度，重建乳房的垂感。一般来说，如果可能我们尽量将外部皮肤瓣置于1区的中心，并限制2区组织的量。在既往胸壁放疗史患者，丧失弹性的乳房皮肤罩可能会限制上极和下极的轮廓。在这些病例中可以通过Z改形缝合来改善轮廓[10]。腋窝处放置皮瓣引流，用4-0可吸收缝线分为皮下和皮肤连续缝合闭合伤口。

病例展示

48岁女性患者行右侧乳房二期重建。她是单蒂带完整肌肉TRAM皮瓣的理想患者。图片展示的是她术前和术后2年随访（图52.9）。

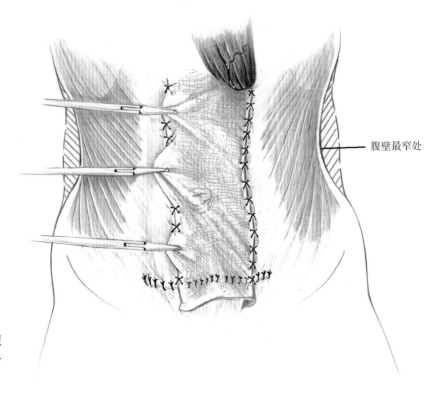

腹壁最窄处

图52.7 将补片缝到对侧前腹直肌鞘的中部。注意最窄处位于脐部水平。

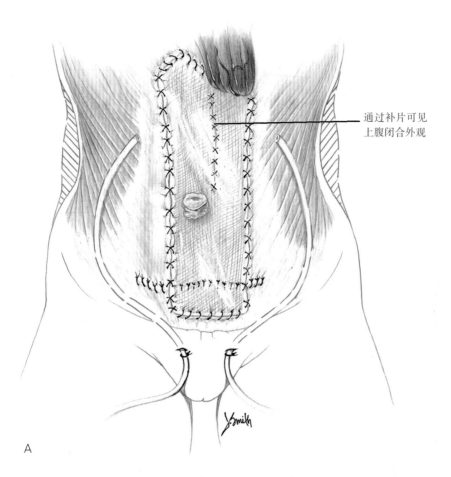

通过补片可见
上腹闭合外观

A

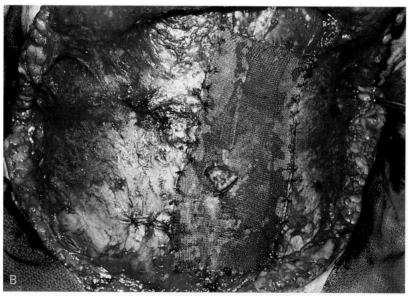

图52.8　A. 嵌入补片的最终外观。B. 补片原位的外观。

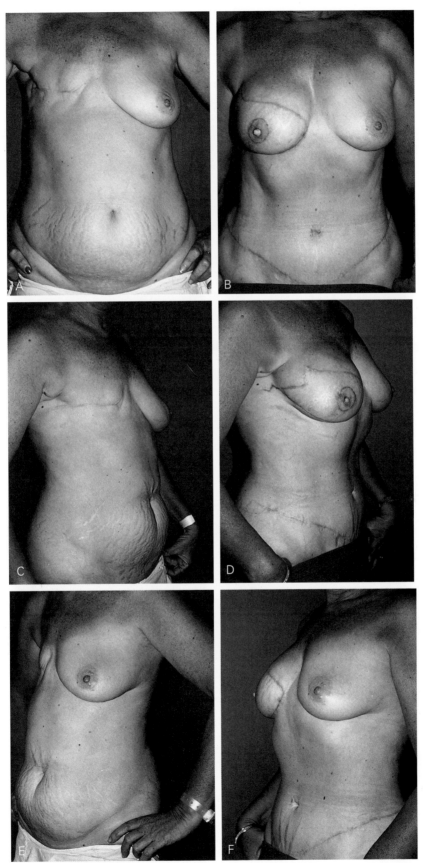

图52.9　A. 48岁女性患者右侧乳房改良根治术后，术前正位照。B. 术后2年，正位照。C. 术前，右斜位照。D. 术后右斜位照。E. 术前，左斜位。F. 术后，左斜位。

结论

TRAM 皮瓣仍然是自体乳房重建的标准治疗。我们提出了一种安全可靠的重建方法，可以低门槛行乳房重建手术。它不需要显微外科专业知识或术后强化监测，但显微外科技术需要。因为这项技术是用自体组织重建乳房，不需要假体植入和随之而来的并发症问题。最值得注意的是，这项技术通过利用补片，可获取完整腹直肌以保证最佳灌注和最好的腹部美学轮廓。

编者评论

Zenn 医生和 May 医生提出了全肌肉单蒂 TRAM 皮瓣切取的原理和技术。尽管我个人并不喜欢给大部分患者用这项技术，但重要的是认识到 Zenn 医生和 May 医生在全肌肉切取 TRAM 瓣可携带来自腹壁上动脉最大血供观点的正确性。对于一些患者，最大血供是至关重要的，全肌肉切取技术是值得以额外肌肉切取和组织损失并发症为代价的。作者切取全肌肉宽度的初衷不仅是闭合缺损，更是通过使用补片来桥接缺损、缩小宽度达到近似闭合。资深作者 May 医生对此项手术有丰富的经验，并以手术的准确性和诚实闻名。因此我们可以接受他的建议，即这种闭合方法可以留下一个安全美观的腹壁。同时，我们也能从他和其他医生那里得到信息，如果将来这些患者需要进一步行腹部手术，可使用补片达到更好的效果。

因此，可建议行 TRAM 皮瓣乳房重建的医生针对某些患者或全部患者使用全肌肉切取技术。此项技术提供了来自腹壁上动脉系统最好的血供。与此同时，如果把补片使用纳入技术范畴，供区可得到确切闭合。

(S.L.S.)

参考文献

[1] Hartrampf CR, ed. *Hartrampf's Breast Reconstruction With Living Tissue*. Norfolk, VA: Hampton Press; 1991.

[2] Zienowicz RJ, May JW Jr. Hernia prevention and aesthetic contouring of the abdomen following TRAM flap breast reconstruction by the use of polypropylene mesh. *Plast Reconstr Surg* 1995;96:1346-1350.

[3] Slavin SA, Goldwyn RM. The midabdominal rectus abdominis musculocutaneous flap: review of 236 flaps. *Plast Reconstr Surg* 1988;81:189-197.

[4] Moon BK, Taylor GI. The vascular anatomy of rectus abdominis musculocutaneous flaps based on the deep superior epigastric system. *Plast Reconstr Surg* 1988;82:815-829.

[5] Harris NR, Webb MS, May JW Jr. Intraoperative physiologic blood flow studies in the TRAM flap. *Plast Reconstr Surg* 1992;90:553-558.

[6] Duchateau J, Declety A, Lejour M. Innervation of rectus abdominis muscle: implications for rectus flaps. *Plast Reconstr Surg* 1989;82: 223-227.

[7] Kroll SS, Marchi M. Comparison of strategies for preventing abdominal-wall weakness after TRAM flap breast reconstruction. *Plast Reconstr Surg* 1992;89:1045-1051.

[8] Lejour M, Dome M. Abdominal wall function after rectus abdominis transfer. *Plast Reconstr Surg* 1991;87:1054-1068.

[9] Nahai F. Comparison of strategies for preventing abdominal-wall weakness after TRAM flap breast reconstruction. *Plast Reconstr Surg* 1992;89:1052-1053.

[10] Zenn MR. Control of breast contour by the use of z-plasty in the irradiated breast reconstruction. *Plast Reconstr Surg* 2003;112:210-214.

Scott L. Spear　Christian A. Prada
Derek L. Masden　J. William Little

第 53 章

单蒂腹直肌皮瓣再造乳房：保留肌肉技术

Breast Reconstruction With the Unipedicle TRAM Operation: The Muscle-splitting Technique

引言

自 Carl Hartrampf 首次提出单蒂横行腹直肌皮瓣（TRAM）进行乳房再造 20 年来，单蒂 TRAM 皮瓣一直是自体乳房重塑的金标准。然而，经过多年研究，人们还学会了能提高其安全性和有效性的办法。我们对患者筛选、高危患者延期、显微镜下游离组织移植、肌肉分离技术、皮瓣隧道的方法以及术前术后护理有了进一步认识。

尽管一些整形医生倾向于选择游离 TRAM 皮瓣，但我们更倾向于选择带蒂 TRAM 皮瓣，因为它具有可预测性、严重并发症发生率低、技术简便、结果可靠、手术时间短和患者满意度高。对于不适合单蒂 TRAM 皮瓣的患者，包括上腹部有横向瘢痕患者和肥胖患者，我们倾向使用 DIEP 或者游离 TRAM 皮瓣。对于选择游离皮瓣方案的患者，我们将有选择性地采用游离 TRAM 或者 DIEP。尽管游离 TRAM 皮瓣在乳房再造手术中占主导地位，但在大部分案例中，与游离皮瓣比较，带蒂 TRAM 能够获得同样的手术效果，同时带蒂 TRAM 无需更长手术时间，手术风险低，以及不需要显微外科技术。

患者选择与评估

选择适合单蒂 TRAM 皮瓣的患者是手术成败的关键。需要对患者的病史，包括乳腺癌史、家族遗传史、乳腺癌家族及遗传基因、前期放化疗、乳腺癌手术和淋巴腺状态，健康情况，包括吸烟、糖尿病、生活习惯、过往腹部或胸部手术，以及患者偏好等进行评估。在安全和危险因素方面，我们发现肥胖、吸烟以及放疗会对单蒂 TRAM 皮瓣效果影响较大。

测量患者体重并计算 BMI，肥胖患者（BMI≥30）不适宜使用单蒂皮瓣。我们发现这些患者出现脂肪坏死、血清肿、血肿、感染和伤口延迟愈合等多种皮瓣并发症的发生率明显较高。此外，BMI≥30 的患者出现部分皮瓣坏死和供者部位并发症（包括血清肿和创面愈合延迟的风险增加）。

评估患者吸烟史，吸烟是皮瓣并发症及感染的重要危险因素之一。此外，有吸烟史的患者（在再造手术前已至少停止吸烟 4 周以上的患者）更容易发生皮瓣并发症及伤口愈合缓慢。由此突显吸烟对 TRAM 再造的负面影响，因此我们建议，除非患者已停止吸烟超过 1 个月，否则吸烟将被视为单蒂 TRAM 再造的禁忌证。

化疗对于术后恢复以及视觉效果的不良影响已被证明，这点同样适用单蒂 TRAM。根据对术前术后放疗的观察，在放疗后进行 TRAM 再造的患者获得更好的美学效果。因此，对于将要或未来预期要进行术后放疗的患者，单蒂 TRAM 再造应在放疗结束后进行。

体格检查同样重要。如果患者已经实施了乳房切除，需对创面处充分评估。标记伤口长度和方向，特别是放疗患者上覆皮肤的性状和厚度。检查腋下以发现病灶。然后检查对侧乳房的伤口大小、形状、基底尺寸、垂度、质量、乳头到乳房下皱襞的距离及整体外观。术前对对侧乳房的评估有利于在对称性上对预期的膨胀、乳房固定或者缩小作出判断。C 罩杯及以下无需固定的患者可以选择再造时增大或假体填充，胸部较大的或者严重下垂的患者自体组织再造可优先获益。

应该仔细检查因手术留下的任何伤口。因为

各种原因,一些患者会忽略之前的腹部手术例如抽脂术。上腹伤口可能横断腹壁上动脉,该伤口也将成为带蒂 TRAM 患侧的重大障碍。

腹中部垂直延伸至肚脐下的瘢痕不会阻碍血液在 TRAM 皮瓣同侧的流动,但是流至 Ⅱ 和 Ⅳ 区域的血液会明显减少并可能彻底放弃。之前的腹部整形术明确区分重要的皮瓣穿支且排除任意种类的 TRAM。胸部手术切口或者其他低腹横切口并不是 TRAM 皮瓣的禁忌,尽管切口位置可能会使得切口方案以及供体处缝合更加复杂。最后,应检查患者腹部是否有疝气或者其他可能需要在初次手术中修复的缺陷。

手术准备

应告知患者单蒂 TRAM 的相关风险及并发症,包括出血、感染、部分或全部皮瓣坏死、腹部皮下积液和血肿、腹部开裂和疝、瘢痕以及增大或假体填充再造的术后恢复时间。对于吸烟的患者,应建议其在手术前停止吸烟。对于这些做 TRAM 皮瓣再造的患者,采用舒服的体位的方案尤其有帮助。有时,我们要求手术前患者在办公室做术前胸部腹部标记和拍照。患者可在家用永久标记笔加强标记。在手术前,手术方案会再次同患者讨论确认,并修正和加强标记。术前应给患者安排流食,并用温和的灌肠药物。使用下肢充气加压装置预防血栓。手术不使用一氧化二氮而使用普通麻醉剂以减少肠道气体。

手术计划

术前方案至关重要。由于需要将脐下穿孔器放入皮瓣,上肢在任何时候都不能低于肚脐位置。在标记出腹壁整形椭圆后,必须确定皮瓣蒂的侧边和皮瓣的位置。尽管我们倾向用身体同侧的腹直肌肌皮瓣做单边再造,因为它能更方便地旋转,但我们也毫不犹豫地使用对侧蒂。皮瓣的确切大小及插入位置最终由理想的胸部形状、缺损、供体组织情况确定。最后要估算腹部损坏的程度,手触剑突结合点,解剖的上限恰好在其之上。皮瓣解剖应根据需要沿侧腹部侧面边缘至肋骨边缘。中线应穿过肚脐从胸骨上切迹标记至耻骨。剩余乳房的乳房下皱褶被标记出来,并作为镜像转移到缺损的一侧。然后,画一条平行于转移褶皱上方 1 cm 或 2 cm 的线,作为重造一侧的最终乳房下皱襞的预期位置。上移是为了弥补由于腹壁闭合造成的再造侧胸部组织的下降。具体个体有差异,通常为高于皱襞 1~2 指宽度。

下面要确定需要多少腹部皮肤可以达到对侧乳房的形状和垂度。在延期再造的案例中,乳房切除的瘢痕应等同至对侧乳房并标记。此时,通过瘢痕到乳房下的垂直轴线可以测算需要的确切皮肤量。这个可以通过使用软尺来测量乳房的实际轮廓。通常,我们量取 3 组数值:乳头位置和各边的距离。皮肤的高度需同新乳房从瘢痕到乳房下皱襞的吻合。把这些垂直测量数据转移至腹部的椭圆以确定最优定位。如之前提到的,在单蒂情形下身体同侧皮瓣总会旋转 90°~270°。理想的横向皮肤尺寸经测量与腹部皮瓣相适应。根据测量所需要的皮肤数据在腹部精确标出。最终方案可能进行调整。在立即再造的方案中,乳房切除的标记也会配合手术团队进行标记。

手术过程

最终的皮肤方案应等到乳房切除手术完成后确定以确保所需的足够腹部皮肤。我们倾向于在皮瓣仍然在腹部时恰当地皮瓣分离,因为这样有助于手术分离过程中肚脐切开,只留下适量的皮下脂肪以保证供血。上腹部至肋骨边缘的皮肤及皮下脂肪与筋膜剥离,在剥离部分乳房最高点形成一个通道。一般来说,尽管皮瓣大小有个体差异,这个通道相当于医生四指宽度。在延期再造中,乳房切除的瘢痕将剥离,再次形成一个残缺部分的皮下口袋。剥离部分处于皮下层胸大肌上。由于剥离在下方进行,沿乳房下皱襞的皮瓣上留下一小袖口皮下脂肪。由此可以在乳房切除的缺损和腹部剥离靠近胸腔壁筋膜处形成一个通道。

　　然后让患者坐直,确保上腹皮瓣可以与下切口闭合。以上完毕后,下切口形成,然后提升TRAM皮瓣,把对侧拿至中线,在身体同侧,至腹直肌前鞘的外侧缘。然后小心地将皮瓣从前腹壁筋膜剥离直到在内侧和外侧都遇到穿支。我们倾向于使用肌肉分离技术(图53.1A),让皮瓣包含所需的带有内外穿支的腹直肌肌肉。一般而言,内侧穿支大概离腹直肌前鞘的中侧边缘5～10 mm,外侧排支离内侧穿支通常3.5～4 cm(到外侧肌边缘1～2 cm)(图53.1B)。因此,在采用肌肉分离技术时,切开筋膜从1 cm到3.5～4 cm侧至腹直肌前鞘的内侧缘。因此,筋膜带可能会有3.5～4 cm宽,从肋骨缘到弓状线下方。当切除椭圆形皮肤时这些线在锥形点合并(图53.1C)。沿着肌肉方向将其分成3～4指宽度直到耻骨结节之上,确认在那个点上腹壁下血管横切肌肉。然后切开显露血管,并夹住后给予结扎缝合。在可能的情况下,

特殊情况从皮瓣留一段腹壁下动脉出来,血管吻合可能需要。然后把肌肉从下向上的方向分开,注意不要破坏皮瓣的供血。剥离应该竖直侧面方向进行以保证供血不受破坏。保证腹壁下血管进入这部分将用到的肌肉也是个好办法,有时方向会更为侧面。在中间,靠近中线肌肉被从前后腹直肌鞘分开。肌肉用电刀灼烧切断或在弓状线下和低于皮瓣中穿孔器最低点结扎(图53.1C),切断肌肉时要特别小心不要伤到已经横切过的腹壁下血管。

　　皮瓣可以很轻易地从腹直肌鞘下移,用止血钳结扎肋间穿支向上到肋骨边缘且包括第8肋间穿支(图53.2)。我们倾向于80%横切肌肉越过前缘,这样在横切前缘时肌肉不会形成过多凸起。而且我们也倾向于保留一小部分肌肉和筋膜以减少血管张力。因此,TRAM皮瓣进入乳房切除的缺损部分形成新乳房。

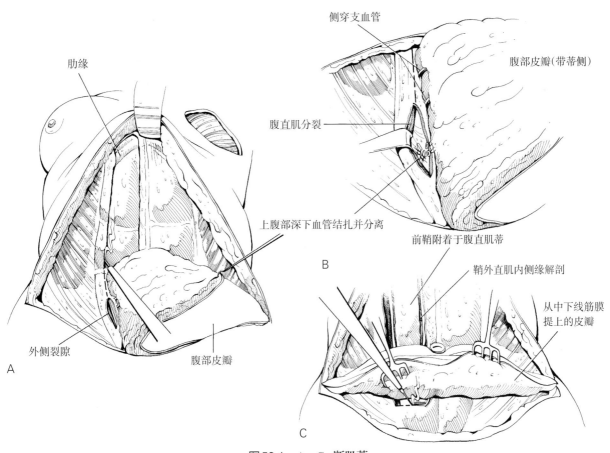

图53.1　A～C. 断肌蒂。

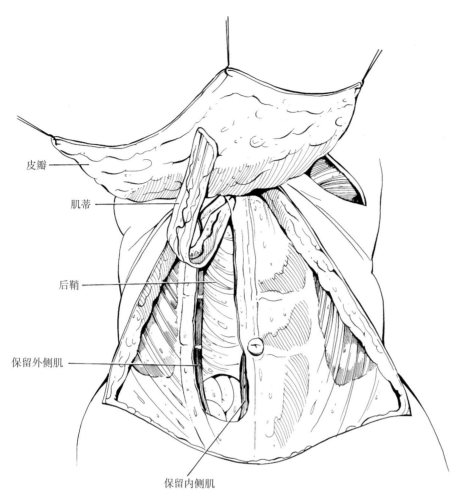

皮瓣

肌蒂

后鞘

保留外侧肌

保留内侧肌

图53.2 游离岛状皮瓣。

关闭腹壁有多种方法。在多数情况下,我们倾向于首先关闭腹直肌前鞘,采用2-0 PDS8字缝合法。此方法下至耻骨结节,上至肋缘,在带蒂肌皮瓣留下1~2 cm的孔。对侧采用2-0 PDS缝线横褥式缝合,然后反复缝合形成扇状。在张力太大的情况下,不首先闭合供体区域皮鞘,我们用人工网片或者其他合成材料如异体皮缝合至中线或者越过中线以使供体稳定。在此种情形下,后鞘闭于前鞘以防止由弓状线下的脆弱筋膜造成的疝。

肚脐的皮肤用缝合材料与筋膜固定,如3-0 Vicryl或者3-0 Monocryl缝合线,将针头留在上面,直到在之后手术中能够穿过新的脐孔(图53.3)。然后沿着最远端3~5 cm切除腹部皮瓣至Scarpa筋膜。这条线在侧面很明显,在中心不太明显。让患者坐直,切口暂时固定。新肚脐的地

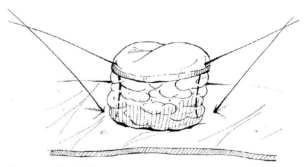

图53.3 肚脐用缝合材料固定到筋膜上,以便之后新肚脐部位附着于腹部皮瓣上。

方给予标注,并在此处切一个倒U形或者马蹄形窄小切口。在小心将孔周围的脂肪组织修薄后,将之前的肚脐缝线穿过脐孔。放置好引流管后,供体处切口按层闭合,包括间断2-0 PDS褥式缝合固定筋膜层,3-0 Monocryl固定于皮肤层。肚脐用

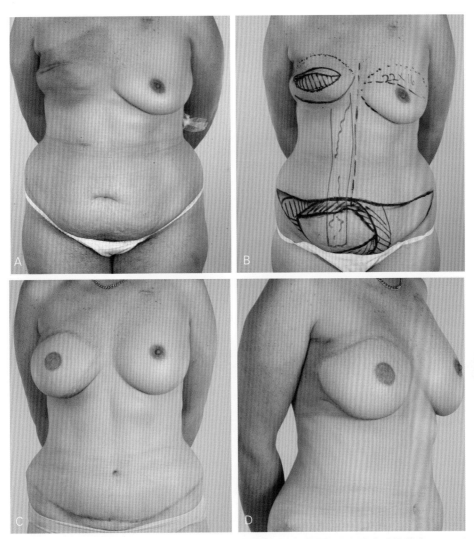

图 53.4　A. 42 岁患者，有右侧乳腺癌病史，乳房切除术后辅以化疗和放疗后的状态。B. 同侧单蒂 TRAM 皮瓣重建术前标记。C、D. 单蒂 TRAM 皮瓣重建术＋乳头重建＋对侧隆乳术后 17 个月。

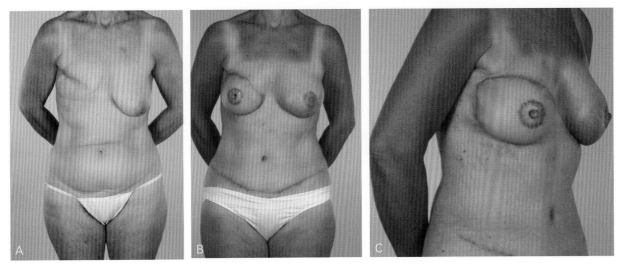

图 53.5　A. 患者 55 岁，右侧乳腺癌，乳房切除并放化疗。B、C. 单蒂 TRAM 皮瓣及乳头再造和对侧乳房固定术后 4 个月。

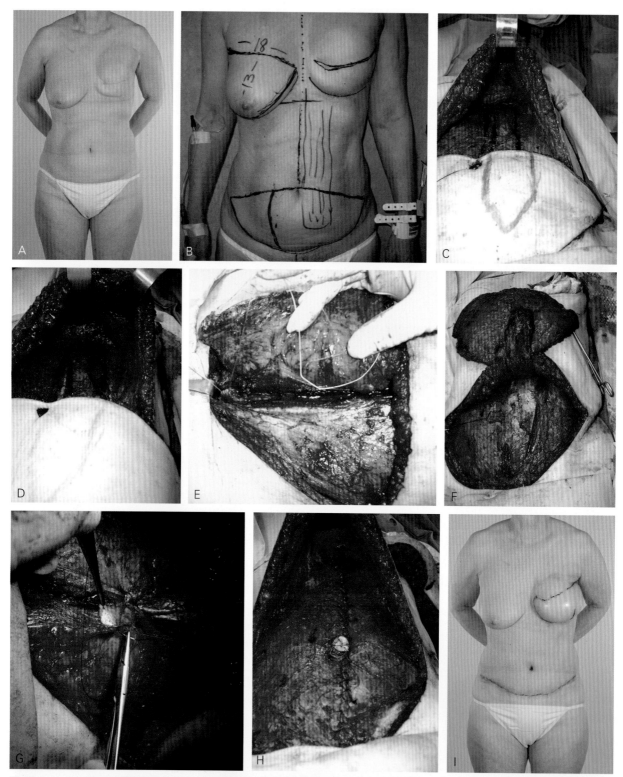

图 53.6　A. 一位 63 岁的乳腺癌患者，术后情况和扩张器重建情况。她接受辅助性放射治疗，导致乳房高度收缩。B. 同侧 TRAM 皮瓣移植术前标记。C. 上腹部皮瓣和同侧直肌突出。D. 腹直肌鞘和腹直肌分裂。E. 腹壁下血管隔断并结扎。F. TRAM 皮瓣升高和翻转。G. 合并前鞘和后鞘的腹壁封闭。H. 腹壁封闭，2-0 缝线 8 字间断缝合。I. 术后 1 个月单蒂 TRAM 皮瓣的情况。

之前放置的四个缝线固定，将腹部皮肤真皮与肚脐真皮缝合，然后直至腹壁筋膜。之后的肚脐闭合采用5-0 Monocryl缝线或采用小号皮针缝合。

腹部闭合后，将腹直肌瓣适当旋转90°～180°。它被钉在适当的地方，进一步成形和深入。我们发现可以切除一些Scarpa筋膜深层的脂肪，甚至在腹直肌瓣上的脂肪，以减少潜在的脂肪坏死。这可以在其穿过通道之前在腹部上完成。乳房下皱襞可以通过在乳房切除皮瓣和胸壁之间缝合，以及在腹直肌瓣和胸肌筋膜之间缝合来进

一步确定。TRAM皮瓣最终成形，并根据需要进一步加深。"Marionette"缝合线可用于帮助将TRAM皮瓣悬向外侧、内侧和上方。或者，腹直肌瓣可以直接缝合在上面的皮肤或下面的筋膜上。尤其重要的是，要防止皮瓣向外或向外迁移，因为皮瓣很容易向外迁移。

TRAM皮瓣的皮肤与腹部供体闭合用皮下Monocryl缝合，采用间断缝合法。腹部和TRAM皮瓣再造区域均用大引流管引流，如果量不太多，一般至少7天。

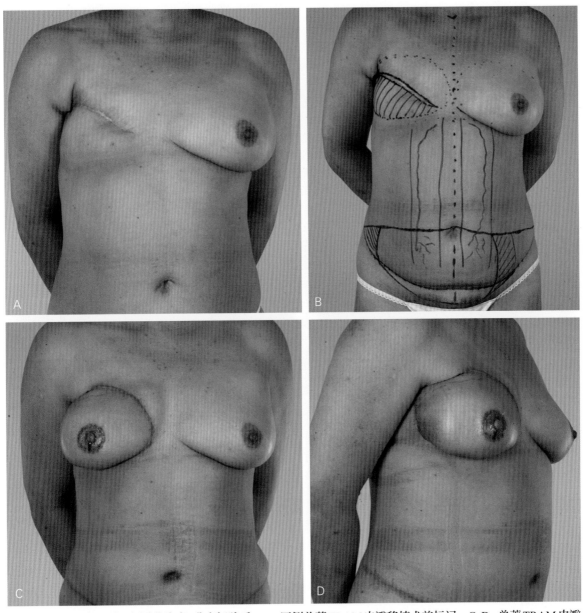

图53.7　A. 患者53岁，右侧乳腺癌，乳房切除后。B. 同侧单蒂TRAM皮瓣移植术前标记。C、D. 单蒂TRAM皮瓣移植及乳头再造后6个月。

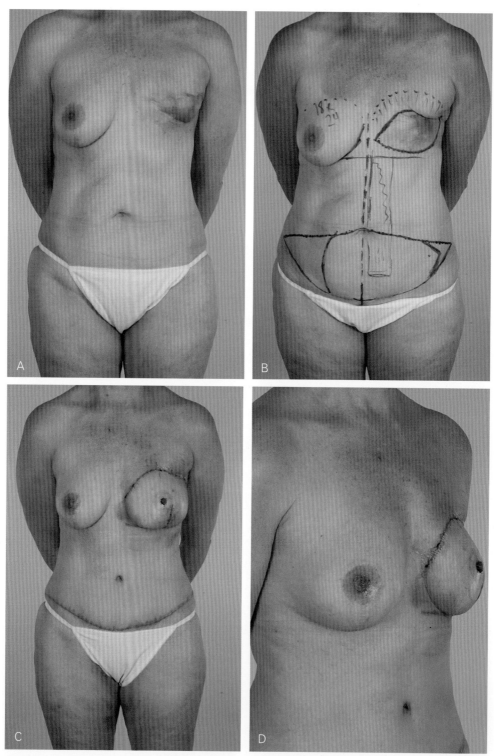

图 53.8　A. 一个 51 岁的患者左侧乳腺癌根治术后的患者,她以前接受过扩张器重建和辅助性放疗,导致皮肤和包膜挛缩的显著辐射变化。她移除了扩张器并进行了带蒂 TRAM 皮瓣重建。B. 同侧单蒂 TRAM 皮瓣术前设计。C、D. 单蒂 TRAM 皮瓣重建和乳头重建术后 5 个月。

术后处理

术后 2～3 天，给患者使用抗生素、激素、吸氧，病房环境温度应保持温暖，尤其术后第 1 个晚上。术后第 1 天，导尿管移除，患者可下地走动。乳房和腹部引流通常会保留一段时间。当每天的输出量低于 30 mL 时，引流可以移除。尽管锻炼以及活动逐步恢复，腹部的活动应至少在 6 周后进行。第二阶段的再造应在数月之后，在门诊进行。对再造乳房的修正包括局部抽脂和皮肤调整，以及对乳房下皱襞的调整。乳头再造通常同时进行。术前及术后照片见图 53.4～图 53.8。

编者评论

　　带蒂 TRAM 皮瓣乳房的自体重建仍然是金标准，特别是因为我们在患者选择和技术突破（如肌肉分裂技术）方面的细微差别方面的经验。大多数外科医生都拥有做乳房重建与单蒂 TRAM 皮瓣的经验，所以在选择那些原本可能选择 DIEP 或 TRAM 皮瓣的患者时，他们会毫不犹豫地选择这种方法。在这一文章中，作者们分享了他们最全的专业知识，最重要的是患者的选择，对吸烟者、BMI 较高的患者以及预期需要乳房切除术后放射治疗的患者应警惕。本文着重介绍了大量有关皮瓣规划、嵌入策略，特别是保留穿支血管的肌内解剖的操作细节，以提供最可行的皮瓣和最美观的结果。此外，对重要的细节，如修剪的脂肪厚度、切取筋膜皮瓣、减少腹直肌肌肉交叉肋缘体，以及成功的脐静脉与腹壁闭合进行了深入讨论。我想要强调的是，我们应该把内斜筋膜与腹腔供体缺损闭合处紧密结合起来。

　　本章所讨论的单蒂 TRAM 皮瓣的原理包括了上述所有内容，代表了一种成熟的乳房重建方法，并可为经验不足的医生提供较好的指导。

（M.Y.N.）

延伸阅读

1. Codner MA, Bostwick J III, Nahai F, et al. TRAM flap vascular delay for high risk breast reconstruction. *Plast Reconstr Surg* 1995;96:1615-1622.

2. Ducic I, Spear SL, Cuoco F, et al. Safety and risk factors for breast reconstruction with pedicled transverse rectus abdominis musculocutaneous flaps: a 10-year analysis. *Ann Plast Surg* 2005;55:559-564.

3. Hartrampf CR, Bennet GK. Autogenous tissue reconstruction in the mastectomy patient: a critical review of 300 patients. *Ann Surg* 1987;205:508.

4. Hartrampf CR, Michelow BJ. *Breast Reconstruction With Living Tissue*. Norfolk, VA: Hampton Press; 1991.

5. Hendricks DL, Wilkens TH, Witt PD. Blood flow contributions by the superior and inferior epigastric arterial system in TRAM flaps, based on laser Doppler flowmetry. *J Reconstr Microsurg* 1994;10(4):249-252.

6. Ishii CH Jr, Bostwick J 3rd, Raine TT, et al. Double-pedicle transverse rectus abdominis myocutaneous flap for unilateral breast and chest-wall reconstruction. *Plast Reconstr Surg* 1985;76:901-907.

7. Kroll SS, Baldwin BJ. A comparison of outcomes using three different methods of breast reconstruction. *Plast Reconstr Surg* 1992;90:455-462.

8. Little JW. Breast reconstruction by the unipedicle tram operation: muscle splitting technique. In: Spear SL, ed. *Surgery of the Breast*: Principles and Art. New York: Lippincott-Raven; 1998:521-533.

9. Maxwell GP. Technical alternatives in transverse rectus abdominis breast reconstruction. *Perspect Plast Surg* 1988;1:1-25.

10. Maxwell GP, Polley J, Galante G. Delayed breast reconstruction with autogenous tissue. In: Cohen M, et al., eds. *Mastery of Plastic and Reconstructive Surgery*. Vol. 2. New York: Little Brown; 1994:1310-1317.

11. Moon HK, Taylor GI. The vascular anatomy of rectus abdominis musculocutaneous flaps based on the deep superior epigastric system. *Plast Reconstr Surg* 1988;82:815-832.

12. Spear SL, Ducic I, Cuoco F, Hannnan C. The effect of smoking on flap and donor-site complications in pedicled TRAM breast reconstruction. *Plast Reconstr Surg* 2005;116:1873-1880.

13. Spear SL, Ducic I, Cuoco F, et al. Effect of obesity on flap donor-site complications in pedicled TRAM flap breast reconstruction. *Plast Reconstr Surg* 2007;119:788-795.

14. Spear SL, Ducic I, Low M, et al. The effect of radiation on pedicled TRAM flap breast reconstruction: outcomes and implications. *Plast Reconstr Surg* 2005;115:84-95.

15. Wagner DS. Michelow BJ, Hartrampf CR Jr. Double-pedicle TRAM flap for unilateral breast reconstruction. *Plast Reconstr Surg* 1991;88:987-997.

双侧横行腹直肌肌皮瓣

Bilateral Transverse Rectus Abdominus Myocutaneous Flaps

在过去10年中,在美国接受双侧乳房切除术的患者数量显著增加。根据美国医疗保健研究机构[1]的统计,1996年在美国进行了 92 921 例乳房切除手术,其中 1 455 例是双侧的。与此对比,2006年该机构报告了 69 525 个乳房切除术案例,其中 6 747(9.7%)是双侧的。迈阿密大学医院的外科日志报告显示,在2000年,该机构有133例乳房切除术,其中只有4个是双侧的(3.1%);2008年,该机构有136例乳房切除手术,其中17个双侧(12.5%)。而在2009年,在我们的机构中,37%的乳房切除术都是双侧的。

美国整形外科学会的数据显示,2009年进行了 86 424 例乳房再造[2]。其中横行腹直肌肌皮瓣(TRAM)重建大约有1万例。根据双侧乳房切除术的百分比计算,在2009年进行的乳房再造手术中,大约有 1 500~3 000 例采用双侧腹部皮瓣。

在美国,隆胸手术仍是最常见的乳房再造方法,约占所有乳房重建手术的60%。尽管有这些数字,整形外科医生们还是普遍认为,使用自体组织的乳房再造会产生最自然、最美观的结果[3-7]。在不破坏腹壁的完整性的穿支皮瓣和类似的技术出现之前的时代,TRAM皮瓣技术[8]由于其通用性、可靠性和相对较低的相关并发症发病率而成为金标准。时至今日,这项技术仍然是双侧乳房切除后重建乳房的一种有效的方法。因为它通常能提供足够的供区组织来创造出完美的对称乳房,并且有着很低的并发症发生率[9,10]。

双侧横向腹直肌皮瓣技术

TRAM皮瓣最吸引人的特质之一是它的多功能性。整形外科医生可以用任何一种TRAM皮瓣技术来再造漂亮的乳房。一般来说,必须在带蒂皮瓣(传统TRAM皮瓣)或者是游离皮瓣的微血管转移(游离TRAM皮瓣)之间进行选择。这两种技术各有利弊,在计划乳房再造时必须都考虑在内。

传统的TRAM皮瓣在技术上更简单,而且通常在操作速度上比游离的TRAM皮瓣要快。这对一期的双侧乳房重建尤其有利,患者将会接受长时间的麻醉,这过程中包括有可能进行的前哨淋巴结活检,双边TRAM皮瓣切取,以及乳房重建。传统的TRAM皮瓣可以在大多数医疗机构中进行,不需要专门的设备或在有着在微血管吻合技术方面有经验的人员。此外,游离的TRAM皮瓣也与供区并发症发病率较低[11,12]有关,因为此项技术减少了肌肉的切除和损伤[13],而且他们的血液供应通常更可靠[14],而且在双侧的TRAM皮瓣中,血液供应通常是也是非常可靠的,因为它一般不越过中线。对游离TRAM皮瓣乳房再造的禁忌证可能包括受者血管受损或胸壁严重辐射。

有几位作者认为游离的TRAM皮瓣是双侧乳房再造的更好选择[9-11,15,16];然而,笔者并没有发现这种情况。通过25年的临床经验,笔者的经验是,游离的TRAM和保留肌肉的传统TRAM皮瓣在重建双侧乳房切除术缺损时效果相当,都有着相对较低的并发症发生率并且都能重建美观的乳房。在笔者的经验中,发现腹胀的发生率在TRAM皮瓣重建后为5%,与传统的以及游离的TRAM皮瓣相似。这些发现在文献中也得到了很好的支持。腹壁膨隆的重建与当时重建手术时修复的完整性有关,而不是与皮瓣转移技术有关。尽管在文献中有1%~10%的病例出现疝,笔者发现真正的疝的发生率相当低。正如前面提到的,从血管的角度来看双侧传统TRAM皮瓣和游离的TRAM皮瓣都是非常可靠的,因此在双侧乳房重建的情况下皮瓣的坏死和缺损是不常见的。

传统的双侧腹直肌皮瓣

对于单侧和双侧的乳房重建,有几种不同的传统TRAM皮瓣可供选择。首先,必须决定皮瓣的肌肉量。我们可以将完整的腹直肌肌肉作为蒂部或将含有血管供应的肌肉(肌肉保留型腹直肌瓣)的内侧2/3(约60%)转移。第二,我们必须决定是否要将皮瓣转移到同侧或者对侧。

在双侧乳房重建中采用全层腹直肌,比保留肌肉的技术更容易和快速,然而,这种方法造成了更大的损伤和畸形,使其更难关闭供区部位的缺损。在双侧重建中,将完整的腹直肌与蒂部转移,也能产生明显的腹壁膨隆,这样会钝化乳房下皱襞内侧部分,影响美观效果。

虽然有一些整形外科医生提倡同侧皮瓣转移[17],但它需要创建两个更广泛破坏上腹部皮瓣的隧道。这可能会导致更大范围内的乳房下皱襞的破坏,并且有可能损伤腹部皮瓣的血运。

对于双侧传统的腹直肌皮瓣重建,笔者目前采用的是一种肌肉保护技术,它几乎包括腹直肌的内侧2/3。外侧1/3直肌和一条内侧小肌束则被保留。尽管剩下的1/3的肌肉是功能不全的,但笔者还是同意其他作者[13,18]的观点,他们认为这加强了对腹部供区的修复,使关闭更容易。

只要时间允许,吸烟者被要求在术前至少戒烟2周。阿司匹林等改变血小板功能的药物在手术前应停止服用。患者在手术前48小时内保持流质饮食,在手术前一天接受灌肠。医生应用外科记号笔在患者站立的位置上标记,最好是在手术前的下午(图54.1A~图54.4A)。所有的患者应配备有气压收缩袜,以预防深静脉血栓形成。预防性的抗生素是术前进行的。一旦患者在麻醉状态下,就应置入导尿管。在下肢处使用保温毯,并加热静脉输液。通过进行可以同时适应乳房切除手术和TRAM皮瓣手术的术前准备和治疗处理,可以节省大量的麻醉时间。

传统的双侧TRAM瓣切取的技术与单侧相似,并且在本书中也有很好的描述。在先前标记的切口区域内浸润稀释的肾上腺素溶液(1 mg的

肾上腺素1:1 000 mL的生理盐水)。解剖首选用Bovie电刀切割技术来进行,尽管最近笔者发现超声刀能在湿润的环境很好地工作,并且在最小的热组织损伤的情况下达到与Bovie相同的止血效果。脐周围的切口先被切开,脐上的蒂部组织被留在血管中。然后,在皮瓣的上边缘上切开一个切口,穿过皮下组织,将它稍微倾斜到筋膜的水平。上腹部的皮瓣如腹腔成形术一样被抬高从侧面向肋间隙向外延伸至剑突的水平。在腹侧区,切除的外侧边缘不超过腹直肌鞘的外侧边缘。

在腹部皮瓣和乳房切除术缺陷之间有一条隧道。该隧道应具有足够来容纳外科医生手的尺寸,并且应该保持在中线与每一个乳房切除术部位的中间通畅。尽可能地建立通畅隧道以避免乳房下皱襞内侧的严重破坏。只建立一条与两个乳房切除缺损相通的隧道就可以保留大部分乳房下皱襞。使用光纤照明的牵引器便于隧道的切割。

现在注意将先前标记的下腹切口扩展到前鞘筋膜的平面。从脐向耻骨区采用中线切口将下腹部皮瓣分成两等份。从内侧到外侧分离下腹部皮瓣直到显露两侧的内侧排穿支血管,然后从外侧到内侧分离直到显露外侧排穿支。在外侧排穿支外侧用Bovie电刀切开前鞘并向下内侧延长切口至低于弓状线的水平。然后,将肌肉沿着纤维的方向纵向切开,切口外侧区域的腹直肌保留原位。切开肌肉后显露深层的腹壁下血管,将动静脉分离开并分别结扎。在有血管高危险因素的患者中,如肥胖、吸烟或糖尿病等有较高风险因素的情况,建议对腹壁下血管进行更广泛的解剖,以备需要对皮瓣进行增压之用[19]。在正中线的两侧使用Bovie电刀切开腹直肌前鞘,位置在内侧穿支的内侧。纵向切开腹直肌。保留少部分内侧肌肉束。用Bovie电灼术在弓状线以下将被包含在皮瓣内的腹直肌切开。保留腹直肌下半部分和锥体肌的完整性对完成较低位的腹部供区健康修复有帮助。从后鞘表面将肌蒂掀起至肋缘,沿此路径切断侧支血管和肋间神经,使鞘内的外侧1/3的肌肉保持完整(图54.5)。外侧腹直肌分离至肋缘以上。上腹部血管的确切位置由可持式多普勒证

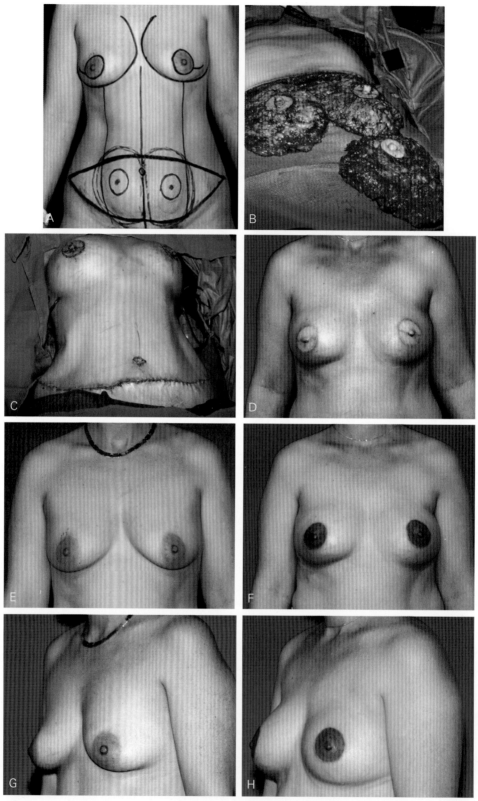

图 54.1　A. 一例 37 岁患者术前标记，该患者接受双侧保留皮肤乳房切除术并立即采用双侧常规保留肌肉的 TRAM 皮瓣重建。B. 移植前在腹部已制作完毕双侧保留肌肉的传统 TRAM 皮瓣。将左侧皮瓣塑造成与右侧乳房切除标本相似的形状，再将右侧皮瓣塑造成左侧的乳房切除标本镜像大小。C. 双侧一期乳房和乳头重建术术后即刻外观。D. 术后早期表现。E. 术前外观。F. 术后结果。G. 术前外观。H. 术后结果。

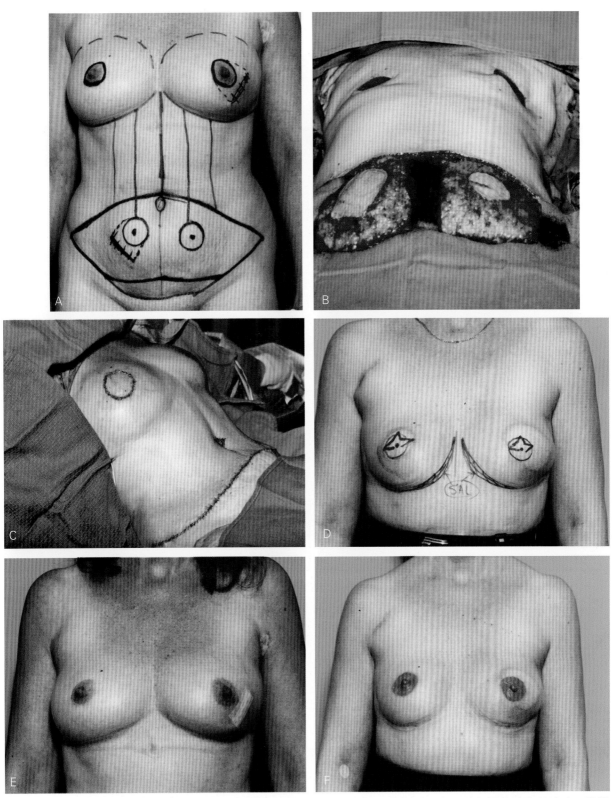

图 54.2 A. 一例 44 岁患者的术前标记,她接受双侧乳房切除手术,并进行即刻重建,采用双侧对侧保留部分腹直肌的横行腹直肌皮瓣转移。B. 在腹部将皮瓣塑形接近乳腺癌标本形状大小,并且已经准备好转移到对侧乳房切除后遗留的缺损区域。C. 术后即刻外观。D. 手术后早期的外观和手术前的标记,用于乳头重建和轻微的修正。E. 术前外观。F. 术后结果。

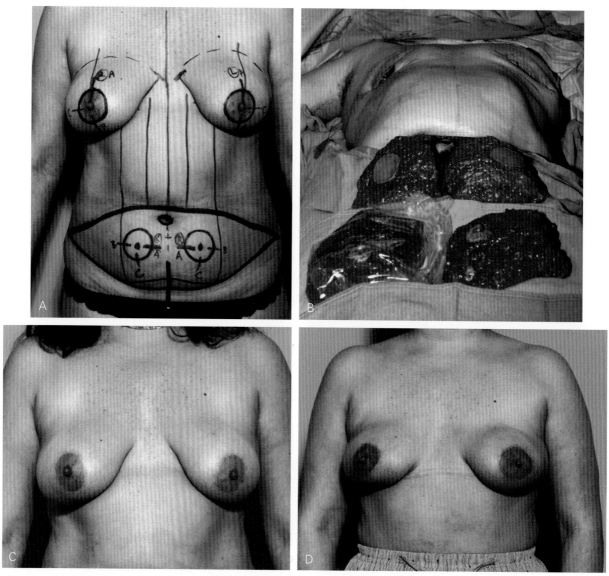

图 54.3   A. 一例 42 岁患者的术前标记,在接受双侧皮肤切除手术和立即重建时,采用双侧常规 TRAM 皮瓣。B. 在腹部的 TRAM 皮瓣完成初步塑形,已准备好转移到对侧乳房切除术的缺损部位。C. 术前外观。D. 术后结果。

实,血管蒂周围的内侧肌束保留完整。如前所述[20,21],在即刻重建中,乳房切除术标本被用作腹部皮瓣轮廓的模型(图 54.1B~图 54.3B)。该方法准确地替代了因乳房切除而丢失的乳房体积,并准确地将胸壁皮袋填充到原来的体积和形状(图 54.1F、H,图 54.2F 和图 54.3D)。

然后,对侧皮瓣作为双侧重建的镜像。这个在腹部进行塑形和裁剪的方法使得外科医生只需要转移要保留的皮瓣体积,从而将隧道的尺寸保持到最小。由于皮瓣的轮廓与标本非常相似,所

需要的是在移植后正确定位皮瓣创建一个与术前极度相似的术后乳房外观结果(图 54.1F、图 54.2F 和图 54.3D)。只需要一处或两处缝线将皮瓣固定在胸肌筋膜上以保持方向。失神经支配的腹直肌肌蒂不会导致腹部局部膨隆(图 54.1F、图 54.2F 和图 54.3D)。在每个乳房切除部位放置封闭的系统引流管,在对皮肤应用 2-辛基氰丙烯酸酯局部皮肤黏合剂(Dermabond)后,对乳房伤口进行细致的皮肤封闭。腹壁供区缺损的闭合在本章稍后讨论。腹腔的其余部分应以类似于腹腔成形术的方

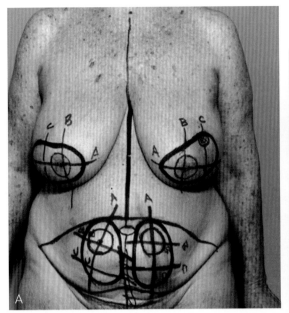

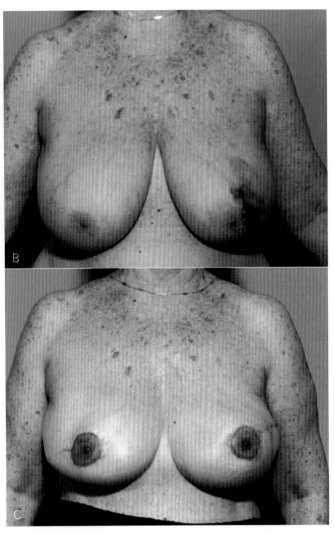

图 54.4　A. 62 岁的患者接受双侧乳房切除术并立即进行双侧游离 TRAM 皮瓣移植重建术前标记。计划缩减乳房体积。B. 术前外观。C. 遵照计划的术后缩乳效果。

式完成闭合,同时也应进行细致的皮肤封闭和使用局部皮肤黏附剂黏附保护皮肤。在关闭供区之前在侧腹部放置两个封闭的负压引流管。

游离的双侧腹直肌皮瓣

双侧游离的 TRAM 手术技术类似于单侧 TRAM 技术,两者之间只有一些细微的差别。皮瓣的设计位于腹部更靠外侧,以使得在中线分裂成两个皮瓣区域。游离 TRAM 皮瓣也可以设计在腹部的更靠下部,并且仍然保持可靠的血液供应。上腹部皮瓣的掀起与腹壁成形术相同,由于不需要与乳房切除部位建立隧道,上腹部皮瓣的

分离有助于腹部的伤口愈合,最大限度减小张力。与传统的 TRAM 技术一样,腹壁下血管分离方法与传统的 TRAM 的方式是相同的,但血管分离平面要达到髂外动脉表面。从其发出点到进入腹直肌的血管蒂的平均长度为 10.9 cm(范围 7.1~14.7 cm)。发出平面的动脉平均管径为 2.7 mm(范围 1.6~3.5 mm)。两支伴行静脉的平均管径为 3 mm(范围 1.7~3.8 mm)[22]。

对受体血管的完整评估必须在切断腹直肌上缘之前进行。受区血管分别是胸背血管和胸廓内血管。对于受体区的选择仍然存在一些争议。胸背动脉平均直径(1.79±0.34)mm,静脉平均直径(2.51±0.50)mm[23]。在乳房切除手术过程中,胸背

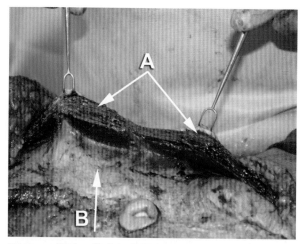

图54.5　箭头A指向保留的左侧腹直肌。皮肤拉钩位于腹直肌前鞘内。箭头B指向腹直肌后鞘。

血管经常在进行腋下解剖的时候显露。这些受体血管应分离到旋肩胛血管发出平面以上,以便在放置皮瓣于乳房切除术缺损区域下内侧角时可以更好地显露和吻合血管。在延迟乳房重建中,不能使用的胸背血管的比例是11%~15%[24]。胸廓内动脉的平均直径为(2.36±0.50)mm,静脉的平均直径为(2.6±0.58)mm[23]。当腋窝留有瘢痕或采用小的游离皮瓣移植用于双侧乳房再造时,如采用半侧游离TRAM皮瓣时,胸廓内血管可能是更好的受区血管选择。

这个受区部位不仅能提供更大的血管,而且

它的位置也能准确放置一个小皮瓣,特别是在乳房的内下侧区域[23]。在接受放疗的患者中,胸廓内血管和胸背血管[25]的不可使用比例以及结果差异并没有显著差异。

皮瓣轮廓成形与传统的TRAM皮瓣相同。在一期重建过程中,使用乳房切除标本作为皮瓣轮廓塑形的模型,使其可以以预制皮瓣的形式转移,这样可以避免在乳房塑形过程中增加不必要的操作和在皮瓣塑形过程中可能出现的张力。应将皮瓣牢固固定到胸肌筋膜上,以避免吻合口上形成张力(皮瓣重量加上重力)。伤口闭合的方式与传统的TRAM皮瓣相同。

腹壁的闭合

因为皮瓣供区缺损面积扩大了2倍,腹壁供区缺损的闭合在双侧TRAM皮瓣手术中比单侧皮瓣手术更困难,在绝大多数情况下采用保留部分肌肉技术,只切取内、外侧穿支之间的筋膜,可以使闭合供区缺损直接一次性封闭(图54.6)。以前笔者使用合成网修复双侧TRAM皮瓣供区筋膜缺损(图54.7),大约在5年前我开始使用非细胞的皮肤基质片来加强闭合强度(图54.8)。目前,笔者很少在关闭皮肤时使用合成网片。

麻醉医生被要求在腹壁供区关闭前对患者给予肌肉松弛剂。常规分层闭合供区缺损。腹内斜

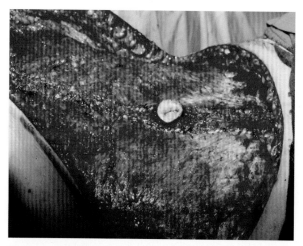

图54.6　在转移完毕双侧常规保留腹直肌的TRAM皮瓣后腹壁供区直接闭合。

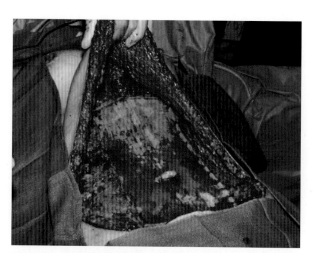

图54.7　在转移完毕双侧常规保留腹直肌的TRAM皮瓣后,采用网片加强腹壁强度。

肌筋膜与中线筋膜采用间断"减压"法以0号不可吸收单丝缝合线缝合。

闭合区域包括在鞘内保留的直肌的1/3。第二层闭合从耻骨延伸至剑突采用1号不可吸收的单丝缝合线连续缝合,只留下一小部分间隙,让肌蒂通过并转移至乳房切除术缺损区域。双侧游离TRAM皮瓣供区缺损修复方式相似。在未受累的腹直肌筋膜上的褶皱被用来平衡直肌筋膜的张力。这就避免了因为腹部供区闭合张力过大导致腹腔内容物向外排挤的腹腔膨隆的发生。有一个有用的小技巧可以帮助闭合腹壁供区时松解张力,正如Spear和Walker[26]所描述的那样,就是在侧腹部做松解切口。

结果

一般而言,双侧TRAM皮瓣重建与单侧重建相比美学效果更加满意。这是因为在双侧重建中,实现对称性要简单得多。在过去的临床实践中,笔者已经完成了超过200个TRAM皮瓣的制备。其中的34例患者进行了双侧重建。在两种病例中,有19例是常规的带蒂TRAM皮瓣重建,另外15例采用游离的TRAM皮瓣。其中25例是进行的一期双侧重建,还有9例病例为延迟重建。与延迟重建相比(图54.9),双侧保留皮肤的乳房切除术后TRAM皮瓣即刻重建的整体美观效果要好得多(图54.1E、F,图54.2E、F和图54.3C、D)。在完成乳腺癌改良根治术时,将大小厚度类似的腹直肌皮瓣放置入完整的乳腺皮袋中替代乳腺容积有独特的美学优势。在传统的乳房切除术中,大量的乳房皮肤被移除,严重影响乳房外观。在这些乳房切除术后,采用TRAM皮瓣重建时可能会破坏乳房的美学亚单位[27],从而导致不太理想的美学结果(图54.9)。乳房非常大且下垂的患者接受双侧乳房切除手术,她们的乳房重建效果可能会受益于预先计划的乳房重建量的减少(图54.4B、C)。这使皮瓣转移更安全,改善乳房的外观,并减轻与乳房肥大有关的症状。在一项研究中评估了乳腺癌切除术和一期行TRAM皮瓣移植

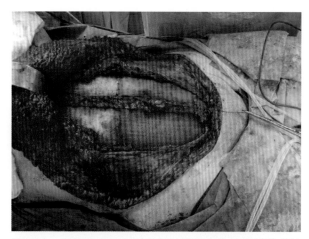

图54.8 在转移完毕双侧常规保留腹直肌的横行腹直肌皮瓣后,采用脱细胞真皮基质加强腹壁强度。

乳房重建的经济学影响。Kroll等[28]发现双侧乳房切除术后一期重建的成本仅比单侧乳房切除术即时重建高5%。

并发症

皮瓣并发症在双侧重建中往往不常见,因为这些皮瓣的血液供应不穿过中线,皮瓣血运更可靠。然而,由于腹壁缺损的大小是单侧重建情况下腹壁缺损的2倍,腹壁供区并发症的发生率往往较高。在我们的34个双侧皮瓣重建的系列中,3例患者出现了需要手术矫正的腹壁膨隆。其中2例发生在常规的TRAM皮瓣术后,另外一例发生在游离TRAM皮瓣术后。在双侧重建中,腹壁膨隆的发生率略高于5%的整体发生率(227例TRAM皮瓣移植重建病例中有11例腹壁膨隆和1例真正的腹壁疝)。在双侧重建中,笔者没有任何皮瓣坏死的经验,尽管有一例游离皮瓣需要对动脉吻合口进行探查,但都成功地进行了皮瓣挽救。需要外科切除的脂肪坏死发生于一例传统的TRAM皮瓣的远端。轻微的脂肪坏死发生在另外3个皮瓣移植:2个常规皮瓣和1个游离TRAM皮瓣。Kroll[29]报道称,双侧传统TRAM皮瓣的腹部伤口愈合相关并发症发生率较高,并将其归因于更广泛的腹部外科操作,制备了2个皮下隧道。

在我们的一系列双侧重建病例中,一个轻度

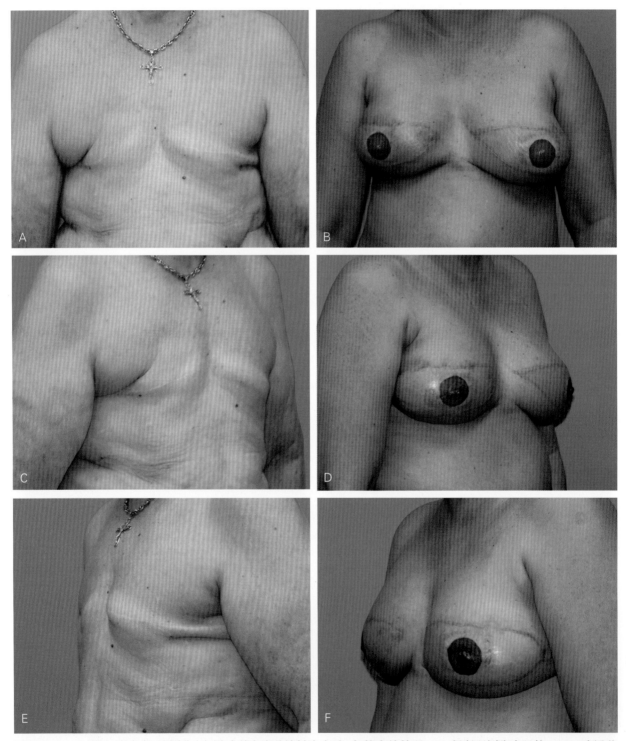

图 54.9　A. 一例 50 岁患者，双侧乳房切除术并右胸壁放射治疗后 5 年的术前外观。B. 保留双侧腹直肌的 TRAM 皮瓣移植延迟乳房再造术后 11 个月的情况。C. 术前外观。D. 术后情况。E. 术前外观。F. 术后情况。

肥胖患者接受了该手术,其下腹部伤口出现了并发症。在修正乳晕皮肤色素沉着的同时顺利地处理了并发症。在大多数的双侧传统TRAM皮瓣移植病例里,笔者只制备一个腹中线隧道与两侧乳房切除术区域连通。把肋缘以上的腹部皮瓣的横向破坏保持在最低限度。尽管使用了长时间密闭负压引流,2例患者术后出现腹壁血肿。一个是发生在游离的TRAM皮瓣,另一个发生在传统的TRAM皮瓣病例中,两例都在病房采用开放引流解决。

结论

双侧TRAM皮瓣乳房重建通常会产生非常令人满意的美学效果。在双侧重建情况下,重建的乳房对称性很好,因为皮瓣的形状与对侧乳房的镜像相似。这些皮瓣通常血运良好,因为它们的血供范围不越过中线。在双侧重建病例中,腹壁供区的关闭可能比较困难。然而,用保留部分腹直肌的方法[30]和筋膜改建技巧,绝大多数供区可以成功地直接关闭,同时术后并发症的发生率较低。

这两种技术都有利有弊,在规划重建时必须考虑到这一点。在乳房再造[31]中,游离和传统方式都能提供可接受的结果。皮瓣制作和定位塑形的艺术性决定了美学效果,而不是由移植皮瓣的方法所决定。

编 者 评 论

双侧全层肌肉游离或传统带蒂TRAM皮瓣已成为许多外科医生用于双侧乳房再造的黄金标准,其存在的主要问题是潜在的腹部供区的并发症发病率。乳房重建患者通常通过互联网或家人和朋友收集信息,对乳房再造的各种方法选择的利弊非常了解。例如,接受乳房切除术和预防性对侧乳房切除术的优质患者寻求自体重建,希望在腹部供区尽可能少(或不)牺牲肌肉。

一方面,许多经验丰富的乳房再造外科医生都擅长传统的TRAM皮瓣制备操作,并能合理有效地闭合腹部供区,取得良好的效果,因此这在全国范围内并不是一项罕见的临床工作。然而,越来越多的身体条件较好的患者受到大量外来影响,似乎更倾向于通过最小的腹部损伤来完成自体的乳房重建,最大限度地保留腹部肌肉的功能。从另一个角度来看,我的大多数同事不太愿意选择带蒂的TRAM皮瓣,不管单蒂或双蒂,而是在腹壁下穿支血管并不可靠满意的情况下选用游离保留部分肌肉和筋膜的游离TRAM皮瓣。更常见的是,对于高危患者,例如肥胖患者,并不是双侧乳房重建的最佳人选,可能会在皮瓣制备过程中不得不进行延迟操作。当然,在没有合适的受区血管的临床情况下,外科医生们会充满信心地制备保留部分腹直肌的带蒂TRAM皮瓣。

最后,在双侧TRAM皮瓣移植乳房重建中最有帮助的方法是在任何可疑的乳房切除术皮瓣下对单个皮瓣进行有限的去表皮操作。密切观察乳房切除术后24~48小时,可以帮助勾勒出真正可行的环乳晕乳房切除术的皮瓣边缘,使健康的TRAM皮瓣皮缘和健康的乳房切除术后乳房皮瓣皮缘可以简单快速地在手术室完成对合。最后,我同意作者的观点,即皮瓣切取和植入技术(以及腹部闭合)中所使用的技巧,对美学和功能更为注重,而不是单纯转移的方法。

(G.L.R.)

参考文献

［1］ Agency for Healthcare Research and Quality. *2006 Nationwide In-patient Sample*; U.S. Department of Health and Human Services, Washington, DC; 2008.

［2］ American Society of Plastic Surgeons. *2009 Plastic Surgery Proce-dural Statistics*. Available at: http://www.plasticsurgery.org/Media/ Press_Kits/Procedural_Statistics.html.

［3］ Hartrampf CR Jr, Bennet GK. Autogenous tissue reconstruction in the mastectomy patient; a critical review of 300 patients. *Ann Surg* 1987;205:508-518.

［4］ McCraw JB, Maxwell GP. Early and late capsular "deformation" as a cause of unsatisfactory results in the latissimus dorsi breast re-construction. *Clin Plast Surg* 1988;15:717-726.

［5］ Kroll SS, Baldwin BJ. A comparison of outcomes using three dif-ferent methods of breast reconstruction. *Plast Reconstr Surg* 1992; 90:455-462.

［6］ Kroll SS, Evans GRD, Reese GP, et al. Comparison of resource costs between implant-based and TRAM flap breast reconstruction. *Plast Reconstr Surg* 1996;97:363-372.

［7］ McCraw JB, Papp C, Edwards A, et al. The autogenous latissimus breast reconstruction. *Clin Plast Surg* 1994;21:279-288.

［8］ Hartrampf CR Jr, Scheflan M, Black PW. Breast reconstruction with a transverse abdominal island flap. *Plast Reconstr Surg* 1982; 69:216-224.

［9］ Baldwin BJ, Schusterman MA, Miller MJ, et al. Bilateral breast re-construction: conventional vs free TRAM. *Plast Reconstr Surg* 1994;93:1410-1416.

［10］ Khouri RK, Ahn CY, Salzhauer MA, et al. Simultaneous bilateral breast reconstruction with the rectus abdominus musculocutaneous flap. *Ann Surg* 1997;226:25-34.

［11］ Grotting JC, Urist MM, Maddox WA, et al. Conventional TRAM flap versus free microsurgical TRAM flap for immediate breast re-construction. *Plast Reconstr Surg* 1989;83:842-844.

［12］ Holmstrom H. The free abdominoplasty flap and its use in breast reconstruction. *Scand J Plast Reconstr Surg* 1979;13:423-427.

［13］ Kroll SS, Schusterman MA, Reece GP, et al. Abdominal wall strength, bulging and hernia after TRAM flap breast reconstruc-tion. *Plast Reconstr Surg* 1995;96:616-619.

［14］ Boyd JB, Taylor GI, Corlett R. The vascular territories of the supe-rior epigastric and deep inferior epigastric systems. *Plast Reconstr Surg* 1984;73:1-14.

［15］ Gherardini G, Arnarder C, Gylbert L, et al. Pedicled compared with free transverse rectus abdominis myocutaneous flaps in breast reconstruction. *Scand J Plast Reconstr Surg* 1994;28:69-73.

［16］ Niemien T, Asko-Seljavaara S, Suominen E, et al. Free microvascu-lar TRAM flaps: report of 185 breast reconstructions. *Scand J Plast Reconstr Surg Hand Surg* 1999;33:295-300.

［17］ Kroll SS. Bilateral TRAM flaps. In: Spear SL, ed. *Surgery of the Breast: Principles and Art.* Philadelphia, PA: Lippincott- Raven; 1998:547-553.

［18］ Little JW. Breast reconstruction by the Unipedicle TRAM flap op-eration: muscle splitting technique. In: Spear SL, ed. *Surgery of the Breast: Principles and Art.* Philadelphia, PA: Lippincott- Raven; 1998:521-533.

［19］ Harashina T, Sone K, Inoue T, et al. Augmentation of the circula-tion of pedicled transverse abdominus muculocutaneous flaps by microvascular surgery. *Br J Plast Surg* 1987;40:367-370.

［20］ Garcia O Jr. The mastectomy specimen as a model for TRAM flap fabrication in immediate breast reconstruction. *Ann Plast Surg* 1999;42:27-33.

［21］ Garcia O Jr. Minimal breast scars following skin sparing mastecto-my and immediate TRAM flap breast reconstruction. *J Fla Med As-soc* 2000;86:55-60.

［22］ Strauch B, Han-Liang Y. Abdominal wall and cavity: rectus abdom-inis flap. *Atlas of Microvascular Surgery: Anatomy and Operative Approaches.* 1st ed. New York: Thieme; 1993:448-481.

［23］ Feng LJ. Recipient vessels in free flap breast reconstruction: a study of the internal mammary and thoracodorsal vessels. *Plast Re-constr Surg* 1997;99:405-416.

［24］ Serletti JM, Moran SL, Orlando GS, et al. Thoracodorsal vessels as recipient vessels for free TRAM flap in delayed breast reconstruc-tion. *Plast Reconstr Surg* 1999;104:1649-1655.

［25］ Temple CL, Strom EA, Youssef A, et al. Choice of recipient vessels in delayed TRAM flap breast reconstruction after radiotherapy. *Plast Reconstr Surg* 2005;115:105-113.

［26］ Spear SL, Walker RK. The external oblique flap for reconstruction of the rectus sheath. *Plast Reconstr Surg* 1992;90:608-613.

［27］ Spear SL, Davison SP. Aesthetic subunits of the breast. *Plast Re-constr Surg* 2003;112:440-447.

［28］ Kroll SS, Evans GRD, Reece GP, et al. Comparison of resource costs of free and conventional TRAM flap breast reconstruction. *Plast Reconstr Surg* 1996;98:74-77.

［29］ Kroll SS. Necrosis of abdominoplasty and other secondary flaps af-ter TRAM flap breast reconstruction. *Plast Reconstr Surg* 1994;94: 637-643.

［30］ Takeshi M, Fujimoto M, Ishida K, et al. Muscle sparing-2 trans-verse rectus abdominis musculocutaneous flap for breast recon-struction: a comparison with deep inferior epigastric perforator flap. *Microsurgery* 2008;28:650-655.

［31］ Serletti JM. Breast reconstruction with the TRAM flap: pedicled and free. *J Surg Oncol* 2006;94:532-537.

Chet L. Nastala　Steven M. Pisano
Minas T. Chrysopoulo　Peter R. Ledoux

第 55 章

游离腹直肌皮瓣在乳房重建中的运用

Free Transverse Rectus Abdominis Myocutaneous Flap Breast Reconstruction

引言

大多数熟练掌握自体组织移植技术的人都会认为 TRAM 皮瓣及近来常用的腹壁下动脉穿支皮瓣（DIEP）是乳房重建的金标准。这些显微外科组织移植技术更受青睐，是因为：它们提供了更好的美学效果；柔软、温暖、更接近自然状态的重建乳房；能够实现对称，并在行神经显微吻合后有感觉恢复的重建乳房；可维持良好甚至更佳的远期效果。优越的血管灌注和避免肌肉隧道引起的上腹

部隆起都远远超过了传统的带蒂 TRAM 皮瓣效果。

游离 TRAM 皮瓣和 DIEP 皮瓣在乳房重建中提供了灵活性的选择。这些技术可以应用于一期或者择期乳房重建（补救假体植入失败或其他非 TRAM 或 DIEP 皮瓣手术），在某些情况下，如胸壁经过放疗后或残留乳房胸壁皮肤极其薄（图 55.1）或切除后广泛组织缺损（图 55.2 和图 55.3）。使用游离的 TRAM 或 DIEP 皮瓣技术，可以避免组织扩张器植入重建的缺陷：感染、错位、挛缩和感染[1]。

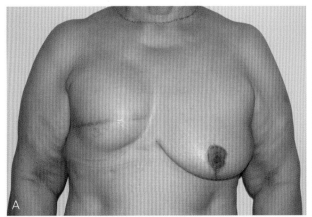
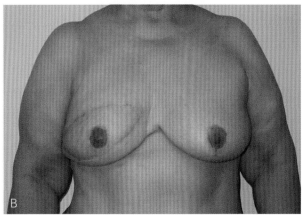

图 55.1　右乳房植入重建失败后，乳房不对称和右乳皮肤不足。A. 术前。B. 术后。

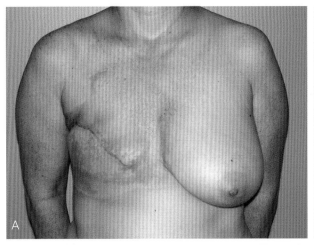
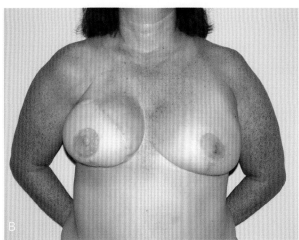

图 55.2　乳腺癌改良根治术和胸壁放疗后，右乳房择期重建。A. 术前。B. 术后。

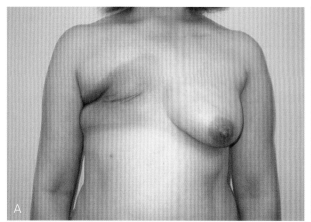
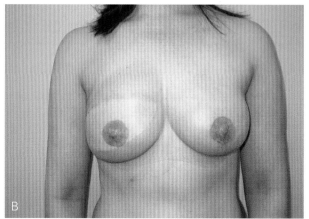

图55.3 乳腺癌改良根治术和胸壁放疗后,右乳房择期重建。A. 术前。B. 术后。

植入重建患者通常需要多次手术来维持乳房形态。而且,使用组织扩张器或假体重建的患者远期花费可能更高,这主要与手术地域和医生经验及偏好呈相关性,而不是与TRAM皮瓣重建技术相关[2-4]。游离的TRAM或DIEP皮瓣也提供了改善腹壁轮廓的潜在优势:消除软组织过剩,调整下腹部肌肉筋膜松弛,以及修复腹直肌分离。但是,可能会出现轮廓异常;供区并发症如下腹部筋膜膨出、疝等的发生率会随腹直肌的牺牲和既往腹部手术次数而增加[5-10]。

供区并发症最小化和逐步演化成为尽量降低供区肌肉损失(从游离的TRAM皮瓣到游离肌肉内分离的TRAM和DIEP皮瓣),进一步改善风险和收益的平衡有利于组织游离移植。但是,例如显微外科训练的要求、手术的整体复杂性、对手术团队的精神和身体要求等诸多因素导致这些不能成为美国各地重建的首选方法。

费用报销是有利于高等学术中心或大型专业集团私人诊所扩大重建工作的重要因素,这两者都需要多年的发展。然而,确定这些皮瓣或其他皮瓣的不足因素,有助于设计和实施手术和临床路径,以提高效率及临床诊疗效果[11]。

手术指征和患者选择

在我们手术患者的年龄范围为28~76岁,体重指数(BMI)18~40以上。大约66%的患者是肥胖的或者是病态的肥胖。我们进行乳房重建时分一期、二期(失败后重建)和三期(多次失败后重建);吸烟、严重病史患者[通常为糖尿病和(或)高血压]和重大手术史(多次腹部手术);晚期乳腺癌和(或)胸壁放疗(图55.2和图55.3);甚至肾脏和心脏移植手术后。虽然这可能像一份"谁不做手术"的清单一样,但我们认为,对这些患者来说,显微外科乳房重建是最好的选择,因为它通常允许移植大容量的带血运的组织,而且与其他重建方案相比,并发症较少。现在穿支皮瓣成为乳房重建的首选方式,是因为它相比TRAM皮瓣来说供区损伤小、并发症发生率低。当然在不适合皮瓣重建的时候也会使用组织扩张器/假体重建,或希望手术后供区并发症少时,又或在各种皮瓣选择中考虑这个皮瓣。

禁忌证

游离组织移植的绝对禁忌证包括:病史明确且无法治疗的出凝血异常的疾病和既往行腹壁整形的患者。手术禁忌证包括:控制不良的高血压,控制不佳的糖尿病,以及拒绝戒烟。我们对既往行多次腹部手术的患者进行腹部皮瓣手术,不可避免地增加肋下和耻骨上切口。但是,我们必须意识到手术方式的选择应减少风险,例如减少破坏,术前多普勒超声,或CT引导的使用。

术前计划和手术技术

成功的乳房重建很大程度上依赖于拥有一个训练有素、有执行力的团队和高质量设备的手术室。最重要的是拥有集合了外科技能和训练有素的巡回护士，能在重建术的所有步骤尤其是在皮瓣血管吻合中给予辅助。

理想的情况是，尽可能少的人员进行皮瓣重建，技能和效率不断提升。同样，术中能有一个执行特殊任务的麻醉医生团队是很有帮助的，其主要目标包括：维持肌肉松弛状态以确保快速、安全地切取皮瓣组织，维持足够体液量以确保避免血管痉挛、维持血压、保持体温，并保证拔管后平稳无痛苦，防止术后恶心呕吐。

乳房的准确界限确定是取患者术前坐位标记，突出重点标记乳房的下皱襞、内外侧界和上界。通常，除肿瘤位于皮肤邻近外，保留皮肤的乳房切除术是有边界的，这就造成较大的皮肤和软组织缺损。对于Ⅰ、Ⅱ度乳房下垂的患者，垂直切除缩乳是最常用的方法。Ⅲ度下垂的患者需要慎重思考，但是如果坚持使用这种方法，术后护理应关注皮瓣三角尖端区域的皮瓣厚度并设法防止组织坏死。

我们组的一名医生通常帮助普外科医生行乳房切除术，鼓励普外科医生保护乳房边界，尤其是乳房下皱襞，保证皮瓣的厚度以维持血液灌流。需要同期行游离 TRAM 或 DIEP 皮瓣重建的患者，在乳房切除术后同时给予皮瓣的切取、探查和解剖受区血管。

胸壁的修复从评估乳房切除部位可能的出血点开始进行，位于乳房下皱襞处的前锯肌和腹直肌的小穿支血管通常是术后出血点。重建乳房的下皱襞和内外侧界是术后重建最佳外观的关键。如果术中在腋窝处清扫了淋巴结，术后需要在腋窝皱襞处放置引流以减少术后血清肿的发生。

我们更喜欢用胸廓内血管来提供皮瓣血供。只要掌握了解剖暴露的技术，即可获得这些血管，以提供充足的动脉供血，并可在显微镜下快速定位和获取舒适的位置。可能存在的问题是左胸廓内静脉或静脉丛管壁较薄且小（1～1.5 mm），造成血管吻合困难。尽管有这个难以处理的因素存在，但在我们的经验中左胸廓内静脉仍可提供可靠的静脉回流。而右胸廓内静脉通常有足够的直径（2～3 mm）。

如果第二肋间穿支血管在乳房切除术中保留完好且性状可靠，我们也会使用。使用这一血管的根部作为吻合口，可以避免切除部分肋软骨，这可以节省时间，减少术后疼痛。我们使用过的其他受区血管包括胸背、旋肩胛、前锯肌、胸肩峰主干的降支（胸大肌支）。

在铺巾前标记皮瓣，此时患者整个躯干可完全显露。很多患者有既往腹部手术病史；右肋下、Pfannenstiel、下腹正中切口瘢痕非常常见。这些切口并不影响手术。术前对患者进行站立位和坐位的评估，设计皮瓣的合适切取部位以及术中关于皮瓣可行性的决策至关重要。术前使用便携式多普勒对患者行下腹部穿支评估和定位，尽管我们并不常规使用，但CT血管造影术也是对既往行复杂腹部手术患者术前评估的有效手段。

游离的 TRAM 皮瓣涉及腹直肌的整个宽度的横截面，包括多个穿支血管，为其表面的椭圆形软组织皮岛提供血运。积极运动的患者和需要双侧手术的患者尤其会发生明显的永久性腹部肌肉功能丧失。为了减少腹壁并发症发生率，我们采取了一种不携带肌肉的游离 TRAM 皮瓣和 DIEP 皮瓣。这种不携带肌肉组织的 TRAM 皮瓣皮下组织供血是由从内侧和外侧排血管蒂发出的2～4个穿支血管提供。DIEP 皮瓣仅由1～2支穿支血管供血，不携带腹直肌。在我们的经验中，中间层或上内侧穿支通常包括一条大的静脉，直径范围为2.0～2.5 mm。如果没有粗大的穿支静脉，我们不会采用穿支皮瓣移植方法。

当 TRAM 皮瓣从外侧向内侧掀起时，在解剖过程中会遇到腹壁下动脉的穿支。对这些穿支进行标记（图55.4A），在放大镜下用剪刀解剖分离或在显微镜下低倍放大显微分离。有时候，没有标识或无法携带单支粗大的穿支，那么就需要将其余多个穿支包含在皮瓣中。如果小的穿支横跨在

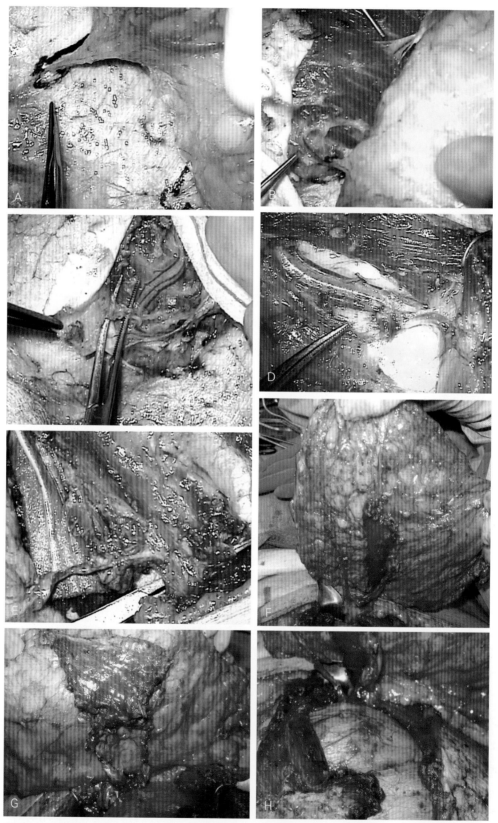

图 55.4　保留部分腹直肌的 TRAM 皮瓣切取。A. 外侧穿支的标记识别。B. 小的外侧和内侧穿支跨肌肉进行皮瓣剥离。C. 保护进入内侧肌肉的运动神经。D. 腹壁下动静脉血管蒂部情况。E. 从外侧向内侧分离肌肉。F. 切取皮瓣时尽可能少携带肌肉。在牵拉组织时注意内外侧穿支及其分支。G. 如果内外侧穿支间隔很大，则需要携带更多的肌肉。H. 供区切取肌肉处。

腹直肌上,而不得不分离肌肉的情况下,那么则可以将穿支在两个肌束之间进行分离。止血钳指向图55.4B的2个小穿支。然后打开筋膜,显露腹直肌。在解剖腹直肌时,沿肌纤维方向仔细分开肌肉,注意保护肌肉内侧运动纤维的交叉分支(图55.4C)。腹壁下动脉和静脉血管(图55.4D)的蒂部容易显露,并且经常相互环绕。如果决定做不携带肌肉的 TRAM 皮瓣,那么肌肉就必须垂直于纤维的方向分离(图55.4E 显示从外侧到内侧的肌肉纤维被分离)。上方腹直肌将被双极电刀分离,保留部分的肌肉和筋膜。

图55.4 显示皮瓣组织及携带的腹直肌部分。在图左侧可以看到一根穿支,肌袖在右侧附加穿支的内侧。在 TRAM 皮瓣解剖中所包含的肌肉部分的大小可能会有很大的差异。在这个病例中(图55.4G),皮瓣携带了很大一部分肌肉。两个较大的分支在低位发出,进入皮下浅筋膜脂肪层后发出分支。这种情况下,皮瓣切取时便需要携带更宽的肌肉组织,腹直肌的内侧和外侧段留在原位。用这样的方法可以保留筋膜,达到筋膜前鞘一期闭合。图55.4H 显示肌肉分离的区域,穿支的分支位于图的顶部。实际的肌肉缺损要比图示中大得多,如果筋膜组织保留,通常可无张力一期闭合。

通常配比1:100 000肾上腺素局部浸润麻醉,沿皮瓣切口线设计处局部注射,但要注意避开腹壁浅动脉(SIEA)血管。几分钟后,于上腹部切开皮肤皮下组织,深至腹前筋膜,刀头倾斜,可以切取更大皮瓣组织量。

一旦在腹前筋膜表面分离皮瓣达到一定的可调整程度,就会根据组织要求和患者的因素,如之前的瘢痕或并发症等因素来通过改变体位实现供区关闭。调整患者为收腹的弯曲体位,以确保耻骨上区域的无张力关闭。当需要额外增加静脉回流时,所有重要的腹壁下静脉都应被解剖分离并包括在皮瓣内。有时我们发现,皮瓣血液流入和流出是不同的系统,即通过深层系统流入,通过浅表静脉系统流出。在这些情况下,关键是要辨识大的浅表静脉并将其携带入皮瓣,如果静脉充盈

过度,则通过 SIEV 引流入深部系统或用如第二肋间静脉等其他静脉代替。当腹壁浅动静脉的直径足够或在皮瓣切口处可触及明显的动脉搏动时,对其进行常规解剖。但是由于很多患者既往手术病史已将静脉破坏,在我们的实际工作中并不常用 SIEA 皮瓣。如果可以确定这些血管足够粗大,可以考虑做 SIEA 皮瓣,它们的解剖从股血管开始,用微血管卡夹暂时封住。然后在腹壁固有筋膜表面从外侧向内侧掀起皮瓣。

临床上可以较为准确地确定动静脉循环的技术是 SPY 荧光血管造影系统。其使用是由麻醉师静脉注入吲哚菁绿,然后对皮瓣进行成像,动脉流入区域的完整皮瓣及边缘显示明亮或彩色影像。染色后可多次成像,确定主干血管和穿支。这个系统还可以用来确定皮瓣灌注最佳边界,可与临床评估一起使用,以便在插入前适当修剪皮瓣。我们认为这可以显著降低皮瓣周围脂肪坏死的风险。

可用剪刀打开穿支通过的筋膜部分,剪刀可以稍微倾斜,以确保分离腹壁下动静脉血管。用血管环牵开血管束,周围的结构用防粘连双极电凝烧灼术分离开,或用超声刀针对韧带筋膜组织来加速剥离(图55.4B)。既往行耻骨上区域手术或多个腹部切口的患者意味着深腹壁下血管蒂在耻骨后间隙有广泛的瘢痕,术中应避免分离过程中损伤相关组织。

此外,外科医生还必须熟悉腹壁血管和穿支的解剖变异。DIEP 皮瓣的穿支大小和肌内分布存在解剖变异。当通过一个小的肌袖无法携带一个相对粗大的穿支的时候,可以采用切取中1/3腹直肌宽度的矩形肌肉(保留部分腹直肌的腹直肌皮瓣),肌肉瓣内携带2~3个小的穿支,来增加血流,减少脂肪坏死的发生率,并且对腹壁强度和整体康复没有影响[12,13]。

在任何情况下(图55.5和图55.6),我们都要尽可能地保护好肋间神经分支。这可以用9-0尼龙线进行吻合神经修复来完成。但是,一些运动神经分支(一般位于穿支之间),在解剖皮瓣时需要切断。在这种情况下,最好在皮瓣转移后进行

运动神经末梢的显微缝合。

当皮瓣切取完成进行受区血管解剖时,给患者静脉注射肝素1 500 U,几分钟后将皮瓣移至胸壁。在上腹部区域显微镜下行胸廓内血管的吻合准备:血管切至适合的长度,修剪多余外膜,扩张管腔,用压力喷注装置(肝素溶液置于卡博特压力泵中)加压喷灌肝素盐水溶液(25 000 U的肝素融合1 L乳酸林格液)进行冲洗;此压力喷注装置为肝素溶液置于卡博特压力泵中,由无限冲洗器(Mequon, WI)前置27G注射器针头。我们常规用9-0尼龙线对动静脉进行端端吻合。上腹部和胸廓内血管固定在双动脉瘤夹中,以获得准确缝合位置。使用双动脉血管夹和连续缝合技术可以缩

短皮瓣缺血时间至14~24分钟。血管吻合器也可使用,但我们并未发现它可减少皮瓣缺血时间。

血管吻合后,将第3或第4肋间神经前内侧、外侧支和第9或第10肋间神经分支进行显微吻合(图55.7),之前的腹部手术可能不包括肋间神经的皮瓣。神经显微吻合用两种方式:断端9-0尼龙线缝合或采用腹壁下动脉多余的血管段代替神经导管进行吻合修复(图55.8)。

同时进行供区关闭和皮瓣移植。在将皮瓣转移到胸部之前,可以在腹部对皮瓣进行修整和去表皮,这会极大方便皮瓣的置入和塑形,减少血管张力并节省时间。皮瓣位置尽可能位于中间和上方,必要时给予缝合固定。皮瓣成形和插入时必

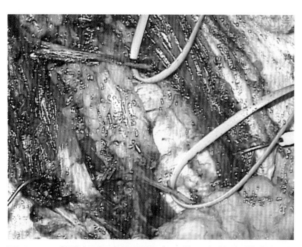

图55.5 皮瓣切取时保留腹直肌第9和第10节段运动神经。

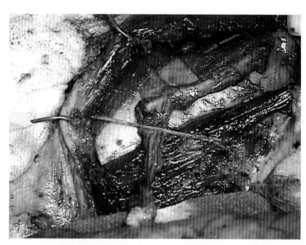

图55.6 典型单穿支DIEP皮瓣切取完成,腹直肌的运动神经保存完好。

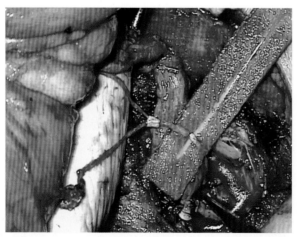

图55.7 第3肋间神经与对侧第9、第10肋间神经显微神经吻合前的准备。

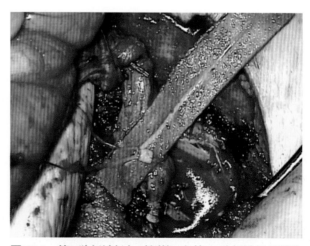

图55.8 第3肋间神经与对侧第9和第10肋间神经显微吻合,以腹壁下动脉的残端作为神经导管。

须确保即便将皮瓣重新定位,蒂部位置也不会改变。游离 TRAM 皮瓣切取尤其是双侧重建时需要使用人工材料,但保留部分肌肉的 TRAM 和 DIEP 皮瓣避免了闭合供区时用人工材料。

术中和术后护理

手术室的高技能和高能动性人员团队是成功开展显微乳房再造的基础和保证。从医院管理层到手术室主任、护士、麻醉医生和护工,各级机构的支持对手术成功至关重要。医院管理层的定期会议确保给予适当的支持和获得最新的设备是非常重要的,与此同时,同样重要的是与每天照顾患者的护士、技术人员和护理人员之间的直接沟通。除了围手术期管理在所有手术过程中都是至关重要的因素,患者的体位及手术室室温是同样重要的因素,一旦忽视可能造成游离组织的移植失败。尽管外科医生负责手术结果,但实际上很多工作是由其他辅助性工作人员完成,因此对这些护理过程的高度亲和性和持续维护怎么强调都不为过。由于受限于条件和人员,这些手术在小的医疗机构无法进行,其不像假体植入重建手术可以基本由外科医生完成。

技能和效率随时间和经验累积而提高。迄今为止,我们的团队已经完成了超过 3 000 例显微乳房重建。这一系列手术的成功需要注意许多关键因素的细节,不仅包括外科医生,而且是由一个高技能和训练有素的显微外科团队的每一个成员,包括麻醉师、巡回护士和手术助手所构成的细节成功因素。

手术完成后,患者转送回病房,通过临床观察、多普勒和 Vioptix 经皮激光连续血氧仪的使用来监测皮瓣和患者的情况。尽管最初的测量值在 40%~99% 之间,差别很大,但血氧分压下降趋势具有很重要的价值。如果血氧测量大大下降,且往往先于皮瓣相关的临床体征和症状显示,这样的情况就应进行早期的探查。

我们不赞同术后将患者放在外科重症监护室,患者应该被转移到乳房重建外科专用病房,在那里进行常规皮瓣监测和术后护理。我们有对皮瓣监测、患者宣教和饮食逐步改进的术后方案。低剂量的肝素静滴(每小时 200 U)维持一整夜,从术后第 1 天开始,患者每天服用阿司匹林一片(81 mg),1 周后停止。依诺肝素也开始于手术后的第 1 天,一直持续到患者完全康复。

外科护士对术后监测有丰富经验,便于早期识别静脉危象、动脉危象和皮瓣血肿。如果观察到这些并发症之一,护理人员就会立即通知外科医生。如果外科医生确认并发症确实存在,患者就会被送往手术室,以进行皮瓣探查纠正问题。

常规住院时间是单侧重建术后住院 3 天,双侧重建术后住院 4 天。术前,患者会得到关于术后患者详细说明指导的信息包。这些信息包由我们的护理人员指导完成学习阅读。出院当天,术后注意事项由护理人员再次交代,患者教育是需要持续的过程。坚持术后临床路径可以减少住院时间,减少整体康复时间,提高患者的舒适性。

重建术后以改善乳房对称性和供区部位的二次整形手术通常在最初的重建后 3~6 个月进行,或在必要时可等待患者完成化疗和放疗后进行。这个过程包括重建乳房的修整、乳头重建、对健侧乳房进行乳房悬吊术或乳房缩小术,辅助脂肪移植手术可用于处理残留小皮瓣和胸壁缺损及腹部供区的瘢痕修复。通常这些手术是组合进行的,并在门诊实施。如果需要大范围地进行重建乳房的修整,则乳头重建手术会延期在病房进行。在 3 个月后行乳头 - 乳晕复合体微色素沉积操作(文身)。

手术风险

采用显微外科组织移植乳房再造术与一般手术中常见的并发症有类似,出血、感染、血肿和血清肿都有可能发生。文献中有大量的讨论和实验,使用组织胶水来防止血清肿和抗生素来预防感染。我们发现良好的手术止血,正确使用引流装置,术前 30 分钟到术后 24 小时使用抗生素,体温维持,以及使用抗血栓治疗,都是至关重要的。

随着新的循证研究的出现,指南经常发生变化;然而,大多数的研究都必须根据我们的患者群体进行推断。例如,我们在术后采用了依诺肝素,但由于在这些在高危病例中增加术后出血的风险,我们稍微修改了剂量方案,延迟了第一次手术后的剂量。临床出血发生血肿和感染每年的变化在3%~5%之间。尽管过去几十年的游离组织转移取得了成功,再手术率也在3%~5%之间,皮瓣的损失仍然是由于血肿、蒂部卡压、水肿、动脉或静脉血栓形成引起的。我们每年的皮瓣损失率大约是1%。脂肪坏死可能发生率低于3%,但通常在临床上并不显著。这可能在修复阶段被去除。

讨论

虽然我们认为在乳房重建中供区并发症方面游离TRAM皮瓣不如穿支皮瓣,但它在提供皮瓣血运上的优越性无可争议。因此,游离TRAM皮瓣游离移植乳房重建是非常可靠的,也是我们早期重建手术中的主要选择。我们的手术经验从20世纪90年代的游离TRAM皮瓣到基于3~4个穿支的保留部分腹直肌的TRAM皮瓣,最终到基于1~3条穿支但不包括腹直肌的DIEP皮瓣。在条件允许情况下,我们常规会使用显微神经检测技

术。迄今为止,我们已完成超过3 000例DIEP皮瓣手术和目前每年超过500例乳房重建手术,其中大部分是穿支皮瓣重建手术。

我们的观点是,外科医生在开始采用游离TRAM皮瓣完成手术时,会在成功完成皮瓣切取的同时最大限度减少肌肉损失。当保留肌肉技术成为常规的时候,如果有大的穿支血管(1~2 mm直径)可供利用时可采用DIEP皮瓣。但是,当深部静脉没有和浅表静脉系统连通时,外科医生必须意识到可能存在术后皮瓣静脉淤血的可能。在这种情况下,需要进行静脉移植,将浅表的静脉血液引入深层静脉系统。

游离TRAM或DIEP皮瓣自体组织乳房重建的作用在继续扩大。除了确诊乳腺癌乳房切除术后重建外,这些皮瓣和其他更多的穿支皮瓣越来越多地用在其他乳房疾病术后重建:预防性切除乳房术后,部分乳房切除术后畸形,对改善饮食和药物无效的严重乳腺纤维囊性疾病切除术后,乳房先天畸形,矫正严重的隆乳术后包膜挛缩。

对术后放疗患者,选择行即刻乳房重建还是二期重建手术,仍然是我们值得继续探索和研究的问题[14]。尽管目前放疗取得了进展,我们仍然偶尔看到由于放疗造成的游离TRAM/DIEP皮瓣严重收缩和变形。这就需要切除皮瓣,取另一种

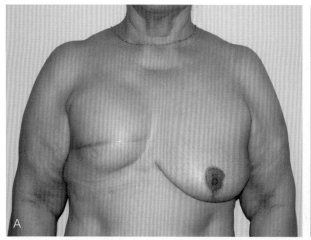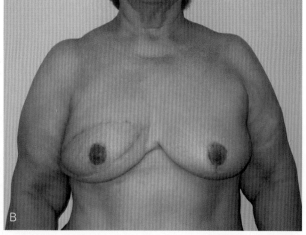

图55.9　自体组织重建用于恢复对称性和改善植入后畸形。此例为65岁女性患者完成右侧乳房植入重建和另一位医生做的左乳上提术。她向我们展示了自体组织重建,本例是由游离TRAM皮瓣完成的。虽然在内侧下皱襞仍然有一些不规则,但她拒绝进行再次整形。A. 术前。B. 术后。

自体组织移植行乳房/胸壁再次重建。乳房肿块切除术后通过乳腺导管进行局部放疗，也会造成部分乳房畸形，需要皮瓣重建。在乳房切除术后仍然需要进行放疗的患者，我们仍然倾向于二期重建。

美国国家和联邦法律通过要求医疗保险公司为乳房重建手术进行保险，这对想要提供这项服务的私人执业整形外科医生是有利的。但是，不断上升的医疗保险费用和其他管理费用，与保险公司的艰难沟通，以及报销额度的下降，使乳房重建手术在私人诊所中难以完成。但是，乳房重建在私人执业中仍然是手术的重要组成部分，团队所有成员必须努力提高效率，降低并发症发生率，提高患者满意度[15,16]。最佳手术方法必须定期评估和开展，提高效率和降低管理费用可使显微乳房重建在经济上可以不考虑报销额度，从而更有保障。

病例插图如图 55.9～图 55.17 所示。

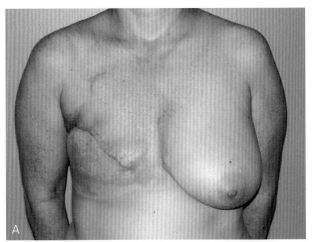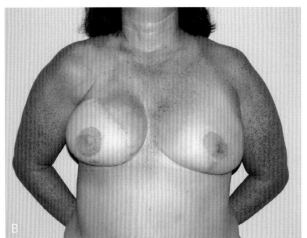

图 55.10 此例患者为右侧乳房切除术后及胸壁放疗后。左侧乳房 I 度下垂造成不对称性加剧。我们采用游离 TRAM 皮瓣重建右侧乳房及左侧乳房垂直悬吊手术。虽然不对称性仍然存在，但基于最初畸形的严重程度，患者满意度高。A. 术前。B. 术后。

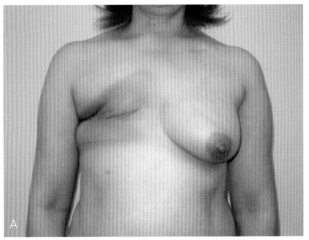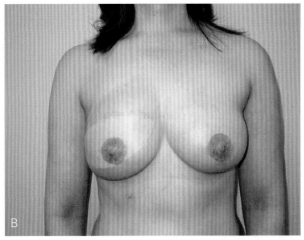

图 55.11 此例患者为右侧乳房切除术后及胸壁放疗后。在过去的几年中，很多患者在二期乳房重建时选择对侧乳房的预防性切除术。这就带来了对称性的问题，在这例患者身上得到很好的效果。注意瘢痕的对称性，它部分隐藏于乳头-乳晕复合体文身后。A. 术前。B. 术后。

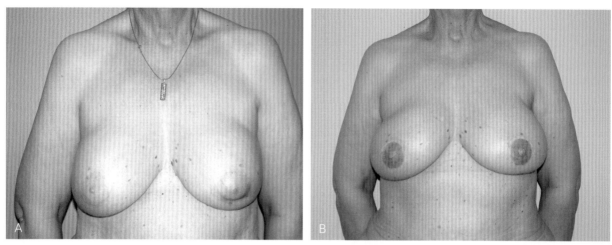

图55.12　此例为65岁左侧乳腺癌患者,欲行双侧乳房切除术以预防对侧乳腺癌发生风险。她更倾向于行自体组织重建,并且有可供双侧重建充足的腹部组织量。右侧乳房无明显乳房切口,对称性与术前相当。A. 术前。B. 术后。

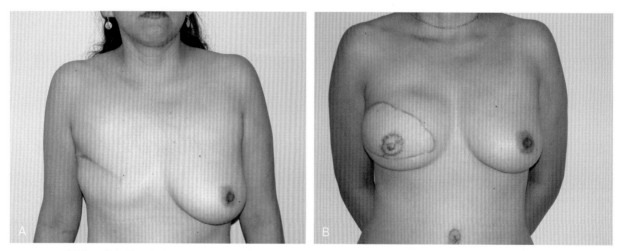

图55.13　此例40岁女性患者由于社会因素选择行二期乳房重建手术。她更倾向于自体组织重建,有足够的腹部皮肤替代乳房皮肤。由于乳腺外科医生行乳房切除术时对乳房组织的边界进行了完整保护,保证了乳房下皱襞对称性而使乳房得到完美恢复。A. 术前。B. 术后。

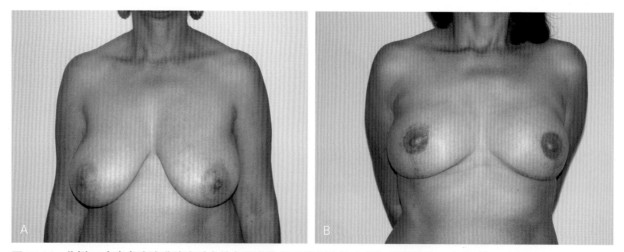

图55.14　此例50岁患者确诊乳腺癌时术前有Ⅱ度乳房下垂及轻度不对称,有家族史。患者希望双侧乳房切除及自体组织重建。该患者行双侧乳房重建,垂直楔形切除乳房皮肤以矫正下垂。患者对手术效果表示满意。A. 术前。B. 术后。

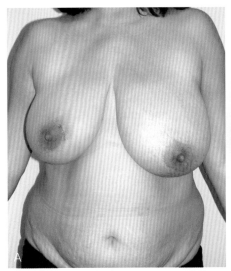
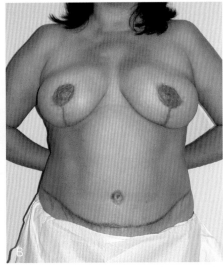

图 55.15　此例年轻女性患者患有双侧广泛乳腺导管原位癌，要求行双侧乳房切除术。其术前有严重不对称及下垂。行双侧自体组织重建，使用垂直楔形切除和游离 TRAM 皮瓣重建。不幸的是，她有增生性瘢痕，并行激素注射和理疗的联合治疗。术前应对患者的瘢痕问题进行充分沟通及告知。A. 术前。B. 术后。

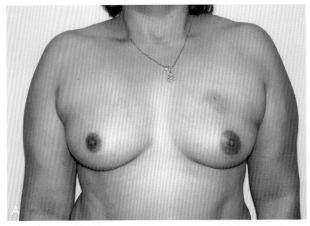
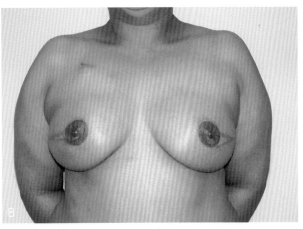

图 55.16　此例患者为浸润性乳腺癌和导管原位癌，因此需要行双侧乳房切除术。因为患者希望要一个比术前更大的乳房，因此腹部皮肤的皮岛大小超过了原有的乳头－乳晕范围。因此，更大区域的乳头－乳晕复合体文身遮盖了大部分瘢痕。尽管没有完全遮盖，但患者仍然非常满意。A. 术前。B. 术后。

图 55.17　尽管在美国的各大癌症中心仍然存在争议和正在进行大量研究，保留乳头的乳房切除术在预防性乳腺切除术中仍有一席之地，对癌症易感、早期疾病、导管原位癌和 I 期浸润性乳腺癌都有其作用。对于此例患者，双侧保留乳头的乳房切除术得到极好的重建结果。患者在术前应充分了解乳头癌症发生的风险，并进行适当的持续监控和随访。A. 术前。B. 术后。

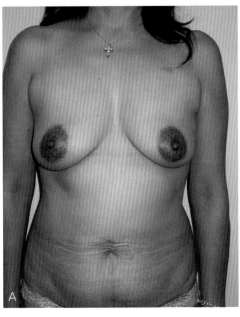
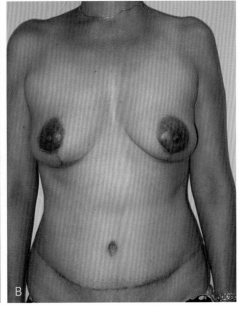

编者评论

有趣的是,这一章的作者是一个私立医疗团队小组,开展了蓬勃发展的显微重建外科工作,主要是乳房重建方面取得极大成就。正如作者所说,作为可适用于各种类型的标准方法,游离 TRAM 皮瓣的受欢迎程度已经有所下降,这更有利于保留部分腹直肌的 TRAM 皮瓣和DIEP 皮瓣乳房重建,主要是由于后者的供区并发症发生率更低的优势。

作者结合游离的 TRAM 皮瓣和 DIEP 皮瓣两种方法作为一个单独的微血管的概念在此进行讨论和比对。穿支皮瓣代表了更先进的皮瓣,在解剖上允许的情况下进行,而不需要制备成携带整块肌肉的皮瓣。据他们描述,该团队

已完成超过 3 000 例显微外科重建,本章反映了他们在术前评估穿支、皮瓣切取、血管吻合和移植方面的丰富经验。穿支皮瓣的设计和成功制备最重要的是静脉回流可以保证,否则就改为制备保留前鞘完整性的部分腹直肌保留的TRAM 皮瓣。如果有神经分支可用,常规行显微神经吻合。如果计划术后行放疗,则明确选择二期乳房重建。

再次手术和并发症发生率低及皮瓣失败率低是一流显微专家水平的体现。他们的团队有能力将复杂的重建手术整合到私立医疗机构中并取得出色的成绩,值得学习。

(*S.L.S.*)

参考文献

［1］Nahabedian MY, Tsangaris T, Momen B, et al. Infectious complications following breast reconstruction with expanders and implants. *Plast Reconstr Surg* 2003;112:467-476.

［2］Kroll SS, Evans GRD, Reece GP, et al. Comparison of resource costs between implant-based and TRAM flap breast reconstruction. *Plast Reconstr Surg* 1996;97:364-372.

［3］Miller SH. Comparison of costs between implant-based and TRAM flap breast reconstruction. *Plast Reconstr Surg* 1996;98: 916-917.

［4］Spear SL, Mardini S, Ganz JC. Resource cost comparison of implant-based breast reconstruction versus TRAM flap breast reconstruction. *Plast Reconstr Surg* 2003;112:101-105.

［5］Blondeel PN, Vanderstraeten GG, Monstrey SJ, et al. The donor site morbidity of free DIEP flaps and free TRAM flaps for breast reconstruction. *Br J Plast Surg* 1997;50:322- 330.

［6］Nahabedian MY, Manson PN. Contour abnormalities of the abdomen after transverse rectus abdominis muscle flap breast reconstruction: a multifactorial analysis. *Plast Reconstr Surg* 2002;109: 81-87.

［7］Blondeel PN. Discussion: contour abnormalities of the abdomen after transverse rectus abdominis muscle flap breast reconstruction: a multifactorial analysis. *Plast Reconstr Surg* 2002;109:88-90.

［8］Nahabedian MD, Dooley W, Singh N, et al. Contour abnormalities of the abdomen after breast reconstruction with abdominal flaps: the role of muscle preservation. *Plast Reconstr Surg* 2002;109:91-

101.

［9］Kroll SS, Schusterman MA, Reece GP, et al. Abdominal wall strength, bulging, and hernia formation after TRAM flap reconstruction. *Plast Reconstr Surg* 1995;96:616- 619.

［10］Parrett BM, Caterson SA, Tobias AM, et al. DIEP flaps in women with abdominal scars: are complication rates affected? *Plast Reconstr Surg* 2008;121:1527-1531.

［11］Pisano SM, Ledoux PR, Nastala C. Breast reconstruction in private practice. *Semin Plast Surg* 2004;18:157-173.

［12］Kroll SS. Fat necrosis in free transverse rectus abdominis myocutaneous and deep inferior epigastric perforator flaps. *Plast Reconstr Surg* 2000;106:576-583.

［13］Bajaj AK, Chevray PM, Chang DW, et al. Comparison of donorsite complications and functional outcomes in free muscle-sparing TRAM flap and free DIEP flap breast reconstruction. *Plast Reconstr Surg* 2006;117:737-746.

［14］Rogers N, Allen RJ. Radiation effects on breast reconstruction with the deep inferior epigastric perforator flap. *Plast Reconstr Surg* 2002;109:1919-1924.

［15］Collins ED. Discussion, reconstructive breast surgery: referring physician knowledge and learning needs. *Plast Reconstr Surg* 2002; 110:1451-1454.

［16］Heinz TR, Cowper PA, Levin LS. Microsurgery costs and outcome. *Plast Reconstr Surg* 1999;104:89-96.

第 56 章

Joan E. Lipa

经乳晕周围入路保留皮肤乳房切除术后的即刻重建

Immediate Reconstruction After Skin-sparing Mastectomy Through a Periareolar Approach

历史

20世纪90年代,保留皮肤乳房切除术(SSM)成为乳腺癌手术治疗的主要方法,为了提高即刻乳房重建的美观程度,限制了固有乳房皮肤的切除量。SSM的定义包括乳头 – 乳晕复合体的切除,也可能包括既往活检或部分乳房切除的瘢痕(干预或不干预乳房皮肤),以及乳房切除术技术中多余乳房皮肤的切除。与传统的非SSM相比,它在肿瘤学上是安全的,乳房切除术的皮瓣坏死率约为10%,但与非SSM[1]相当。SSM术后的乳腺癌复发率为2%～7%[1-4]。局部复发并不与远处转移或降低生存率相关。

如果乳房切除切口局限于乳晕周围区域,可以避免自体组织重建的"补丁状"效果,因为整个皮岛将重建乳晕。同样地,如果进行了扩张器/植入物的重建,瘢痕会受到限制,至少可以通过文身来部分掩饰,以便进行乳晕重建。因此,无论采用哪种重建方法,通过乳晕周围入路的SSM都有可能获得理想的即刻乳房重建[5]。

适应证

通过乳晕周围入路的SSM即刻重建最初被用于早期乳腺癌,从导管原位癌(DCIS)到早期浸润性癌(Ⅰ期或ⅡA期),但它很快被用于预防性乳房切除术。现在也用于高风险或局部晚期乳腺癌(ⅡB期或Ⅲ期)以及保乳治疗失败的情况[6]。在这些情况下,自体组织立即乳房重建技术是可行的,因为放疗将是或已被作为辅助治疗。

通过乳晕周围入路的SSM即刻重建最适合用于中等大小的乳房,没有乳房下垂,没有瘢痕,那些乳晕周围已经存在的瘢痕除外。如果存在乳房下垂,那么乳房切除术的皮肤可以通过乳房固定术进行调整。同样地,如果有瘢痕存在,那么最好是在乳房切除的范围内。否则,可能需要切开分离皮岛周围瘢痕,或在瘢痕和乳晕周围切口之间建立皮肤桥,使患者再次面对更广泛的瘢痕或不被乳晕重建所掩盖的皮岛。

禁忌证

相反,如果肿瘤累及皮肤,无论是直接侵犯还是炎性乳腺癌,经乳晕周围入路的SSM是禁忌证,因为需要进行皮肤切除以获得足够的切缘。相对禁忌证包括乳房切除术残余皮肤受损的多个瘢痕和需要去除大量皮肤的下垂乳房。吸烟患者并不是理想的候选人,因为乳房切除术后皮瓣坏死的风险较高。如果术中乳房切除瓣出现血供欠佳的区域,这些区域应该切除。另外,即刻植入物重建的计划可能需要调整为组织扩张器重建,否则,在行自体组织重建的情况下,在乳房切除术几天后皮瓣会出现更大的坏死。最后,如果计划进行术后放疗,即刻乳房重建可能不可取,因为放疗对乳房重建有潜在影响。

术前的计划和标记

切口在乳晕色素沉着界限外约5 mm处标记(图56.1)。理想情况下,乳房切除术的直径应至

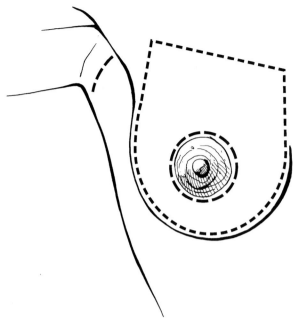

图 56.1　在乳晕色素沉着约 5 mm 处标记切口（长虚线），单独的腋窝切口可用于前哨淋巴结活检。乳房的解剖界限也被标记为（短虚线），以帮助防止乳房切除中的过度剥离。

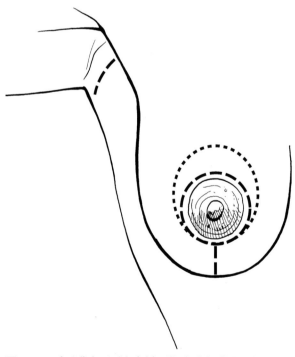

图 56.2　对于乳房下垂和（或）预期皮肤包膜缩小的地方，可以采用乳房切除术切口（虚线）。如果乳腺外科医生需要更多的通道进行乳房切除术，可以在 6 点钟行垂直分割。这个切口可能会在乳房固定术中被包含，或者如果要闭合，不如横向切口明显。

少为 5 cm[4]，这个直径可以记录下来，以帮助自体重建时，决定重建结束时应留下的皮岛的大小。切除的范围也标记在乳房下皱襞、腋窝前线、胸骨旁区域和锁骨，以便看清切除的边界，提高重建的效果。对于单侧乳房切除术，也应标记正常的、未经手术的乳房标记，因为这些标记可作为乳房重建的术中参考。如果计划进行前哨淋巴结活检，可能需要通过单独的腋窝切口进行，因为这将提供一个直接的方法来显示活性蓝染料，也可以在术前标记，告知患者瘢痕在哪里。

如果出现乳房下垂和（或）预计乳房切除术后皮肤会过多，也应标出乳房固定切口的适当标记（图 56.2）。然而，乳晕开口的新位置应该保守，至少比标准复位/乳房固定术的预期位置低 1 cm[7]。虽然乳房外科医生可以利用乳房固定标记来改善手术途径，但笔者更倾向于在评估乳房切除术皮瓣的整体完整性后才进行乳房切除术切口的切割。然而，从乳晕垂直向下延伸的切口可以在这个模式中规划，并可供乳腺外科医生使用[8]。

如果立即尝试进行一期重建，应立即提供适当的扩张器，最好应先订购一系列的植入物和筛选器。值得注意的是，这只有在患者愿意缩小尺寸时才能实现，因为一旦乳晕周围切口关闭，皮肤包膜就会缩小，并且无法容纳被切除的乳房大小的植入物。除非用背阔肌皮岛代替乳晕缺损，在这种情况下，可以使用与切除的乳房组织重量相当的植入物。如果计划自体皮瓣重建，术前也要标记好皮瓣的标志和轮廓，最好是在站立位置。有些人在再造乳晕缺损的皮瓣上勾勒出拟建的皮岛。然而，笔者的偏好是等到皮瓣放在乳房切除的口袋里时，再确定皮岛的确切位置，只有在那个时候，才去切开它。

手术技术

免皮乳房切除术

患者在全身麻醉下处于仰卧位，应预防深静脉血栓，通常采用连续加压装置，以及预防性使用抗生素。即使是行单侧乳房切除术，双侧乳房也应该做好消毒准备和铺巾遮盖。

　　一些外科医生在切口周围和皮下组织与乳房之间的切除平面上,行带或不带局麻药的肾上腺素稀释液浸润。如果在环乳晕切口后,用锋利解剖刀进行乳房切除,这一点特别有用。然而,如果使用电刀进行解剖,那么渗透液体会阻碍烧灼的有效性。无论哪种情况,都应该用手术刀做乳晕切口。如果使用烧灼法,则用皮肤钩或Lahey夹将皮瓣轻轻直拉起来,将其放在深层皮下组织和深层真皮上,而不是放在皮肤边缘(图56.3)。对乳腺的反牵引可有效产生平面。解剖按顺序内侧、下部、上部和外侧进行。医用头灯很有帮助。一旦乳房从皮下组织中分离出来,就使用狭窄的牵引器将乳房组织牵拉,从胸肌筋膜上剥离,最终从乳房切除袋中取出(图56.4)。如有必要,在提供整个标本之前,应进行腋窝解剖。若进行前哨淋巴结活检,如果皮肤可牵拉扩张,可以通过乳晕周围切口进行,否则,使用单独的腋窝切口。

　　应评估切口的边缘,如果皮缘坏死,应切除(图56.5)。乳房切除皮肤也应进行评估。如果没有血运,则应该被切除。如果皮瓣看起来受损但仍然可用,若最初的计划是扩张器重建,那么这必须考虑到灌注给组织扩张器的液体的体积,或者考虑不进行直接植入重建。如果乳房固定手术已

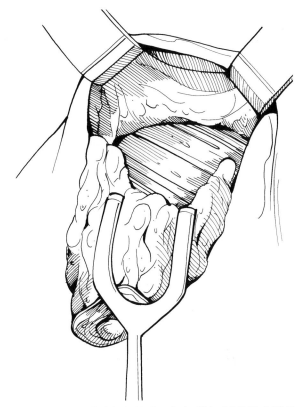

图56.4　一旦乳腺组织从皮下组织剥离,通常从内侧到外侧从胸肌筋膜上剥离,移出乳房切除术口袋外。

经计划好了,最好还是等到二期手术再做。此外,评估乳房切除袋的剥离程度,并在进行乳房外形重建之前重建了乳房下皱襞和剩余乳房界限的自

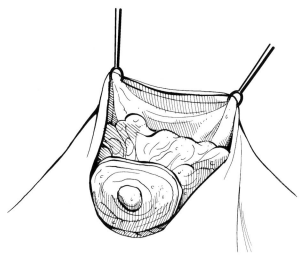

图56.3　在乳晕周围皮肤切开后,将剥离深至皮下组织和乳腺腺房组织之间的平面,并用皮肤钩向上牵引乳房切除的皮肤。

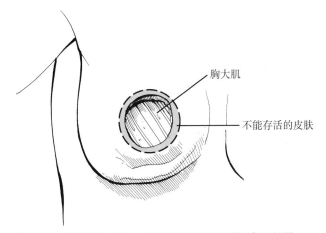

图56.5　切除标本后,在伤口深度可以看到胸大肌纤维,止血必须彻底,并重塑乳房的边界,特别是腋下褶皱。任何受损或不能存活的乳房切除术皮肤,特别是切口周围皮肤(阴影区域)都应切除至健康组织(虚线)。

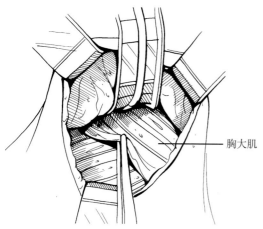

图56.6 带光纤的乳房牵开器用于乳房切除袋的可视化,并帮助提拉胸大肌以进行组织扩张器或植入物重建。钳子抓住胸大肌的下边缘。

然标记。笔者更喜欢2-0 Vicryl或PDS线的内部缝合,将与褶皱水平相对应的深层真皮与胸壁软组织连接。止血必须彻底。

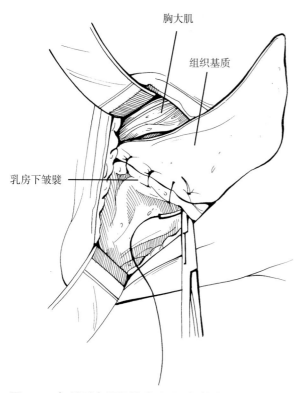

图56.7 如果再生组织基质用于下极扩张器或植入物覆盖,它应该缝合在乳房下皱襞上,最好先设置关键的下层缝合,然后沿着皱襞推进。

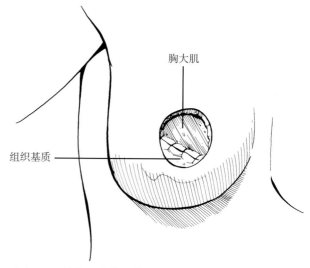

图56.8 扩张器或植入物放置在胸大肌下方,在再生组织基质下方。

即刻重建

有关组织扩张器和(或)植入物放置或特定皮瓣高度技术的完整细节,读者将参考本书其他相关章节。然而,这些重建技术的一些特征,特别是通过有限的乳晕周围入路SSM后立即乳房重建方法在这里强调。

如果组织扩张器重建借助再生组织基质,如Alle Cell(LifeCell Corp.),我们还需要乳房光纤直角拉钩,轻柔地从前拉开乳房切除术皮肤组织,提高能见度。首先,识别胸大肌的下缘,向上提升胸肌皮瓣(图56.6)。接下来,组织基质沿乳房下皱襞放置,使用2-0 PDS缝合线首先将其固定在褶皱的最内侧上点,或者也可以从外侧开始(图56.7)。扩张器现在可以放置在胸大肌下方,下方则是组织基质下方(图56.8)。然后这两个组织用PDS缝线缝合固定,以完全覆盖扩展器。扩张器可在直视下注入生理盐水,再逼近胸肌与组织基质连接处,覆盖后可进行进一步注水浸润。关于排水,笔者更喜欢两个扁平的排水管,一个在皮下口袋下面,另一个在胸下口袋里。理想的切口闭合位置是位于肌肉的表面。既可以用荷包闭合(图56.9),也可以在3点和9点切除皮肤(图56.10),以实现横向线性闭合(图56.11)。如果切口留有"狗耳朵",通常在扩张过程中会变平。另外,也可以垂直切除多余的部分(图56.12和图

56.13），虽然这会将切口放置在组织基质上，而不是肌肉上，但如果计划行对侧垂直乳房切除术，这可能会使瘢痕位置更加对称。皮肤闭合采用3-0 Monocryl深层真皮缝合，然后采用4-0 Monocryl进行表皮内缝合。闭合后，再次观察乳房切除术的皮瓣的血运情况，这很重要。如果出现血运不良，那么可以从扩张器中抽出生理盐水，直到皮瓣再次出现良好的颜色和毛细血管再充盈。

如果使用背阔肌肌皮瓣重建，同时使用永久性植入物或扩张器，则变换体位将患者侧卧位放在一个沙袋上，在乳房切除术切口上方，皮肤重新准备和铺巾，保持手臂自由。随着背瓣从后向前

旋转，转折点应该很高，朝向腋窝，以保持美观的侧乳房轮廓。如果存在前哨淋巴结入路切口，可方便分离背阔肌的胸背血管蒂，如果外科医生倾向于横切，可使神经可见。此外，这个入路切口可以帮助外科医生引导组织穿过隧道从供体部位到乳房部位。然后将背阔肌悬垂于乳房切除袋的内部，并使用2-0 Vicryl缝合线将背阔肌固定在胸骨旁和乳房外侧下缘（图56.14）。然后从肌肉下缘至乳房下皱襞处留置延迟牵线式缝合线，保持松弛，直到植入物或扩张器放置（图56.15）。乳房切除术的下极皮肤必须不断地进行调整以获得最佳的视觉效果。通常，首先将扩张器或植入物送入

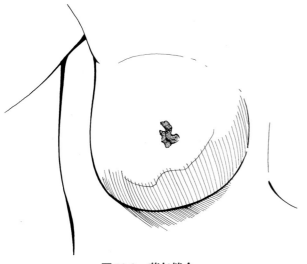

图56.9 荷包缝合。

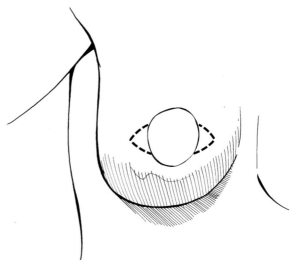

图56.10 计划进行椭圆形切除，以去除多余的组织横向瘢痕。

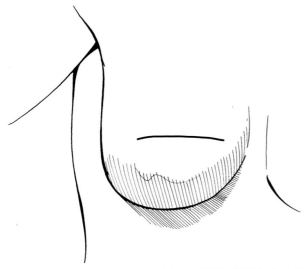

图56.11 横向线性闭合。乳房切除皮瓣的位置应使瘢痕位于胸大肌－真皮基质交界处的上方。

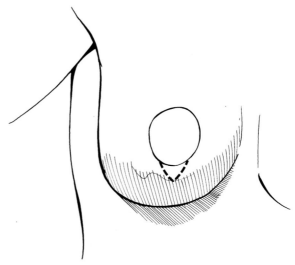

图56.12 可能的替代切除术。

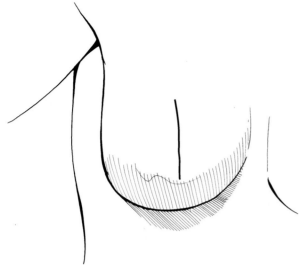

图 56.13　垂直线性闭合。虽然这在美学上可能是有利的,但它有在下极的真皮基质上和胸大肌组织基质连接处留有瘢痕的风险。如果伤口愈合延迟,这可能导致与底层扩张器或植入物和(或)组织基质接触并发生暴露。

乳房切除术皮肤下,然后将背阔肌皮瓣下缘向上缩回,以便假体装置可以定位在皮瓣下方。一旦装置到位,放置引流管,牵线式缝合线可以被绑起来。然后,标记乳房切除皮肤的位置,以确定背阔肌皮瓣的皮岛的确切位置,其余的皮肤逐层用可吸收缝合线进行缝合。

带蒂 TRAM 皮瓣可以很容易地穿过乳房下皱襞内侧的皮下隧道,并按前面所述的方法将皮瓣缝合。然而,对于游离皮瓣移植,暴露并剥离乳腺内部血管有时会更具挑战性,而且它再次依赖于乳房切除术皮肤的延展性。笔者使用的方法是通过触诊来识别第 3 或第 4 肋软骨,并用示指和中指按住胸大肌下面指定的肋软骨。通过这种方式,乳房切除术的皮瓣通常被充分收缩,以便分离肋骨上的胸肌纤维。通过这种暴露,可以升高和去除肋软骨。一旦软骨被移除,两个 Gelpi 牵开器彼此以 90° 角放置。第一个放置在切开的肋骨外侧端和内侧乳房切除皮瓣之间,第二个放置在胸大肌切开的边缘之间(图 56.16)。这使得我们可以很好地观察,可以继续抬高后软骨膜瓣并剥离乳房内血管。然后将皮瓣放置,使皮瓣蒂向下垂向剥离的乳腺内血管,并将皮瓣暂时用钉子固定在胸部皮肤上(图 56.17)。微血管吻合完成后,对皮瓣外围进行去表皮化,使这部分被乳房切除术的皮肤所覆盖。然而,皮岛的确切位置最好是皮瓣被放置在囊袋后再确定,所以去表皮需保守,留下比最终需要的更大的皮岛。接下来,取下 Gelpi 牵开器,轻轻地将皮瓣插入乳房切除术皮肤(图

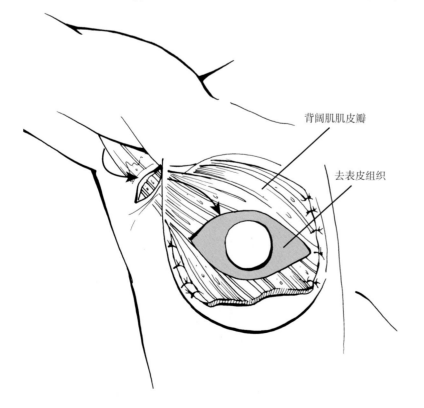

背阔肌肌皮瓣

去表皮组织

图 56.14　通过前哨淋巴结活检切口,可从背部供体部位取出背阔肌肌皮瓣置于乳房袋内,以帮助转移(箭头)胸背肌蒂和(或)神经剥离。首先用缝合线(交叉线)将肌肉固定在内侧和外侧,然后皮岛边缘可以去表皮,当扩张器或植入物到位,还可以进行皮瓣修剪。

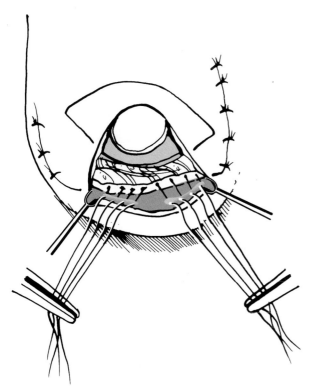

图56.15 牵线式缝合线从背肌瓣的下缘(在本图中向上缩回)放置到胸壁的乳房内襞位置,以便在缝合线固定之前放置扩张器或植入物。

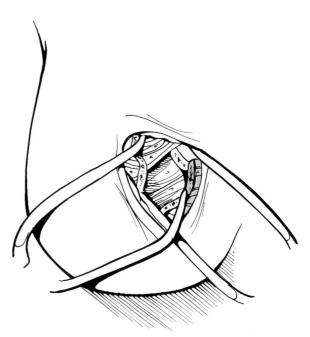

图56.16 对于自体游离皮瓣重建,Gelpi牵开器可以为肋软骨切除提供充分的暴露。一个牵开器位于切开的外侧肋骨和乳房切除内侧皮瓣之间,另一个牵开器垂直于此,将切开的胸大肌纤维分开。

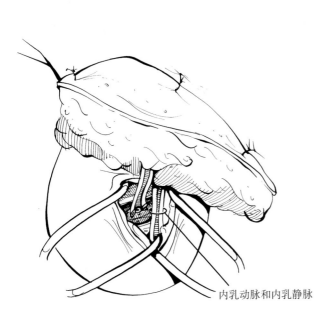

内乳动脉和内乳静脉

图56.17 在将乳腺内动脉、静脉作为受体血管准备好后,可将游离皮瓣暂时用皮钉固定在胸部皮肤上,将皮瓣的蒂下垂至视野内进行微血管吻合。

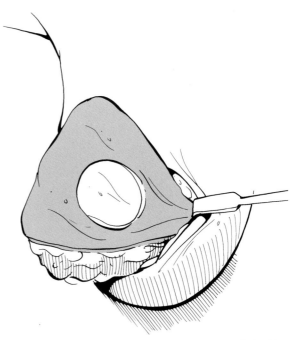

图56.18 在皮瓣插入之前,皮瓣的边缘应该去表皮,留下比实际需要更大的皮岛,可以在最后插入皮肤袋后进行修剪,皮瓣应该小心翼翼地放在皮肤袋里,轻轻地提起乳房切除的皮瓣从内侧开始放入,然后从上到下,最后外侧。

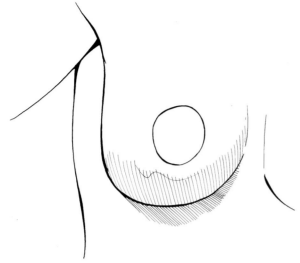

图56.19 理想情况下,唯一可见的瘢痕应该是皮瓣重建的皮岛与保留皮肤乳房切除术的皮肤之间的连接处,它应该比局部皮瓣重建乳头时的乳晕要大。如果从对侧乳头游离移植物将用于乳头重建,或者如果使用局部皮瓣立即进行乳头重建,那么剩余的皮岛的大小应为最终所需的乳晕大小。

56.18)。笔者发现最简单的方法是先将皮瓣的内侧直接置于蒂上,然后将乳房切除的皮肤依次置于皮瓣上。腹部供区部位,腹壁下动脉(DIEP)或腹壁浅动脉(SIEA)皮瓣,应先在最后皮瓣插入之前关闭,然后可以勾勒出最终的皮岛位置,将剩余的皮肤去表皮,放置引流管后将皮岛与乳房切除术的皮肤缝合关闭。

如果使用局部皮瓣,为了能让乳头重建提供足够的组织,所选择的皮肤瓣的大小应大于乳晕的理想大小(图56.19)。或者,如果选择立即重建乳头,则应在切开乳晕的最后皮肤皮片之前设计、突起和缝合乳头瓣,使其保持圆形,如果是单侧重建,大小与对侧乳晕相同。

术中手术和术后护理

轻柔地处理乳房切除皮瓣是必需的,可以在皮瓣边缘使用皮肤钩,或者在深层真皮和(或)皮下组织使用Lahey夹,避免损伤皮肤表面。皮瓣切开完成后,可以使用深层牵开器。剥离平面应一致,使切除皮瓣均匀地覆盖于重建皮瓣之上,并留

有足够的皮下组织,以确保切除皮瓣真皮下丛无热烧灼损伤。

如果乳晕开口太小,无法进行乳房切除,那么可以做一个延伸切口。笔者更喜欢6点钟方向的垂直切口,这经常会被纳入乳房固定术中,它不太明显,也不像横切口那样会给做过乳房切除术的人形成"烙印"。此外,如果正在计划自体组织重建游离皮瓣,但预计不能通过乳晕周围切口,那么最好是做一个延伸切口,而不是强行插入以致皮瓣撕脱。

评估皮缘切口的活力必要的,因为它经常受到牵拉伤和烧灼损伤。与乳房大小相比,乳晕相对较小时更容易发生创伤。此外,乳房切除术后由于缺乏血供而导致更广泛的皮瓣坏死也是可能的,这更常见于吸烟者[4],可能也常见于较大/下垂的乳房(可能是由于较长的皮瓣血液供应较差)和肥胖患者(因为广泛的皮下组织可能在无意中与乳房组织一起切除,导致乳房切除皮瓣相对变薄)。任何明显有血供欠佳的区域都应切除,直到出现健康的出血。如果在临床上很难做出判断,可以使用荧光素染料和伍德灯。这对于有扩张器/植入物的病例尤其重要,因为在这些病例中,乳房皮瓣坏死或伤口延迟愈合都会导致植入物的感染或损失。如上一节所述,如果在放置组织扩张器后出现皮瓣受损,则需缓缓抽出扩张器中的液体,以降低皮瓣上的张力。

只有在对剩余皮瓣的整体完整性进行评估后,才能对任何乳房固定术式的皮瓣进行调整。如果皮瓣出现受损,那么进一步的切口可能会导致血流供应不足,因此,解决皮肤包膜的问题最好在二次修复手术中进行。当用垂直模式乳房切除术或缩小模式来进行乳房皮瓣切除时,可能比Wise模式调整造成的损害更小。

在立即进行重建之前,必须评估和纠正乳房切除术囊袋的边界。一旦植入物或皮瓣到位,几乎不可能从乳晕切口进入到需要矫正的区域。

术后可以使用半封闭透明敷料,以便早期和持续地监测乳房切除皮肤的活性,如果使用自身组织重建,也可以监测这块皮瓣的活力。此外,感

染也可以很容易地识别出来。如果需要调整乳房切除术囊袋,则可以在适当位置保留支持性外部胶带(纸质或泡沫胶带),以帮助确定乳房下皱襞的轮廓,在允许的情况下维持3~4周。

当24小时内引流量小于30 mL时,可以拔除引流管,在最后一个引流管拔除48小时后可进行淋浴。人们可以带着透明排水管和支持性胶带来淋浴。

在扩张器/植入物的情况下,如果有一些乳房切除边缘皮瓣瓣出现坏死,笔者倾向于尽早切除,一旦它出现,要在伤口裂开之前切除。在自体重建的情况下,可以更保守地治疗,因为裂开或感染的风险不像假体重建那样会带来可怕的后果。

引流、住院和术后治疗都是根据重建的类型而进行个体化设计的。

具有代表性的案例

前面已经介绍了通过环乳晕切口方法即刻重建的SSM病例。图56.20(横向切口闭合)和图56.21(垂直延伸和荷包缝合方法治疗乳晕缺损)已经进行了组织扩张器更换为假体。图56.22显示

一期背阔肌皮瓣和植入物重建并重建乳头。图56.23显示了既往行过缩乳手术的患者,经乳晕入路SSM后双侧游离SIEA皮瓣重建的结果。图56.24显示了单侧DIEP皮瓣重建的效果。

结果和失败

在接受SSM重建后,对于浸润性癌和DCIS的局部复发风险已经进行了评估。对于T1或T2的浸润性癌,SSM后局部复发的风险为7.0%,与非SSM的局部复发率7.5%[9]无显著差异。如果确实发生了局部复发,这通常是临床发现的,可以采用多种治疗方法,包括局部的手术以及可能的放疗和(或)化疗。应该对转移灶进行检查,因为可以同时出现远处转移,但在这些病例中不到25%[10]。近年来,SSM的适应证已扩大到高风险乳腺癌(临床为ⅡB期、原发性肿瘤4 cm或4个淋巴结以上转移的患者),局部复发率相当。在宾夕法尼亚大学的一项研究中,局部复发率为7.9%,全身复发率为31.6%[11]。然而,需要注意的是,这些患者需要放疗,这可能会影响重建的结果。

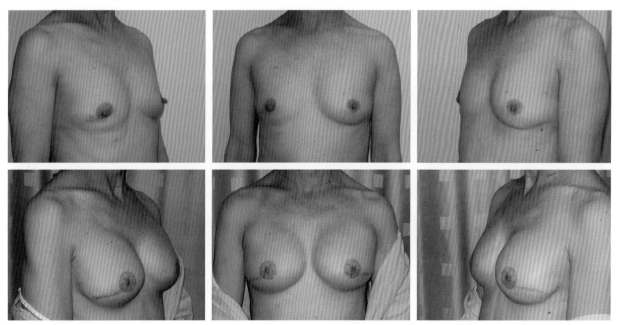

图56.20 扩张器和植入物重建。上排:术前照片。右乳房活检瘢痕将被切除。下排:经乳晕周围入路外侧延伸切口,双侧皮肤保留乳房切除术后的结果,同时活检瘢痕,并立即进行二期重建。Allergan 133 LV-13型扩张器已经被移除,取而代之的是410-MX型植入物(325 g),乳头重建已经完成,并进行了文身。

对于DCIS,常规乳房切除术后局部复发率为1%～3%[12, 13]。SSM 后 DCIS 的局部复发率为0%～3.3%[14,15],平均随访时间为9.8年。

失败可能与乳房切除术的皮瓣坏死有关,导致扩张器或植入物暴露或感染,或需要术后放疗,导致假体重建的包膜挛缩或皮瓣重建的收缩和纤维化。

使用心理测量学验证的问卷还没有对美学结果进行严格的分析,但有数据表明患者的满意度很高[16]。在日本大阪的一项研究中,使用专门为日本乳腺癌患者设计的改良生活质量问卷来评估生活质量(QOL),并确定了患者在社会活动、身体方面,乳房切除组、保乳组和SSM即刻重建组的一般情况相同,但保乳组和即刻重建组的身体图像评分均高于乳房切除组[17]。

一般来说,患者很满意可以避免皮瓣的大补丁,并且可以获得良好的美学效果。

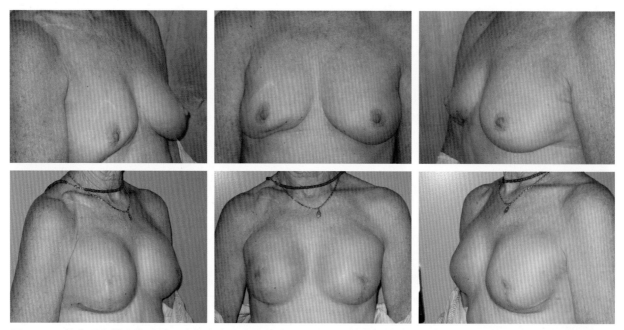

图56.21　扩张器和植入物重建。这位有多个瘢痕的患者仍然可以通过乳晕周围入路方法进行保留皮肤的乳房切除术。上排:术前照片。下排:荷包型乳晕闭合后的效果,由于乳晕相对于乳房大小较小,采用垂直乳房切除切口,移除 Allergan 型133-LV扩张器,并用 410-MX 325型假体替换。需要注意的是,局部荷包闭合切口会使乳头再造术更加困难。

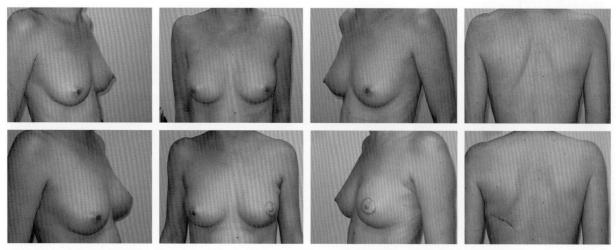

图56.22　背阔肌皮瓣和植入物重建。上排:术前照片。下排:通过乳晕周围入路保留皮肤的乳房切除术,单独的前哨淋巴结活检切口,以及一期背阔肌肌皮瓣和 Allergan 410-MX 325型植入物的即刻乳房重建和乳头重建术后的结果。患者拒绝在新乳晕上文身。

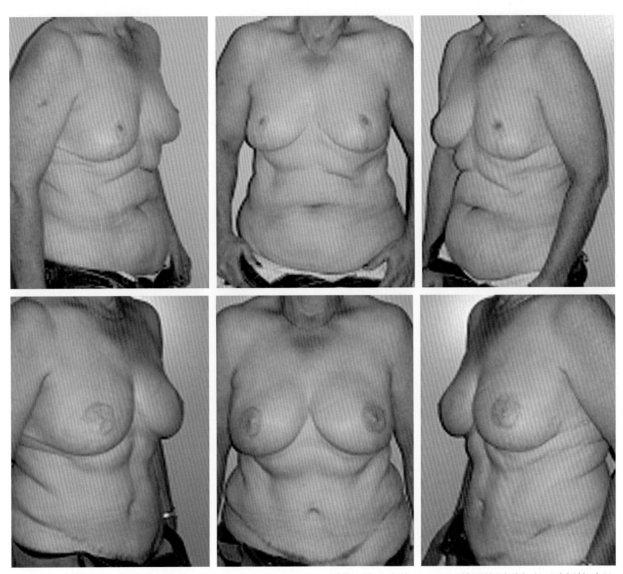

图56.23　双侧SIEA游离皮瓣重建。上排照片：既往接受过双侧乳房缩小术并因*BRCA2*基因检测到突变而选择接受双侧乳房预防性切除术的患者术前照片。下排照片：经乳晕周围入路保留皮肤乳房切除术后即刻双侧游离SIEA皮瓣重建的术后照片。原瘢痕没有被修复。二期手术用局部皮瓣进行乳头再造，然后对SIEA皮瓣的皮岛进行文身。乳晕的大小被调整为与重建的乳房的大小更合适。

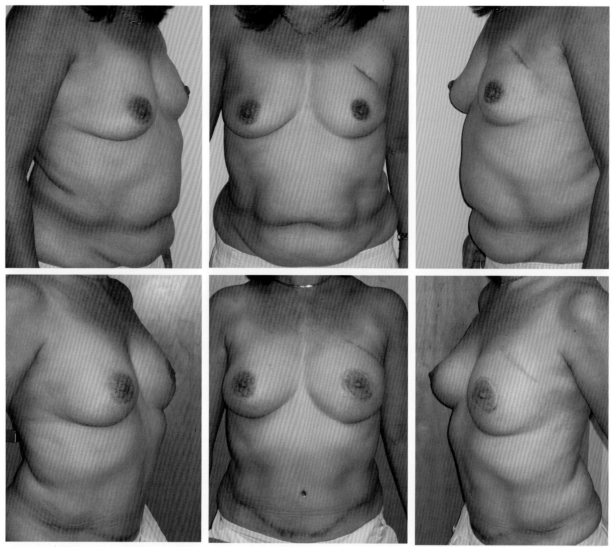

图56.24   单侧DIEP皮瓣重建。上排照片：通过上外象限切口切除导管原位癌患者的术前照片。下排照片：经乳晕周围入路行左侧保留皮肤乳房切除术后的照片，即刻使用游离的DIEP皮瓣重建，二期手术采用对侧右乳房胸大肌下方盐水袋植入隆乳，左侧乳头瓣移植重建并文身。

编 者 评 论

实际上，乳房外科医生要完成任何成功的乳房重建手术的前提部分就是做一个完美的保留皮肤的乳房切除术。然而，似乎许多乳房外科肿瘤学家经历了一个较长的学习曲线，留下了相当程度的乳房切除术皮瓣坏死。重建外科医生可以结合作者的一些建议，帮助乳腺外科医生完成成功的皮肤保留乳房切除术，例如用适当放置的皮肤钩和对乳房皮瓣轻巧的反牵引

将乳房皮瓣垂直轻轻拉起，以最佳地形成剥离平面，而不会造成真皮损伤。

对于经验丰富的乳腺外科医生来说，乳晕周围入路是非常理想的，他们和整形外科医生已经完全"相信"在最终的乳房效果中能达到最高水平的美学效果，重点是保证乳房切除皮瓣的活性。为此，作者很好地概述了避免或减少乳房上的额外也可能是不必要的切口的实现策

略。另外,对于乳房切除皮瓣的乳晕缺损以及皮瓣植入的细微差别,也提出了可行的建议。

手术"底线"是,患者非常关心瘢痕,并经常相信整形外科医生可以进行"无瘢痕"手术。与乳腺外科医生一起制订策略,最大限度地减小或隐藏手术切口,同时确保能够完全可行地进行保留皮肤的乳房切除术,这是实现这一目标的第一步。

(*G.L.R.*)

参考文献

[1] Carlson GW, Bostwick J III, Styblo TM, et al. Skin-sparing mastectomy. Oncologic and reconstructive considerations. *Ann Surg* 1997;225:570-575.

[2] Kroll SS, Schusterman MA, Tadjalli HE, et al. Risks of recurrence after treatment of early breast cancer with skin-sparing mastectomy. *Ann Surg Oncol* 1997;4:193-197.

[3] Slavin SA, Schnitt SJ, Duda RB, et al. Skin-sparing mastectomy and immediate reconstruction: oncologic risks and aesthetic results in patients with early-stage breast cancer. *Plast Reconstr Surg* 1998; 102:49-62.

[4] Peyser PM, Abel JA, Straker VF, et al. Ultra-conservative skin-sparing 'keyhole' mastectomy and immediate breast reconstruction. *Ann R Coll Surg Engl* 2000;82:227-235.

[5] Gabka CJ, Gernot M, Bohmert H. Immediate breast reconstruction for breast carcinoma using the periareolar approach. *Plast Reconstr Surg* 1998;101:1228-1234.

[6] Disa JJ, Cordeiro MD, Heerdt AH, et al. Skin-sparing mastectomy and immediate autologous tissue reconstruction after whole-breast irradiation. *Plast Reconstr Surg* 2003;111:118-124.

[7] Hunter JE, Malata CM. Refinements of the LeJour vertical mammaplasty skin pattern for skin-sparing mastectomy and immediate breast reconstruction. *J Plast Reconstr Aesthet Surg* 2007;60:471-481.

[8] Scholz T, Kretsis V, Kobayashi MR, et al. Long-term outcomes after primary breast reconstruction using a vertical skin pattern for skin-sparing mastectomy. *Plast Reconstr Surg* 2008;122:1603-1611.

[9] Kroll SS, Khoo A, Singletary ES, et al. Local recurrence risk after skin-sparing and conventional mastectomy: A 6-year follow-up. *Plast Reconstr Surg* 1999;104:421-425.

[10] Newman LA, Kuerer HM, Hunt KK, et al. Presentation, treatment and outcome of local recurrence after skin-sparing mastectomy and immediate breast reconstruction. *Ann Surg Oncol* 1998;5: 620-626.

[11] Downes KJ, Glatt BS, Kanchwala SK, et al. Skin-sparing mastectomy and immediate reconstruction is an acceptable treatment option for patients with high-risk breast carcinoma. *Cancer* 2005;103: 906-913.

[12] Deutsch M. Ductal carcinoma in situ recurrent on the chest wall after mastectomy. *Clin Oncol* 1999;11:61-62.

[13] Silverstein MJ, Barth A, Poller DN, et al. Ten-year results comparing mastectomy to excision and radiation therapy for ductal carcinoma in situ of the breast. *Eur J Cancer* 1995;31A:1425-1427.

[14] Spiegel AJ, Butler CE. Recurrence following treatment of ductal carcinoma in situ with skin-sparing mastectomy and immediate breast reconstruction. *Plast Reconstr Surg* 2003;111:706-711.

[15] Carlson GW, Page A, Johnson E, et al. Local recurrence of ductal carcinoma in situ after skin-sparing mastectomy. *J Am Coll Surg* 2007;204:1074-1078.

[16] Patani N, Devalia H, Anderson A, et al. Oncological safety and patient satisfaction with skin-sparing mastectomy and immediate breast reconstruction. *Surg Oncol* 2008;17:97-105.

[17] Ueda S, Tamaki Y, Yano K, et al. Cosmetic outcome and patient satisfaction after skinsparing mastectomy for breast cancer with immediate reconstruction of the breast. *Surgery* 2008;143:414-425.

第57章

保留皮肤的全乳切除术后大网膜联合补片的一期乳房重建术

Immediate Reconstruction After Skin-sparing Mastectomy Using the Omental Flap and Synthetic Mesh

引言

在过去的数十年间,全乳切除术后的乳房重建技术已经发生了显著的变化。最初,大多数的乳房重建术是在乳房切除部位利用局部皮瓣或使用单纯植入物进行重建的,但是这种术式术后并发症的发生率很高,而且与当前的重建标准相比,这种术式术后重建效果并不理想[1-3]。因此,在世界范围内兴起了许多使用皮瓣和(或)肌皮瓣(带或不带植入物)进行乳房重建的手术方式[4-9]。现代化的乳房重建技术安全可靠,效果持久且具有良好的美容效果。

包括肌皮瓣在内的各种乳房重建技术已经不再需要植入物,仅使用自体组织进行乳房重建即可,其缺点在于术后并发症较多,花费较高且供区并发症较多[10-12]。在使用植入物进行乳房重建方面,通过将扩张器放入治疗后,其术后重建效果得到了很大的改善[13-15],但是这种重建技术也可导致严重的并发症,且经常需要补救性手术以解决不对称和包膜挛缩问题[16]。

在之前的乳房重建手术中已经提到了对大网膜瓣的利用[17-24],该皮瓣的主要血供来源于胃网膜血管,它最初应用于乳房重建以覆盖植入物,然后通过皮肤移植完成最后的覆盖[25]。由于最终重建的乳房形态以及移植皮肤质量,这种乳房重建技术的美容效果难以令人满意。如今,大网膜可作为带蒂血管化的腹壁下皮瓣,其旋转可进入乳房切除部位[26]。但这种技术需要分为多个阶段进行,并且有与剖腹术有关的各种并发症发生的风险。

本章所介绍的技术是根据作者行保留皮肤全乳切除术的经验以及在乳房手术中使用网状支架而逐渐形成的[27-30],该技术遵循乳房重建的基本原理。首先,将腹腔镜下切取的带胃网膜血管的大网膜瓣植入到乳房切除部位而形成新的乳房。然后,乳房的形状由合成网片构成的内部支架限定和支撑,同时合成网片将大网膜包裹并固定到胸壁上。最后,利用保留皮肤全乳切除术后的高质量皮肤进行最后的覆盖,减少原手术区的瘢痕。

手术技巧

全乳切除术

改良根治性乳房切除术是通过环乳晕周围切口进行的。切口大小由无张力覆盖重建乳房所需的皮肤量决定(图57.1)。在解剖过程中,必须在皮下保留一薄层(至少0.5 cm)的皮下脂肪,以确

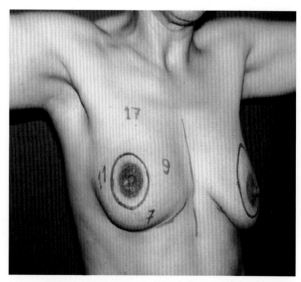

图57.1 保留皮肤全乳切除术的术前标记。

保皮下血管丛的保留和皮瓣的活力。通过使用适当的牵张器和充分的照明,可通过相同的切口进行腋窝淋巴结清扫,而不需要做单独的腋窝切口。

腹腔镜下大网膜瓣的获取

患者摆好体位,向腹腔内充入 CO_2 直到腹内压达到 10 mmHg,然后,通过脐插入气腹针,随后插入带有 0°光纤镜头的腹腔镜。在腹腔镜直视下,在腹中线旁开 6 cm 和脐上 4 cm 的腹部位置插入两根 12 mm 套针,作为术者的主操作孔,助手的操作孔位于肋缘下 4 cm 右锁骨中线水平。

术者站在患者两腿之间,用钳子及超声刀切取大网膜。直径超过 1 mm 的血管用金属夹进行止血,从左到右解剖分离大网膜和结肠,暴露胃的后部(十二指肠到胃底),通过胃网膜血管蒂保持大网膜与胃的连接。使用 30 mm 线性内镜吻合器结扎左侧胃网膜血管蒂。

通过上腹壁一个 5～6 cm 的切口将大网膜从腹腔内取出,从左到右依次结扎胃网膜血管弓的胃分支,直到右胃网膜蒂被完全分离。外翻大网膜瓣时一定要小心,避免网膜蒂部扭转或打结(图 57.2)。

通过皮下隧道将大网膜瓣放置于乳房缺损区(图 57.3),使用 Prolene 0 缝线关闭上腹部腱膜,同时留一个 2 cm 的网膜出口,此时,必须再次检查蒂是否打结、压缩或扭转,最后使用 Monocryl 4-0 缝线缝合皮下和皮肤。

乳房重建

通过将大网膜瓣放置在胸大肌前方并用 Monocryl 4-0 缝线将其固定(图 57.4)进行全乳切除术后的一期乳房重建。确定乳房的体积、边界、凸度等,同时,使乳房大部分体积集中在下象限。

然后将合成网片放置在大网膜上以塑形和支撑重建的乳房,然后,使用钛夹和 4-0 缝合线将补片固定到胸大肌上(图 57.5),用 Mersilene 3-0 荷包缝合线闭合皮肤完成重建乳房的覆盖,最后,确定乳房边界,完成塑形过程。术后在腋前线水平放置一根引流管,需放置 5 天,或待其每日引流量少于 20 mL 时拔出。

对称性

术后 45～60 天时,对乳房的对称性进行二期处理。我们倾向于使用带有或不带有网状支撑结构的双环法乳晕切口乳房缩乳术来减少对侧乳房的体积[27,28],这样可以在乳头－乳晕复合体形状及位置方面使双侧乳房非常接近。

乳头－乳晕复合体的重建

必要时,二期也可进行乳头－乳晕复合体的

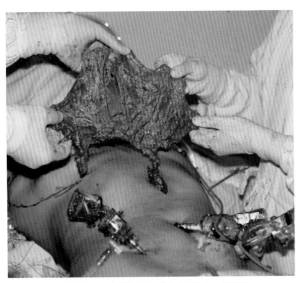

图57.2　取出带胃网膜血管的大网膜瓣。

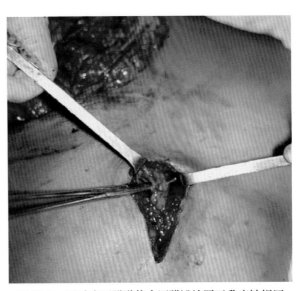

图57.3　通过皮下隧道将大网膜瓣放置于乳房缺损区。

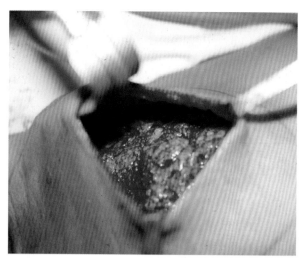

图57.4　将大网膜瓣放置于乳房缺损部位增加乳房体积。

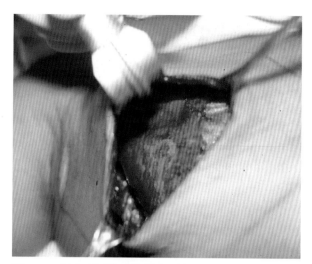

图57.5　用合成网片覆盖皮瓣以持久地支撑乳房的形态。

重建。我们更喜欢使用腹股沟区的全层皮肤作为移植物,因为它能覆盖乳腺切除后的瘢痕,而只留有乳晕区瘢痕。也可使用局部皮瓣或对侧乳头的移植物重建乳头(图57.6)。

结果

自1996年以来,共有32例患者接受了这一手术,在乳房形状、对称性以及持续时间方面取得了令人满意的效果(图57.7和图57.8)。所有病例均未发生明显的补片可触及、感染以及皮瓣坏死。同样,术后并发症较少,而且,到目前为止未出现皮瓣缺损的病例。患者通常在术后第1天就出院。

讨论

目前,对于肿瘤距离皮肤至少2 cm的患者来说,保留皮肤的全乳切除术被认为是一种肿瘤学方面安全的手术方式。对于多发性或弥漫性病变以及Paget病,在冷冻切片分析后,可达到切缘阴性的患者,这种手术方式也被认为是安全的。该术式的一个重要原则就是游离皮瓣而不损伤皮下血管网,因此,必须保留至少0.5 cm的皮下脂肪层,并且必须避免由于电凝引起的过热。此外,解剖时不能超过乳房的边界。其他的重要技术问题还包括保留胸廓内沟,确保皮瓣的大小并保持乳房皮肤与患者胸部的解剖关系。

乳晕旁切口的标记应遵循由著名专家发明的双皮肤环乳晕切口乳房重建术的原则[27,28]。乳房较大和(或)明显下垂时,应沿着乳晕区的垂直线切除大量皮肤,还应保留足够的皮肤,使重建后的乳房能够无张力闭合。通过这种方式,皮瓣不会过长,能够保证充分的血流灌注。标记自动确定最终乳头和瘢痕的位置。

这种重建技术完全不同于传统的乳房重建技术。最重要的是,不常规使用植入物,通过使用大网膜作为重建组织可使供区的术后并发症降到最低。这种术式虽然主要目标是避免使用植入物,但是当需要明显增加乳房体积时,植入物还是必须使用的。

腹腔镜下切取大网膜最初是作为重建手术中得到游离皮瓣的一种方式[31]。我们的技术需获取充分和具有安全血液供应的带蒂皮瓣,蒂的长度(约12 cm)能够确保皮瓣能够无张力地到达乳房缺损区,提供令人满意的乳房重建体积以及自然性。

这种手术方式所造成的术后瘢痕最少,仅包括与腹腔镜操作有关的切口以及从腹腔内取出大网膜的切口。在有些病例中,可避免上腹部切口,因为可在腹腔镜下将腱膜打开,进一步减少了供区并发症。这些因素确保了较短的住院时间和获得更好的术后恢复。

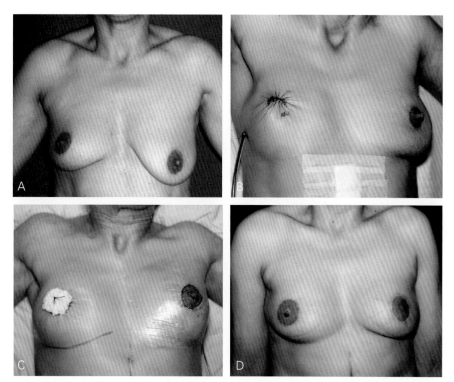

图57.6　A. 右乳环乳晕活检术后,双侧乳房不对称。B. 一期手术:改良根治术＋大网膜联合合成网片重建乳房。术后45天效果图。C. 通过双乳晕切口乳房缩乳术和用皮肤移植物重建乳头－乳晕复合体实现两侧乳房的对称。D. 右乳重建术和通过环乳晕切口行左侧乳房成形术(无体积缩小)后的最终效果图。

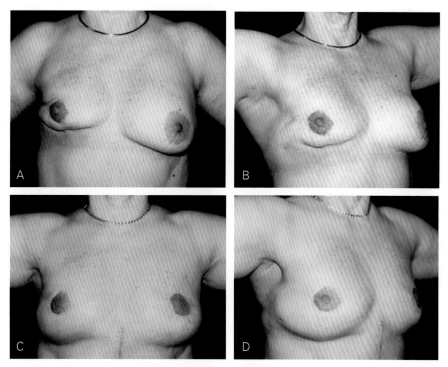

图57.7　A、B. 右乳癌患者,为行治疗将右乳硅胶假体取出,左乳带有硅胶假体(术前)。C、D. 用80%的大网膜重建右侧乳房,用剩余的20%大网膜对左侧乳房进行对称化处理,重建术后2年的效果图(术后)。

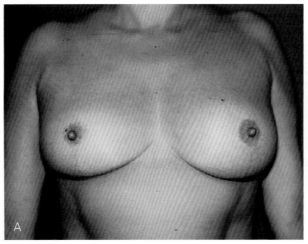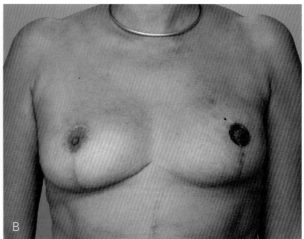

图57.8　A. 先前行倒 T 乳房成形术患者。B. 环乳晕保留皮肤的左乳房切除术后,用大网膜进行乳房重建,重建术后 3 个月的效果图。

在乳房重建术中,合成网片的使用已经获得满意的效果。合成网片形成内部支撑,确定乳房的形状,提供长期的支撑并确保组织在所需的位置愈合。第一个合成网片由聚乳糖组成,在吸收前 1～2 年有效,这就减弱了纤维化的支持层,使重建乳房下垂。基于此,300 多例乳房重建患者中,使用一种由可吸收和不可吸收材料(聚酯和聚乳糖)组成的混合型合成网片 8 年,具有良好的效果,且并发症少。但是这种特殊的合成网片已停产。目前,一种由聚丙烯和丙交酯双聚物组成的混合型合成网片成为可选的材料,这种材料稍有弹性,愈合良好且起到了令人满意的支撑作用。与其他材料相比,这种材料发生术后肿胀较少,这可能是由于较大的网孔使材料与局部组织更好地融合(有利于血管生长)。

以上这些技术原则可保证获得较为满意的乳房外形,且可无限期维持乳房形状。术后 45 天,包括对皮肤、合成网片和大网膜在内的组织学研究表明,层状纤维化组织(包括网状纤维和网膜)富含胶原纤维,而不损伤脂肪细胞和血管(图 57.9)。

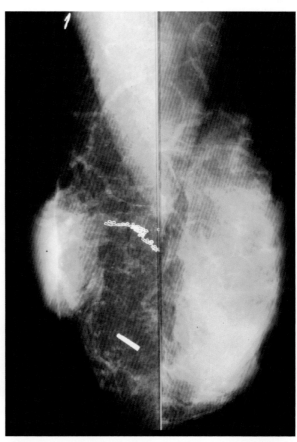

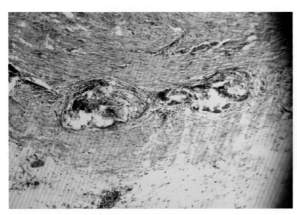

图57.9　合成网片周围富含胶原蛋白组织(HE 染色,160 倍)。

图57.10　术后的 X 线摄影检查显示:未见合成网片。

这种结构不明显,术后乳腺钼靶X线检查难以发现(图57.10)。MRI表明,大网膜被合成网片固定在适当的位置,网状结构由于纤维组织的存在而增厚(图57.11)。

未来开发一种非侵入性的方式来确定术前大网膜的体积将成为研究的热点,这也将增加这种技术的安全性,因为它可以更精确地评估用来重建组织的体积。患者将享受这种技术的优点,与更传统的重建技术相比,这种技术具有的优点更多。

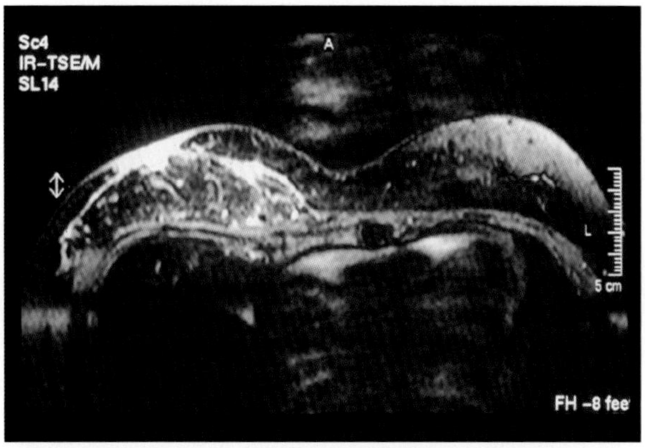

图57.11　MRI显示大网膜由增厚的合成网片保持在适当的位置。

致谢

感谢 Alan Landecker, MD 对本文的编辑。

编者评论

Góes博士将环乳晕乳房成形术进行了扩展应用,将合成网片作为乳房形状和轮廓的内部支撑放置在带蒂的大网膜瓣上,然后作为保留皮肤的全乳切除术后乳房重建的选择。在过去9年的时间里,他用这种技术重建了32例患者的乳房,而且没有明显的组织瓣损失和术后并发症的发生。到目前为止,这种大网膜瓣的适应证还不太明确,但可应用于不适合常规自体组织或植入物重建的患者。有趣的是,植入物有时用于增加大网膜重建患者乳房的凸度。

这种重建方法的主要缺点是无法预测用于重建乳房的大网膜的体积。我还想知道,这种皮瓣转移的体积是否随着时间的推移而能够维持自身的体积,或者是否发生一定程度的脂肪萎缩,这种现象在应用到其他位置时(如头皮和胸壁)已经被注意到。在一些患者中,虽然需要剖腹手术来获得组织瓣,但是,腹腔镜下获取组织瓣具有切口小的优点,然而,仍有几个明显的切口,包括上腹部切口。

作者认为,这一技术的一个重要的临床问题也可能是一个潜在的缺点,是需要较厚的乳房切除术皮瓣,因为乳房切除术后皮瓣坏死的发生会影响切口的顺利愈合,并有可能暴露合成网片。此外,我们会经常遇到由几个肿瘤外科同事做的超出乳房边界的乳房切除术,包括破坏乳房下皱襞,这种情况下,也可能不太适合利用这种方式做乳房重建。

然而,作者已经提出了乳房重建的另一种可能性的选择,这可能会吸引在腹腔镜技术方面经验丰富的整形外科医生,特别是重建微创外科医生,他们可能喜欢将大网膜作为游离移植组织进行乳房重建。

(G.L.R.)

参考文献

［1］ Góes JCS. Breast reconstruction following mastectomy: who, when and how. *Breast Dis* 1979;5(1):4.

［2］ Dowden RV, Horton CE, Rosato FE, et al. Reconstruction of the breast after mastectomy for cancer. *Surg Gynecol Obstet* 1979;149:109.

［3］ Bostwick J, Vasconez LO, Jurkiewicz MJ. Breast reconstruction after a radical mastectomy. *Plast Reconstr Surg* 1978;61:682.

［4］ Holmstrom H, Lossing C. The lateral thoracodorsal flap in breast reconstruction. *Plast Reconstr Surg* 1986;77:933.

［5］ Bostwick J, Nahai F, Wallace JG, et al. Sixty latissimus dorsi flaps. *Plast Reconstr Surg* 1979;63:31.

［6］ Hartrampf CR, Scheflan M, Black PN. Breast reconstruction with a transverse abdominal island flap. *Plast Reconstr Surg* 1982;69:216.

［7］ Shaw WN. Breast reconstruction by superior gluteal microvascular free flap without silicone implants. *Plast Reconstr Surg* 1983;72:490.

［8］ Elliott LF, Beegle PH, Hartrampf CR. The lateral transverse thigh free flap: an alternative for autogenous-tissue breast reconstruction. *Plast Reconstr Surg* 1990;85:169.

［9］ Grotting JC. Immediate breast reconstruction using the free TRAM flap. *Clin Plast Surg* 1994;21:207.

［10］ Hartrampf CR. Abdominal wall competence and the transverse abdominal island flap operation. *Ann Plast Surg* 1984;12:139.

［11］ Elliott LF, Hartramph CR. Breast reconstruction: progress in the past decade. *World J Surg* 1990;14:763.

［12］ Scheflan M, Kalisman M. Complications of breast reconstruction. *Clin Plast Surg* 1984;11:343.

［13］ Radovan C. Breast reconstruction after mastectomy using the temporary expander. *Plast Reconstr Surg* 1982;69:195.

［14］ Argenta LC. Reconstruction of the breast by tissue expansion. *Clin Plast Surg* 1984;11:257.

［15］ Góes JCS, Garcia EB. Immediate reconstruction with tissue expander after mastectomy by periareolar approach. *Breast J* 1996;2:71.

［16］ Hester TR, Nahai F, Bostwick J, et al. A 5-year experience with polyurethane-covered mammary prostheses for treatment of capsular contracture, primary augmentation mammoplasty and breast reconstruction. *Clin Plast Surg* 1988;15:569.

［17］ Goldsmith HS, De los Santos R. Omental transposition for the treatment of chronic lymphedema. *Surgery* 1966;23:303.

［18］ Roberts B. Relief of chronic lymphedema by omental transposition. *Ann Surg* 1967;166:583.

［19］ McLean DH, Buncke HJ Jr. Autotransplant of omentum to a large scalp defect with microsurgical revascularization. *Plast Reconstr Surg* 1972;49:268.

［20］ Dupont C, Menard Y. Transposition of the greater omentum for reconstruction of the chest wall. *Plast Reconstr Surg* 1972;49:263.

［21］ Jurkiewicz MJ, Arnold PG. The omentum: an account of its use in the reconstruction of the chest wall. *Ann Surg* 1977;185:548.

［22］ Goldsmith HS, Chen WF, Duckett SW. Brain vascularization by intact omentum. *Arch Surg* 1973;106:695.

［23］ Cort DF, Collis JL. Omental transposition in the treatment of radionecrosis. *Br J Surg* 1973;60:580.

［24］ Abbes MJL, Richelme H, Demard F. The greater omentum in repair of complications following surgery and radiotherapy for certain cancers. *Int Surg* 1974;59:81.

［25］ Arnold PG, Hartrampf CR, Jurkiewicz MJ. One-stage reconstruction of the breast using the transposed greater omentum: case report. *Plast Reconstr Surg* 1976;57:520.

［26］ Erol OO, Spira M. Reconstructing the breast mound employing a secondary island omental skin flap. *Plast Reconstr Surg* 1990;86:510.

［27］ Góes JCS. Periareolar mammaplasty: double skin technique with application of polyglactin or mixed mesh. *Plast Reconstr Surg* 1996;97:959.

［28］ Góes JCS. Periareolar mammaplasty: double skin technique. *Breast Dis* 1991;4:111.

［29］ Góes JCS. Breast reconstruction after mastectomy by areolar approach. In: Novais-Dias E, Salvador-Silva HM, Barros ACSD, et al., eds. *Mastology: Breast Diseases*. New York: Elsevier; 1995:375-378.

［30］ Góes JCS. Mastectomy by periareolar approach with immediate breast reconstruction. *Rev Soc Bras Cir Plast Est Reconstr* 1995;10:44.

［31］ Saltz R, Stowers R, Smith M, et al. Laparoscopically harvested omental free flap to cover a large soft tissue defect. *Ann Surg* 1993;217:542.

第 58 章

Maurice Y. Nahabedian

腹部皮瓣联合植入物的乳房重建

Abdominal Flaps and Implants

乳房切除术和重建术后,实现乳房的对称性已经成为一个合理且可实现的目标。全乳切除术后的乳房重建患者都希望术后的乳房能够对称,而几乎所有的外科医生也都竭尽所能地实现这一目标。通常情况下,无论使用假体或是自体组织,一期乳房重建都可实现乳房的对称性[1-4]。然而,在一些情况下,一期乳房重建未能实现对称性,那么,就需要行二期修整手术[1-4]。乳房有多种类型的不对称,需要在同侧乳房、对侧乳房或双侧乳房进行二期修整。二期修整的具体方式包括:对侧乳房假体植入或是自体组织重建的同侧乳房假体植入。其他方式还包括:缩乳术、乳房悬吊术、自体脂肪移植术和轮廓整形修复术。所有这些术式都已被成功应用,且适应证以及技术要点也有详细的说明。本章重点介绍腹部皮瓣乳房重建术后假体的植入。

目前有4种腹部皮瓣常用于自体乳房重建,包括带蒂的横行腹直肌皮瓣(带蒂 TRAM 皮瓣)、游离的横行腹直肌皮瓣(游离 TRAM 皮瓣)、腹壁下动脉穿支皮瓣(DIEP 皮瓣)和腹壁下浅动脉皮瓣(SIEA 皮瓣)。本章对这些皮瓣不进行详细介绍,但具体内容会在本书的其他相关章节进行说明。事实上,显微血管技术在这3种皮瓣中是非常重要的,因为它可以影响假体植入的时间。应用带蒂TRAM 皮瓣,在一期乳房重建时就可以植入假体,因为假体不影响皮瓣的血液供应。Spear 等回顾性分析了14例带蒂 TRAM 皮瓣联合一期假体植入患者[5],在这些患者中,3例(18%)发生了感染,3例(18%)部分皮瓣坏死。这一研究结果表明,二期植入假体可作为一种减轻皮瓣的内部压力和降低感染风险的方式。当使用带蒂皮瓣进行乳房重建时,可一期植入假体,但二期植入假体最为常见,假体的一期植入可能会破坏新生微血管循环,

但是,可考虑一期行扩张器置入。

对侧乳房行假体植入来增大乳房体积,一直以来都是研究的热点问题。患侧行 TRAM 皮瓣乳房重建同时行对侧乳房假体植入术,这一术式在以前的文献中已被描述[5,6]。Chang 等对患侧行带蒂 TRAM 皮瓣乳房重建同时行对侧乳房假体植入术的10例患者进行了描述[6],所有患者的乳房体积都是小到中等大小,将小型盐水球囊假体埋植于胸大肌后方;最后,所有的假体植入都取得了成功,而且9例患者(90%)术后获得了良好的美容效果。Spear 等在18例患者中进行了同侧 TRAM 皮瓣乳房重建联合对侧假体植入术[5],与 Chang 的研究不同,在对10例进行对侧乳房重建的患者中,其中2例患者在行 TRAM 皮瓣重建乳房前放置了假体;5例患者行 TRAM 皮瓣乳房重建的同时放置假体;3例患者在行 TRAM 皮瓣乳房重建后放置了假体。剩余8例患者进行了对侧的隆胸手术。所有18例患者的假体都为圆形且中心向外凸的盐水球囊假体。所有患者都能很好地耐受这种手术,且均未发生术后感染和皮瓣有关的各种并发症。

在准备编写本章内容时,我们已经回顾了用腹部皮瓣联合假体植入术进行乳房重建的自身经验。在732例接受腹部皮瓣进行了乳房重建的患者中,有24例患者进行了腹部皮瓣联合假体植入的乳房重建手术,这24例患者是在1998年6月至2008年2月期间进行的手术,其中4例行带蒂 TRAM 皮瓣乳房重建,4例行游离 TRAM 皮瓣乳房重建,16例行 DIEP 皮瓣乳房重建。15例患者进行了双侧乳房手术,而9例患者进行了单侧乳房手术。以假体植入方式重建乳房的数量为39个,其中,35个乳房在二期乳房重建中植入假体,4个乳房在一期乳房重建中放置假体。同时有2例患者进行了双侧带蒂 TRAM 皮瓣乳房重建手术。

本章将重点介绍腹部皮瓣乳房重建后使用假体进行二期乳房重建手术,内容包括适应证、假体的选择、假体植入技术、并发症以及术后效果。

适应证

对重建乳房行假体植入的适应证有几种。第一,单侧乳房重建后,双侧乳房不对称,这时,患者可有两种选择,其一,利用乳房成形术、乳房悬吊术以及假体植入术改变对侧乳房;其二,也可以利用假体重建同侧乳房。虽然,也可利用自体脂肪移植对重建乳房进行修整,但在本章节中不予介绍,后续章节将对其进行详细说明。第二,对双侧乳房进行重建,最终的手术效果未能达到患者对乳房体积、外形以及凸起度的期望,在这种情况下,二期假体植入是有帮助的。第三,患者希望利用自身组织进行乳房重建,但预计乳房体积不能令其满意,这种情况下,如果术中仔细注意血管蒂的位置,则可以一期进行假体植入。

尽管有些外科医生对此表示担忧,但已有许多医生证明了一期行假体植入与腹部皮瓣手术的安全性和有效性[7,8]。Miller 等已经证明使用可调节假体植入联合腹部皮瓣进行乳房重建的可行性[7]。在他们的描述中,可调节假体一般放置于由胸大肌、前锯肌及 TRAM 皮瓣的肌肉部分构成的囊袋下方,盐水球囊假体被填充到容积的 60%~80%。有 5 例患者进行了这种手术,均未发生吻合失败,但有 2 例患者在拔出引流管后发生了血清肿。由此作者得出结论,这种手术方式是安全的而且避免了使用组织扩张器。Serletti 和 Moran 在1 例患者中利用了相同的技术,双侧乳房行游离 TRAM 皮瓣重建术,同时将盐水球囊假体放置于胸肌下[8]。

腹部皮瓣乳房重建后假体植入的主要禁忌证是术后皮瓣进行放疗,这通常会导致软组织纤维化,限制了容纳假体所需的弹性,术后感染、延迟愈合、假体外露以及术后不良事件的发生风险均会大大增加[9]。在皮瓣重建乳房前进行放疗,这时则可以考虑进行假体植入。

假体选择

当腹部皮瓣联合假体进行乳房重建时,需注意几个细节。第一,尽管重建乳房看起来像是天然乳房,但它的作用不同于天然乳房;第二,在胸大肌和皮瓣之间有一层瘢痕组织;第三,带蒂 TRAM 皮瓣重建乳房时,腹直肌可放置于乳房皮瓣形成的囊袋内,并位于胸大肌上方;第四,带微血管皮瓣乳房重建时,带蒂血管与胸廓内血管或胸背血管进行吻合。这些解剖特征将影响假体的选择和放置。

腹部皮瓣联合假体进行乳房重建时,我们已使用过几种类型的假体,包括盐水球囊假体、Becker 型(Mentor Corporation, Santa Barbara, CA)术后可调节假体和硅胶假体(图 58.1~图 58.3)。优先选择在术中或术后可调节型假体,而不是预先填充好的假体,因为可调节型假体在术中容易植入。由于瘢痕组织的形成,利用皮瓣进行重建后的乳房弹性较天然乳房较差,由于乳房弹性的降低,很少用到大型的假体(>200 mL),常用的假体体积一般都是 100~150 mL,在适合的患者中也可以选择更大容量的。这些假体选择通常为圆形光面假体。除了使用 Becker 型假体的情况,也可以使用解剖型毛面假体,但我们通常不首选这种假体。光面假体有一个优点,它能进入到由乳房皮瓣组成的囊袋里,且随着时间的推移,乳房外形比较自然。当使用术后可调节型假体时,

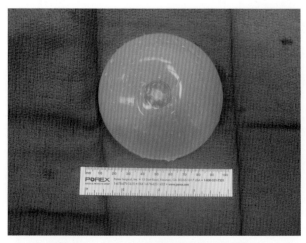

图58.1　125 mL 的光面盐水球型假体。

术中可将假体填充到一定的体积,然后,基于软组织的弹性和顺应性,术后对假体体积进行调整。注射壶可埋植于侧胸壁或乳房下皱襞的位置。这些注射壶大小不一,可根据自身的脂肪量进行选择。较瘦的患者可以选择较小的注射壶,较胖的患者可以选择较大的注射壶。

进行单侧乳房重建时,我们将基于双侧乳房的对称性选择假体,目的是使选择的假体能够弥补双侧乳房体积的差异。当患者喜欢较大乳房,而不想进行对侧乳房缩小成形术或同侧修整术时,根据双侧乳房中较大的一侧选择另一侧适合的假体。在这些情况下,选择合适的假体至关重要。要非常精确地确定假体的体积和尺寸,可以根据使用假体的经验、估算所需假体体积以及通过定量分析来完成。三维影像学系统对假体体积的确定是有所帮助的[10,11],这些成像系统可以使用计算机准确分析计算出两个乳房的体积,而双侧乳房体积的差异就决定了假体的体积差异。乳房的底部直径决定了假体的直径,小至 50 mL 的差异都可使用不同尺寸假体进行校正。

假体植入

本节将重点介绍各种假体植入技术。皮瓣乳房重建后植入假体时,需考虑几个方面的问题。第一,是否放疗。如果患者未接受过放疗,则没有任何问题;如果患者接受过放疗,确定放疗是在皮瓣重建乳房术之前或是之后进行非常重要(图58.4)。通常,只在未接受过放疗的组织中植入假体。如果皮瓣和胸壁接受过放疗,则不考虑假体植入;如果胸壁接受过放疗,而皮瓣未接受放疗,则假体可放置于皮瓣下、胸大肌的上方;如果两者均未接受过放疗,假体既可以放置于胸大肌的上方,也可以放置到胸大肌的下方。笔者倾向于将假体放置于胸大肌的下方。

第二个需考虑的因素是血管蒂的位置。皮瓣重建乳房后进行假体植入时,无论是一期还是二期植入,都必须保证皮瓣的血液供应。重建显微血管时,需将血管与胸廓内血管或胸背血管吻合。假体囊袋的创建不应该影响血管的吻合。在吻合胸廓内血管时,要用戴手套的手指进行囊袋内侧的解剖,避免解剖到胸骨边缘。在吻合胸背血管时,侧囊袋的解剖是受限制的。如果血管蒂能在保留一段时间后被切断,我们虽然认为皮瓣会存活,但大多数外科医生,包括我自己,都不愿意冒这个险。

乳房重建后假体植入的手术方式有所不同。假体植入的手术切口可以位于皮瓣的下方与乳房切除术口连接处的周围,或沿着乳房下皱襞(图58.5)。选择哪一种切口,取决于重建乳房的体积以及皮瓣切口下缘距乳房皱襞的长度。当距离较短(2～5 cm)时,优先选择乳房下方连接处切口;

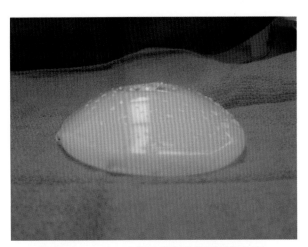

图58.2　125 mL 中等凸度假体的侧面和凸度。

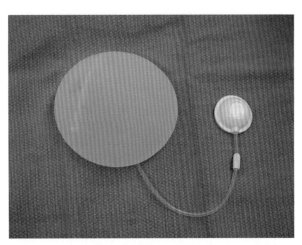

图58.3　125 mL Becker 型术后可调剂假体。远端端口可拆卸。

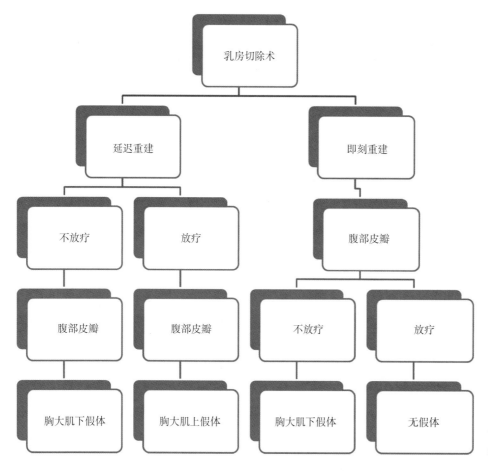

图 58.4 在皮瓣重建乳房与放疗的情况下，假体的选择与放置。

当乳房体积较大或距离较长（＞5 cm）时，优先选择乳房下皱襞切口。如前所述，假体可放置于胸大肌的下方或上方。笔者更喜欢利用现有的切口作为入口，并尽可能将假体放置于胸大肌下方。

下面将介绍假体植入技术。图 58.5～图 58.10 强调了游离 DIEP 皮瓣重建乳房后假体植入的技术要点。沿着以前的切口切开，然后沿着由 DIEP 皮瓣和乳房切除术后皮瓣之间形成的皮下平面进行解剖，一直到达胸壁（图 58.6）。避免对皮瓣进行分割，以保证血供到达皮瓣的各个部分。当解剖到乳房下皱襞时，开始解剖胸大肌下方或上方（图 58.7）。如果胸壁接受过放疗，则解剖胸大肌上方。因为接受过照射的组织弹性下降、组织纤维化增加，将假体放置在接受过照射的胸大肌下方是非常困难的，而且术后并发症较多。如果乳房和胸壁未接受过放疗，可在胸大肌下方或上方进行解剖，但通常沿胸大肌下方进行解剖。应用钝性分离结合电凝创建解剖平面。解

剖出的空间尺寸应近似于植入物的大小。如前所述，必须注意皮瓣血管蒂的位置，以免造成损伤。精确的囊袋解剖是为了防止植入物移位，过度解剖会使植入物向腋窝移位。用抗生素冲洗腔隙、彻底止血后放置假体（图 58.8 和图 58.9）。通常放置 1 枚引流管，尤其当周围组织接受过放疗时，以减少术后血肿的发生。关闭切口，患者术后戴胸

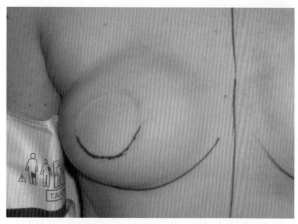

图 58.5 假体植入切口位于下部的环乳晕切口。

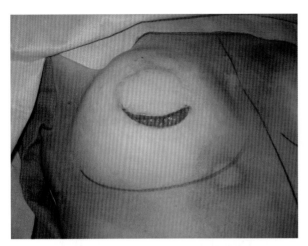

图58.6 切口位于皮瓣下部皮肤边缘。

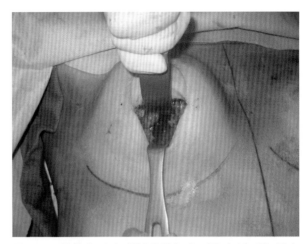

图58.7 沿着皮下平面进行解剖。切开胸大肌下缘,进入胸肌下平面。

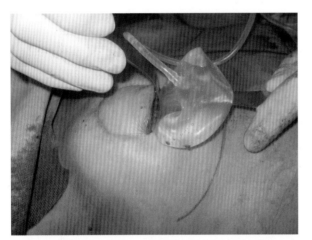

图58.8 通过切口将部分填充的盐水球囊假体植入胸肌下间隙。

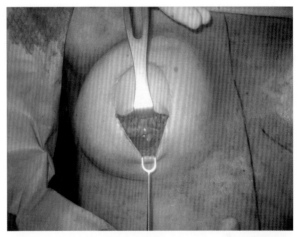

图58.9 将125 mL假体填充到150 mL大小,并放置于胸肌下方。

罩同时进行抗感染治疗(图58.10)。

图58.11和图58.12对使用带蒂TRAM皮瓣二期乳房重建后假体植入的技术要点进行了说明。沿着乳房下皱襞切开。展示的这位患者以前接受过放疗,因此,从胸大肌表面提起TRAM皮瓣,腾出空间来容纳假体(图58.11),不能分离包含腹壁上动脉及静脉的皮瓣肌肉部分。将带有注射壶的125 mL大小的术后可调节假体放置到囊袋中(图58.12),注射壶埋植于腋前线乳腺皱褶处,以便于操作,同时放置于1枚引流管,最后关闭切口。

并发症

腹部皮瓣乳房重建后假体植入的并发症包括:感染、移位、伤口延迟愈合、假体外露和过早取出,但并发症不仅局限于这些。幸运的是,这些并发症的发生率很低,因为在许多方面,这种手术方式更像是隆乳术而不是乳房重建术,通常具有足够的血液供应和充分的软组织覆盖假体。以前接受过放疗,可能会增加术后并发症的风险[9],这也是造成术后易感染、伤口延迟愈合和假体外露的主要因素。

感染是假体植入术后最严重的并发症之一。如果患者重建术后乳房周围出现疼痛、肿胀和皮肤发红时,应立即进行处理,更重要的是要确定感染的深度。如果患者有蜂窝织炎的临床表现,应立即口服或是静滴抗生素,如果在24小时或48小时内,患者的症状没有得到改善,这时患者通常需

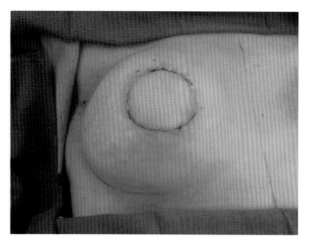

图58.10　切口关闭后的一期术后效果图。

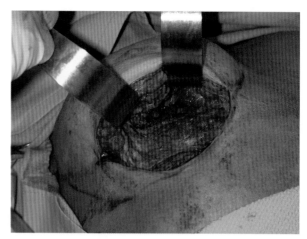

图58.11　切开带蒂TRAM皮瓣乳房重建术后形成的切口的下部,抬高TRAM皮瓣。

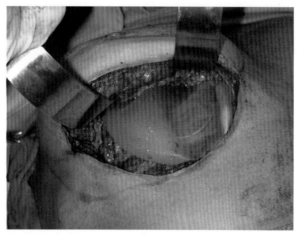

图58.12　125 mL Becker型假体植入于先前接受过放疗的胸肌上方的腔隙中。

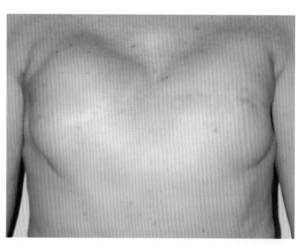

图58.13　双侧带蒂TRAM皮瓣一期乳房重建术后、假体植入前的效果图,该患者的乳房缺乏凸度和内下象限。

要住院,借助超声及CT等影像学检查排除是否有积液。如果囊腔内存在脓液,这时需要外科介入,将假体取出,放置引流管后关闭切口,这时,通常不会进行重建乳房后假体的再次植入。

　　术后也可发生假体的移位,通常向侧方移位,但也有向下方移位的可能。通常,假体植入后,患者被要求佩戴胸罩,目的是在愈合期间保持假体的稳定。术后约1个月时,假体周围形成保护囊,这时患者就可以恢复正常活动。然而,胸大肌与皮瓣之间的腔隙可以随着乳房运动和压力的增加而增大,这可导致植入物的变形或移位,这时,通常需要外科手术干预,最常见的纠正方法是将囊腔进行折叠,以便在所需要的位置重新固定假

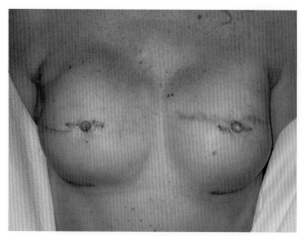

图58.14　150 mL Becker型假体植入胸大肌下的术后效果图。乳房中下部的轮廓形成了乳房下皱襞。

体。改变日常生活方式可防止假体再次移位。

　　伤口延迟愈合、裂开以及假体外露是导致植入物过早取出的原因,如前所述,这些情况更容易发生在接受过放疗的患者中。预防措施包括:充分解剖使沿切口的张力达到最小、充分的软组织顺应性和选择合适的假体,这也是为什么通常选择小型假体植入到皮瓣下的一个原因,一旦植入物填充,切口将有适当的张力。沿着乳房下皱襞接受放疗的皮肤是切口延迟愈合、裂开的主要因素,因为放疗损伤了软组织包膜的血管和弹性。

结果

　　在腹部皮瓣下植入假体是非常有效的措施,

它可以明显改善重建乳房的外观、凸度以及轮廓。如前所述,小型假体(100~150 mL)的植入可以明显增加乳房一个罩杯的大小。这种技术也已经明显改善了乳房的对称性,同时提高了患者的满意度。幸运的是,术后感染的发生率非常低,仅有 1 例患者(1/39,2.5%)因术后感染将假体取出,1 例患者(1/39,2.5%)因切口裂开外露假体将假体取出。因此,只有 5%(2/39)的患者需将假体取出。图58.13 和图58.14 展示了带蒂 TRAM 皮瓣联合 120 mL 盐水球囊假体植入重建乳房的术前与术后效果的对比。图58.15 和图58.16 展示了双侧 DIEP 皮瓣联合假体植入重建乳房的术前与术后效果的对比。此患者不需要进行放疗。图58.17 和图58.18 展示了双侧 DIEP 皮瓣乳房重建联合盐

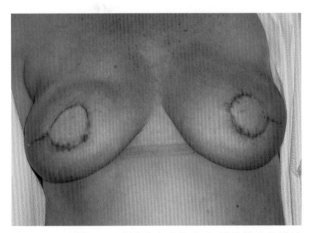

图58.15　双侧 DIEP 皮瓣乳房重建术后、假体植入前的效果图。受区血管包括胸廓内动静脉。患者希望增加乳房的凸度及体积。

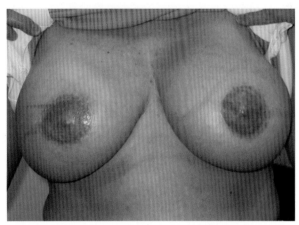

图58.16　250 mL 表面光滑的圆形盐水球囊假体植入胸大肌下的术后效果图。患者术后乳房的体积整整大了一个罩杯。

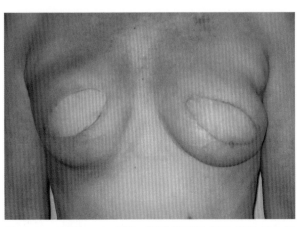

图58.17　双侧 DIEP 皮瓣一期乳房重建术后、假体植入前的效果图。右侧乳房以前接受过放疗。

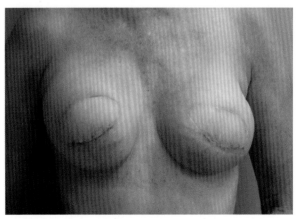

图58.18　125 mL 表面光滑的圆形盐水球囊假体二期植入胸大肌前的术后效果图。术后乳房体积增大,凸度增加。

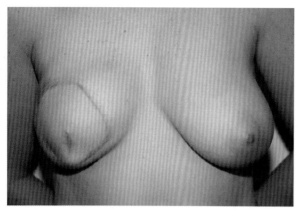

图58.19 右乳游离TRAM皮瓣乳房重建术后双侧乳房不对称。患者无放疗史。

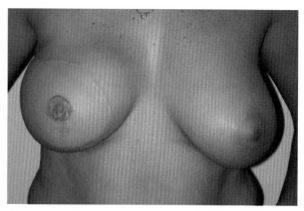

图58.20 150 mL表面光滑的盐水球囊假体二期植入右乳胸大肌下的术后效果图。利用三维成像技术确定两侧乳房体积的差异。

水球囊假体植入重建乳房的效果。图58.19为利用DIEP皮瓣进行右侧乳房重建的效果图，由于两侧乳房体积不对称，植入盐水球囊假体以实现更好的对称性（图58.20）。以上患者代表了10年间进行腹部皮瓣重建乳房后假体植入的所有患者。

结论

腹部皮瓣重建乳房后放置假体可作为一种改善乳房对称性和比例的安全而有效的方式。根据文献和个人经验，假体植入可与皮瓣重建乳房同时进行，也可二期植入。优先选择在术中或术后可调节的盐水球囊假体或是盐水球囊假体与硅胶假体的结合。选择这种手术方式，术后患者满意度高，且并发症发生率低。切口位置、术前是否放疗、假体位置以及假体类型是确保术后良好效果的重要因素。

编者评论

一段时期以来，人们认为一个人只能接受一种方式的乳房重建（自体组织乳房重建或是假体重建）。虽然，大部分患者可通过一种术式或是其他术式完成乳房重建，但人们越来越注意到在某些情况下可能需要联合两种或几种手术方式才能更好地完成乳房重建，尤其是人们对于乳房重建效果的期望值正在逐步增加的今天，更是如此。

正如Nahabedian在本文中指出的那样，对于双侧病灶、以前接受过放疗以及期望值过高的患者，可能没有充足的腹部皮瓣达到手术的预期效果，这时，我们需要对同侧或对侧乳房进行假体的植入。已有研究表明，在对皮瓣重建乳房的对侧乳房进行假体植入时，没有任何挑战，但将假体植入到皮瓣重建乳房侧时却有一定的难度。

Nahabedian在讨论有关病例的复杂性以及制订手术方案方面做了非常重要的工作，这些复杂病例可能占腹部皮瓣乳房重建的患者的5%～10%。Nahabedian指出手术的关键是，一方面将植入物放置于未经放疗的组织之下；另一方面是未接受放疗的患者将植入物放置在胸大肌之下。

他还强调，有些患者具有单根血管供应的乳房这一特殊风险。无论是腹壁上动脉（SEA）、腹壁下动脉（DIEA），或是腹部下浅动脉(SIEA),都必须特别注意保护这些血管,并将它们与胸背血管或是胸廓内血管进行恰当的吻合。在接受过放疗的患者中更应如此,因为在这些患者中,难以形成侧支循环进行血液供应。

如果在腹部皮瓣重建之前就可预测到需要进行假体植入,我建议,在进行皮瓣乳房重建手术时,将小型假体或可调节假体放置于皮瓣下方,这有助于避免皮瓣和胸壁之间再次形成平面,从而降低在接下来的手术中放置假体对血管蒂造成损害的风险。如果在一期乳房重建时创建了囊袋,那么在二期调整或修整假体是比较安全的。

总而言之,本章在提供行腹部皮瓣联合假体植入术的理由方面做了非常好的工作,同时讨论了与该概念有关的策略和技术。

(*S.L.S.*)

参考文献

[1] Nahabedian MY. Symmetrical Breast Reconstruction: Analysis of secondary procedures following reconstruction with implants and with autologous tissue. *Plast Reconstr Surg* 2005;115:257-260.

[2] Losken A, Carlson GW, Bostwick J, et al. Trends in unilateral breast reconstruction and management of the contralateral breast: The Emory experience. *Plast Reconstr Surg* 2002;110:89.

[3] Hudson DA. Factors determining shape and symmetry in immediate breast reconstruction. *Ann Plast Surg* 2004;52:15-21.

[4] Giacalone PL, Bricout N, Dantas MJ, et al. Achieving symmetry in unilateral breast reconstruction: 17 year experience with 683 patients. *Aesthetic Plast Surg* 2002;26:299.

[5] Spear SL, Wolfe AJ. The coincidence of TRAM flaps and prostheses in the setting of breast reconstruction. *Plast Reconstr Surg* 2002;110:478.

[6] Chang KP, Lin SD, Lin TM, et al. The simultaneous combination of implants and tram flaps for an aesthetically pleasing breast. *Kaohsiung J Med Sci* 2002;18(5):215-220.

[7] Miller MJ, Rock CS, Robb GL. Aesthetic breast reconstruction using a combination of free transverse rectus abdominis musculocutaneous flaps and breast implants. *Ann Plast Surg* 1996;37(3):258-264.

[8] Serletti JM, Moran SL. The combined use of the TRAM and expanders/implants in breast reconstruction. *Ann Plast Surg* 1998;40:510.

[9] Nahabedian MY, Tsangaris T, Momen B, et al. Infectious complications following breast reconstruction with expanders and implants. *Plast Reconstr Surg* 2003;112:467-476.

[10] Nahabedian MY, Galdino G. Symmetric breast reconstruction: Is there a role for three-dimensional digital photography. *Plast Reconstr Surg* 2003;112:1582-1590.

[11] Galdino GM, Nahabedian MY, Chiaramonte M, et al. Clinical applications of three- dimensional photography in breast surgery. *Plast Reconstr Surg* 2002;110:58-70.

术前延迟横行腹直肌肌皮瓣*

Transverse Rectus Abdominis Myocutaneous Flaps With Preoperative Delay

数十年来,外科延迟技术作为一种可靠的方法来增加皮瓣的成活面积。公认的增加任意皮瓣血流的有效方法是:初次手术时将部分血流重新分配支配皮瓣,然后,二次手术时进行皮瓣的切取。外科延迟技术简单、有效且得到了时间的验证。然而,现在仍缺乏对延迟现象基本知识的认知和理解。首先,对初次手术后发生的局部和全身生理反应尚未完全了解;其次,延迟手术后血供灌注皮瓣面积的最大极限也是未知的;第三,在皮瓣延迟与皮瓣切取的最佳时间间隔也是未知的,因为这段时间增加皮瓣的血流灌注。

尽管关于延迟现象的基础知识尚不完整,但横行腹直肌肌皮瓣(TRAM)的术前延迟是改善高危患者皮瓣血流灌注并减少皮瓣坏死的有效方法。术前延迟减少了对双蒂 TRAM 皮瓣的依赖,使皮瓣血供达到了与游离 TRAM 皮瓣同等的程度。

延迟现象的定义

皮瓣延迟是一项克服作用于皮瓣上的生理阻力的技术,此阻力限制了皮瓣的存活。皮瓣延迟增加了皮瓣的血流灌注,以确保皮瓣在掀起、旋转、移位以及移植后能够存活[1]。皮瓣延迟可通过生物化学的方法完成,但公认和有效的方式是通过外科手术。皮瓣延迟术包括切开皮瓣的边缘,并且掀起部分皮瓣,或者对特定皮瓣的蒂部进行离断延迟[2,3]。皮瓣延迟通过未受影响的血管蒂改善皮瓣的灌注。经验发现,如果通过2次或多次延迟手术完成皮瓣的转移,相比于1次手术完成,其血管蒂的远端区域更容易存活,称为延迟现象。

注:*感谢 Archibald S.Miller,MD 为本章第一版做出的贡献。

历史

20世纪初,皮瓣的发展和皮瓣的转移大部分处于试验阶段,而且大部分是错误的。值得注意的是,在身体不同部位,皮瓣以不同的长度比例存活,而且难以理解和预测。分期掀起皮瓣,然后再从供区转移到受区,这种皮瓣转移方式可有效提高皮瓣的存活率。早在1845年,Dieffenbach 就创造了一种最初两端的血管蒂附着在基底部,并最终分阶段从其基底部分离的皮管技术,此技术作为 Tagliacozzi 鼻再造开放皮瓣方法的进一步改进。转移前皮瓣皮管的形成提高了皮瓣的存活长度。后来,Apiard(1917)、Filatov(1917)、Ganzer(1917)和 Gillies(1920)分别独立地描述了皮管的普及和皮瓣延迟技术,因此,皮瓣转移可能更加安全得以完成[4]。

20世纪30年代初,Salmon 使用注射法和 X 射线技术研究了皮肤血管解剖[5],这项详细的工作成为后来进一步解剖发现的基础。过去20年间,Taylor 和他的同事进一步开展了对尸体皮肤血管的注射研究,扩充了对于皮肤以及皮下血管的解剖基础知识[2,3,6-11],从这项工作中,形成了血管体区和"choke vessels"的概念,以及皮瓣延迟手术后发生的解剖变化。

1984年,Boyd 等首次描述了 TRAM 皮瓣的手术延迟步骤,通过沿设计皮瓣下缘切口对腹壁下深血管进行双侧结扎[7],出于该开创性工作的扩展,Taylor 和 Palmer 于1987年对血管供应区域(血管体区)进行了全面的描述,并陈述了动脉解剖的走行图,以便首次设计切口和皮瓣时创建三维复合组织区域[8]。1988年,Moon 和 Taylor 进一步描述了基于腹壁下深血管系统的 TRAM 皮瓣血管解剖的具体应用,以及皮瓣延迟术的应用案例[9]。

延迟现象的生理学变化

当前旨在了解皮瓣坏死界限的病理生理以及生物化学变化,已经开展广泛的研究。解释延迟现象的假设必须满足两个基本前提之一:延迟改善了皮瓣血供或延迟改变了皮瓣,使其能够在低于正常血流的情况下存活。缺血被认为是导致皮瓣变化的主要因素[6,12,13]。皮瓣血供减少产生炎症和代谢反应,包括缺血组织释放去甲肾上腺素、5-羟色胺以及血栓素,使人体即刻处于高肾上腺能状态。减少皮瓣血供的即刻血管反应为血管收缩[14]。随着血管活性物质的清除,以及横断支配血管的交感神经,出现第二阶段的血管反应,即血管扩张[15]。血管收缩随后的血管扩张可见血液双向流动反应。这种血管活性物质相互作用的变化最终作用于扼流区的血管内皮细胞及平滑肌细胞。血管腔直径、平滑肌张力和增殖的代谢控制与 choke vessels 的行为有关[6]。作为内皮依赖性因子,缓激肽、胰高血糖素、胰岛素、前列腺素 PGE1 和 PGE2 也是这种复杂代谢相互作用的重要因素。

延迟后血管解剖学变化已被阐述,即延迟皮瓣现有的血管管径发生变化,而不是产生新生血管[2,3]。在动物模型中,外科延迟使皮瓣内动脉重新分布,沿着皮瓣轴线的静脉扩张[13]。实验表明,当皮瓣延迟时,连接两邻近血管体区之间的闭塞血管扩张,改善了闭塞区域以外的血流灌注,并使皮瓣基底部血管安全地获得了另一个邻近血管体区的血液供应[2,3,16,17]。皮瓣的静脉也发生相同的变化,即管径增粗、静脉瓣反流[3],反流的静脉血流到血管蒂。延迟 TRAM 皮瓣中,静脉的流向是从腹壁下深静脉流向腹壁下浅静脉。手术延迟产生的生理变化的净效应是改善了传统 TRAM 皮瓣的血流灌注,从而提高了皮瓣的可靠性和安全性。

前腹壁血管体以及延迟作用

精确的动脉结构理论知识是合理规划皮瓣的基础[10]。Salmon 以及后来的研究者应用尸体内注射荧光素的方法记录了前胸壁和腹部区域的血管解剖结构图[5]。动脉及其分支在组织内及组织之间相互连接成血管网,不孤立存在,相邻动脉所供应的区域总是彼此重叠的,因此,它们并不具有严格物理界限的独立区域。相反,动脉之间通过其三维解剖边界的血管吻合相互彼此连接,而不是通过改变闭塞动脉和小动脉的管径来实现[10]。由某一动脉营养的有皮肤覆盖的解剖学复合体,包括肌肉、神经和骨骼,称为 Angiosomes(血管体区)[8]。

动物模型和临床试验均已证实,没有进行手术延迟的皮瓣,只可获得一个安全的相邻解剖血管区域[2,3]。此外,皮瓣坏死常发生于邻近血管体区域相连接的血管区。图59.1 显示了不同的皮瓣血管选择性延迟方案以及其相对应的坏死线。延迟手术的解剖效应是扩张链接区域阻塞的血管,这一区域位于延迟血管与其相邻血管之间。连接血管体阻塞血管的扩张增加了相邻血管区域的血流,从而提高了该部位皮瓣的存活面积,超过了相邻第二血管区域存活面积。传统的单蒂 TRAM 皮瓣的血供来源是腹壁下浅血管(DSEA),这一血管桥接5个血管体[9],即 DSEA 血管体,其后是同侧的腹壁下深动脉(DIEA),单蒂 TRAM 皮瓣是第一个获得血管体区域,相对应于 Hartrampf Ⅰ 区域;下一个血管区域即腹壁下浅动脉(SIEA)这是第二个获得的血管体区域,即 Hartrampf Ⅲ 区域;穿过中线是对侧 DIEA 区域,它对应于第二捕获血管体,并代表 Hartrampf Ⅱ 区域;除此之外,对侧的 SIEA 和深旋髂动脉的血管区域对应于 Hartrampf Ⅳ 区域(图59.2)。术前延迟中线两旁的腹壁深浅血管可获得同侧的第二个安全血管区域,即同侧 SIEA 区和对侧 DIEA 区[11]。从解剖学角度来看,延迟使得 DIEA 瓣膜失去作用,造成反流,皮肤的静脉血流向脐,并穿越中线,这形成了 DSEA 和 DIEA 的一个组合血管区。术前对于腹股沟区血管的延迟手术,能够打开肌肉与皮肤内的阻塞血管,从而增加进入 DSEA 的血流。应用激光多普勒流速测定仪,可定量测量手术延迟 TRAM 皮瓣内 DSEA 血流的增加。1995年,Codner 等发表了

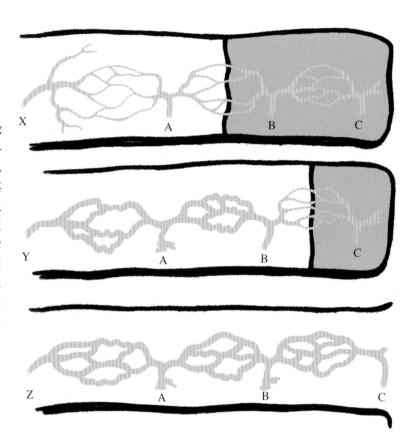

图59.1 图示说明了同一皮瓣在有或没有手术延迟情况下的坏死线和choke vessels(阻塞血管)的变化。在X图,血管体A被安全地获得,坏死线发生在A与B或其他相邻血管体的阻塞血管区。在Y图,血管A已被延迟,A和B之间的阻塞血管区的血管口径增粗,新的坏死线位于B和C之间。也就是说,原来由穿支血管B供应的血管区现在被皮瓣的蒂Y获取。在Z图,在这双蒂皮瓣中,血管A和B已被延迟,在第二次延迟时,血管C被分割到皮瓣的边缘以创建最长皮瓣(经允许改编自Taylor GI, Corlett RG, Caddy CM, et al. An anatomic review of the delay phenomenon. II. Clinical applications. *Plast Reconstr Surg* 1992;89:408-418)。

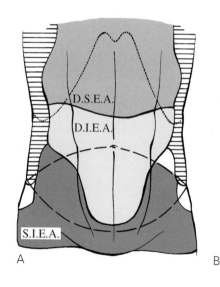

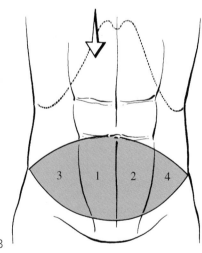

图59.2 A. 每根源动脉对应的血管体区域,并附带TRAM皮瓣轮廓。肋间(条纹)和旋髂深(无阴影)血管区域没有被标注。B. 展示了TRAM皮瓣的4个Hartrampf区,皮瓣设计在右腹直肌上。D.I.E.A.,腹壁下深动脉;D.S.E.A.,腹壁下浅动脉;S.I.E.A.,腹壁浅动脉[经允许改编自Taylor GI. The surgically delayed unipedicle TRAM flap for breast reconstruction (Discussion). *Ann Plast Surg* 1996;36:242-245]。

一篇报道,证实了手术延迟的TRAM瓣中动脉血流量增加和静脉充血减少[18]。这种改善灌注的临床意义是提高了延迟TRAM瓣的Hartrampf II和III区的存活力和可靠性。

前腹壁血管解剖

TRAM皮瓣包含5个血管体,即5个相互联系的血管领域。带蒂TRAM皮瓣的源动脉是胸廓内动脉(也称为内乳动脉),其供应DSEA。DSEA参与了和DIEA相连的复杂的吻合血管网,以形成从颈根部到腹股沟区的腹侧血管通路。另外,由主动脉的肋间动脉的前后分支以及腰动脉分支形成的其他血管网组成了胸壁和腹壁上的多个血管环路[19]。供应TRAM皮瓣血供的腹壁下血管在腹直肌内纵向走行,它由DSEA和DIEA组成,两者通

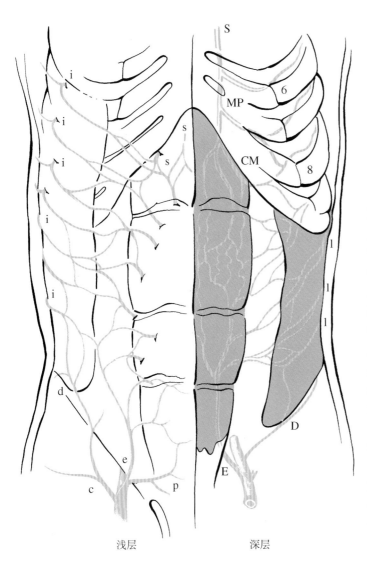

浅层　　　　　深层

图 59.3　腹直肌与前腹壁血管供应的解剖学关系。请注意双侧腹直肌与肌腱粘连。前腹壁的血管供应分为 2 个层面进行描述：左侧显示了皮肤血管的表浅系统；右侧显示了处于肌肉层的深部血管系统。供应 TRAM 皮瓣的腹壁下动脉纵向走行于肌肉层，它由一个闭塞血管系统连接的腹壁下浅血管(S)和腹壁下深血管(E)组成，其位于脐水平以上。腹壁下浅的肋缘支与第 8 肋间后动脉相连，这些吻合支与来自肌膈动脉(MP)的分支共同组成腹壁下系统的旁系血流。来自腹壁下血管的肌皮穿支集中在脐周，它们呈放射状分布在表浅的皮肤层内，与邻近血管区的皮肤动脉吻合，包括：横向肋间动脉的皮肤分支(i, 1)、上方的腹壁浅动脉(S)、外阴部动脉(P)、腹壁下浅动脉(e)、旋髂浅动脉(c)、旋髂深动脉(D)穿支(d)（经允许改编自 Mizgala CL, Hartrampf CR Jr, Bennett GK. Abdominal function after pedicle TRAM flap surgery. *Clin Plast Surg* 1994;21:255-272)。

过肌肉内的阻塞血管在脐水平线上方相互吻合。与 DSEA 连接的血管还包括第 8 后肋间动脉，它与 DSEA 的肋间分支以及肌膈动脉分支连接[20]。来自上腹部的穿支血管汇集到脐，在脐周围部位，与相邻血管区域连接的穿支血管以辐射状分布在脐周。阻塞血管及其以外的皮肤分界区域血流由数条动脉供应，包括腹壁上浅动脉、后肋间动脉、旋髂浅动脉、旋髂深动脉穿支、腹壁浅动脉和阴部外动脉。图 59.3 显示了腹壁复杂的血管网络。DSEA 在第 7 肋软骨后方向下倾斜走行 2~3 cm，在腹直肌与其后鞘之间穿过[21]，然后分成内侧支、外侧支以及边缘支 3 支血管，然后，DSEA 在剑突与脐之间进入靠近肌腱的腹直肌内。DIEA 肌内部分终末血管分支的阻塞血管在位于脐水平线

以上。

DIEA 起源于近腹股沟韧带中点内侧，是髂外动脉的一个分支，斜向内上斜行，在半环线下方 3~4 cm 处潜入腹直肌，在弓形线下方没有明显的穿支发出，然后，通过横向筋膜进入弓形线前方的腹直肌鞘内，并在后鞘和肌纤维之间继续向上延伸。DIEA 可以在多个水平上进入腹直肌，然后在肌肉内向上走行。DIEA 的肌内部分发出纵向中央分支和外侧次级分支，这种分支模式是多变的。多数脐周的肌皮穿支起源于 DIEA，并穿过腹直肌前鞘进入皮肤，皮肤内的分支血管与邻近的腹部皮肤血管吻合。这些穿支血管是纵向的腹部下血管和 TRAM 皮瓣血管之间的吻合连接血管，保护这些血管对于皮瓣的存活至关重要，这些分

支血管必须包含在皮瓣内,以确保TRAM皮瓣皮肤的成活。来自DIEA皮肤穿支血管供应覆盖同侧腹直肌的部分皮肤(即Hartrampf Ⅰ区域),它们与供应同侧皮肤(即Hartrampf Ⅲ区域)SIEA的血管分支之间有横向吻合,同时,这些穿支血管穿过中线与来自对侧DIEA的穿支同时供应相应的皮肤组织(即Hartrampf Ⅱ区域)。对侧皮肤的最外侧部分由对侧SIEA血供的区域。Hartrampf Ⅳ区处于皮瓣的最边缘,同时是距离DSEA血管蒂最远的区域。

TRAM皮瓣的静脉与动脉平行走行,皮肤浅静脉通过脐周穿支静脉进入肌内的深部下静脉,这些血管会因静脉反流而扩张。向腹股沟区引流的静脉会向相反方向逆流,逆向静脉血流进入腹壁下静脉,并向上通过内乳静脉,从而提供TRAM皮瓣的外源血流。

手术过程

患者取仰卧位,做好DIEA为蒂的术前延迟的皮肤标记。从剑突到耻骨联合标记为腹中线,确定并标记髂前上棘,然后,在腹部皮肤上画出完整的TRAM皮瓣轮廓。延迟皮瓣切口包括TRAM皮瓣下缘部分。髂前上棘与耻骨联合中点是DIEA蒂的大致位置,血管蒂在此从骨盆边缘进入腹直肌下缘,以该位置为中心标记3 cm作为延迟手术的切口。全麻后,在手术部位注射0.25%布比卡因与肾上腺素,碘伏消毒,铺无菌洞巾。

按以上标记切开皮肤,解剖至腹直肌前鞘,使前鞘完全暴露,因为DIEA皮瓣蒂常位于腹直肌前鞘深面,可使用超声多普勒确定其准确位置,然后在筋膜上将其标出,在此处分离腹直肌筋膜,向下游离腹直肌侧边缘,将含有DIEA血管蒂的深部脂肪平行于蒂部血管与周围组织剥离。DIEA血管通常在筋膜切口1 cm以内。接着暴露血管、剥离外膜与周围软组织,并缝合结扎血管。先用缝线结扎蒂的近端,然后结扎远端,用血管夹夹闭后,将其剪断分离。这种结扎术将动脉与静脉一起结扎。将DIEA远端血管残端用3-0聚丙烯缝线固定

于腹直肌前膜的后壁上。在最后的皮瓣抬高阶段,该缝合线将蒂牢牢地固定于腹直肌筋膜的后壁上,防止DIEA蒂部受腹直肌牵拉或分离。然后,修复腹直肌前鞘,并关闭Scarpa筋膜。用可吸收线关闭真皮层和皮肤层。伤口用敷料包扎,术后给患者带上腹带。

除了洗澡以外,患者被要求一直带着腹带,不要过度活动,避免负重,同时要求患者不要吸烟,不能食用含有甲基黄嘌呤的食物。术后常规给予止痛、预防感染以及促进血液循环治疗。术后第1天查房时,检查伤口。术后第7天以及在进行下一次手术前几天,返院检查伤口。患者术后2～3天可进行日常活动,许多患者返回工作岗位,等待TRAM皮瓣乳房重建手术。

讨论

术前皮瓣延迟不影响乳腺癌患者手术的及时性。本章描述的技术只是将双侧DIEA蒂分开。除非在切口内发现SIEA血管蒂,否则应保持其血管蒂的完整。用以解剖DIEA和SIEA血管蒂的皮肤延长切口以及部分皮瓣的掀起已被详细描述[22,23]。部分皮瓣掀起所致的皮瓣灌注的增加(超过蒂部的结扎部分)尚有待量化。

据最近两篇文章报道,乳房切除术后即刻进行乳房重建的患者术后并发症的发生率高达31%～50%[24,25]。双蒂TRAM皮瓣乳房重建后伤口并发症的发生率明显低于其他方式的自体组织乳房重建(P=0.040)[25]。147例进行TRAM皮瓣乳房重建的患者(包括10例双蒂TRAM皮瓣进行单侧乳房重建患者)术后并发症情况如下:TRAM皮瓣完全缺血坏死发生率3.7%,TRAM皮瓣部分坏死发生率9.9%,脂肪坏死发生率11.7%[26]。传统带蒂TRAM皮瓣患者的腹壁成形术皮瓣坏死率为16.5%。而游离TRAM皮瓣的坏死率为7%～8%[27]。而关于传统带蒂TRAM皮瓣与术前延迟带蒂TRAM皮瓣术后并发症的比较,现尚无任何报道。

在TRAM皮瓣乳房重建患者中,术前延迟的

重要性在于,它通过改善皮瓣远端部位的血供来减少皮瓣缺血的风险及由此产生的并发症。高危患者可优先选择延迟TRAM皮瓣进行乳房重建(表59.1)。腹部皮肤血液循环较差的患者,如吸烟者,肥胖者,之前接受过胸壁放疗的患者,糖尿病、心肺疾病、自身免疫性疾病或以前接受过腹部手术的患者,都存在常规TRAM皮瓣乳房重建后有关伤口愈合并发症的高风险。术前延迟手术提高了TRAM皮瓣的安全性,使这种方式的自体乳房重建可应用于这些高危患者[11,28]。

表59.1 术前延迟TRAM皮瓣的适应证

- 吸烟者
- 超过理想体重的20%(腹部血管翳)
- 腹部放疗史
- 糖尿病患者
- 高血压、心血管疾病患者
- 组织需求量较高的患者
- 之前接受过剖腹手术或腹部吸脂术
- 自身免疫紊乱

通过结扎特定的血管蒂打开血管体之间的闭塞血管,将传统带蒂TRAM皮瓣转变成和游离TRAM皮瓣相当的血液供应,这种方法减少了游离TRAM皮瓣超过传统TRAM皮瓣血流灌注的优势。这也减少了对显微外科专业的需要,同时也减少了由于微血管闭塞引起的皮瓣的坏死。

使TRAM皮瓣灌注达最大化的术前延迟的最佳手术时机目前是未知的。最近的研究得出结论是,在高危患者中,TRAM皮瓣重建乳房前1~2周是最佳的手术时机[29]。然而,对于获取皮瓣的最佳血流灌流,外科延迟的最短或最长持续时间尚不清楚。

术前延迟横行腹直肌肌皮瓣的优势

术前延迟的优势是改善相邻血管区域的血流灌注,有效增加TRAM周缘皮瓣的安全性和可靠性。通过扩张DSEA和DIEA之间以及DIEA和SIEA之间的闭塞血管,单蒂DSEA皮瓣包括整个同侧皮肤以及Hartrampf Ⅰ、Ⅲ和Ⅱ区域相应的中线附近区域均被安全地掀起。术前延迟也使与缺血有关的并发症明显减少,包括脂肪坏死和部分皮瓣坏死。

TRAM皮瓣术前延迟的第二个优点是避免使用双蒂皮瓣。利用双侧肌肉进行的单侧乳房重建可能具有明显的远期并发症,可通过使用单蒂TRAM皮瓣来减少术后并发症的发生[21]。

TRAM皮瓣术前延迟的第三个优点是允许将皮瓣放置在腹壁较低的位置(即脐水平,而不是脐水平线以上),这使得腹壁供区的瘢痕位置较低,并可以使得血管蒂延长,可获得较大的旋转角度进行皮瓣植入[22]。

术前延迟TRAM皮瓣的最后的一个优点是可以适用于对于传统TRAM皮瓣重建乳房手术风险较高的患者。有吸烟、肥胖、胸壁接受过放疗、糖尿病和腹部瘢痕等危险因素的患者被认为是高危患者,这些患者适合做游离的TRAM皮瓣手术(即增压或主蒂TRAM皮瓣手术),因为这些患者风险较高,不适合做传统的自体组织乳房重建手术。通过术前延迟来增加TRAM皮瓣的安全边缘是显微游离移植和传统TRAM皮瓣的一种简单而实用的替代方案。这将减少由于血管闭塞引起皮瓣坏死的潜在主要并发症(据报道,皮瓣坏死发生率达10%)[30]。此外,尽管TRAM皮瓣依靠主DIEA蒂提供血供,但Ⅳ区(对侧SIEA区域)在血流灌注方面仍存在问题。因此,带蒂TRAM皮瓣术前延迟可以产生相当于未延迟的游离TRAM皮瓣的皮瓣的血液供应量[11]。

术前延迟横行腹直肌肌皮瓣的缺点

术前延迟TRAM皮瓣的主要缺点是必须进行术前预处理手术,手术将引起延迟部位的不适,同时需对伤口进行护理。在我们的患者中,并未出现与延迟手术有关的严重并发症。

术前延迟TRAM皮瓣的第二个缺点是:如果皮瓣延迟部位不能和切取TRAM皮瓣的切口一致的话,则可能造成额外的腹部瘢痕。如果腹壁组织量较少且TRAM皮瓣的下边缘不能达到DIEA蒂的相当水平,则有可能发生这种情况。

术前延迟横行腹直肌肌皮瓣的研究进展

自 1990 年第一版出版以来,我们一直致力于对延迟现象的研究[31-41]。对延迟现象机制的研究仍在开展,但我们仍无法完全重复延迟现象的作用。对于行传统 TRAM 皮瓣重建乳房风险较高的患者,毫无疑问,可从术前延迟皮瓣中获益。然而,术前延迟预处理的手术费用以及额外的手术瘢痕仍然是延迟手术的主要缺点。

最近的研究工作涉及单克隆抗体[42]、病毒介导的血管内皮生长因子[43]、纤维蛋白[44]以及活化蛋白 C[45]对延迟的影响,也涉及描述阿司匹林[46]、NO[47]、高压氧[48]以及肾上腺素的微球体[49]对延迟现象的作用。

由于缺血性损伤的病理生理变化非常复杂,因此,对单个因素的处理并不能体现手术延迟的总体效应。细胞、可溶性因子和介质在多个水平上以及在引起炎症的几条通路上起作用并相互作用。外科延迟仍然是保持皮瓣微循环同时增强血管生成的唯一得到一致性公认的干预手段。

正在进行的研究将使我们对延迟现象有更深的了解与理解。通过采用新技术或对皮瓣采用不同的干预措施,最终将产生更加具有活力的 TRAM 皮瓣。更加健康的 TRAM 皮瓣使术后并发症较低,降低了手术费用,并可改善手术效果。同时,手术延迟仍然是高危患者优化 TRAM 皮瓣的一种成熟技术。

编者评论

Callegari 博士在解释与 TRAM 皮瓣术前延迟相关的历史、原理与技术方面做得非常出色。本章回顾了与延迟现象有关的原理,并提供了充分的实例以及个人证据,证明其可成功应用于 TRAM 皮瓣进行乳房重建。

我完全同意作者的观点,即术前延迟对于高危患者是非常有帮助的,并有助于将风险降低至正常范围。我已在复杂病例(肥胖者、组织要求较高的患者、接受过放疗的患者)中应用了此项技术,结果证明它是非常有用的,尤其对于双侧乳房重建的患者,在双侧 TRAM 皮瓣不可获得,必须进行单蒂皮瓣,包括游离皮瓣或带蒂皮瓣时,这种技术会很有帮助。

关于延迟现象的讨论是,进行单蒂 TRAM 皮瓣的游离皮瓣转移或应用延迟技术改善基于腹壁上动脉 TRAM 皮瓣的血液供应,两种方式

哪一个更好,讨论的最终结果是,这取决于外科医生的个人喜好和手术习惯。在没有或仅有 1% 或 2% 失败风险的情况下,在进行 TRAM 皮瓣游离组织转移均获成功的研究中心,优先选择游离皮瓣。然而,在许多机构,尤其是对显微外科技术不是特别娴熟的中心,术前延迟的腹壁上动脉单蒂 TRAM 皮瓣提供了与游离皮瓣相当的血流灌注,并且没有增加手术的风险。腹壁上动脉 TRAM 皮瓣还保留了大部分的腹直肌,但目前尚不清楚这在绝大多数患者中是否有实际差异。

与 Callegari 博士一样,我建议,在游离皮瓣不作为首选的情况下,在进行传统单蒂 TRAM 皮瓣手术风险较高的患者中进行术前延迟手术。

(S.L.S.)

参考文献

[1] Mathes SJ, Nahai F. *Reconstructive Surgery: Principles, Anatomy and Technique.* New York: Churchill-Livingstone; 1997.

[2] Callegari PR, Taylor GI, Caddy CM, et al. An anatomic review of the delay phenomenon: I. Experimental studies. *Plast Reconstr Surg* 1992;89:397-407.

[3] Taylor GI, Corlett RJ, Caddy CM, et al. An anatomic review of the delay phenomenon. II. Clinical applications. *Plast Reconstr Surg* 1992;89:408-418.

［4］ Milton SH. The tubed pedicle flap. *Br J Plast Surg* 1969;22:53-59.

［5］ Taylor GI, Tempest MN, eds. *Arteries of the Skin.* New York: Churchill-Livingstone; 1988.

［6］ Morris SF, Taylor GI. The time sequence of the delay phenomenon: when is a surgical delay effective? An experimental study. *Plast Reconstr Surg* 1995;95:526-533.

［7］ Boyd JB, Taylor GI, Corlett R. The vascular territories of the superior epigastric and the deep inferior epigastric systems. *Plast Reconstr Surg* 1984;73:1-14.

［8］ Taylor GI, Palmer JH. The vascular territories (angiosomes) of the body: experimental study and clinical applications. *Br J Plast Surg* 1987;40:113-141.

［9］ Moon HK, Taylor GI. The vascular anatomy of the rectus abdominis myocutaneous flaps based on the deep superior epigastric system. *Plast Reconstr Surg* 1988;82:815-832.

［10］ Taylor GI. The superiorly based rectus abdominis flap: predicting and enhancing its blood supply based on an anatomic and clinical study［Discussion］. *Plast Reconstr Surg* 1988;81:721-724.

［11］ Taylor GI. The surgically delayed unipedicle TRAM flap for breast reconstruction［Discussion］. *Ann Plast Surg* 1996;36:242-245.

［12］ Myers MB, Cherry G. Mechanism of the delay phenomenon. *Plast Reconstr Surg* 1969;44:52-57.

［13］ Myers MB. Attempts to augment survival in skin flaps: mechanism of the delay phenomenon. In: Grabb WC, Myers MB, eds. *Skin Flaps.* Boston: Little, Brown; 1975:65-79.

［14］ Pearl RM. A unifying theory of the delay phenomenon: recovery from the hyperadrenergic state. *Ann Plast Surg* 1981;7:102-112.

［15］ Jurell G. Adrenergic nerves and the delay phenomenon. *Ann Plast Surg* 1986;17:493-497.

［16］ Hallock GG, Rice DC. Evidence for the efficacy of TRAM flap delay in a rat model. *Plast Reconstr Surg* 1995;96:1351-1357.

［17］ Restifo RJ, Ahmed SS, Isenberg JS, et al. Timing, magnitude, and utility of surgical delay in the TRAM flap. I. Animal studies. *Plast Reconstr Surg* 1997;99:1211-1216.

［18］ Codner MA, Bostwick J III, Nahai F, et al. TRAM flap vascular delay for high-risk breast reconstruction. *Plast Reconstr Surg* 1995; 96:1615-1622.

［19］ Hester TR Jr, Nahai F, Beegle PE, et al. Blood supply of the abdomen revisited, with emphasis on the superficial inferior epigastric artery. *Plast Reconstr Surg* 1984;74:657-666.

［20］ Miller LB, Bostwick J III, Hartrampf CR Jr, et al. The superiorly based rectus abdominis flap: predicting and enhancing its blood supply based on an anatomic and clinical study. *Plast Reconstr Surg* 1988;81:713-720.

［21］ Mizgala CL, Hartrampf CR Jr, Bennett GK. Abdominal function after pedicle TRAM flap surgery. *Clin Plast Surg* 1994;21:255-272.

［22］ Hudson DA. The surgically delayed unipedicle TRAM flap for breast reconstruction. *Ann Plast Surg* 1996;36:238-241.

［23］ Jensen JA, Handel N, Silverstein MJ, et al. Extended skin island delay of the unipedicle tram flap: experience in 35 patients. *Plast Reconstr Surg* 1995;96:1341-1345.

［24］ O'Brien W, Hasselgren PO, Hummel RP, et al. Comparison of postoperative wound complications and early cancer recurrence between patients undergoing mastectomy with or without immediate breast reconstruction. *Am J Surg* 1993;166:1-5.

［25］ Holley DT, Toursarkissian B, Vasconez HC, et al. The ramifications of immediate reconstruction in the management of breast cancer. *Am Surg* 1995;61:60-65.

［26］ Jacobsen WM, Meland NB, Woods JE. Autologous breast reconstruction with use of transverse rectus abdominis musculocutaneous flap: Mayo Clinic experience with 147 cases. *Mayo Clin Proc* 1994;69:635-640.

［27］ Kroll SS. Necrosis of abdominoplasty and other secondary flaps after TRAM flap breast reconstruction. *Plast Reconstr Surg* 1994;94: 637-643.

［28］ Restifo RJ, Ward BA, Scoutt LM, et al. Timing, magnitude and utility of surgical delay in the TRAM flap. II. Clinical studies. *Plast Reconstr Surg* 1997;99:1217-1223.

［29］ Restifo RJ, Syed SS, Ward BA, et al. Surgical delay in TRAM flap breast reconstruction: a comparison of 7- and 14-day delay periods. *Ann Plast Surg* 1997;38:330-334.

［30］ Schusterman MA, Kroll SS, Weldon ME. Immediate breast reconstruction: why the free TRAM over the conventional TRAM flap? *Plast Reconstr Surg* 1992;90:255-261.

［31］ Rickard RF, Hudson DA. Influence of vascular delay on abdominal wall complications in unipedicled TRAM flap breast reconstruction. *Ann Plast Surg* 2003;50:138-142.

［32］ Erdmann D, Sundin BM, Moquin KJ, et al. Delay in unipedicled TRAM flap reconstruction of the breast: a review of 76 consecutive cases. *Plast Reconstr Surg* 2002;110:762-767.

［33］ Zhang F, Fischer K, Komorowska-Timek E, et al. Improvement of skin paddle survival by application of vascular endothelial growth factor in a rat TRAM flap model. *Ann Plast Surg* 2001;46: 314-319.

［34］ Seify H, Bilkay U, Jones G. Improvement of TRAM flap viability using human VEGF-induced angiogenesis: a comparative study of delay techniques. *Plast Reconstr Surg* 2003;112:1032-1039.

［35］ Scheufler O, Andresen R, Kirsch A, et al. Clinical results of TRAM flap delay by selective embolization of the deep inferior epigastric arteries. *Plast Reconstr Surg* 2000;105:1320-1329.

［36］ Towpik E, Mazur S, Witwicki T, et al. Elevating the island: the simplest method of delaying the TRAM flap. *Ann Plast Surg* 2000; 45:240-243.

［37］ Restifo RJ, Ahmed SS, Rosser J, et al. TRAM flap perforator ligation and the delay phenomenon: development of an endoscopic/laparoscopic delay procedure. *Plast Reconstr Surg* 1998;101:1503-1511.

［38］ Kaddoura IL, Khoury GS. Laparoscopic transverse rectus abdominis flap delay for autogenous breast reconstruction. *JSLS: J Soc Laparoendoscopic Surg* 1998;2:63-65.

［39］ Sano K, Hallock GG, Rice DC. Venous interruption is unnecessary to achieve an adequate delay in the rat TRAM flap model. *Plast Reconstr Surg* 2003;111:300-305.

［40］ Sano K, Hallock GG, Rice DC. Venous "supercharging" augments survival of the delayed rat TRAM flap. *Ann Plast Surg* 2003; 51:398-402.

［41］ Morrissey WM Jr, Hallock GG. The increase in TRAM flap survival after delay does not diminish long-term. *Ann Plast Surg* 2000; 44:486-490.

［42］ Demirseren ME, Sarici M, Gokrem S, et al. Protective effects of monoclonal antibody to intercellular adhesion molecule-1 in venous ischemia-reperfusion injury: experimental study in rats. *J Reconstr Microsurg* 2007;23:41-44.

［43］ Huang N, Khan A, Ashrafpour H, et al. Efficacy and mechanism of adenovirus-mediated VEGF-165 gene therapy for augmentation of skin flap viability. *Am J Physiol* 2006;291:H127-H137.

［44］ Zhi Q, Gu Y, Kim D, et al. The effect of fibrin on the survival of ischemic skin flaps in rats. *Plast Reconstr Surg* 2007;120:1148-1155.

［45］ Bezuhly M, Morris S, Juskevicius R, et al. Activated protein C improves ischemic flap survival and modulates proangiogenic and antiinflammatory gene expression. *Plast Reconstr Surg* 2009;123:

502-515.

[46] Akan M, Cakir B, Misirlioglu A, et al. Effects of clopidogrel and high dose aspirin on survival of skin flaps in rats. *Scand J Plast Reconstr Surg Hand Surg* 2005;39:7-10.

[47] Engel H, Sauerbier M, Germann G, et al. Dose-dependent effects of nitric oxide donor in a rat flap model. *Ann Plast Surg* 2007;58: 456-460.

[48] Zhang Q, Chang Q, Cox R, et al. Hyperbaric oxygen attenuates apoptosis and decreases inflammation in an ischemic wound model. *J Invest Dermatol* 2008;128:2102-2112.

[49] Karacaoglu E, Yuksel F, Turan S, et al. Chemical delay: an alternative to surgical delay experimental study. *Ann Plast Surg* 2002; 49:73-80.

Julie E. Park

David H. Song

第 60 章

游离自体组织乳房重建：选择供区流程

Breast Reconstruction With Free Tissue Transfer: An Algorithmic Approach

背景

多年来，乳房重建技术已经发生了巨大变化，从利用肌皮瓣到保留肌肉皮瓣，然后到穿支皮瓣，这些进展实现了减少供区并发症以及改善皮瓣血供的双重优点。在同一供区（即下腹部脂肪和皮肤）已经开发出几种皮瓣，这些皮瓣呈横椭圆形，留下类似于腹部成形术后的供区部位。

基于对带蒂横行腹直肌皮瓣（即 TRAM 皮瓣）上的腹壁上血管的使用，Carl Hartrampf 推广使用了下腹壁脂肪和皮肤进行乳房重建[1]。带蒂 TRAM 皮瓣是以牺牲腹直肌为代价进行乳房重建的，这会导致腹壁无力、隆起或疝的形成[2-4]，当进行双侧 TRAM 皮瓣乳房重建时，这些问题更加严重。如今，筋膜保留技术已经被开发出来，可保留更多的筋膜进行腹壁重建。

随着显微外科手术的普及和可靠性的提高，游离 TRAM 皮瓣手术得到了发展，虽然仍牺牲部分腹直肌，但这一皮瓣是基于腹壁下血管形成的，它是这些组织的主要血供来源。游离皮瓣技术为皮瓣提供了更好的血供，并减少了部分皮瓣的坏死，但是增加了由于显微外科技术并发症引起的重建皮瓣完全失败的可能。

显微外科技术的进步使得 TRAM 皮瓣在乳房重建中的应用变得更加广泛。而后基于穿支的显微外科技术被应用到 TRAM 皮瓣中，这一技术是在 Taylor 和 Palmer 提出的"血管体区"概念的基础上发展起来的[5]。很明显，肌肉是血液供应的渠道，但本身并不是血液供应所必需的。因此，游离 TRAM 皮瓣技术被改进为保留部分肌肉的游离 TRAM 皮瓣技术，并且现在已出现了各种形式的保留肌肉的游离 TRAM（MS-TRAM）皮瓣技术[6,7]。腹壁下动脉穿支皮瓣（DIEP 皮瓣）应用与腹直肌

平行的简单肌肉切开术将肌肉与穿支分离，以减少对腹直肌的损伤[8,9]。保留肌肉最多的皮瓣为腹壁下浅动脉皮瓣（SIEA 皮瓣）[10-13]，这种皮瓣不损伤筋膜或肌肉，仅是脂肪皮瓣（图 60.1）。

当下腹部缺乏脂肪和皮肤时，可考虑应用相同的肌肉保留原理、穿支探查技术以及皮瓣形成技术选择其他部位作为供区。特别是，基于臀上动脉穿支（SGAP）皮瓣（图 60.2）与臀下动脉穿支（IGAP）皮瓣的臀部脂肪和皮肤可用于乳房重建。最近，基于闭孔系统的游离组织转移（损失部分或全部股薄肌）已经被成功应用做横向股薄肌肌皮瓣（TUG 皮瓣）。

有了许多可供选择的皮瓣，那么现在的问题是，如何确定哪一种皮瓣是特定患者进行完全自体组织乳房重建最合适的皮瓣。每一种皮瓣在减少供区并发症和改善皮瓣血液供应方面都有自身的优点与缺点。假体联合皮瓣进行乳房重建在之前的章节中已进行描述，不属于对完全自体组织重建乳房的讨论范围。

选择供区流程

术前进行供区选择（图 60.3）。首先，评估下腹部是否有充足的皮肤及皮下脂肪。如下腹部有充足的组织，则可选择下腹部皮瓣（如 SIEA、DIEP、MS-TRAM），稍后介绍术中评估准则决定具体使用哪一种皮瓣。如下腹部无充足的组织，则需考虑使用大腿内侧及臀部皮瓣。如患者重建乳房体积相对较小（B 罩杯或更小），并且有充足的大腿内侧组织，可选择 TUG 皮瓣；如患者大腿组织量不足，则需评估臀部组织量，如果臀部有充足的组织量，可选择 SGAP 或 IGAP 皮瓣；如果臀部组织量不足，或患者不愿意选择臀部作为供区，

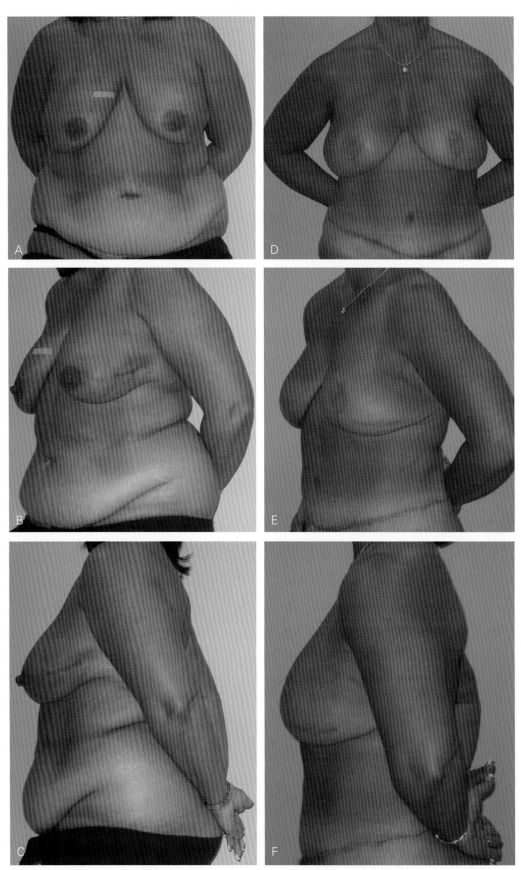

图60.1 A～F. 双侧SIEA皮瓣乳房重建。患者女性,48岁,左乳多中心导管原位癌(A～C),行左乳全切+右乳预防性切除+双侧SIEA皮瓣乳房重建术,术后随访1.5年间的效果图(D～F)。

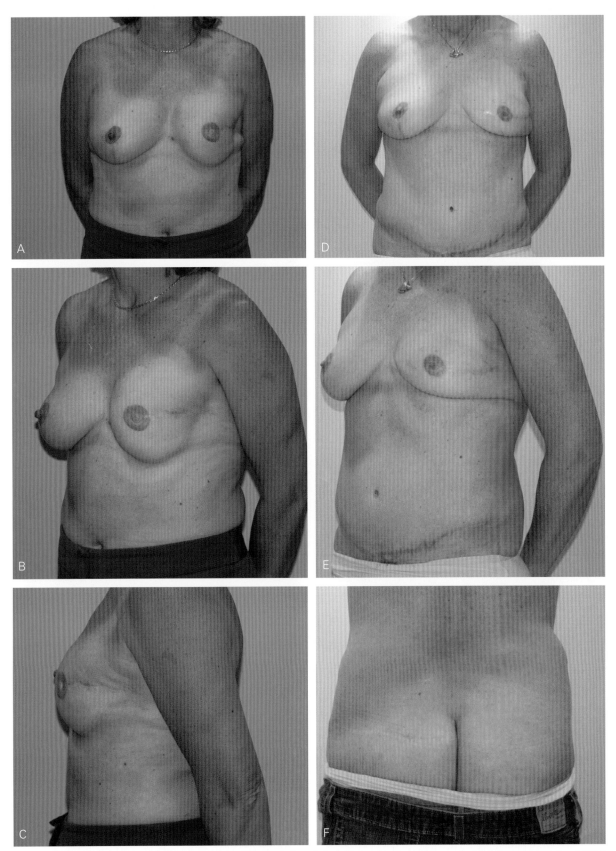

图60.2　A～F.臀上动脉穿支皮瓣（SGAP皮瓣）乳房重建。患者女性，48岁，左乳癌（T2N0），行左侧乳房切除术，术后辅助化疗，后在外院行DIEP皮瓣乳房重建术，但以失败告终，继而患者行左侧假体植入术＋对侧乳房悬吊术，使两侧乳房对称，患者希望用自体组织重建乳房（A～C）。遂行左侧乳房SGAP皮瓣重建术，术后随访2.5年的效果图（D～F）。

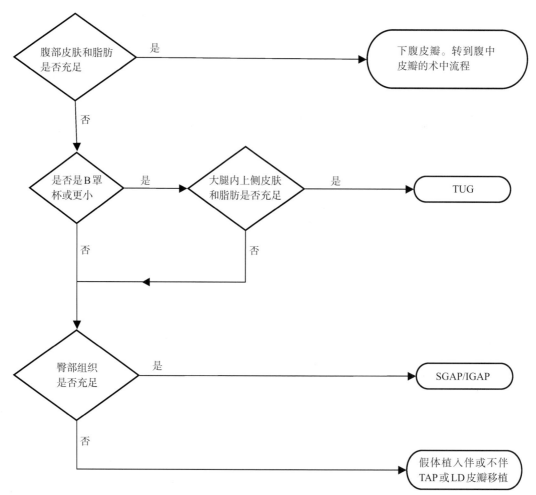

图60.3　术前选择供区的流程图,包括臀下动脉穿支(IGAP)、背阔肌(LD)、臀上动脉穿支(SGAP)、胸背动脉穿支(TAP)、横向上部股薄肌(TUG)等供区。

则可选择联合或不联合胸背动脉穿支(TAP)皮瓣或背阔肌(LD)肌皮瓣的假体重建。TAP和LD皮瓣是带蒂可旋转皮瓣,通常需联合扩张器或假体进行乳房重建来满足对乳房体积的需求,这些内容不在本章讨论之列。基于旋髂动脉(如Ruben皮瓣)、旋股外侧动脉(大腿前外侧部)和网膜形成的皮瓣在之前已被描述,但这些皮瓣都不作为一线方案选择。

术中是否选择下腹部组织进行乳房重建基于以下几点:①受体血管的可用性;②乳房重建所需组织量;③供区血管的评估情况(图60.4)。

首先,确定受区血管的可用性。我们通常首选胸廓内动静脉。与胸背血管相比,胸廓内血管使更多的皮瓣能够从乳房内侧植入,不受最初手术的影响,并且很少受辅助放疗及瘢痕的影响。

血管直径达1.5 mm就能满足需求,如果血管直径不足,则评估胸背血管,如果胸背血管也达不到要求,则可选择带蒂的TRAM皮瓣或者重建方案就此停止,以后再制订重建乳房的方案。可使用来自颈血管和胸肩峰血管系统的静脉进行动脉循环的建立,但在我们看来,这些应在术前与患者进行讨论,并获取患者的知情同意。

一旦确定有充足的受体血管后,接下来需要确定重建乳房皮肤和体积所需要的组织量。腹壁下浅动脉(SIEA)能够供养半个腹部,但是如果穿越中线,血供就难以满足[14]。如果确定SIEA皮瓣满足组织需求量,则检查确定所选皮瓣的程序如下。

首先,检查腹壁下浅血管情况,腹部下浅静脉(SIEV)直径至少1.5 mm,如果不存在SIEV血管或血管直径太小,则可考虑使用深部的腹壁下血

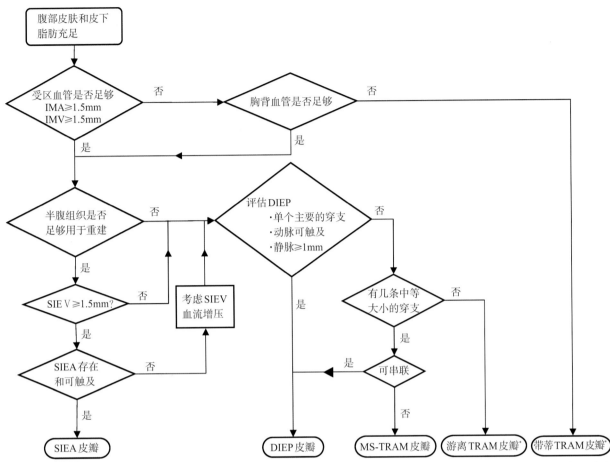

图60.4 术中游离腹部皮瓣的选择流程图。腹部游离皮瓣包括：DIEP 皮瓣、胸廓内动脉（IMA）皮瓣、胸廓内静脉（IMV）皮瓣、MS-TRAM 皮瓣、SIEA 皮瓣、SIEV 皮瓣、TD 皮瓣。就使用游离 TRAM 或带蒂 TRAM 皮瓣的可能性问题，术前与患者进行讨论是非常重要的，如果术中患者不愿意牺牲腹直肌，而选择其他重建方式，则放弃该手术，选择放置扩张器、类似腹部成形术方式关闭供区，后期再通过其他方式进行乳房重建。

管；如果 SIEV 有足够的静脉，则对腹壁下浅动脉进行评估。多数情况下，动脉是不存在或不足的，它存在的概率约为 30%，且不一定与静脉伴行。SIEA 也可能在与静脉相距 1～1.5 cm 的位置走行于静脉旁，并且通常位于 Scarpa 筋膜的深面。虽然，有些中心将 1.5 mm 作为可选择 SIEA 的标准，但我们发现，可触及脉搏也可作为评价 SIEA 是否可用的可靠标准。如果动静脉均充足，则可选择 SIEA 皮瓣用于乳房重建；如果静脉足够而动脉不足，在皮瓣可从血流增压中获益的病例中，将静脉解剖出来作为长蒂以备用。

如果 SIEA 不足，可在筋膜上方进行皮瓣的解剖，并识别腹壁下血管的内外侧穿支。动脉需要看到明显的搏动或可触及搏动，静脉直径至少 1～

1.5 mm。如果 SIEV 有主要的穿支，则可获得 DIEP 皮瓣（图 60.5）。

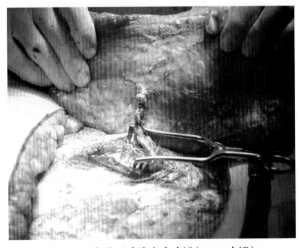

图60.5 腹壁下动脉穿支皮瓣（DIEP 皮瓣）。

如果不存在单一的主穿支,则评估各穿支的位置以及直径。如果有两个或更多中等大小的穿支,解剖时使其进入同一肌层,这时仍可获得DIEP皮瓣。如果穿支不在同一肌层,则可将带有多个穿支的肌肉作为MS-TRAM皮瓣进行乳房重建。如果不能获取良好的穿支,则可采用游离TRAM皮瓣进行乳房重建。

Nahabedian等[15]对MS-TRAM皮瓣的分类进行了描述,随着保留肌肉数量的增加分类等级数值越高。MS-0 TRAM指获取腹直肌的全宽和部分长腹直肌;MS-1 TRAM指切取了腹直肌中间部分而保留了其侧方部分(图60.6);MS-2 TRAM指切取了穿支周围的中央肌肉段而保留了内侧及外侧肌肉(图60.7);MS-3 TRAM指保留了全部的腹直肌,其本质上是DIEP皮瓣。后来,Bajaj等[16]修改了该分类,修改的分类中将MS-1 TRAM细分为MS-1-M(其保留了腹直肌的内侧部)和MS-1-L(其保留了腹直肌的外侧部)两个类型。

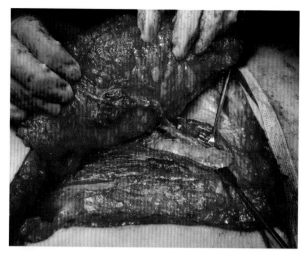

图60.7 MS-2 TRAM皮瓣。切取了小部分袖状腹直肌,使内外腹直肌保持完整。

讨论

以上给出的流程可指导如何选择皮瓣。然而,每个患者特有的解剖学因素应被纳入决策的过程。以下将讨论的内容包括:关于使用下腹部组织进行乳房重建的方法和技术的各种建议,这些建议源于我们在获得良好效果以及患者满意度方面的经验。

下腹部作为供区的禁忌证

使用下腹穿支皮瓣进行乳房重建有其相对及绝对禁忌证。具体禁忌证包括:腹部多处瘢痕,影响组织的充分获取;以往接受过腹壁成形术;腹部组织与重建乳房的大小及体积不匹配。需要注意的其他因素包括:患者既往行吸脂术、血管疾病、长期使用类固醇药物史以及病态肥胖。在进行完全自体组织穿支皮瓣乳房重建时,还需考虑吸烟这一因素,但其不作为具体的禁忌证。吸烟者术后并发症较高,相比其对术中血管吻合的影响,吸烟对乳房切除后皮瓣以及供区切口愈合等方面,产生的影响更大[17,18]。

应急方案

如果患者的血管系统不足以获取SIEA、DIEP或MS-TRAM等皮瓣,那么,在术前与患者进行备

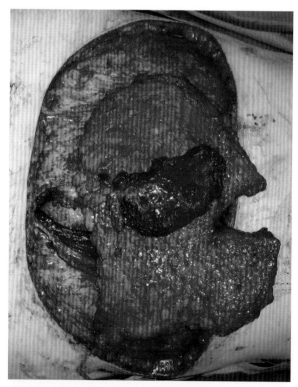

图60.6 MS-1 TRAM皮瓣。切取腹直肌的中间部分,保留其两侧腹直肌。

选方案的讨论至关重要。相区别于患者可选择的其他皮瓣，医生需与患者解释带蒂或游离 TRAM 皮瓣供区部位的并发症的不同。同时，需要考虑患者的喜好、习惯以及可能限制其他选择的以往乳房重建失败的病史。其他可选择的重建方式包括：TUG、SGAP、TAP 以及背阔肌皮瓣，联合或不联合假体植入。对于那些仍然有其他重建方案的患者，我们倾向于保留腹直肌，除非患者认为保留腹直肌方案所产生的供区并发症高于其他方式。对于没有其他可选择或手术失败风险较大的患者，我们则使用 TRAM 皮瓣。

腹壁下浅动脉的替代选择

当需整个腹部组织重建同侧乳房时，为减少供区并发症，SIEA 皮瓣可联合 DIEP 皮瓣或各种形式的保留肌肉的游离 TRAM 皮瓣进行乳房重建。与双侧 DIEP 皮瓣、双侧和单侧 MS-TRAM 皮瓣相比，用 SIEA 皮瓣进行乳房重建所产生的供区并发症明显较少[19]。保留一段长度的表浅静脉，用它增加皮瓣内的血流从而缓解静脉淤滞，可将该静脉与远端胸廓内静脉、胸廓内静脉穿支以及邻近蒂的流入血管（来自对侧血管系统或 DIEP 本身）进行吻合[20,21]。如果 SIEV 的位置不利于吻合，那么可通过物理的方式提供静脉出口从而缓解静脉阻塞。将一枚 18 号导管插入 SIEV 并固定到 SIEV 中，然后将其与开关连接，周期性排出皮瓣内的血流以缓解静脉瘀血，这种方式可作为一种机械性地吸血器，直到发生静脉连接。

建议在切取皮瓣之前对浅层静脉的引流作用进行评估，其方式是，用 Acland 夹暂时阻断浅表静脉，然后评估皮瓣的血流灌注。

腹壁下浅动脉本身的问题

在我们中心，吻合处的平均动脉直径 0.8 mm，范围为 0.5～1.7 mm。有文献提出，动脉直径小于 1.5 mm 可增加动脉血栓的概率[22,23]。但是不同研究测量动脉的位置不同，已公布的指南也采用不同的位置度量，这样对比起来就比较困难。可以测量血管直径的位置包括：下腹部切口（不同的医

生以及患者选择的位置不尽相同）、SIEA 进入皮瓣的位置（也因人而异）[22]、股动脉起点[23]。当使用较窄血管时，可采用几种外科技术提高手术的成功率。小心地将动静脉血管分开，以端侧吻合或端-端吻合的方式将血管吻合到胸廓内穿支血管上（图 60.8）。建议外科医生警惕血管血栓的形成，并在需要挽救重建乳房的情况下准备进行血管修复[24]。

短蒂的限制

SIEA 皮瓣有些局限性，需仔细设计手术方案。由于 SIEA 皮瓣仅局限于半个腹部，因此，重要的是要确保 SIEA 皮瓣组织的高度能够满足重建乳房所需的宽度。此外，相比 DIEP 皮瓣，在植入短蒂 SIEA 皮瓣时，可获得的操作自由度有限，因此，在血管吻合后，植入皮瓣时尽量减少手术操作，这一点非常重要。如果胸背血管作为受体血管，医生不得不将血管解剖到前锯肌的血管分支处以获得较好的长度[24]，否则，需进行静脉移植。

SIEA 皮瓣由于蒂短所造成的局限性类似于 SGAP。当确定、获取以及塑造乳房时，需要更加周密的手术计划。根据知名专家（D.H.S.）的经验，SIEA 和 SIEV 相互伴行（图 60.9），大致在腹股沟韧带水平交叉，其静脉继续向远端走行汇入隐股点，在此交界处，静脉的直径通常会增加，对该处的静脉进行充分解剖可获得长 6.5 cm、直径 3～4 mm 的静脉蒂。另一方面，在隐股点腹壁下浅动脉与

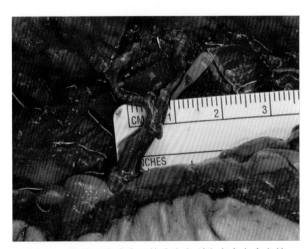

图 60.8　腹壁下浅动脉及静脉吻合到胸廓内穿支血管。

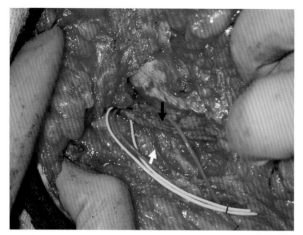

图60.9 腹壁下浅动脉和静脉(黑色箭头),旋髂浅静脉(白色箭头)。

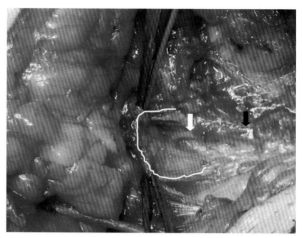

图60.11 打开裂孔(白线部分),解剖腹壁下浅动脉至股动脉处(白色箭头),在内侧见到腹壁下浅静脉(黑色箭头)。

静脉分离,并且以相反的方向转向头侧走行,可通过一裂口对其进行进一步的解剖,到达 SIEA 在股动脉的起始处。通过股动脉起始处的裂孔对其进行进一步解剖(图60.10),仔细打开这一从未描述过的裂孔能帮助我们增加 1 cm 的动脉长度,从而获得长 6 cm 动脉蒂(图60.11)。

鉴于 SIEA 和 SIEV 出皮瓣的位置,对侧皮瓣的 SIEA 和 SIEV 可与受体血管更好地匹配,将皮瓣旋转 90°使 SIEA 与胸廓内血管相接。同时,将大部分皮瓣放置在乳房下极,因为下极需形成乳房的凸度。因此,至关重要的是,腹部皮瓣高度要与重建乳房宽度相对应,虽然,这种对应是理想化的,但是否使用对侧皮瓣主要取决于血管的可用

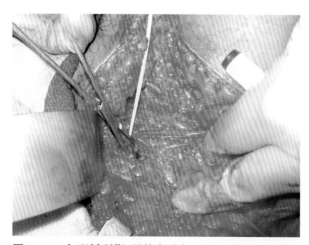

图60.10 如器械所指:股管上壁有一裂口,腹壁下浅动脉在此处转向(蓝色墨水标记)。

性。在某些情况下,只能获取同侧的 SIEA,将同侧皮瓣旋转 90°,使其与受体血管相接,这样便使大部分皮瓣组织位于乳房上极。为了实现乳房下极的饱满度,必须在下方将皮瓣翻转。将皮瓣下切口放在腹部较低的位置,可帮助我们发现 SIEA,且通常其直径较大。当解剖皮瓣时,在其上下切口处斜向外延伸切口可增加血管化脂肪的量,而不需要剔除过多的皮肤,有助于降低供区关闭切口时的张力。

在对皮瓣进行去表皮化处理时,可发生另一种潜在的并发症,即:当递送皮瓣通过一个较小的切口时,可造成皮瓣短蒂的撕脱。这种并发症在即刻乳房重建时更为多见。在皮瓣转移至胸部前,在腹部对大部分皮瓣进行去表皮化处理以及放置折叠的缝合线于皮瓣内以塑造三维形态,这样可有效避免这一潜在并发症。植入皮瓣时必须小心,特别在延迟乳房重建时,要注意将蒂的皮下植入部分进入皮瓣。

腹壁下动脉穿支皮瓣的选择

在没有明显主穿支的情况下,几个方面的因素可以帮助我们确定应用哪一穿支血管。用 Acland 夹夹闭穿支血管,能够确定每一穿支的供血部位,这将显示哪一穿支或联合穿支血管能够满足皮瓣的血流灌注。

通过短暂夹闭表浅静脉来评估增加静脉引流

所需的压力，也是一种选择穿支血管的方式。虽然，通常情况下，不需要增加静脉引流，但在手术过程中可采取这种方式并采取挽救措施，而不是切取皮瓣后发现皮瓣有淤血的风险。

如果患者希望使用腹部2/3组织进行乳房重建，而且不用两个蒂，那么，可选择中央的穿支血管改善组织灌注。如果患者是吸烟者或糖尿病患者，可使用多穿支血管皮瓣。务必记住，额外下穿支血管会缩短皮瓣蒂的长度。

影像学

可利用影像学技术在术前对腹壁穿支血管进行标测。文献已报道，几种影像学检查方式可帮助我们选择穿支血管[25-27]，目前最有效的方式是CT血管造影，一些研究表明，它的使用缩短了手术时间，同时可在术前发现问题从而改变重建方案[25,28,29]。

CT血管造影的应用取决于是否有多层螺旋CT扫描仪这一影像学设备。建议获取这一设备，并与放射科团队进行密切合作，他们负责进行CT血管成像、创建数字三维立体重建图和数据解释工作，如果与放射科医生沟通不充分，可导致数据不足的CT血管成像。

如果能够呈现出脐部血管的三维重建图，这时CT血管成像是最有用的。患者取仰卧位，与手术时体位一致，并避免穿着扫描期间可能压迫腹部组织的衣服。具体的影像学技术已在相关的文献中阐述，本章不再予以介绍[30]。

结论

自体游离组织乳房重建的方法有多种，可通过对患者组织以及重建乳房需要进行系统评估选择最佳皮瓣。术前根据组织的可用性选择供区，如果选择下腹部作为供区，则使用术中评估流程选择皮瓣类型，使皮瓣血流灌注与供区并发症之间的平衡达到最优化。

编者评论

考虑到乳房重建需个体化，对如何选择自体组织供区进行乳房重建，许多临床医生感到迷惑，作者就此问题，将评估过程总结成一套简单和直接的流程，指导皮瓣的选择。

该程序模式是在对特定乳房重建患者的腹部皮肤和皮下脂肪进行充分评估的基础上建立起来的，任何缺陷都会增加患者选择次要供区的概率(如大腿内侧和臀部)。这一法则中缺少了对选择联合或不联合假体的背阔肌皮瓣的指导，当然，患者的偏好也在其中发挥了重要的作用。

一旦考虑用腹部组织进行乳房重建，则术中流程就关注受体血管情况，以决定使用带蒂或是游离皮瓣。在能够做显微手术的情况下，如果半腹部组织量充足，则可选择SIEA皮瓣；否则，则需考虑DIEP或是基于穿支血管的保留部分肌肉的TRAM皮瓣等各种皮瓣。很明显，许多外科医生喜欢根据个人以往所获得的经验来替代这一流程中的建议，然而，这些流程对于年资较低的医生以及研究者来说都是很好的教学工具，并且在与乳房重建患者进行术前讨论方面，它也有一定的帮助。

(G.L.R.)

参考文献

［1］ Hartrampf CR, Scheflan M, Black PW. Breast reconstruction with a transverse abdominal island flap. *Plast Reconstr Surg* 1982;69: 216.

［2］ Kroll SS, Schusterman MA, Reece GP, et al. Abdominal wall strength, bulging and hernia after TRAM flap breast reconstruction. *Plast Reconstr Surg* 1995;96:616.

［3］ Nahabedian MY, Dooley W, Singh N, et al. Contour abnormalities of the abdomen after breast reconstruction with abdominal flaps: the role of muscle preservation. *Plast Reconstr Surg* 2002; 109:91.

［4］ Mizgala CL, Hartrampf CR Jr, Bennett GK. Assessment of the abdominal wall after pedicled TRAM flap surgery: 5- to 7-year follow-up of 150 consecutive patients. *Plast Reconstr Surg* 1994;93: 988.

［5］ Taylor GI, Palmer JH. The vascular territories (angiosomes) of the body: experimental study and clinical applications. *Br J Plast Surg* 1987;40:113.

［6］ Nahabedian MY, Momen B, Galdino G, et al. Breast reconstruction with the free TRAM of DIEP flap: patient selection, choice of flap, and outcome. *Plast Reconstr Surg* 2002;110:466.

［7］ Bajaj AK, Chevray PM, Chang DW. Comparison of donor-site complications and functional outcomes in free muscle-sparing TRAM flap and free DIEP flap breast reconstruction. *Plast Reconstr Surg* 2006;117:737.

［8］ Koshima I, Soeda S. Inferior epigastric artery skin flaps without rectus abdominis muscle. *Br J Plast Surg* 1989;42:645.

［9］ Allen RJ, Treece P. Deep inferior epigastric perforator flap for breast reconstruction. *Ann Plast Surg* 1994;32:32.

［10］ Gotting J. The free abdominoplasty flap for immediate breast reconstruction. *Plast Reconstr Surg* 1991;27:351.

［11］ Volpe A, Rothkopf D, Walton R. The versatile superficial inferior epigastric flap for breast reconstruction. *Ann Plast Surg* 1994;32: 113.

［12］ Arnez Z, Khan U, Pogorelec D, et al. Breast reconstruction using the free superficial inferior epigastric artery (SIEA) flap. *Br J Plast Surg* 1999;52:276.

［13］ Chevray PM. Breast reconstruction with superficial inferior epigastric artery (SIEA) flaps: a prospective comparison with TRMA and DIEP flaps. *Plast Reconstr Surg* 2004;114:1077.

［14］ Holm C, Mayr M, Hofter E, et al. The versatility of the SIEA flap: a clinical assessment of the vascular territory of the superficial epigastric inferior artery. *J Plast Reconstr Aesthet Surg* 2007; 60:946.

［15］ Nahabedian MY, Momen B, Galdino G, et al. Breast reconstruction with the free TRAM of DIEP flap: patient selection, choice of flap, and outcome. *Plast Reconstr Surg* 2002;110:466.

［16］ Bajaj AK, Chevray PM, Chang DW. Comparison of donor-site complications and functional outcomes in free muscle-sparing TRAM flap and free DIEP flap breast reconstruction. *Plast Reconstr Surg* 2006;117:737.

［17］ Chang DW, Reece GP, Wang B, et al. Effects of smoking on complications in patients undergoing free TRAM flap breast reconstruction. *Plast Reconstr Surg* 2000;105:2374.

［18］ Gill PS, Hunt JP, Guerra AB, et al. A 10-year retrospective review of 758 DIEP flaps for breast reconstruction. *Plast Reconstr Surg* 2004;113:1153.

［19］ Wu LC, Baja A, Chang DW, et al. Comparison of donor-site morbidity of SIEA, DIEP, and muscle-spring TRAM flaps for breast reconstruction. *Plast Reconstr Surg* 2008;122:702.

［20］ Tseng CY, Lang PO, Cipriani NA, et al. Pedicle preservation technique for arterial and venous turbocharging of free DEIP and muscle-sparing TRAM flaps. *Plast Reconstr Surg* 2007;120:851.

［21］ Hamdi M, Khuthaila D, Van Landuyt K, et al. Double-pedicle abdominal perforator free flaps for unilateral breast reconstruction: new horizons in microsurgical tissue transfer to the breast. *J Plast Reconstr Aesthet Surg* 2007;60:904.

［22］ Spiegel AJ, Khan FN. An intraoperative algorithm for use of the SIEA flap for breast reconstruction. *Plast Reconstr Surg* 2007;120: 1450.

［23］ Chevray PM. Breast reconstruction with superficial inferior epigastric artery flaps: a prospective comparison with TRAM and DIEP flaps. *Plast Reconstr Surg* 2004;114:1077.

［24］ Selber JC, Samra F, Bristol M, et al. A head-to-head comparison between the muscle-sparing free TRM and the SIEA flaps: is the rate of flap loss worth the gain in abdominal wall function? *Plast Reconstr Surg* 2008;122:348.

［25］ Rosson GD, Williams CG, Fishman EK, et al. 3D CT angiography of abdominal wall vascular perforators to plan DIEAP flaps. *Microsurgery* 2007;27:641.

［26］ Rozen, WM, Ashton MW, Stella DL, et al. The accuracy of computed tomographic angiography for mapping the perforators of the deep inferior epigastric artery: a blinded, prospective cohort study. *Plast Reconstr Surg* 2008;122:1003.

［27］ Rozen WM, Stella DL, Bowden J, et al. Advances in the pre-operative planning of deep inferior epigastric artery perforator flaps: magnetic resonance angiography. *Microsurgery* 2009;29:119.

［28］ Smit JM, Dimopoulou A, Liss AG, et al. Preoperative CT angiography reduces surgery time in perforator flap reconstruction. *J Plast Reconstr Aesthet Surg* 2009;62:1112.

［29］ Rozen WM, Whitaker IS, Wagstaff MJD, et al. The financial implications of computed tomographic angiography in DIEP flap surgery: a cost analysis. *Microsurgery* 2009;29:168.

［30］ Phillips TJ, Stella DL, Rozen WM, et al. Abdominal wall CT angiography: a detailed account of a newly established preoperative imaging technique. *Radiology* 1008;249:32.

Mark W. Clemens

Maurice Y. Nahabedian

第61章

穿支皮瓣在乳房再造中的应用

Perforator Flaps in Breast Reconstruction

引言

美国癌症协会目前估计,在美国约200 000名女性将被诊断患有乳腺癌[1]。2/3的患者将接受乳房肿瘤切除术及放疗,大部分女性会行乳房切除术。乳房切除的女性患者中只有1/8的人选择乳房重建,因为外科医生和患者相关的几个因素,其中大部分患者选择使用假体进行乳房再造。女性选择使用假体是因为手术更简单,恢复更快。大部分整形外科医生使用假体进行乳房再造是为了更加轻松地完成手术,并且也能获得满意的疗效。有些女性因为偏好自体组织,且反感采用假体,而选择使用自体组织进行乳房再造。大多数整形外科医生能轻松运用带蒂皮瓣,但只有较少数能够熟练掌握显微血管吻合技术。穿支皮瓣游离移植技术在乳房再造中的应用一直备受关注。目前,虽然患者的要求及外科医生的水平都在逐步上升,但仍然只有极少数的整形外科医生掌握了这项技术。

传统的自体组织乳房再造术是利用肌皮瓣进行乳房再造。虽然肌皮瓣能重建漂亮的乳房外形,但也存在一些供区肌肉损伤相关的并发症[2,3]。穿支皮瓣只携带皮下脂肪部分,肌肉保留在原位,已经进展为减少供区并发症的一种方法(图61.1)。穿支皮瓣乳房再造技术为女性乳腺切除术后乳房再造增加了更多方案的选择。

1989年,Koshima首次报道使用穿支皮瓣技术[4]。多年来,许多外科医生和乳腺中心对他们的患者选用穿支皮瓣技术,证明该技术重建的乳房质地柔软,外观自然。研究表明穿支皮瓣有以下优点:①只携带皮肤和脂肪,保留肌肉,把对肌肉功能的损害降到最低程度;②减轻术后疼痛,缩短住院时间[5]。获取成功的原因是我们对区域血管

和主要穿支解剖结构的了解和认识。穿支皮瓣外科手术想要获得更进一步的发展,取决于对血管变异和区域血管可靠性的认知。虽然许多穿支皮瓣已被介绍,本章将重点详细介绍下腹部、臀部、背部、大腿外侧皮瓣,并概述可供乳房再造的各种穿支皮瓣。目前,常用的皮瓣包括腹壁下动脉穿支(DIEP)皮瓣、腹壁浅动脉(SIEA)皮瓣、臀上动脉穿支皮瓣(SGAP)、臀下动脉穿支(IGAP)皮瓣、股前外侧(ALT)皮瓣、胸背动脉穿支(TDAP)皮瓣和肋间动脉穿支(ICAP)皮瓣。本章着重介绍了这些皮瓣的独有特征和突出优点。接下来的各章详细介绍了各种皮瓣的获取技术。

适应证

如果将接受乳房再造的患者条件适合自体组织重建,穿支皮瓣是首选方法。当前乳房再造的适应证包括:乳房切除术后畸形、部分乳房切除术后畸形、假体重建失败以及先天性乳房畸形的即刻和延迟重建。是否选择穿支皮瓣行乳房再造取决于患者,外科医生应该充分告知患者穿支皮瓣相关的风险,比如完全失败、部分失败及脂肪坏死等风险。特定穿支皮瓣的选取取决于患者自己乳房大小、体积以及供区的有效组织量。通常情况下可以通过肉眼评估选择穿支皮瓣,然而,有些医生认为应该通过三维成像技术计算,从而进行精确评估供区情况[6]。外科医生选择特定的穿支皮瓣时,应当关注合适的组织匹配、血管蒂的长度、供受区血管的口径以及皮瓣的表面积、体积和厚度。血管蒂过短的皮瓣可能需要静脉搭桥,然而这通常问题不大。我们通过实践发现,乳房体积<1 000 cm³的女性患者适合选择DIEP皮瓣或游离横行腹直肌肌皮瓣(TRAM皮瓣)进行重建,而

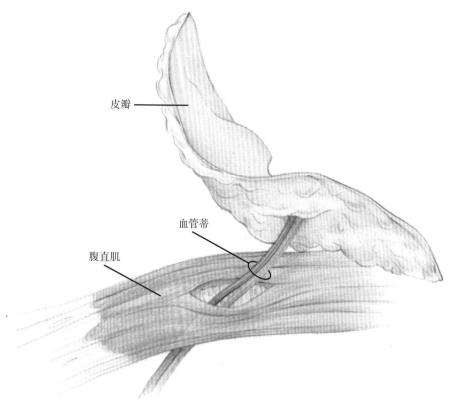

皮瓣

血管蒂

腹直肌

图 61.1　穿支皮瓣示意图。血管蒂自供区分开，且不带任何供区肌肉。

>1 000 cm³的女性患者更适合选择游离TRAM皮瓣进行重建[7]。乳房大体积（>1 000 cm³）再造手术的血流灌注不足等相关并发症的风险明显增加。这种情况下，如果肌段含有多个穿支（主穿支、小穿支）则可以提高皮瓣的血流灌注。

　　研究表明，通过多普勒超声或CT血管造影等术前影像技术确定腹部穿支血管的位置和直径非常有效[8]。影像学有助于外科医生对穿支动脉的定位和手术计划的制订。介入放射学家可通过血管插管造影的方法观测腹部、臀部等所有皮瓣的穿支。对于做过腹部手术的患者，影像学技术有助于定位模糊不清或通畅性不佳的穿支动脉。如果术前影像学提示穿支动脉口径或位置不合适时，不应实施穿支皮瓣手术。在某些情况下，腹壁下浅动脉造影可为选择良好的穿支血管系统提供方便。

禁忌证

穿支皮瓣移植乳房重建术的禁忌证与游离组织移植手术类似，包括横跨供区部位的陈旧手术切口可能破坏了可用的血管和组织量。腹部的横切口虽然没有破坏深部组织血管的完整性，但是切断了浅表的血管系统。术前影像学检查有利于明确这些患者的禁忌证。

　　因为皮瓣与患者的存活都可能取决于患者的临床状态，所以对患者合并症的评估非常重要。虽然高龄、营养不良、吸烟、潜在的合并症（如糖尿病、心肺疾病和外周血管疾病）都不是绝对禁忌证，但可能导致皮瓣部分坏死、脂肪坏死和伤口延迟愈合[9]。有严重吸烟史的女性患者最好选择含有多个穿支的肌皮瓣，减少血管痉挛相关的并发症发生风险。不推荐有大腹部血管翳的病态肥胖女性患者选择腹部皮瓣进行乳房再造[10]。明显减肥后的患者虽然体重下降，但血管的口径仍然处于扩张状态，反而可能特别适合选择以穿支血管为基础的乳房再造[11,12]。血糖控制差的患者在游离组织移植前必须严格控制好血糖。有多种合并症的患者能否耐受手术则建议内科医生会诊。

穿支皮瓣

腹壁下动脉穿支皮瓣

腹壁下动脉穿支(DIEP)皮瓣于1989年首次应用,1994被推广。与带蒂皮瓣或游离TRAM皮瓣相比,DIEP皮瓣的优点是保留了腹直肌的完整性和功能。DIEP再造的乳房质地柔软,外观自然,改善了腹部轮廓并且使腹部肌力的损失程度降到最低[3,4,13]。DIEP皮瓣是腹部有足量皮肤和脂肪的患者较为理想的乳房再造皮瓣选择。要求同时重建双侧乳房的患者特别适合行保留腹直肌的DIEP皮瓣重建。

DIEP皮瓣的血管源自深部的髂外动静脉分支——腹壁下动静脉。该深部血管系统发出多个穿支营养腹壁前皮肤皮下组织。DIEP皮瓣通常设计为包含1～3个穿支。腹壁下动脉沿腹直肌后表面走行并进入腹直肌各部的比例为:下部(17%),中部(78%),上部(5%)[14]。通过追寻这些穿支至单独的穿支蒂,保留腹直肌和腹直肌鞘完整并获取DIEP皮瓣。腹壁下动脉通常有两条静脉伴行。

前腹壁的血管解剖和组织结构将决定最安全有效的下腹部皮瓣应用。DIEP皮瓣通常携带一个或多个穿支。Nahabedian等回顾总结88例DIEP皮瓣及其包含的穿支数,该研究证实皮瓣包含一个穿支占76%,两个穿支占22%,三个穿支占2%(图61.2～图61.4)[15]。腹壁下动脉可能有以内

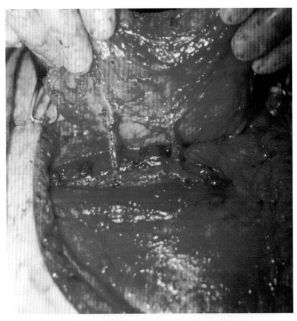

图61.3　双穿支的腹壁下动脉穿支皮瓣。

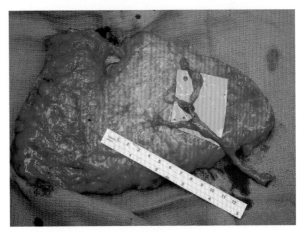

图61.4　三穿支的腹壁下动脉穿支皮瓣。

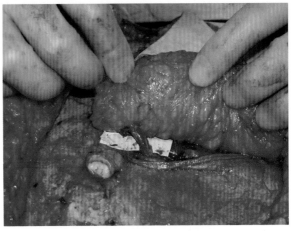

图61.5　在大约5%的病例中,穿支血管会像图上那样环绕走行于腹直肌内侧缘。在这些情况下不必切开腹直肌。

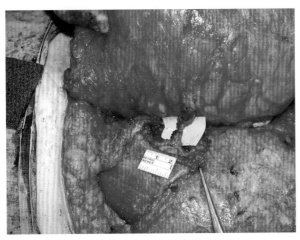

图61.2　单穿支的腹壁下动脉穿支皮瓣。

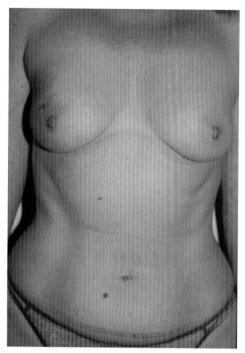

图61.6　一例右乳腺癌患者的术前照片。

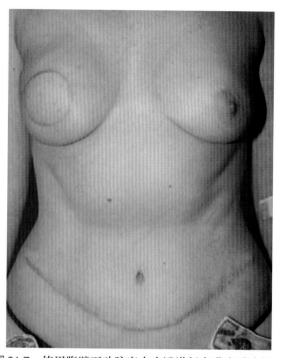

图61.7　使用腹壁下动脉穿支皮瓣进行右乳房重建的术后照片。

侧(18%)、中间(28%)或外侧(54%)分支为主的支配模式。接近5%的病例中穿支环绕腹直肌内侧缘走行(图61.5),更加垂直走行的外侧穿支最为容易分离,大多数穿支位于脐周8 cm、脐上2 cm和脐下6 cm。多普勒超声测定腹壁下动脉的平均直径约为3.6 mm(2.8~5 mm)[16,17]。血管蒂的平均长度约10.3 cm,但变化较大。多条节段神经从腹直肌的外侧和中间交界处进入腹直肌。小的1型神经支配范围与邻近神经重叠,因此即使损伤1型神经,其支配区域的功能并不会受损。弓状线水平的单支大的2型神经支配整个腹直肌,如果该神经受损,将会引发供区的并发症,导致腹部膨隆[18]。图61.6和图61.7介绍完成单侧DIEP皮瓣重建的示意图。

腹壁浅动脉皮瓣

腹壁浅动脉(SIEA)皮瓣是为了降低腹部供区并发症而进一步演化出来的皮瓣。在减少供区并发症方面,DIEP皮瓣是否优于TRAM皮瓣仍存在着争议[19]。肌肉保护技术的进步使得制备游离TRAM皮瓣的过程中,大部分腹直肌的形态和功

能得到保留。此外,因为在解剖穿支的过程中损伤了神经,获取DIEP皮瓣后出现腹部膨隆、疝气和腹直肌功能部分损伤的概率高达10%~20%[20]。通过全程解剖SIEA皮瓣蒂部深达真皮深面,并向内下方解剖到腹股沟深层脂肪组织而不损伤腹直肌前鞘就能制备完毕的SIEA皮瓣能

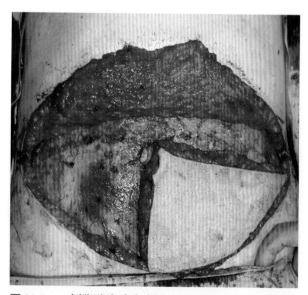

图61.8　一侧腹壁浅动脉皮瓣已经切取完毕。未损伤前鞘和腹直肌。

避免以上潜在的并发症发生(图61.8)。

1975 年,Taylor 和 Daniel 首次描述了 SIEA 穿支皮瓣[21]。最初基于尸体解剖的研究表明 SIEA 存在几种不同的解剖变异。48%的患者的 SIEA 与旋髂浅动脉源于同一起始部位(平均直径1.4 mm),17%的患者独自起源于股动脉(平均直径1.1 mm),35%的患者 SIEA 完全缺失。Grotting 于 1991 年首次介绍将 SIEA 皮瓣用于乳房再造[22]。SIEA 皮瓣的适应证与 DIEA 和 TRAM 皮瓣相似。

Reardon 等的 22 例尸体解剖研究中发现,20 例存在 SIEA,平均直径为 1.9 mm[23]。大部分临床研究发现接近 30%~50%的患者有大小合适的动脉[24,25]。血管位于耻骨结节和髂前上棘之间,动脉位于静脉的外侧。术前多普勒检查有助于确立血管的大致位置。腹壁下浅动脉自股动脉发出后弯曲走行,可以通过小心地打开股动脉鞘来追踪其起源。因为 SIEA 血管蒂实际上并不穿过肌肉,理论上来说其并不是穿支皮瓣,而是直接皮动脉皮瓣。这些特征非常有助于解剖血管,缩短手术时间。

与其他腹部皮瓣相比,SIEA 皮瓣具有容易解剖、腹部并发症少、减少术后疼痛等优点。然而,部分研究发现 SIEA 皮瓣的血栓形成率更高[26]。手术时应该根据血管的解剖结构来决定首选的腹部皮瓣类型。显微外科医生实施乳房再造手术过程中,通常先显露 SIEA 和腹壁下浅静脉,再掀起皮瓣。有直径合适的血管存在时才考虑使用 SIEA 皮瓣。如果没有血管或者血管直径不合适,优先选择 DIEP 或者游离 TRAM 皮瓣。在这些情况下,腹壁浅静脉有时候被用作替代系统来增加静脉引流。图61.9 和图61.10 为获取双侧 SIEA 皮瓣的步骤。

臀动脉穿支皮瓣

臀上动脉穿支(SGAP)皮瓣和臀下动脉穿支(IGAP)皮瓣是极好的乳房再造组织来源。这些穿支皮瓣既保留了下层臀肌的解剖和功能,传统的穿着服饰还能隐藏供区的手术切口[27]。虽然有一些外科医生将臀动脉穿支皮瓣作为一线供区皮瓣,但大部分外科医生只有在腹部软组织体积不足或者之前的腹部手术切除了穿支血管的情况下,才将 GAP 皮瓣作为二线供区皮瓣。梨状肌将

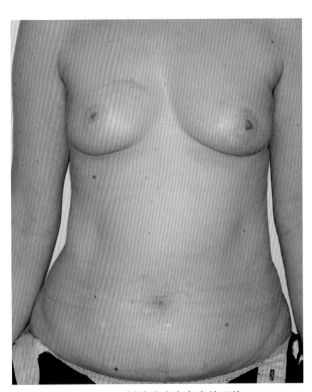

图61.9 一例乳腺癌患者术前照片。

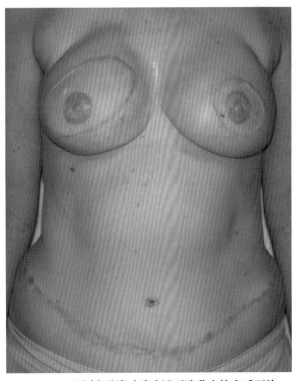

图61.10 双侧腹壁浅动脉皮瓣再造乳房的术后照片。

闭孔分为梨状肌上孔和梨状肌下孔,穿过梨状肌上孔的臀上动脉和穿过梨状肌下孔的臀下动脉均可作臀部皮瓣的血管蒂。经典的 SGAP 和 IGAP 皮肤切口均位于上臀部,SGAP 位于臀纹中线的外侧,IGAP 顺着臀纹下极设计切取。

和 DIEP 皮瓣重建术一样,SGAP 皮瓣重建术术前多普勒检查有助于臀部穿支的定位。患者站立位做术前体表标记。SGAP 血管蒂位于髂后上棘与大转子直线连线的 2/3 处。皮瓣长约 20~26 cm,宽约 10 cm[28]。研究发现臀肌穿支皮瓣的血管蒂比其相应的肌皮瓣长。虽然报道 SGAP 皮瓣的血管蒂长度可达 8.5~10 cm,但也经常发现血管蒂长 5~6 cm 的情况[29]。采用标准的方法测量,动脉平均直径为 2.9 mm,静脉为 3.3 mm[30]。

掌握几个手术要点有助于外科医生完成穿支皮瓣手术,特别是 SGAP 手术。初始的臀肌体表标志在患者站立位时完成标记(图 61.11)。患者仰卧位全乳切除术后,搜寻源自胸廓内血管的穿支血管(图 61.12)。如果存在这些穿支并且合适,则首选这些血管来吻合。如果没有这些穿支,或者虽然有但不合适,则显露胸廓内动脉(第 4、第 5 肋间)的末端,根据血管蒂的管径寻找相似的小分支。当患者俯卧位时,用多普勒超声定位穿支(图 61.13)。外侧臀肌穿支是首选,这些穿支位于皮瓣轮廓线的周围。普遍做法是在主穿支周围重新勾画皮瓣。切开皮肤,进入筋膜下臀肌平面并分离穿支(图 61.14)。沿着穿支平面平行于肌纤维切开臀肌(图 61.15)。解剖臀大肌、臀中肌及深部的臀肌筋膜直至明确大部分分支的分布,选择最大的动脉分支和静脉属支并切取皮瓣(图 61.16)。

IGAP 皮瓣位于臀中或者臀下部,设计椭圆形的皮肤设计线[31]。患者的体表标志也是在站立位完成。解剖标志包括组成臀肌边界的骶骨、股骨大转子和坐骨结节。于臀纹下极上方 4 cm 设计一个椭圆形皮瓣,IGAP 皮瓣大小与 SGAP 相似,宽达 10 cm,长达 24 cm,从坐骨结节由内向外延伸大转子。只要皮瓣能包含穿支,皮瓣方向可以任意调整。

对于无法选用腹部穿支皮瓣的患者可以选用 GAP 皮瓣获取适量的脂肪组织和皮肤进行乳房再造。与 TRAM 或 DIEP 皮瓣相比,臀肌皮瓣的脂肪组织质地更加松散,柔韧性稍差。对于双侧乳房切除术后要求双皮瓣重建双侧乳房的患者,我们更倾向于二期分开重建双侧乳房,当然也可以一期设计切取双侧臀肌皮瓣同时重建双侧乳房。获取 GAP 皮瓣后的臀部外观总体可接受。SGAP 皮瓣可导致臀上侧扇形区或中线出现皱褶形变。IGAP 皮瓣可能导致扩大延展的瘢痕和下臀变形。图 61.17 和图 61.18 为一女患者 SGAP 单侧乳房再造后的示意图。

股前外侧穿支皮瓣

腹部组织不足、腹部整形术后或多处腹部瘢痕的患者可以选用该皮瓣[32]。股前外侧穿支(ALT)皮瓣可由两组医生同时进行,不需要改变患者体位。ALT 皮瓣的穿支起源于旋股外侧动脉降支,并以该穿支为基础。

ALP 皮瓣的解剖和分离已经在头颈部和下肢缺损修复中得到了很好的应用[33]。该皮瓣偶尔用于乳房切除术后缺损的修复[34]。ALT 皮瓣的血管蒂平均长为 10 cm,直径>2 mm[35]。术前用手持便携式多普勒超声勾勒出皮肤血管。ALT 皮瓣的皮岛设计是平行于大腿的椭圆形区域,并且以髂前上棘和髌骨外上侧角连线为中心。8~9 cm 宽的皮瓣供区创面仍可直接拉拢缝合(体型高大的患者)。

从内侧开始掀起皮瓣,向下解剖直至大腿深筋膜。分离可在皮下平面进行,以最大限度地携带皮瓣的皮下脂肪量。穿过阔筋膜张肌的肌皮或者肌间隔穿支均为皮瓣提供血供。ALT 皮瓣特别适用于如乳房再造后的二次修复或抽脂等手术。2002 年,Wei 及其同事回顾总结报道了 5 例用 ALP 皮瓣修复乳房切除术后的经验及并发症,其中 1 例皮瓣出现了伤口裂开和部分皮瓣坏死[34],其原因是因为这例患者的皮岛特别宽,而且直接拉拢缝合供区缺损。在西方国家,用该皮瓣完成乳房再造,其总体积可能不足(平均接近 350 g),需要额外的假体。需要强调的是,与背阔肌皮瓣形成的

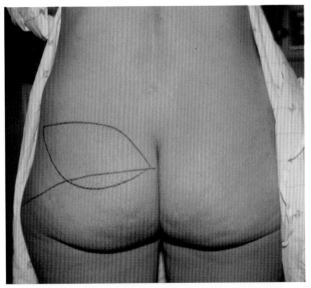

图61.11　患者站立时臀上动脉穿支皮瓣的术前标记。

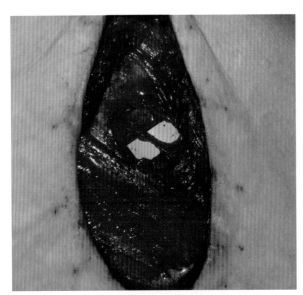

图61.12　术中胸廓内血管的影像表现。

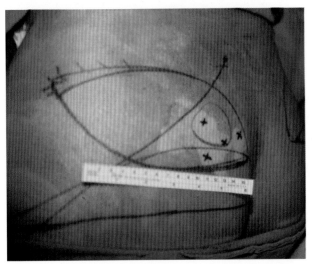

图61.13　患者俯卧位经多普勒超声在术中标记穿支血管。

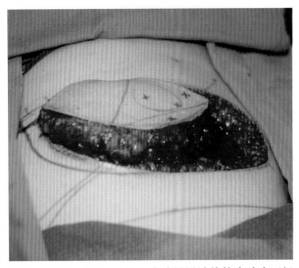

图61.14　切开臀上动脉穿支皮瓣设计线的皮肤皮下组织，并经臀大肌浅筋膜拓展开。

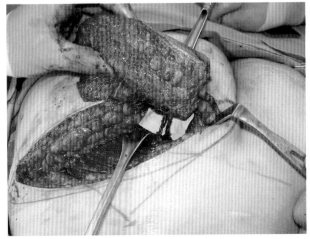

图61.15　切开臀大肌以便穿支血管的解剖分离。

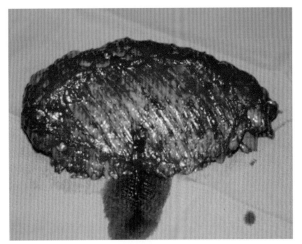

图61.16　臀上动脉穿支皮瓣切取完毕。血管蒂长度约为5～6 cm。

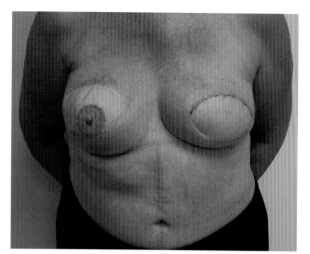

图61.17 使用腹直肌肌皮瓣行右乳房重建术后5年后，使用臀上动脉穿支皮瓣行左侧乳房重建。

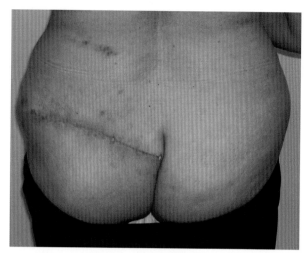

图61.18 臀上动脉穿支皮瓣的供区术后表现。

瘢痕相比，一些女性患者更容易接受腿部瘢痕。

胸背动脉穿支皮瓣

对于乳房切除术后患者采用背阔肌肌皮瓣结合假体行乳房再造是一个热门选择。然而，获取这种皮瓣需要整块背阔肌。在某些情况下，仅需要获取小部分背阔肌。背阔肌肌皮瓣的主要并发症是供区的肌无力和血清肿高发生率。TDAP皮瓣的切取形式既可以是带蒂转移皮瓣，也可以是游离皮瓣。该皮瓣包括后侧胸部皮肤和皮下组织。虽然必须切开背阔肌，但获取该皮瓣不需要切取肌肉[36]。因为相对于乳房的体积，此皮瓣区域的皮下有效脂肪量有限，所以TDAP常常用于修复部分乳房切除术后畸形，而不用于全乳切除术后的乳房再造[37]。

TDAP皮瓣以起源于肩胛下血管系统的胸背血管为解剖基础。与前述皮瓣手术一样，术前以多普勒定位穿支血管。穿支血管营养20 cm×25 cm以背阔肌为中心的皮岛。在深筋膜深面确认穿支血管后开始解剖，穿支血管通常位于离腋纹8～13 cm处。在所有患者中测量到接近4.3根可靠的穿支血管，走行于肌肉中的长度约5.3 cm[38]。Hamdi等总结回顾99例患者的TDAP皮瓣，发现因为穿支血管不足的原因导致10%的患者需要保留肌肉[39]。胸背神经与血管蒂相伴行，

可作为支配皮瓣运动及感觉功能的神经保留并应用。血管蒂可解剖至肩胛上动静脉，可获取长达15 cm的血管蒂。

假体结合TDAP穿支皮瓣再造乳房，其重建方式与背阔肌皮瓣相似。小样本病例报道证实与肌皮瓣相比，TDAP的血清肿发生率更低[39, 40]。Hamdi等在对22例患者的回顾性研究中报道，切取TDAP皮瓣后背阔肌力量与对侧非手术治疗的背阔肌力量相似，且TDAP术后对肩功能的影响最小[41]。

肋间动脉穿支皮瓣

肋间动脉穿支（ICAP）皮瓣为增加再造乳房的侧面体积并改善外形轮廓提供了另一种选择[42,43]。ICAP皮瓣的血管蒂源于沿副乳皱襞的外侧肋间穿支，可避免损伤胸背血管。

位于腋前襞的ICAP皮瓣是一种前外侧筋膜皮瓣，其宽度设计约为6～7 cm[44]。该皮瓣在第2～8肋间的乳房下皱襞水平向后延伸至背阔肌，向前延伸至胸肌，长度可达12～15 cm。从后向前掀起的皮瓣包括前锯肌筋膜。虽然很多情况下显露的皮瓣可靠的穿支只有一支，但已证实ICAP皮瓣的有效穿支平均3.9支[45]。长穿支可以确保即使皮瓣旋转180°也没有血管蒂扭转或弯折的情况发生。

因为ICAP皮瓣的潜在并发症包括气胸等情况,所以应该避免过度解剖。Hamdi等的小样本研究报道,轻微的伤口裂开是最常见的并发症。已证实腋前组织明显过剩的患者对改善皮肤轮廓的满意度最高。ICAP皮瓣是另一种保留肌肉的自体组织瓣移植的备选供区,特别适合于病态肥胖的人群。

结论

随着乳房切除术后的女性患者对乳房再造方法认知的提升,她们对穿支皮瓣的兴趣和需求与日俱增。游离组织移植经历了由全层大范围肌皮瓣到保留部分肌肉的肌皮瓣,最终到完全保留肌肉的穿支皮瓣的历史进程。已经证实保留肌肉和筋膜的穿支皮瓣有如下优点:减少供区并发症,减轻术后疼痛,缩短住院时间,功能恢复至术前活动水平[46]。穿支皮瓣的多功能性和广泛适应性确保了该技术的持续发展和适应证的进一步扩大。

编者评论

近十年来,整形外科医生采用显微外科技术完成乳房再造的经验和效果得到重视,通过他们的努力推广,以穿支皮瓣完成乳房再造的普及程度显著增加。越来越多的外科医生采用穿支皮瓣,因为穿支皮瓣在避免肌肉损失和功能缺损的同时能持续安全有效地转移脂肪组织。我们团队是最早开展穿支皮瓣手术的团队之一,前瞻性研究发现,与游离TRAM皮瓣的方法相比,穿支皮瓣术后疼痛减轻,住院时间更短。

我与各位同仁们的观点相同,穿支皮瓣不能常规性地应用于所有乳房再造术。对于大体积乳房再造的患者选择含有多个穿支的皮瓣获益更多,因为含多个穿支的皮瓣可以解决脂肪液化坏死和部分皮瓣坏死的问题。为了更好地预测血管情况,术前计划的制订越来越重要。术前影像学检查,尤其是CT血管成像,非常有助于外科医生确定不同皮瓣穿支的大小和位置,包括可能存在的腹壁下浅动脉的成像。此外,切取穿支皮瓣的过程中,外科医生也可以利用吲哚菁绿造影的优势,检查确认单个或者所有穿支的灌注特性,给外科医生以最佳的直观视角为特定的皮瓣设计选择合适的穿支。

总的来说,这一章节既实用又新颖,详细总结了最常用于乳房重建的穿支皮瓣的一般用途和适应证,对第二版的修订做出了卓越的贡献。

(S.L.S.)

参考文献

[1] American Cancer Society. Statistics for 2008. Available at: http://www.cancer.org/ docroot/STT/stt_0_2008.asp?sitearea＝STT&level＝1.

[2] Kind GM, Rademaker AW, Mustoe TA. Abdominal-wall recovery following TRAM flap: a functional outcome study. *Plast Reconstr Surg* 1997;99(2):417-428.

[3] Nahabedian MY, Dooley W, Singh N, et al. Contour abnormalities of the abdomen following breast reconstruction with abdominal flaps: the role of muscle preservation. *Plast Reconstr Surg* 2002;109:91.

[4] Koshima I, Soeda S. Inferior epigastric artery skin flaps without rectus abdominis muscle. *Br J Plast Surg* 1989;42(6):645-648.

[5] Blondeel N, Vanderstraeten GG, Monstrey SJ, et al. The donor site morbidity of free DIEP flaps and free TRAM flaps for breast reconstruction. *Br J Plast Surg* 1997;50(5):322-330.

[6] Galdino GM, Nahabedian MY, Chang BW, et al. Three dimensional digital photography of the breast: clinical applications. Presented at the 69th Annual Meeting of the American Society of Plastic Surgeons, Los Angeles, CA, October 14-18, 2000.

[7] Nahabedian MY, Momen B, Galdino G, et al. Breast reconstruction with the free TRAM or DIEP flap: patient selection, choice of flap, and outcome. *Plast Reconstr Surg* 2002;110(2):466-475.

［8］ Rosson GD, Williams CG, Fishman EK, et al. 3D CT angiography of abdominal wall vascular perforators to plan DIEAP flaps. *Microsurgery* 2007;27(8):641-646.

［9］ Chang DW, Reece GP, Wang B, et al. Effect of smoking on complications in patients undergoing free TRAM flap breast reconstruction. *Plast Reconstr Surg* 2000;105:2374.

［10］ Chang DW, Wang B, Robb GL, et al. Effect of obesity on flap and donor site complications in free transverse rectus abdominis myocutaneous flap breast reconstruction. *Plast Reconstr Surg* 2000; 105:1640.

［11］ Gusenoff JA, Coon DB, De La Cruz C. Superficial inferior epigastric vessels in the massive weight loss population: implications for breast reconstruction. *Plast Reconstr Surg* 2008;122(6):1621.

［12］ Shayan R, Rozen WM, Bernard S. Perforator dilatation induced by body weight gain is not reversed by subsequent weight loss: implications for perforator flaps. *Plast Reconstr Surg* 2008;122(6): 1765.

［13］ Allen RJ, Treece P. Deep inferior epigastric perforator flap for breast reconstruction. *Ann Plast Surg* 1994;32:32.

［14］ Milloy FJ, Anson BJ, McAfee DK, et al. The rectus abdominis muscle and the epigastric arteries. *Surg Gynecol Obstet* 1960;110: 293-302.

［15］ Nahabedian MY, Momen B, Tsangaris T. Breast reconstruction with the muscle sparing(MS-2) free TRAM and the DIEP flap: is there a difference? *Plast Reconstr Surg* 2005;115:436.

［16］ Blondeel PN, Beyens G, Verhaeghe R, et al. Doppler flowmetry in the planning of perforator flaps. *Br J Plast Surg* 1998;51:202.

［17］ Chang BW, Luethke R, Berg WA, et al. Two-dimensional color Doppler imaging for precision preoperative mapping and size determination of TRAM flap perforators. *Plast Reconstr Surg* 1994;93: 197.

［18］ Rozen WM, Ashton MW, Kiil BJ. Avoiding denervation of rectus abdominis in DIEP flap harvest II: an intraoperative assessment of the nerves to rectus. *Plast Reconstr Surg* 2008;122(5):1321.

［19］ Nahabedian MY, Tsangaris T, Momen B. Breast reconstruction with the DIEP flap or the muscle-sparing (MS-2) free TRAM flap: is there a difference? *Plast Reconstr Surg* 2005;115:436.

［20］ Bajaj AK, Chevray PM, Chang DW. Comparison of donor-site complications and functional outcomes in free muscle-sparing TRAM flap and free DIEP flap breast reconstruction. *Plast Reconstr Surg* 2006;117:737.

［21］ Taylor G, Daniel R. The anatomy of several free flap donor sites. *Plast Reconstr Surg* 1975;56:243.

［22］ Grotting J. The free abdominoplasty flap for immediate breast reconstruction. *Ann Plast Surg* 1991;27:351.

［23］ Reardon C, Ceallaigh S, Sullivan S. An anatomical study of the superficial inferior epigastric vessels in humans. *Br J Plast Surg* 2004;57:515.

［24］ Arnez ZM, Khan U, Pogorelec D, et al. Breast reconstruction using the free superficial inferior epigastric artery (SIEA) flap. *Br J Plast Surg* 1999;52:276.

［25］ Wolfram D, Schoeller T, Hussl H, et al. The superficial inferior epigastric artery (SIEA) flap: indications for breast reconstruction. *Ann Plast Surg* 2006;57:593.

［26］ Selber JC, Samra FB, Bristol M. A head-to-head comparison between the muscle-sparing free tram and the SIEA flaps: is the rate of flap loss worth the gain in abdominal wall function? *Plast Reconstr Surg* 2008;122(2):348.

［27］ Fujino T, Harasina T, Aoyagi F. Reconstruction for aplasia of the breast and pectoral region by microvascular transfer of a free flap from the buttock. *Plast Reconstr Surg* 1975;56:178.

［28］ Guerra AB, Metzinger SE, Bidros RS, et al. Breast reconstruction with gluteal artery perforator(GAP) flaps: critical analysis of 142 cases. *Ann Plast Surg* 2004;52:118.

［29］ Allen RJ, Tucker C. Superior gluteal artery perforator free flap for breast reconstruction. *Plast Reconstr Surg* 1995;95:1207.

［30］ Verpaele AM, Blondeel PN, Van Landuyt K, et al. The superior gluteal artery perforator flap: an additional tool in the treatment of sacral pressure sores. *Br J Plast Surg* 1999;52:385.

［31］ Le-Quang C. Secondary microsurgical reconstruction of the breast and free inferior gluteal flap. *Ann Chir Plast Esthet* 1992;37:723.

［32］ Chen L, Hartrampf CR Jr, Bennett GK. Successful pregnancies following TRAM flap surgery. *Plast Reconstr Surg* 1993;91:69.

［33］ Koshima I, Fukuda H, Yamamoto H, et al. Free anterolateral thigh flaps for reconstruction of head and neck defects. *Plast Reconstr Surg* 1993;92:421.

［34］ Wei FC, Suominen S, Cheng MH. Anterolateral thigh flap for postmastectomy breast reconstruction. *Plast Reconstr Surg* 2002; 110(1):82.

［35］ Wei FC, Jain V, Celik N, et al. Have we found an ideal soft tissue flap? An experience of 672 anterolateral thigh flaps. *Plast Reconstr Surg* 2002;109:2219.

［36］ Agrigiani C, Grilli D, Siebert J. Latissimus dorsi musculocutaneous flap without muscle. *Plast Reconstr Surg* 1995;96:1608.

［37］ Schneider WJ, Hill HL, Brown RG. Latissimus dorsi myocutaneous flap for breast reconstruction. *Br J Plast Surg* 1977;30:277.

［38］ Mun GH, Lee SJ, Jeon BJ. Perforator topography of the thoracodorsal artery perforator flap. *Plast Reconstr Surg* 2008;121(2): 497-504.

［39］ Hamdi M, Van Landuyt K, Hijjawi JB, et al. Surgical technique in pedicled thoracodorsal artery perforator flaps: a clinical experience with 99 patients. *Plast Reconstr Surg* 2008;121(5):1632-1641.

［40］ Hamdi M, Salgarello M, Barone-Adesi L, et al. Use of the thoracodorsal artery perforator(TDAP) flap with implant in breast reconstruction. *Ann Plast Surg* 2008;61(2):143-146.

［41］ Hamdi M, Decorte T, Demuynck M, et al. Shoulder function after harvesting a thoracodorsal artery perforator flap. *Plast Reconstr Surg* 2008;122(4):1111-1117.

［42］ Badran HA, El-Helaly MS, Safe I. The lateral intercostal neurovascular free flap. *Plast Reconstr Surg* 1984;73:17.

［43］ Hamdi M, Spano A, Landuyt KV. The lateral intercostal artery perforators: anatomical study and clinical application in breast surgery. *Plast Reconstr Surg* 2008;121(2):389.

［44］ Kwei S, Borud LJ, Lee BT. Mastopexy with autologous augmentation after massive weight loss: the intercostal artery perforator (ICAP) flap. *Ann Plast Surg* 2006;57:361.

［45］ Hamdi M, Van Landuyt K, Blondeel P. Autologous breast augmentation with the lateral intercostal artery perforator flap in massive weight loss patients. *J Plast Reconstr Aesthet Surg* 2009;62(1):65-70.

［46］ Kaplan JL, Allen RJ. Cost-based comparison between perforator flaps and TRAM flaps for breast reconstruction. *Plast Reconstr Surg* 2000;105(3):943.

穿支皮瓣的解剖学基础

Anatomic Basis of Perforator Flaps

介绍

从随意皮瓣到筋膜皮瓣,最终到目前穿支皮瓣的演变,遵循着直线发展历程,很大程度上归功于 Manchot、Salmon、Cormack、Lamberty、Taylor、Palmer、Morris 等血管解剖学方面的先驱[1-6]。从这些解剖工作中得到的信息,推动了皮瓣设计和临床应用的变革。重建的最终目标是以供区较小的代价,用相匹配组织替换受区缺损,同时保持供区功能。过去30年的改进和演变,使得皮瓣血供可以特定的穿支为基础。

Kroll 和 Rosenfield 在 1988 年介绍了穿支皮瓣概念。他们介绍了一种基于未命名穿支的新型皮瓣,该皮瓣位于靠近下背部区域的中线附近,可以用于修复后中线区的低位缺损[7]。他们指出,这种筋膜皮瓣具备肌皮瓣的优良血液供应,而没有普通皮瓣的供区并发症。穿支皮瓣时代真正始于1989年,首先由 Koshima 和 Soeda 描述了一种腹壁下动脉皮瓣,皮瓣没有带腹直肌,而以腹壁下动脉的肌肉内穿支为蒂,重建口腔和腹股沟底部缺损[8]。他们指出一个不携带肌肉的大皮瓣,依靠单个肌肉穿支也可以存活,从此穿支皮瓣时代开始。

穿支皮瓣优点已在文献中得到广泛的发表,其中包括减少供区畸形,减少术后疼痛和麻醉药物使用[9-13]。深层的肌肉被保留,通常能更快恢复,并且能够设计皮瓣以准确地重构在受体部位缺失的组织。肌皮瓣容易引起受区臃肿,并且当失去神经支配后,无法预知萎缩率,导致外观更差。穿支皮瓣可以通过一期手术做成薄皮瓣或二期修薄,这能够满足浅表缺损的外形要求,而肌皮瓣无法做到。穿支皮瓣的血管蒂更自由,也可以比肌皮瓣更长。虽然对穿支皮瓣的学习曲线可能更长,解剖更加细腻,但许多人认同穿支皮瓣的优势是超过其风险的。

研究方法

血管解剖

皮瓣来自得克萨斯大学健康计划的新鲜尸体。皮瓣的类型包括腹壁下动脉穿支(DIEP)皮瓣、臀上动脉穿支皮瓣、胸背动脉穿支皮瓣[14-17]。都被对比注射以确认血管的灌注区域。所有的皮瓣进行静态和动态CT成像。

动态(四维)CT扫描

动态或四维(4D)CT扫描是指通过重复扫描经过皮瓣的造影剂产生的顺序图像。这可以产生模拟皮瓣灌注的视频。用碘造影剂做单穿支注射,并使用 GE LightSpeed 16 排 CT 对皮瓣进行动态CT扫描。间隔一段时间后再次扫描,从而随着时间的推移逐步提供CT图像。我们发现,对每个皮瓣注射总体积为3~4 mL的造影剂是足够的。

数据(3D)计算机动态扫描

将钡-明胶混合物注入所研究的每个穿支中以填充血管灌注区。然后将皮瓣在CT扫描之前冷冻至少24小时。

使用 TeraRecon Aquarius 工作站(3.2.2.1 版)查看三维和四维图像。体积渲染功能使我们能够产生清晰准确的模拟图。

穿支体区直接和间接的连接血管

每个穿支都有一个特有的动脉支配区域,我们称之为穿支体区[18]。通过两个主要机制即直接和间接机制连接血管,每个穿支体区都和相邻的穿支体区连接(图62.1)。

　　直接相通的血管是大的血管,允许血流从一个穿支到另一个穿支,还允许以穿支交通的形式,经由相邻的穿支体区获得血流。大的充盈压力和灌注压力通过单穿支能够满足一个大的穿支皮瓣,比如扩大的股前外皮瓣[19,20]。交通血管把多重的穿支体区和另外的穿支体区连接起来(图62.2)。

　　穿支体区也通过间接连接血管或者真皮下血管网相连接(图62.3)。这些同Taylor描述的choke血管很相似。实际上,穿支放弃了间接和间接的直接真皮下血管分支,来自真皮下血管网的循环血流。

　　这两种流动机制都是保护性机制,可以确保相邻穿支体区的血管连接。

腹壁下动脉穿支皮瓣

　　利用自体腹壁组织重建乳房的方式已经长期广泛应用。这是一个理想的来源,因为大多数患乳腺癌的患者都处于腹部脂肪和皮肤冗余的年龄。DIEP皮瓣从传统的横向腹直肌(TRAM)皮瓣开始发展。Holmstrom于1979年首先报道了游离TRAM皮瓣用于乳房重建[21]。1982年,Hartrampf等基于腹壁上动脉的解剖[22]推广带蒂TRAM皮

瓣。但是这已被证明是前腹壁组织的次要血液供应[17-21]。目前,腹壁下动脉(而不是腹壁上动脉)在自体乳房重建中的腹部组织转移中发挥主要作用。

　　Koshima和Soeda描述了腹壁下动脉皮瓣[8],Allen和Treece[23]首先使用DIEP皮瓣进行乳房重建,现在已经成为一些整形外科中心的常见做法。

解剖

　　如同游离TRAM皮瓣一样,DIEP皮瓣的血管蒂源于腹股沟韧带正上方外侧髂内动脉内侧的腹壁下动脉。腹壁下动脉是提供上腹壁皮肤最重要的动脉,长度为7.5~20.5 cm,直径为(3.3±0.4)mm,大多数情况下有两支伴行静脉[24]。腹壁下动脉集中在脐周区域有5个穿支。大多数情况下,腹壁下动脉入肌后形成两个主要的肌内分支:外侧支在侧面1/3的肌肉中发出横排的穿支,通过深部吻合支与深部的4个肋间连通;中央分支在1/3肌肉的中发出中央排穿支,其发出脐支,然后以深部choke血管的形式,终止于与脐上方的腹壁上动脉吻合支。

腹壁下动脉内排穿支皮瓣

　　在我们对DIEP皮瓣的研究中,注射了造影剂

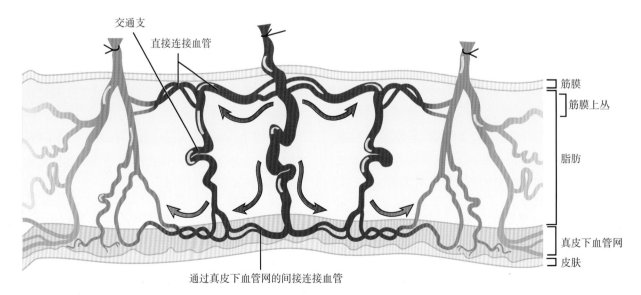

图62.1　穿支连接的两个机制:直接连接血管和通过真皮下血管网的间接连接血管。交通支把直接连接血管和间接连接血管相连接。

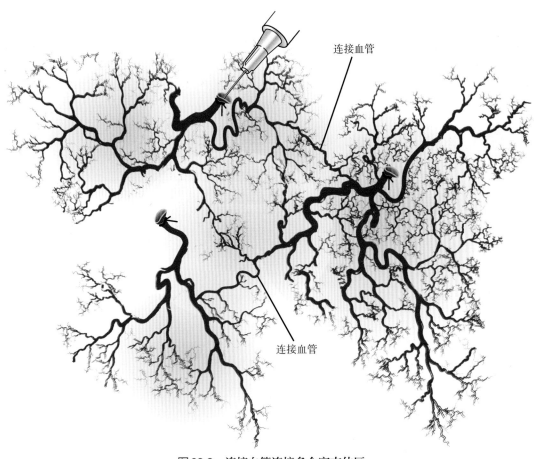

图62.2　连接血管连接多个穿支体区。

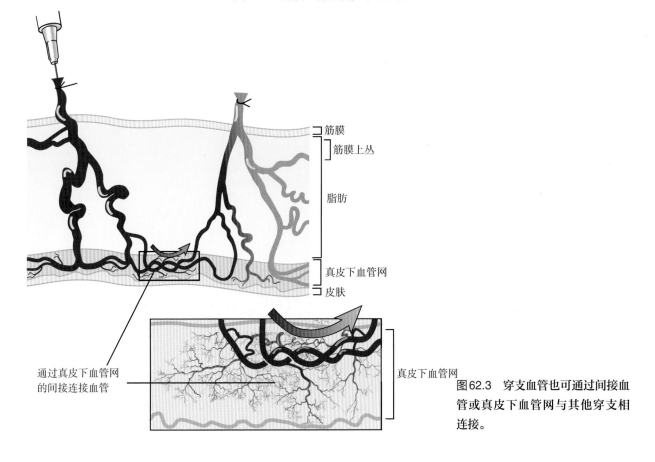

筋膜

筋膜上丛

脂肪

真皮下血管网

皮肤

通过真皮下血管网
的间接连接血管

真皮下血管网

图62.3　穿支血管也可通过间接血
管或真皮下血管网与其他穿支相
连接。

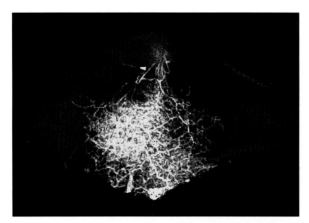

图62.4 腹壁下动脉内侧穿支皮瓣的三维CT扫描血管造影(前后视图)。灌注更集中。

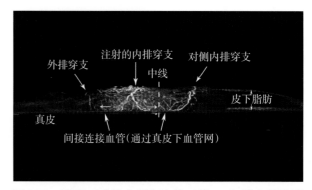

图62.6 腹壁下动脉内侧穿支的三维CT扫描血管造影(水平视图)。内侧穿支注射造影剂后,经由真皮下血管网间接连接血管连接到对侧内侧穿支。黄色箭头表示流动方向。

的内侧穿支的DIEP皮瓣的平均血管区域为296 cm²(与外侧穿支的血管区域相比,$P=0.008$)。所有的皮瓣标本内均可看到内侧穿支的分支越过中线分布在内外侧。这些皮瓣的血管区域比由外侧穿支灌注的血管区域更集中(图62.4)。发现大口径连接血管在相同的内侧排支内连接穿支(图62.5)。注射造影剂的内排穿支经真皮下血管网穿过独立的连接血管(图62.6和图62.7)与对侧内排穿支(穿过中线)连接。Moon和Taylor也注意到,中线的交叉主要位于真皮下血管网[25]。同侧内排

支和外排支通过直接和间接连接血管连接(图62.7)。

当计划进行大的乳房重建时候,应该考虑采取内排穿支或者内外排联合穿支(保留部分肌肉的TRAM皮瓣或TRAM皮瓣)。如果选择单独一个内排穿支的皮瓣,那血管体区比外排穿支皮瓣大并且集中方可。因此,皮瓣的两个尖端距离内侧穿支最远,有较高的局部缺血风险(图62.8)。当选择用于DIEP皮瓣手术的穿支皮瓣时,应选择最大的穿支。我们在临床和尸体解剖中发现,绝

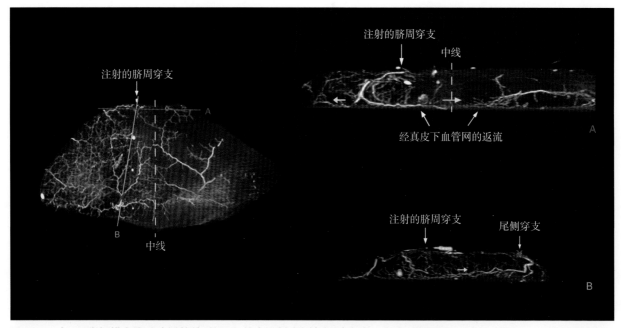

图62.5 左:下腹部横向脂肪皮瓣的前后视图,其中注射内侧(脐周)穿支。右上:横向视图,对应于线A——灌注通过皮下血管网穿过中线。右下:矢状视图,对应于线B——X标记注射的脐周穿支。黄色箭头表示流动方向。

大多数情况下,脐周穿支是最主要和最大的穿支(图62.9)。

在我们的一例内排穿支DIEP皮瓣的4D CT研究中,与Ⅲ区相比,进入Ⅱ区的较早,并且具有更大的血管面积(图62.10)。与Ⅱ区相比,外侧穿支DIEP皮瓣的造影剂流入区域Ⅲ早而且多(图62.11)。

腹壁下动脉的外排穿支皮瓣

外排穿支易于发现,外排穿支接近腹直肌的外侧缘时,它们沿着更直接的垂直方向穿过肌肉到达腹壁下动静脉的外侧区。有研究建议在制备DIEP皮瓣中使用外排穿支。外侧支通常较粗,还倾向于走更直的路线,这会更容易、快速地解剖出来[26,27]。

我们的研究中,对外排穿支注射造影剂时,DIEP皮瓣的平均血管面积为196 cm²,这小于内排穿支的DIEP。灌注更偏于外侧,极少数皮瓣中的造影剂越过中线,注射到外排穿支中的造影剂倾向于停留于一侧腹壁(图62.12)。这可能是由于与基于内排穿支的皮瓣相比,穿过中线需要更多数量的交通血管(图62.13)。发现大口径的连接血管在相同的外排穿支内连接穿支,并且发现直接和间接连接血管在相同一半腹壁内的穿支之间连通(图62.14)。

在半侧腹壁中使用外排穿支具有更多的中心位置,并且皮瓣最远侧同侧尖端部分坏死的风险较小。因此,半腹部皮瓣倾向于基于单外排穿支(图62.15)进行切取,这可用于中小型乳房重建。对双侧乳房重建也是非常有用的。

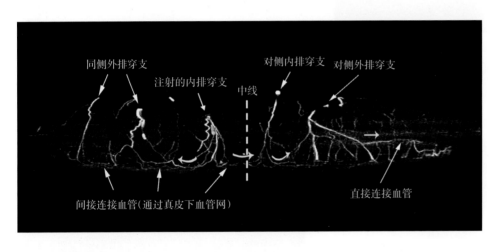

图62.7 腹壁上动脉内侧穿支皮瓣的三维CT扫描血管造影(横向视图)。通过直接和间接连接血管连接相同半身的内排和侧排穿支。造影剂通过真皮下血管网间接连接血管形成跨越中线。黄色箭头表示流动方向。

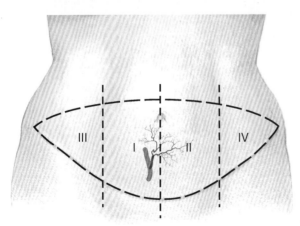

图62.8 腹壁下动脉内侧穿支皮瓣的插图,其灌注更集中并具有较大的血管区域。这些对于大型乳房重建是有用的。

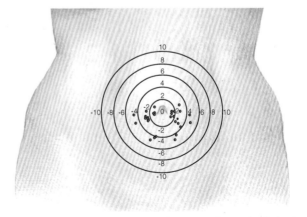

图62.9 图示为脐周穿支位置的图形示意图。红点表示各个穿支位置,黑点代表穿支的平均位置。

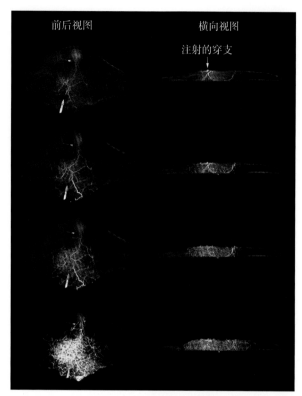

前后视图　　　　　　横向视图

注射的穿支

图62.10　四维CT扫描血管造影显示灌注内腹壁下动脉内侧穿支皮瓣。左:前后视图。右:横向视图。Ⅱ区与Ⅲ区对比,Ⅱ区造影剂较早进入,Ⅱ区具有更大的血管分布。

胸背动脉穿支皮瓣

胸背动脉穿支(TDAP)皮瓣(图62.16)首先由Angrigiani等于1995年提出,报道了不带背阔肌,仅基于一支皮肤穿支的岛状皮瓣[28]。TDAP皮瓣可以提供长血管蒂,Angrigiani等已经报道了达25 cm×15 cm大小的皮瓣。从美观的角度,供区是可接受的,同时保留背阔肌的功能,并且血清肿形成的风险极小。如制备带感觉皮瓣,可以将肋间神经的侧支包括在皮瓣中。除了在乳房重建中用来做带蒂皮瓣外,还可用于头颈部重建和躯干重建。游离皮瓣可用于重建创伤性上、下肢缺损,包括用来做桥接皮瓣。供区宽达10 cm以内可以一期关闭。

解剖

皮瓣的血供源自胸背动脉的降支和横支。降支具有最大、最可靠的穿支血管,降支沿着背阔肌

前缘后大约2 cm下降[29,30]。在早期的文献中Angrigiani等发现降支发出了2~3个穿支,其中近侧穿支距离腋后界下约8 cm,距离背阔肌外侧缘2~3 cm,与远端穿支间隔约2~4 cm[28],这均已被其他解剖和临床研究证实[31-34]。

靠近胸背动脉出口位置的穿支出现率和口径均可靠。第一个穿支通常是最大和恒定的。Thomas等[29]在15具新鲜尸体的研究中指出,每个标本平均为5.5个穿支,以肌皮穿支为主,被认为是在头侧第3肋穿过背阔肌。血管蒂的平均长度为14 cm,发出位置直径2.8 mm。至少有两个肌皮穿支,在距离背阔肌前缘大约3 cm处发出,最近一个在肩胛骨下角的水平。在60%的标本中观察到,除了肌皮穿支外,还有肌间隔穿支穿过背阔肌供应皮肤血供。

我们对TDAP皮瓣[16]的研究中发现,在所有标本中,胸背动脉在距离腋后皱褶平均5.1 cm(范围2.1~7.5 cm)、背阔肌外侧缘约2.2 cm(范围1.3~3.1 cm)处,分出横支和降支。每个皮瓣发现平均3.6个口径约0.5 mm(1~8 mm)的肌内穿支,其中70%来自降支,并且在66%的皮瓣中发现来自横支的穿支(图62.17)。在所有的标本中均看到至少一个源于降支的穿支。在12个(80%)标本中观察到第2个穿支,5个(33%)中看到第3个穿

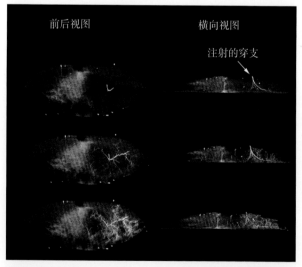

前后视图　　　　　　横向视图

注射的穿支

图62.11　四维CT扫描血管造影显示腹壁下动脉外侧支的灌注。左:前后视图。右:横向视图。与Ⅱ区相比,Ⅲ区的造影剂进入早而且流量大。

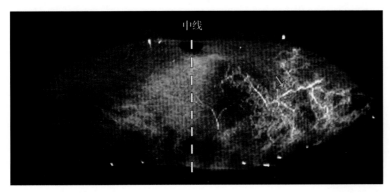

图62.12 腹壁下动脉外侧穿支皮瓣的三维CT扫描血管造影,矢状位视图。箭头显示了与造影剂注入的外排穿支的位置。灌注更偏外侧,倾向于留在灌注侧腹壁。

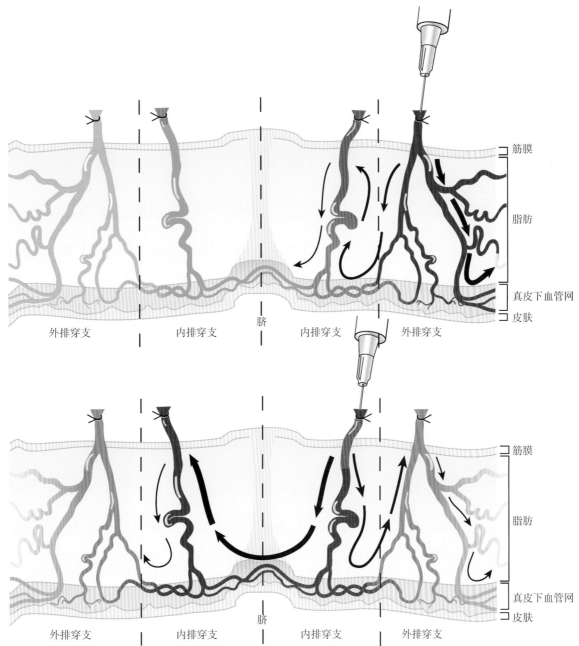

图62.13 腹壁下动脉皮瓣的造影剂流动图示。顶部:外排穿支注射后。至少需要两套连接血管以便到达中线。底部:内排穿支注射后,需要较少的连接血管可越过中线;因此,造影剂更容易流入Ⅱ区,灌注更集中。需要至少两套连接血管交叉到达Ⅲ区。

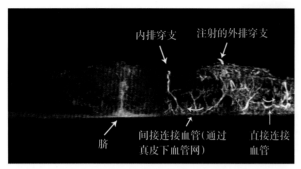

图62.14 腹壁下动脉穿支皮瓣外侧穿支的三维CT扫描血管造影,横向视图。发现直接和间接连接血管在同侧的穿支之间连通。造影剂很少穿越中线。黄色箭头表示流动方向。

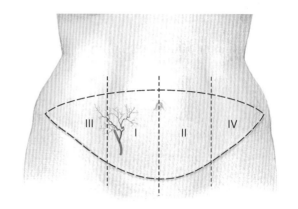

图62.15 腹壁下动脉外侧穿支皮瓣的图示,其灌注更偏于侧面。这些对于中小型和双侧乳房重建是有用的。

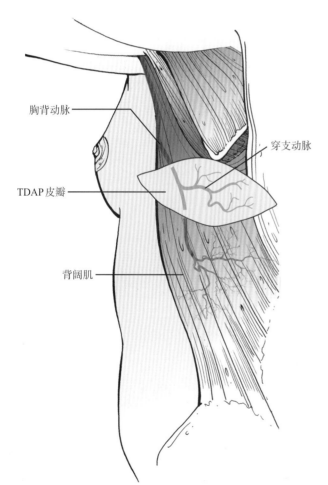

图62.16 胸背动脉穿支皮瓣。皮瓣基于常位于降支近端的穿支。皮瓣不带肌肉。

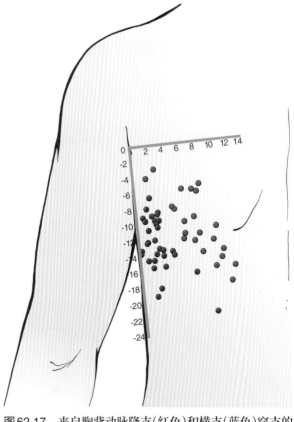

图62.17 来自胸背动脉降支(红色)和横支(蓝色)穿支的散点图(以腋后皱襞为基线,15个标本)。肌皮穿支平均3.6个(范围1~8个),其中来自降支平均2.5个(范围1~7个),来自横支的1.1个(范围0~3个)。来自降支的穿支的平均肌内长度为2.8 cm(范围1.3~4.7 cm),横支为3.1 cm(范围1.2~6 cm)。

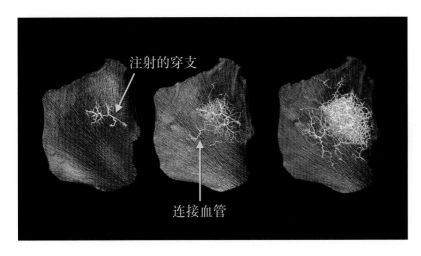

图62.18　来自胸背动脉降支的最近端穿支的动态CT扫描血管造影的矢状位图像(以0.5 mL填充增量)。按照随背阔肌的形状分开皮瓣。注意大血管区域与肋间后动脉穿支血管间密集的交通血管网络。

支,以及3个(20%)中看到第4个穿支。在所有标本中观察到出降支最近的穿支口径最大,只有1例是第二穿支口径最大。此外,观察到胸背动脉的直接肌内分支在肌肉的外侧缘上行走,所以在15个标本中的8个(53%)中有肌间隔穿支。

在尸体TDAP皮瓣的3D和4D CT扫描中,我们发现通过直接和间接连接血管出现灌注,类似于DIEP瓣的情况(图62.18～图62.20)。

臀上和臀下动脉穿支皮瓣

1975年,Fujino等报道了在乳房重建中使用臀上动脉肌皮瓣[30],Le-Quang在1978年发表了臀下动脉肌皮瓣[31]。主要缺点包括明显的供区并发症、血管蒂太短经常需要静脉移植。Koshima等首

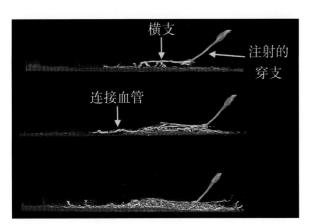

图62.19　胸背动脉降支的最近端穿支的动态CT扫描血管造影(水平方向视图,以0.5 mL填充增量)。注意在超水平的横支,以及其在真皮下血管网水平的连接血管。

先报道了应用基于骶骨旁的臀动脉穿支皮瓣,治疗骶骨区压疮[32]。1995年,Allen和Tucker描述了臀上动脉穿支(SGAP)皮瓣用于乳房重建[33]。自从引入臀下动脉穿支(IGAP)皮瓣[35,36]后,许多作者主张在DIEP皮瓣不可用时将其作为乳房重建的一线替代方法,如腹部脂肪组织体积不足或曾行腹部成形术的患者。其优点包括供区畸形位置低、血管蒂比肌肉前体长,即使瘦小的患者也具备丰富的脂肪组织、瘢痕隐藏,以及重建乳房时需要的凸度。

但是很多作者认为这些皮瓣是乳房重建外科医生从事的手术中最具技术挑战的选择。皮瓣宽度可达13 cm,可直接关闭,长度可达30 cm[34]。患者侧卧位时,两组外科医生可同时工作。还有可能通过吻合支配肌肉的神经,让感觉神经再生[37]。

两个皮瓣各自有优缺点。IGAP皮瓣的缺点是可能不会被泳衣覆盖的臀褶皱水平瘢痕,以及坐骨神经受伤的潜在风险。如果不在坐骨结节处留充足的脂肪保护,则坐位时会供区不适,尤其是取双侧的IGAP皮瓣。

但是SGAP皮瓣可能在臀部造成难看的轮廓畸形。Allen及其同事报道说,尽管他们最初赞成SGAP皮瓣,因为减少了对坐骨神经造成感觉异常的机会[38],但他们指出,IGAP皮瓣可以升高而不常规性暴露坐骨神经,并且没有引起SGAP皮瓣出现的一些轮廓异常[39]。对于在"鞍袋"区域中具有多余组织的一些患者,IGAP皮瓣与SGAP皮瓣相比更有优势,因为可以利用这种额外的组织,并

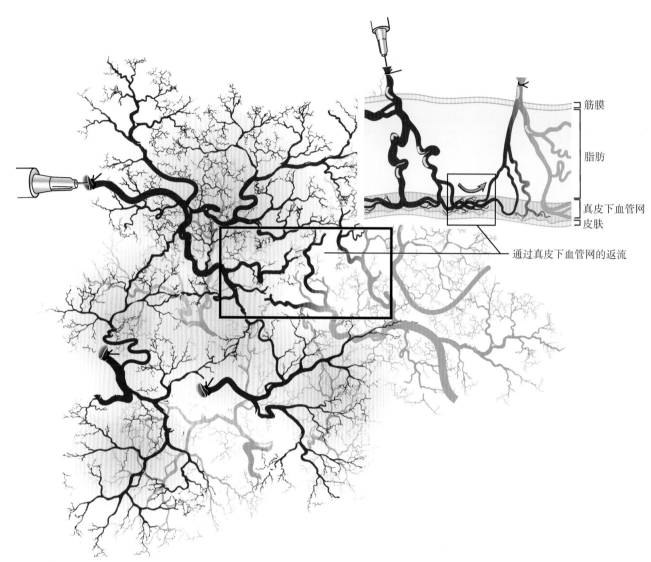

筋膜

脂肪

真皮下血管网
皮肤

通过真皮下血管网的返流

图 62.20　降支近端穿支三维图像(用硫酸钡/明胶混合物注射后),右侧为注释。注意相邻肋间后动脉穿支的充盈是通过皮下血管流动,而不是浅筋膜血管。这是修薄皮瓣而不破坏其血供的理论依据。

使患者得到期望的身体轮廓。

解剖

　　臀上动脉和臀下动脉均为髂内动脉的末梢分支,分别通过坐骨大孔上和坐骨大孔下出骨盆到达梨状肌,下方伴有坐骨神经和股后皮神经。Koshima 等注意到,通常有 3 个穿支供应 SGAP 皮瓣区域,血管蒂长度为 3～8 cm,从臀下动脉起始的 2～4 个穿支供应 IGAP 皮瓣[32]区域。IGAP 皮瓣基于臀下动脉的穿支,由于臀下血管的行程比臀上动脉更侧重于臀大肌,所以 IGAP 血管蒂的长度比 SGAP 血管蒂长,通常为 7～10 cm。

　　在我们的 3D 和 4D CT 血管造影检查中,观察到大体标本注射造影剂后几乎整个 SGAP 皮瓣被灌注。中线区域的造影剂最少(图 62.21)。水平位观察表明与之前的皮瓣一样,穿支之间的灌注是通过皮瓣皮下血管丛流动(图 62.22)。

其他穿支皮瓣

肋间动脉穿支皮瓣

　　肋间血管在主动脉和胸廓内血管之间形成一个弓,它发出了许多穿支:肋间后动脉穿支、肋间外动脉穿支(LICAP)、肋间前动脉穿支

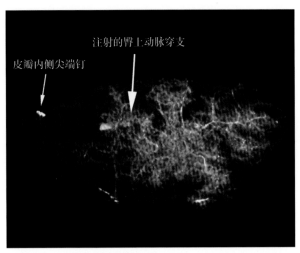

图62.21 臀上动脉穿支皮瓣的三维CT扫描血管造影,矢状位视图。箭头标示皮瓣内侧尖端。

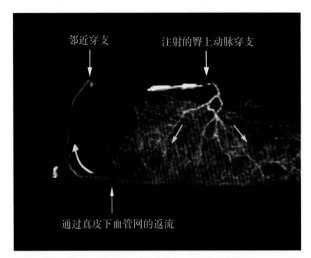

图62.22 臀上动脉穿支的三维CT扫描血管造影,水平位视图。造影剂通过皮下血管网扩散到相邻的穿支。黄色箭头表示血流方向。

(AICAP)。每个单一的穿支都可以是皮瓣的潜在血液供应。Kerrigan 和 Daniel[40]的解剖学研究对肋间皮瓣的临床适应证和手术技术有了更好的解释。Hamdi 等报道了其在乳房手术中的应用[41]。他们最常用的肋间穿支(LICAP)是在背阔肌外侧缘的边缘发现的。据报道血管蒂仅为4～5 cm长,可通过切开肋间肌肉增加长度,但这也会带来潜在气胸的风险。

LICAP 皮瓣不适用于全乳房重建,因其体积小血管蒂短,无法达到内侧区域,因此适应证仅为侧方缺损的乳房重建。对于内侧缺损,据报道可使用AICAP皮瓣[35]。

腰动脉穿支皮瓣

游离的腰动脉穿支皮瓣是一种筋膜皮瓣,据报道容易切取、瘢痕不明显(容易被内衣遮蔽)[36]。皮瓣的轴线从第三腰椎动脉斜向前进至髂前上棘。血管蒂长度为4 cm,穿支在竖脊肌和腰方肌之间穿出,因此不需要肌内解剖。Kato 等进行荧光素实验,显示第二腰椎动脉可单独供应皮肤区域:从腹直肌的后中线至外侧缘,并在髂前上棘[42]以上高达10 cm。这种皮瓣的缺点包括需要患者进行乳房重建,以及患者可能在术后L1和L2皮下轻度感觉障碍的可能性。出于美观考虑,可能需要在后期手术矫正对侧腹壁。

结论

穿支皮瓣的发展归咎为我们对血管解剖的认识和临床经验的增加。就像更换一样,穿支皮瓣联合了受区收益最大、供区并发症最少的优点。如 Sir Harold Gillies 所说:"所有的重建手术都是美观和血液供应之间的斗争。"穿支皮瓣是我们进行乳房重建手术时一个很好的选择。

编者评论

作者着重于从血管范围和灌注的角度,在新鲜标本中,注射用于3D扫描的钡－明胶混合物和用于4D扫描的碘化造影剂后,使用单次静态和动态 CT 扫描成像,研究 DIEP、SGAP、IGAP、TDAP、ICAP等常见穿支皮瓣在乳房重建中应用。通过观察各种皮瓣内,连接相邻和远距离穿支体区的直接和间接(皮下血管网)血管结构和流动模式,轻松总结到一个直观、有趣的穿支体区概念。

　　为每种皮瓣进行不同的方式扫描得到可视化的灌注曲线，使我们很容易理解设计皮瓣形状和大小的策略。单穿支皮瓣的灌注特征也容易理解，特别是DIEP皮瓣，显示出内侧和外侧穿支最佳灌注瓣区域的明显差异。同样，从研究中也可以看出，大的SGAP、IGAP、TDAP和ICAP皮瓣依靠单穿支得到良好灌注的机制模式是通过穿支体区。

　　基于对皮瓣灌注、皮瓣的特点诸如供区并发症和血管蒂的局限性等的良好理解，对所有皮瓣的穿支血管解剖和应用于临床的合理性，都已经有了很详尽的描述。

（G.L.R.）

参考文献

［1］ Manchot C. *The Cutaneous Arteries of the Human Body*. New York: Springer-Verlag; 1983.

［2］ Cormack GC, Lamberty BG. Fasciocutaneous vessels. Their distribution on the trunk and limbs, and their clinical application in tissue transfer. *Anat Clin* 1984;6:121-131.

［3］ Taylor GI, Palmer JH. The vascular territories (angiosomes) of the body: experimental study and clinical applications. *Br J Plast Surg* 1987;40:113-141.

［4］ Salmon M. *Arteries of the Skin*. London: Churchill Livingstone; 1988.

［5］ Taylor GI, Caddy CM, Watterson PA, et al. The venous territories (venosomes) of the human body: experimental study and clinical implications. *Plast Reconstr Surg* 1990;86:185-213.

［6］ Morris SF, Taylor GI. Predicting the survival of experimental skin flaps with a knowledge of the vascular architecture. *Plast Reconstr Surg* 1993;92:1352-1361.

［7］ Kroll SS, Rosenfield L. Perforator-based flaps for low posterior midline defects. *Plast Reconstr Surg* 1988;81:561-566.

［8］ Koshima I, Soeda S. Inferior epigastric artery skin flaps without rectus abdominis muscle. *Br J Plast Surg* 1989;42:645-648.

［9］ Blondeel N, Vanderstraeten GG, Monstrey SJ, et al. The donor site morbidity of free DIEP flaps and free TRAM flaps for breast reconstruction. *Br J Plast Surg* 1997;50:322-330.

［10］ Blondeel PN. One hundred free DIEP flap breast reconstructions: a personal experience. *Br J Plast Surg* 1999;52:104-111.

［11］ Futter CM, Webster MH, Hagen S, et al. A retrospective comparison of abdominal muscle strength following breast reconstruction with a free TRAM or DIEP flap. *Br J Plast Surg* 2000;53:578-583.

［12］ Hamdi M, Weiler-Mithoff EM, Webster MH. Deep inferior epigastric perforator flap in breast reconstruction: experience with the first 50 flaps. *Plast Reconstr Surg* 1999;103:86-95.

［13］ Kroll SS, Sharma S, Koutz C, et al. Postoperative morphine requirements of free TRAM and DIEP flaps. *Plast Reconstr Surg* 2001;107:338-341.

［14］ Saint-Cyr M, Schaverien M, Arbique G, et al. Three- and four-dimensional computed tomographic angiography and venography for the investigation of the vascular anatomy and perfusion of perforator flaps. *Plast Reconstr Surg* 2008;121:772-780.

［15］ Schaverien M, Saint-Cyr M, Arbique G, et al. Arterial and venous anatomies of the deep inferior epigastric perforator and superficial inferior epigastric artery flaps. *Plast Reconstr Surg* 2008;121:1909-1919.

［16］ Schaverien M, Saint-Cyr M, Arbique G, et al. Three- and four-dimensional arterial and venous anatomies of the thoracodorsal artery perforator flap. *Plast Reconstr Surg* 2008;121:1578-1587.

［17］ Wong C, Saint-Cyr M, Arbique G, et al. Three- and four-dimensional computed tomography angiographic studies of commonly used abdominal flaps in breast reconstruction. *Plast Reconstr Surg* 2009;124:18-27.

［18］ Saint-Cyr M, Wong C, Schaverien M, et al. The perforasome theory: vascular anatomy and clinical implications. *Plast Reconstr Surg* 2009;124:1529-1544.

［19］ Mosahebi A, Disa JJ, Pusic AL, et al. The use of the extended anterolateral thigh flap for reconstruction of massive oncologic defects. *Plast Reconstr Surg* 2008;122:492-496.

［20］ Saint-Cyr M, Schaverien M, Wong C, et al. The extended anterolateral thigh flap: anatomical basis and clinical experience. *Plast Reconstr Surg* 2009;123:1245-1255.

［21］ Holmstrom H. The free abdominoplasty flap and its use in breast reconstruction. An experimental study and clinical case report. *Scand J Plast Reconstr Surg* 1979;13:423-427.

［22］ Hartrampf CR, Scheflan M, Black PW. Breast reconstruction with a transverse abdominal island flap. *Plast Reconstr Surg* 1982;69:216-225.

［23］ Allen RJ, Treece P. Deep inferior epigastric perforator flap for breast reconstruction. *Ann Plast Surg* 1994;32:32-38.

［24］ Offman SL, Geddes CR, Tang M, et al. The vascular basis of perforator flaps based on the source arteries of the lateral lumbar region. *Plast Reconstr Surg* 2005;115:1651-1659.

［25］ Moon HK, Taylor GI. The vascular anatomy of rectus abdominis musculocutaneous flaps based on the deep superior epigastric system. *Plast Reconstr Surg* 1988;82:815-832.

［26］ Itoh Y, Arai K. The deep inferior epigastric artery free skin flap: anatomic study and clinical application. *Plast Reconstr Surg* 1993;91:853-863; discussion 864.

［27］ Munhoz AM, Ishida LH, Sturtz GP, et al. Importance of lateral row perforator vessels in deep inferior epigastric perforator flap harvesting. *Plast Reconstr Surg* 2004;113:517-524.

［28］ Angrigiani C, Grilli D, Siebert J. Latissimus dorsi musculocutaneous flap without muscle. *Plast Reconstr Surg* 1995;96:1608-1614.

［29］ Thomas BP, Geddes CR, Tang M, et al. The vascular basis of the thoracodorsal artery perforator flap. *Plast Reconstr Surg* 2005;116:818-822.

［30］ Fujino T, Harasina T, Aoyagi F. Reconstruction for aplasia of the breast and pectoral region by microvascular transfer of a free flap from the buttock. *Plast Reconstr Surg* 1975;56:178-181.

［31］ Le-Quang C. Secondary microsurgical reconstruction of the breast and free inferior gluteal flap. *Ann Chir Plast Esthet* 1992;37:723-741.

［32］ Koshima I, Moriguchi T, Soeda S, et al. The gluteal perforator-based flap for repair of sacral pressure sores. *Plast Reconstr Surg* 1993;91:678-683.

［33］ Allen RJ, Tucker C Jr. Superior gluteal artery perforator free flap for breast reconstruction. *Plast Reconstr Surg* 1995;95:1207-1212.

［34］ Blondeel PN, Van Landuyt K, Hamdi M, et al. Soft tissue reconstruction with the superior gluteal artery perforator flap. *Clin Plast Surg* 2003;30:371-382.

［35］ Hamdi M, Van Landuyt K, de Frene B, et al. The versatility of the inter-costal artery perforator(ICAP) flaps. *J Plast Reconstr Aesthet Surg* 2006;59:644-652.

［36］ de Weerd L, Elvenes OP, Strandenes E, et al. Autologous breast reconstruction with a free lumbar artery perforator flap. *Br J Plast Surg* 2003;56:180-183.

［37］ Blondeel PN. The sensate free superior gluteal artery perforator (S-GAP) flap: a valuable alternative in autologous breast reconstruction. *Br J Plast Surg* 1999;52:185-193.

［38］ Guerra AB, Metzinger SE, Bidros RS, et al. Breast reconstruction with gluteal artery perforator(GAP) flaps: a critical analysis of 142 cases. *Ann Plast Surg* 2004;52:118-125.

［39］ Granzow JW, Levine JL, Chiu ES, et al. Breast reconstruction with gluteal artery perforator flaps. *J Plast Reconstr Aesthet Surg* 2006;59:614-621.

［40］ Kerrigan CL, Daniel RK. The intercostal flap: an anatomical and hemodynamic approach. *Ann Plast Surg* 1979;2:411-421.

［41］ Hamdi M, Van Landuyt K, Monstrey S, et al. Pedicled perforator flaps in breast reconstruction: a new concept. *Br J Plast Surg* 2004;57:531-539.

［42］ Kato H, Hasegawa M, Takada T, et al. The lumbar artery perforator based island flap: anatomical study and case reports. *Br J Plast Surg* 1999;52:541-546.

带蒂穿支皮瓣在乳房重建中的应用

Pedicled Perforator Flaps in Breast Reconstruction

引言

20世纪90年代中期后,穿支皮瓣的问世扩大了显微重建外科的应用范围。在不牺牲深部肌肉组织及其运动神经功能的情况下切取皮瓣是该技术的特点,手术的目标是使供区的并发症尽可能降到最低限度。胸背动脉(TD)和肋间动脉(IC)可提供多条穿支滋养背部区域,尽管手术导致身体上最大的一处肌肉的缺失,但背阔肌(LD)的肌瓣或肌皮瓣在乳房重建外科被广泛应用。带蒂穿支皮瓣已不再是一个全新的概念,在我们科室已经被广泛应用于乳房重建。本章中我们将回顾带蒂穿支皮瓣的概念及其在乳房重建手术中的应用。

解剖学

胸背动脉是背阔肌的主要营养血管。在发出前锯肌支后,胸背动脉分成两支:降支(又称垂直分支)以及水平分支(图63.1A)。这些分支发出少量穿支供应背部皮肤。尸体标本解剖研究表明,垂直走行的肌内分支发出2～3条肌皮穿支血管。近端穿支穿过肌肉进入到距离腋后襞大约8 cm以远的皮下组织,供应背阔肌后缘2～3 cm直至前缘的区域,并且由深至浅斜行穿出。第二条穿支在第一条穿支以远2～4 cm处发出,伴随第一根穿支,该穿支在大多数人中恒定存在。我们在采用胸背动脉穿支血管制作游离皮瓣的临床工作中发现,偶尔会由胸背动脉直接发出的穿支血管(在肌肉间隔处或者肌肉旁),该穿支血管通过背阔肌的前缘到达皮肤。由于穿支血管不穿过背阔肌肌肉,切取过程中无须剥离肌肉,使得皮瓣制备迅速而且容易。

在背阔肌前缘往往能够发现肋间动脉穿支血管,故而可以不牺牲胸背动脉血管而切取穿支皮瓣。目前为止还没有更多的关于上躯干肋间穿支血管的解剖学研究。我们尸解研究结果发现在背阔肌和胸大肌之间的区域内有数量不恒定的肋间动脉穿支血管可以被临床应用。在大多数尸体标本中(92%)能够发现一个"优势穿支",这些优势穿支血管主要位于第4～第8肋间隙,且最集中于第6和第7肋间隙,位于背阔肌前缘平均3.5 cm处。通过逆行解剖分离穿支血管可以发现它是斜向走行于肋间隙部位,起自前锯肌到肋间内肌和肋间外肌深部,在进入肋间肌后由肋下沟浅出。这些穿支血管通常会有一个较为细小的后侧分支,在前锯肌肌肉表面分开。这些穿支可以和胸背动脉的穿支血管或者前锯肌穿支血管互相吻合。当血管分叉出现在前锯肌深部时(10%的病例),前、后支血管口径往往相似。

胸背动脉前锯肌支很少再发出穿支供应皮肤,有一些可能会和肋间血管穿支相通。我们发现21%的病例存在这种血管联系,并且这种联系在第7肋间隙和第6肋间隙更加常见,分别占38%和30%。背部和侧胸部皮肤的穿支血供如图所示(图63.1A)。

皮瓣类型

根据2002年的Gent共识,我们推荐依据不同的滋养动脉将穿支皮瓣分成下列类型(图63.1和图63.2)。

- 胸背动脉穿支(TDAP)皮瓣。
- 肋间外侧动脉穿支(LICAP)皮瓣。
- 前锯肌动脉穿支(SAAP)皮瓣。

根据解剖上的变异,部分背阔肌被包括在皮

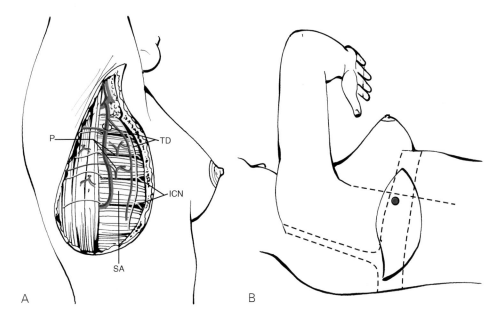

图 63.1　A. 血管解剖。ICN, 肋间神经；P, 穿支血管；SA, 前锯肌；TD, 胸背血管。B. 皮瓣设计。通过定向多普勒定位皮瓣，穿支常常位于腋后皱襞 6~8 cm。皮瓣设计在文胸区(虚线)并且超过背阔肌前缘(短横线)。

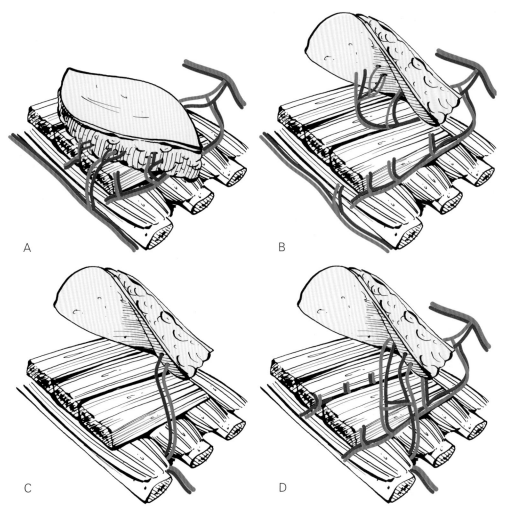

图 63.2　皮瓣分类。A. 皮瓣的各种类型营养动脉及穿支血管。示意图所描述为胸背血管，前锯肌血管以及肋间血管。B. 胸背动脉穿支皮瓣。C. 肋间外侧动脉穿支皮瓣。D. 前锯肌动脉穿支皮瓣。

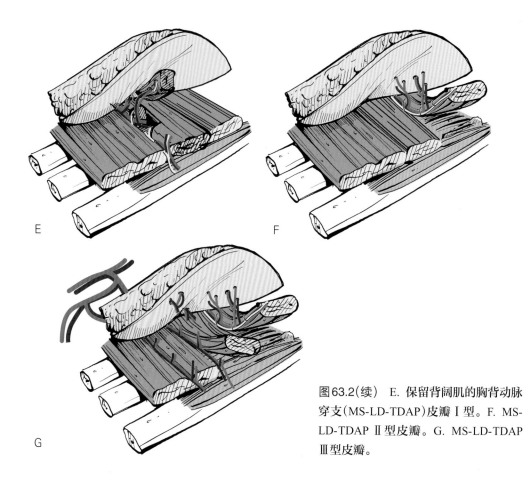

图63.2(续) E. 保留背阔肌的胸背动脉穿支(MS-LD-TDAP)皮瓣Ⅰ型。F. MS-LD-TDAP Ⅱ型皮瓣。G. MS-LD-TDAP Ⅲ型皮瓣。

瓣以内。保留肌肉的背阔肌(MS-LD)皮瓣可以分为如下几个类型：

- MS-LD-TDAP Ⅰ型：皮瓣内带入一小部分背阔肌肌肉(2～4 cm)。
- MS-LD-TDAP Ⅱ型：皮瓣内带入较大一段、沿着背阔肌前缘约5 cm宽的肌肉。
- MS-LD-TDAP Ⅲ型：切取皮瓣内需要包括大部分背阔肌组织。

图63.2E～G显示不同的保留背阔肌的皮瓣的类型。

适应证

传统意义上能够采用背阔肌肌皮瓣修复乳房或者胸壁缺损的患者同样也可以应用带蒂穿支皮瓣技术乳房重建。手术适应证可概括如下：

- 部分乳房重建，可以是即刻重建或者是切缘有肿瘤浸润而需要再次扩大切除的情况。
- 保乳术(肿瘤切除术和放疗)后乳房畸形的

进一步纠正。
- 乳房根治性切除术后的胸壁创面覆盖。
- 采用游离皮瓣乳房重建术后部分皮瓣坏死的补救。
- 全乳切除术后联合或不联合假体的乳房重建。
- 自体组织隆胸。

禁忌证

应用穿支皮瓣乳房重建的禁忌证很少见。皮瓣切取时拥有足够的经验技巧是必不可少的，外科医生往往会首先选择其他类型的穿支皮瓣来熟悉此项技术，比如腹壁下动脉穿支皮瓣或臀上动脉穿支皮瓣，因为这些皮瓣往往有血管口径较粗、数量较多的穿支，有一定的容错空间。

应用带蒂穿支皮瓣往往难以修复乳房内下象限的缺损，这个部位的缺损或许更适合采用别的手术方法。此外，具有较大乳腺组织缺失的身材瘦小的患者不适合应用穿支皮瓣乳房重建,这些患者无法提供足够的组织容量。

和传统的背阔肌肌皮瓣一样,既往腋窝或者胸部有过手术,造成胸背血管蒂损伤是应用胸背动脉穿支皮瓣的绝对禁忌。但是,外侧肋间动脉穿支(LICAP)皮瓣仍可应用于修复乳房外侧部分的组织缺损。既往腋窝部位手术或者肺部手术(胸壁外侧切口),或者这些区域接受过放疗的患者,均有可能导致穿支血管的损伤。

手术方法

术前评估

患者在术前一天做标记。乳房的大小、肿瘤的大小、肿瘤的位置以及肿瘤切除后估计的缺损的大小都需要考虑在内。可以通过挤捏试验来判断背部皮肤和脂肪的厚度。超声多普勒检查需要在患者侧卧位下进行,与术中体位一致(图63.1B),上臂外展90°。采用5～8 MHz的手持式多普勒探头,根据检测到的强烈的可闻信号,精确定位出穿支血管的位置。穿支血管通常是由胸背动脉的降支发出,均位于背阔肌前缘5 cm到腋后线7～10 cm的区域。皮瓣的设计需包含穿支血管在体表的投影部位,并且沿着皮肤张力较为松弛的方向,或者可以根据患者意愿而将皮瓣设计更趋于水平方向。穿支皮瓣的设计应该超过背阔肌的前缘,因为这样可以包含可能出现的由肌肉旁穿出的穿支血管。皮瓣切取的宽度要取决于缺损的大小,供区尽可能一期闭合。

手术技术

患者侧卧位,上臂外展90°自由悬垂,体位和传统切取背阔肌肌皮瓣一样。如果在做肿瘤切除术前可以精确估计出皮瓣的大小,那么皮瓣的切取和肿瘤的切除是可以同时进行的。切开皮肤和皮下组织直到肌肉筋膜层,斜行向皮瓣外侧剥离从而尽可能获得足够多的皮瓣组织量。在背阔肌肌膜表面,由远及近、由内至外逐渐掀起皮瓣,直到显露术前确认标记的穿支血管或者在手术中发现了另一支具有足够管径的穿支血管(图63.3A)。

胸背动脉穿支皮瓣

我们更倾向于选择发自胸背动脉降支的穿支血管,因为该血管和胸背神经分支的关联较少,更易于分离解剖,并且在肌肉内走行的这部分血管通常都很短。如果发现有两根穿支呈直线排列,那么这两根均可被包含在皮瓣里而无须过多切除额外的肌肉组织。穿支应该是搏动明显的,并且需要有足够的管径大小(0.5 mm)。如果手术医生对穿支血管的管径和血管质量感到满意,便可以设计切取皮瓣,该穿支血管需要彻底细致地进行解剖分离。保留前上方的皮岛可以避免对穿支蒂产生过度的张力。沿着肌纤维走行方向剥开肌肉,由近端开始逐渐剥离显露穿支血管(图63.3B)。结扎侧支血管或者采用微型双极予以电凝,而神经的分支则需仔细分离并给予保留。穿支血管通常在疏松脂肪组织中走行,并可沿其追溯至胸背动脉蒂部(图63.3C)。如果需要更长的蒂部,可以进一步向胸背动脉近侧解剖分离,直至肩胛下血管起点,这样便能够达到乳房最远处的缺损的部位。供养前锯肌的分支血管如果影响皮瓣转移时可能需要结扎这些血管。当完成所有的血管解剖分离后,将皮瓣小心地从背阔肌裂隙间穿过(图63.3D),然后在皮下通过腋区到达乳房缺损部位(图63.3E)。皮瓣穿过皮下通道时尤其要注意避免穿支血管的损伤。如果术中发现一根起自胸背动脉的穿支血管是绕过背阔肌前缘而进入皮肤的,那么手术解剖剥离将会变得非常容易,而且不需要剥离背阔肌便可获取整个皮瓣。

供区闭合和乳房整形

供区的闭合一共分为3层结构:1-0薇乔线缝合浅筋膜层,3-0薇乔缝线缝合皮下层,以及3-0可吸收线皮内缝合对合皮肤。皮下放置2根引流管。然后将患者转为仰卧位,将皮瓣拉入缺损部位,并根据对侧乳房外观而调整形状。根据实际缺损的情况,将皮瓣部分或全部去表皮化(图63.3F)。穿支皮瓣具备一定的柔韧性,可以很容

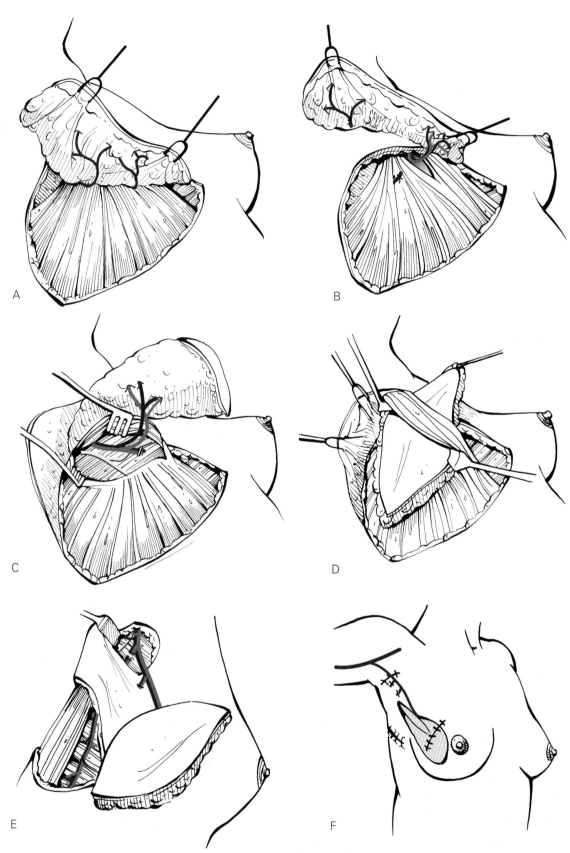

图63.3　胸背动脉穿支皮瓣的手术切取方法。A. 皮瓣由背阔肌表面解剖掀起，直至发现穿支血管。B、C. 剥离背阔肌肌肉组织，沿穿支血管追溯至其主要的蒂部血管。保留胸背神经。D. 皮瓣穿过背阔肌肌裂隙。E. 皮瓣经腋窝切口植入乳房缺损部位。F. 胸背动脉穿支皮瓣折叠后填充乳房缺损部位。

易地被折叠成所需形状填充乳房的缺损部位。皮瓣无张力植入是防止穿支血管撕裂的必要措施。如果需要完全去表皮,那么可以在肿瘤切除的部位留一小的皮岛作为观察窗口,这个皮岛可以在手术后5天在局麻下切除。

肋间外侧动脉穿支皮瓣

由肋间隙发出的穿支血管可能是来自前锯肌裂隙发出的肋间束。由于该皮瓣的蒂部相对较短,肋间外侧动脉穿支(LICAP)皮瓣往往只适合于乳房外侧缺损的修复重建(图63.2C)。肋间神经可以被带入该穿支皮瓣中,从而可切取带感觉功能的皮瓣。解剖肋下骨膜内的蒂部结构可以增加蒂部长度但是手术操作上比较困难,并且具有潜在引起气胸的风险。LICAP皮瓣转移至乳房缺损部位的方式和上述胸背动脉穿支(TDAP)皮瓣一致。

前锯肌动脉穿支皮瓣

当在背阔肌前缘明确找到一根合适管径大小的穿支血管后,可以解剖并追溯其主要的滋养动脉(图63.2D)。如果该穿支血管是发自前锯肌的动脉血管,则需要在前锯肌筋膜内解剖分离蒂部以获取皮瓣。营养肌肉的血管分支需要结扎,同时需要注意避免神经的损伤。

穿支皮瓣转变为保留肌肉的背阔肌皮瓣

清楚知道什么时候需要将穿支皮瓣转变为保留肌肉的背阔肌皮瓣是很有必要的。我们的研究结果总结如下。

当穿支血管管径<0.5 mm但搏动依然明显,穿支血管断裂或者撕裂的风险很高。在这种情况下,在穿支血管周围保留2 cm的背阔肌肌袖可以明显增加手术的安全性。同样需要在背阔肌前方解剖游离穿支血管,但在血管后面可以带入肌袖组织,将其包含在皮瓣里。保留小段背阔肌同时又保持穿支血管可以被直接观测到,这样能够降低血管损伤的潜在风险。只需要牺牲支配这一段肌肉的神经分支。因此,多个小的穿支包含在肌袖里,即为保留背阔肌皮瓣 I 型(MS-LD-TDAP I 型)。

当穿支血管管径<0.5 mm而且搏动不明显,皮瓣类型应为MS-LD-TDAP II型,皮瓣内带入尽可能多的穿支。在背阔肌前缘与穿支血管穿出的肌肉裂隙之间一段约5 cm宽的肌肉位于皮岛下方,穿支长度一直追溯延伸到主要蒂的主干部位。支配剩余背阔肌肌肉的神经被保留下来(图63.2E)。

如果需要用较大量的容积组织来填充乳房缺损,那么就需要更多的背阔肌组织(MS-LD-TDAP III型)(图63.2F)。皮岛和其下方的肌肉组织需要广泛分离并调整皮瓣的方向,使重建乳房外形最优化。

术后处理

所有患者术后采用吡拉西坦(脑复康)治疗,剂量为12 g/24 h,采用静脉注射1～2天,然后制成20%溶液25 mL,每日4次,口服,共1周。该药物通过增加毛细血管血流量来提高皮瓣远端部位的存活机会。

如果联合应用扩张器和穿支皮瓣乳房重建,那么扩张器应在术后3周开始使用,避免过早扩张后穿支血管压力增加,导致穿支血管的闭塞引起皮瓣坏死。如果术后需要辅助放疗,建议在乳房重建术后4～6周后开始。

皮瓣的特点及结果

自2001年以来,我们已有115例采用带蒂穿支皮瓣重建乳房的病例。皮瓣的平均大小为20 cm、8 cm(皮瓣长度为16～25 cm,皮瓣宽度为6～10 cm)。其中90%的病例是穿支皮瓣,穿支皮瓣中95%病例为单根穿支皮瓣。另有10%的病例是由穿支皮瓣转变为保留肌肉的背阔肌皮瓣。平均手术时间为2.5小时(1.5～3小时),包括穿支血管的解剖分离及乳房外形重塑所需时间,这两者是带蒂穿支皮瓣乳房重建最关键的特征。本系列患者均获得了良好的乳房轮廓外形以及较高的患者满意度(典型病例见图63.4～图63.6)。

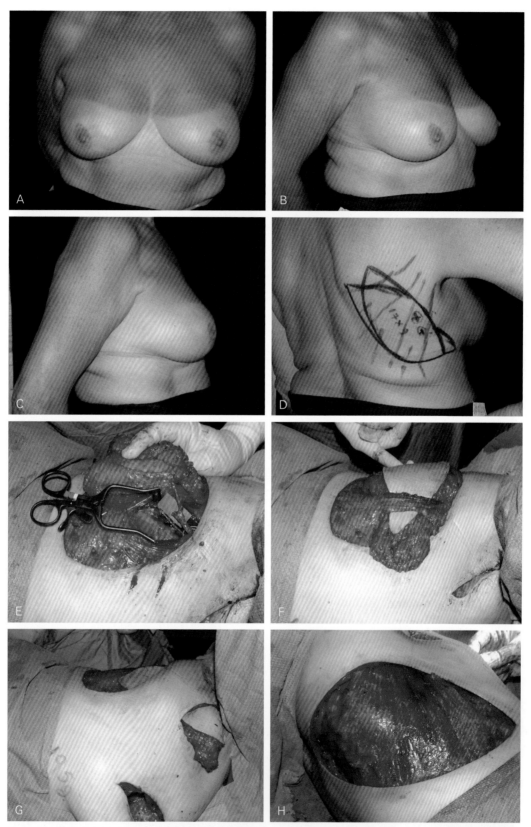

图63.4 患者因右侧乳房外上象限肿瘤行象限切除术。切除组织标本质量为195 g。采用含有一条穿支血管的完全去表皮的胸背动脉穿支（TDAP）皮瓣乳房重建。A～C. 术前观。D. 多普勒定位穿支并标记，设计皮瓣。E. 通过分开的背阔肌间隙解剖穿支血管。保护胸背神经（箭头所指）。F、G. TDAP 皮瓣通过分开的背阔肌间隙后经过腋窝。H. 背阔肌完整保留。

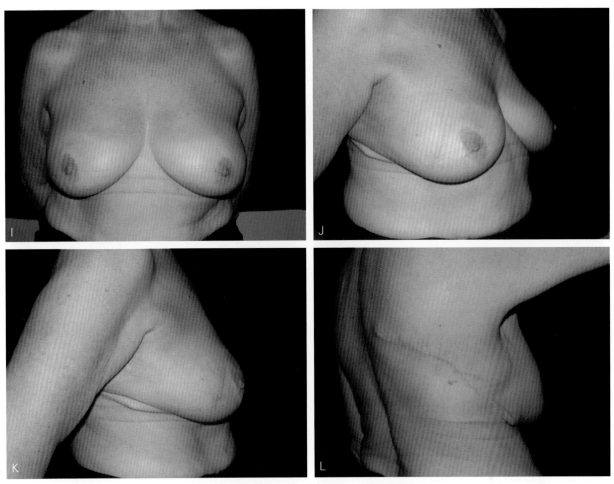

图63.4(续) I~K. 术后观。L. 供区部位。

供区部位伤口轻微裂开有3例(共50例患者，6%)。供区皮下血清肿形成有3例(共5例患者，60%)，这5例患者是应用保留肌肉的背阔肌皮瓣乳房重建，没有应用带蒂穿支皮瓣乳房重建。在89例采用带蒂穿支皮瓣乳房重建，术后接受放疗的患者中有5例发生脂肪坏死(5.6%)。但这5例中仅有3例需要进一步手术处理。有一例胸背动脉穿支皮瓣患者在术后2年发生了广泛的脂肪坏死，需要手术清创处理，并再次采用游离DIEP皮瓣重建乳房。

手术的优缺点

带蒂穿支皮瓣手术的优缺点见表63.1。该技术可以比较容易地获得大小合适并且单一穿支血管的皮瓣，而且与背阔肌肌皮瓣术后可能会有由

于肌肉萎缩导致的多达30%组织缺失相比，该皮瓣的术后容积仅有很小的减少。根据皮肤的松弛情况，供区甚至在切取完20 cm×10 cm的皮瓣后仍能直接闭合。更为重要的是，采用带蒂穿支皮瓣技术的供区术后没有皮下血清肿形成，患者经历了快速的康复过程。很少患者术后主诉有明显疼痛，而更多患者感到舒适，尽管我们并没有采用某项客观的评价指标对其进行评价。在选择带蒂穿支皮瓣手术的另一个重要的考虑是今后需要应用背阔肌皮瓣的可能性有多大，尤其是在采用肋间外侧动脉穿支皮瓣中，胸背血管的蒂部并没有受到损伤。在胸背动脉穿支或前锯肌动脉穿支为蒂的皮瓣中，这取决于一个较短的蒂部以及术中多少肌肉旁支血管被结扎。在切取带蒂穿支皮瓣后，仍有血液进入并供养背阔肌肌肉，可以采用短蒂的胸背动脉穿支皮瓣或者前锯肌动脉穿支皮瓣

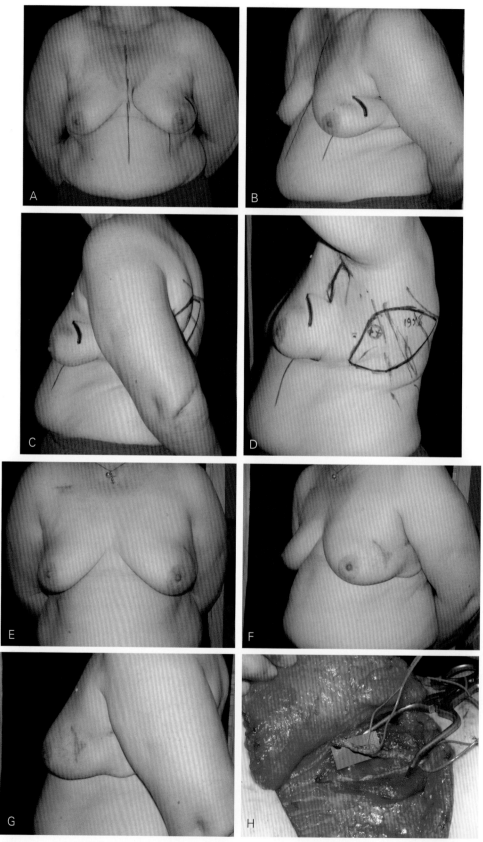

图63.5　患者肿瘤位于左乳外上象限,采用了保乳手术。术中即刻采用完全去表皮的带蒂胸背动脉穿支(TDAP)皮瓣修复重建。A~C. 术前观。D. 设计皮瓣大小为19 cm×8 cm。E. 含有一条穿支血管的TDAP皮瓣。F~H. 术后外观。

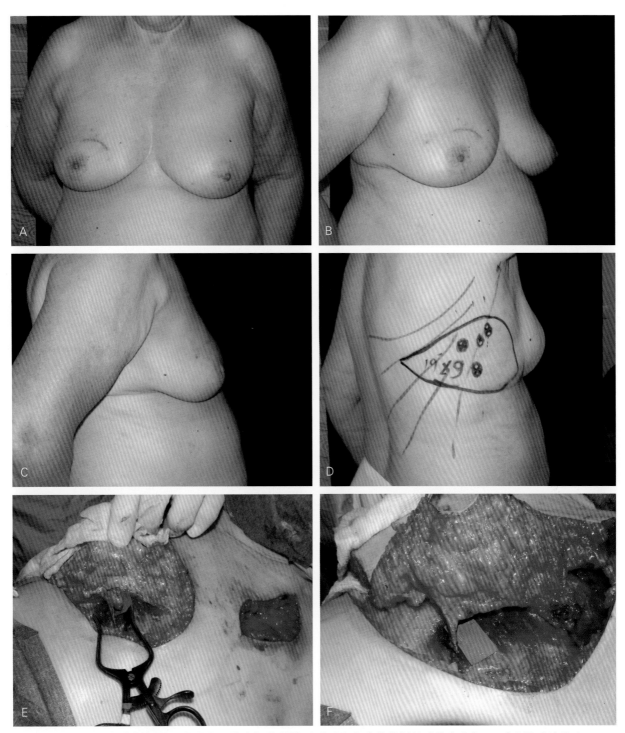

图63.6　患者为原位癌行保乳手术中发现肿瘤切缘阳性而采用去表皮的前锯肌动脉穿支（SAAP）皮瓣重建乳房。A~
C. 术前观。D. 标记穿支血管设计皮瓣。E. 术中选择了一条与前锯肌（SA）动脉相连的肋间穿支动脉。F. 夹闭源于前锯
肌血管的肋间动脉穿支，切取皮瓣，不需要损伤胸背动脉血管。

修复乳房侧方组织缺损。

　　穿支皮瓣手术由于其自身组织量有限，通常并不适用于乳房切除术后的乳房重建，也难以达到乳房中央象限的缺损修复。同样穿支皮瓣的切取较传统的背阔肌肌皮瓣切取更加困难，因此需要相应的训练以及一定的学习曲线。最后，10%的病例由于术中发现血管解剖变异，没有找到合适及足够数量的穿支血管，手术过程中改用了保留肌肉的背阔肌皮瓣乳房重建。

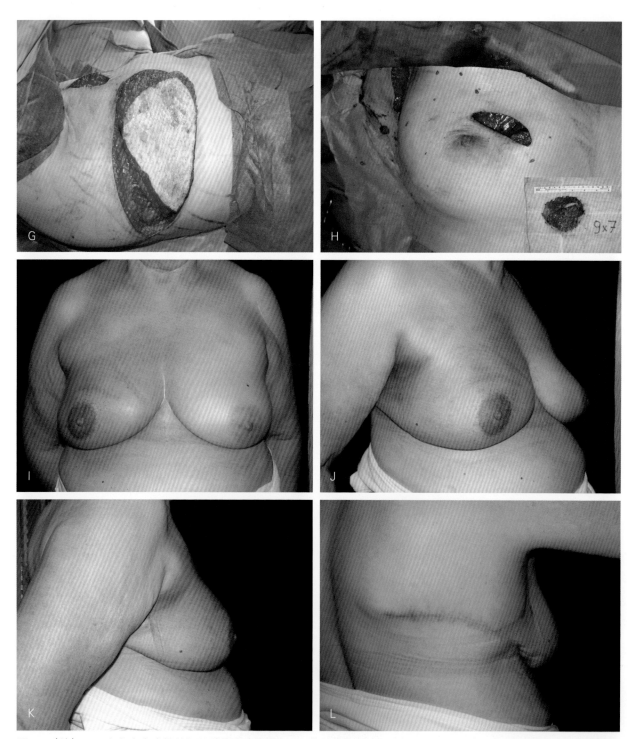

图 63.6（续）　G. 完全去表皮的前锯肌动脉穿支皮瓣。H. 乳房上象限及环乳晕区广泛切除（9 cm×7 cm）。I～K. 辅助放疗后观。L. 供区外观。

表63.1　带蒂穿支皮瓣的优缺点

优点	缺点
皮瓣大小可达25 cm×15 cm	需要更高的技术要求
20 cm×10 cm大小的供区仍可一期闭合	不适合乳房内下象限缺损的立体修复重建
未发现供区血肿形成	10%的病例术中由穿支皮瓣改为保留肌肉的背阔肌皮瓣手术
供区术后长期并发症最少	
康复快	
皮瓣萎缩<10%	
背阔肌皮瓣可保留	

讨论[1-14]

自从 Angrigiani 等[1]首次将胸背动脉穿支皮瓣描述为游离皮瓣开始应用于临床以来,胸背动脉穿支皮瓣一度很盛行,但此后该皮瓣并未获得广泛的流行。其原因可能是因为相比较其他类型的穿支皮瓣,切取过程中发现该皮瓣穿支数量比较少,另外有关这部分穿支血管分布规律的解剖学研究较少。

我们中心拥有较多应用游离胸背动脉穿支皮瓣修复重建四肢的病例和经验。自2001年以来,作者就一直应用局部带蒂穿支皮瓣修复重建乳房。通过选择合适的穿支血管以及仔细地进行解剖分离,切取带蒂穿支皮瓣是可行的。依据缺损的情况选择合适的皮瓣类型,使得带蒂穿支皮瓣这一手术技术变得更具有可预测性。通过由内至外、由远及近地掀起皮瓣,可以确保穿支血管的定位和显露更加安全可靠。在多普勒超声下探测到的每一个穿支血管都可能是该穿支皮瓣的潜在的血管蒂,并且每一个皮瓣有各自不同的优缺点。肋间外侧动脉穿支皮瓣或者前锯肌动脉穿支皮瓣需要较少的肌肉内分离,这两类皮瓣比较适合乳房外侧或者外上侧缺损的修复。而胸背动脉穿支皮瓣(TDAP)由于有较长的蒂,使得皮瓣能够达到乳房的大多数部位(内下象限除外)。另一方面,胸背动脉穿支皮瓣有着更大的旋转弧,使得皮瓣

可以无张力地折叠塑形以获得更好的外观,从而使乳房更对称。保持手术中将带蒂穿支皮瓣更改为携带肌肉的背阔肌皮瓣的能力很有价值,因为术中可能出现穿支血管血供问题,或者是缺损部位需要更大的容积来填充这两种情况。切取背阔肌皮瓣供区常见的早期并发症是血清肿形成。文献报道多达60%～80%的病例中会出现该并发症,导致术后疼痛和延长住院时间。我们采用带蒂穿支皮瓣乳房重建的患者中没有发生此并发症,其原因是保留了肌肉,避免了继发性无效腔的形成。由于背阔肌可以完整地保留且具有功能性运动神经的支配,胸背动脉穿支皮瓣术后供区的并发症可以被降到最低。我们在一项前瞻性的研究中,观察比较了胸背动脉穿支皮瓣术后手术侧和非手术侧肩关节合并症的发生情况,结果发现背阔肌肌力术后得到维持;肩关节各个方向的活动度相似,除了肩关节主、被动前屈以及被动外展活动术后会有明显减低外;而胸背动脉穿支皮瓣术后背阔肌厚度不受影响。到目前为止,由于肩关节周围其他肌肉的代偿作用,还没有发现背阔肌切取后导致肩关节功能的永久丧失。Salmi等[12]研究表明在背阔肌部分切取后,肩关节的后伸肌力会有永久影响。我们认为切取这么大的一块肌肉会带来相应的并发症,而保留肌肉是更加合理的选择,有助于较少供区的合并症。对于保留背阔肌功能的益处还需要一个前瞻性的研究。

肩胛皮瓣和肩胛旁皮瓣可以代替带蒂穿支皮瓣应用于乳房重建。我们会更熟悉肩胛旁皮瓣的解剖分离,它与TDAP皮瓣最主要的不同是所能获得的蒂部的长度,通常TDAP皮瓣蒂部要长4～5 cm。肩胛旁皮瓣目前主要用于肩部缺损的修复和腋窝挛缩的松解以及覆盖乳房外侧部位的缺损。蒂部较短意味着肩胛旁皮瓣无法到达同侧乳房的内侧象限或者是乳晕区域。而TDAP皮瓣的穿支血管垂直到达皮肤,在皮瓣的移动或者嵌入时可以获得最大的活动度。而肩胛旁皮瓣的位置更加垂直于背部、靠近上方,故皮瓣内无法包括背部远端更多更厚的组织。

结论

带蒂穿支皮瓣技术是乳房重建外科领域的一种很好的选择，只要有足够的穿支血管，就应考虑该皮瓣手术术式。本章概述了我们如何安全可靠地切取这一类皮瓣，同时也讨论了该如何选择合适的皮瓣类型。需要经过专门的操作训练以及经历可预期的学习曲线去掌握这个具有挑战性的但最终能被完全接受掌握的手术。

编者评论

本章重点介绍并总结了局部穿支皮瓣在乳房重建方面的基本要点及其应用的各种适应证——从部分乳房缺损的修复重建到挽救性手术再到自体组织隆乳等各个方面。熟悉局部的解剖结构，评估适合穿支血管的不同类型，以及熟练地切取血管蒂，这些术前穿支皮瓣成功的计划加上术中正确操作，都是手术成功所必备的。一般来说，这种方法对我们大多数人来说可能会比"看一个、做一个、教一个"的技术进步原理更难，除非我们有足够的耐心，而且是有经验的显微外科专家。

如果局部穿支皮瓣的体积足够完成乳房重建外形，并且肌肉组织有可能在将来手术中再次被用到，那么保留背阔肌肌肉将会具有无可争议的优势。但是，正如作者所概述的，一些带蒂穿支皮瓣术中可能会转变为不同组织容积的保留肌肉的背阔肌皮瓣手术，对大多数手术医生来讲，这样的皮瓣切取会更加简单直接。

随着患者期望值的增加，更加关注与如何避免切取肌肉瓣，保留肌肉功能，产生最佳的乳房重建方案，并且尽可能地减少瘢痕。这要求从事修复重建领域的外科医生掌握这些不同类型的局部皮瓣的手术方法，还要不断地改进乳房重建手术所需的设备和物资支持。

(G.L.R.)

参考文献

[1] Angrigiani C, Grilli D, Siebert J. Latissimus dorsi musculocutaneous flap without muscle. *Plast Reconstr Surg* 1995;96:1608-1614.

[2] Rowsell AR, Davies DM, Eisenberg N, et al. The anatomy of the subscapular-thoracoseal arterial system: study of 100 cadaver dissections. *Br J Plast Surg* 1984;37:574-576.

[3] Spinelli HM, Fink JA, Muzaffar A. The latissimus dorsi perforator-based fasciocutaneous flap. *Ann Plast Surg* 1996;37:500-506.

[4] Heitmann C, Guerra A, Metzinger SW, et al. The thoracodorsal artery perforator flap: anatomic basis and clinical application. *Ann Plast Surg* 2003;51:23-29.

[5] Hamdi M, Van Landuyt K, Monstrey S, et al. Pedicled perforator flaps in breast reconstruction: a new concept. *Br J Plast Surg* 2004;57:531-539.

[6] Blondeel PN, Van Landuyt K, Hamdi M, et al. Perforator flap terminology: update 2002. *Clin Plast Surg* 2003;30:343-346.

[7] Hamdi M, Spano A, Van Landuy K, et al. The lateral intercostal artery perforators: anatomical study and clinical applications in breast surgery. *Plast Reconstr Surg* 2008;121(2):389-396.

[8] Hamdi M, Wolfli J, Van Landuyt K. Partial mastectomy reconstruction. *Clin Plast Surg* 2007;34(1):51-62.

[9] Hamdi M, Van Landuyt K, Hijjawi JB, et al. Surgical technique in pedicled thoracodorsal artery perforator flaps: a clinical experience with 99 patients. *Plast Reconstr Surg* 2008;121(5):1632-1641.

[10] Hamdi M, Van Landuyt K, Blondeel PH, et al. Autologous breast augmentation with the lateral intercostal artery perforator flap in massive weight loss patients. *J Plast Reconstr Surg* 2009;62:65-70.

[11] Clough KB, Louis-Sylvestre C, Fitoussi A, et al. Donor site sequelae after autologous breast reconstruction with an extended latissimus dorsi flap. *Plast Reconstr Surg* 2002;109:1904-1911.

[12] Salmi A, Tuominen R, Tukiainen E, et al. Morbidity of donor and recipient sites after free flap surgery. A prospective study. *Scand J Plast Reconstr Surg Hand Surg* 1995;29:337-341.

[13] Schwabegger A, Ninkovic M, Brenner E, et al. Seroma as a common donor site morbidity after harvesting the latissimus dorsi flap: observations on cause and prevention. *Plast Reconstr Surg* 1997;38:594-597.

[14] Hamdi M, Decorte T, Demuynck M, et al. Shoulder function after harvesting a thoracodorsal artery perforator flap. *Plast Reconstr Surg* 2008;122(4):1111-1117.

保留部分肌筋膜的横行腹直肌皮瓣

Musculofascial-sparing Transverse Rectus Abdominis Musculocutaneous Flaps

自 20 世纪 80 年代中期以来,乳腺癌手术治疗朝着更好保留外形的方向发展,比如保留皮肤的乳房切除术、保乳术以及微创肿瘤消融术(例如肿瘤热消融术)等。与此同时,重建外科中保留部分肌筋膜(MS)的横行腹直肌(TRAM)皮瓣手术也是基于相同理念发展的[1]。有多种方法在下腹部切取皮肤和皮下组织构建皮瓣,并且尽量减少肌肉和筋膜的损伤。当然,腹壁下动脉穿支(DIEP)皮瓣和腹壁浅动脉(SIEA)皮瓣是最有代表性的术式,这类皮瓣能够完整保留深部肌肉和筋膜组织。但是,由于穿支血管存在解剖变异和不恒定性,并不是所有患者都适合切取这样的穿支血管。在这种情况下,保留部分肌肉的横行腹直肌(MS-TRAM)皮瓣术就是一种很好的选择。在本章中,我们回顾了该手术的背景和相关操作要点并评价了该术式的最佳手术适应证。Hartrampf 等[2]在 1982 年介绍了应用 TRAM 皮瓣的自体组织乳房重建,该术式被誉为"整形修复外科重建领域中最具独创性的手术"[3]。此后,出现了该术式的许多改良术式,目的是为了尽可能减少对腹直肌及前锯肌筋膜的破坏,因为这些肌肉筋膜组织破坏后会带来术后外观畸形异常以及腹壁功能破坏的风险[4]。保留部分肌肉筋膜的改良术式就是基于这方面考虑的一种尝试。

腹壁上动脉供血的横行腹直肌肌皮瓣

目前,保留部分肌肉的手术应用于腹壁上动脉供血的 TRAM 皮瓣存在争议。切取皮瓣时,只要这部分肌肉不包含主要的血管蒂或者主要穿支血管,则肌肉的内侧或外侧部分都能得以保留。该手术的支持者们认为减少腹直肌前缘的肌肉容积可以减少腹直肌前缘的肌肉体积,可以减少腹直肌肌皮瓣翻转时静脉淤血的发生率[5]。Shestak[3]推荐使用手持式高频多普勒(20 MHz)探测肌肉间走行的内、外排穿支血管。腹直肌内侧 60% 的肌肉可以随皮瓣一同被切取,而肌肉外侧部分应当予以保留。尽管有相关的临床报道,但是多数研究并不推荐在腹壁上动脉供血的 TRAM 皮瓣中对肌肉进行分离。还没有研究直接比较保留部分肌肉和不保留肌肉的 TRAM 皮瓣与血管有关的术后并发症的发生率。因此,目前并不清楚哪种情况下该皮瓣是最安全的。

保留部分肌肉的带蒂 TRAM 皮瓣手术和我们已知的腹直肌的血供基础和相关血管解剖并不一致。有关 TRAM 皮瓣血供的研究已经证实腹壁上动脉并不是下腹部皮肤和皮下组织血液供应的主要来源[6,7]。该肌皮瓣的主要穿支是来自腹壁下动脉系统的终末分支。在脐水平以上的腹直肌内存在着广泛的腹壁上动脉和腹壁下动脉的吻合连接,这些连接血管非常的细小,我们称之为"choke"血管,腹壁上动脉通过这些血管供养皮瓣。在大约 35% 的病例中很明显发现这类轴向走行的动脉血管[8]。静脉血管的回流模式与动脉相似,只是静脉分布在肌肉更浅表的部位。这些血管很容易受到损伤,尤其是靠近腱划部位进行肌肉的分离解剖时[9]。因此,为了最大限度地保证可靠的血液供应,建议在切取以腹壁上动脉为血供来源的 TRAM 皮瓣时带入部分浅层的腹直肌筋膜,不要在腱划部位和腹直肌肌肉里进行解剖分离操作。

Harris 等[10]解剖研究表明,术中明确以腹壁上动脉为血供来源的 TRAM 皮瓣的血管解剖的重要性。他们的研究认为在位于脐水平以上的腹直肌上,存在着沟通腹壁上动脉和腹壁下动脉系统的分水岭结构。在大多数采用这类皮瓣手术的患者中，直接测量腹壁下动脉的灌注压力时会发现其压力只占平均压力的19%。而脐水平以下皮瓣内的皮肤和皮下组织的正常流向的动静脉灌注压则恰恰相反。这项关于灌注压力的计算统计符合相关解剖学研究结果。Moon 和 Taylor 明确了腹直肌血供的三种不同类型[7]。根据下部腹直肌具有一套、两套或者三套血供将其分为Ⅰ型、Ⅱ型或Ⅲ型。Ⅰ型(一套血供)大约占所有患者的1/3，与Ⅱ型、Ⅲ型相比，与腹壁上动脉血管系统吻合较少。采用常规的方式去分离肌肉会有很大的风险，因为这些解剖特点和区别在常规的皮瓣切取过程中是很难看到的。因此，传统的保留部分肌肉的技术并不适合于以腹壁上动脉为血供来源的 TRAM 皮瓣的切取。笔者也不会在传统的带蒂 TRAM 皮瓣手术中采用保留部分肌肉这一技术。

依赖腹壁下动脉供血的横行腹直肌皮瓣

腹壁下动脉血管系统是在 TRAM 皮瓣下腹部皮肤和皮下组织的主要供血来源，这使得皮瓣的设计可以更具有灵活性并且能够保留更多的肌肉而不影响重建乳房的外观[11]。目前已有多种手术方法的描述，这些方法的目的往往是为了改善功能，尝试保留腹直肌外侧部分完整的神经支配是很明智的选择。腹直肌存在节段性的运动，支配神经沿着外侧肋间隔经肋间神经血管束进入。腹壁下动脉血管蒂的神经血管束的解剖结构存在很多变异[12]。如果能够在肌肉里解剖分离这些神经束，同时又不损伤到血管蒂，那么是可以保留部分肌肉的。腹壁下动脉在深部分为两根主要的肌间血管，这种血管解剖非常适合于采用保留部分腹直肌肌肉。根据 Moon 和 Taylor 血管体区理论，此种血管属于Ⅱ型，大多数病例(57%)属于这种类型[7]。

腹壁的功能

尽管一般认为在 TRAM 皮瓣手术中保留部分肌肉能够减少术后腹壁并发症的发生，但是文献综述结论不一。一些研究认为该术式可以减少术后短期[4]和长期[13]腹壁力量和运动功能的损害，而其他研究没有得出类似的结论[14-18]。一项术后影像学研究显示，在保留部分肌肉的 TRAM 皮瓣手术中无论带入多少肌肉组织，剩余的腹直肌全长术后均出现肌肉萎缩[19]。也有研究采用了不同的客观测量指数(例如肌力测定)比较了不保留任何肌肉组织的游离 TRAM 皮瓣和 DIEP 皮瓣(即保留了所有肌肉组织的 TRAM 皮瓣)两种术式在减少术后疼痛、减少腹壁并发症发生以及术后长期功能丧失这些方面的差异[20-22]。结果显示，术后供区的肌肉力量强度、术后疼痛、外观以及日常生活能力并没有显示出显著性差异。Nahabedian 等研究发现，腹壁的功能与患者的体重、年龄有关，而与是否保留肌肉、肋间神经无关[23]。还有一些不同的研究结果认为腹壁功能和腹直肌破坏的关系可能与肌肉分离过程中的去神经化有关联[24]，以及与闭合供区时去除了部分筋膜有关。尽管这些研究结果并不一致，现有的研究数据表明，保留部分肌肉的 TRAM 皮瓣还是能够给患者带来一定的好处。

皮瓣的血流灌注的影响

是否采用 MS-TRAM 皮瓣手术取决于对皮瓣血供的预判。Kroll[4]报道了一系列采用保留腹直肌肌肉技术进行乳房重建的患者，说明了可能发生皮瓣灌注不足的问题。他的310例病例是常规采用 DIEP 术式，其中皮瓣部分坏死的发生率是37.5%，而脂肪坏死的发生率是62.5%。而当皮瓣的设计是基于穿支血管的分布特点，并且减少了皮瓣的组织量后，皮瓣部分坏死率和脂肪坏死率则分别降为8.7%和17.4%。游离 TRAM 皮瓣的部分坏死率和脂肪坏死率最低，分别是2.2%和12.9%。最近，Lindsey 报道了通过术中观察穿支血管的管径,并结合相应的算法,选择合适的穿支,不管是在 DIEP 皮瓣或是在 MS-TRAM 皮瓣中,均能提高皮瓣的成活率,同时降低脂肪坏死率[25]。伴随着动脉血管存在的变异,静脉血管也可能因此会出现血流量不足,穿支动脉的伴行静脉往往管壁薄且管径小。当其周围的组织被剔除时,血管往往容易受压,尤其是在进入皮瓣表层部位时。由于术后可能存在皮瓣内血流量的减少,因此这类手术技术在那些合并有诸如肥胖、长期吸烟史影响伤口愈合的患者中应当慎用,这些合并症与血流减少有关[26,27]。在这种情况下,皮瓣的设计应该是尽可能保证最大的血供。可以切取双蒂增加皮瓣血供,也可以将皮瓣的每一侧血管蒂部重建到一个单独的受体血管蒂,以确保整个皮瓣的血供。对此已有一些不同类型皮瓣组合的描述,包括 DIEP/MS- TRAM [28] 和 SIEA/MS-TRAM[29]。

如果皮瓣采用了血管延迟技术,那么皮瓣组织供血量就可以得到增加[30,31]。血管延迟技术甚至可以通过改善局部血液供应来减少腹壁并发症的发生[32]。已有多种血管延迟方法的报道,包括内镜辅助结扎[33]和腹壁下动脉选择性栓塞[34]。可以通过切断皮瓣周围的方法进一步使血液供给腹壁上血管系统来完全阻断血供施行有效的延迟,从而达到增加皮瓣血供的目的。术中较容易结扎腹壁下动静脉。术中缺血预处理也有助于改善皮瓣的动脉血液灌注[35]。术中应用这些方法能够有助于提高皮瓣的安全性、可靠性,同时减少保留肌肉可能带来的不良结果。

患者选择

共有 8 种不同的采用下腹部自体组织乳房再造的方式。对患者而言,选择哪种方法最合适取决于患者个体因素、解剖学特点以及实际需求。患者的选择也应慎重因为可能存在着血供范围的不同,要避免因血液供应不足引起的相关并发症。选择采用 TRAM 皮瓣手术时,需要考虑患者体重、腹部脂肪量、需要重建的乳房容积、穿支血

管的数量、管径以及位置等因素[23]。其他还需要考虑的因素包括有无吸烟史以及肌皮瓣的需要量、单侧重建时越过中线的皮瓣组织量。如果术前规划时考虑了这些因素,那么脂肪坏死率和部分皮瓣坏死率便可以降低到医生和患者都可接受的水平。如患者自身条件不允许,就不应该采用 MS-TRAM 手术。我们的目标是采用最安全可靠的方式进行乳房再造重建,并且尽量避免并发症的发生。同时,这一目标还应与尽量减少供区并发症相适应。新的手术技术的出现并不意味着完全放弃旧有的术式,而是在手术适应证方面有所改变和调整。

笔者倾向于选择下腹部组织进行乳房重建,会要求患者给予笔者术中决定如何安全地移植组织的权力。如果患者适合采用游离皮瓣手术,笔者会提供所有可供选择的方法。如果不适合游离皮瓣,那么笔者会考虑采用以腹壁上动脉为蒂的组织瓣。笔者会避免承诺采用任何特定的方法移植组织,遵循决策树所罗列的方法(图64.1)。决策树要求每一个选择续贯排列,并选择最可能成功的术式,同时尽量减少供区处理可能的困难。

手术技术

患者取仰卧位,术中手术台的头侧应允许抬升,因为这样可以在手术即将结束时通过抬升头侧手术台,有利于乳房重建塑形,同时也易于供区的闭合。在腹部设计皮瓣时,需要对称切取,皮瓣的上缘越过腹中线位于脐上方,下缘在耻骨上方,两侧可达髂嵴(图64.2)。皮瓣下缘切口在中线位置呈弧形向上,这样不至于缝合供区时皮肤张力过大,并不至于使得耻骨区域的阴毛向上提升。

切开皮肤和皮下组织直至筋膜层,解剖分离从腹壁浅筋膜层开始。手术过程中尤其注意及时止血。因为本手术创面较大,手术切口长,术中累积失血量会比较多,如果不注意术中止血,会导致失血较多而需要输血。

切开皮肤后便要开始选择最可靠的皮瓣血供

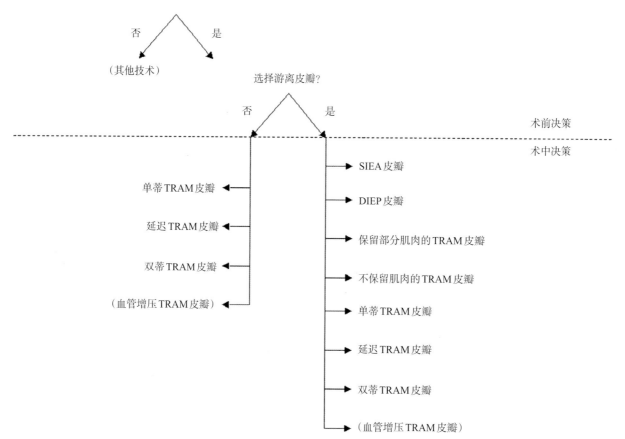

图64.1　在上下文中理解在皮瓣设计中保留肌肉筋膜技术,这点非常重要。术前需要考虑的因素包括组织的来源,是否需要采用游离皮瓣技术以及最可能采用的皮瓣设计。最终做出的决定是手术切取皮瓣过程中,需要考虑每一个步骤的顺序以及各种可能,最后确定皮瓣转移类型。带蒂TRAM皮瓣是否需要应用血管增压技术(即外增压)是基于是否存在静脉回流不足以及受区是否有合适受体血管。

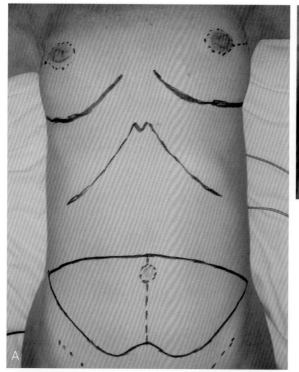

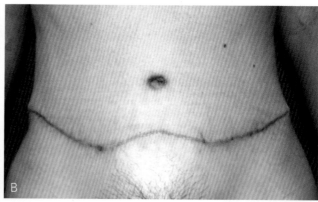

图64.2　A、B.皮瓣设计时考虑对称性非常重要,包括脐周组织的对称,可将皮瓣下缘切口向上做弧形突出(A),从而可以减少皮肤张力以及供区关闭时不至于耻骨区域的阴毛也向上提升(B)。

来源设计方法,需要评估解离中遇到的每一个穿支血管。最先需要考虑的是腹壁浅动脉(SIEA)及其伴行静脉。这些血管往往在皮瓣下缘能够被辨识。如果这些血管符合要求,便可进行 SIEA 皮瓣手术。即使是选择 TRAM 皮瓣手术,保留这些血管也会有很大的益处。Wechselberger 等[36]报道,这些血管可以用来增加皮瓣的静脉引流,必要的时候,还可以将其与胸背血管、胸外侧血管、肋间血管以及胸廓内血管进行吻合。

从皮瓣的上缘皮肤切开,将切口上方的皮肤和皮下组织逐渐掀起并分离至肋缘下。仔细观察腹壁,检查是否存在腹直肌分离的情况。如果存在明显的腹直肌分离的情况,穿支血管会移行靠近腹直肌肌肉的两侧,从而影响皮瓣切取过程中对穿支血管的定位判断。在完全解剖完上腹壁后,开始从外侧向内侧切取皮瓣,皮瓣的左右两侧方法相同。到达腹直肌鞘外侧缘后开始仔细地寻找外排的穿支血管。一些术者喜欢选择以穿支血管为中心分离来切取皮瓣,因为这些穿支血管往往垂直穿过腹直肌[37]。它的缺点是有可能会破坏剩余腹直肌肌肉的神经和血管,这不符合该技术保留肌肉功能的目的。

如果能找到粗大的穿支血管,那么所有的筋膜及肌肉组织得以保留而只用切取穿支皮瓣。对于上述决策的制订,Kroll 提出了有关标准[4],包括一条可触及搏动的穿支动脉,一条管径至少为 1 mm 的静脉,以及切取至少70%的组织量以重建合适大小的乳房。在做最终的决定前,内、外排的穿支血管均需仔细检查,管径最大并且最可靠的穿支通常分布在脐周。由一条主要穿支为蒂供应皮瓣血供的理论是基于在大约 3/4 的病例(38 例)中,穿支皮瓣的确定是基于血供来源于一条粗大的穿支血管的[38]。只有当穿支动静脉具备上述的这些特征,才开始进行皮瓣的设计切取。

决定采用 TRAM 皮瓣手术以及确定选择某一条穿支血管后,就要开始设计下一步的切口,在穿支血管周围最小化切开游离腹直肌前筋膜组织。沿侧下方向切开腹直肌鞘显露腹壁下血管蒂部。继续解剖分离,切开穿支血管外侧的筋膜。为了

确保该操作过程的安全,需要在肌肉表面提起这层筋膜组织,并仔细检查其下面,确定是否有穿支血管黏附在腹直肌鞘上。在上下两层筋膜间用手术剪钝性分开血管(图 64.3)。这样操作保留了穿支血管旁的筋膜组织,最大限度地保护了穿支血管,降低了损伤的风险。腹直肌鞘的内侧切口靠近腹白线。如果没有打算采用穿支皮瓣手术,那么就没有必要保留穿支血管内侧的筋膜,因为直接将腹直肌鞘前外侧缝合于中线上,其所能提供的闭合强度是最大的。根据 Erni 和 Harder 的描述[39],在某些特殊情况下通过切开腹直肌前鞘可以完全保留穿支血管间筋膜。

提起腹直肌,仔细观察其下面腹壁下动脉和对应的肋间神经血管束的解剖关系。如果发现沿着腹壁下动脉血管蒂和肋间神经血管束进入肌肉的部位存在着一个小的间隙,那么腹直肌肌肉就可以在这个裂隙进行解剖分离,保留腹直肌外侧部分(图 64.4)。在解剖分离肌肉过程中,营养肌肉的小血管分支可以通过血管夹夹闭或者双极电凝切断。而腹直肌内侧部分的肌肉需要带入皮瓣内,因为这部分肌肉在上述操作后会因为去神经化而失去功能。随着皮瓣与腹壁下血管的彻底游离,再逐渐解离腹壁下动脉直至接近髂外血管处。在切取皮瓣的过程中,务必注意避免牵拉损伤血管蒂部。最终皮瓣需要有合适长度的蒂,方便通过乳腺部血管或者腋窝部血管重建皮瓣血运(图 64.5)。

如果在切取皮瓣的同时,另外一组医生做胸壁供区的准备工作,那么将缩短手术所用时间。采用即刻手术重建的病例,乳腺团队在行全乳切除同时可以转移皮瓣,而那些是二期重建的病例,重建团队医生可以同时行切除胸壁瘢痕,转移皮瓣和胸大肌,准备受区血管。应该在皮瓣断蒂之前完成这些步骤以减少皮瓣缺血时间,最后将皮瓣转移至胸部并完成血管重建。在完成血管吻合手术后,将患者置于半卧位,继续完成皮肤及皮下组织的闭合。皮下放置两条负压引流管以防止皮下血清肿形成。对于延迟重建的患者,在皮瓣切取和转移前需要再次评估供区闭合后乳房下皱襞

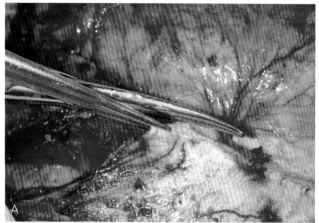
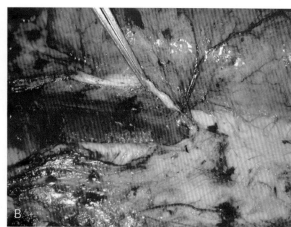
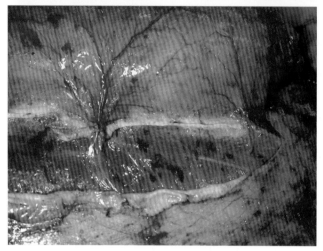

图64.3 A~C.保留肌肉筋膜手术的筋膜保护。提起筋膜组织(A),仔细检查下表面,直视下穿支血管旁切开(B)可以更安全地最小化切开筋膜,保护多条小穿支血管(C)。需要确保最佳的皮瓣血液供应。

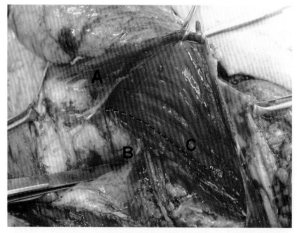

图64.4 保留肌肉筋膜技术中的肌肉保留。如果存在运动神经(A)进入肌肉外侧到达血管蒂(B),便可以在两者间的连线进行分离肌肉(C),同时保留具有完整神经血管束的外侧肌肉。

是否在合适的位置,这点十分重要。

皮瓣转移到胸部受区的具体操作过程与没有保留肌肉的游离TRAM皮瓣操作一样,但是需要确保组织瓣血管蒂不被扭曲或者是受到胸壁的挤压。在皮瓣和胸廓内动脉进行吻合和血运重建的地方,蒂部很容易受到肋软骨的压迫。同时,蒂部血管沿着胸壁隧道进入皮瓣往往需经过90°的转向,这也是引起蒂部扭转压迫的危险因素。蒂部位置需要仔细检查以避免其受到阻塞压迫,尤其是纤细壁薄的静脉血管更容易受压。随着蒂部血管周围软组织量的减少,血管更加容易受到机械压迫和阻塞。

术后的护理

患者的术后护理和皮瓣监测与其他显微外科乳房重建手术相似,需要有专科经验的工作人员

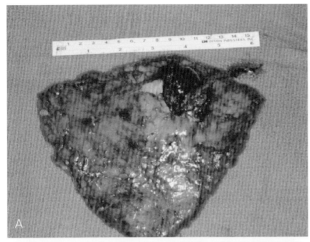

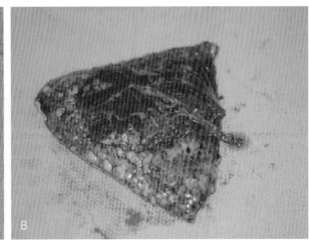

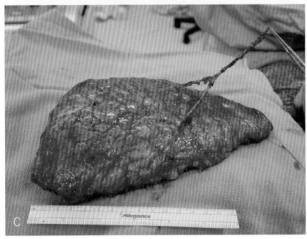

图 64.5　不同类型的 TRAM 皮瓣比较：A. 采用保留肌肉筋膜（MS）技术；B. 没有采用 MS 技术；C. 穿支皮瓣技术。是否采用某种皮瓣决策是依据穿支血管的解剖形态以及皮瓣所需的血供而定的。

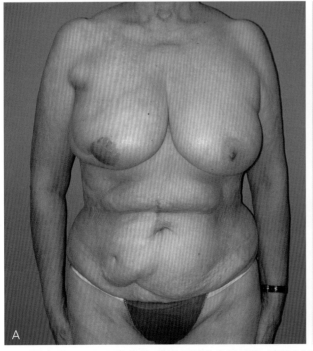

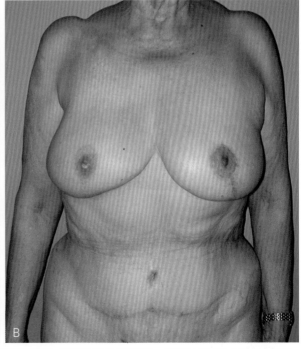

图 64.6　A、B.67 岁患者，乳腺癌保乳术后复发，采用右侧乳房重建，左侧乳房悬吊固定。术前（A）以及术后（B）外观。

每小时监测皮瓣的血液灌注情况。对于较大的皮瓣,尤其需要防止皮瓣的移动以及蒂部的机械压迫。我们鼓励患者术后第一天就可以坐椅子上,第二天就开始下床活动。患者通常需要住院5天,这取决于术后疼痛控制的程度。术后6周内避免提重物或者过度用力,防止腹部压力过大引起腹壁疝的发生。

当伤口完全愈合以后,可以再考虑下一步的外观整形。最终的整形术需要根据对侧乳房外形,大约在手术后3个月完成。当完成了最终的乳房塑形后,乳头-乳晕的重建可以通过纹色进行(图64.6),这样就完成了所有的乳房重建再造步骤。

编者评论

本章很好地总结了采用不同类型腹部皮瓣进行乳房重建中的多种不同的选择方法。本章阐述了以腹壁上动脉为血供来源的TRAM皮瓣的选择,讨论了以该方法保留肌肉(MS)的技术的基本原理。从同行评议角度展现以腹壁下动脉为血供的腹直肌皮瓣解剖学基础及其与腹壁功能关系和其与皮瓣获取关系的对比,这使得读者可以与作者共同得出结论,即在不同的临床条件下,对皮瓣获取的最优方法有不同的见解,以腹直肌皮瓣切取中的MS技术,可能在肌肉和穿支血管解剖都适合的情况下,以及不同个体条件不同组织瓣容积的情况下,能够带来很多益处。对于合适的患者、合适的腹部皮瓣类型的选择,我倾向于与本章作者一样,因为与我自己处理过的乳房重建的病例所获得的结果更加一致和可推测。

(G.L.R.)

参考文献

[1] Knight MAK, Nguyen DIV, Kobayashi MR, et al. Institutional review of free TRAM flap breast reconstruction. *Ann Plast Surg* 2006;56(6):593-598.

[2] Hartrampf CR, Scheflan M, Black PW. Breast reconstruction with a transverse abdominal island flap. *Plast Reconstr Surg* 1982;69(2):216-225.

[3] Shestak KC. Breast reconstruction with a pedicled TRAM flap. *Clin Plast Surg* 1998;25(2):167-182.

[4] Kroll SS. Fat necrosis in free transverse rectus abdominis myocutaneous and deep inferior epigastric perforator flaps. *Plast Reconstr Surg* 2000;106(3):576-583.

[5] Clugston PA, Gingrass MK, Azurin D, et al. Ipsilateral pedicled TRAM flaps: the safer alternative? *Plast Reconstr Surg* 2000;105(1):77-82.

[6] Boyd JB, Taylor GI, Corlett R. The vascular territories of the superior epigastric and the deep inferior epigastric systems. *Plast Reconstr Surg* 1984;73(1):1-16.

[7] Moon HK, Taylor GI. The vascular anatomy of rectus abdominis musculocutaneous flaps based on the deep superior epigastric system. *Plast Reconstr Surg* 1988;82(5):815-832.

[8] Miller LB, et al. The superiorly based rectus abdominis flap: predicting and enhancing its blood supply based on an anatomic and clinical study. *Plast Reconstr Surg* 1988;81(5):713-724.

[9] Whetzel TP, Huang V. The vascular anatomy of the tendinous intersections of the rectus abdominis muscle. *Plast Reconstr Surg* 1996;98(1):83-89.

[10] Harris NR II, Webb MS, May JW Jr. Intraoperative physiologic blood flow studies in the TRAM flap. *Plast Reconstr Surg* 1992;90(4):553-558; discussion 559-561.

[11] Huang C-F, et al. Breast reconstruction with a muscle-sparing free transverse rectus abdominis myocutaneous flap: comparison between immediate and delayed groups. *Chang Gung Med J* 2004;27(4):275-282.

[12] Yap LH, Whiten SC, Forster A, et al. The anatomical and neurophysiological basis of the sensate free TRAM and DIEP flaps. *Br J Plast Surg* 2002;55(1):35-45.

[13] Mizgala CL, Hartrampf CR Jr, Bennett GK. Assessment of the abdominal wall after pedicled TRAM flap surgery: 5- to 7-year follow-up of 150 consecutive patients. *Plast Reconstr Surg* 1994;93(5):988-1002.

[14] Kind GM, Rademaker AW, Mustoe TA. Abdominal-wall recovery following TRAM flap: a functional outcome study. *Plast Reconstr Surg* 1997;99(2):417-428.

[15] Suominen S, Asko-Seljavaara S, von Smitten K, et al. Sequelae in the abdominal wall after pedicled or free TRAM flap surgery. *Ann Plast Surg* 1996;36(6):629-636.

[16] Edsander-Nord A, Jurell G, Wickman M. Donor-site morbidity after pedicled or free TRAM flap surgery: a prospective and objective study. *Plast Reconstr Surg* 1998;102(5):1508-1516.

[17] Bajaj AK, Chevray PM, Chang DW. Comparison of donor-site complications and functional outcomes in free muscle-sparing TRAM flap and free DIEP flap breast reconstruction. *Plast Reconstr Surg* 2006;117(3):737-746; discussion 747-750.

[18] Nahabedian MY, Tsangaris T, Momen B. Breast reconstruction

with the DIEP flap or the muscle-sparing (MS-2) free TRAM flap: is there a difference? *Plast Reconstr Surg* 2005;115(2):436- 444; discussion 445-446.

[19] Suominen S, Tervahartiala P, von Smitten K, et al. Magnetic resonance imaging of the TRAM flap donor site. *Ann Plast Surg* 1997; 38(1):23-28.

[20] Kroll SS, Sharma S, Koutz C, et al. Postoperative morphine requirements of free TRAM and DIEP flaps. *Plast Reconstr Surg* 2001;107(2):338-341.

[21] Blondeel N, Vanderstraeten GG, Monstrey SJ, et al. The donor site morbidity of free DIEP flaps and free TRAM flaps for breast reconstruction. *Br J Plast Surg* 1997;50(5):322-330.

[22] Futter CM, Webster MH, Hagen S, et al. A retrospective comparison of abdominal muscle strength following breast reconstruction with a free TRAM or DIEP flap. *Br J Plast Surg* 2000;53(7):578-583.

[23] Nahabedian MY, Momen B, Galdino G, et al. Breast reconstruction with the free TRAM or DIEP flap: patient selection, choice of flap, and outcome. *Plast Reconstr Surg* 2002;110(2):466-475.

[24] Bottero L, Lefaucheur JP, Fadhul S, et al. Electromyographic assessment of rectus abdominis muscle function after deep inferior epigastric perforator flap surgery. *Plast Reconstr Surg* 2004;113(1): 156-161.

[25] Lindsey JT. Integrating the DIEP and muscle-sparing (MS-2) free TRAM techniques optimizes surgical outcomes: presentation of an algorithm for microsurgical breast reconstruction based on perforator anatomy. *Plast Reconstr Surg* 2007;119(1):18-27.

[26] Chang DW, Reece GP, Wang B, et al. Effect of smoking on complications in patients undergoing free TRAM flap breast reconstruction. *Plast Reconstr Surg* 2000;105(7):2374-2380.

[27] Chang DW, Wang B, Robb GL, et al. Effect of obesity on flap and donor- site complications in free transverse rectus abdominis myocutaneous flap breast reconstruction. *Plast Reconstr Surg* 2000; 105(5):1640-1648.

[28] Agarwal JP, Gottlieb LJ. Double pedicle deep inferior epigastric perforator/muscle-sparing TRAM flaps for unilateral breast recon-

struction. *Ann Plast Surg* 2007;58(4):359-363.

[29] Cohn AB, Walton RL. Immediate autologous breast reconstruction using muscle-sparing TRAM flaps with superficial epigastric system turbocharging: a salvage option. *J Reconstr Microsurg* 2006;22 (3):153-156.

[30] Codner MA, Bostwick J, 3rd, Nahai F, et al. TRAM flap vascular delay for high- risk breast reconstruction. *Plast Reconstr Surg* 1995;96(7):1615-1622.

[31] Erdmann D, Sundin BM, Moquin KJ, et al. Delay in unipedicled TRAM flap reconstruction of the breast: a review of 76 consecutive cases. *Plast Reconstr Surg* 2002;110(3):762-767.

[32] Rickard RF, Hudson DA. Influence of vascular delay on abdominal wall complications in unipedicled TRAM flap breast reconstruction. *Ann Plast Surg* 2003;50(2):138-142.

[33] Restifo RJ, Ahmed SS, Rosser J, et al. TRAM flap perforator ligation and the delay phenomenon: development of an endoscopic/laparoscopic delay procedure. *Plast Reconstr Surg* 1998;101(6):1503-1511.

[34] Scheufler O, Andresen R, Kirsch A, et al. Clinical results of TRAM flap delay by selective embolization of the deep inferior epigastric arteries. *Plast Reconstr Surg* 2000;105(4):1320-1329.

[35] Restifo RJ, Thomson JG. The preconditioned TRAM flap: preliminary clinical experience. *Ann Plast Surg* 1998;41:343-347.

[36] Wechselberger G, Schoeller T, Bauer T, et al. Venous superdrainage in deep inferior epigastric perforator flap breast reconstruction. *Plast Reconstr Surg* 2001;108(1):162-166.

[37] Munhoz AM, Ishida LH, Sturtz GP, et al. Importance of lateral row perforator vessels in deep inferior epigastric perforator flap harvesting. *Plast Reconstr Surg* 2004;113(2):517-524.

[38] Vandevoort M, Vranckx JJ, Fabre G. Perforator topography of the deep inferior epigastric perforator flap in 100 cases of breast reconstruction. *Plast Reconstr Surg* 2002;109(6):1912-1918.

[39] Erni D, Harder YD. The dissection of the rectus abdominis myocutaneous flap with complete preservation of the anterior rectus sheath. *Br J Plast Surg* 2003;56(4):395-400.

Mark W. Clemens

Maurice Y. Nahabedian

第 65 章

腹壁下深动脉穿支皮瓣在乳房重建中的应用

Deep Inferior Epigastric Artery Perforator Flap Breast Reconstruction

背景

寻找理想乳房重建方式的研究推动了恢复到"正常乳房外形"技术的革新。理想的乳房重建术理论上可以使乳房恢复到"像以前一样"自然的质地及触感,且尽可能减少对患者供区的影响,甚至使供区从中获益。传统技术中,采用带蒂肌皮瓣或游离肌皮瓣自体乳房重建理所当然牺牲部分供区组织[1,2]。但穿支皮瓣最新进展使皮肤和脂肪组织可以安全转移,并且供区并发症很少[3]。对于乳腺切除后乳房重建患者来说,腹部穿支皮瓣已成为重建显微外科的主流。腹壁下深动脉穿支(DIEP)皮瓣自1989年提出以来,于1994年后在外科得到广泛应用,通过该皮瓣重建的乳房能够保持柔软的自然形态,改善了腹部外形轮廓且不牺牲肌肉或筋膜[4,5]。该皮瓣的应用降低了腹部膨隆、腹壁疝、乏力等术后并发症的发生率[6]。

解剖

DIEP 皮瓣是来源于下腹部的皮肤脂肪皮瓣。前腹壁的解剖结构包括皮肤、皮下脂肪、浅筋膜层(Camper)、深部的膜筋膜层(Scarpa)、腹直肌前鞘、腹部肌肉与腱膜和筋膜鞘、腹直肌后鞘及腹膜前脂肪、腹横筋膜和腹膜。前腹壁的成对肌肉为腹外斜肌、腹内斜肌、腹横肌和腹直肌(图65.1)。腹直肌前方的腹外斜肌腱膜及腹内斜肌腱膜,与后方的腹内斜肌腱膜及腹横肌腱膜共同组成筋膜鞘,并包绕腹直肌(图65.2)。弓状线(半环线)水平穿过腹直肌的下1/4,其代表腹直肌鞘的下缘。腹直肌鞘在该线以下没有肌肉组织。

DIEP 皮瓣的血管来源于腹壁下血管,这些血管是髂外动静脉的分支(图65.3)。深部的血管有

多个穿支为前腹壁提供血运(图65.4),DIEP皮瓣通常由1~3个穿支构成,腹壁下深动脉走行于腹直肌后方,穿行于肌肉下、中、上1/3,分别占17%、78%、5%[7]。皮瓣由这些穿支血管供血或者由保留腹直肌和腹直肌鞘的带蒂血管供血(图65.5)。通常,每侧有2条静脉伴随一条动脉。

腹部游离皮瓣的切取是介于横行腹直肌肌皮瓣和穿支皮瓣之间的一种延续,DIEP皮瓣及游离TRAM皮瓣血供相同,取瓣技术也相似[8],两种皮瓣的区别在于是否包括腹直肌以及灌注皮瓣的穿支血管数目。组成游离TRAM皮瓣的腹直肌肉组织量是不定的,其数量可以大到整个肌肉,也可以小到2 cm×2 cm的肌肉段(图65.6)。后者若包含一小部分腹直肌鞘则被称为保留肌肉的游离TRAM皮瓣。游离 TRAM 皮瓣为完整腹直肌(MS-0)或部分腹直肌。部分宽皮瓣会保留外侧段(腹直肌)(MS-1)或外侧和内侧段共同保留(腹直肌)(MS-2)[9]。游离TRAM皮瓣由多条穿支(通常为3~6支)组成。而 DIEP 皮瓣(MS-3)不携带肌肉或腹直肌鞘,由1~3根直径>1.5 mm的穿支构成。一项回顾性研究追踪验证了88个DIEP皮瓣的穿支数目,结果显示有76%皮瓣含有1个穿支,22%皮瓣含有2个穿支,2%皮瓣含3个穿支[10]。DIEA 优势穿支分为内侧(18%)、中央(28%)或外侧模式(54%),其中外侧穿支通常走行垂直,易于剥离。大多数穿支位于脐周8 cm内,脐上2 cm至脐以下6 cm。现已经通过多普勒检查确定腹壁下深动脉的平均直径为3.6 mm(范围2.8~5 mm)[11,12]。平均血管蒂长度为10.3 cm,但个体差异较大。几组节段性神经从外侧段和中央段交界处进入腹直肌内。小的1型神经与邻近节段的神经重叠支配腹前壁皮肤及肌肉组织,去除其中1型神经对肌肉功能无影响。单一且

脐以上

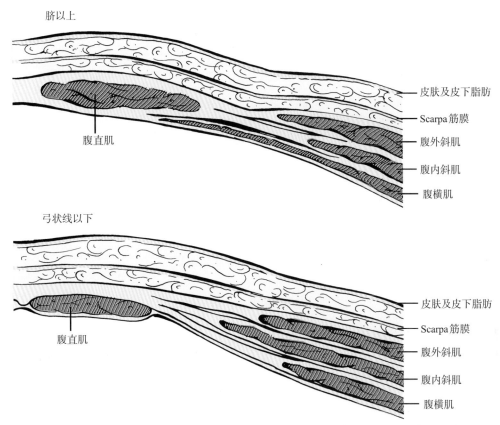

皮肤及皮下脂肪

Scarpa 筋膜

腹外斜肌

腹内斜肌

腹横肌

腹直肌

弓状线以下

皮肤及皮下脂肪

Scarpa筋膜

腹外斜肌

腹内斜肌

腹横肌

腹直肌

图 65.1　配对的腹直肌和腹斜肌之间的关系。DIEP 皮瓣的皮肤脂肪部分包括皮下脂肪和 Scarpa 脂肪。

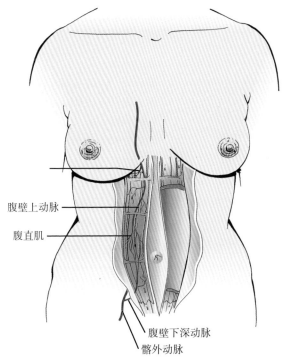

腹壁上动脉

腹直肌

腹壁下深动脉

髂外动脉

图 65.2　弓状线以上是后腹直肌鞘，弓状线以下为腹横筋膜。腹直肌通过前腹直肌鞘相连。

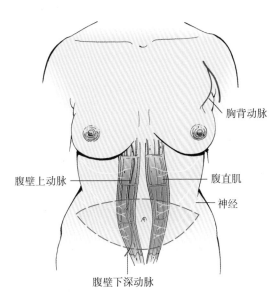

胸背动脉

腹壁上动脉

腹直肌

神经

腹壁下深动脉

图 65.3　腹直肌血供来源于腹壁上、下血管。DIEP 皮瓣血供来源于腹壁下动脉及静脉。

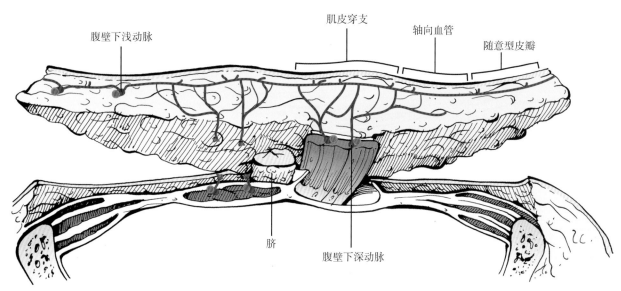

图65.4　来源于腹壁下深血管的穿支血管穿过前腹直肌鞘进入皮瓣的皮肤脂肪部分。在皮瓣内,穿支通过真皮下血管丛向各个方向分支和延伸。离主穿支越远,血管分布越少。

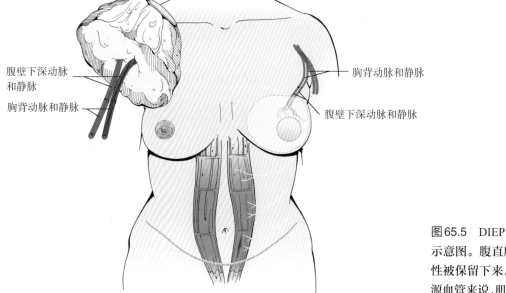

图65.5　DIEP皮瓣及其附着血管示意图。腹直肌的完整性和连续性被保留下来。对于分离穿支和源血管来说,肌分离术是必要的。

宽大的2型神经在弓状线水平支配全部腹直肌,若去除2型神经,则可能导致供区并发症及腹部膨隆[13]。

适应证

应用DIEP皮瓣重建可以重新为乳房切除术后患者塑造很好的乳房外形、轮廓,同时减少了供区腹部张力和腹部外形等相关并发症。

对于腹部皮肤和脂肪过多的患者来说,腹部穿支皮瓣是乳房重建的理想组织来源(图65.7)。过度肥胖且腹部膨隆的女性患者不建议行穿支皮瓣重建术(图65.8)。根据术前、术中相关因素决定是采用TRAM皮瓣还是DIEP皮瓣[14-16]。重要的术前因素包括乳房大小、体积、体形、腹部皮肤脂肪的体积、质量、是否吸烟。

自然乳房的大小和体积是影响皮瓣选择的主要决定因素。通常可以通过视觉评估乳房大小体

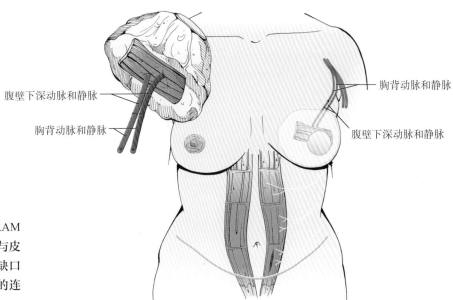

胸背动脉和静脉

腹壁下深动脉和静脉

胸背动脉和静脉

腹壁下深动脉和静脉

图65.6 保留腹横肌的游离 TRAM 皮瓣示意图。一小段中心肌肉与皮瓣被取出,留下一个小的中心缺口由腹直肌从中穿过,保留肌肉的连续性和神经支配。

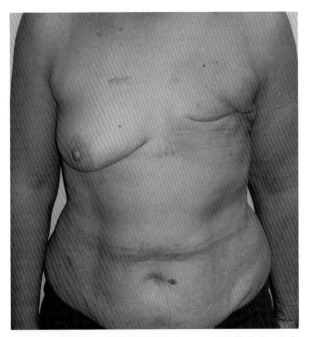

图65.7 图示为一例理想的可行 DIEP 皮瓣的患者,该患者有丰富的下腹部组织来重建乳房。

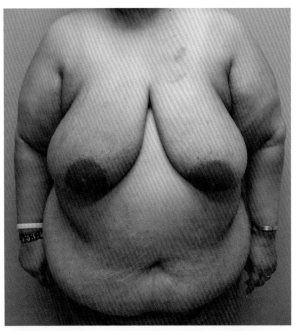

图65.8 图示为一个非理想的可行 DIEP 皮瓣的患者,基于该患者存在超重、BMI超标过高及过大的体型。同时严重的下腹部脂肪营养不良患者可能无法安全及效率地取得 DIEP 皮瓣。

积,但使用3D图像技术评估更精准[17]。在我们既往实践中,乳房体积<1 000 mL的女性患者适合DIEP皮瓣或游离TRAM皮瓣重建术,而乳房体积>1 000 mL的女性患者更适合游离TRAM皮瓣重建术[9],体积较大(>1 000 mL)乳房重建血流灌注不足相关的风险增加。术前影像学检查有助于推测腹壁穿支的存在及位置。可以通过应用多普勒超声和CT血管造影[18]检查来实现。术前影像有助于术前穿支定位及决定是否选择腹壁下浅动脉皮瓣。

禁忌证

DIEP皮瓣重建的禁忌证包括因既往腹部切口影响皮瓣组织量(图65.9)。既往耻骨联合前方(Pfannenstiel)切口通常不会影响腹壁下深动静脉的完整性。某些肋下等腹部切口,不是手术绝对禁忌证,但必须小心将损伤程度降至最低,并保留前腹壁组织足够的血运。

患者的临床状态取决于多种因素,而且可能影响游离皮瓣。这些因素包括高龄、营养状况、吸烟以及潜在的合并症(如糖尿病、心肺疾病、外周

血管疾病)。虽然高龄和吸烟不是游离皮瓣手术的禁忌证,但营养不良会妨碍伤口愈合和恢复。过度肥胖且腹部膨隆的患者会影响腹部皮瓣重建[15]。有吸烟史的女患者可能更适合游离的TRAM皮瓣,因为游离TRAM皮瓣有更多的穿支且吸烟相关并发症更小[14]。血糖控制不佳的糖尿病患者和有外周血管疾病的患者需严格控制血糖,并且可能需要重建血管而不是游离皮瓣移植。对于有多个基础疾病的患者,严格遵照医生医嘱完成术前准备非常必要。

手术技巧

皮瓣设计

患者取站立位做手术标记(图65.10)。以髂前上棘外缘、脐上2 cm为顶点,在腹部做以中线为对称轴的椭圆形皮岛切口简图。切口下缘位置较灵活,一般位于耻骨上缘或附近,这取决于腹部皮肤松弛程度。上腹部皮瓣的游离悬吊高度的确切位置由术中决定。必须仔细估算出足够皮肤量来保证缝合时无张力。DIEP皮瓣皮岛的皮肤大小约10~15 cm高,30~40 cm宽。单侧乳房重建的

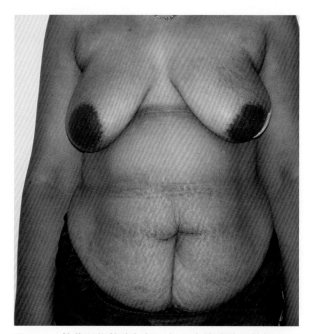

图65.9 某些既往的腹部切口如下中线或肋下的切口可能阻碍DIEP皮瓣重建。该患者下中线切口无法取得足够的组织来重建至最初的乳房体积和轮廓对称性。

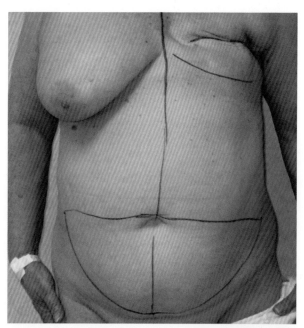

图65.10 DIEP皮瓣的典型标记。顶点包括髂前上棘外侧和肚脐上缘。这些标记将主要的脐周的穿支包含在内。

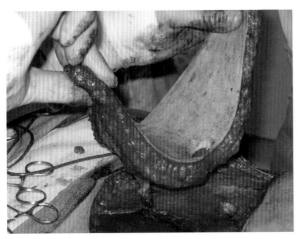

图 65.11 单一血管穿支的 DIEP 皮瓣被抬高,最初是包括 1～4 区。

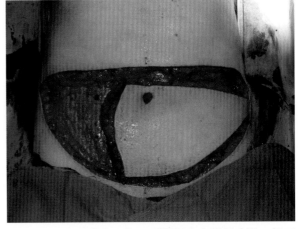

图 65.12 由于灌注不良,4 区的深内上腹部皮瓣一般不用。患者肌体脂肪中到重度的保留 4 区可能导致脂肪坏死。对于瘦型患者,如果有良好的灌注记录,可保留 4 区。

患者,皮岛通常全部切取;由于缺乏血流灌注,需要去除 4 区皮瓣。术前用彩色多普勒确定穿支血管的位置,它很有帮助但决不能代替细致的术中解剖。

手术细节

所有患者均需预防性使用抗生素,特别注意皮肤菌群和革兰阳性菌。手术时患者取仰卧位,双臂外展。注意充分垫起手臂、肘部和手,以防止神经压迫。进行气管插管,建立静脉(IV)通路,监测血压,使用抗栓袜,插入 Foley 导尿管。由于体表暴露面积大,应通过体温检测器和可调节保温装置进行监测和维持患者的中心体温。腹部解剖时肌肉需要完全松弛。

根据术前计划好的腹部皮岛画线做切口。环肚脐周围切开,分离下皮瓣切口时,如果有腹壁浅动静脉则预先保留并用血管夹标记血管,当吻合皮瓣后出现可疑静脉功能不全时可作为额外血管通路。通过 Scarpa 筋膜向下到腹直肌筋膜切取皮瓣。皮瓣的外侧切缘切成斜面,便于关闭腹壁切口时减少猫耳形成。小心地用电刀在腹直肌肌筋膜平面由外向内切取皮瓣。手术头镜可增加分辨率,筋膜上的小间隙可能是血管穿支的出口。保留大的血管穿支并使用术中超声多普勒确定血管的口径和流速特征。可以临时采用无损伤血管夹

夹闭小血管评估皮瓣供血情况,夹闭几分钟后如果皮瓣仍然红润并有渗血,可以断开这根血管。如果有单一大的穿支血管,患者并不会因分离皮瓣时保留其他小穿支而获益。图 65.11 展示了 DIEP 皮瓣的 4 个区域。单侧重建时,通常舍弃第 IV 区(图 65.12)。一旦确定血管穿支并确定能提供足够的血流,则使用双极电凝或者虹膜剪切开腹直肌前筋膜。分离腹直肌表层显露 3～4 cm,向下分离到腹直肌的外下缘。当穿支穿过腱划时,需要携带有 1～2 mm 腹直肌前鞘肌袖已保证穿支安全。通过腹直肌纵向切口轻柔切开穿支周围的肌纤维,用拉钩轻轻拉开肌肉显露穿支(图

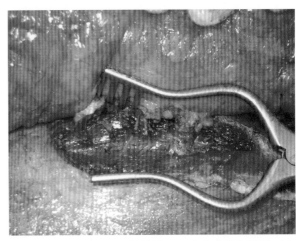

图 65.13 皮瓣分离的关键特征。3 个穿支均与腹壁下血管有沟通,可以看到小的运动神经分支从源头上的血管穿过。重牵引器使血管和神经的暴露更容易。

65.13）。注意穿支的近心端分出许多迂曲分支，需要小心避免损伤。主张通过锐性切除穿支血管周围组织和蒂，血管夹夹住穿支侧支。

运动神经从外侧进入腹直肌然后向中央方向走行，保护这些神经以免去神经化导致术后腹壁松弛臃肿。如果神经必须分开，建议将神经移植到邻近肌肉。有学者提倡应用神经外膜缝合技术进行神经对合。感觉神经起源于肋间神经束，伴随穿支血管走行。切断后可与胸壁神经对接维持组织瓣的感觉。

组织瓣血供可以通过组织瓣的色泽以及多普勒下穿支血管血供来评估。通过上抬腹直肌外侧缘可以目测组织瓣血管蒂血供情况。许多穿支顺着腹直肌下缘的深面汇入腹壁下深动脉，在血管蒂周围往往有一些脂肪岛，腹股沟上方解剖显露血管蒂的直径和长度。在一侧乳房重建中，对侧腹壁无须即刻切除。确定腹壁下深动脉血管能够提供充足血供给皮岛后，切除对侧腹直肌皮瓣。腹壁皮瓣转移后，应该摆放在合适的位置避免不必要的张力。图 65.14 描述了皮瓣切取后腹直肌典型的外观，图 65.15 显示单个穿支 DIEP 皮瓣的外观。

腹壁皮瓣完全移位到受区且受区血管准备好后，血管灌注 3 000～5 000 U 肝素。有研究探索了术中应用抗凝剂的使用，发现与术后应用 2 000～3 000 U 肝素相比，术中注射 5 000 U 肝素可以降低皮瓣缺血风险[19]。肝素注入循环 5 分钟后断开血管蒂，记录缺血时间。用生理盐水保持术中伤口及显露的血管的潮湿状态以避免干燥。

受区

乳房重建的受区血管选择一般为胸背动静脉或内乳动静脉。从重建和美容的角度，内乳动静脉血流丰富，血管易于显露，是首选的血管。需要两组手术团队同时进行受区及皮瓣切取。在延迟乳房重建中，需要提起乳房切除术后皮瓣以填充乳房缺损，同时切除胸壁瘢痕组织送病理检查。假体植入后失败的病例需要移除植入物，皮下切开胸大肌后再重新缝合至胸壁。在第 3 或第 4 肋软骨处分离胸大肌。偶尔乳内血管可以肉眼看见，且血管直径足够大利于吻合。有时候内乳血管走行的肋间隙较宽，分离不需要切开肋软骨。多数情况下受区需要切开 2～3 cm 的肋软骨，切开肋软骨及软骨膜后，肋间筋膜的深面下方便可见内乳血管。其直径大约 2～3 mm，一般有 1～2 条，最大一条静脉的平均直径为 2～4 mm（图 65.16）。

吻合

影响吻合的不利因素包括：受区血管切除损伤，由于放射和炎症引起的血管纤维化以及既往感染。受区和供区动静脉的直径应该是 1～3 mm，以满足相应的血流出入量。受供区的动静脉充分骨化，用减张微血管夹对齐待吻合血管并在无张力状态下吻合。吻合血管方法包括血管吻合器和手工缝合两种（图 65.17），局部应用利多卡因（4%）扩张血管，肝素溶液（100 U/cm³）冲洗血管腔。完美的吻合应该是完全对齐外翻，并且动脉和静脉内血流良好（图 65.18）。

DIEP 皮瓣的 4 区皮瓣由于灌注不良需要被切除，对于中重度肥胖患者，保留 4 区将导致脂肪坏死。对于体瘦患者，4 区可以保留。

皮瓣植入

显微吻合完成后，开始植入皮瓣。整个吻合术过程中应检查血管蒂是否有扭结、扭转和受压，以确保吻合过程中血管无张力。检查皮瓣的远端是否有动静脉出血。采用多普勒探头评估动脉和静脉血流情况。最后，在皮瓣最后完成缝合前，检查血管蒂保证吻合过程轻柔、血管没有扭转。在远离吻合部位皮瓣下放置负压引流管。

关闭供区

用不可吸收的 0 号缝线分两层缝合筋膜，内层 8 字形缝合，外层连续缝合（图 65.19）。通过腹部充分游离扩张以使肚脐位于腹部中央。于腹壁切口两侧放置负压引流管，吸出前、后层之间潴留的液体，促进前后壁的贴合。大量的抗生素溶液冲洗。从中线开始关闭腹壁。从脐周围 1.5 cm 的腹

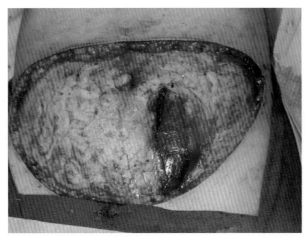

图65.14 DIEP皮瓣切取后腹前壁的典型外观。腹直肌和前鞘都得以保留。

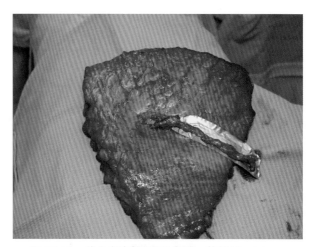

图65.15 单个穿支的DIEP皮瓣。蒂长10~14cm。

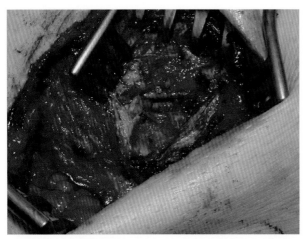

图65.16 内乳动静脉已显露,准备微血管吻合。静脉通常沿胸骨缘,而动脉通常在外侧,有时会有伴行静脉。

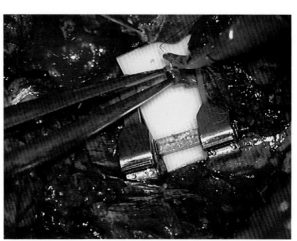

图65.17 图示为吻合术,可以手工缝合或用血管吻合器。在这幅图中,两个吻合器已经对齐了受区和供区部位的血管,用8-0或9-0的缝线完成显微吻合术。

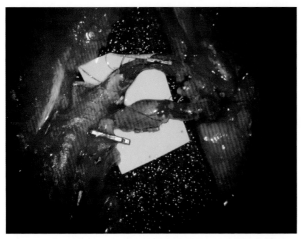

图65.18 吻合已完成,病例所示吻合血管为胸背静脉。

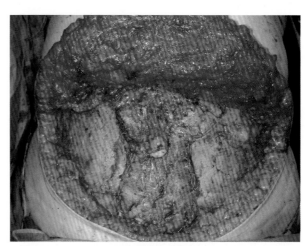

图65.19 图示为腹部双侧DIEP皮瓣的典型外观,前腹直肌鞘用不可吸收的缝线分两层缝合。

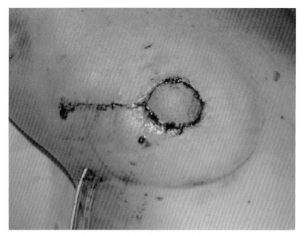

图65.20　图示静脉淤血的皮瓣外形改变,皮瓣可以是红色、紫色或蓝色。当淤血加重时,皮瓣变得涨满。

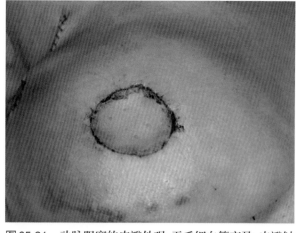

图65.21　动脉阻塞的皮瓣外观,无毛细血管充盈,皮瓣触摸发凉。

壁上做椭圆形切口,挖出肚脐。去除新肚脐区皮下脂肪。将肚脐在腹直肌筋膜12点和6点位置上缝合。将切口上缘皮瓣向中线拉拢使猫耳最小化。

术后护理

术后在重症监护病房或专科病房中监护患者。目前,术后是否使用抗血栓药物还有争议。评估肝素、右旋糖苷和阿司匹林疗效的研究表明,对于非复杂的吻合,上述3种药物中没有任何一种药物是必须使用的[20]。是否常规或者偶尔使用这些药物应由外科医生自行决定。静脉注射抗生素和PCA泵麻醉是手术所需。监测DIEP皮瓣表面温度、毛细血管充盈时间、颜色、水肿、皮肤移植物黏附度、多普勒信号等都是需要的。

正常皮瓣颜色与受区部位相似。正常的毛细血管再充盈时间是1~2秒。淤血皮瓣的颜色和外观因淤血轻度、重度不同而有所不同,颜色可以为显著的粉红色到深紫色。静脉回流受阻的症状包括皮瓣充血和水肿、缝合点出现黑血以及静脉多普勒信号消失(图65.20)。动脉闭塞的症状包括皮瓣扁平苍白、皮肤与皮瓣黏合不良、缝合处不出血,动脉信号丧失(图65.21)。皮瓣针眼处的血液特征也可以提供线索。暗静脉血提示静脉闭塞,无出血提示动脉阻塞。根据我们的经验,穿支血

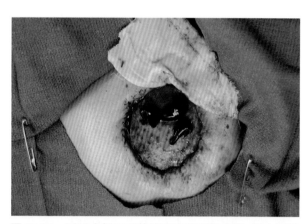

图65.22　图示水蛭用于静脉流出障碍的皮瓣,将水蛭放在皮瓣表面,吸引20分钟后脱落。通常应用2~5天。

管皮瓣比肌皮瓣更容易受到静脉淤血的影响。在极少数情况下,持续淤血皮瓣血液流出慢,水蛭疗法可以改善静脉淤血[21](图65.22)。其作用机制取决于一种选择性的凝血抑制因子——水蛭素。将水蛭放置在皮瓣表面,用一圈湿润的纱布包围,防止水蛭离开。建议使用预防性抗生素,以防止嗜水气单胞菌感染。

术后第1天,拔除导尿管,撤除监护仪,患者可以下床走动。患者很少需要输血。平均住院时间为3~4天。

挽救皮瓣

对于一个外科医生来说,患者持续的动脉供

血不足或静脉淤血是比较棘手的问题。解决以上两个问题通常是通过增加第二套血管供应以改善皮瓣血运。可以利用中间静脉移植物[23]吻合胸背血管[22]或逆行到胸廓内动脉[24]增加血流量。

术后监测游离皮瓣是确保皮瓣存活的关键。较早(6小时内)发现血管危象并及时再次入手术室探查处理受损的皮瓣,其救治成功率为75%[25],由于DIEP皮瓣是脂肪筋膜瓣,比TRAM皮瓣更能耐受缺血。研究表明,单一静脉血栓形成比动脉或动脉和静脉合并血栓形成[26]更常见。

80%的血栓发生在术后2天内。因此,负责皮瓣监护的医护人员都必须了解健康和受损皮瓣的外观及其评估方法。发现受损皮瓣后,患者需立即再次入手术室探查。及时静脉注射肝素也许有益。再次探查时,应评估血管蒂是否扭结和受压。剥离动脉或静脉血栓凝块。用2号或3号Fogarty导管近端及远端进行栓子剥离术。据报道,必要时动脉内注入链激酶或尿激酶5万~10万U溶栓可以提高救治成功率[27]。

一般风险

微血管手术的内在复杂性增加了全皮瓣失败

和部分皮瓣失败等风险。在有经验的治疗中心,已知的并发症和发病率为:皮瓣失败(0.5%~2%),部分皮瓣失败(2.5%),再次修复吻合(15%),血肿(4%),脂肪坏死(13%),供区部位腹壁疝(10%)和感染(2%)[28,29]。手术前必须对患者进行充分的解释沟通。

病例

无论单侧和双侧、一期或二期重建、各种患者及其身体类型,都能成功重建乳房。通常首次重建术后需要进行二次修复,可能涉及同侧或对侧的乳房。乳头重建和乳晕文身是最后的手术步骤,间隔3个月。图65.23~图65.28展示了3名进行DIEP皮瓣乳房重建的女性。

结论

乳腺癌术后缺损的理想重建对整形外科医生来说是一个挑战。近来DIEP皮瓣的出现和流行是由于它成功地创造出自然外形的乳房且并发症较少。术前选择合适的患者,手术成功率高,并发症发生率较低。在技术上,尽管游离皮瓣和显微吻合具有挑战,但经验丰富的医生可以做得比较完美。

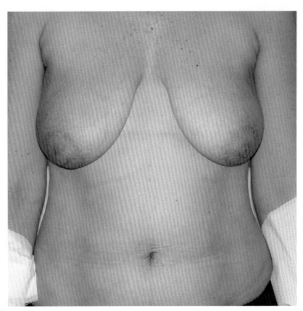

图65.23 图示为双侧DIEP皮瓣重建前的术前图片。患者的乳房大小适中,轻度到中度的腹部形态。

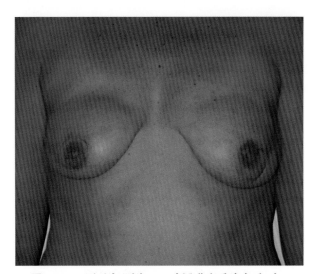

图65.24 图示为双侧DIEP皮瓣乳房重建术后2年。

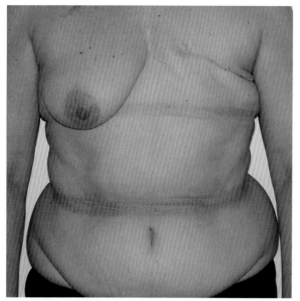

图 65.25　图示为左乳房切除术和术后放疗后。

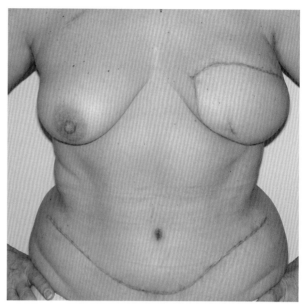

图 65.26　图示为 DIEP 皮瓣单侧延迟乳房重建的术后。乳房大小和轮廓对称。

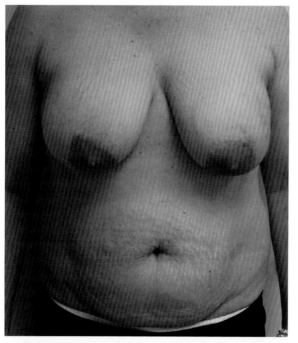

图 65.27　左侧乳腺癌伴 2～3 度乳房下垂术前观。

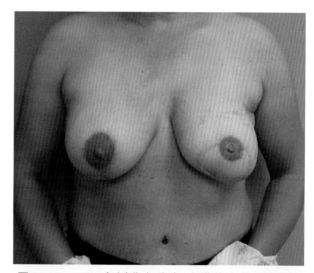

图 65.28　DIEP 左侧乳房重建，右乳缩小整形术 2 年后观。

编者评论

　　10 年来，穿支皮瓣的应用一直在增加，微血管外科中皮瓣的发展并应用于全身已经成了手术的焦点。对于乳房重建合适患者来说，DIEP 皮瓣无疑是最流行的方法，很多的证据表明，相对于游离 TRAM 皮瓣，DIEP 皮瓣发生腹壁疝、腹部膨隆、腹壁减弱的概率减少。同时，DIEP

皮瓣缩短住院时间，减少患者对术后止疼药物的需求。

　　本章结构严密、内容简明扼要，依据腹直肌皮瓣的各种分类，概述了 DIEP 皮瓣的最重要的方面。特别应该被重视的是皮瓣设计的参考指标，如乳房容量以及丰富的手术经验。此外，各种各样的手术分离技巧和文中提到的技巧，反映了成熟的临床实践过程。但是，依然有一些很重要的问题需要进一步讨论，比如用于血管吻合的吻合器，这是因为吻合器的使用在增加而且用途在扩展，例如当选择胸廓内动脉导管系统的穿支血管作为受区时。

（G.L.R.）

参考文献

［1］ Kind GM, Rademaker AW, Mustoe TA. Abdominal-wall recovery following TRAM flap: a functional outcome study. *Plast Reconstr Surg* 1997;99(2):417-428.

［2］ Blondeel N, Vanderstraeten GG, Monstrey SJ, et al. The donor site morbidity of free DIEP flaps and free TRAM flaps for breast reconstruction. *Br J Plast Surg* 1997;50(5):322-330.

［3］ Allen RJ, Dupin CL, DellaCroce FJ. Perforator flaps in breast reconstruction. *Perspect Plast Surg* 2000;14:37-54.

［4］ Koshima I, Soeda S. Inferior epigastric artery skin flaps without rectus abdominis muscle. *Br J Plast Surg* 1989;42:645.

［5］ Allen RJ, Treece P. Deep inferior epigastric perforator flap for breast reconstruction. *Ann Plast Surg* 1994;32:32.

［6］ Nahabedian MY, Dooley W, Singh N, et al. Contour abnormalities of the abdomen following breast reconstruction with abdominal flaps: the role of muscle preservation. *Plast Reconstr Surg* 2002;109:91.

［7］ Milloy FJ, Anson BJ, McAfee DK, et al. The rectus abdominis muscle and the epigastric arteries. *Surg Gynecol Obstet* 1960;110:293-302.

［8］ Grotting JC. Immediate breast reconstruction using the free TRAM flap. *Clin Plast Surg* 1994;21:207.

［9］ Nahabedian MY, Momen B, Galdino G, et al. Breast reconstruction with the free TRAM or DIEP flap: patient selection, choice of flap, and outcome. *Plast Reconstr Surg* 2002;110:466-475.

［10］ Nahabedian MY, Momen B, Tsangaris T. Breast reconstruction with the muscle sparing(MS-2) free TRAM and the DIEP flap: is there a difference? *Plast Reconstr Surg* 2005;115:436.

［11］ Blondeel PN, Beyens G, Verhaeghe R, et al. Doppler flowmetry in the planning of perforator flaps. *Br J Plast Surg* 1998;51:202.

［12］ Chang BW, Luethke R, Berg WA, et al. Two-dimensional color Doppler imaging for precision preoperative mapping and size determination of TRAM flap perforators. *Plast Reconstr Surg* 1994;93:197.

［13］ Rozen WM, Ashton MW, Kiil BJ. Avoiding denervation of rectus abdominis in DIEP flap harvest II: an intraoperative assessment of the nerves to rectus. *Plast Reconstr Surg* 2008;122(5):1321.

［14］ Chang DW, Reece GP, Wang B, et al. Effect of smoking on complications in patients undergoing free TRAM flap breast reconstruction. *Plast Reconstr Surg* 2000;105:2374.

［15］ Chang DW, Wang B, Robb GL, et al. Effect of obesity on flap and donor site complications in free transverse rectus abdominis myocutaneous flap breast reconstruction. *Plast Reconstr Surg* 2000;105:1640.

［16］ Kroll SS. Bilateral breast reconstruction in very thin patients with extended free TRAM flaps. *Br J Plast Surg* 1998;51:535.

［17］ Galdino GM, Nahabedian MY, Chang BW, et al. Three dimensional digital photography of the breast: clinical applications. In: *Proceedings of the Annual Meeting of the American Society of Plastic Surgeons*, Los Angeles, CA, October 14-18, 2000.

［18］ Rosson GD, Williams CG, Fishman EK, et al. 3D CT angiography of abdominal wall vascular perforators to plan DIEAP flaps. *Microsurgery* 2007;27(8):641-646.

［19］ Johnson PC, Barker JH. Thrombosis and antithrombotic therapy in microvascular surgery. *Clin Plast Surg* 1992;19(4):799-807.

［20］ Conrad MH, Adams WP. Pharmacologic optimization of microsurgery in the new millennium. *Plast Reconstr Surg* 2001;108:2088.

［21］ Conforti ML, Connor NP, Heisey D. Evaluation of performance characteristics of the medicinal leech (*Hirudo medicinalis*) for the treatment of venous congestion. *Plast Reconstr Surg* 2002;109(1):228.

［22］ Harashina T, Sone K, Inoue T, et al. Augmentation of circulation of pedicled transverse rectus abdominis musculocutaneous flaps by microvascular surgery. *Br J Plast Surg* 1987;40:367.

［23］ Barnett G, Carlisle I, Gianoutsos M. The cephalic vein: an aid in free TRAM flap breast reconstruction. *Plast Reconstr Surg* 1996;97:71.

［24］ Semple J. Retrograde microvascular augmentation (turbocharging) of a single-pedicle TRAM flap through a deep inferior epigastric arterial and venous loop. *Plast Reconstr Surg* 1994;93:109.

［25］ Khouri RK. Avoiding free flap failure. *Clin Plast Surg* 1992;19(4):773-781.

［26］ Nahabedian MY, Momen B, Manson PN. Factors associated with anastomotic failure after microvascular reconstruction of the breast. *Plast Reconstr Surg* 2004;114(1):74-82.

［27］ Serletti JM, Moran SL, Orlando GS. Urokinase protocol for free-flap salvage following prolonged venous thrombosis. *Plast Reconstr Surg* 1997;102:1947.

［28］ Nahabedian MY. Secondary operations of the anterior abdominal wall following microvascular breast reconstruction with the TRAM and DIEP flaps. *Plast Reconstr Surg* 2007;120(2):365.

［29］ Gill PS, Hunt JP, Guerra AB, et al. A 10 year retrospective review of 758 DIEP flaps for breast reconstruction. *Plast Reconstr Surg* 2004;113:1153.

Julie V. Vasile
Robert J. Allen
Joshua L. Levine

第66章

臀上动脉穿支皮瓣在乳房重建中的应用
The Superior Gluteal Artery Perforator Flap in Breast Reconstruction

概述

自体重建可以重塑一个具有自然外观和感觉的乳房,这符合整形手术的格言"以相似代相似"。在乳房重建过程中,使用患者自身组织重建能改善术后肿胀、利于消退瘢痕,重力自然牵引乳腺组织(易于塑形、成形),还能使神经和血管在移植的组织中更好地生长。随着感觉神经在移植组织生长[1]和(或)感觉神经直接对接生长[2],乳腺的感觉可以通过乳房重建建立。腹部组织是我们乳房重建的第一选择。然而,对于不适合做腹部皮瓣重建的患者来说,臀部组织也是很好的选择。

简史

1975年,Fujino等首次使用了臀部组织游离肌皮瓣进行乳房重建[3]。1983年,Shaw使臀大肌肌皮瓣乳腺再造术得到进一步发展和广泛应用[4]。1993年,Koshima等首次报道了将臀部皮瓣局部移植,用无臀肌的穿支血管治疗骶部褥疮伤口[5]。1995年,Allen和Tucker首次报道了使用游离臀部动脉穿支皮瓣及不带臀肌的臀部组织进行乳房重建[6]。

适应证和禁忌证

确认患者是否可以行臀部动脉穿支皮瓣来进行乳房重建,首先要进行术前会诊,包括采集重点病史及体格检查。利用臀部皮瓣来进行乳房重建的适应证是患者腹部组织少、有腹壁整形手术史、广泛腹部抽脂手术史、腹部皮瓣移植失败以及患者的意愿。臀部是每个人脂肪沉积的天然区域,即使是体格最健壮的患者可以用于制造大小合适

的乳房。抽脂术被认为是穿支皮瓣手术的禁忌,因为它会从毛细血管水平破坏良好的血管连接。如果抽脂的区域只局限于臀部的一部分,有时可以把臀部皮瓣取瓣区设计在非抽脂区域的血管上获取臀部皮瓣。就这一点而言,既往手术记录和术前影像对此有帮助[7]。

一项有关于腹壁下动脉穿支(DIEP)皮瓣重建乳房的10年回顾性研究证实,化疗、腹部瘢痕、糖尿病和高龄本身并不影响穿支皮瓣乳房再造手术的结果[8]。本研究的结果也适用于臀部穿支皮瓣乳房重建。肥胖增加了伤口愈合相关的并发症,但如果患者理解该风险时,肥胖不作为禁忌证。但是,病态肥胖可以增加肺部并发症增加,为禁忌证。吸烟是所有皮瓣手术的禁忌,建议患者术前3个月戒烟,某些择期手术可以缩短最少戒烟时间。放疗导致组织纤维化并且损害任何类型的乳房再造。我们建议放疗完成6个月后再进行乳房重建。高血压可能导致并发症发生,建议在手术前做好会诊,控制好血压。凝血机制异常的患者,需请血液科医生会诊,遵照会诊医嘱处理,术后仔细观察患者病情,可以不作为禁忌证。

相关解剖学

臀部肌肉组织通常可以从臀部的上部或下部获得,分别以臀上动脉或臀下动脉的分支为解剖基础。有时,臀肌皮瓣也可以腰动脉和股深动脉的分支为解剖基础获得。臀部动脉穿支(GAP)皮瓣的营养通过动脉"贯穿"臀部肌肉获得,并且还能保护肌肉及其功能[6,9,10]。臀上动脉起于梨状肌上方的骨盆,其分支穿过臀大肌和臀中肌。臀上动脉穿支位于沿着髂后上棘到股骨大转子[11]连线的上2/3处延伸的区域。臀下动脉起于梨状肌下

方的骨盆,它的分支穿过臀大肌[10,11]。臀下动脉穿支位于很大的区域,延伸至臀部下方中间1/3的区域[11]。

臀上皮瓣和臀下皮瓣

臀上皮瓣或臀下皮瓣的选择是根据患者的意愿和解剖学来决定的。患者选择臀上皮瓣或臀下皮瓣的决定受臀皮瓣手术流程的权衡影响。臀上皮瓣的瘢痕可以被泳衣遮盖,但在臀部区域的瘢痕更明显。此外,臀部丰满程度是臀部的审美评定标准之一,获取臀上皮瓣对臀部丰满程度有影响。臀下皮瓣的瘢痕位于臀皱褶中不太明显,但穿上泳衣时可以看到瘢痕的侧边部分,有时患者的臀下褶皱可以在臀部顶端或底部,因人而异。臀下皮瓣通常是从女性体内脂肪沉积的常见部位"马鞍袋"转移过去,不会影响臀部的美观[10]。与我们先前发表的研究相反,暂无臀下皮瓣操作损伤坐骨神经的案例,而且在皮瓣的解剖过程中不会暴露出坐骨神经[9]。罕见的是,如果获取臀下皮瓣时股后皮神经受到牵拉,则可能出现暂时性感觉异常[12]。

表66.1 磁共振血管成像臀部大血管*特征

Ⅰ. 臀部个数	32
Ⅱ. 大血管总数	160
A. 臀上动脉分支数量	92(57.5%)
a. 穿支血管数量	86
b. 经皮血管数量	6
B. 臀下动脉分支数量	56(35%)
a. 穿支血管数量	54
b. 经皮血管数量	2
C. 深部股动脉分支数量	12(7.5%)
a. 穿支血管数量	2
b. 经皮血管数量	10
Ⅲ. 臀部大型血管平均数量	4.7%(范围2～12)
A. 臀上动脉分支的平均数量	2.9(范围1～5)
B. 臀下动脉分支的平均数量	1.8(范围0～7)
C. 深部股动脉分支平均数量	0.4(范围0～2)

注:*与患者体内相应部位其他血管相比相对较大的血管。

从解剖角度考虑,可以根据患者的臀部脂肪分布和臀部优势血管的分布来确定是选择移植臀上皮瓣还是臀下皮瓣。术前静脉造影的横断面显像,对移植臀皮瓣如何选择有极大的帮助。由于缺乏射线暴露和造影增强,一般使用磁共振血管造影(MRA)显像臀部血管。表66.1统计分析了32例臀部大血管的MRA特征。臀部血管直径大,足以供应皮瓣血供,其中57%起源于臀上动脉,35%起源于臀下动脉。从臀上动脉分支的大血管平均直径为3 mm(1～5 mm),从臀下动脉分支大血管平均直径2 mm(0～7 mm)。个别情况,由于在术前计划的供区缺乏大血管,术中可能改变术前计划,将移植臀上皮瓣改为臀下皮瓣,反之亦然。

术前计划

要求患者在手术前2周停止服用所有中药、阿司匹林和非甾体抗炎药。最近,我们出台了MRA高分辨率成像臀部动脉穿支血管走行的操作建议,MRA已经给操作带来很大的益处。术前所有穿支皮瓣乳房重建的外科手术患者均需做MRA检查。放射科医生确定所有臀部大血管的直径、走行和位置。筋膜层血管的位置是通过皮肤表面的垂直点决定的,与在X、Y轴上的臀上折痕点有关。X轴以cm为单位表示从原点向左或右边的距离。Y轴以cm为单位表示从原点向上或下的距离。X轴和Y轴的测量值是通过MRA三维(3D)成像测量臀部表面呈曲线的距离。图66.1以举例的方式展示了如何在MRA上确定臀动脉穿支测量位置的方法。

根据MRA图像及其报告,我们选择每个臀部的最佳血管。我们认为决定最优血管的因素最重要的是血管的直径、蒂的长度、血管进入计划皮瓣的位置、皮下脂肪内分支血管的情况。就这一点而言,血管直径大与血管蒂长、血管位于皮瓣的中心位置、组织血液供应的血管呈良好的树枝状等都比较有利。位于臀部外侧的血管能形成较长的血管蒂,但是如果血管位置太偏,又使得移植的皮

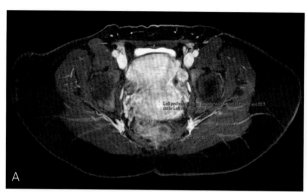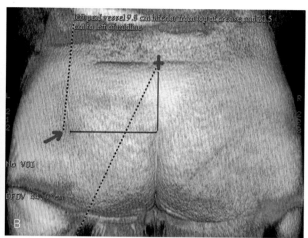

图66.1　A. 磁共振成像血管造影(MRA)(轴向视图)显示箭头所指的是大的臀动脉穿支血管。沿着皮肤测量从垂直点穿过肌肉筋膜到标记处的距离,红色的曲线显示了穿支血管的位置。B. MRA三维重建图像显示了同一穿支血管在X、Y轴上标记的位置关系。箭头表示穿支血管在体表的位置。

瓣偏离中心带来一些弊端。理想的血管是能做成8～10 cm长的带蒂血管。获取双侧臀部皮瓣时,需特别注意考虑血管的选择。为了使移植后臀部瘢痕对称,需要尽量在两侧臀部相似的位置上选择血管。

血管的走行是选择血管的次要因素。如果计划的皮瓣有两根相似大小的血管,都呈树枝状分布在皮下脂肪,那么将选择更容易解剖分离的血管或对肌肉创伤最小的血管。如果嵌入的皮瓣蒂长度足够长,血管穿支会较直地在肌肉内潜行,因为技术上更容易分离、更快操作,能减少对臀部肌肉的创伤。臀上动脉经皮分支穿过臀肌周围或臀大肌和臀中肌之间的,也更有利于皮瓣移植。然而,有时分离在覆盖在厚筋膜下的臀部经皮血管会很困难(比如深股动脉分支)。

手术前一天,医生会用不褪色的药水在臀部皮肤上标记出根据MRA选定的最佳血管的位置,并且根据图像计算X和Y坐标测量值标出像个"地图"一样区域。用手持超声多普勒再次确认血管位置。尝试使取皮瓣后留下的瘢痕在两侧臀部对称的位置,能被游泳衣遮盖。设计成椭圆形的皮肤形状,并包含所选择的血管。椭圆的宽度取决于所选的包含在内的血管位置、重建乳房所需的皮肤大小以及患者臀部皮肤松弛的程度。通常皮瓣宽度为8～10 cm。

MRA提高选择血管的可靠性,可以使我们设计较小的取皮瓣区,皮肤宽度设计成6 cm的皮瓣也并不罕见。皮瓣的长度从20～26 cm不等。皮下脂肪的斜面设计是根据需要的组织体积容量,勾勒出椭圆形的皮瓣区域来重建乳房。携带标记好取皮区"地图"的臀部照片入手术室。指导患者用洗必泰(Molnlycke Health Care, Norcross, GA)进行清洁,但不能清除皮肤上的标记。

手术过程

在臀上动脉穿支(SGAP)皮瓣手术开始前,先皮下注射肝素,并用弹力泵在腿部持续加压,以防止深静脉血栓形成。行标准麻醉监护,建立静脉输液通路,并给予术前预防剂量的抗生素。全身麻醉,插入导尿管。严格按照无菌操作要求消毒并干燥皮肤。由两组显微外科专家同时进行穿支皮瓣操作,以最大限度地提高效率。显微镜下制备胸部受区血管和分离臀部血管,并将臀皮瓣血管与胸部血管吻合。

单侧乳房再造一般在同侧采集臀皮瓣修复。患者保持侧卧位,臀部卧于凝胶减压垫上,用小块海绵垫填塞受压区。将乳房再造侧的上肢做好术前准备。制备胸部受区血管和移植臀部皮瓣操作同时进行。取皮瓣后,预留引流管,缝合供体组织皮肤后加密封敷料遮盖。患者改仰卧位,进行显微外科吻合皮瓣术。

双侧乳房重建时手术的顺序和患者的体位是不同的。手术开始时,患者取仰卧位,同时准备双侧胸部受区血管。胸切口暂时用钉皮器钉合,并用敷料覆盖。在充分保护面部及压力点的情况下,将患者置于俯卧位。同时进行双侧臀皮瓣的操作。留置引流管,缝合臀部的切口,覆盖敷料。患者重新置于仰卧位,用显微外科技术植入皮瓣。

受区

最常用的受体血管为胸廓内动脉,它的走行与胸骨平行,位于肋骨下并受其保护。这些血管通常通畅,血管位于中央便于在最需要皮瓣容量的中心位置移植皮瓣。在受区部位准备好接纳皮瓣的"口袋"用以植入臀部皮瓣。在胸骨附近,将胸肌肌纤维在第2和第3或第3和第4肋骨之间的肋间隙中分开。偶尔,内乳动脉穿支血管直径合适,可与臀部血管吻合。抬高肋软骨,并且切除中部肋间肌。胸廓内动脉位于肋间肌和胸膜之间的浅黄色脂肪层,有1～2根静脉伴行。使用双极电刀将血管从周围的脂肪中分离。保留侧支远端有较长、有较大的血管内径,以便与臀上动脉血管的大小匹配。3 cm的肋间隙通常足以进行吻合操作。可以用肋骨钳削磨肋骨的边缘或部分肋骨以获得足够的吻合操作的空间。

供区

沿着计划好的 SGAP 皮瓣做切口。皮下脂肪主要分布在臀上部和臀外侧,尽力在取皮瓣获取足够组织的同时,仍然能保留臀部曲线,维持臀部的美观。根据乳房切除的标本或者移除的植入物重量,调整原始标记的切开角度。切开覆盖臀肌的筋膜,从侧边向中间沿着肌肉纤维的方向提升皮瓣。依照 MRA 血管走行,采用双极电刀,把动脉连同两根伴行静脉从相邻组织中分离出来。如果是穿支血管,则还需与臀肌纤维分离。手术分

离至近臀上动脉主干时可见大量周围分支,血管管径增加。分离时,良好的显露是解剖的关键。当解剖到足够大的动脉时,血管蒂将会被切断。如果血管蒂在穿支血管的水平上横断,那么动脉的直径大约为1.5～2 mm。如果进一步解剖,臀上动脉的直径可达2.5 mm。静脉的直径变化很大,通常在3～4.5 mm,偶尔也可达到6 mm。足够的血管长度通常不是问题,因为术前已经通过 MRA 选择了外侧的血管。供体区皮肤采用可吸收缝合线缝合,以加强伤口闭合。贴闭合性的敷料,进一步给伤口局部加压。

吻合

臀部皮瓣移植到胸部与受区血管吻合时要仔细以防扭转。对于双侧臀部皮瓣手术,每个皮瓣合适的受体部位(如右臀到右胸或右臀部皮瓣到左胸),取决于臀部皮瓣放入受区的位置以及皮瓣植入时血管蒂进的位置而定。将臀部的皮瓣临时缝合到胸部,以防止吻合时皮瓣移动,导致吻合口的撕裂。首先使用两个吻合器吻合静脉。直接使用支架将静脉张开,这一般比缝合的速度更快。手工显微缝合动脉后,通过观察吻合血管近端的血管充盈情况判断静脉回血是否通畅,通过检查动脉搏动和多普勒信号判断动脉是否通畅。在皮肤上确认臀部动脉穿支或臀上经皮血管的多普勒信号,并做好标记。检查臀皮瓣皮肤的颜色和毛细血管的充盈情况。去掉皮瓣多余的表皮,并证实皮瓣有良好的血运如观察皮瓣出血情况。将皮瓣放置于引流管上用可吸收的缝线固定。保持皮肤小岛留在臀部皮瓣上可见,便于监测皮瓣和以备下一步乳头重建。在臀皮瓣皮肤上放置测温探头,并在前胸上放置对照测量温度探头。术后需佩戴外科手术支持胸罩。

术后护理

手术后入恢复室监测。持续监测皮瓣的颜色、温度、毛细血管再充盈和多普勒信号。继续预

防性使用抗生素,并皮下注射肝素预防深静脉血栓形成。麻醉苏醒后回病区,并且在最初的24小时内,特护护士随时检测患者各项生命体征。手术后次日清晨,经外科医生团队评估后如果患者的皮瓣情况良好,停止静脉输液,可进普食早餐,拔出导尿管,患者可以下床坐床边椅、如厕。

与肌皮手术中切除肌肉相比,患者经历的疼痛较少。手术后第2天,患者可以下床走动。术后第3天,如果患者24小时内的引流液<30 mL,可以拔除受区的引流管,并允许患者淋浴。手术后第4天,患者出院并带药抗生素和布洛芬。有些患者在出院时不需要开止痛药。预约术后1周复查。出院前未拔除引流管者,在首次复查时拔除,同时间断拆除供区缝线。如果供区在24小时内的引流液<40 mL,术后2周再拔除引流管。剩余的供区缝线也通常在术后2周拆除。

第二阶段

第二阶段是日间手术可以完成的操作,通常在首次手术后2~3个月进行。进行重建乳头、调整重建的乳房来改善其对称性。接受保留乳头乳房切除术的患者,切除用于皮瓣监测的臀皮瓣皮肤小岛。也可以调整供区部位,如切除"猫耳朵"或抽脂来平滑皮肤轮廓。在乳头重建后的6周内进行乳头和乳晕纹饰,由于会褪色可能需要2~3次反复着色。

病例研究

病例1

女性,52岁,腹壁下动脉穿支皮瓣双侧乳房重建失败病史。右侧移植DIEP皮瓣失败后拟行右上臀部穿支皮瓣移植术。再次手术前采用MRA确定适合移植的臀上动脉穿支皮瓣血管,即确定既可以使移植的臀上皮下组织成活、又使臀部术后瘢痕可被内衣遮盖的较大血管的位置。从右臀取出皮瓣,在取皮瓣和分离供区血管的过程中,患者保持左侧卧位。

MRA在右臀中发现了两根合适的血管。图66.2为其中一根血管的MRA图像,它显示了臀上动脉穿支走向、右臀大肌与穿支血管在臀部表面的解剖位置的三维重建图像。图66.3显示了另一根肌肉内臀上动脉的穿支走向,以及其在三维重建图像上与皮肤表面解剖位置关系。第一根穿支血管作为首选,因为其血管直径较大、位于皮瓣较中心位置,术后瘢痕可以被泳衣遮盖。选择第二根穿支血管备用。多普勒信号识别的两根血管的位置与MRA所显示的两根穿支血管位置的相距0.5 cm之内视为一致。设计臀上动脉穿支皮瓣时需包含识别出的两根穿支血管。图66.4显示的照片是患者左侧卧位时,右臀上皮瓣和两根穿支血管的位置。

术前利用MRA确定肌肉内两根臀上动脉穿支血管位置。术中利用MRA预测两根血管的直

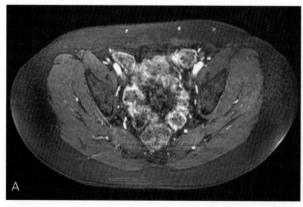
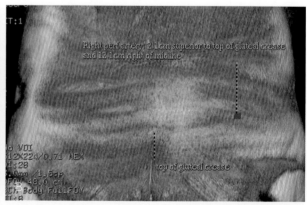

图66.2　A. MRA(轴向视图)显示臀上动脉穿支走行穿过右侧臀大肌。B. MRA三维重建图像显示穿支在臀部皮肤表面解剖位置。

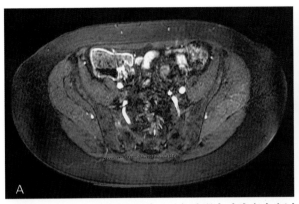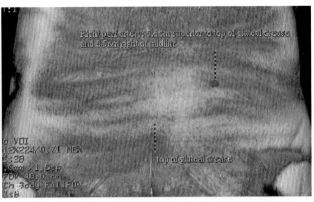

图66.3 A. MRA（轴向视图）显示备选臀上动脉穿支穿过右臀大肌。B. MRA三维重建图像显示穿支血管在臀部表面。

径大小和走向。图66.5可以看到术前通过MRA确定的右侧臀上动脉穿支皮瓣穿支血管在中央，成功获取和移植右侧臀上动脉穿支皮瓣。图66.6可以看到术前及术后2个月患者的乳腺和臀部。患者自行决定增大原有右侧SGAP皮瓣重建的乳房，加用带蒂的外侧胸肌皮瓣以达到与左侧采用DIEP皮瓣进行再造的乳房对称的目的。一般在侧胸皮瓣重建后2个月再行乳头重建。

病例2

患者女，56岁，双侧乳房假体植入失败史伴包膜挛缩，双侧乳房SGAP皮瓣修复与疼痛史，既往腹部大量抽脂手术史。术前利用MRA显示双侧臀部血管。MRA显示双侧若干适合臀部皮瓣的血管。为了保持原有美丽的臀形，选择外侧血管，同时保证取SGAP皮瓣区域仍然在靠近中心的位置，这样取皮瓣后的瘢痕可以被内裤遮盖。图66.7可以看到MRA确认来自臀上动脉的肌内穿支与肌间隙穿支在双侧臀部的外上方位置。图66.8中可以看出，每个皮瓣的皮肤岛的宽度都很窄，但其目的是将两侧臀部血管包含在内，并使术后瘢痕对称。可以看到计划好的斜面尽可能取浅

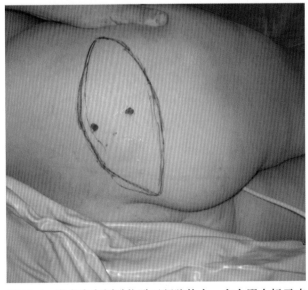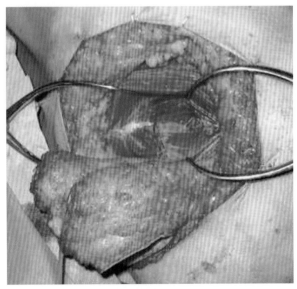

图66.4 患者为左侧卧位卧于凝胶垫上。在右臀上标示皮瓣的轮廓，点代表两个利用MRA计算出的坐标即穿支的位置。

图66.5 右侧臀上动脉穿支皮瓣居于正中位置，该位置由术前MRA确定。

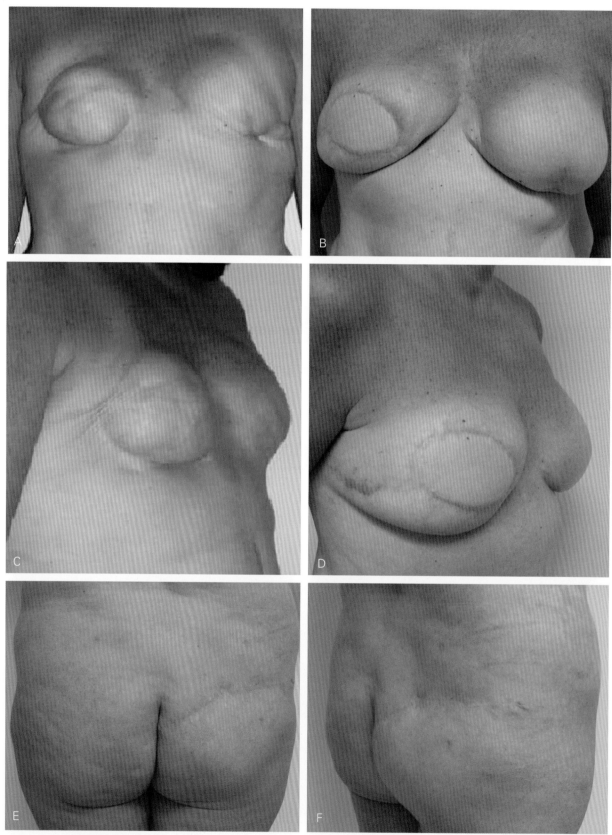

图66.6 A. 患者乳房术前照片(前视图)。B. 患者乳房术后2个月照片(前视图)。C. 患者术前乳房照片(侧斜面视图)。D. 患者乳房术后2个月照片(侧斜面视图)。E. 患者臀部术后2个月照片(后视图)。F. 患者臀部术后2个月照片(侧斜面视图)。

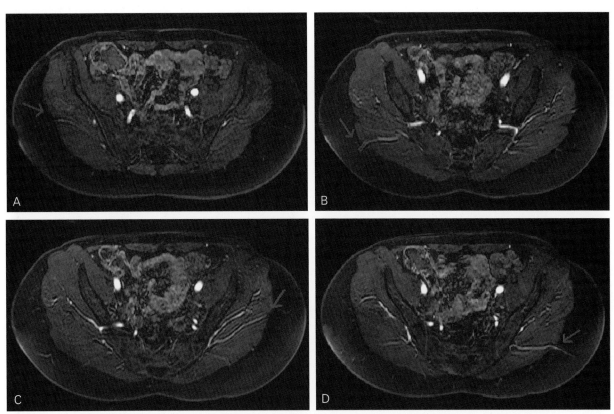

图66.7　A. MRA（轴向视图）显示来自右侧臀上动脉的肌间隔血管的在臀大肌和臀中肌之间分支及其走向。B. MRA（轴向视图）显示右侧臀上动脉穿支通过右臀大肌后分为两个并行分支。C. MRA（轴向视图）显示来自左侧臀上动脉的肌间隔血管的在臀大肌和臀中肌之间分支及其走向。D. MRA（轴向视图）显示左侧臀上动脉穿支通过右臀大肌后分为两个并行分支。

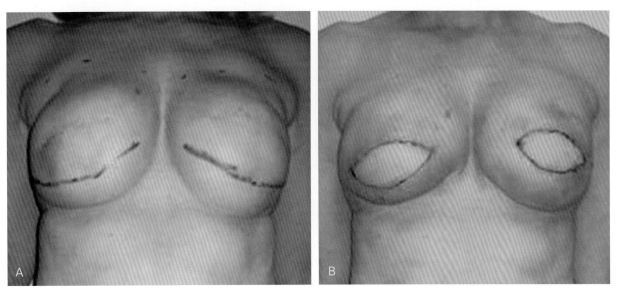

图66.8　A. 患者乳房术前照片（前视图）。B. 患者的乳房术后1周照片（前视图）。

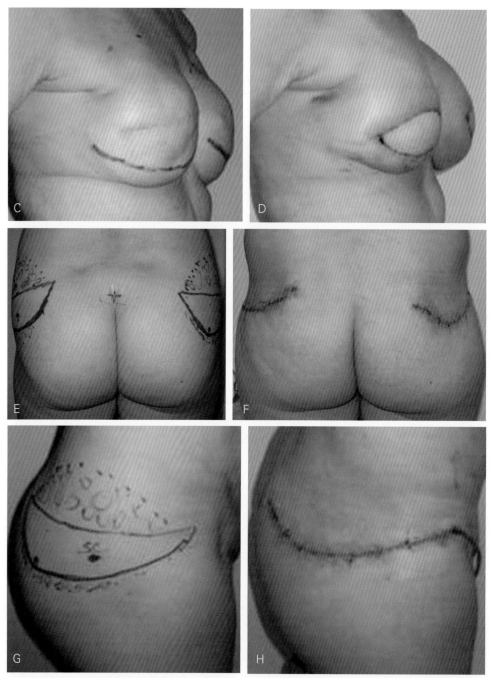

图66.8(续) C.患者乳房的术前照片(左斜视图)。D.患者乳房术后1周的照片(左斜视图)。E.患者臀部的术前照片(后视图)。F.患者臀部术后1周的照片(后视图)。两个上外侧皮瓣用记号笔勾勒出来。每个皮瓣的皮岛宽度为一排,但设计为包含臀部两侧臀上动脉的隔皮穿支血管和肌内穿支血管,并形成两个对称的瘢痕。图中所示为计划好的斜切,以便更好地获取脂肪。G.患者臀部的术前照片(右侧视图)。H.患者臀部术后1周的照片(右侧视图)。

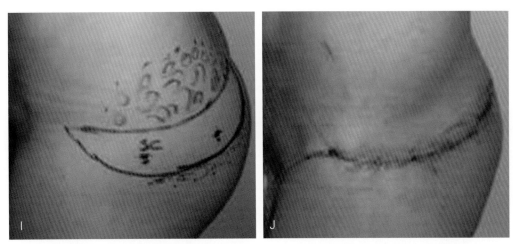

图66.8(续) I.患者臀部的术前照片(左侧视图)。J.术后1周患者臀部的照片(左侧视图)。

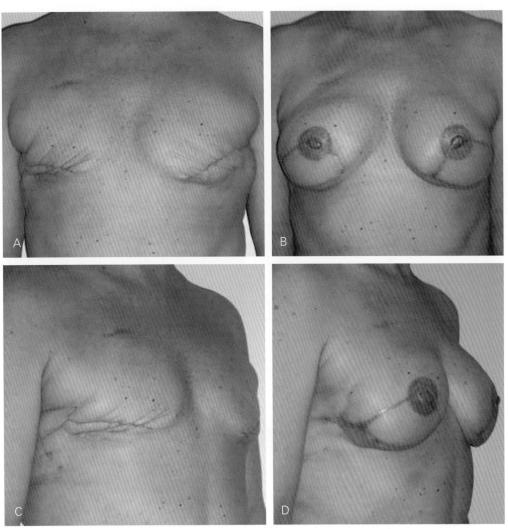

图66.9 A.患者乳房的术前照片(前视图)。B.术后8个月的患者乳房照片(前视图)。C.患者乳房的术前照片(右斜视图)。D.患者乳房术后8个月的照片(右斜视图)。

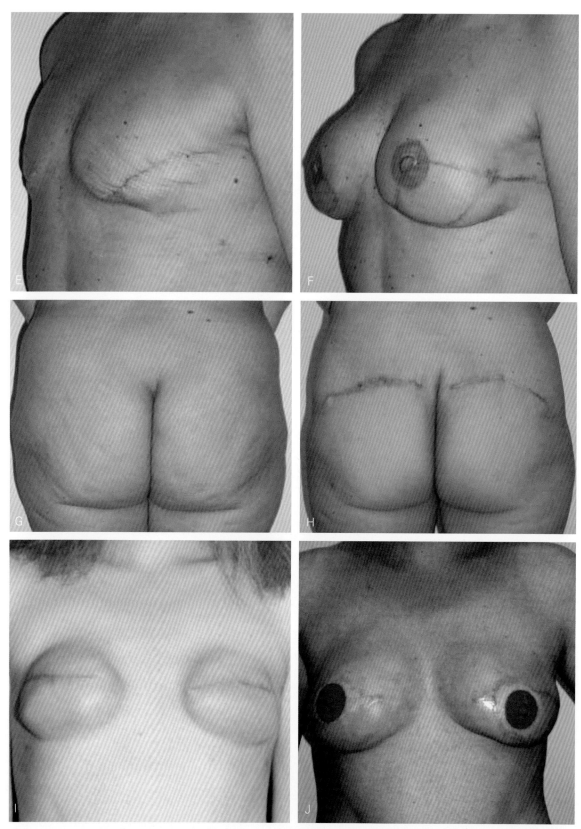

图66.9（续） E. 患者臀部术前照片（左斜视图）。F. 患者的乳腺术后8个月照片（左斜视图）。G. 患者的臀部术前照片（后视图）。H. 患者臀部术后8个月照片（后视图）。I. 第二例患者乳房术前照片（前视图）。J. 患者的乳腺术后1年时的照片（前视图）。

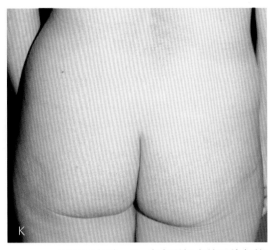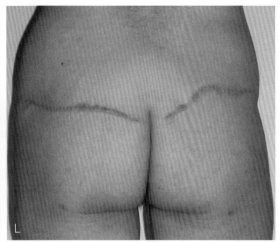

图66.9(续) K. 患者臀部术前照片(后视图)。L. 患者的臀部术后1年照片(后视图)。

层脂肪且维持臀部表浅的饱满美感。这些血管的多普勒信号的位置位于 MRA 所预测的位置的 0.5 cm 内。

由两个外科医生同时取双侧臀部瓣膜,术中依据 MRA 预测的位置确认 4 根血管。术中依照 MRA 确认 4 根血管的较大径及走行右侧皮瓣在上臂血管位于更中间的位置获取,而左侧皮瓣在肌肉穿支处获取。左侧皮瓣血管的选择仅取决于外科医生对于分离肌肉的个人偏好。每个皮瓣的分离时间是相同的。从图 66.8 中可以看到患者术前、术后 1 周的乳腺和臀部照片。乳头重建一般在 GAP 皮瓣术后 3 个月实施。

从图 66.9 可以看到未引入 MRA 技术前所做的 SGAP 重建患者术前、术后的照片。图示的是二期重建术后最终效果。

结果

臀上动脉穿支皮瓣存活率非常高,达到了 98%,稍稍低于存活率为 99% 的 DIEP 皮瓣[6,9,12]。因此也给臀上动脉穿支皮瓣分离更高的挑战。142 例臀部皮瓣的显微外科吻合不需要移植静脉。142 例皮瓣中有 11 例(8%)需要再次手术[9]。8 例(6%)导致再次皮瓣探查手术的原因是静脉或动脉血栓形成。其中 5 例皮瓣(63%)抢救成功。

其他导致再次手术的原因是 2 例受区局部血肿清除和 1 例供区血清肿清除。142 例皮瓣中有 6 例(4%)出现部分脂肪坏死。6 例(4%)需要对缺损的供区外形进行修复。3 例(2%)出现供区皮下积液。总并发症发生率为 18%。皮瓣平均重量约 450 g。

双侧体积较小的乳房接受 SGAP 皮瓣手术时,如果同时增加外科医生和工作人员手术操作和术中体位调整的效率,平均手术时间可以从 10.3 小时下降到 8.7 小时[13]。手术平均出血 390 mL,全部成活。一例供区伤口延迟愈合,采用伤口护理保守治疗。如果患者的选择得当,同时进行的双侧 SGAP 皮瓣是有效、安全的治疗方法。

结论

乳腺重建时,臀上动脉穿支皮瓣是腹部皮瓣极好的代替选择。臀肌皮瓣的脂肪比高,这可以使乳房具有良好的成形效果。通常供区的外形和瘢痕的恢复也是好的。术前成像技术消除了此操作的障碍。准确的管径、位置和臀上动脉及肌间穿支走行的知识有助于术者有把握选择供体区域、设计皮瓣,从而使手术有效完成。

编者评论

臀上动脉穿支皮瓣对于需要乳房重建而又不愿意植入乳房假体、愿意利用自身充足的组织和皮肤修复的患者来说是一个很好的选择，能达到较传统供区更满意的效果。既往采用腹部皮瓣自体修复乳腺是乳腺外科最流行、主要的做法，原因是腹部皮瓣可以一期成形。乳房再造成了重塑与强化乳腺的结合。正如作者所提示的一些患者(特别是那些由于有大范围腹部抽脂术病史的)，将不再适合利用腹部组织重建乳房。因此臀部成了首选的可靠的供区，能提供充足的软组织和皮肤。我同意臀部皮瓣是最容易获取的既健康又有良好血供的穿支皮瓣(特别肥胖患者除外)。需要注意的是，MRA能确定供瓣区的设计、皮表位置，而且还能确定大的臀部血管的直径、走行和位置。对于某个特定患者来说，显微外科医生可以根据预先确定的血管选择合格的浅表或深部的臀部皮瓣。

影像学成为臀部肌皮瓣选择依据，使皮瓣切取操作安全有效，提升了皮瓣选择的效率和信心。缺点仍然是，由于脂肪组织僵硬、皮瓣成形不良等原因，要再造外形完美、对称的乳房就需要几次反复整形，这在稍微大一点乳房的重建中尤其突出。而且许多患者也要求术后臀部对称，因此术前要做好患者谈话，使患者充分理解手术方式选择并知情同意。

(G.L.R.)

参考文献

[1] Tindholdt TT, Tonseth KA. Spontaneous regeneration of deep inferior epigastric artery perforator flaps after secondary breast reconstruction. *Scand J Plast Reconstr Surg* 2008;42(1):28-31.

[2] Blondeel PN, Demuynck M, Mete D, et al. Sensory nerve repair in perforator flaps for autologous breast reconstruction: sensational or senseless? *Br J Plast Surg* 1999;52:37-44.

[3] Fujino T, Harasina T, Aoyagi F. Reconstruction for aplasia of the breast and pectoral region by microvascular transfer of a free flap from the buttock. *Plast Reconstr Surg* 1975;56(2):178-181.

[4] Shaw WW. Breast reconstruction by superior gluteal microvascular free flaps without silicone implants. *Plast Reconstr Surg* 1983;72(4):490-501.

[5] Koshima I, Moriguchi T, Soeda S, et al. The gluteal perforator-based flap for repair of sacral pressure sores. *Plast Reconstr Surg* 1993;91(4):678-683.

[6] Allen RJ, Tucker C Jr. Superior gluteal artery perforator free flap for breast reconstruction. *Plast Reconstr Surg* 1995;95(7):1207-1212.

[7] De Frene B, Van Landuyt K, Hamdi M, et al. Free DIEAP and SGAP flap breast reconstruction after abdominal/gluteal liposuction. *J Plast Reconstr Aesthet Surg* 2006;59(10):1031-1036.

[8] Gill PS, Hunt JP, Guerra AB, et al. A 10-year retrospective review of 758 DIEP flaps for breast reconstruction. *Plast Reconstr Surg* 2004;113(4):1153-1160.

[9] Guerra AB, Metzinger SE, Bidros RS, et al. Breast reconstruction with gluteal artery perforator(GAP) flaps: a critical analysis of 142 cases. *Ann Plast Surg* 2004;52:118-125.

[10] Allen RJ, Levine JL, Granzow JW. The in-the-crease inferior gluteal artery perforator flap for breast reconstruction. *Plast Reconstr Surg* 2006;118(2):333-339.

[11] Ahmadzadeh R, Bergeron L, Tang M, et al. The superior and inferior gluteal artery perforator flaps. *Plast Reconstr Surg* 2007;120(6):1551-1556.

[12] Heitmann C, Levine JL, Allen RJ. Gluteal artery perforator flaps. *Clin Plast Surg* 2007;34(1):123-130.

[13] Guerra AB, Metzinger SE, Bidros RS, et al. Simultaneous bilateral breast reconstruction with superior gluteal artery perforator (SGAP) flaps. *Ann Plast Surg* 2004;53(4):305-310.

Constance M. Chen

Maria M. LoTempio

Robert J. Allen

第 67 章

臀下动脉穿支皮瓣的显微乳房重建术

The Inferior Gluteal Artery Perforator Flap for Microsurgical Breast Reconstruction

引言

1975年,显微外科技术首次被用于构建乳房,当时日本的一个研究小组使用臀大肌肌皮瓣为一名患有波兰综合征的患者重建了一个新乳房[1]。1年后,同一小组报道用臀大肌肌皮瓣进行首次乳房切除术后乳房重建术[2]。臀大肌游离肌皮瓣在乳房再造术中进行多次改良[3-7]。但是与此同时,腹部成为乳房重建的一个普遍应用的组织供区,因为它为外科医生提供了更易获取且更多可利用的组织[8-10]。然而,与腹部相比,臀部作为供体部位有多种缺点:血管蒂短,供区缺损易发生变形,需要较长的手术时间来更换患者体位,以进行皮瓣的切取及移植。

在 20 世纪 90 年代中期,臀上动脉穿支(SGAP)皮瓣被开发应用[11,12]。SGAP 皮瓣非常重要,因为它保留了供区的臀大肌,同时在皮瓣内留下了足够长的血管蒂。该技术使显微外科吻合术和皮瓣嵌入简单多了。SGAP 皮瓣的进步促进了臀下动脉穿支(IGAP)皮瓣的发展[13,14]。虽然 SGAP 皮瓣比 IGAP 皮瓣应用更加普遍,但上臀供区偶尔会出现一个"匙状"外表。这导致了褶皱处 IGAP 皮瓣的发展,这对于有"鞍囊畸形"的女性来说是极佳的选择。从下臀部移除多余的皮肤和脂肪,进而对于臀部的外形是一种改进。此外,瘢痕几乎完全隐藏在臀部褶皱处[12,15,16]。对于需要双侧乳房再造的女性,无论是 SGAP 皮瓣还是 IGAP 皮瓣都可双侧同时进行手术,缩短了手术时间[17]。

随着 SGAP 皮瓣和 IGAP 皮瓣的开展,臀部成为显微血管乳房重建更为可行的供区。即便如此,直到最近,臀动脉穿支(GAP)皮瓣仍是手术供区的第二选择,患者不使用腹部组织,才会选择

它。然而,对于那些乳房有明显鞍囊形状的妇女,我们认识到获取下臀部皮肤和脂肪进行重建可能会有更好的审美效果。瘢痕不知不觉地隐藏在臀部皱褶中,而出现"匙状"凹陷的上臀部会随着患者抬起收紧臀部而隐藏。此外,瘢痕不会随着时间而向下方发生移动,有时会因臀部提升整形而出现。因此,现在首选 IGAP 皮瓣。

获取褶皱下 IGAP 皮瓣采用与腹壁下动脉穿支,腹壁浅动脉和 SGAP 皮瓣一样的显微外科技术和肌肉非损伤性技术。优点是,有足够量的组织构建适当大小的乳房,供区形状通常可以通过手术改善,且瘢痕完全隐藏在下臀部褶皱里。早期的手术操作使用了下臀部的脂肪和肌肉。尽管有良好的美容效果,但这种术式因为偶尔会影响腿后坐骨神经而遭到舍弃。但只获取皮肤和脂肪,保留肌肉,损伤或暴露神经不是问题。因为神经在肌肉下面走行并被肌肉层完全覆盖。从下臀部取出多余的组织创建一个新的乳房。保留了充足的组织,满足了患者舒适坐位的需要。很少有患者报告手术后坐位痛苦的问题。事实上,许多 IGAP 皮瓣手术后的患者很少有明显疼痛或几乎没有疼痛。

适应证

IGAP 皮瓣潜在的使用人群是乳房切除术后想要利用自身组织进行乳房重建的所有女性。理想的使用人群是臀部较大(梨形体型)和乳房大小为 B 罩杯的女性。在合适的人群中,褶皱下 IGAP 皮瓣能够用最少的供体组织构建一个完美的胸部。此外,由于既往腹部整形、抽脂史或者腹部脂肪较少的女性,也可以使用 IGAP 皮瓣。臀部脂肪

与皮肤比例高,而腹部脂肪与皮肤比例小,需要大量脂肪和较少皮肤的女性也可以选择 IGAP 皮瓣。大量组织被获取,最终嵌入的 IGAP 皮瓣平均重量可能略大于术后乳腺切除标本的重量。

禁忌证

IGAP 皮瓣乳房重建术具体的禁忌证包括曾在供区进行抽脂手术或术前 1 个月内吸烟。臀部吸脂是罕见的,但鞍囊区域吸脂会影响 IGAP 皮瓣的存活。

解剖

臀下动脉是髂内动脉前干的末端分支,通过坐骨大孔穿出骨盆。体表标记可以用来识别骨盆外臀下动脉出坐骨大孔的位置。从髂后上棘至坐骨结节外侧画一条直线,中下 1/3 交界处是从坐骨大孔下部出来的臀下动脉及其周围血管,伴随着大坐骨神经、阴部内血管和股后皮神经。在筋膜下隐窝中,臀下静脉可接收其他盆腔静脉的支流。臀下血管穿过骶筋膜继续向表面延伸,从骶尾部上行到梨状肌。一旦进入臀大肌的深部,穿支血管出现分支,通过肌层实质供应上覆的皮肤和脂肪。臀下动脉穿支血管的走向比臀上动脉穿支血管更陡,往往能更直接地通过肌层到达浅表

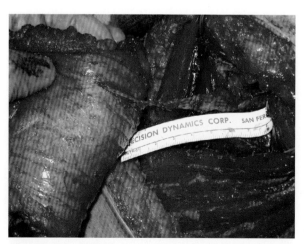

图 67.1　臀下动脉穿支(IGAP)的长度和所得的 IGAP 皮瓣长度为 7～10 cm。

组织。臀下动脉穿支长度和所得的 IGAP 皮瓣蒂的长度为 7～10 cm(图 67.1)。

穿支血管的方向可以是上、外或下。滋养臀部中间和下部的穿支血管长度相对较短,在 4～6 cm 之间,这取决于肌肉的厚度。滋养皮肤外侧的穿支,在抵达皮肤表面前,倾斜 5～7 cm,通过肌层实质。以相对长的距离经过肌肉,使得这些血管比内侧同行的血管更长。穿支血管可与臀大肌及筋膜分离,并延续至其上级主干血管,为臀下动脉穿支皮瓣奠定基础。起源于臀下动脉的 2 支和 4 支穿支血管位于臀大肌下半部。

从臀部发出穿支后,臀下动脉沿着股后皮神经下行,并沿着长轴走向,最终供应大腿后侧的皮肤组织。臀下神经的分支(L5,S1～S2)及其末梢支配下臀部的皮肤。如果皮瓣的解剖中保留这些神经,感觉神经皮层阈值上升。

臀上神经起源于第 4、第 5 腰椎和第 1 骶神经的背侧部。从梨状肌上孔出骨盆,与臀上动静脉伴行,并分为上、下支。上、下神经分支与相应动脉分支伴行,最终分别支配臀中肌、臀小肌、阔筋膜张肌。臀下神经起源于第 5 腰椎、第 1 骶神经和第 2 骶神经的背侧部。它经梨状肌下方坐骨大孔穿过骨盆,并发出分支进入臀大肌深面。

股后皮神经支配会阴和大腿小腿后皮肤。一部分是来自第 1 和第 2 骶神经背侧股,以及第 2 和第 3 骶神经腹侧部,从梨状肌下孔出盆腔,与臀下动脉伴行。然后在臀大肌和阔筋膜下行,经过股二头肌长头到膝关节后。最后,它穿过深筋膜,沿小隐静脉到达腿后中部。某些终末分支与腓肠神经相连。所有分支均支配皮肤,分布于臀部、会阴、大腿后侧和腿部。

外科技术

手术前 1 天,手术医生告知患者手术计划,进行再次讨论,并为患者进行答疑解惑。患者坐位时,对胸部进行标记。对两侧乳房中线和乳房下皱襞进行标记。术后即刻进行乳房重建的患者,建议在乳房上绘制皮肤标记,包括乳头-乳晕复

合体和以前活检部位。对于行保留乳头的乳房切除术的患者,乳房纵向、横向或乳房下皱襞切口都要标记。

对于 IGAP 皮瓣,在站立位观察患者的臀部褶皱。皮瓣的下限值在平行于臀部褶皱的下方 1 cm 处标记。然后患者置于侧卧位进行单侧乳房重建,俯卧进行双侧重建。对所有患者术前进行 CT 血管造影或 MRA。依据术前影像学检查结果,多普勒探头定位 IGAP。在皮肤上绘制一个包括主要穿支的椭圆形取瓣区,约 7～18 cm 长,大致平行于臀部褶皱(图 67.2)。对于矫正鞍囊状畸形,将皮瓣向侧方转移。这也避免了从坐骨结节内侧到臀大肌方向获取脂肪垫。

单侧手术时,患者侧卧位并采用双组操作的方法。在获取 IGAP 皮瓣的同时,准备好受体血管。对于乳房重建,优先选择内乳血管或胸廓内穿支,因为当进行皮瓣移植时这些血管比较容易吻合。IGAP 皮瓣常有足够长的蒂,能延伸到胸背部的血管。双侧同时进行 IGAP 皮瓣重建先取仰卧位,乳房切除术和受体血管准备后,患者被置于皮瓣获取位,然后患者回到仰卧位进行皮瓣的吻合和嵌入。

皮肤切开后,用电刀分离皮瓣至臀大肌。斜行切开皮肤及皮下组织,特别是在上部和下部肌肉的外侧,来获取足够宽度和体积的组织,形成自然的乳房形状。该皮瓣由筋膜下平面内的肌肉隆起,穿支从外侧向内侧或内侧到外侧靠近。如果存在单一的大动脉,那么它是首选,但若几支位于同一平面且位于臀大肌肌纤维方向,也可以采用。然后肌肉沿着肌纤维方向分离,穿支通过肌肉。继续分离直到动脉和静脉有足够的尺寸能与胸部受区血管吻合。动脉通常是分离限制因素。动脉穿支在进入下降的臀下动脉时变得可视化,并能够被保留(图 67.3)。吻合口较好的动脉和静脉直径分别为 2.0～2.5 mm 和 3.0～4.0 mm。当使用乳房内穿支作为受体时,较短的蒂和小动脉就足够了,从而简化了皮瓣的获取。

由于皱褶区软组织缺乏比较常见,所以皱褶区 IGAP 皮瓣的获取需要更多上部和下部的斜切。横向上,可以采用大转子区较厚的脂肪来增加皮瓣的体积,降低乳房鞍部畸形。获取 IGAP 皮瓣时,必须注意保留覆盖在坐骨的臀大肌内侧的浅色脂肪垫。保存这些特殊的脂肪垫对于防止患者术后坐位时可能出现的供体部位不适至关重要。

当受体血管准备好后,分离臀动脉和静脉,取瓣并称重。IGAP 皮瓣上覆盖的臀大肌和大腿后侧的皮肤和脂肪上下隆起,使供体部位的脂肪层分层保留近似不变,从而防止外形的畸形。供区采用可吸收缝线缝合,留置负压引流。通过额外使用永久性可移除的皮肤缝线增强皮肤闭合的强度。在显微镜下对受体血管进行吻合术。把皮瓣

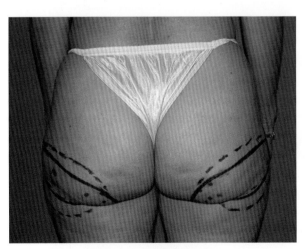

图67.2　术前臀部标记。

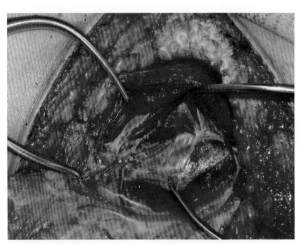

图67.3　动脉穿支在进入下降的臀下动脉时,变得可视化并能够被保存。

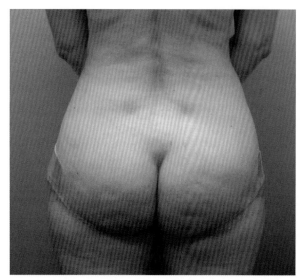

图67.4 臀下穿支的好处之一是臀部审美形态能够保存。

IGAP 皮瓣的好处之一是保留上臀的形态美（图67.4）。其重建乳房的最终的目的是可以与 SGAP 皮瓣移植媲美。然而对于许多女性来说，使用 IGAP 皮瓣进行重建的乳房可能更加坚挺，会比其天然的乳房拥有更年轻的外观（图67.5）。

目前，患者在恢复室观察 1～2 小时，然后转送回病房，手术当晚每 2 小时监测皮瓣血液循环一次，次日每 4 小时一次，不需要进入重症监护室。患者通常在术后第 3 天或第 4 天回家。供区的引流管通常放置至少 10 天。通常在术后第 3 天拔出乳房引流管。

优点和缺点

对于需要约 200～600 g 组织的乳房重建来说，IGAP 皮瓣是最佳的。IGAP 皮瓣是厚皮瓣，有长 7～10 cm 的蒂，如果计划在皱褶区取瓣，其瘢痕是可以被隐藏的。与 SGAP 皮瓣相比，轮廓缺陷

植入乳房切除后腔隙并放置负压引流管，小心不要扭曲或弯曲血管蒂。构建一个球形皮瓣，可以切除椭圆形的末端。根据情况，可以水平、垂直或倾斜地插入皮瓣。

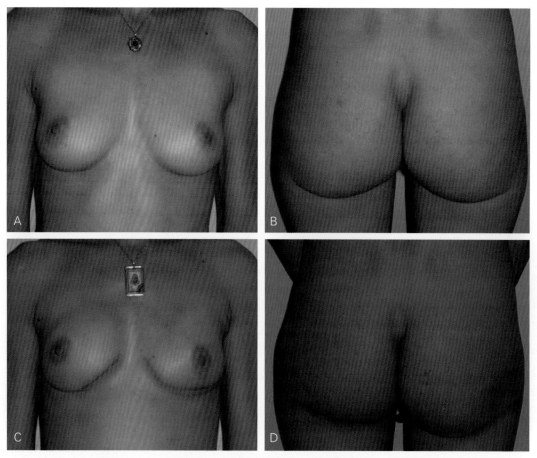

图67.5 A. 术前乳房。B. 术前臀部。C. 术后乳房。D. 术后臀部。

也是最小的。如果胸廓内动脉不可用,长蒂也可以缝合到胸背部血管系统进行乳房重建。另一方面,有 3～6 周的时间,患者坐位时,IGAP 供区部位会偶感不适。在分离血管蒂的过程中,可能会损伤皮肤小神经。穿法式泳衣时,供体区的瘢痕是可以看见的。

并发症

回顾我们中心乳房重建而进行的 492 个皮瓣手术,可以发现并发症的发生率很低。血管并发症的总复发率为 6%,最常见的是静脉血栓形成(4%),其次是动脉血栓形成(2%)。皮瓣总失败率约为 2%。15% 的患者出现了供区皮下积液。约 20% 的患者需要在乳房重建的第二阶段修整供区。更换 IGAP 皮瓣供区最常见的原因为外侧大转子脂肪的吸脂塑形。在乳房再造的第二阶段,也经常进行折角处的修整。受区并发症包括 8% 脂肪坏死率,双侧 IGAP 皮瓣需要更换。因乳房皮瓣外形不对称需要脂肪移植或修整的情况约占 10%。

结论

我们 2004 年开始设计 IGAP 皮瓣,使瘢痕隐藏在自然的折痕中。从臀部的最低部分和斜坡下方获取组织,使得臀部的圆臀形状被保存。IGAP 蒂的长度往往比 SGAP 蒂更长,使吻合更容易,不再需要移除肋软骨,因为受区血管不再需要那么长了。然而在术后的早期,与 SGAP 皮瓣相比,坐在切口愈合处会造成更大的痛苦以及开裂率增加,尤其在双侧同时重建手术中,患者不能将自己的承重转移到非手术侧。在我们的实践经验中,伴随着皮瓣的获取,会因一些小感觉神经的分裂而产生麻木,但坐骨神经不会有影响。

然而,IGAP 皮瓣确实需要借助显微外科技术。穿支皮瓣乳房重建的学习曲线大约需要 50～100 次手术。一些医生认为,进行某种类型的游离皮瓣时,可能需要专科医生,如 GAP 皮瓣乳房重建手术,这将超越显微外科领域。决定使用哪种类型的 GAP 皮瓣取决于患者的偏好和解剖需要,患者需要从每个部位获取多少组织,以及患者对瘢痕位置的偏好。臀部组织充足,臀部下垂或腹部组织稀疏的女性是 IGAP 皮瓣移植的理想人选。最终,女性会深思熟虑,并给出她们更喜欢哪一个供区部位的意见。

编者评论

作者注意到许多乳腺整形外科医生都同意 GAP 皮瓣成为次选供区。然而,进一步的临床实践经验更强调了臀下穿支皮瓣在保留上臀圆臀形状,隐藏臀部瘢痕在折痕处的优点,使 IGAP 皮瓣上升成为以下患者理想化乳房重建的首选,如有明显鞍状乳房的妇女。此外,其较长的血管蒂,对于 B 罩杯乳房来说,获得理想的斜面构造和较少的皮瓣皮下脂肪,近中心皮瓣可应用臀部股外侧皮神经,相对容易的适合乳房再造皮瓣的整形嵌入,这些进一步促进患者选择 IGAP 皮瓣。

解剖分离各种臀部皮瓣的学习曲线,一般需要熟练掌握臀部解剖和丰富的显微外科技术经验,以获得一个合适的无损的血管蒂,并保存重要的剩余神经血管和肌肉组织。此外,应仔细进行多层臀肌闭合术,以优化臀部形状,减少因外形畸形需要对供区的后续整形。

(G.L.R.)

参考文献

［1］Fujino T，Harasina T，Aoyagi F. Reconstruction for aplasia of the breast and pectoral region by microvascular transfer of a free flap from the buttock. *Plast Reconstr Surg* 1975;56:178-181.

［2］Fujino T，Harashina T，Enomoto K. Primary breast reconstruction after a standard radical mastectomy by a free flap transfer. Case report. *Plast Reconstr Surg* 1976;58:371-374.

［3］Fujino T，Abe O，Enomoto K. Primary reconstruction of the breast by free myocutaneous gluteal flap. *Int Adv Surg Oncol* 1981; 4:127-143.

［4］Shaw WW. Breast reconstruction by superior gluteal microvascular free flaps without silicone implants. *Plast Reconstr Surg* 1983;72: 490-501.

［5］Biemer E，Steinau HU. Breast reconstruction using a free upper myocutaneous gluteal flap with microvascular anastomoses. *Chirurg* 1989;60:625-626.

［6］Paletta CE，Bostwick J III，Nahai F. The inferior gluteal free flap in breast reconstruction. *Plast Reconstr Surg* 1989;84:875-883; discussion，884-875.

［7］Shaw WW. Microvascular free flap breast reconstruction. *Clin Plast Surg* 1984;11:333-341.

［8］Holmstrom H. The free abdominoplasty flap and its use in breast reconstruction. An experimental study and clinical case report. *Scand J Plast Reconstr Surg* 1979;13:423-427.

［9］Hartrampf CR，Scheflan M，Black PW. Breast reconstruction with a transverse abdominal island flap. *Plast Reconstr Surg* 1982;69: 216-225.

［10］Friedman RJ，Argenta LC，Anderson R. Deep inferior epigastric free flap for breast reconstruction after radical mastectomy. *Plast Reconstr Surg* 1985;76:455-460.

［11］Allen RJ. The superior gluteal artery perforator flap. *Clin Plast Surg* 1998;25:293-302.

［12］Allen RJ，Tucker C Jr. Superior gluteal artery perforator free flap for breast reconstruction. *Plast Reconstr Surg* 1995;95:1207-1212.

［13］Boustred AM，Nahai F. Inferior gluteal free flap breast reconstruction. *Clin Plast Surg* 1998;25:275-282.

［14］Allen R，Guarda H，Wall F，et al. Free flap breast reconstruction: the LSU experience(1984- 1996). *J La State Med Soc* 1997;149: 388-392.

［15］Allen RJ，Levine JL，Granzow JW. The in-the-crease inferior gluteal artery perforator flap for breast reconstruction. *Plast Reconstr Surg* 2006;118:333-339.

［16］Granzow JW，Levine JL，Chiu ES，et al. Breast reconstruction with gluteal artery perforator flaps. *J Plast Reconstr Aesthet Surg* 2006;59:614-621.

［17］Guerra AB，Soueid N，Metzinger SE，et al. Simultaneous bilateral breast reconstruction with superior gluteal artery perforator (SGAP) flaps. *Ann Plast Surg* 2004;53:305-310.

腹壁下浅动脉皮瓣乳房重建

The Superficial Inferior Epigastric Artery Flap in Breast Reconstruction

背景

乳房重建常用下腹部或背部的自体皮瓣、乳房假体植入物或自体皮瓣联合假体完成[1]。应用下腹自体皮瓣进行的乳房重建在外形、柔软性、活动度以及温度方面与真正的乳房相似,这些效果是应用假体乳房重建无法达到的。下腹部皮瓣的乳房重建手术时间较长,住院较久,恢复相对缓慢,同时还存在供区的并发症,应用假体进行乳房重建则无这些不良影响。

在过去的 20 年里,切取下腹部皮肤及皮下组织瓣进行乳房重建的手术技术发生了一系列变化。切取皮瓣时减小腹直肌及前鞘的损伤,其目的是减少供区薄弱及并发症的发生。手术技术由牺牲整个腹直肌功能的带蒂横行腹直肌(TRAM)皮瓣转移术,到阶段性切除腹直肌和前鞘的游离手术,再到只切取少量腹直肌和前鞘的保留腹直肌的术,发展到仅切开肌肉和前鞘的腹壁下动脉穿支(DIEP)皮瓣的手术。这些游离皮瓣技术均以牺牲供应腹直肌血运的腹壁下动脉为代价。因此这类技术无法避免诸如腹部运动功能减弱、疼痛、下腹膨出或疝形成等供区的并发症。

已有大量的文献对游离 TRAM 皮瓣、保留肌肉的游离 TRAM 皮瓣以及 DIEP 皮瓣的供区相关并发症进行了探讨[2-10]。在更好地保留腹部运动功能的方面来说,似乎 DIEP 皮瓣优于游离 TRAM 皮瓣[2,3]。但从力学测量的结果来看两者并无显著的临床差异。患者术后的仰卧起坐能力[7]以及腹部供区并发症并无明显差异[2-4,8]。

腹壁下浅动脉(SIEA)皮瓣所包含的下腹皮肤和皮下组织部分与 TRAM 皮瓣和 DIEP 皮瓣如出一辙,都是乳房重建的良好自体组织,但 SIEA 皮瓣既不用切开也不用切除腹直肌、腹直肌前鞘以

及腹壁下动脉。这是因为 SIEA 皮瓣是一筋膜皮瓣,其血供是由股动脉发出并在皮下走行的腹壁下浅动脉[11]。故应用 SIEA 皮瓣可从根本上避免腹部运动功能减弱、下腹膨出或疝形成的供区并发症。

历史

最初的 SIEA 皮瓣乳房重建描述见于 1991 年 Grotting 关于"游离腹部整形瓣"的病例报道[12]。在此之后的 13 年里,Volpe、Arnez、Chevray 等也做了关于 SIEA 皮瓣乳房重建的报道[13-15]。这个时期游离 TRAM 皮瓣和 DIEP 皮瓣开始变得流行起来,在医疗研究中心施行的例数也越来越多。

过去的 5 年里人们又对 SIEA 皮瓣乳房重建进行了深入的研究。笔者和其他学者发现应用 SIEA 皮瓣进行乳房重建可从根本上避免腹部供区的并发症。使用下腹部皮瓣进行乳房重建的术后恢复以及住院时间很大程度上取决于腹部供区的愈合情况。笔者的研究表明,使用 SIEA 皮瓣进行乳房重建的住院时间比保留肌肉的游离 TRAM 皮瓣或 DIEP 皮瓣者更短[15]。另有研究表明,进行双侧乳房重建的患者中,至少使用一侧 SIEA 皮瓣,其腹部并发症明显少于保留肌肉的双侧游离 TRAM 皮瓣、DIEP 皮瓣或这两种皮瓣联合的患者[8]。

虽然 SIEA 皮瓣在减少腹部并发症方面有得天独厚的优势,但有两个重要的原因使其未能成为常规术式而应用于每个患者。原因之一是大部分患者的 SIEA 缺如或太细而不足以供应乳房重建用的皮瓣区域。原因之二是 SIEA 皮瓣可靠性欠佳,其血栓栓塞和皮瓣坏死风险均较游离 TRAM 皮瓣或 DIEP 皮瓣的高[15-17]。

SIEA 皮瓣容易出现微血管栓塞并发症的机制尚不清楚。一个可能的原因是 SIEA 管径较腹壁下动脉小,使得微血管动脉吻合技术要求高而导致不可靠性增加。当然,这不是唯一的因素。SIEA 较小的直径也导致了其和受区内乳血管(IMA)相吻合时管径不匹配。从粗大 IMA 到细小 SIEA 的管径不匹配导致血流不良,理论上来说,导致 SIEA 的内膜瓣形成或内膜剥脱的风险较高。此外,就笔者的经验来说,SIEA 的内膜比 DIEA 的内膜更脆弱,更易于在解剖血管蒂期间,在处理分支点处引起内膜撕裂,SIEA 也比 DIEA 更易于被器械机械扩张。即使由经验丰富的显微外科医师施行手术,即便 SIEA 直径至少有 1.5 mm,SIEA 皮瓣的可靠性仍比不上游离 TRAM 皮瓣和 DIEP 皮瓣,其原因仍待进一步证实[15-17]。

适应证

适合行 TRAM 皮瓣或 DIEP 皮瓣乳房重建的患者均可考虑行 SIEA 皮瓣乳房重建。但受血管解剖变异的影响,仅有少部分患者可成功地应用 SIEA 皮瓣进行乳房重建。因此,无法确保患者一定能用 SIEA 皮瓣进行乳房重建。在笔者的实践过程中,腹部游离皮瓣应用 SIEA 皮瓣的比例仅占 20%。

分离解剖血管蒂时常可见到 SIEA 的外径从皮瓣部分到股动脉发出起始部通常不会增加多少。因此,在下腹部皮瓣切口附近遇到的 SIEA 的外径通常是其起始部直径的良好参照。这不同于游离 TRAM 皮瓣和 DIEP 皮瓣的腹壁下动脉,其直径向着髂外动脉发出点逐渐增加,并且通常在其发出点附近有 2.5~3.0 mm 的外径。

如患者乳房重建所需的体积超过腹部皮瓣一半以上的话,则不宜使用 SIEA 皮瓣。这是因为单侧的 SIEA 血管蒂不足以供应 4 区以及超过中线的全部 3 区皮瓣血流[18]。尽管如此,还是有少数由 SIEA 供血、腹壁浅静脉(SIEV)引流的血管体区可实现超过中线的近乎整个腹部皮瓣的血液供应(图 68.1)。

拟行双侧乳房重建的患者是应用 SIEA 皮瓣的理想备选。使用两个半下腹部皮瓣,任一皮瓣就不会出现越过中线的 3 区或 4 区。如果两个半下腹部皮瓣至少有一个 SIEA 皮瓣的话,则腹部供区在功能上与单侧供区相同。这是因为 SIEA 皮瓣的供区无腹直肌及其前鞘的损伤。双侧游离 TRAM 皮瓣和 DIEP 皮瓣的供区并发症明显高于单侧 TRAM 皮瓣和 DIEP 皮瓣[6]。因而,进行双侧乳房重建的患者如果应用了至少一个 SIEA 皮瓣的话,其腹部供区并发症少于双侧 TRAM 或 DIEP 皮瓣[8]。

既往化疗及胸壁放疗史并非行 SIEA 皮瓣乳房重建的禁忌证。笔者通常会让患者在完成细胞毒药物化疗 1 个月后再行手术,以待其白细胞计数以及免疫系统恢复,同时也告知患者放疗后再行乳房重建会比放疗前重建美学效果差一点。整形外科医生通常会等放疗后 6~18 个月才行乳房重建。如需放疗,笔者一般是让患者在完成放疗 6 个月再行乳房重建。

许多做显微外科游离皮瓣乳房重建的外科医生视体重指数(BMI)>35 为游离 TRAM 皮瓣、DIEP 皮瓣以及 SIEA 皮瓣手术的禁忌证。笔者的经验是肥胖并不会增加游离皮瓣损失的概率,但增加了伤口愈合不良的风险,且延长了手术时间。肥胖患者乳房重建有较好的美学效果,因其皮瓣组织容量充足能实现大体积的乳房重建,其皮肤也足够多能重建出有类似自然下垂的乳房,放疗后延期乳房重建,所需皮肤面积即刻乳房重建所需皮肤面积大的难题也可迎刃而解(图 68.2)。肥胖患者应用自体组织乳房重建可获得比组织扩张器和假体乳房重建更好的效果。单是填平肥胖患者乳房切除术产生的胸壁凹陷就需要 500~600 mL 的扩张器,而完成 BMI≥35 患者的乳房重建总体积要在 1 000 mL,目前美国的大多数公司没有这么大的扩张器或假体。

笔者的经验是,对于 BMI 达 40 甚至更多一点的患者,施行 SIEA 皮瓣乳房重建是较容易的(图 68.3)。肥胖患者选用 SIEA 皮瓣的优点是 SIEA 的外径可达 2 mm,与内乳动脉管径相匹配,降低

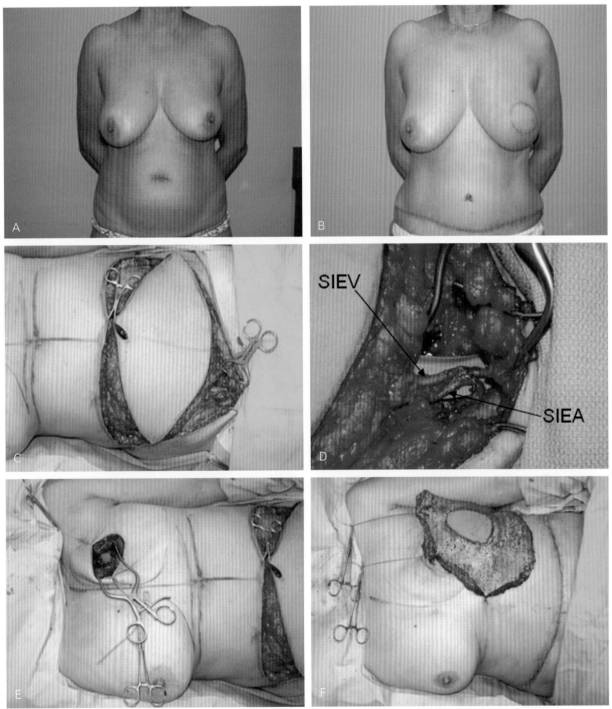

图 68.1　一例 57 岁的左乳腺癌女性。她接受了用保留皮肤的乳房切除术及应用内乳血管为受区的右侧游离腹壁下浅动脉(SIEA)皮瓣即刻乳房重建。SIEA 较粗大,外径为 2.2 mm,能够灌注整个下腹部皮瓣,这种情况并不常见。A. 术前照片。B. 术后 5 个月照片。C. 术中照片,由右侧 SIEA 灌注和腹壁下浅静脉(SIEV)引流的整个下腹部 SIEA 皮瓣。D. 图 C 放大特写视图,显示 SIEA 位于 SIEV 外侧,与其分离,这是典型的血管分布。E. 术中照片,保留皮肤乳房切除术后切除第 3 肋软骨暴露的受区内乳血管。F. 术中照片,塑形及将 SIEA 皮瓣放入左胸壁皮下前,血运重建后,已完成修剪和去表皮化。

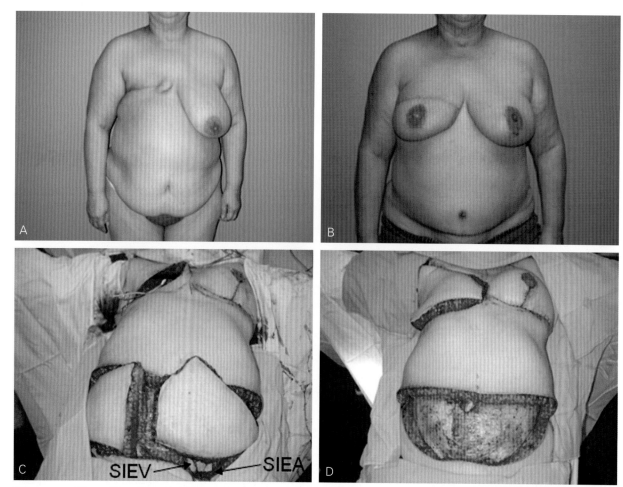

图68.2　一例BMI为37的56岁女性右乳腺癌患者，既往行右乳房切除术。她接受了以内乳血管为受区应用左侧腹壁下浅动脉（SIEA）皮瓣延迟的右乳重建。A. 术前照片。B. 术后照片，SIEA皮瓣右乳重建及同期左乳缩小术后5个月，右乳头重建术后2个月，右乳晕文身后数天。C. 左侧SIEA皮瓣术中视图，显示腹壁下浅静脉（SIEV）及其外侧的SIEA。D. 术中照片，显示SIEA皮瓣获取和转移后下腹部供体部位，既不切除腹直肌，其前鞘筋膜也无伤口。

了显微吻合的难度并提高了可靠性。其缺点是BMI越高手术时间越长，其伤口愈合并发症也越多。

　　与其他下腹皮瓣类似，吸烟也是SIEA皮瓣乳房重建的相对禁忌证之一。建议长期吸烟者戒烟，或至少在游离皮瓣手术前2周至术后2周停止吸烟。实际上，有些外科医生拒绝为长期吸烟者行腹部游离皮瓣乳房重建，甚至会在术前检测尿尼古丁的含量来明确有无吸烟。罕有长期吸烟者能完全戒烟。对于吸烟的患者，笔者会选用保留肌肉的游离TRAM皮瓣来保证最佳血流灌注并增加可靠性，而不会考虑行DIEP皮瓣或SIEA皮瓣的乳房重建。

　　既往腹壁整形史是行包括SIEA皮瓣在内的

下腹部皮瓣乳房重建术的绝对禁忌证。笔者认为既往腹壁抽脂术是SIEA皮瓣或DIEP皮瓣乳房重建的禁忌证，但可以考虑行保留肌肉的游离TRAM皮瓣乳房重建。

　　其他既往腹部手术史并非SIEA皮瓣乳房重建的禁忌证。SIEA或者旋髂浅动脉（SCIA）有时位于传统剖腹产下腹横切口的旁边而不被剖腹产术所损伤。腹正中切口也不会影响半腹部皮瓣的血供。肋下Kocher型切口同样没有问题，但供体区域的上腹部皮瓣向上分离筋膜不应超过肋下瘢痕，以免供区皮瓣无血供和坏死。右下象限阑尾切除术瘢痕是同侧SIEA皮瓣的禁忌证，但对侧SIEA皮瓣应不受影响并可使用。

　　与乳房重建的其他技术一样，患有严重的医

学合并症如心力衰竭、慢性阻塞性肺病、已知的高凝状态或不可纠正的凝血病的患者不宜用SIEA皮瓣或其他下腹部皮瓣进行乳房重建。

术前评估

对于首次面诊考虑行即刻或延期乳房重建的患者,笔者认为以下4点是患者必须理解和接受的。

首先,乳房重建的现实目标是让患者着装时看起来正常对称。笔者会告知患者乳房重建完成后如果没有衣服的遮盖,重建的乳房与天然乳房的差异是显而易见的。皮瓣皮肤和天然乳房皮肤肤色通常有明显的差异,重建乳房的形状和轮廓通常与健侧天然乳房并非完全对称(图68.2)。仅有大约5%~10%的患者其重建乳房在没有着装时也被认为是天然乳房(图68.4)。

其次,各种乳房重建通常需要分两次手术来完成。初次手术时间较长,需要住院几天。单侧或双侧SIEA皮瓣乳房重建的住院时间为4天左右。第二次是门诊手术,进行乳头重建、改善重建乳房的形状或位置,以及通过增大、缩小或提升健侧乳房或重建乳房来改善乳房对称性。第二次手术通常在初次手术后3个月以上进行。笔者的乳

房重建患者大约有80%是分两次完成乳房重建的手术,约10%仅需一次手术,其余10%进行了3次以上的手术。

再次,是乳房重建手术失败的概率有百分之几。不管是自体还是假体乳房重建,失败的概率差不多,且失败的常见原因各异。

最后,乳房重建并非必须。患者可以选择放弃乳房切除术后的乳房重建,接纳乳房切除后的形态生活下去。患者可选择外置义乳,也可以选择在乳房切除术后数月或数年内进行延迟乳房重建。

部分患者会担心医疗保险是否涵盖了乳房重建和乳头重建、术后修整等改善对称性的二次手术。笔者会告知这部分患者乳房重建是乳腺癌治疗的组成部分。联邦政府在1998年"妇女健康和癌症权利法案"中规定商业健康保险公司对乳腺癌治疗的保险有义务涵盖乳房重建及对侧乳房对称性手术。

如果患者选择行下腹部皮瓣的乳房重建,笔者将与其讨论各种下腹部皮瓣取瓣方法的细节。解释保留肌肉的游离TRAM皮瓣、DIEP皮瓣和SIEA皮瓣的区别以及优缺点。笔者解释说,将尝试使用SIEA皮瓣进行乳房重建,但只有约20%的患者有足够大的SIEA、所需皮瓣组织量较小且不

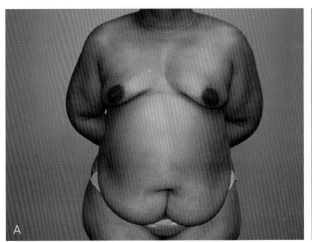
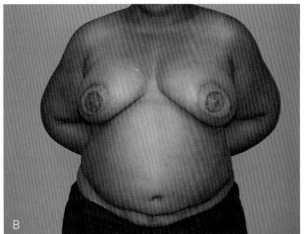

图68.3 一例46岁的左乳腺癌女性,BMI 46。她进行了双侧乳房切除术和即刻乳房重建,以SIEA皮瓣重建左乳房,以保留肌肉游离TRAM皮瓣重建右乳房。A. 术前照片。B. 乳房重建术后31个月,双侧乳头重建后28个月。需要注意的是,SIEA皮瓣足够重建左乳房,并且保留肌肉的游离TRAM皮瓣足够重建右乳房。还需注意,肥胖患者的重建乳房体积充足,乳房形状良好、对称。

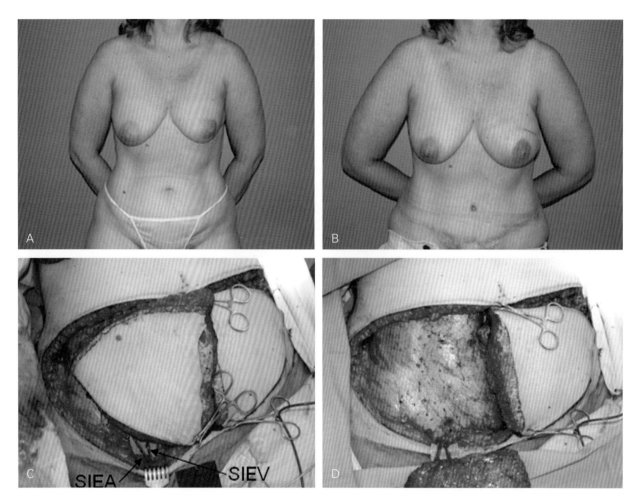

图 68.4　一例 40 岁的左侧乳腺癌女性进行了保留皮肤的乳房切除术及即刻乳房重建,左侧内乳血管为受区血管的腹壁下浅动脉(SIEA)皮瓣乳房重建。A. 术前照片。B. 术后 8 个月后 SIEA 皮瓣和左乳头重建后 6 个月。C. 典型的腹部供区 SIEA 皮瓣的术中照片,显示 SIEA 位于腹壁下浅静脉(SIEV)的侧面。D. 腹部供体部位,SIEA 皮瓣底面向上位于足侧。注意腹直肌前鞘表面无切口。

吸烟。如前所述,如果乳房重建所需的皮瓣体积及皮肤超过了半个腹部皮瓣的话,则不宜选用 SIEA 皮瓣。如果不能使用 SIEA 皮瓣的话会考虑用 DIEP 皮瓣。如果没有优势的 1～2 条穿支,或者所需组织越过正中线(3 区或 4 区),或者患者长期吸烟,或者患者既往曾行下腹部抽脂术以及阑尾切除术瘢痕位于皮瓣中间的话,笔者会选用保留肌肉的游离 TRAM 皮瓣。

如果患者选择用下腹部皮瓣进行乳房重建,笔者将描述手术技术、手术时间、住院时间、预期结果和风险。列举的风险包括感染、出血、疼痛、瘢痕、不对称、愈合不良、皮瓣部分或全部坏死、血肿、血清肿、疝、腹壁膨出和腹壁薄弱。并与患者签署书面知情同意书。术前给患者麻醉性止痛药

(氢可酮)加对乙酰氨基酚和口服第一代头孢菌素(头孢羟氨苄)。告知患者遵医嘱在术前晚及术晨服用抗生素。术前让患者服用口服抗生素,直到拔除所有的引流管。

标记画线的时间为术前访视的术前 1 天或者术日早晨。站立位标记患者的前正中线、双侧乳房下皱襞以及预定的腹部切口。患者全麻后屈髋位修正腹部切口线以保证供区切口能关闭。术前在腹部的标记主要是为了达到对称的效果。

SIEA 皮瓣是否可行以及 DIEP 皮瓣穿支数目的评估是在术中进行的。术前笔者不用超声、CTA 等检查定位和评估 SIEA 或 DIEA 穿支,因为无论是否有术前影像学检测,术中的解剖分离都足以明确血管条件。此外,笔者并不赞成给患者

做过多的检查,增加其乳房重建的额外费用。

常规实验室检验包括血细胞计数、电解质、凝血酶原时间、部分凝血活酶时间、血型测定和抗体筛选,过去6个月内的12导联心电图,对于40岁以上的患者,还包括在过去1年内的胸片。从患者的心脏病医生或初级保健医生那里了解其心功能。在延期或即刻乳房重建之前需由乳腺外科医生或肿瘤医生完成肿瘤切除术。无须特殊凝血试验或分型。

手术步骤

使用为游离 TRAM 皮瓣或 DIEP 皮瓣而准备的手术室进行手术。患者仰卧于反转的手术室台上,必要时台式手术显微镜的基座可伸展到患者的胸部以下。在术中,患者可被调成坐位以评估皮瓣植入位置及进行塑形。

如果是延期乳房重建病例,全麻后将患者的双手固定于身体两侧边。这样的好处是既能使显微镜、显微外科医生以及助手在两边均有较好的活动度,又能将患者调成坐位以进行乳房塑形。对于即刻乳房重建患者来说,患者患侧的手臂外展并固定于手架上,便于乳腺外科医生进行前哨淋巴结活检或进行腋窝淋巴结清扫。

手术开始时先切开腹部皮瓣的低位下切口。瘦的患者 SIEV 仅在真皮下数毫米,因此注意不要切太深。与 SIEA 不同,SIEV 几乎普遍存在于没有既往手术史的患者。SIEV 最常见的位置是距离耻骨联合至髂前上棘(ASIS)连线的内 1/3(参见图 68.2C、图 68.4C 和图 68.6A)。有低横腹部(Pfannenstiel)切口的存在下,SIEV 多数已被离断、缺如或以小直径再生静脉代替。

SIEA 通常位于 Scarpa 筋膜浅层、SIEV 的外侧,耻骨联合至 ASIS 连线的外 2/3(图 68.2C、图 68.4C 和图 68.6A)。有时,SIEA 与单独的 SIEV 伴行(图 68.1C 和图 68.1D),极少数可见于 Scarpa 筋膜深层。约有35%的患者 SIEA 缺如[11,19],至少同等比例的患者因 SIEA 太细(外径<1.5 mm)不能用于临床。SIEA 看起来的直径比其实际外径要

大,这是因为 SIEA 常有一两条静脉伴行,且被结缔组织覆盖。

遇到 SIEA 缺如或太细小时,可横行外侧探查,或可找到能供应乳房重建所需半个腹部皮瓣的旋髂浅动脉(SCIA)及其伴行静脉。SCIA 通常位于 ASIS 内侧2~3 cm。SIEA 和 SCIA 有变异可能,有时两条动脉共干起源于股动脉。当仅有其一出现时,是难以区分是该称为 SIEA 还是称为 SCIA 的(图 68.1C 和图 68.1D)。乳房重建文献所提及的供应 SIEA 皮瓣的血管蒂可能是腹壁下浅血管的任一条。

如在下腹切口处探及 SIEA 的外径至少有1.5 mm 的话,便可向其股动脉发出点进一步解剖。从下腹切口到股动脉发出点一半距离附近常可见0.5~1 cm 的淋巴结紧贴 SIEA。SIEA 发出小动脉分支至该淋巴结将其包绕,需仔细解剖。随后 SIEA 与其伴行静脉分开,向其股动脉发出点方向深入。SIEA 的动脉发出点在 SIEV 的股静脉汇入点上方数厘米(图 68.1D、图 68.5D 和图 68.6B)。

遗憾的是,SIEA 的外径并不是随着靠近股动脉发出点而增大。例外的情况见于 SIEA 与 SCIA 共干从股动脉发出。该共干通常仅有 5 mm 不到的长度,不易行显微血管吻合。

笔者认为 SIEA 的血管内膜易受机械扩张的损伤,其血管内膜可被撕脱至结扎的侧支处。SIEA 脆弱的血管内膜是导致 SIEA 皮瓣动脉吻合并发症比 TRAM 皮瓣及 DIEP 皮瓣高的原因。

随着血管解剖的继续进行,可见 SIEA 的伴行静脉在离开 SIEA 后汇合成一支较大的静脉,继续向下汇入股静脉或大隐静脉(图 68.6B)。SIEV 通常位于 SIEA 内侧,且通常会在汇入股静脉之前与 SIEA 的伴行静脉(也称为侧向 SIEV)结合(图68.6B)。有时,SIEV 和 SIEA 的伴行静脉(侧向 SIEV)会分别汇入股静脉或大隐静脉。这时需以交替上夹暂时阻断血流的方式来评估这两个静脉单独是否足以引流皮瓣的静脉血。当然,这种情况必须先将 DIEA 穿支夹紧或离断。

通常,单独 SIEV 或者 SIEA 的伴行静脉(外侧 SIEV)均足以引流半个腹部皮瓣的静脉回流。但

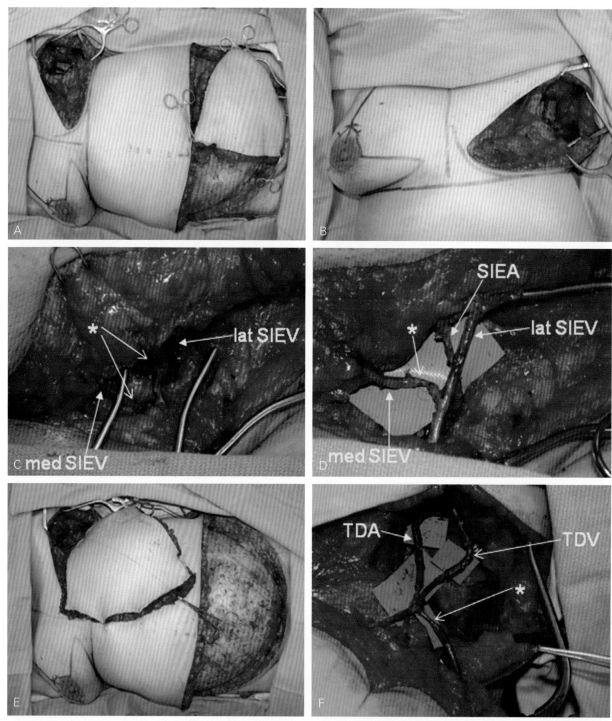

图68.5　术中视图：一例44岁女子接受了以胸背血管为受区血管的患侧腹壁下浅动脉（SIEA）皮瓣即刻左乳重建。A. 对侧右下腹部的半皮瓣已弃去，留下同侧左侧SIEA皮瓣在腹部供区。B. 左腋胸背受区血管的视图。C. SIEA皮瓣血管蒂的特写照片显示内侧SIEV（med SIEV）和外侧SIEV（lat SIEV），两个分支与SIEA一起走行。内侧和外侧的SIEV需一并使用以满足引流，这两支并无交汇。因而，内侧SIEV吻合至外侧SIEV的分支上的星号标记处。D. SIEA皮瓣血管蒂的特写照片，显示内侧SIEV吻合至外侧SIEV（星号）分支上。E. SIEA皮瓣取瓣、转移和血运重建后，下腹部供区腹直肌前鞘无切口。F. 特写照片显示左侧腋窝的胸背动脉（TDA）和静脉（TDV）吻合到同侧SIEA皮瓣的血管蒂，且不需要静脉移植。

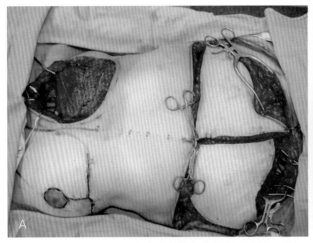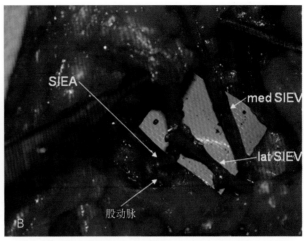

图68.6　一例38岁的女性行以内乳血管为受区应用下腹部对侧右半腹壁下浅动脉(SIEA)皮瓣行延期左乳重建。患者同时进行右乳房悬吊。A. 已经准备好的左侧内乳受体血管,并且解剖了右侧SIEA皮瓣血管蒂。B. 右侧SIEA皮瓣血管蒂特写视图,显示SIEA与外腹壁浅静脉(SIEV)一起走行,然后从静脉分叉深入到其股动脉起源。外侧SIEV(lat SIEV)在汇入股静脉之前继续下并与内侧SIEV(med SIEV)汇合。这是SIEA皮瓣血管蒂最常见的解剖特点。

在某些情况下需联合使用这两个静脉才够引流半个腹部皮瓣。如果同时用到这两个静脉并且它们都是独立汇入股静脉的话,可将其一根端侧吻合到另一根上。如果其中一支静脉有分支的话可将其分支解剖出小段后与另一静脉进行端-端吻合(图68.5C和图68.5D)。否则,两个静脉则需分别于两根内乳动脉相吻合。

浅静脉系统可提供半个下腹部皮瓣的静脉回流。对于TRAM皮瓣和DIEP皮瓣而言,浅静脉系统通常被认为比腹壁下静脉系统更有优势。虽然这两个静脉系统均可实现半个腹部皮瓣的引流,但目前尚无公开的科学证据表明哪个系统更占优势。

SIEA皮瓣的血管蒂长度约为6~8 cm,较游离TRAM皮瓣和DIEP皮瓣约10~12 cm的血管蒂而言稍显不足。吻合至内乳血管时,如果血管蒂较短则需用到对侧皮瓣(图68.2C和图68.2D)。笔者植入SIEA皮瓣时会把原皮瓣垂直中线边缘部分转为横向,平行于乳房下皱襞。这种摆位方式的优点在于使用了皮瓣最厚的部分重建乳房的下极,而乳房的下部是最厚、最向前突出的部分(图68.2D)。

采用上述的皮瓣放置方式,则内乳受区血管对应对侧的SIEA皮瓣(图68.2C和图68.2D),如果胸背血管为受区则对应同侧SIEA皮瓣(图68.5A

和图68.5E)。如果使用胸背血管为受区的话,很可能需要行血管桥接血管蒂才够长。所以绝大多数SIEA皮瓣采用内乳血管作为受区血管以避免血管桥接消除SIEA血管蒂较短的弊端。而且使用内乳血管作为受区,在塑形、避开既往手术区域、避免影响后续腋窝淋巴结清扫以及血管显微吻合比应用胸背血管更有优势。

准备内乳受区血管时,先于第3或第4肋软骨最内侧上方切出一个3 cm宽、6 cm长的横梯形胸大肌瓣,向外侧掀开以显露下方的内乳血管。再仔细用咬骨钳去除第3或第4肋软骨最内侧约3 cm宽,避免伤及后方的骨膜。最后切除后方的骨膜、肋间肌以及结缔组织。将内乳血管从周围脂肪、小淋巴结中解剖分离出来。这样可游离出3~4 cm长的内乳血管,使其高于胸膜约1 cm,易于行显微血管吻合,特别是可改善在左侧吻血管易受心脏搏动的影响。

有些外科医生选择不去除肋软骨而仅仅在第3或第4肋间隙分离出内乳血管。这种方法也是可行的,只是操作空间窄且深,内乳血管无法水平放置进行吻合,因而对显微外科技术的要求也是更高的。

不去除肋软骨的主要理由是尽量减少术后胸壁疼痛,并防止重建乳房上内侧出现凹陷或中空区域。笔者发现腹部供体部位的疼痛超过并掩盖了胸部的不适，并且可以通过将胸大肌缝到位以避免出现重建乳房上内侧凹陷。笔者将这条肌肉缝合到比原来更高的位置，为皮瓣血管蒂留出部分空间而不至于出现血管蒂卡压。

使用透镜焦距为 200 mm 的手术显微镜进行微血管吻合。笔者经常使用 Synovis Micro Companies Alliance（Birmingham，AL）的微血管吻合系统。使用 Acland 双血管夹以及 9-0 尼龙线间断缝合进行动脉的微血管吻合。

SIEA 的管径和较大的内乳动脉的管径之差可达 1:2。这种管径的不匹配可导致 SIEA 外膜的切缘暴露于吻合的管腔内，容易导致血栓形成。此外，这种不匹配使得血液从较大的内乳动脉流向较小管腔的 SIEA，不利于血液的流动，容易导致暴露在 SIEA 吻合管腔的内膜夹层形成。标准的动脉端 – 端吻合要求动脉大小管径匹配比例为 1:1.5。倘若管腔差别太大可考虑行内乳动脉和 SIEA 的端 – 侧吻合，或者如果内乳动脉的穿支动脉足够大的话，也可行内乳穿支动脉和 SIEA 端 – 端吻合[20]。

当 SIEA 皮瓣血管吻合好血液重灌注后，其植入塑形就与游离 TRAM 皮瓣或 DIEP 皮瓣一样了。重塑乳房的周围轮廓及乳房下皱襞，如果有必要的话把腋下相对多余的软组织缝至肋骨膜或前锯肌膜以重悬吊外侧胸壁。

术后护理

术后患者被送往外科监护病房或 ICU，在术后 24～48 小时内每小时观察一次，48 小时后每 2 小时观察一次。护士使用多普勒超声探针对皮瓣的动脉血流进行监测，并在相应的部位做标记。根据皮瓣皮肤颜色判断静脉回流情况。少数情况下，若经皮动脉多普勒超声未能监测到血流，可使用内置的多普勒探针放置在 SIEA 皮瓣的血管蒂进行监测。当皮瓣植入有未暴露的皮岛这种情况时，可将内置多普勒探针放置在 SIEA 皮瓣和 SIEV 皮瓣里，这样不仅可以监测动脉血流还可以观察静脉回流情况。

SIEA 皮瓣乳房重建的术后护理与游离 TRAM 皮瓣或 DIEP 皮瓣术类似。患者术后第 1 天可在床边用椅子辅助活动，术后第 2 天可在搀扶下行走，术后第 3 天及以后每天至少行走 3 次。术后开始可恢复普通饮食。术后第 2 天或第 3 天可用镇痛泵控制疼痛，之后可序贯口服止痛药减轻疼痛。

术后第 2 天换药，第 4 天早晨以后可淋浴。常规患者可在术后第 4 天中午出院。患者出院回家后每天只需要用肥皂盒清水淋浴清洁伤口。术后第 7 天返院复诊。

结论

SIEA 皮瓣进行的乳房重建在外形、柔软性、活动度以及温度方面均与真正的乳房相似，且不会出现像其他下腹部供区皮瓣产生的并发症。然而，SIEA 的解剖位置并不恒定，只有少数患者具有直径足够的血管，以供应用于乳房重建的 SIEA 皮瓣。

编者评论

当 SIEA 血管存在并可实现半腹部皮瓣乳房重建或部分乳房重建时，医患双方取得了双赢的结果。SIEA 皮瓣的主要挑战来自其有限的动脉管径。我亦认同作者说的往股动脉发出点分离血管的管径也不会增加多少。有时我会听到一些外科医生说，边界血管显而易见的话往往不值得做 SIEA 皮瓣，因为皮瓣失败的风险太高，不同的研究数据也证实如此。但是，我比较认同作者的观点,成功的关键在于受区血管的选择以及吻合技术。我常发现内乳血管的上胸部穿支血管如果存在并仔细解剖的话会与SIEA血管匹配得很好。对于这部分的吻合,可直接用 Coupler 吻合器吻合动脉及静脉。正如作者所述,如果穿支缺如或者想保留穿支营养乳房切除后的皮瓣的话,我会考虑在内乳血管上行断侧吻合;而更好的吻合技术可消除血管不匹配的影响。

另一问题是关于设计以及使用了超过

SIEA 能安全供血的横向组织。通过诸如吲哚菁绿成像等技术有望了解SIEA血管能供应超腹中线多远组织的问题,这些疑问难以用我们通常的临床观察及判断完美地解答。

我完全赞同作者在这一章对SIEA皮瓣的详细阐述。选择合适的病例在良好的技术前提下,SIEA皮瓣可实现良好血管化的自体组织乳房重建,安全且有效。

(G.L.R.)

参考文献

[1] Chevray PM, Robb GL. Breast reconstruction. In: Hunt KK, Robb GL, Strom EA et al., eds. *Breast Cancer*. 2nd ed. New York: Springer; 2008:235.

[2] Blondeel PN, Vanderstraeten GG, Monstrey SJ, et al. The donor site morbidity of free DIEP flaps and free TRAM flaps for breast reconstruction. *Br J Plast Surg* 1997;50:322.

[3] Futter CM, Webster MHC, Hagen S, et al. A retrospective comparison of abdominal muscle strength following breast reconstruction with a free TRAM or DIEP flap. *Br J Plast Surg* 2000;53: 578.

[4] Bajaj AK, Chevray PM, Chang DW. Comparison of donor-site complications and functional outcomes in free muscle- sparing TRAM flap and free DIEP flap breast reconstruction. *Plast Reconstr Surg* 2006;117:737.

[5] Edsander-Nord A, Jurell G, Wickman M. Donor-site morbidity after pedicled or free TRAM flap surgery: a prospective and objective study. *Plast Reconstr Surg* 1998;102:1508.

[6] Nahabedian MY, Momen B, Galdino G, et al. Breast reconstruction with the free TRAM or DIEP flap: patient selection, choice of flap, and outcome. *Plast Reconstr Surg* 2002;110:466.

[7] Nahabedian MY, Tsangaris T, Momen B. Breast reconstruction with the DIEP flap or the muscle-sparing (MS-2) free TRAM flap: is there a difference? *Plast Reconstr Surg* 2005;115:436.

[8] Wu LC, Bajaj A, Chang DW, et al. Comparison of donor- site morbidity of SIEA, DIEP, and muscle- sparing TRAM flaps for breast reconstruction. *Plast Reconstr Surg* 2008;122:702.

[9] Chevray PM. Update on breast reconstruction using free TRAM, DIEP and SIEA flaps. *Semin Plast Surg* 2004;18:97.

[10] Man LX, Selber JC, Serletti JM. Abdominal wall following free TRAM or DIEP reconstruction: a meta-analysis and critical review. *Plast Reconstr Surg* 2009;124(3):752.

[11] Taylor GI, Daniel RK. The anatomy of several free flap donor sites. *Plast Reconstr Surg* 1975;56:243.

[12] Grotting JC. The free abdominoplasty flap for immediate breast reconstruction. *Ann Plast Surg* 1991;27:351.

[13] Volpe AG, Rothkopf DM, Walton RL. The versatile superficial inferior epigastric flap for breast reconstruction. *Ann Plast Surg* 1994; 32:113.

[14] Arnez ZM, Khan U, Pogorelec D, et al. Breast reconstruction using the free superficial inferior epigastric artery (SIEA) flap. *Br J Plast Surg* 1999;52:276.

[15] Chevray PM. Breast reconstruction with superficial inferior epigastric artery flaps: a prospective comparison with TRAM and DIEP flaps. *Plast Reconstr Surg* 2004;114:1077.

[16] Selber JC, Samra F, Bristol M, et al. A head-to-head comparison between the muscle-sparing free TRAM and the SIEA flaps: is the rate of flap loss worth the gain in abdominal wall function? *Plast Reconstr Surg* 2008;122:348.

[17] Spiegel AJ, Khan FN. An intraoperative algorithm for use of the SIEA flap for breast reconstruction. *Plast Reconstr Surg* 2007;120:1450.

[18] Holm C, Mayr M, Hofter E, et al. Interindividual variability of the SIEA angiosome: effects on operative strategies in breast reconstruction. *Plast Reconstr Surg* 2008;122:1612.

[19] Strauch B, Yu H-L. *Atlas of Microvascular Surgery*. New York: Thieme; 1993:122.

[20] Saint-Cyr M, Chang DW, Robb GL, et al. Internal mammary perforator recipient vessels for breast reconstruction using free TRAM, DIEP, and SIEA flaps. *Plast Reconstr Surg* 2007;120: 1769.

第 69 章

Karen M. Horton

股薄肌皮瓣乳房重建

Gracilis Flaps for Breast Reconstruction

前言

由横半月形股薄肌（TUG）肌皮瓣供养的股内侧皮肤和脂肪是进行显微血管吻合乳房重建的良好的自体组织，具有多种优点。股薄肌皮瓣重建的乳房自然、柔软而且美观，是腹直肌皮瓣、背阔肌皮瓣及臀部皮瓣乳房重建之外的良好选择。

股薄肌具有一套稳定且可靠的供血系统[1,2]。TUG 皮瓣可模拟乳房切除标本，为乳房重建提供良好的轮廓和投影。TUG 皮瓣的性状和皮肤颜色与乳房相近，因而皮肤保留乳房切除术和延迟乳房重建后可立即进行乳头－乳晕重建术。对于需要自体重建并且没有足够的腹部供体组织或不希望腹部有瘢痕的患者来说，TUG 皮瓣微血管乳房重建是不二之选。

历史

首次 TUG 肌皮瓣乳房重建见于 1992 年的一个病例报道[3]。血管灌注解剖研究表明，股薄肌皮瓣供应的皮肤范围垂直于股薄肌近端 1/3 处，横向平行于腹股沟内侧褶皱。鉴于股上内侧穿支血管的穿出方向，股薄肌皮瓣主要采取与腹直肌皮瓣相类似的横向切口[3]。穿支血管穿过股薄肌血管区，到达大收肌和缝匠肌，并从大收肌和缝匠肌上方走行至股中线[4]。

虽然垂直型的股薄肌皮瓣已被用于乳房重建[5]，但人们普遍认为其不那么可靠[6]，且其垂直的手术瘢痕显而易见。鉴于上述原因，对于腹部皮肤供体组织不足或不希望在腹部留有手术瘢痕的患者，可采用横向切口的股内侧游离皮瓣用于乳房重建。

TUG 皮瓣技术相对简单直接且可靠，且从美

学角度看优于腹部皮瓣重建，原因主要有以下两个重要方面：①可立即进行乳头－乳晕重建术，不需要进行二次手术；②比腹部皮瓣更容易塑造乳房突出的形状。半月形的结构使得皮瓣的三维以及凸度更佳，可进行即刻乳头－乳晕重建术。重建出的乳房外形更具美感。

横半月形股薄肌皮瓣设计

TUG 皮瓣取自股内侧股薄肌纵轴的横向半月形组织（图 69.1）。皮瓣上部抵达腹股沟褶皱前中下方约 1 cm，向后延伸至臀褶皱处。切口位置应略低于臀褶皱，这样可以避免抬起股内侧肌群时引起的大阴唇变形等相关症状[7]。

皮瓣的长度约 28 cm，宽度根据大腿内收时可捏起股内侧组织的多少来决定，所取皮瓣的最大宽度应保证取完皮瓣缝合时无张力。股薄肌中心轴上的皮瓣可宽达 11 cm（图 69.2）。可采用笔式多普勒超声探头探测股薄肌和皮层内的穿支血管（图 69.3）。

采集皮瓣时患者应采取仰卧位，同时保证大腿外展和膝关节屈曲，即妇产科手术时用的截石位，这样有利于后方切口的切开和缝合。

首先切开股前侧皮肤，分离隐静脉后支（图69.4），不管皮瓣是否需要静脉血管，前侧的静脉分支应保留。淋巴结也应该保留下来，避免出现下肢淋巴水肿。

贴着肌筋膜表面分离前侧皮瓣，直至长收肌的内后侧缘（图69.5）。斜切皮下脂肪组织保证最大限度获取皮瓣体积。纵向切开深筋膜，分离长收肌和股薄肌间隙，暴露血管蒂，明确股薄肌的营养血管。从股浅动脉的起始端切开血管蒂，贴着肌筋膜向后分离，由股薄肌后方分离至深筋膜。

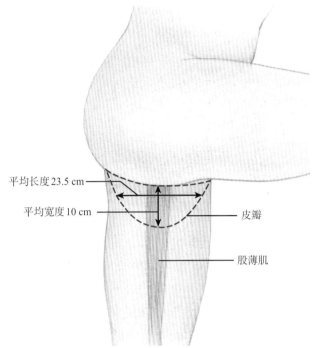

平均长度23.5 cm
平均宽度10 cm
皮瓣
股薄肌

图69.1　股薄肌上部新月形股内侧皮瓣的设计。股薄肌血管入肌处位于进入耻骨下方约8～10 cm。使用笔式多普勒来确认至少一个穿支进入设计的皮瓣区域。

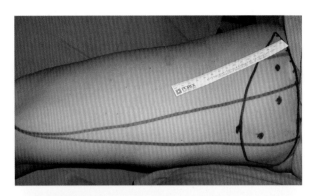

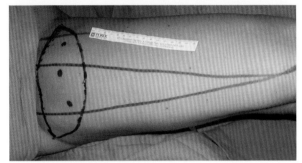

图69.2　横行股薄肌皮瓣的术中标记。注意肌肉的前后边界和笔式多普勒定位的穿支位置点。

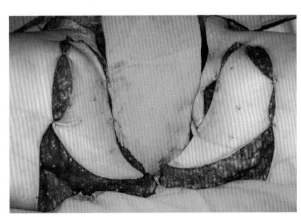

图69.3　切取后放置在原位的横行股薄肌皮瓣。Prolene缝合线标记多普勒信号的位置。

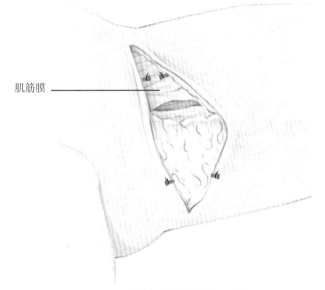

肌筋膜

图69.4　前路解剖横行股薄肌皮瓣。

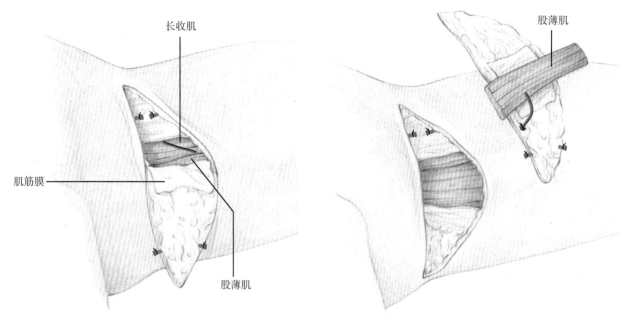

图69.5 在皮瓣前缘遇到长收肌。

图69.6 切取横行股薄肌皮瓣的步骤与解剖。

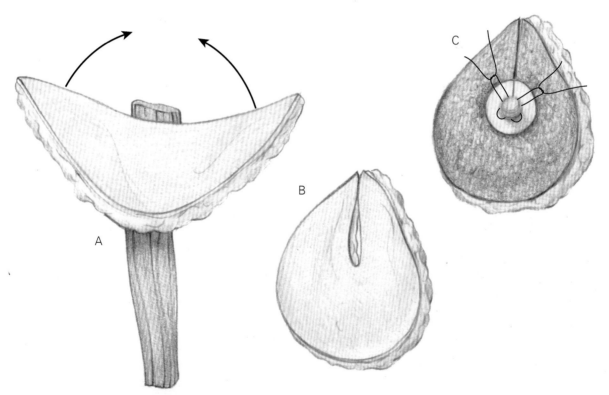

图69.7 A~C. 切取皮瓣(A),股内侧皮瓣的两翼彼此折叠并缝合在一起(B)。肌肉可以转至皮瓣下,以增加丰满度和体积(B)。皮瓣的大部分去表皮化,即刻重建乳头-乳晕。皮瓣折叠形成的凸点皮肤部分水平褥式缝合重建乳头(C)。

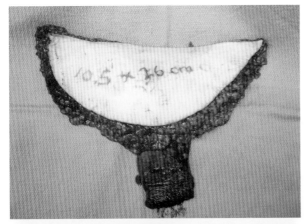

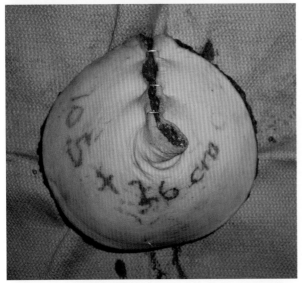

图69.8 将皮瓣的两翼折叠塑形,折叠的顶点作为乳头－乳晕重建的最凸点。两个多普勒信号位点分别用缝合线标记。

血管蒂长度约6～8 cm。

从上至下横断股薄肌,皮瓣通常附带部分位于其正下方的肌肉(图69.6)。另外,可适当选择下部分的肌肉以增加皮瓣的体积。常规游离皮瓣的时间小于或接近45分钟。

分离好血管蒂后,用可吸收线缝合皮瓣的两翼形成类乳房的锥形(图69.7和图69.8)。将股薄肌固定在脂肪组织后面,增强其保护作用,预防术后出现肌肉萎缩。

即刻乳房重建手术时,将TUG皮瓣与切除的乳房进行比对,要求两者在体积和大小尺寸上匹配。一般皮瓣的体积通常要大于乳房切除标本的体积(图69.9)。

即刻乳房重建术中,除乳晕外的区域是去表

皮化的(图69.9D和图69.10),而在保留乳头的乳房切除术中是完全去表皮化的。延迟重建术时采用乳晕环状切口,将去表皮化的皮瓣上部分埋在乳房皮肤下方(图69.11)。

微血管吻合的受区血管通常采用第3或第4肋软骨下内乳血管。皮瓣椎体成形后,将血管蒂植入皮瓣中心区,并调整皮瓣的位置(图69.12)。术后皮瓣评估除了静脉植入式连续多普勒探针监测外,还包括临床症状和体外笔式多普勒监测。

股内侧供体区深筋膜层及皮下采用间断缝合[7],表皮层采用连续缝合,切口上方留置引流管促引流液排出。

即刻乳头－乳晕重建时,将半月形的皮瓣折叠成锥形使其顶点突出,间断水平褥式缝合固定(图69.10)。注意缝合张力不宜过高,以免影响重建乳头的血供。

绘出一个圆形的乳晕,然后将该乳晕周围的皮肤去表皮化,在微血管吻合之前将其埋在切除的皮瓣下面。股内侧暗沉的肤色正适合用于乳晕重建。

患者术后予阿司匹林抗凝治疗1个月,手术后2～3天可行走。平均住院时间为5天。

结果

2005年至2009年6月,共有28例患者进行了48个皮瓣移植术,年龄31～64岁(平均年龄49岁)。所有患者均有乳腺癌史或乳腺癌高危因素(明确家族史或BRCA基因阳性)。中位随访时间超过1.5年(3个月至4年)。放疗后进行重建的有9个乳房。其中27个皮瓣用于即刻重建,而其余21个皮瓣用于延迟乳房重建术(表69.1)。

其中一例患者因曾进行过腹部皮瓣成形术,其再次植入重建失败。23例患者腹部供体组织不足;3例患者曾做过腹壁下深动脉穿支(DIEP)皮瓣或横腹直肌(TRAM)皮瓣乳房重建。3例患者选择接受TUG皮瓣重建代替腹部皮瓣重建,以避免腹部供体部位遗留瘢痕。

皮瓣的重量为238～648 g(平均367 g)。皮瓣

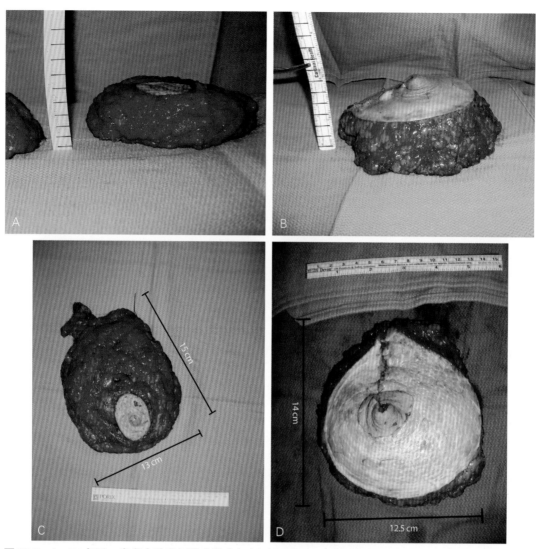

图69.9　A～D.在同一患者中乳房切除术样本(A)和折叠的TUG皮瓣(B)。为了清晰起见,标尺被添加到标尺中,显示出1 cm尺线。皮瓣突起大于乳房切除术样本约1 cm。乳房切除标本(C)的尺寸、形状和重量与深层皮瓣(D)相似。乳房切除标本体重444 g,大腿内侧皮瓣426 g。对侧标本为496 g,TUG皮瓣为488 g。

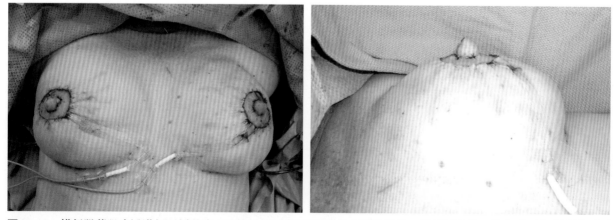

图69.10　横行股薄肌皮瓣进行即刻重建,同时通过缝合皮瓣锥体凸点再造乳头－乳晕复合体。注意看两个皮瓣外形侧视图上的重建乳头。

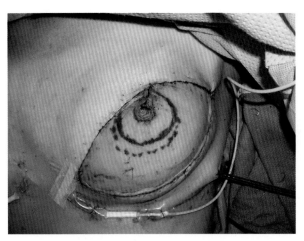

图69.11　延迟乳房重建以前皮岛再造乳头-乳晕。

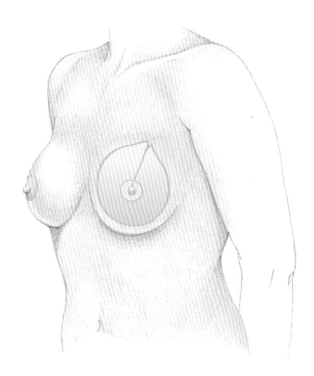

图69.12　植入股薄肌皮瓣以及即刻乳头-乳晕重建。

长度平均23.5 cm（20～28 cm），皮瓣宽度平均为10 cm（8～12 cm）。微血管吻合成功率为98%，只有1例患者因术前进行大剂量胸壁放疗引起动静脉血栓形成导致手术失败。另一患者在乳房重建术后12小时因出现静脉血栓被送往手术室进行再次手术。经血栓切除术和血管修复等措施抢救后，皮瓣得以存活，但存在皮瓣损耗或脂肪坏死。

一例患者尽管肌层静脉流出良好，但笔式静脉多普勒超声检查提示皮瓣的静脉流出较差。表

现为皮瓣长期水肿，超过3个月皮瓣才完全软化消肿，但无脂肪坏死。

40个皮瓣用于乳头-乳晕重建，其中即刻重建术23个，延迟重建17个。完全埋入乳头保留切除术皮下的皮瓣有2个，将皮瓣锥形突起部分埋在自身乳头的位置。

8例患者供体区切口有部分裂开（表69.1）。其中4例局部换药后愈合，4例在全麻下进行清创缝合并留置引流管。1例患者因无症状非典型性尿路感染导致双侧供体部位切口裂开和愈合不良；通过清创、负压伤口疗法和抗生素治疗促进伤口愈合。4个皮瓣供体区出现血肿，其中2个需要手术引流和进行血肿清除。其他2个血肿需要常规针刺抽吸及压迫止血。皮瓣供区功能一般不受影响，所有患者术后均可恢复正常活动，如骑马、跑步、骑自行车和舞蹈训练等。

讨论

尽管乳房切除术后的自体腹部软组织重建越来越常见，但2008年美国进行的乳房重建术中自体腹部软组织重建术不到1/4[8]。其中仅有7.5%重建术选择了DIEP游离皮瓣术。

目前软组织重建相对于植入物重建的不足之处尚未明确，显微外科手术复杂、采集穿支皮瓣难度大等是人们认可的主要原因。许多患者在乳房重建时不需要或不希望同时进行腹部成形术。因此，基于美学考虑，腹部穿支皮瓣不是一个好的选择[9]。此外，腹部瘢痕包括脐部瘢痕在穿当前流行的低腰牛仔裤和泳衣是可见的。

股薄肌皮瓣作为微血管移植的首选，其主要的优势包括供体组织并发症低、手术瘢痕不显露、解剖上有较大的血管以及具有神经感觉瓣以及大皮瓣的潜力。解剖学研究[3,6]表明股薄肌上部的血管垂直发出。因此，股薄肌横向半月形皮瓣大小足够用于塑造乳晕和乳头锥形突起，这样外观上比平坦的腹部皮瓣看起来更接近于天然的乳房[10]。股内侧皮瓣还避免了下腹部相对可见的瘢痕和腹部穿支皮瓣术后引起的肚脐下腹壁麻

表69.1 微血管TUG皮瓣乳房重建

患者	年龄(岁)	时间	侧	重量(g)	尺寸(cm)	放疗	乳头-乳晕即刻重建	供区并发症
1	51	延迟	单侧	382	20×8	术前		
2	48	延迟	单侧	414	22×10			
3	49	即刻	双侧	362	20×9			
		即刻		328	20×9			
4	42	延迟	单侧	318	20×8	术前		
5	42	即刻	双侧	426	22×11		是	血清肿
		即刻		488	22×11		是	
6	35	延迟	单侧	502	25×11	术前		
7	59	即刻	双侧	341	20×9		是	
		即刻		322	20×9		是	
8	58	即刻	双侧	426	24×11		是	裂开
		即刻		448	24×11		是	
9	49	即刻	双侧	290	22×9.5		是	
		即刻		307	22×9.5		是	
10	53	即刻	双侧	392	26×10		是	血清肿
		即刻		398	26×10		是	
11	61	即刻	单侧	380	26×10		是	
12	54	延迟	双侧	324	24×10		是	血清肿
		延迟		340	24×10		是	
13	41	即刻	单侧	364	28×10		是	血清肿
14	42	即刻	双侧	282	26×9.5		是	
		延迟		294	26×9.5		是	
15	61	延迟	双侧	282	23×10.5		是	
		延迟		320	23×10.5		是	
16	46	即刻	单侧	352	23×9.5		是	
17	51	延迟	双侧	364	25×9.5	术前	是	裂开
		延迟		394	25×10.5		是	
18	43	即刻	双侧	370	23×10		是	
		即刻		368	23×10		是	
19	35	即刻	双侧	366	24×10	术前	是	裂开
		即刻		366	24×10		是	
20	64	延迟	双侧	324	24×10	术前	是	
		延迟		354	24×10		是	
21	50	即刻	双侧	282	23×10.5		是	
		即刻		320	23×10.5		是	
22	68	延迟	双侧	386	28×10		是	
		延迟		405	28×10		是	
23	52	即刻	双侧	600	26×12		是	
		即刻		648	26×12		是	
24	37	延迟	单侧	324	21×9.5	术前	是	
25	60	延迟	双侧	416	23×10.5	术前	是	裂开
		延迟		426	23×10.5		是	裂开
26	32	即刻	双侧	322	22×9	术前	是	裂开
		延迟		336	22×9		是	
27	46	延迟	双侧	310	21×9		是	裂开
		延迟		290	21×9		是	
28	41	即刻	双侧	310	22×9		NSM	裂开
		即刻		238	22×9		NSM	

注:NSM,保留乳头的乳房切除术。

术[11]。股内侧柔软,与腹部皮瓣和乳房组织相似,不像臀部皮瓣坚硬。部分患者由于体内储备脂肪量多,她们的体型更适合做股薄肌皮瓣而不是腹部皮瓣(图69.13)。

乳房重建术时,使用皮下缝线将股内侧皮瓣折叠中心的锥形顶点固定,塑造成乳头突起。股内侧皮瓣塑造的乳头-乳晕从美学角度看优于用局部皮瓣或皮肤移植物重建的乳头。虽然股内侧皮肤比胸部或躯干的皮肤稍浅一些,但当收缩或轻微折皱时,肤色会更暗一些。股内侧皮瓣的肤色与用于乳晕重建的天然乳晕肤色不同,如果需要,可使用医学文身来改变乳晕颜色(图69.14和图69.15)。

早期关于TUG皮瓣的报道是用于头颈部、下肢和胸部区域的重建[12]。Schoeller等[13]报道"股内侧游离皮瓣"用于减肥手术后的双侧自体隆胸。Arnez等[14]报道了7例股内侧皮瓣大小足够,且不希望其他部位遗留瘢痕的患者采用即刻TUG皮瓣乳房重建解决"小"或"中等"尺寸乳房问题。Wechselberger和Schoeller[15]在10例患者中使用12张TUG皮瓣进行即刻乳房重建术。Fansa等[16]开展了32例皮瓣重建术。Schoeller等[11]报道的

154例TUG皮瓣用于即刻和延迟乳房重建术,但未进行即刻乳头-乳晕重建术。对于双侧乳房重建的患者,横向半月形皮瓣优于DIEP皮瓣,因为TUG皮瓣更容易获得且能够更好地隐藏供区瘢痕[11]。我们的课题组近期也发表了相关的论文[17]。

股内侧皮瓣供体区

虽然既往取过腹部皮瓣或较瘦的患者可选择其他自体组织重建[18],但对于大多数这些患者来说,股内侧皮瓣是可取的。

腹直肌缺失可引起腹部疝气、鼓肚或功能性供体部位并发症,而股薄肌缺失并不会引起上述情况。股内侧皮瓣的最大缺点是大腿内侧瘢痕,但其靠近腹股沟褶皱,大部分衣服都可以将其遮掩,除泳衣或内衣之外[19](图69.16)。

研究表明,组织扩张器和乳房植入物、背阔肌肌瓣、臀下动脉游离瓣和臀上动脉游离皮瓣等可替代腹部皮瓣,而股内侧皮瓣则为患者提供了更多的选择机会。自体软组织重建需要寻找供体部位,且从某种程度上会遗留供区瘢痕。当然,对

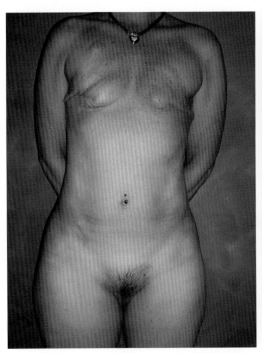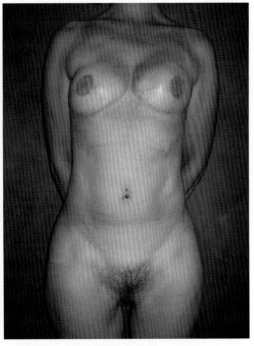

图69.13 双侧延迟股薄肌皮瓣乳房重建与即刻乳头-乳晕重建的术前和术后照片。

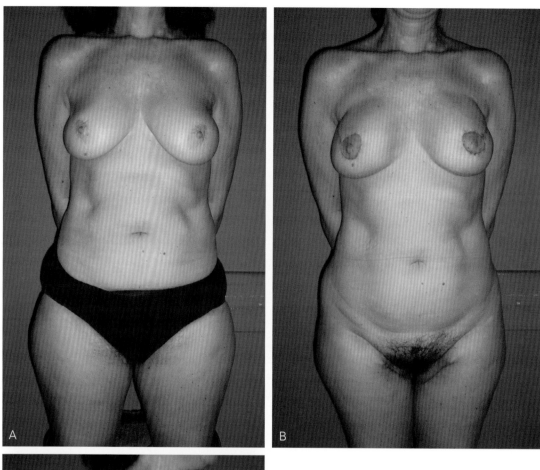

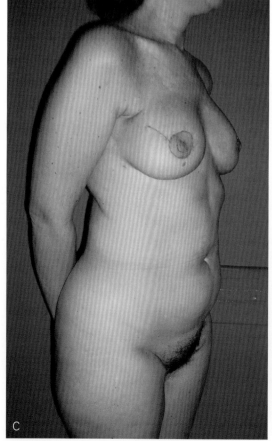

图 69.14　A～C.右侧乳腺癌患者双侧乳房重建术前照片（A）。因对遗传测试中*BRCA1*突变而行左预防性乳房切除术。重建后 9 个月前视图（B）和斜视图（C），显示乳头-乳晕投影。

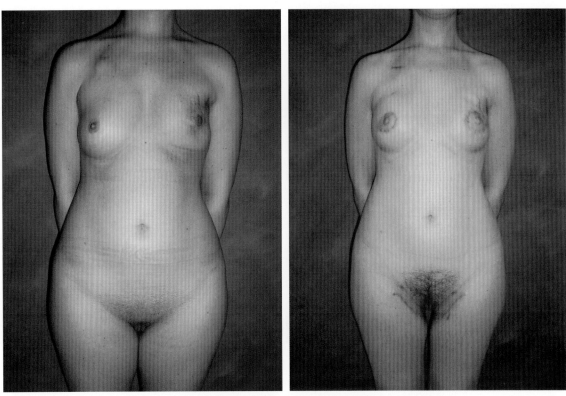

图69.15　双侧股内侧皮瓣即刻乳房重建及即刻乳头－乳晕重建。

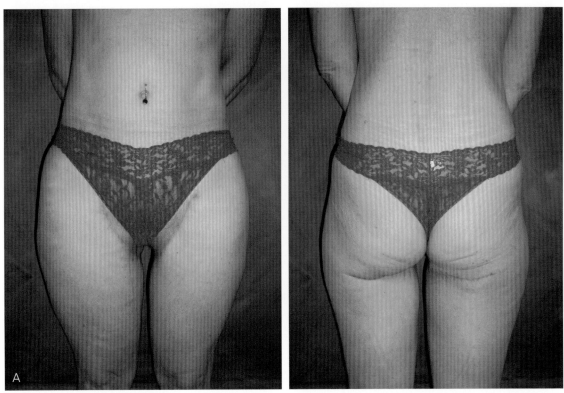

图69.16　A、B.双侧（A）和单侧（B）TUG 皮瓣供体部位。请注意，从前方看可见内裤下的瘢痕，从后方看瘢痕被臀沟掩盖。

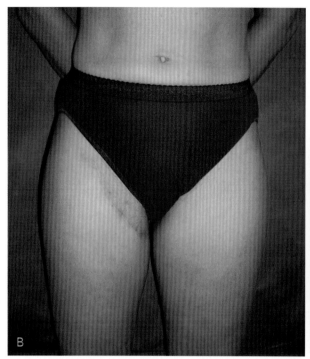
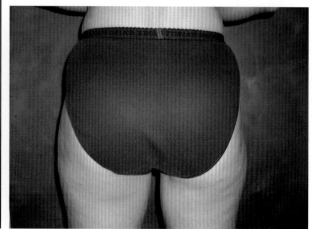

图69.16(续)

患者来说股内侧供区的切口并发症需要换药也是一个烦恼,尽管换药频繁,但是术后较少出现血肿这样的并发症。需要对患者进行术前谈话及签署全面的知情同意书。所有患者对 TUG 皮瓣重建术的效果都表示非常满意。

股薄肌穿支皮瓣

股内侧附带血管蒂的股薄肌可作为穿支皮瓣[19,20]。切取股薄肌皮瓣并不会引起供区疝气和功能障碍,且上述原因也不是保留股薄肌的原因。尽管已有报道股薄肌穿支皮瓣移植成功的案例,但仍建议 TUG 皮瓣附带股薄肌以增加皮瓣的体积容量,增强皮瓣的安全性及减少供区的并发症[15]。关于股薄肌近端穿支血管的研究表明,TUG 皮瓣移植时附带股薄肌更安全[23]。

股薄肌穿支皮瓣相对 TUG 皮瓣来说尺寸小,需要扩大附带部分肌肉方可满足 TUG 皮瓣体积要求[22]。Peek 等认为保留股薄肌没有明显的临床优势[22]。穿支皮瓣具有薄而柔韧等特点,因而更

适合用于肢体的皮瓣移植[22]。尽管股薄肌穿支皮瓣的安全性已得到验证,但其长度较短且解剖复杂。因此需要更快速、简单且常规解剖就可获得的较大体积的股薄肌肌皮瓣。

股薄肌穿支皮瓣可能可以减少股内侧供区肌肉的丢失,但是其功能优势目前尚未明确。其可能会增加循环障碍风险和手术时间。因而我们建议 TUG 皮瓣附带股薄肌,这样可以提供更多的组织体积,增加其安全性,并在保证供区最少并发症的前提下能够快速切取皮瓣[23]。此外,股薄肌确实增加了重建的体积,而对于患者而言其优势在于减少了大腿内侧的皮下脂肪。当然,穿支皮瓣是重建术的一种选择,但其优势目前尚未明确。

我们建议切取穿支皮瓣时保留隐静脉皮肤静脉系统,以增强静脉回流[19],但对于乳腺内引流不良的患者我们只需要保留隐静脉系统保证静脉流出。这可能对那些延迟静脉功能不全的患者有帮助。然而,神经切除术可能是产生并发症的主要原因[24],需要二次静脉引流的比较罕见。

总结

TUG 皮瓣可用于显微外科乳房重建术,其适应证包括曾行腹部成形术的患者、腹部供区组织不足的患者和不希望在腹部或臀部留下瘢痕的患者。股内侧皮瓣为自体组织重建术提供了一个选择,其具有良好的三维外形、可进行即刻乳头-乳晕复合物重建术及良好的供区瘢痕等优势。

除了令人欣喜的外观,TUG 皮瓣还具有明显的优势。股薄肌皮瓣获取非常简单、可靠,且与大部分外科显微手术相类似。切取皮瓣术中无需重新定位,与臀部或背部的皮瓣一样是常见手术;且

在乳房切除术时两组手术可同时进行。TUG 皮瓣可进行即刻乳头-乳晕重建,因此可以避免文身、局部皮瓣或皮肤移植。对于某些患者,切取皮瓣后股内侧被提拉,大腿看起来更具美感。因而,股内侧皮瓣已成为微血管乳房重建的最佳选择。

股内侧皮瓣的适应证包括需要自体乳房重建的患者,大腿上内侧供区组织足够多的患者,既往有腹部成形手术,或 DIEP 皮瓣、腹壁下浅动脉皮瓣或 TRAM 皮瓣已切取的患者;既往行腹部手术,无法使用腹部组织进行重建的患者;腹部或臀部供区组织不足的瘦的人或运动员。

编者评论

作者强烈推荐横半月形股薄肌(TUG)皮瓣用于部分患者的乳房重建手术。本章作者自 2005 年以来在近 4 年的时间里对 28 例患者成功开展了 48 例股薄肌皮瓣乳房重建术。包括腹部或臀部供体组织不足的患者,不希望使用背阔肌皮瓣的患者,或不希望上半身或腹部遗留瘢痕的患者。基本要求是大腿上内侧供区组织足够多,以满足乳房受体部位的需求。由此可见,许多拥有"小或中等大小"乳房的乳腺癌患者将是这种特殊皮瓣的潜在适应对象,只是这个选择可能被忽视或是没有被考虑。

作者罗列了 TUG 皮瓣的一些优点,如皮瓣锥形三维形状是相对简单且合乎逻辑的,其半月形的形状可用于即刻乳头-乳晕重建术。当然,该皮瓣的最主要的优点是术者可在 45 分钟内快速切取。缺点可能是供体区并发症的发生

率,包括血肿形成、切口开裂、切口愈合延迟,以及大腿上部瘢痕不对称或畸形。如作者所说,与其他手术一样,向患者告知病情和签署手术知情同意书至关重要。

合乎特定条件的患者才可选用这种皮瓣说明其能提供的重建的组织量并不一定足够。不管是即刻重建还是延期重建,作者的描述并未提及是否需要加假体至皮瓣下以增加容量的情况。但是,股薄肌的萎缩是否影响重建乳房的远期体积及外形是值得思考的。另外,进行乳房重建的股内侧组织是否也像腹部皮瓣组织一样会随着患者增重或减重而有相应比例的变化?最后,鉴于部分外科医生会留取腹部皮瓣待肿瘤复发或挽救乳房切除,TUG 皮瓣是否可成为即刻部分乳房重建的更好选择?

(G.L.R.)

参考文献

[1] Harii K, Ohmori K, Sekiguchi J. The free musculocutaneous flap. *Plast Reconstr Surg* 1976;57:294-303.

[2] Juricic M, Vaysse P, Guitard J, et al. Anatomic basis for use of a gracilis muscle flap. *Surg Radiol Anat* 1993;15:163-168.

[3] Yousif NJ, Matloub HS, Kolachalam R, et al. The transverse gracilis musculocutaneous flap. *Ann Plast Surg* 1992;29:482-490.

[4] Coquerel-Beghin D, Milliez PY, Auquit-Auckbur I, et al. The gracilis musculocutaneous flap: vascular supply of the muscle and skin components. *Surg Radiol Anat* 2006;28:588-595.

[5] Kind GM, Foster RD. The longitudinal gracilis myocutaneous flap: broadening options in breast reconstruction. *Ann Plast Surg* 2008; 61:513-520.

[6] Heckler FR. Gracilis myocutaneous and muscle flaps. *Clin Plast Surg* 1980;7:27-44.

［7］ Lockwood T. Lower body lift with superficial fascial system suspension. *Plast Reconstr Surg* 1993;92:1112-1122; discussion 1123-1115.

［8］ ASPS. *2008 Reconstructive Surgery Procedures.* Arlington Heights, IL: American Society of Plastic Surgeons; 2009.

［9］ Brooks D, Buntic RF. An aesthetic perquisite of rectus muscle transplantation in extremity reconstruction. *Ann Plast Surg* 2005; 54:109-111.

［10］ Schoeller T, Wechselberger G. Breast reconstruction by the free transverse gracilis (TUG) flap. *Br J Plast Surg* 2004;57:481-482.

［11］ Schoeller T, Huemer GM, Wechselberger G. The transverse musculocutaneous gracilis flap for breast reconstruction: guidelines for flap and patient selection. *Plast Reconstr Surg* 2008;122:29-38.

［12］ Wechselberger G, Schoeller T, Bauer T, et al. Surgical technique and clinical application of the transverse gracilis myocutaneous free flap. *Br J Plast Surg* 2001;54:423-427.

［13］ Schoeller T, Meirer, R, Otto-Schoeller A, et al. Medial thigh lift free flap for autologous breast augmentation after bariatric surgery. *Obes Surg* 2002;12:831-834.

［14］ Arnez ZM, Pogorelec D, Planinsek F, et al. Breast reconstruction by the free transverse gracilis(TUG) flap. *Br J Plast Surg* 2004;57: 20-26.

［15］ Wechselberger G, Schoeller T. The transverse myocutaneous gracilis free flap: a valuable tissue source in autologous breast reconstruction. *Plast Reconstr Surg* 2004;114:69-73.

［16］ Fansa H, Schirmer S, Warnecke IC, et al. The transverse myocutaneous gracilis muscle flap: a fast and reliable method for breast reconstruction. *Plast Reconstr Surg* 2008;122:1326-1333.

［17］ Buntic RB, Horton KM, Brooks D. The transverse upper gracilis flap as an alternative to abdominal tissue breast reconstruction: technique and modifications. *Plast Reconstr Surg* 2009; submitted.

［18］ Granzow JW, Levine JL, Chiu ES, et al. Breast reconstruction with gluteal artery perforator flaps. *J Plast Reconstr Aesthet Surg* 2006;59:614-621.

［19］ Hallock GG. The conjoint medial circumflex femoral perforator and gracilis muscle free flap. *Plast Reconstr Surg* 2004;113:339-346.

［20］ Peek A, Muller M, Exner K. The free gracilis perforator flap for autologous breast reconstruction. *Handchir Mikrochir Plast Chir* 2002;34:245-250.

［21］ Hallock GG. The gracilis (medial circumflex femoral) perforator flap: a medial groin free flap? *Ann Plast Surg* 2003;51:623-626.

［22］ Peek A, Müller M, Ackermann G, et al. The free gracilis perforator flap: anatomical study and clinical refinements of a new perforator flap. *Plast Reconstr Surg* 2009;123:578-588.

［23］ Kappler UA, Constantinescu MA, Buchler U, et al. Anatomy of the proximal cutaneous perforator vessels of the gracilis muscle. *Br J Plast Surg* 2005;58:445-448.

［24］ Terada Y, Fukuda S, Tohda E, et al. Venous function and delayed leg swelling following saphenectomy in coronary artery bypass grafting. *Jpn J Thorac Cardiovasc Surg* 1999; 47:559-562.

James D. Namnoum
David Otterburn

第 70 章

乳房重建中对侧乳房的处理

Options for Managing the Opposite Breast in Breast Reconstruction

乳房重建的目标是重建一个与健侧乳房相协调、符合美学标准的乳房。理想状态下,两侧乳房应完全对称。因此,为使两侧乳房对称,对健侧、无癌组织的乳房进行手术,几乎与重建患侧乳房同等重要,且经常有助于指导患侧重建方式的选择。健侧乳房的处理对于恢复患者术后生活质量的价值不容低估。作为肿瘤治疗的结果,乳腺癌术后双侧乳房明显不对称与患者抑郁、自我否定密切相关[1]。

大部分患者的首要目标是重建一个与健侧相匹配的乳房,因此,通常需要一些调整健侧乳房的手术来帮助实现这一目标。对健侧乳房的手术可与患侧重建手术同时安全地进行,也可延迟到重建术后数月内进行,两种方式均有专家支持。延期处理为自体组织乳房重建后的组织自我塑形和软化赢得了时间;另外,对于重建术后发生明显脂肪坏死或部分皮瓣坏死的病例,可在二期手术时

一并处理(图 70.1)。对于使用扩张器序贯假体(两步法)进行乳房重建的患者,二期手术为患者提供了一个更为轻松的环境,有利于帮助她们选择适合自己的假体容量[1-3]。通常一旦肿瘤患者在诊断和早期治疗时的紧张情绪缓解后,她们往往会重新评估其术前目标,并更加专注于治疗后的美学效果。

肿瘤的处理

接受乳腺癌治疗的患者,其健侧乳房发生二次肿瘤的风险是正常人群的 3~5 倍,当我们讨论健侧乳房处理方案时,必须考虑到这一点[4,5]。必须告知患者,健侧乳房的手术处理会在一定程度上干扰随访的影像学检查或体格检查,也可能延误二次肿瘤的诊断。乳房悬吊术或缩乳术会在乳房内形成瘢痕组织,并可能引起钙化或脂肪坏死,

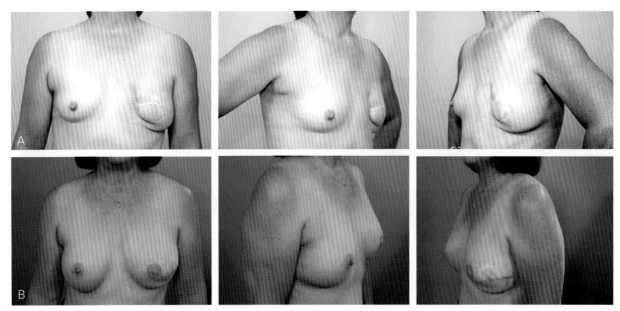

图 70.1　A. 左乳腹壁下深动脉穿支皮瓣重建术后部分皮瓣缺损和乳房切除术皮肤缺失,推荐行二次修整手术。B. 两次脂肪移植术后表现(分别为 120 mL、60 mL)。第三次脂肪移植修整＋双侧乳房硅凝胶假体植入术后即刻外观。

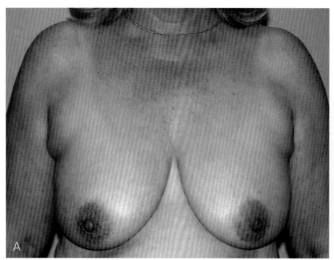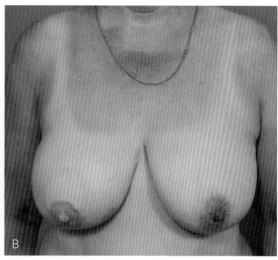

图70.2　A. 右乳浸润性导管癌患者。B. 游离TRAM皮瓣重建术后外观。患者拒绝对健侧乳房进行修整，但两侧对称性尚好。

这可能会掩盖乳房内可疑病灶的存在。幸运的是，通常情况下影像学能区分正常的术后改变和可疑的病变组织[6-8]。术后1年，推荐健侧乳房行钼靶X线检查，重新建立乳腺的基线水平[9]。隆胸手术会对乳房外形产生影响，特别是当假体放置于腺体后方或包膜挛缩形成时，影响更为明显。对于这样的患者，优先选择将假体放置在胸大肌后方。与未接受隆乳术的患者相比，有隆乳术病史的乳腺癌患者更易罹患浸润性癌、腋窝淋巴结转移和乳房钼靶X线出现假阴性结果[9,10]。因此，患者的知情同意非常重要，术前应对健侧手术的风险和获益与患者进行充分交流和讨论。

患者决策

　　决定使用哪种乳房重建技术取决于许多因素。尽管患者和医生的态度至关重要，但对侧乳房的大小、形态以及下垂度可能才是最终的决定性因素。另一些关键因素包括：患者的健康情况、是否有合并症、对侧乳腺再发肿瘤的风险程度、放疗史、患者的倾向、即刻或延期的状态和是否吸烟等。如果患者对自己的治疗有不合理的预期或方案，作为外科医生，有责任引导她们做出最明智的决定。

健侧乳房处理的技术要点

一般原则

　　患侧乳房重建后，对健侧乳房进行处理的选择包括：缩乳术、乳房固定术、隆乳术和隆乳/乳房固定术。有些患者希望在健侧乳房不需要处理的情况下，选择一种能实现对称性的乳房重建的方式（图70.2）。一般而言，为实现对称性需要用到假体时，两侧乳房都必须使用假体，否则难以实现双乳一致的凸度。乳房较小的患者往往倾向于获得较大的乳房，因此，选择的乳房重建技术可以是合并或不合并其他组织的假体植入术，以实现她们增加对侧乳房体积的目标。

预防性乳房切除术

　　将健侧预防性乳房切除术与患者进行讨论是很有价值的。预防性乳房切除术已经成为管理对侧乳房的常用方法，在患有遗传性（BRCA）乳腺癌的患者中，预防性乳房切除术使对侧乳房患二次肿瘤的风险下降了85%～90%[11,12]。进一步分析表明，中度和高度罹患乳腺癌风险的所有患者接受预防性乳房切除术，其风险也可下降90%[13]。担心再次患乳腺癌（癌症恐惧症）、难以通过体检或乳腺钼靶X线摄影发现病灶的致密性乳腺，以及需通过反复穿刺确定可疑病灶性质的乳腺都可行预防性乳房切除术,以降低患病风险。此时,乳房的对称性处理通常是两侧乳房采取相同的重建手术方式(图70.3和图70.4)。

缩乳术

虽然不一定对,但通常情况下,乳房体积较大和基部较宽的患者在进行自体组织重建患侧乳房时,就有计划缩小健侧乳房。患侧的乳房切除术会采用缩乳术的切口设计,避免使用横向切口以保证皮瓣血液供应。第二阶段手术,外科医生对健侧乳房行缩乳术,同时调整重建侧乳房的皮肤和大小,以及重建乳头-乳晕复合体(图70.5)。如有需要,对侧缩乳术可与患侧乳房重建同时进行。虽然这种同期手术也能基本实现对称性,但会增加手术的时间、失血量和手术的复杂性。而且待皮瓣自我塑形后,二期修整手术可能还是需要的,以使两侧乳房更加对称。综上所述,延期行缩乳术可能是比较好的选择。

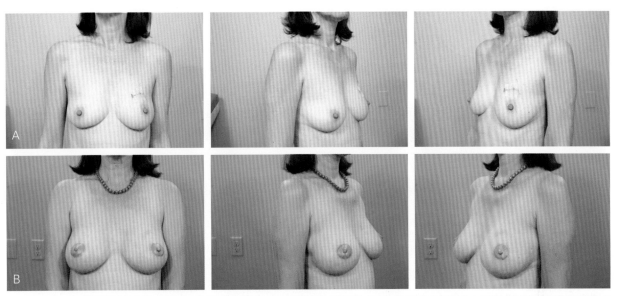

图70.3　A. 左乳浸润性导管癌患者,乳腺癌家族史。B. 双侧乳房切除术(右乳预防性切除)+两期背阔肌/扩张器再造术后外观。第二期行410型假体植入(MF 350 g)+脂肪移植+乳头-乳晕重建术。

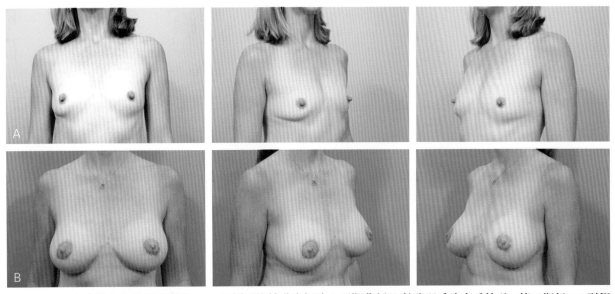

图70.4　A. 有家族史的乳腺癌患者。B. 双侧预防性乳房切除+两期背阔肌/扩张器重建术后外观。第二期行410型假体植入(MX 325 g)+脂肪移植+双侧乳头-乳晕再造术。

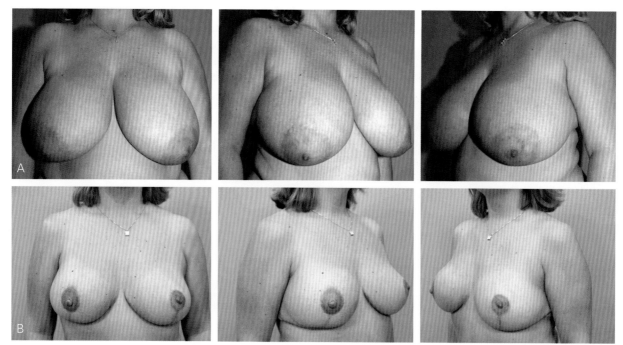

图70.5　A. 巨乳症伴右乳浸润性乳腺癌患者。B. 右乳游离 TRAM 皮瓣乳房重建＋二期 TRAM 皮瓣修整＋左侧中上蒂缩乳(1 060 g)术后外观。

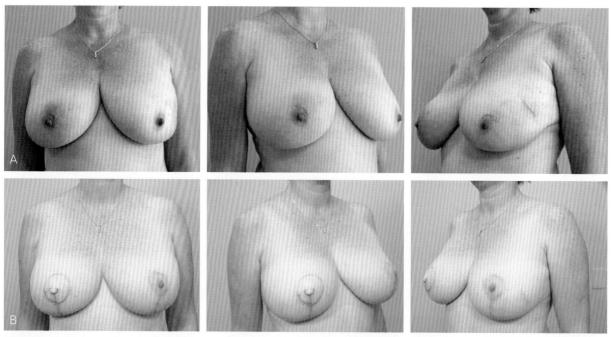

图70.6　A. 右乳浸润性导管癌患者。B. 右乳游离 TRAM 皮瓣乳房重建＋二期垂直切口 TRAM 皮瓣修整＋左乳环垂直切口乳房悬吊术后外观。

乳房悬吊术

乳房下垂的患者接受自体组织乳房重建术后，通常需要不增加容积的健侧乳房悬吊术，以实现对称性。乳房悬吊术可采用多种切口方式，但环垂直切口（棒棒糖切口）可获得较短的横向瘢痕，因此最为常用。腺体缝合技术可增强乳房悬吊术的效果，也可用于重建的乳房（图70.6）。最好在修整重建乳房时，建议采用健侧乳房悬吊术的切口方式，即使它与乳房切除术时的切口不同。虽然这可能会增加重建乳房的瘢痕，但能提高双侧乳房的对称性，因此，这种不利影响会被抵消。

隆乳术

患侧行扩张器序贯假体乳房重建或皮瓣联合假体重建时，健侧乳房行假体隆乳术是合适的。当患者行TRAM皮瓣乳房重建时，如果TRAM皮瓣容量不足，这时需要联合假体进行乳房重建，尤其当健侧乳房体积也较小时，尤其适合进行假体隆乳术（图70.7）。尽管并发症的发生率较高，假体放置也可与TRAM皮瓣手术同期进行[13]。胸大肌下假体植入术因为包膜挛缩发生率较低，且改善了乳腺钼靶X线摄影的成像效果，相较于腺体下假体植入是更好的选择。健侧乳房选择硅凝胶还是盐水囊假体，应与重建侧乳房保持一致。与

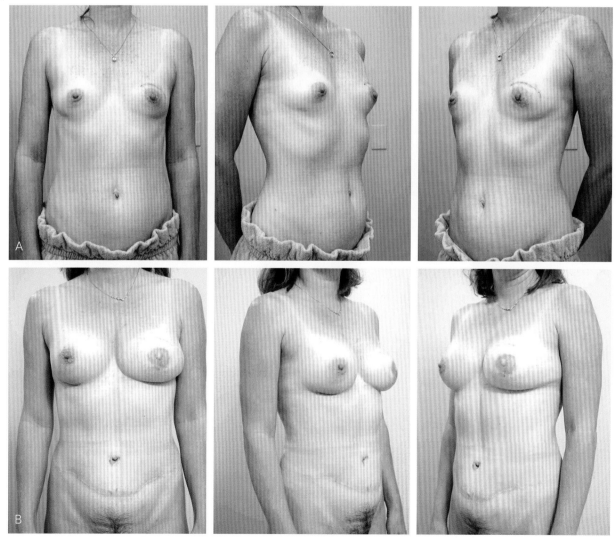

图70.7　A. 左乳浸润性乳腺癌患者。B. 左乳游离TRAM皮瓣重建术后外观。二期行TRAM皮瓣下圆形盐水假体植入以及右乳胸肌下假体隆乳术。

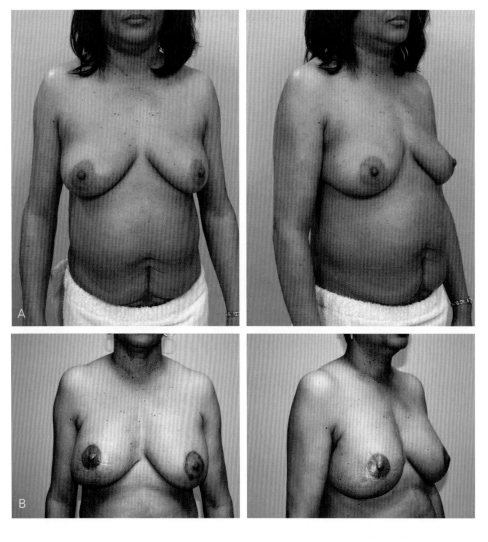

图70.8　A. 右乳癌患者；乳房基底宽，体积大。下腹部存在正中手术切口瘢痕以及脐旁脂肪组织不足以重建与右侧体积相似的乳房。B. 右乳两期背阔肌皮瓣/扩张器重建（扩张器更换为410假体；FX, 445 g）＋脂肪移植＋乳头重建术后外观。左乳410型假体植入（FM, 285 g）＋环乳晕切口（双环）乳房悬吊术。

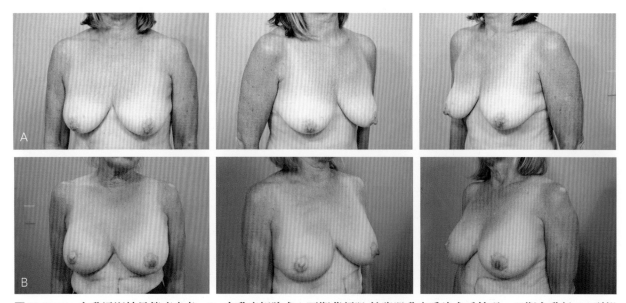

图70.9　A. 右乳浸润性导管癌患者。B. 右乳房切除术＋两期背阔肌/扩张器乳房重建术后外观。二期右乳行410型假体植入（MX, 520 g）＋脂肪移植＋乳头－乳晕区重建术；左乳行410型假体植入（ML, 220 g）＋环乳晕切口乳房悬吊术。

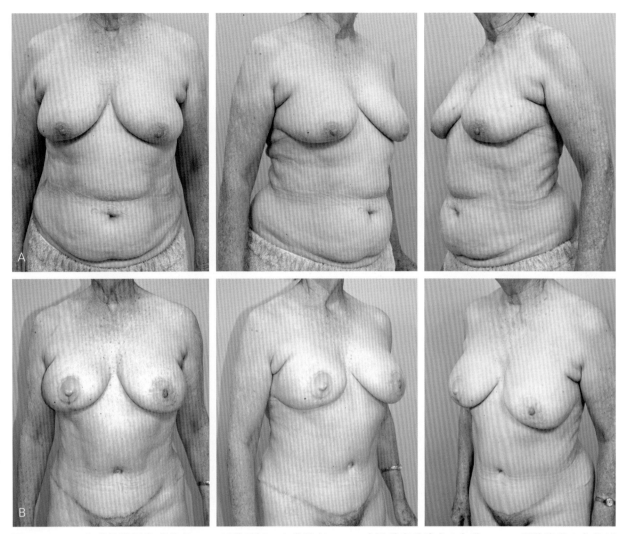

图 70.10 A. 右乳导管原位癌患者。B. 环乳晕切口右乳游离 TRAM 皮瓣乳房重建术 + 左乳 250 mL 假体隆乳 + 左乳环乳晕切口(双环法)乳房悬吊术后外观。二期重建乳头 – 乳晕复合体。

传统圆形植入物相比,形态稳定、黏附力较强的硅凝胶假体在高度、宽度、凸度上的变化更多,在一些复杂案例中,硅凝胶假体也能获得更好的对称效果(图 70.8)。

隆乳/乳房悬吊术

乳房下垂或双侧不对称的患者常常进行健侧隆乳术/乳房悬吊术。通常,这些患者都已接受过单纯假体或假体联合皮瓣的乳房重建手术。乳房悬吊术皮肤切口设计的类型取决于乳房下垂的程度。环乳晕乳房悬吊术(双环法)适用于乳房轻度的下垂者,尤其是患侧经环乳晕切口行乳房切除

术和乳房重建术的患者(图 70.9)。对于乳房明显下垂的患者,推荐采用环垂直切口(棒棒糖),伴或不伴短的横向瘢痕(图 70.10)。

结论

乳房重建手术后,健侧乳房对称性的处理对术后整体效果的呈现起着重要的作用。两侧乳房对称性不佳会成为许多乳腺癌患者治疗后的印记,并提醒着她们是乳腺癌患者。初始评估时应仔细选择乳房重建方式,并考虑哪种方式是实现与健侧乳房相对称的最佳方式。

编者评论

在一期患侧乳房重建后，至少数月后延期完成对健侧乳房对称性的处理，往往才能获得最好的对称性效果。根据我的经验，很大部分单侧乳房重建患者对于她们最终乳房大小、形状的期望是不确定的。许多患者在接受并体会乳房重建的结果一段时间后，对乳房重建的期望愈加成熟，最终决定需要什么程度的对称性、乳房形状以及健侧乳房选择何种手术方式。但是也有部分患者会选择患侧乳房重建术和健侧乳房手术同时进行，以取得较高程度的对称性，但在术后伤口愈合和乳房自我塑形的过程中，无法预测乳房形态的变化，这时，需要进一步的修整以获得最佳的对称性。

我同意作者的观点，即准备健侧乳房手术时必须强调患者的知情同意，包括采用同期还是延期，什么时候延期，通常还包括以某些方式修整重建的乳房，修整某些患者因乳房切除和重建术后显得明显的腋窝"褶皱"等。应仔细确定患者的重建目标，并认真筛选实际的临床结局的可能性，以匹配患者的个人期望。在这方面，术前更多有价值的讨论时间能最大限度地减少患者对乳房重建结果的误解和失望。

(G.L.R.)

参考文献

［1］ Walje JF，Hu ES，Ubel PA，et al. Effect of esthetic outcome after breast-conserving surgery on psychosocial functioning and quality of life. *J Clin Oncol* 2008:20:3331-3337.

［2］ Stevenson TR，Goldstein JA. TRAM flap breast reconstruction and contralateral reduction or mastopexy. *Plast Reconstr Surg* 1993;92:228-233.

［3］ Petit IF，Rietjens M，Contesso G，et al. Contralateral mastoplasty for breast reconstruction: a good opportunity for glandular exploration and occult carcinoma diagnosis. *Ann Surg Oncol* 1997;4:511-515.

［4］ Nahabedian MY. Managing the opposite breast: contralateral symmetry procedures. *Cancer J* 2008;14:258-263.

［5］ Claus EB，Stowe M，Carter D，et al. The risk of contralateral breast cancer among women diagnosed with ductal and lobular breast carcinoma in situ: data from Connecticut tumor registry. *Breast* 2003;12:451-456.

［6］ Mendelson EB. Evaluation of the postoperative breast. *Radiol Clin North Am* 1992;30:107-138.

［7］ Miller CL，Feig SA，Fox JW IV. Mammographic changes after reduction mammoplasty. *AJR Am J Roentgenol* 1987;149:35-38.

［8］ Danikas D，Theodorou SJ，Kokkalis G，et al. Mammographic findings following reduction mammoplasty. *Aesthetic Plast Surg* 2001;25:283-285.

［9］ Zuurbier RA. Mammography of the surgically altered breast. In: Spear SL，ed. *The Breast: Principles and Art*. Philadelphia，PA: Lippincott-Raven; 1998:41-58.

［10］ Handel N，Silverstein MJ，Gamagami P，et al. Factors affecting mammographic visualization of the breast after augmentation mammaplasty. *JAMA* 1992;268:1913-1917.

［11］ Handel N. The effect of silicone implants on the diagnosis, prognosis, and treatment of breast cancer. *Plast Reconstr Surg* 2007;120:81S-93S.

［12］ Schrag D，Kuntz DM，Grger JE，et al. Decision analysis: effects of prophylactic mastectomy and oophrectomy in BRCA1 or BRCA2 mutations. *N Engl J Med* 1997;336:1465-1471.

［13］ Grann VR，Panagas KS，Whang W，et al. Decision analysis of prophylactic mastectomy and oophrectomy in BRCA1-positive or BRCA2-positive patients. *J Clin Oncol* 1998;16:979-985.

Elisabeth K. Beahm

Robert L. Walton

第 71 章

双侧乳房重建的问题、思考和结果

Issues, Considerations, and Outcomes in Bilateral Breast Reconstruction

引言

仅在美国,每年就有超过 40 000 名妇女死于乳腺癌,女性一生中罹患乳腺癌的风险预计约为 13%[1],*BRCA1* 或 *BRCA2* 基因突变者在 70 岁之前罹患乳腺癌的风险则高达 87%[2-8]。虽然乳腺癌主要为单侧疾病,但在单侧乳腺癌患者中,对侧发生乳腺癌的风险显著增加,尤其是遗传性乳腺癌患者。双侧乳房切除术,包括对侧预防性乳房切除术(CPM)和双侧预防性乳房切除术(BPM),作为一种降低患癌风险的方式已被广泛关注和研究。目前已经证实,预防性乳房切除术可使患乳腺癌风险降低 80% 以上,这就促进了 CPM 和 BPM 在美国应用[2-8]。如今,这些手术的适应证在不断扩大[9]。在 *BRCA* 基因突变患者中,乳腺切除术使年轻患者、高显性突变患者以及淋巴结阴性患者的获益更多,使得她们的生存期提高了 0.6~2.1 年[2-8]。从临床角度看,在发生乳腺癌的高危人群中,必须切除 6 个正常乳房,才可避免 1 例乳腺癌的发生,必须切除 25 个正常乳房,才可预防 1 例患者死于乳腺癌。在发生乳腺癌的中危患者中,乳房切除术数量几乎需要相应翻倍[2-8]。

随着预防性乳房切除术的应用逐渐增多,必须考虑其可能对乳房重建手术带来的有利或不利的影响。重建手术中,外科并发症可能会发生,可能导致患者的满意度下降[10-44]。在预防性乳房切除术的患者中,预防切除术后并发症发生率与乳腺癌的术后并发症发生率似乎是相同的[5,6,26]。

单侧还是双侧乳房重建:手术方式的决定过程

在 MD 安德森癌症中心,2000 年后进行双侧

乳房重建的患者数量增加了约 36%。我们注意到,双侧乳房重建与单侧乳房重建在重建手术策略方面有所不同。对 2000 年 7 月至 2005 年 7 月期间的 1 590 例即刻乳房重建患者进行分析,结果显示,1 200 例患者进行了单侧乳房重建,390 例患者进行了双侧乳房重建。在单侧乳房重建患者中,超过 2/3(68%;816 例)的患者进行了自体组织乳房重建,32%(384 例)的患者进行了假体重建。双侧乳房重建恰好相反,在双侧乳房重建中,62%(242 例)的患者进行了假体重建,而 38%(148 例)的患者进行了自体组织乳房重建(图 71.1)。

双侧乳房重建倾向选择假体,而单侧乳房重建倾向选择自体组织的趋势并非偶然形成的[45-48]。

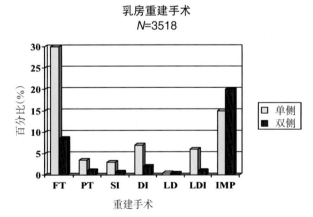

图 71.1 1990—2005 期间,安德森癌症中心共完成了 3 518 例乳房重建病例。大多数病例(2285)为单侧乳房重建,对于单侧乳房重建,采用下腹壁游离组织移植进行乳房重建者占 61%,包括游离横行腹直肌肌皮瓣(FT)、游离腹壁下动脉皮瓣(DI)、游离腹壁下浅动脉皮瓣(SI),较少使用单纯假体(I)(23%)、背阔肌皮瓣(LD)和背阔肌联合假体(LDI)(9%)以及带蒂横行腹直肌肌皮瓣(TRAM)(PT)(5%)进行单侧乳房重建。在双侧乳房重建病例中,最常使用假体进行乳房重建(57%),其次是游离皮瓣(35%)、背阔肌联合假体(4%)、带蒂 TRAM 皮瓣(1%)。

虽然对于自体组织和假体乳房重建,所要达到的手术目标是相同的,都是为了实现好的乳房外形和对称性,但付出的努力是不同的[49-83]。从外科医生的角度来看,双侧乳房重建需要消耗医生双倍的精力[84-95]。另外,尽管两种方式在手术付出和手术时间之间存在很大差异,但与假体重建有关的专业服务的保险付费几乎与自体组织重建相同[27-32]。因此,选择一种重建方式而不是另一种重建方式的决定,很可能深受由重建工作中花费的时间和精力产生的报酬所影响。

其他混杂因素也可能会影响手术的决策[33,44,47,48]。自体组织重建后的乳房柔软、温暖、持久且有可能恢复触觉[33-83]。同时,双侧自体组织乳房重建可获得令人满意的结果,但在某些特殊情况下,这种手术方式可能是不合适的或是不可能的。例如,体重过重会使术后供区并发症较多,而体重过轻会导致供区组织不能用[34,35,37,38,40-48]。供区部位并发症可作为反对自体组织乳房重建的合理依据,尤其是腹部皮瓣,即使使用穿支或保留肌肉皮瓣进行乳房重建,其双侧乳房重建后供区疼痛、轮廓畸形和疝的发生风险要明显高于单侧乳房重建[41-44,48,51,52,83,96-107]。虽然双侧自体组织乳房重建可能产生令人喜悦的结果,但无论对于患者还是外科医生来说,它都具有挑战性。

综合考虑上述因素才能决定重建手术的方式,才能解释单侧与双侧乳房重建方法的差异性。

基于假体的乳房重建

基于假体的乳房重建是目前国内外最常用的乳房重建方式[84-95]。这种方法很吸引人,因为假体的使用完全避免了对供区的需要,与自体组织皮瓣相比,其创伤小、术后恢复期短。许多患者仅仅不情愿进行长时间和(或)分期的自体组织乳房重建手术而选择假体乳房重建。另外,腹部组织体积处于临界或不足的情况下,也适宜选择以假体为基础的乳房重建术。假体乳房重建术尤其适用于年轻患者,因为她们更有可能接受以降低风险为目的乳房切除术。如前所述,假体乳房重建的手术时间短,且与自体组织皮瓣提供的作用相当。

基于假体的乳房重建术有多种方式[84-88,90-93],其中,"两期法"最为常用,先使用组织扩张器,然后进行二期手术,将扩张器取出并放置永久性假体(图71.2)。较少使用的方法有,使用术后可调节型假体代替扩张器,在乳房切除术时放入此假体,随后使用注水阀进行扩张,然后将注水阀移走,留下一永久性假体。虽然这种方式有一定的吸引力,但较少使用,因为调节型假体的尺寸和形状相对有限,并且此假体有较高的破裂率。

提倡在乳房切除术时植入完全充盈的永久性假体,以保持乳房体积和皮肤外形,可以尽量减少到达重建终点所需的时间延迟和手术步骤。一次性植入永久假体已经越来越多地应用于保留乳头 – 乳晕双侧乳房切除术后的乳房重建中[87,88]。虽然这种更快捷的重建方法具有吸引力,但如果考虑乳房切除术后的皮瓣活性(皮瓣有 3.5% 的坏死率),采用分期扩张皮肤进行假体乳房重建的方法更加合理。放置部分充盈的扩张器可减少加重脆弱的皮瓣坏死的可能性,并且有第二个益处,如果出现不良病理报告和需要放疗等情况下,可对扩张器进行调节[85,90,93](图71.3)。脱细胞真皮基质材料和生物假体材料因为可扩展胸肌范围并提高扩张器的初始充盈量和永久假体的容量,已经越来越多地应用到这一术式中。

基于假体乳房重建的主要问题包括随着时间推移假体的稳定性以及假体周围纤维包膜挛缩的发生。假体乳房重建术相比自体组织乳房重建术,其术后短期并发症发生率更低。但是假体的长期(5 年)缺损率、需要额外修整以及长期并发症的发生率则反映了假体随时间推移的不稳定性[29,32-34,36-39,84-86,90,95]。因此与患者强调假体的远期不足是很重要的,特别是年轻患者,因为她们重建的乳房可能需要进行连续的、长期的修整手术[29,32-34,36-39](图71.4)。

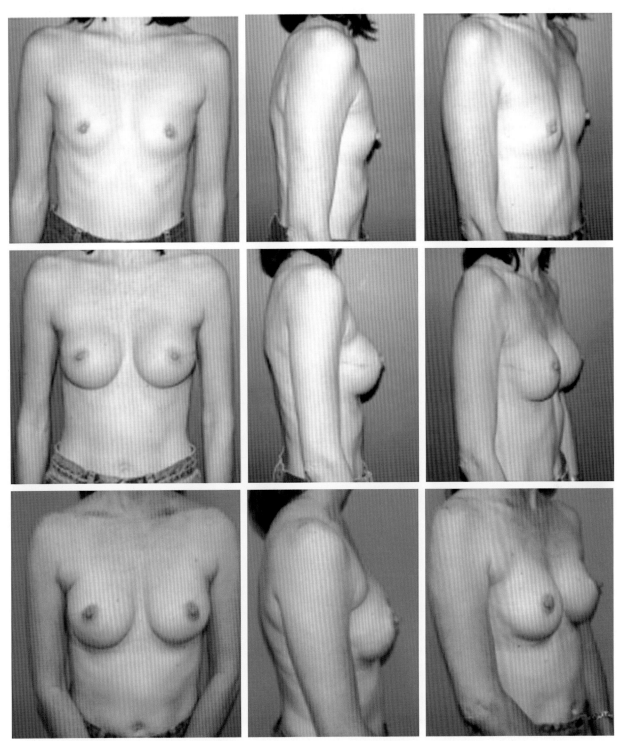

图71.2　双侧乳房切除术＋即刻盐水囊假体乳房重建。患者女性,37岁,双侧乳房非典型导管上皮增生,行保留乳头－乳晕复合体的双侧乳房切除术。采用"两阶段"乳房重建方法:在乳房切除时将组织扩张器放置在胸大肌下,二期将扩张器取出,更换为光面高凸的盐水囊假体,患者坚决拒绝硅凝胶假体。术前(上图)、假体植入术后3年(中图)、假体植入术后7年和改善乳房外形的脂肪移植术后2年(下图)的效果见图。

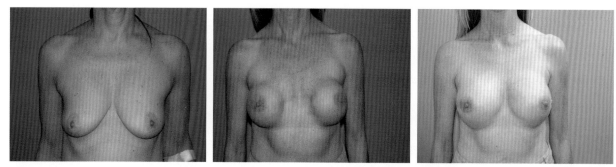

图71.3　保留乳头－乳晕复合体的双侧乳房重建。患者女性，43岁，*BRCA*突变基因携带者，行保留乳头－乳晕复合体的双侧乳房切除术，即刻放置组织扩张器，放置后再进行扩张，而不是即刻植入永久假体，最大限度地保护了乳头－乳晕复合体及其血管，因为血管容易在手术过程中受损。对乳头－乳晕基底部进行组织学活检，进行病理学评估，可确保保留乳头－乳晕复合体的乳房切除术的肿瘤学安全性及降低乳腺癌风险的有效性。必须注意扩张器和切口位置，以尽量减少乳头错位的可能。光面硅凝胶假体置换扩张器术后9个月的效果图。

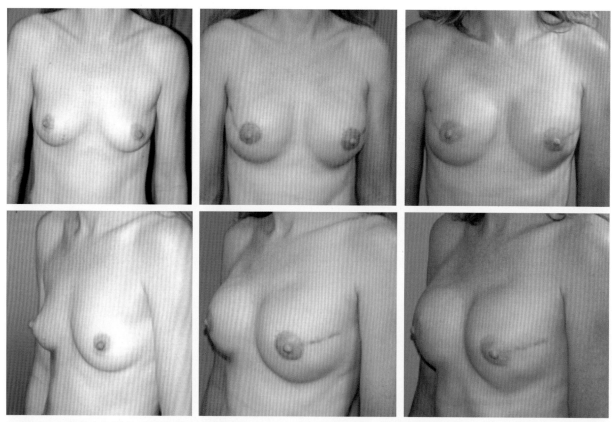

图71.4　双侧乳房切除术＋即刻硅凝胶假体乳房重建术。患者女性，34岁，隆胸术前行钼靶X线检查，诊断为左乳浸润性导管癌（T1N0期），遂行双侧保留皮肤的乳房切除术＋即刻乳房重建术，乳房切除后即刻将组织扩张器置入胸大肌下，然后用硅凝胶假体置换扩张器。患者术前（左图），荷包缝合、文身后的乳头－乳晕重建术后2年（中图），以及假体置换后6.5年（右图）的效果见图。可以看到，随着时间的推移，假体的形状和外形发生了变化，手术效果逐渐变差，乳头－乳晕文身颜色变淡。

背阔肌肌皮瓣乳房重建

背阔肌或背阔肌肌皮瓣主要用于不适合腹部或其他远端皮瓣进行乳房重建的患者。在基于假体的乳房重建手术中,因为其需要额外的软组织覆盖假体,背阔肌或其肌皮瓣获得了很好的应用[74-83]。背阔肌提供的额外软组织覆盖在假体上,可明显改善重建乳房的外观和形状,对假体起到了更好的保护作用,还额外填充了乳房内上象限、锁骨下窝和腋窝。背阔肌皮瓣的应用似乎还可以提高假体的长期留存度。背阔肌乳房重建的缺点包括:供区持续性血清肿、不美观的瘢痕、背部轮廓的改变以及肌肉缺失后的背部功能缺陷[81-83]。在双侧乳房重建中,背阔肌皮瓣的主要缺点是术中需改变患者的体位,这使手术过程变得冗长繁琐。由于背阔肌常与假体联合进行乳房重建,因此,有假体破裂和纤维包膜挛缩的发生的可能,这也是其较为明显的缺点。

获取或植入背阔肌皮瓣的技术改进和变化包括将背阔肌的支配神经离断和(或)完全离断背阔肌肱骨附着部分,以减少胸大肌的分离程度和避免术后肌肉收缩,肌肉收缩会使乳房变形和改变永久性假体、术后可调节型假体以及组织扩张器的位置。所有上述的技术改进均可提高术后效果,但在不同操作的外科医生间,效果是不同的[74-83]。另外,背部供区瘢痕的方向和大小也是可变的,这取决于乳房切除术后皮肤缺损的大小和位置[78,79](图71.5)。理想情况下,许多外科医生喜欢将瘢痕设计在胸罩线以内,以便在患者穿着泳衣或其他暴露服装时,将瘢痕隐藏起来。

下腹部皮瓣

无论是单侧还是双侧自体组织乳房重建,下腹部供区皮瓣通常作为一线选择。下腹部皮瓣有充足的皮肤和组织量,血管解剖位置相对恒

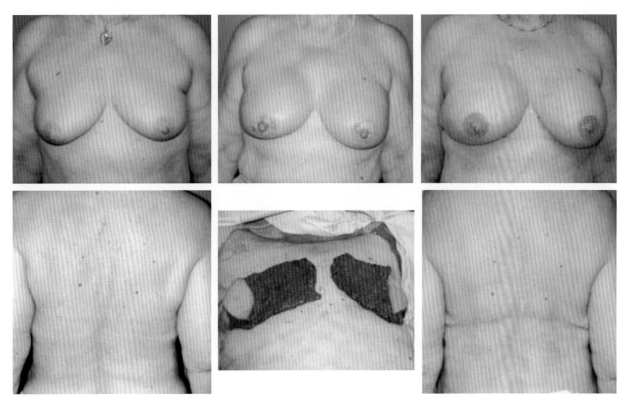

图71.5 双侧背阔肌肌皮瓣联合假体的即刻乳房重建术。患者女性,65岁,右乳小叶癌,曾有腹部手术史,遂行双侧保留皮肤的乳房切除术,同期行背阔肌肌皮瓣联合假体的即刻乳房重建术。术中放置术后可调节型盐水囊假体,并利用荷包缝合和文身技术进行乳头-乳晕重建。术前(左图)、术后6.5个月(中图)和术后6年(右图)乳房效果图和供区情况见图。患者术前要求将她的供区瘢痕横向放置在胸罩线上。

定,供区瘢痕隐秘,且术中不需要改变患者的体位[31,33-35,37,45-48,50-52,54-57]。

下腹部皮瓣的主要血供来源为深部的腹壁上和腹壁下血管系统的穿支血管[45,51,52,108-114],包括基于腹壁上血管系统的带蒂横行腹直肌皮瓣(带蒂TRAM皮瓣)和基于腹壁下血管系统的游离横行腹直肌肌皮瓣(游离TRAM皮瓣)[25,35,37,40-46,49,97-102,107]。皮瓣设计的进一步改良目的是保留更多的腹直肌,包括保留肌肉的TRAM皮瓣和腹壁下动脉穿支(DIEP)皮瓣(图71.6)[47,48,50-57,102-106,112]。

所有基于腹直肌的下腹部皮瓣都会在腹直肌前鞘和腹直肌上留有切口,会出现不同程度风险的并发症,包括腹壁无力、膨出、腹壁疝等。下腹部皮瓣主要有两个关注点,即皮瓣血供及术后腹壁功能情况[47,48,50-53,97-107,115]。通常认为,即使术中保留了腹直肌,损伤腹直肌筋膜和腹直肌的双侧下腹部皮瓣所引起的术后供区并发症风险要高于单侧下腹部皮瓣[40-44,48,50,52,96-107,116,117]。

腹壁下浅动脉(SIEA)皮瓣完全避开了腹直肌筋膜,因此,也避开了基于腹壁下血管皮瓣的潜在并发症。SIEA皮瓣并不是一种新型皮瓣,但由于其良好的供区部位和皮瓣快速的获取,使其再次流行起来[54-57]。但是与下腹部其他皮瓣相比,SIEA皮瓣的血管解剖位置不恒定,血管直径较小,全部或部分皮瓣缺损的发生率较高,因此,其广泛的应用受到了限制[54-57]。事实上,只有60%的

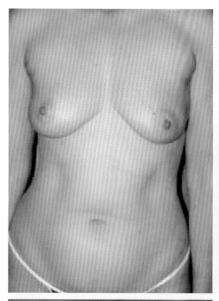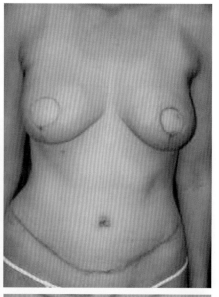
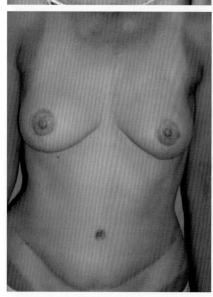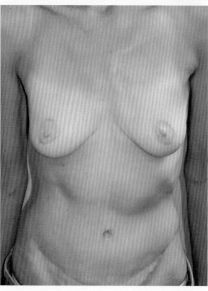

图71.6 双侧乳房切除术+双侧DIEP皮瓣即刻乳房重建术。患者女性,47岁,*BRCA1/2*基因突变携带者,遂行保留皮肤的双侧预防性乳房切除术+DIEP皮瓣游离皮瓣即刻乳房重建术+双反耳皮瓣重建乳头+大腿内侧皮肤移植重建乳晕。患者术前(左上图)、乳房重建术后6个月(右上图)、双反耳皮瓣重建乳头+大腿内侧皮肤移植重建乳晕+乳晕文身术后4.5年(左下图)见图。最后的效果图(右下图)显示了术后8年重建乳房的稳定性,尽管体重减轻了30磅(13.6kg)。

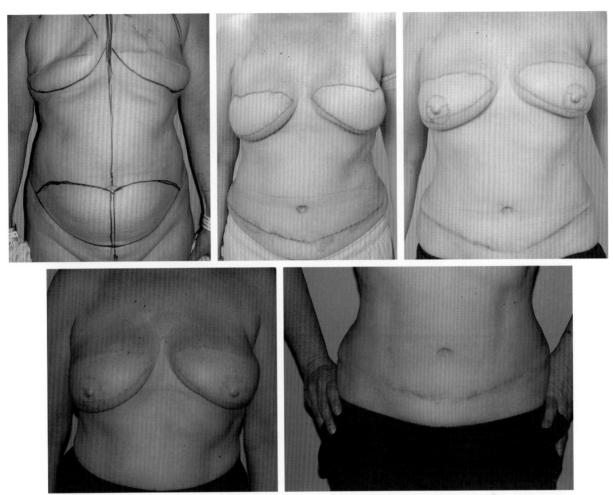

图71.7　双侧自体组织乳房重建术后组织量不足。患者女性,53岁,左乳小叶癌,遂行左侧治疗性乳房切除＋右侧预防性乳房切除术,延期行保留肌肉TRAM皮瓣双侧乳房重建术,后又行乳头－乳晕复合体重建术。乳房重建术前(左上图)、术后6个月(中上图)和术后1年(右上图)效果如图所示。术后4年(下图),乳房重建效果较稳定,但相对容积不足,特别是重建乳房的内上方,尽管腹部供区组织量足够。在乳房体积较大和(或)腹部脂肪较少的患者中,双侧自体组织下腹部皮瓣可能不可以完全重建乳房的原有形态,这个问题在双侧乳房重建中尤其突出,特别在延迟进行乳房重建并且受区皮肤量不足时。这时,重建体积适当的乳房可能需要联合假体植入、第二种皮瓣或者自体脂肪移植。

患者存在SIEA,可用于乳房重建的皮瓣所占的比例更低[113,114]。临床经验表明,使用腹壁下浅动脉直径＜1.3～1.5 cm的皮瓣进行乳房重建,术后皮瓣缺损、脂肪坏死的发生率较高,不建议使用[54-57]。与单一穿支DIEP皮瓣可获取的组织量相比,SIEA皮瓣可获取的组织量比较不恒定[54-57,113,114]。双侧乳房重建术,可能是具备良好供区的SIEA皮瓣最佳的适应证[47,57]。

与单侧乳房重建相比,在进行双侧乳房重建时,下腹部皮瓣在满足乳房重建所需要的皮肤及组织量方面,有明显的局限性,并且这方面问题还没得到应有的重视。在双侧乳房重建中,供区组织仅限于“半个TRAM皮瓣”,每侧皮瓣的内侧边缘与下腹中线相邻。即使在相对肥胖的患者中,这些三角形皮瓣通常也不能充分地重建乳房的正常尺寸和提供足够的凸度,因此限制了外科医生重建乳房切除术后全部缺损的能力。在具有较少腹部脂肪、大乳房或下垂型乳房患者中,这个问题更加突出。对下腹部皮瓣特别具有挑战性的,是原始乳房皮肤已被切除、延迟、放疗后的双侧乳房重建患者[118](图71.7)。

双侧下腹部皮瓣乳房重建的特殊问题

用下腹部皮瓣进行重建乳房时,虽然目前主张根据术中解剖情况选择合适的方法,但选择哪一种皮瓣主要取决于手术者的经验和熟悉度[42,43,47,48,51,118]。由于获取双侧腹直肌后,腹部供区并发症的发生率显著增加,因此,应避免使用双侧带蒂TRAM皮瓣进行乳房重建[38,40,41,116,117]。另外,游离TRAM乳房重建中脂肪坏死率发生率显著降低,由此可证明,带蒂TRAM皮瓣的血流灌注明显低于游离TRAM皮瓣[35,38,40-43,47,48,51,115]。

虽然双侧自体组织重建后的乳房对称性良好,但重建乳房的大小和形态不足这些问题在一些患者中比较突出,这些患者包括:大乳房的患者;相对于乳房体积,有较少腹部脂肪组织的患者;以前接受过隆胸术的患者。这些问题在原始乳房皮肤缺乏并进行延期自体组织乳房重建患者中更加突出。在双侧自体组织乳房重建中,如果一侧进行延期重建,另一侧进行即刻重建,最好的方法是形成不对称的腹部皮瓣,并且将较大皮瓣用于延期乳房重建。在接受放疗后的乳房重建中,被照射的胸壁皮肤常常会在皮瓣周围发生收缩,使缺陷区域扩大。因此,重建乳房将需要进行一系列的修整、塑形手术(用自体脂肪移植),但不可能完全纠正重建乳房的缺陷(图71.8)。

肥胖

在美国,越来越多的肥胖患者进行乳房重建。这些患者通常不适合基于假体的乳房重建,她们唯一可选择的重建方式为自体组织乳房重建。然而,自体组织乳房重建后,这些患者的手术并发症以及供区并发症明显较高[32,33,35,38,40-43,47,48,51,115]。在下腹部皮瓣乳房重建的乳腺癌患者中,肥胖患者术后发生腹壁疝和腹壁膨出的风险是非肥胖患者的4~6倍[38,40-44,48,96-107]。当考虑用下腹部皮瓣进行双侧乳房重建的情况时,BMI超过35的患者必须进行仔细的术前检查[38,41-44](图71.9)。

腹部手术史

腹部手术史可能会影响使用下腹部皮瓣进行乳房重建。重建外科医生必须认识到这种风险性,既往的妇科手术可能损伤重要的下腹部皮瓣血管。尽管腹部手术后腹直肌穿支血管有再生倾向,但再生穿支血管直径较小,这时可能不适合采用DIEP皮瓣。先前手术损伤腹直肌和腹直肌筋膜,这时需用人工合成补片或生物假体材料加强腹壁供区[96-99,101,104,106,119-122]。

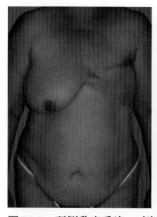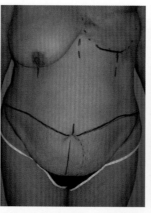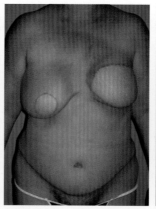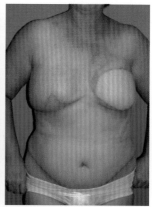

图71.8 双侧乳房重建:一侧即刻自体组织重建,一侧延期自体组织重建。患者女性,57岁,改良根治术及放疗后3年。患者坚持要求行对侧乳房预防性切除术+双侧自体组织乳房重建术。患者遂接受了右侧保留皮肤的乳房切除术以及双侧下腹部游离皮瓣乳房重建术。右侧乳房切除术后皮瓣受损,遂行乳房悬吊术对皮瓣进行修整。下垂型乳房、皮肤质量较差和放疗后患者进行即刻联合延期乳房重建,很难实现重建乳房良好的对称性、体积和外形。术后28个月效果见图。患者延期行乳头-乳晕复合体重建[经允许引自 Beahm E, Walton R. Revision in autologous breast reconstruction:principles and approach. *Clin Plast Surg* 2007;34(1):139-162]。

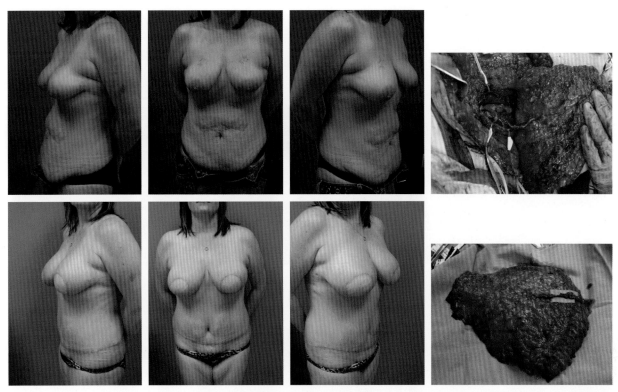

图71.9　减肥后双侧DIEP皮瓣乳房重建。严重的乳腺癌家族史促使这位45岁的患者要求行双侧乳房切除术＋即刻自体组织重建术。患者最初的BMI超过40,咨询后,她决定进行术前减肥。然后,患者接受了双侧乳房切除手术＋双侧DIEP皮瓣即刻乳房重建术,腹壁下动脉穿支与内乳血管吻合重建血运。术后11个月返院复诊,患者正在考虑行乳头重建。

腹部正中、正中旁和肋下缘的瘢痕可能会损伤传统下腹部皮瓣的血管以及相邻的皮肤和软组织。先前的腹部手术也可能限制腹壁皮肤的弹性,对关闭供区切口产生不利影响。在这些情况下,需要采取更多保守的皮瓣获取方法,包括较小的皮瓣设计和尽量减少对相邻腹部组织的损伤。在一些患者中,可采用分阶段法获取供区皮瓣,即以最小的损伤获取皮瓣,然后进行二次修整手术以改善外形[118](图71.10)。

双侧乳房重建的其他供区皮瓣

尽管许多皮瓣能够并且已经被用于乳房重建,但下腹部皮瓣最适合于乳房重建的皮瓣需求,它提供足够的组织量(以重建缺失的乳房腺体组织)、充足的皮肤、较高可靠性和长度合适的血管蒂,同时,术后供区保留最佳的功能和外观。因此,绝大多数自体组织乳房重建的皮瓣来自基于

腹直肌血管系统的腹部供区。仅有少数非腹部皮瓣作为双侧乳房重建的替代皮瓣[58-73]。

臀部皮瓣

臀上皮瓣和臀下皮瓣是下腹部皮瓣的可靠替代物,当腹部供区皮瓣无法使用时,臀上皮瓣和臀下皮瓣通常被认为是最好的自体组织乳房重建方案[47,58,67]。使用这些皮瓣的早期经验表明,这些皮瓣存在很多缺点,如蒂长度不足、皮肤量不足和供区并发症较多等[58-67]。然而,类似于下腹部皮瓣,臀部皮瓣经历了从肌皮瓣到穿支皮瓣的演变,扩大了其在乳房重建中的应用[62-67]。与臀下动脉穿支(IGAP)皮瓣相比,臀上动脉穿支(SGAP)皮瓣的使用率更高,这可能与IGAP皮瓣应用的相对时间短(始于2003年)、血管解剖位置多变以及术后臀下供区部位可能发生感觉迟钝有关[62-67](图71.11)。但是,与SGAP皮瓣相比,IGAP皮瓣有较大的皮肤表面积和更长的血管蒂及更加肯定的效果,这些均可

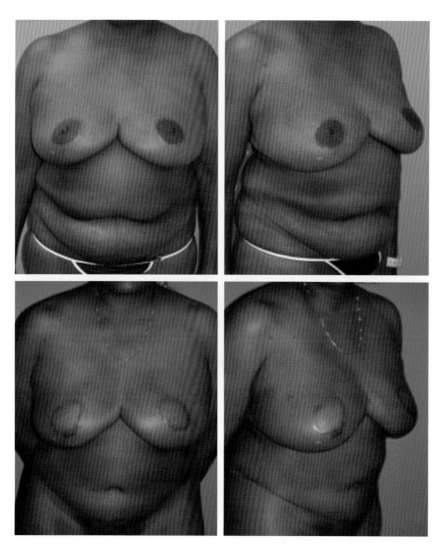

图71.10 双侧卵巢切除术＋全子宫切除术后，行双侧乳房切除术＋双侧带蒂 TRAM 皮瓣即刻乳房重建术。患者女性，54岁，*BRCA1/2* 基因突变携带者，既往因卵巢癌行双侧卵巢切除术＋全子宫切除术，既往缩乳术病史。患者行双侧保留皮肤的预防性乳房切除术，并希望用 DIEP 皮瓣进行即刻乳房重建。术中探查发现腹壁下浅血管和腹壁下深血管已经被之前的手术损伤。因此，患者接受了双侧保留肌肉的带蒂 TRAM 皮瓣乳房重建术，同时在腹部供区嵌入补片以加固腹壁。患者术后5年的效果见图。患者拒绝重建乳头－乳晕。

促进其在未来中的应用[63,64,67]（图71.12）。

与下腹部皮瓣相比，臀动脉穿支皮瓣普遍被认为在技术上更具有挑战性，并且具有更高的皮瓣损失率[47,62-66]。SGAP 皮瓣的血管解剖是较多变的，并且皮瓣经常局限于一个"柠檬形"的组织内，这给皮瓣成形和植入过程中造成相当大的问题。尽管可采用新的皮瓣设计方法获取包含更多皮肤组织的 SGAP 皮瓣，但这也会给臀部造成更加明显的瘢痕和轮廓畸形[123]。

当双侧乳房进行重建时，随着手术时间的明显延长和患者体位变换次数的增多，应用臀部皮瓣进行乳房重建更加具有挑战性。只有少数几支经验丰富的外科医生团队提倡行即刻双侧臀部皮瓣乳房重建术[66]，大多数外科医生主张分阶段进行[124,125]。

股薄肌穿支皮瓣

横行股薄肌肌皮瓣（TUG, TMG）出现于近20年前，近来，它已被用于双侧自体组织乳房重建术，可以代替其他皮瓣[68-72]。皮瓣利用大腿内上侧的皮肤和脂肪，主要穿支血管起源于股薄肌的近端1/3处。该皮瓣的支持者指出，横行股薄肌肌皮瓣的血管解剖是可靠的，另外，即使在身材纤细的女性中，大腿内侧通常也包含有一定体积的脂肪组织，而且，术后也没有供区功能性问题。大腿内侧的横向瘢痕通常位于近大腿内侧皱褶处，对于大多数患者来说似乎是可以接受的，但不幸的是，供区瘢痕已被证明是使用这种皮瓣的主要缺

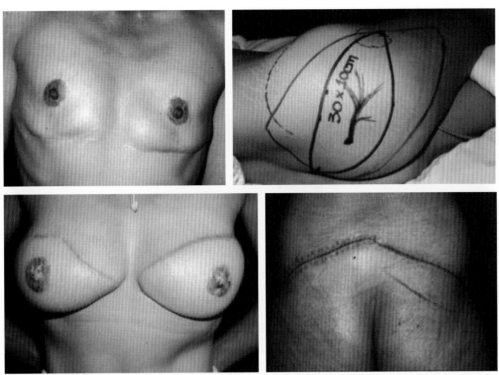

图71.11 双侧臀上皮瓣乳房重建。患者女性,42岁,严重的乳腺癌家族史,皮下乳腺切除史,假体乳房重建失败。患者腹部有足够脂肪组织但既往有大范围腹部手术史。*BRCA1/2* 基因检测阳性后,患者接受了双侧单纯乳房切除术+双侧SGAP皮瓣即刻乳房重建术。移植原乳头-乳晕组织到重建乳房上,重建乳头-乳晕复合体。患者术后3年的效果图。

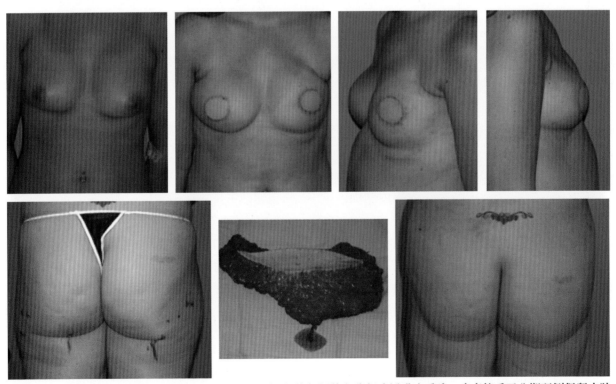

图71.12 双侧IGAP皮瓣乳房重建。患者女性,30岁,拒绝行假体和腹部皮瓣乳房重建。患者接受了分期双侧保留皮肤的预防性乳房切除术+双侧IGAP皮瓣即刻乳房重建术,两次手术间隔3个月。患者拒绝乳头-乳晕重建术。术前(左图)与最后一次皮瓣转移术后3.5年(右图)效果见图。

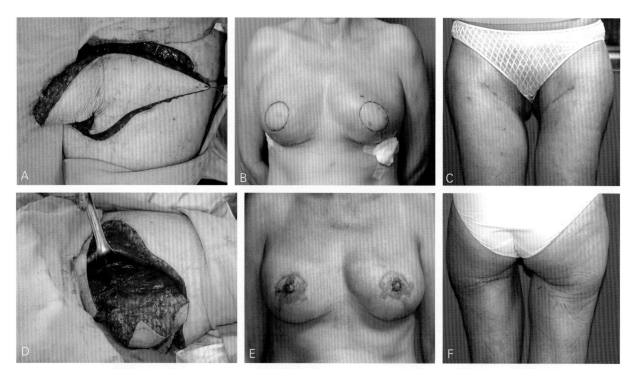

图71.13　A～F. 股薄肌。患者女性,47岁,希望行双侧乳房重建术,但拒绝接受假体乳房重建。患者身材纤细,限制了皮瓣的选择。最后,患者接受左侧治疗性乳房切除术＋右侧预防性乳房切除术＋双侧TUG皮瓣乳房重建术。对于小到中等乳房大小的患者,即使是身材纤细的患者,TUG皮瓣体积通常是足够的。皮瓣穿支血管的位置(A),皮瓣获取后,术后瘢痕下移(B)可能导致大腿近端轮廓畸形。术后1周(C)和术后4个月(D)乳房和供区(E、F)效果图。患者没有继续返院随访(由得克萨斯大学安德森癌症研究中心的Peirong Yu教授提供)。

点,因为它通常最终位于大腿内侧的较低位置(图71.13)。皮瓣设计以股薄肌主要穿支血管为中心的上方组织,以使皮瓣的血供和血管蒂长度达到最大化。尽管从腹股沟韧带到进入股薄肌的血管蒂长度可达9～10 cm,且比较恒定,但与大腿内侧的皮下组织与皮肤相关的穿支血管的位置,是相对多变的。在一些患者中,设计的皮瓣必须位于大腿内侧较低的位置,这导致了大腿内侧供区出现一些轻微甚至明显的轮廓畸形。

与下腹部皮瓣相比,股薄肌穿支皮瓣提供的皮肤和皮下组织的体积有限,皮瓣仅适用于更小体积的乳房重建。目前皮瓣的改进主要集中于使供区更多的位于大腿近段,并且通过结合一部分臀下区域形成"连体"皮瓣[72]来增加皮瓣的体积。

股前外侧皮瓣

股前外侧(ALT)皮瓣已经在头颈部重建中取得了相当大的成功。女性的ALT皮瓣相对较厚,这个有利条件已经被用来进行乳房重建[73]。该皮瓣可被快速获取,患者术中无须改变体位,其血管解剖研究很透彻且相当可靠。另外,该皮瓣血管蒂长,血管直径大。ALT皮瓣作为一种筋膜皮肤瓣,术后影响供区功能的并发症很少。

尽管在皮瓣获取时存在损伤股外侧肌和股直肌运动神经的风险,但应用ALT皮瓣进行双侧乳房重建的主要缺点在于术后供区部位的美观性相对较差。获取皮瓣后,在大腿前部会留下一条长的瘢痕,并可能产生难看的轮廓畸形。这些因素可能已经影响了ALT皮瓣在乳房重建中的应用。

双侧乳房重建中的其他问题

放疗

由于文献报道放疗可提高乳腺癌的局部控制率和生存率,因此,作为乳腺癌的一种辅助治疗手段,放疗在近年来越来越多地应用于治疗乳腺癌[126]。目前,大多数外科医生主张对可能接受术后放疗的患者行延迟乳房重建。有两个理由:首先,许多肿瘤放疗医生认为重建乳房可能会干扰放射线的准确性和有效性[127];其次,放射线可能会严重影响转移皮瓣的完整性[128-132]。如果术中病理结果提示,患者术后进行放疗的可能性较大,那么术中将皮瓣体积比原计划额外增加20%可能是有益处的,因为已经证明,放疗可能使乳房体积收缩10%~20%[128-132]。在这种情况下,使用血供丰富的皮瓣可能有利于抑制放疗引起的乳房收缩和脂肪坏死。

我们必须谨慎进行放疗后的乳房修整术,因为术后很可能发生脂肪坏死和血清肿。放疗将大大增加皮瓣的修整率,并减少能挽救重建乳房的机会,许多这种患者需要第二个皮瓣来修复重建的乳房并从中受益[132]。

一般认为,最好在放疗结束6~12个月后再对乳房进行修整手术,以便让组织自我塑形,并为监测肿瘤复发提供适当的时间。尽管单侧重建乳房进行放疗可能存在问题,但双侧自体组织重建乳房中的一侧乳房进行放疗也会产生潜在的问题,且可选择的矫正畸形方法有限,因此,无论如何都

应尽可能避免(图71.14)。

联合手术

与乳房重建手术联合、同时实施的手术通常为妇科手术,旨在降低高危患者的癌症风险[133-135]。如给患者选择,大多数患者会选择同时接受两种手术。据报道自体组织乳房重建和基于假体乳房重建是可以与治疗性或预防性妇科手术一起安全地进行,因为多个医疗机构已经呈现了系列成功的研究。但必须指出,绝大多数这些研究是基于假体乳房重建。在26例接受子宫切除术+卵巢切除术+乳房切除术+下腹部皮瓣乳房重建术的患者中,MericBernstam等发现,术后并发症发生率没有明显增加[133]。遗憾的是,由于患者数量相对较少,此类研究很难拿来详细分析。众所周知,联合手术潜在影响术中监测皮瓣,同样皮瓣手术可能会影响联合手术。不利的患者体位[Trendelenburg体位和(或)需要将患者转移到另一手术床]、潜在的腹腔后遗症、更长的手术时间和住院时间、同时需要多个外科医生协同工作以及皮瓣损失的影响程度,这些因素导致很多外科医生喜欢将妇科手术放到双侧乳房重建皮瓣转移的显微手术之

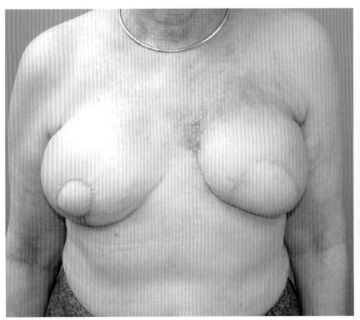
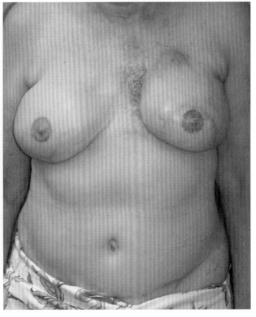

图71.14 术后放疗效果。患者女性,54岁,双侧乳腺癌,采用双侧DIEP皮瓣进行双侧乳房重建术。最终病理结果显示左乳肿瘤具有多灶性并伴淋巴结转移。患者接受了6周的辅助放疗。放疗前、即刻乳房重建后效果如图所示(右图),治疗后6年效果如图所示(左图)。注意毛细血管扩张和挛缩。

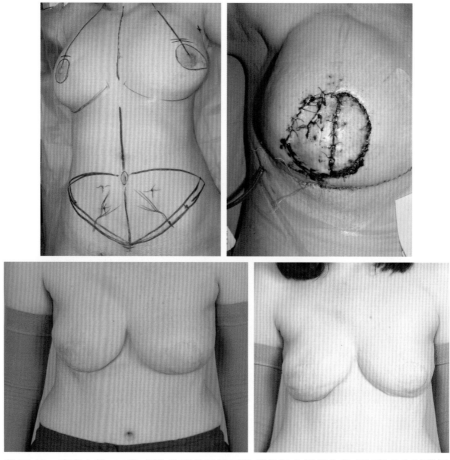

图71.15　患者女性,36岁,因为弥漫性导管原位癌曾行右侧部分乳房切除术和辅助放疗。之后诊断为右乳浸润性导管癌、左乳导管原位癌,行双侧乳房切除术＋双侧SIEA皮瓣即刻乳房重建术,术前标记如图(左上图)。不幸的是,大约50%右侧皮瓣发生了坏死(右上图)。患者接受了两次自体脂肪移植,移植后1年(左下图)和4年(右下图)的效果如图。患者拒绝再做任何手术。

后,此时,游离皮瓣损失的可能性很小。

脂肪移植

　　游离脂肪移植曾被认为是无效的甚至是危险的,但现在,其在乳房中的应用展现出较好的前景,特别是在矫正重建乳房的轮廓畸形以及最近作为乳房重建的一种方法等方面[136-143]。最近的一些研究已经证实,自体组织脂肪移植在乳房重建以及美容手术均是有效的[136-143]。尽管一些脂肪移植后乳房轮廓的改善会随着时间的推移而消失,但大多数研究[138,139-143]一致表明,在移植1年后脂肪容积保存率约为40%～60%(图71.15)。另外,有报道称脂肪移植可改善放疗后皮肤和皮下

组织的质地(软化)[144],但这种现象的机制尚未被阐明。一些作者在乳房切除术后使用脂肪移植联合外部扩张器(如BRAVA系统,最初由Khouri描述)进行单侧和双侧乳房重建,这种外部扩张系统的成功应用可能与致密纤维血管基质形成有关,它是移植脂肪存活和增殖的最佳微环境。

　　由于成熟的脂肪细胞大而脆,因此,其不能很好地耐受创伤或局部缺血,脂肪移植成功的临床报告促使人们推测——"干细胞"介导的过程是自体脂肪移植成功的内在因素。这一推测因在人体吸脂术中发现了间充质干细胞而得到了支持[145]。脂肪移植可导致治疗区域内发生脂肪坏死性囊肿,脂肪坏死和粗大钙化[138,141,142,146]。幸运的是,这

些通常容易从影像学上与恶性病变区分开来。然而,我们更应该关注的是脂肪移植的最终效果、体内存活量及其对周围组织环境的作用机制:从肿瘤学的角度来看,它们是否安全?这需要进一步的前瞻性对照研究阐述脂肪移植的基本机制、纵向效能和安全性。

患者满意度

纵向研究表明,患者对预防性乳房切除术总体满意度差异很大[10-26]。虽然乳房切除术成功降低了患癌的风险,但患者对乳房外观的满意度(有或没有重建)远谈不上好[14,23]。患者满意度似乎与患者控制决策过程的能力密切相关[10-24]。年轻患者特别容易受到乳房切除术和重建不良效果的影响,治疗后的满意度低于年长患者[10-22]。虽然与假体乳房重建相比,自体组织乳房重建提供了更加自然的乳房外观和更稳定的乳房结构,但乳房重建类型与患者满意度之间的关联性问题仍然引起广泛的争议。最近的证据表明,在单侧乳房重建中,与假体乳房重建相比,自体组织乳房重建提高了患者的满意度。然而,在双侧乳房重建中,结

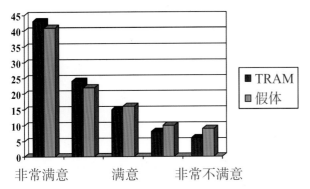

图71.16 假体乳房重建与下腹部皮瓣乳房重建的满意度结果比较。总的来说,大多数患者对乳房重建效果是满意的或是非常满意的,但19%的患者表示出一定程度的不满意。满意度似乎与并发症最密切相关。经历过并发症或认为经历过并发症的患者满意度较低。

果似乎是不一样的,患者对自体组织和假体乳房重建的满意度评分没有显著性差异[10-22,26]。

导致患者不满意的因素很容易被确定。一般来说,并发症、瘢痕外观和供区部位并发症与患者的不满意密切相关。所有研究均发现,术后并发症(包括患者和医生确认的)导致患者不满意[10-25,37,38,43](图71.16)。

尽管患者对预防性乳房切除术和乳房重建的满意度存在明显差异,但过去10年对双侧乳房切除术的需求显著增加。我们不仅要从肿瘤的疗效,而且要从美学外观、性心理健康、并发症和患者满意度等方面,对手术的结果进行充分评估。

结论

在对侧预防性乳房切除的患者中,乳腺癌侧的围手术期并发症与预防性切除侧似乎是一样的,对于自体组织和基于假体的乳房重建,患者满意率可能低于50%。在这些手术方式得到普遍认可之前,必须对双侧预防性乳房切除术(BPM)或对侧预防性乳房切除术(CPM)的适应证和期望值进行仔细的研究和调查。供区部位并发症和畸形、长时间的康复以及对双侧自体乳房重建术的巨大付出,削弱了患者和医生对这些手术方式的热情。同样,在美国,自体组织双侧乳房重建手术次数的增多和报销比例的下降无疑也影响了手术的决策。这些综合因素似乎导致了基于假体的乳房重建在双侧乳房重建患者中应用增加。

双侧乳房重建是一项不断发展、需要改进的技术。诸如利用单一的手术团队、改进手术计划、提高手术效率、腹部皮瓣的选择、替代皮瓣以及双侧重建分期等问题值得进一步研究,以评估它们如何影响结果以及如何影响手术方式的选择。重要的是,我们还要努力充分说明重建手术在提高双侧乳房切除术患者的生活质量和满意度方面发挥的重要作用。

编者评论

作者对双侧乳房重建术进行了全面的综述。关于这个主题，本章主要介绍了两方面内容：第一，双侧乳房切除术的应用率增加，包括对一些原因的推论；第二，双侧乳房重建方式的选择。来自梅奥诊所和许多其他医疗机构（包括本人所在的华盛顿乔治敦大学）的报道都反映出和安德森医院一样的现状：双侧乳房切除术的应用率越来越高。为什么？我认为原因有很多，但其中一个肯定的原因是：与重建结果的明显改善有关。乳房切除术不再意味着残缺。同时，越来越多的医学证据表明，双侧乳房切除可以大大降低乳腺癌的发生或死亡风险。双侧乳房切除术和同等重要的选择乳房切除术切口相结合，已经推动了乳房重建技术和效果的模式转变。在理想的状态下，双侧预防性乳房切除术，就是保留乳头-乳晕的乳房切除术，重建机会和重建方式的选择对于这样的患者同样极其重要。无须替换皮肤，无须重建乳头，无须考虑放射治疗。

这种理想的乳房重建场景以及更小范围内的其他双侧乳房重建方案，使得整形外科医生在选择最适合患者和病情的手术方式时更从容。这意味着与双侧DIEP皮瓣、双侧TUG皮瓣或双侧背阔肌皮瓣一样，双侧扩张器/假体乳房重建也可能是正确的选择。

这种模式的变化有助于解释这原因，为什么在Beahm家族性医疗机构（即安德森医院）中，单侧乳房重建通常采用自体组织，但是双侧乳房重建最常采用假体。我们的经验也是一样的。

本章证明了随着乳房重建效果的不断改善，具备多个技能的外科医生可以对不同的临床情况采用不同的乳房重建技术。

(*S.L.S.*)

参考文献

[1] Klijn JG, Janin N, Cortes-Funesh H, et al. Should prophylactic surgery be used in women with a high risk of breast cancer? *Eur J Cancer* 1997;33:2149.

[2] Feurer EJ, Wun LM, Boring CC, et al. The lifetime risk of developing breast cancer. *J Natl Cancer Inst* 1993;85:892.

[3] Ford D, Easton DF, Bishop DT, et al. Risks of cancer in BRCA1 mutations carriers. *Lancet* 1994;343:692.

[4] Lostumbo L, Carbine N, Wallace J, et al. Prophylactic mastectomy for the prevention of breast cancer. Cochrane Database Syst Rev 2004(4):CD002748.

[5] Uyei A, Peterson SK, Erlichman J, et al. Association between clinical characteristics and risk reduction interventions in women who underwent BRCA1 and BRCA2 testing: a single institution study. *Cancer* 2006;107(12):2745-2751.

[6] Goldflam K, Hunk KK, Gershenwald JE, et al. Contralateral prophylactic mastectomy. predictors of significant histologic findings. *Cancer* 2004;101(9):1977-1986.

[7] Hartmann LC, Schaid DJ, Woods JE, et al. Efficacy of bilateral prophylactic mastectomy in women with a family history of breast cancer. *N Engl J Med* 1999;340:77.

[8] Meijers-Heijboer M, VanGeel B, Van Putten W, et al. Breast cancer after prophylactic bilateral mastectomy in women with a BRCA1 or BRCA2 mutation. *N Engl J Med* 2001;345:158.

[9] Giuliano AE, Boolbol S, Degnim A, et al. Society of Surgical Oncology: position statement on prophylactic mastectomy. Approved by the Society of Surgical Oncology Executive Council, March 2007. *Ann Surg Oncol* 2007;14(9):2425-2427.

[10] Guyomard V, Leinster S, Wilkinson M. Systematic review of studies of patients' satisfaction with breast reconstruction after mastectomy. *Breast* 2007;16(6):547-567.

[11] Patani N, Devalia H, Anderson A, et al. Oncological safety and patient satisfaction with skin sparing mastectomy and immediate breast reconstruction. *Surg Oncol* 2008;17:97-105.

[12] Ueda S, Tamaki Y, Yano K, et al. Cosmetic outcome and patient satisfaction after skin sparing mastectomy for breast cancer with immediate reconstruction of the breast. *Surgery* 2008;143(3):414-425.

[13] Metcalfe KA, Semple JL, Narod SA. Satisfaction with breast reconstruction in women with bilateral prophylactic mastectomy: a descriptive study. *Plast Reconstr Surg* 2004;114(2):360-366.

[14] Frost MN, Slezak JM, Tran NV, et al. Satisfaction after contralateral prophylactic mastectomy: the significance of mastectomy type, reconstructive complications, and body appearance. *J Clin Oncol* 2005;23(31):7849-7856.

[15] van Roosmalen MS, Staimeier PF, Verhoef LC, et al. Randomized trial of a shared decision making intervention of tradeoffs and individualized treatment information for BRCA1/2 mutation carriers. *J Clin Oncol* 2004;22(16):3293-3301.

[16] Payne DK, Biggs C, Tran KN, et al. Women's regrets after bilateral prophylactic mastectomy. *Ann Surg Oncol* 2000;7(2):150-154.

［17］Isern AE, Tengrup I, Loman N, et al. Aesthetic outcome, patient satisfaction and health related quality of life in women at high risk undergoing prophylactic mastectomy and immediate breast reconstruction. *J Plast Reconstr Aesthetic Surg* 2008;61(10):1177-1187.

［18］Roth RS, Lowery JC, Davis J, et al. Psychological factors predict patient satisfaction with post mastectomy reconstruction. *Plast Reconstr Surg* 2007;119(7):2008-2015.

［19］Borgen PI, Hill AD, Tran NK, et al. Patient regrets after bilateral prophylactic mastectomy. *Ann Surg Oncol* 1998;5(7):603-606.

［20］Rubino C, Figus A, Lorettu L, et al. Post mastectomy reconstruction: a comparative analysis on psycholosocial and psychopathological outcomes. *J Plast Reconstr Aesthetic Surg* 2007;60(5):509-518.

［21］Janz NK, Wren PA, Copeland LA, et al. Patient physician concordance: preferences, perceptions, and factors influencing the breast cancer surgical decision. *J Clin Oncol* 2004;22(15):3091-3098.

［22］Elder EE, Brandberg Y, Bjorklund T, et al. Quality of life and patient satisfaction in breast cancer patients after immediate breast reconstruction: a prospective study. *Breast* 2005;14(3):201-208.

［23］Metcalfe KA, Liede A, Hoodfar E, et al. An evaluation of needs of female BRCA 1 and BRCA 2 carriers undergoing genetic counseling. *J Med Genet* 2000l;37(11):866-874.

［24］Baxter NN, Goodwin PJ, McLeod RS, et al. Reliability and validity of the body image after breast cancer questionnaire. *Breast J* 2006;12(3):221-223.

［25］Cederna PS, Yates WR, Chang P, et al. Postmastectomy reconstruction: comparative analysis of psychosocial, functional, and cosmetic effects of transverse rectus abdominis musculocutaneous versus breast implant reconstruction. *Ann Plast Surg* 1995;35:458-468.

［26］Spear SL, Carter ME, Schwarz K. Prophylactic mastectomy: indications, options and reconstructive alternatives. *Plast Reconstr Surg* 2005;115(3):891-909.

［27］Elkowitz A, Colen S, Slavin S, et al. Various methods of breast reconstruction after mastectomy: an economic comparison. *Plast Reconstr Surg* 1993;92(1):77-83.

［28］Preminger BA, Pusic AL, McCarthy CM, et al. How should quality of life data be incorporated into a cost analysis of breast reconstruction? A consideration of implant versus free TRAM flap procedures. *Plast Reconstr Surg* 2008;121(4):1075-1082.

［29］Spear SL, Mardini S, Ganz JC. Resource cost comparison of implant-based breast reconstruction versus TRAM flap breast reconstruction. *Plast Reconstr Surg* 2003;112(1):101-105.

［30］Franchelli S, Leone MS, Berrino P, et al. Can the cost affect the choice of various methods of post mastectomy reconstruction? *Tumori* 1998;84(3):383-386.

［31］Kaplan JL, Allen RJ. Cost based comparison between perforator flaps and TRAM flaps for breast reconstruction. *Plast Reconstr Surg* 2000;105(3):943-948.

［32］Kroll SS, Baldwin B. A comparison of outcomes using three different methods of breast reconstruction. *Plast Reconstr Surg* 1992;90(3):455-462.

［33］Kroll SS. Why autologous tissue? *Clin Plast Surg* 1998;25(2):135-143.

［34］Rosen PB, Jabs AD, Kister SJ. Clinical experience with immediate breast reconstruction using tissue expansion or transverse rectus abdominis musculocutaneous flaps. *Ann Plast Surg* 1990;25(4):249-257.

［35］Grotting JC, Urist MM, Maddox WA, et al. Conventional TRAM flap versus free microsurgical TRAM flap for immediate breast reconstruction. *Plast Reconstr Surg* 1989;83(5):828-841.

［36］Clough KB, O'Donoghue JM, Fitoussi AD, et al. Prospective evaluation of late cosmetic results following breast reconstruction: I. Implant reconstruction. *Plast Reconstr Surg* 2001;107(7):1702-1709.

［37］Clough KB, O'Donoghue JM, Fitoussi AD, et al. Prospective evaluation of late cosmetic results following breast reconstruction: II. TRAM flap reconstruction. *Plast Reconstr Surg* 2001;107(7):1710-1716.

［38］Alderman AK, Wilkins EG, Kim HM, et al. Complications in postmastectomy breast reconstruction: two-year results of the Michigan Breast Reconstruction Outcome Study. *Plast Reconstr Surg* 2002;109(7):2265-2274.

［39］Zion SM, Slezak JM, Sellers TA, et al. Reoperations after prophylactic mastectomy with or without implant reconstruction. *Cancer* 2003;98(10):2152-2160.

［40］Ducic I, Spear SL, Cuoco F, et al. Safety and risk factors for breast reconstruction with pedicled transverse rectus abdominis musculocutaneous flaps: a 10 year analysis. *Ann Plast Surg* 2005;55(6):559-564.

［41］Kroll SS, Netscher DT. Complications of TRAM flap breast reconstruction in obese patients. *Plast Reconstr Surg* 1989;84(6):886-892.

［42］Chang DW, Wang B, Robb GL, et al. Effect of obesity on flap and donor site complications in free transverse rectus abdominis myocutaneous flap breast reconstruction. *Plast Reconstr Surg* 2000;105(5):1640-1648.

［43］Selber JC, Kurichi JE, Vega SJ, et al. Risk factors and complications in free TRAM flap breast reconstruction. *Ann Plast Surg* 2006;56(5):492-497.

［44］Ascherman JA, Seruya M, Bartsich SA. Abdominal wall morbidity following unilateral and bilateral breast reconstruction with pedicled TRAM flaps: an outcomes analysis of 117 consecutive patients. *Plast Reconstr Surg* 2008;121(1):1-8.

［45］Watterson PA, Bostwick J, Hester TR, et al. TRAM flap anatomy correlated with a 10-year clinical experience with 556 patients. *Plast Reconstr Surg* 1995;95(7):1185-1194.

［46］Hartrampf CR Jr. Breast reconstruction with a transverse abdominal island flap. A retrospective evaluation of 335 patients. *Perspect Plast Surg* 1987;1:123-128.

［47］Serletti JM, Moran SL. Microvascular reconstruction of the breast. *Semin Surg Oncol* 2000;19:264-271.

［48］Nahabedian MY, Bahram M, Galdino G, et al. Breast reconstruction with the free TRAM or DIEP flap: patient selection, choice of flap and outcome. *Plast Reconstr Surg* 2002;110(2):466-477.

［49］Yap, LH, Whiten SC, Forster A, et al. Sensory recovery in the sensate free transverse rectus abdominis myocutaneous flap. *Plast Reconstr Surg* 2005;115(5):1280-1288.

［50］Hamdi M, Blondeel P, Van Landuyt K, et al. Bilateral autologous breast reconstruction using perforator free flaps: a single center's experience. *Plast Reconstr Surg* 2004;114(1):83-89.

［51］Blondeel PN. One hundred free DIEP flap breast reconstructions: a personal experience. *Br J Plast Surg* 1999;52:104-111.

［52］Allen RJ, Treece P. Deep inferior epigastric perforator flap for breast reconstruction. *Ann Plast Surg* 1994;32(1):34-39.

［53］Blondeel PN, Arnstein M, Verstraete K, et al. Venous congestion and blood flow in free transverse rectus abdominis myocutaneous and deep inferior epigastric perforator flaps. *Plast Reconstr Surg* 2000;106(6):1295-1299.

［54］Arnez ZM, Khan U, Pogorelec D, et al. Breast reconstruction using the free superficial inferior epigastric artery (SIEA) flap. *Br J*

Plast Surg 1999;52:276-279.

[55] Grotting JC. The free abdominoplasty flap for immediate breast reconstruction. *Ann Plast Surg* 1991;27(4):351-354.

[56] Volpe AG, Rothkopf DM, Walton RL. The versatile superficial inferior epigastric flap for breast reconstruction. *Ann Plast Surg* 1994;32:113-117.

[57] Chevray PM. Breast reconstruction with superficial inferior epigastric artery (SIEA) flaps: a prospective comparison with TRAM and DIEP flaps. *Plast Reconstr Surg* 2004;114(5):1077-1083.

[58] Shaw WW. Superior gluteal free flap breast reconstruction. *Clin Plast Surg* 1998;25(2):267-274.

[59] Shaw WW. The internal mammary artery and vein as a recipient site for free-flap breast reconstruction: a report of 110 consecutive cases. *Plast Reconstr Surg* 1996;98(4):690-692.

[60] Boustred AM, Nahi F. Inferior gluteal free flap breast reconstruction. *Clin Plast Surg* 1998;25(2):275-282.

[61] Paletta CE, Bostwicj J III, Nahai F. The inferior gluteal free flap in breast reconstruction. *Plast Reconstr Surg* 1989;84(6):875-883.

[62] Allen RJ, Tucker C. Superior gluteal artery perforator free flap for breast reconstruction. *Plast Reconstr Surg* 1995;95:1207-1212.

[63] Ahmadzadeh R, Bergeron L, Tang M, et al. The superior and gluteal artery perforator flaps. *Plast Reconstr Surg* 2007;120(6):1551-1556.

[64] Heitman C, Levine JL, Allen RJ. Gluteal artery perforator flaps. *Clin Plast Surg* 2007;34(1):123-130.

[65] Blondeel PN. The sensate free superior gluteal artery perforator (S-GAP) flap: a valuable alternative in autologous breast reconstruction. *Br J Plast Surg* 1999;52:185-193.

[66] Dellacroce FJ, Sullivan SK. Application and refinement of the superior gluteal artery perforator free flap for bilateral simultaneous breast reconstruction. *Plast Reconstr Surg* 2005;116(1):97-103.

[67] Allen RJ, Levine JL, Granzow. The in-the-crease inferior gluteal artery perforator flap for breast reconstruction. *Plast Reconstr Surg* 2006;118(2):333-339.

[68] Yousif NJ, Matloub HS, Kolachalam R, et al. The transverse myocutaneous gracilis flap. *Ann Plast Surg* 1992;29(2):482-490.

[69] Schoeller T, Wechselberger G. Breast reconstruction by the free transverse gracilis (TUG) flap. *Br J Plast Surg* 2004;57(5):481-482.

[70] Arnez ZM, Pogorelec D, Planinsek F, et al. Breast reconstruction by the free transverse gracilis (TUG) flap. *Br J Plast Surg* 2004;57(1):20-26.

[71] Wechselberger G, Schoeller T. The transverse myocutaneous gracilis free flap: a valuable tissue source in autologous breast reconstruction. *Plast Reconstr Surg* 2004;114(1):69-73.

[72] Schoeller T, Huemer GM, Kolehmainene M, et al. A new Siamese flap for breast reconstruction: the combined infragluteal-transverse myocutaneous gracilis muscle flap. *Plast Reconstr Surg* 2005;115(4):1110-1117.

[73] Rosenberg JJ, Cahndawarker R, Ross MI, et al. Bilateral anterolateral thigh flaps for large volume breast reconstruction. *Microsurgery* 2004;24(4):281-284.

[74] Maxwell GP. Latissimus dorsi breast reconstruction: an aesthetic assessment. *Clin Plast Surg* 1981;8(2):373-387.

[75] Chang DW, Youssef A, Cha S, et al. Autologous breast reconstruction with the extended latissimus dorsi flap. *Plast Reconstr Surg* 2002;110(3):751-759.

[76] Gerber B, Krause A, Reimer T, et al. Breast reconstruction with latissimus dorsi flap: improved results after transaction of its humeral insertion. *Plast Reconstr Surg* 1999;103(7):1876-1881.

[77] Yano K, Hosokawa K, Takagi S, et al. Breast reconstruction using the sensate latissimus dorsi myocutaneous flap. *Plast Reconstr Surg* 2002;109(6):1897-1902.

[78] Hammond DC. Latissimus dorsi flap breast reconstruction. *Clin Plast Surg* 2007;34(1):75-82.

[79] Hammond DC, Simon AM, Khuthalia DK, et al. Latissimus dorsi flap salvage of the partially failed TRAM flap breast reconstruction. *Plast Reconstr Surg* 2007;120(2):382-389.

[80] de la Torre JI, Fix RJ, Gardner PM, et al. Reconstruction with the latissimus dorsi flap after skin sparing mastectomy. *Ann Plast Surg* 2001;46(3):229-233.

[81] Adams WP Jr, Lipshitz AH, Ansari M, et al. Functional donor site morbidity following latissimus dorsi muscle flap transfer. *Ann Plast Surg* 2004;53(1):6-11.

[82] Rios JL, Pollock T, Adams WP. Progressive tension sutures to prevent seroma formation after latissimus dorsi harvest. *Plast Reconstr Surg* 2003;112(7):179-183.

[83] Spear SL, Hess CL. A review of the biomechanical and functional changes in the shoulder following transfer of the latissimus dorsi muscles. *Plast Reconstr Surg* 2005;115(7):2070-2073.

[84] Spear SL, Murphy DK, Slicton A, et al. Inamed Silicone Breast Implant US Study Group. Inamed silicone breast implant core study results at 6 years. *Plast Reconstr Surg* 2007;120(7 suppl 1):85-165.

[85] Spear SL, Mesbahi AN. Implant based reconstruction. *Clin Plast Surg* 2007;34(1):63-73.

[86] Cunningham BL, Lokeh A, Gutowski KA. Saline filled breast implant safety and efficacy: a multi-center retrospective review. *Plast Reconstr Surg* 2000;105(6):2143-2149.

[87] Gui GP, Tan SM, Faliajou EC, et al. Immediate breast reconstruction using biodimensional anatomical permanent expander implants; a prospective analysis of outcome and patient satisfaction. *Plast Reconstr Surg* 2003;111(1):125-138.

[88] Saigarello M, Farallo E. Immediate breast reconstruction with definitive anatomical implants after skin sparing mastectomy. *Br J Plast Surg* 2005;58(2):216-222.

[89] Henriksen TF, Fryzek JP, Holmich LR, et al. Reconstructive breast implantation after mastectomy for breast cancer: clinical outcomes in a nationwide prospective cohort study. Arch Surg 2005;140(12):1152-1159.

[90] Cordiero PG, McCarthy CM. A single surgeon's 12 year experience with tissue expander/implant breast reconstruction: part 1, a prospective analysis of early complications. *Plast Reconstr Surg* 2006;118(4):821-825.

[91] Woerdeman LA, Hage JJ, Hofland MM, et al. A prospective analysis of surgical risk factors in 400 cases of skin sparing mastectomy and immediate breast reconstruction with implants to establish selection criteria. *Plast Reconstr Surg* 2007;119(2):455-63.

[92] Zienowicz RJ, Karacaoglu E. Implant based breast reconstruction with allograft. *Plast Reconstr Surg* 2007;120(2):373-381.

[93] Spear SL, Pelletiere CV. Immediate breast reconstruction in two stages using textured, integrated valve tissue expanders and breast implants. *Plast Reconstr Surg* 2004;113(7):2098-2103.

[94] Spear SL, Howard MA, Boehmler JH, et al. The infected or exposed breast implant: management and treatment strategies. *Plast Reconstr Surg* 2004;113(6):1634-1644.

[95] Disa JJ, A-El DD, Cohen SM, et al. The premature removal of tissue expanders in breast reconstruction. *Plast Reconstr Surg* 1999;104(6):1662-1665.

[96] Reece GP, Kroll SS. Abdominal wall complications: prevention and treatment. *Clin Plast Surg* 1998;25(2):225-249.

［97］ Kroll SS, Marchi M. Comparison of strategies for preventing abdominal-wall weakness after TRAM flap breast reconstruction. Discussion. *Plast Reconstr Surg* 1991;89(6):1052-1053.

［98］ Mizgala CL, Hartrampf CR, Bennett GK. Assessment of the abdominal wall after pedicled TRAM flap surgery: 5- to 7-year follow-up of 150 consecutive patients. *Plast Reconstr Surg* 1994;93(5):988-1002.

［99］ Nahabedian MY, Manson PN. Contour abnormalities of the abdomen after transverse rectus abdominis muscle flap breast reconstruction: a multifactorial analysis. *Plast Reconstr Surg* 2002;109(1):81-86.

［100］ Petit JY, Rietjens M, Ferreira MAR, et al. Abdominal sequelae after pedicled TRAM flap breast reconstruction. *Plast Reconstr Surg* 1997;99(3):723-729.

［101］ Suominen S, Asko-Seljavaara S, Kinnunen J, et al. Abdominal wall competence after free transverse rectus abdominis musculocutaneous flap harvest: a prospective study. *Ann Plast Surg* 1997;39(3):229-234.

［102］ Guerra AB, Metzinger SE, Bidros RS, et al. Bilateral breast reconstruction with the deep inferior epigastric perforator (DIEP) flap: an experience with 280 flaps. *Ann Plast Surg* 2004;52(3):246-252.

［103］ Blondeel PN, Vanderstraeten GG, Monstrey SJ, et al. The donor site morbidity of free DIEP flaps and free TRAM flaps for breast reconstruction. *Br J Plast Surg* 1997;50:322-330.

［104］ Futter CM, Webster HC, Hagen S, et al. A retrospective comparison of abdominal muscle strength following breast reconstruction with a free TRAM or DIEP flap. *Br J Plast Surg* 2000;53:578-583.

［105］ Futter CM, Weiler-Mithoff E, Hagen S, et al. Do pre-operative abdominal exercises prevent post-operative donor site complications for women undergoing DIEP flap breast reconstruction? A two-centre, prospective randomized controlled trial. *Br J Plast Surg* 2003;56:674-683.

［106］ Nahabedian M, Dooley W, Navin S, et al. Contour abnormalities of the abdomen after breast reconstruction with abdominal flaps: the role of muscle preservation. *Plast Reconstr Surg* 2002;109(1):91-101.

［107］ Suominen S, Asko-Seljavaara S, Von Smitten K, et al. Sequelae in the abdominal wall after pedicled or free TRAM flap surgery. *Ann Plast Surg* 1996;36(6):629-636.

［108］ Henricks DL, Wilkens TH, Witt PD. Blood-flow contributions by the superior and inferior epigastric arterial systems in TRAM flaps, based on laser Doppler flowmetry. *J Reconstr Microsurg* 1994;10(4):249-254.

［109］ Boyd JB, Taylor GI, Corlett R. The vascular territories of the superior epigastric and the deep inferior epigastric systems. *Plast Reconstr Surg* 1984;73(1):1-16.

［110］ Taylor GI, Palmer JH. The vascular territories (angiosomes) of the body: experimental study of clinical applications. *Br J Plast Surg* 1987;40:113-141.

［111］ Moon HK, Taylor GI. The vascular anatomy of rectus abdominis musculocutaneous flaps based on the deep superior epigastric system. *Plast Reconstr Surg* 1988;82(5):815-829.

［112］ Vandevoort M, Vranckx J, Fabre G. Perforator topography of the deep inferior epigastric perforator flap in 100 cases of breast reconstruction. *Plast Reconstr Surg* 2002;109(6):1912-1918.

［113］ Taylor GI, Daniel RK. The anatomy of several free flap donor sites. *Plast Reconstr Surg* 1975;56(3):243-253.

［114］ Hester TR, Nahai F, Beegle PE, et al. Blood supply of the abdomen revisited, with emphasis on the superficial inferior epigastric artery. *Plast Reconstr Surg* 1984;74(5):659-670.

［115］ Edsander-Nord A, Rojdmark J, Wickman M. Metabolism in pedicled and free TRAM flaps: a comparison using the microdialysis technique. *Plast Reconstr Surg* 2002;109(2):664-673.

［116］ Simon AM, Bouwense CL, McMillan S, et al. Comparison of unipedicled and bipedicled TRAM flap breast reconstructions: assessment of physical function and patient satisfaction. *Plast Reconstr Surg* 2004;113(1):136-140.

［117］ Arnez ZM, Scamp T. The bipedicled free TRAM flap. *Br J Plast Surg* 1992;45:214-218.

［118］ Beahm EK, Walton RL. The efficacy of bilateral lower abdominal free flaps for unilateral breast reconstruction. *Plast Reconstr Surg* 2007;120(1):41-54.

［119］ Shestak KC, Fedele GM, Restifo RJ. Treatment of difficult TRAM flap hernias using intraperitoneal synthetic mesh application. *Plast Reconstr Surg* 200;107(1):55-66.

［120］ Zienowicz RJ, May JW. Hernia prevention and aesthetic contouring of the abdomen following TRAM flap breast reconstruction by the use of polypropylene mesh. *Plast Reconstr Surg* 1995;96(6):1346-1350.

［121］ Bucky LP, May JW. Synthetic mesh its use in abdominal wall reconstruction after the TRAM. *Clin Plast Surg* 1994;21(2):273-277.

［122］ Pennington DG, Lam T. Gore-Tex patch repair of the anterior rectus sheath in free rectus abdominis muscle and myocutaneous flaps. *Plast Reconstr Surg* 1996;97(7):1436-1440.

［123］ Kronowitz, SJ. Redesigned gluteal artery perforator flap for breast reconstruction. *Plast Reconstr Surg* 2008;121(3):728-734.

［124］ Chang B. Superior gluteal free flaps for breast reconstruction. Presented at the Masters Series in Microsurgery, American Society of Reconstructive Microsurgery Annual Meeting, Fajardo, Puerto Rico, January 11-13, 2007.

［125］ Chang, B. Breast reconstruction with free glueteal flap. ASPS/PSEF/ASAPS/ASRM 2006 Educational Solutions Symposia Series: 21st Annual Breast Surgery and Body Contouring Symposium, Santa Fe, NM, August 26, 2006.

［126］ Early Breast Cancer Trialists' Collaborative Group (EBCTCG). Effects of radiotherapy and of differences in the extent of surgery for early breast cancer on local recurrence and 15-year survival: an overview of the randomized trials. *Lancet* 2005;366:2087-2106.

［127］ Motwani SB, Strom EA, Schechter NR, et al. The impact of immediate breast reconstruction on the technical delivery of post mastectomy radiation. *Int J Radiat Oncol Biol Phys* 2006;66(1):76-82.

［128］ Rogers NE, Allen RJ. Radiation effects on breast reconstruction with the deep inferior epigastric perforator flap. *Plast Reconstr Surg* 2002;109:1919.

［129］ Williams JK, Carlson GW, Bostwick J, et al. The effects of radiation treatment after TRAM flap breast reconstruction. *Plast Reconstr Surg* 1997;100:1153.

［130］ Carlson GW. Radiation effects on breast reconstruction with the DIEP flap. *Discuss Plast Reconstr Surg* 2002;109:1925-1926.

［131］ Hanks SH, Lyons JA, Crowe J, et al. The acute effects of postoperative radiation therapy on the transverse rectus abdominis myocutaneous flap used in immediate breast reconstruction. *Int J Radiat Oncol Biol Phys* 2000;47(5):1185-1190.

［132］ Tran NV, Evans GR, Kroll SS, et al. Postoperative adjuvant irradiation: effects on transverse rectus abdominis muscle flap breast reconstruction. *Plast Reconstr Surg* 2000;106(2):313-317; discussion, 318-320.

［133］ Batista LI, Lu KH, Beahm EK, Arun BK, Bodurka DC, Meric-Bernstam F. Coordinated Prophylactic Surgical Management for

Women with Hereditary Breast-Ovarian Cancer Syndrome. *BMC Cancer* 2008;8(1):101.

[134] Morris RJ, Kosby CE, Zambacos GJ. Prophylactic mastectomy, oopherectomy, hysterectomy and immediate transverse rectus abdominis muscle flap breast reconstruction in a BRCA-2-negative patient. *Plast Reconstr Surg* 2000;105(1):473.

[135] Spear SL, Pennanen M, Barter J, et al. Prophylactic mastectomy, oopherectomy, hysterectomy and immediate transverse rectus abdominis muscle flap breast reconstruction in a BRCA-2-positive patient. *Plast Reconstr Surg* 1999;103(2):548-553.

[136] Coleman SR, Saboeiro AP. Fat grafting to the breast revisited: safety and efficacy. *Plast Reconstr Surg* 2007;119(3):775-785.

[137] Rigotti G, Marchi A, Sbarbati A, et al. Minimally invasive autologous mastectomy incisionless(MIAMI) reconstruction. Abstract and presentation at the American Association of Plastic Surgeons 88th Annual Meeting, Rancho Mirage, California March 21-25, 2009.

[138] Kanchwala SK, Glatt BS, Conant EF, et al. Autologous fat grafting to the reconstructed breast: the management of acquired contour deformities. *Plast Reconstr Surg* 2009;124(2):409-418.

[139] Pierrefeu-Lagrange AC, Delay E, Guerin N, et al. Radiographical evaluation of breasts reconstructed with lipomodeling (in French). *Ann Chir Plast Esthet* 2006;51:18-28.

[140] Spear SL, Wilson HB, Lockwood MD. Fat injection to correct contour deformities of the reconstructed breast. *Plast Reconstr Surg* 2005;116:1300-1305.

[141] Chan CW, McGully SJ, Macmillan RD. Autologous fat transfer: a review of the literature with a focus on breast cancer surgery. *J Plast Reconstr Aesthetic Surg* 2008;61:1438-1448.

[142] Missana MC, Laurent I, Barreau L, et al. Autologous fat transfer in reconstructive breast surgery: indications, techniques and results. *Eur J Surg Oncol* 2007;33:685-690.

[143] Beahm EK, Walton RL. Autologous fat grafting as an adjunct to breast reconstruction: the management of acquired contour deformities. Abstract and presentation at the American Association of Plastic Surgeons 88th Annual Meeting, Rancho Mirage, California March 21-25, 2009.

[144] Rigotti G, Marchi A, Galiè M, et al. Clinical treatment of radiotherapy tissue damage by lipoaspirate transplant: a healing process mediated by adipose-derived adult stem cells. *Plast Reconstr Surg* 2007;119(5):1409-1422; discussion 1423-1424.

[145] Zuk PA, Zhu M, Mizuno H, et al. Multilineage cells from human adipose tissue: implications for cell based therapies. *Tissue Eng* 2001;7:211-228.

[146] Pulagam SR, Pouton T, Mamounas EP. Long term clinical and radiologic results with autologous fat transplantation for *Breast* augmentation: case reports and review of the literature. *Breast J* 2006; 12:63-65.

第 72 章

乳头 – 乳晕重建
Nipple-Areola Reconstruction

重建乳头 – 乳晕复合体是乳房重建的最后一步，使手术重建的乳房转变为美观的乳房。多年来，已经开发了多种乳头重建方式，以维持乳头凸度。据报道，在转移皮瓣和假体植入的乳房重建中都可以看到乳头内陷的发生，重建的乳头较原始高度有 50%~70% 回缩[1]。乳头变平是造成患者对重建乳头不满意的主要因素，其次是乳头的颜色匹配、形状、大小、质地和位置[2]。

多种方法可用于乳头重建，包括乳头复合体移植、星形皮瓣、双反耳皮瓣、Bell 皮瓣、C-V 皮瓣和三叶皮瓣法。当重建凸度较大的乳头时，可借助供体部位的皮肤移植物来设计足够大的三叶皮瓣。由于重建乳头远期效果不佳，不再推荐使用中心型或岛型皮瓣进行乳头重建。当非手术侧乳头凸度较大时，重建时适合使用乳头复合组织移植进行乳头重建。乳头重建也可以通过初次手术时在皮瓣间放置各种材料来加强乳头凸度，可以放置小块的真皮脂肪组织、自体软骨或人工真皮（AlloDerm），都可能有助于维持乳头初期和远期的凸度。

乳头重建时机：即刻 VS 延期

乳头 – 乳晕重建通常为乳房重建的最后阶段的一部分。延期手术的主要依据是：由于术后乳房下垂的不可预测性以及可能需要重新修复的影响，很难即刻确定乳头 – 乳晕复合体的理想位置。在我们医疗中心，乳房重建患者通常在术后 3 个月进行乳头重建，对于置入组织扩张器的乳房重建患者可以在更换假体时或第二阶段手术完成后 3 个月进行乳头重建。

有研究报道称，即刻乳头重建可获得良好效果。Delay 及其同事[3]用背阔肌重建乳房的同时用

真皮脂肪组织瓣即刻重建乳头，术后 2 年，乳头的凸度为 6.8 mm。Delay 的问卷调查结果表明，对大多数患者来说即刻乳头重建是重要的，可提高患者对重建乳房的满意度。Williams 等[4]报道了游离 TRAM 皮瓣乳房重建患者行即刻乳头再造的系列病例，他们认为进行保留皮肤的乳房切除术时，通过环乳晕切口能容易地定位乳头位置，尽管他们承认即刻乳头重建最理想的适用情况是对双侧乳头进行重建。

重建乳晕的时间取决于所采用的技术。如果使用皮肤移植物，则可与乳头重建同时进行。在乳头周围标记出适当大小的圆形皮肤，去表皮化处理后，将全层皮肤移植物固定到乳头周围。如果使用文身技术，可以与乳头重建同时进行，也可以延迟重建。在乔治城大学医院，乳头重建在手术室完成，3 个月后由经过专门培训的护士在门诊对乳房进行文身完成乳晕重建。

新乳头定位

乳头的位置恰当和对称性十分重要。即使是细微不对称的乳头，也能被最不擅观察的人发觉。当双侧乳房天生不对称时，想要使乳头达到可接受的对称性更加困难。重建的乳头 – 乳晕必须位于重建乳房的中心，而且，无论是穿衣或是裸露时，都必须保持与对侧乳头对称。然而，这一目标很难达到，通常需要妥协。因此，最好在达到双侧乳房的对称后，再寻求乳头 – 乳晕的最佳位置。

患者取站立位标记新乳头的位置。需要考虑的一个因素是乳头在乳房的什么位置时看起来最佳。在对双侧乳头同时进行重建的病例中，术后乳头位置可能更加对称。然而，对单侧乳头重建时，新乳头在重建乳房上的理想位置可能与对侧

乳头位置无关。最好是使新乳头与对侧乳头位于同一水平面上,形成镜像。新乳头的最终位置是这些因素综合作用的结果,选择折中的方案。

为了获得最令人满意的结果,重要的是让患者参与乳头位置的确定。鼓励患者在手术前一晚或手术当天早晨标记出她们理想的乳头位置。另一种方法是在手术前一天向患者提供贴纸,以便她们可以尝试不同位置帮助她们做出正确的决定。

放疗和乳头重建

放疗会破坏正常的伤口愈合机制。放疗的不良影响包括改变血管系统、成纤维细胞和调节性生长因子的功能,最终导致伤口延迟愈合。因此,有些人认为放疗是乳头重建的禁忌证。

Babak 及其同事[5]发表了一篇回顾性研究,分析了 28 例乳头重建后进行局部皮瓣放疗的患者,结果显示,仅有 1 例因整个乳头缺失导致植入物暴露而需移除,作者报道,预测不良结果的因素包括:乳房切除术后皮瓣延迟愈合或坏死史、乳房切除术皮瓣较薄或手术部位感染史。他们建议在选择合适患者进行放疗后乳头重建应满足以下标准:急性放疗反应消退,无晚期放疗反应的证据,以及乳房切除皮瓣较厚。这些指南与特定患者的评估相结合应有助于选择行乳头重建成功率较高的患者。

乳头重建技术

Skate 皮瓣——Little 技术

选择乳头的最佳位置后,将新乳头设计成与对侧乳头等直径的圆。如果重建部位有瘢痕,最好旋转皮瓣,设计皮瓣的侧翼避开瘢痕。如果重建部位皮肤张力尚可,则旋转以使供区部位皮肤与受区皮肤缝合时较为容易,可通过轻轻地捏起各轴线周围的皮肤来确定皮肤的张力。如果没有这样的担忧,则将皮瓣垂直于乳头,在 6 点钟方向将皮瓣缝合起来,使患者看不到瘢痕。在乳头环

12 点方向画一横切线,长度略大于 3 个乳头直径。中轴线的长度为对侧乳头高度的 2 倍。这种简单的 2:1 过矫正是获得满意重建乳头的关键。必须考虑到,任何技术都会发生明显的乳头凸度的降低。按乳头高度设计很少会导致闭合困难;如按宽度或切线设计时,很可能会发生闭合困难的情况。为了获得满意的乳头重建的效果,即刻重建乳头的高度应该为期望最终高度的 2 倍。患者应该做好准备,因为重建初期乳头会过大。然后,皮瓣的切线顶点形成曲面连接,Skate 的主体用虚线标出,以提醒外科医生适当增加这部分皮瓣的厚度(图 72.1)。手术部位注射含有肾上腺素的局麻药。

除了切线基部中心的 1/3,沿设计的边缘剥离皮瓣的剩余部分。以最深的部分增厚水平提起双翼,留下尽可能少的网状真皮,持续解剖皮瓣直到翼 - 主体交界的虚线处,这时转为垂直解剖,将剩余部分通过真皮切入下面的皮下组织。皮瓣的主体必须为复合物,包括大量的软组织,以确保皮瓣的正常血液供应,并为最终乳头提供足够的体积和周长。这些软组织通常是皮下脂肪,在皮瓣下剥离成深的指状扩充物,由此产生深 V 形槽。皮下脂肪的剥离并不是一直延伸到切线基部,而是在到达最终乳头位置时停止,从而保持垂直的血液供应以补充通过中央切线基部的血供。然而,需将真皮单独剥离至切线基部,以实现皮瓣的垂直形态不受限制。假体乳房重建术后,重建部分皮下组织有限或缺失,在这种情况下,可插入移植物或其他材料。将皮瓣的两个侧翼围绕在皮瓣复合体的下方。皮肤缺损的边缘处用可吸收线缝合,其中包括乳头的基底部、两个侧翼的末端。往上缝合,接近两翼。在顶点,用荷包缝合将去表皮的顶端包埋进去。如果在缝合两侧翼时产生张力,必须从中央部除去残余的脂肪。除非切线基底宽度大于最终乳头直径的 3 倍以上,否则这种情况经常发生。所产生的皮肤缺陷用另外的缝线闭合。深层真皮是暴露还是闭合,取决于原始设计的大小和重建部位的组织松弛度,强行缝合将适得其反。在有张力的情况下缝合供区,将会导致

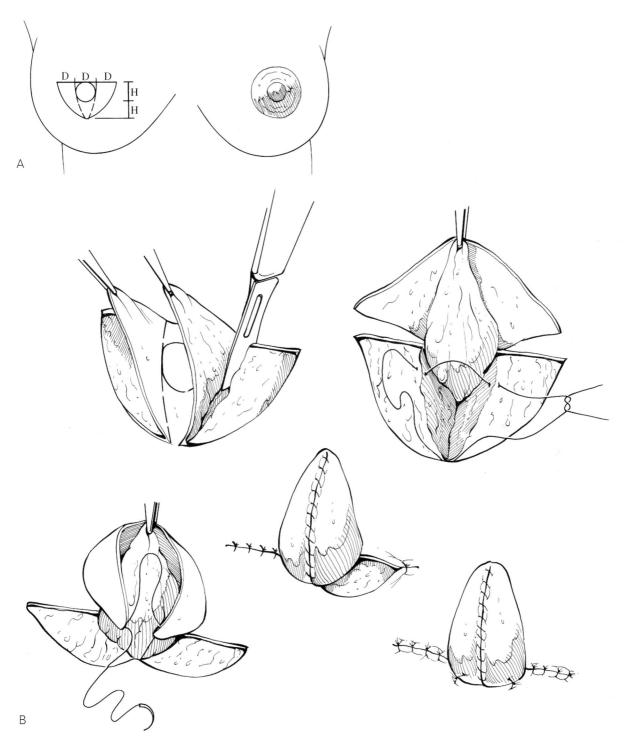

图72.1　Little 技术。A. Skate 皮瓣设计。B. 仅提起Skate皮瓣不包括皮肤移植物。

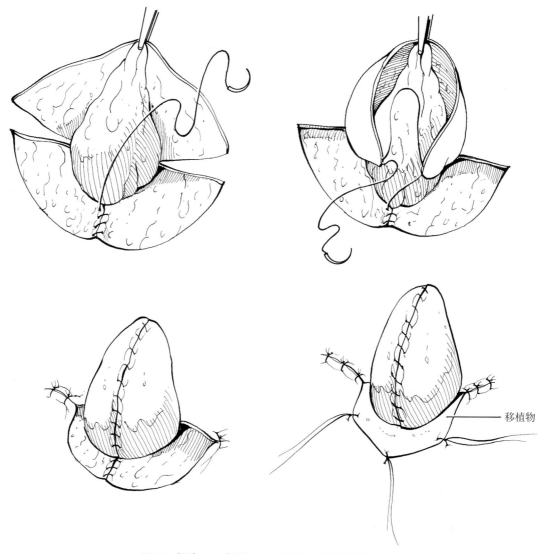

C

图72.1(续)　C. 提起Skate皮瓣与皮肤移植物。

移植物

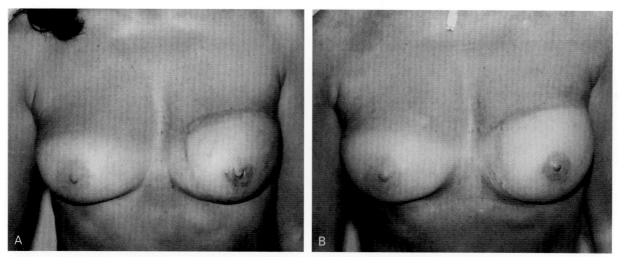

图72.2　A. 乳头重建后可见明显移植物。B. 文身后的移植物不再明显。

瘢痕不断扩大,并使后续的文身效果不佳。这种局部张力也会加重后期乳头凸度的缺失。最后,强行闭合时的张力将使一部分圆锥形丰满的乳房剖面变平。因此,没有必要进行初次闭合,以避免需要少量移植物。只要移植组织在乳晕的范围内,文身后便不可辨认(图72.2A、B)。与供体部位瘢痕的病理组织相比,治愈良好的全层皮肤移植物是更好的文身受体。缺陷的边缘在不破坏的情况下,末端使用V-Y闭合。如果不可能无张力闭合,适当减少暴露的真皮后再进行皮肤移植。沿着乳房切除术或其他瘢痕的任何部分切取窄的全层移植物,在脱脂后,缝合到乳头缺损位置。将乳头和移植物用油脂敷料覆盖,然后,将乳头用湿棉布环绕的塑料注射器筒保护起来。4天后将敷料和缝合线去除以避免缝合痕迹,只留下精细的单

丝缝线,以将移植物固定在连接缝合线之间。继续使用油脂敷料3天后,将剩余的缝合线去除(图72.3)。

Spear技术

选择乳头最佳位置后,设计一个带有中心体和两个侧翼的皮瓣(图72.4A)。总的来说,这个设计与Little所描述的Skate皮瓣非常相似,但有一些修改。像Little一样,我们更喜欢将皮瓣侧翼或主体的设计远离先前存在的瘢痕。侧翼的长度约为所希望乳头凸度的2倍。在这种设计中,我们故意不一次性关闭缺损,而是使用一个小的、矩形的全层移植物或完整的随机全层移植物模拟所需乳晕的大小和形状。由抬高乳头主体产生的槽形缺损主要用4-0 Monocryl缝线进行锁式缝合闭合,

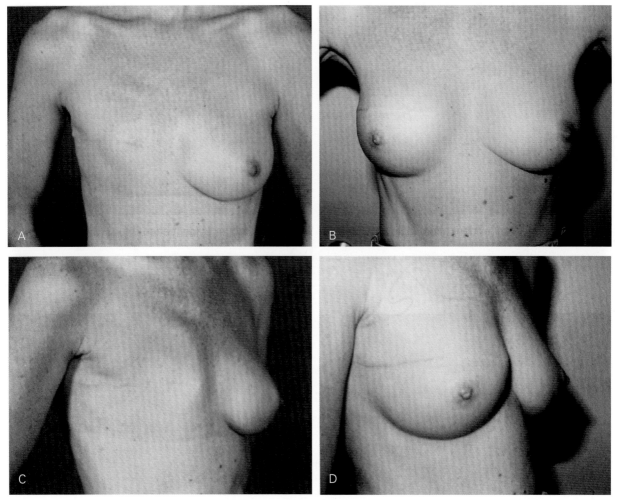

图72.3　Skate皮瓣乳头重建＋乳晕文身的远期效果。A～D. 延迟乳房重建之前和之后。

从设计顶点附近开始缝合,并以锁式缝合一直延伸到乳头基部,然后继续并做一个简单的连续性缝合回到顶点,以去表皮化区以外的皮内缝合结束(图72.4B)。这有助于使任何线结远离皮肤移植物。

使用小型补丁式的移植物,还是使用全尺寸圆形乳晕移植物是由技术决定的,其决定因素包括适当尺寸的皮肤是否易于获取、移植物在美学上的获益、皮肤张力以及可能隐藏在移植物下的乳头附近瘢痕的出现。如果选择完整的乳晕移植

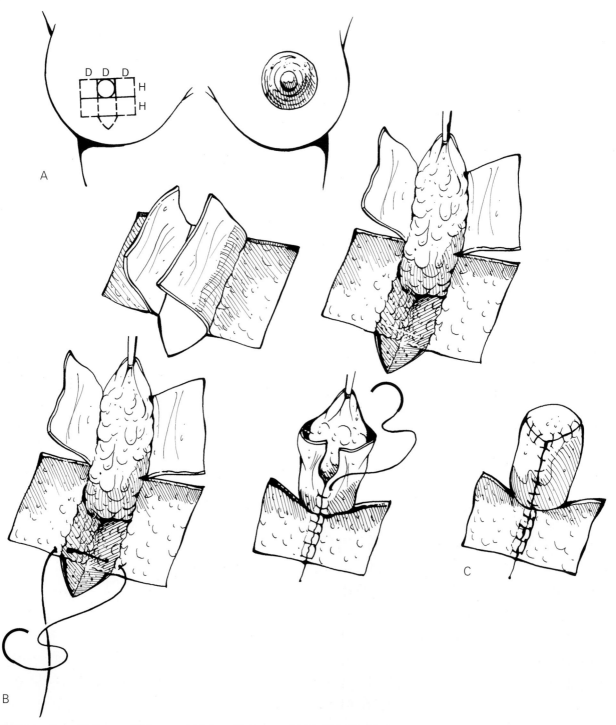

图72.4 Spear技术。A. 设计Skate皮瓣。B. 抬高Skate皮瓣和将基底部连续缝合。C. 在去表皮化的侧翼缝合乳头,为皮肤移植做好准备。

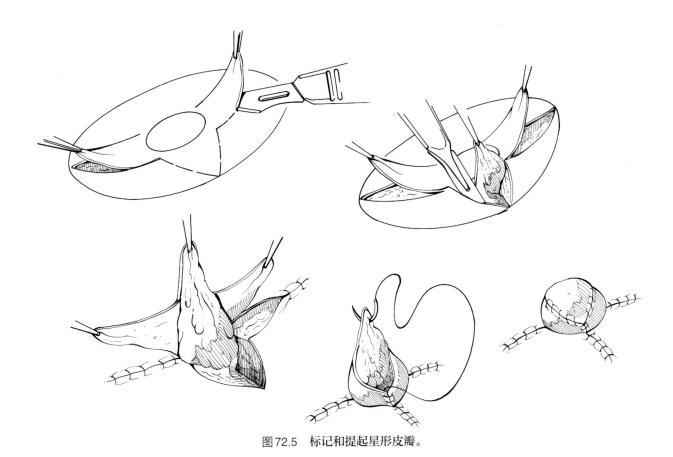

图 72.5 标记和提起星形皮瓣。

物,则在中央槽缺损闭合后,所需的圆形去表皮化处理(图 72.4C)。小型补丁式移植物缝合在缺损处,用可吸收线进行间断和连续缝合,并用特殊的乳头保护器覆盖。完整的乳晕移植物通过敷料固定在适当的位置,而不是特殊的乳头保护器。

星形皮瓣

Spear 星形皮瓣也是对 Hartrampf 的 Skate 皮瓣设计的改良,它本身就是 Skate 皮瓣设计的衍生。与 Skate 皮瓣一样,在中心有一个复合的指状皮瓣,它被抬起高于乳房平面(图 72.5)。如果最终的乳头被比作五边形立方体,则沿其设计轴线的总长度将决定立方体上壁、顶壁的垂直高度,以及下壁的一部分高度。基于长轴两侧的全厚锥形侧壁彼此相互缠绕,构成乳头立方体的侧壁和其下壁的一部分。尽管设计的整个高度对凸度没有帮助,但是对其各个部件的连接起到了直接作用,产生了一个整齐的立方形(图 72.6)。然而,如果皮瓣尺寸超出了恰当闭合的限度,则最终结果是

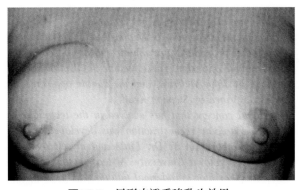

图 72.6 星形皮瓣重建乳头效果。

乳头凸度不足,以及在 3 个供体部位广泛和潜在的增生性瘢痕,从而使乳晕文身不能成功。

C-V 皮瓣

设计 C-V 皮瓣时,需考虑乳头的对称性、直径和凸度[6]。患者取站立时确定乳头位置。该皮瓣用两个 V 皮瓣提供乳头凸度和用 C 皮瓣决定乳头直径。在适当的位置标记设计的皮瓣(图 72.7A)。乳头的凸度由 V 皮瓣的基底部宽度决定。通常,

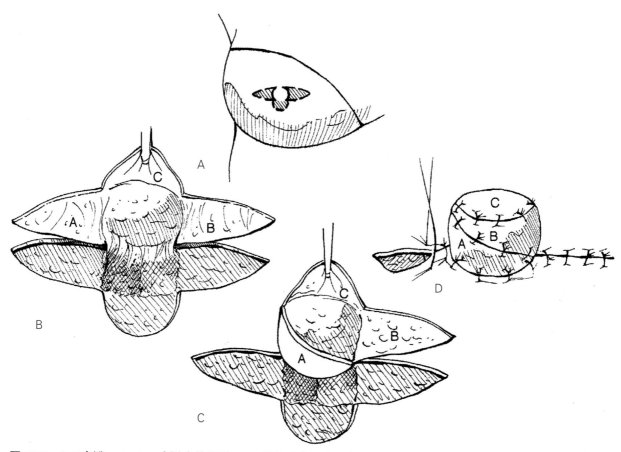

图72.7　C-V皮瓣。A. C-V皮瓣术前设计。B. 提起两个V皮瓣(A和B)和C皮瓣。C. 用V皮瓣包裹乳头并缝合。D. 供区部位缝合。

将基底部设计得比较宽以代偿后期凸度的降低。提起皮瓣,注意不要将皮瓣的基底部或V皮瓣的附属物分到C皮瓣(图72.7B)。V皮瓣的皮下组织较薄,但在皮瓣的中央部皮下组织较厚。V皮瓣围绕乳头基底旋转包裹,C皮瓣被用作帽完成乳头重建(图72.7C)。最后,供体部位被缝合(图72.7D)。这种皮瓣形成的乳头有较好的初始形状和凸度(图72.8)。

乳头复合组织移植

如果尺寸合适,则可以从对侧乳头取出复合移植物。移植物可以从乳头的远侧或下半部分取出(图72.9)。然后将移植物缝合到重建乳房的去表皮化部位。如果移植物来自乳头尖端,或者通过向下转动下边缘并且使用下半部分将其缝合到乳晕,则通过荷包缝合关闭供区。文身可以在复

合移植之前或之后完成。在适当的患者中,该技术可以使重建乳头具有良好的凸度和大小(图72.10A、B)。

Bell皮瓣

Bell皮瓣适用于对侧乳头凸度<5 mm[1]的乳头重建。标记乳晕的位置,并测量乳晕直径。在乳晕中心,标记另一个圆圈,其直径是乳晕的一半,这是皮瓣的基底部。然后,从内圈向外圈向下延伸标记出Bell皮瓣设计(图72.11A)。切口沿着整个外圈做成全厚皮瓣。提起Bell皮瓣,保持上边界完好无损(图72.11B)。Bell皮瓣被折叠缝合在一起。通过推进剩余的相邻皮瓣来关闭供体部位(图72.11C)。使用荷包缝合和间断缝合技术缝合外圈。乳头皮瓣供体区域的闭合会使乳晕产生一定的额外凸度(图72.11D)。

S 形皮瓣

当瘢痕经过计划的乳头重建部位时，S 瓣乳头重建[7]最为合适（图 72.12A）。该设计是两个基底部相对等大的皮瓣。标记出乳晕，将其去表皮化（图 72.12B）。新乳头的大小将由两个相对皮瓣的长度和宽度决定。乳头凸度由皮瓣长度决定，乳头直径由皮瓣宽度决定。将皮瓣与部分皮下脂肪一起提起，使尖端高度相似（图 72.12C）。使用 4-0 的可吸收线将两皮瓣缝合，同时缝合供体部位（图 72.12D）。重建乳头后，原始的圆形乳晕将是椭圆形的，需要曲奇刀进行标记，然后进行额外的去表

皮化处理，获得新的圆形乳晕（图 72.12E）。然后将全层皮肤移植物形成乳头并缝合（图 72.12F）。最后，应用敷料和乳头保护器。

双侧对偶舌形皮瓣法

双侧对偶舌形皮瓣[8]的设计类似于 S 瓣，皮瓣为两个基底部相对的等大的皮瓣。皮瓣的尖端有凹槽，以便皮瓣相对时交叉。两个皮瓣的基底部宽度至少为 18 mm。如果重建部位存在瘢痕，则皮瓣的长轴与瘢痕平行（图 72.13A）。在真皮层分离皮瓣，并带一些皮下脂肪以作填充物。将皮瓣

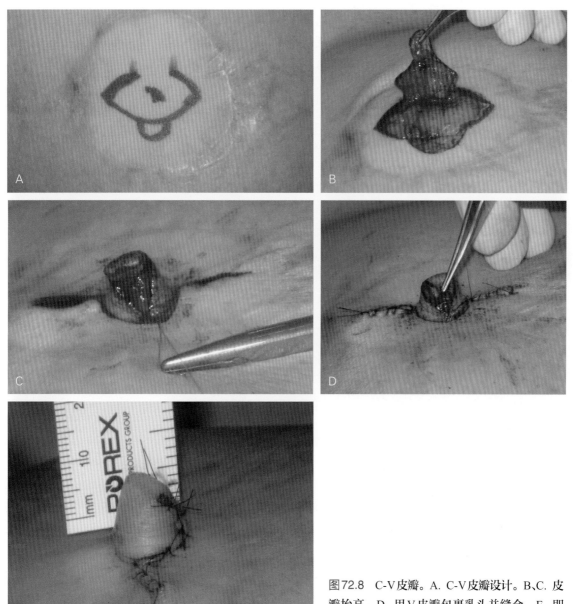

图 72.8　C-V 皮瓣。A. C-V 皮瓣设计。B、C. 皮瓣抬高。D. 用 V 皮瓣包裹乳头并缝合。E. 即刻重建术后凸度。

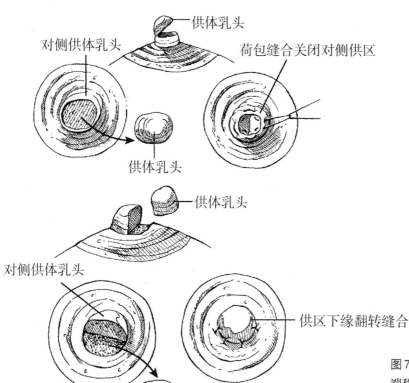

图72.9 乳头复合组织移植。供体乳头远端移植；供体部位荷包缝合；供体乳头下段移植；供区下缘翻转缝合。

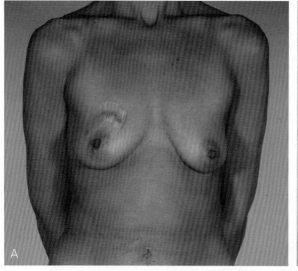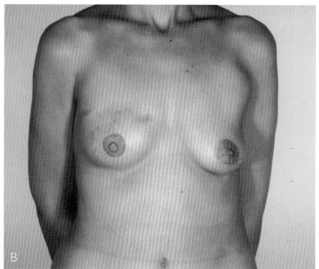

图72.10 乳头复合组织移植。A. 乳头复合组织移植患者的术前图。B. 供区和重建乳头术后效果图。

的尖端拉拢，并缝合在一起，同时关闭供体部位（图72.13B）。

荷包缝合技术

为了弥补乳头凸度的减少，大多数外科医生将最初的乳头凸度设计为对侧乳头的1.5~2倍。

提起足够尺寸的皮瓣可能会导致供体部位的瘢痕超出乳晕的范围。直接缝合这些大的供体位点也会缩小乳房的外形，导致不理想的美学效果。荷包缝合技术使得应用足够大尺寸的皮瓣成为可能，且皮瓣可在初次手术时闭合，同时使乳房扭曲最小化，并且保持供体部位的瘢痕局限于乳晕

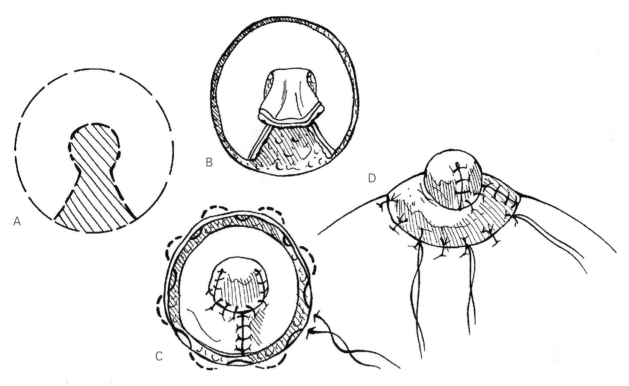

图72.11　Bell皮瓣。A. Bell皮瓣的设计。B. 提起皮瓣。C. 皮瓣闭合。D. 乳头周围皮肤荷包缝合。

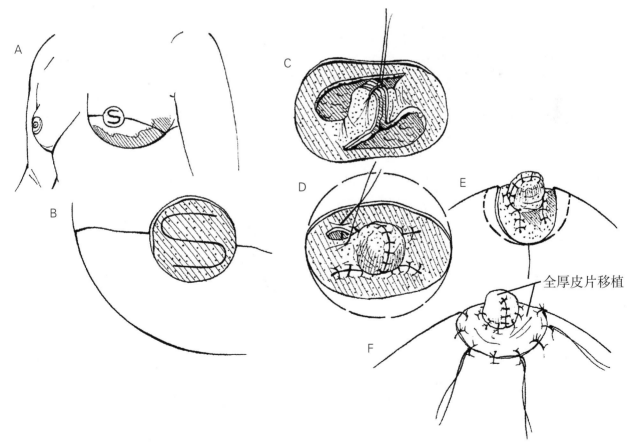

图72.12　S皮瓣。A. 皮瓣的设计。B. 皮瓣去表皮化。C. 提起皮瓣,使皮瓣靠拢相对。D. 缝合供体部位。E. 乳头去表皮化。F. 将全厚皮片移植至乳头－乳晕。

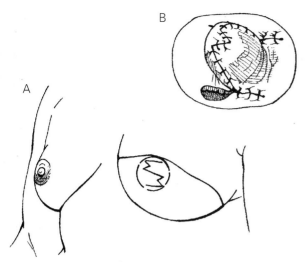

图 72.13 双侧对偶舌形皮瓣法。A. 皮瓣的设计。B. 皮瓣靠拢、相对,缝合皮瓣和供区。

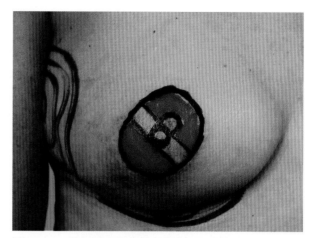

图 72.14 荷包缝合技术标记[经允许引自 Hammond DC, Khuthaila D, Kim J. The skate flap purse-string technique for nipple-areola complex reconstruction. *Plast Reconstr Surg* 2007;120(2):399-406]。

内。荷包缝合技术最初由 Eng[9]报道,最近 Hammond、Shestak 和 Nguyen 等报道了改良的荷包缝合技术[10,11]。

皮瓣的大小由对侧乳头的宽度和凸度决定。当荷包缝合收紧时,可以实现与对侧乳晕的对称。在乳房的适当位置标记出皮瓣(图 72.14)。皮瓣提起后,沿着皮下脂肪层分离皮瓣周边。皮肤剥离很短的距离,以易于缝合。调整皮瓣,两个半皮瓣向中央靠拢,乳头置于其中并缝合(图 72.15)。在真皮深层行环乳晕荷包缝合,然后收紧荷包达到乳晕所需直径(图 72.16)。如果使用不可吸收线行单线缝合,在起针和结束时采用深部缝合,可减少线结显露在外的概率[10]。该技术可以使重建的乳头具有良好的凸度和外形(图 72.17)。

Hammond 及其同事认为,该技术不适用于所有乳房的重建。根据他们的经验,他们建议,只能在使用背阔肌或腹直肌肌皮瓣重建乳房时,或者当乳房切除的皮瓣足够厚可以给乳头[10]足够血供时才能使用 Skate 皮瓣荷包缝合技术。

单用文身的乳头重建

Trompe l'oeil 在法语中意为"欺骗眼睛"。这是艺术家用来欺骗观众的一种技巧,使他们相信所看到的东西是真实的。我们的目标是当人们看平面时给人以凸度和立体的印象。对于那些希望拥有看起来自然的乳房而不希望进行额外手术的女性患者来说,可以使用错觉文身技术来创建乳头的外观。这种技术在双侧(图 72.18A)或对侧乳头凸度较小的单侧重建中可能是最有效的。它也是接受放疗后组织受损患者的一种选择。一次文身可能不足以获得满意的效果,特别是受过放疗的乳房(图 72.18B)。对接受过放疗的乳房重复文身可获得较满意的效果,但是效果不如对侧未照射的乳房(图 72.18C)。

增大乳头

各种材料已经被用来增加乳头的凸度,包括脂肪、软骨、骨、脱细胞真皮基质以及硅胶和羟基磷灰石等填充剂。这些材料可用于初期和延期乳头重建,据报道,乳头的远期凸度有所改善[12-15]。

脂肪移植

用脂肪移植增大重建的乳头已在前文有所提及。在重建乳头后,将脂肪注射到两相对皮瓣之间潜在的空隙内。通常 1~3 mL 的脂肪就足够

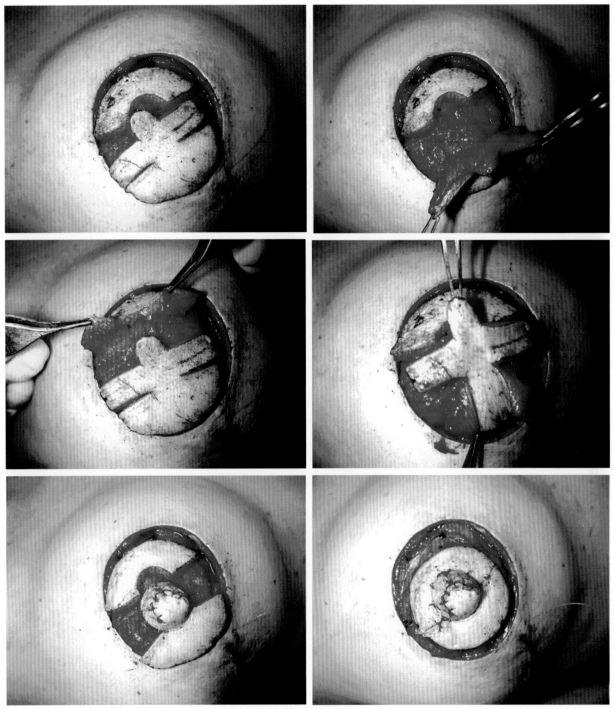

图72.15　左上图：半乳晕皮瓣边缘和Skate皮瓣乳头切开至皮下脂肪。外乳晕皮瓣稍松弛，易于缝合。右上图：提起Skate皮瓣，在皮瓣下方保持均匀的脂肪厚度。中间图：略剥离两半皮瓣内角区，使两皮瓣缝合时张力最小。左下图：构成乳头Skate皮瓣的外观。右下图：乳晕两个半皮瓣汇集和Skate皮瓣乳头嵌入模型中的外观［经允许引自Hammond DC, Khuthaila D, Kim J. The skate flap purse-string technique for nipple-areola complex reconstruction. *Plast Reconstr Surg* 2007; 120(2):399-406］。

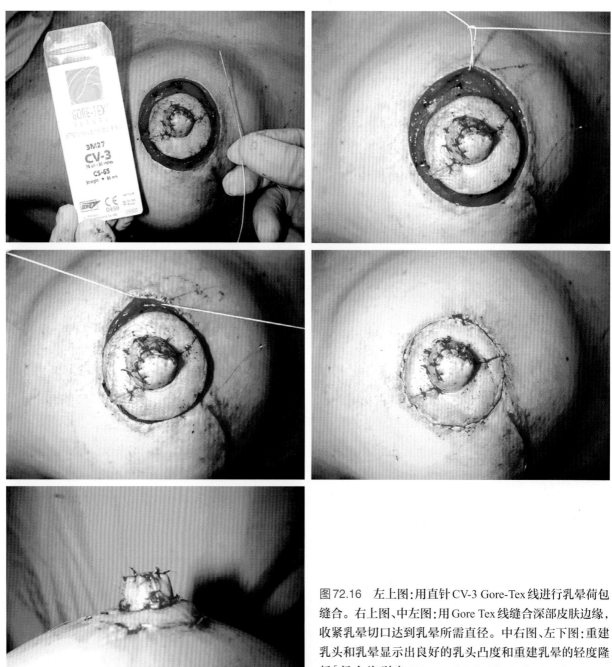

图72.16 左上图:用直针CV-3 Gore-Tex线进行乳晕荷包缝合。右上图、中左图:用Gore Tex线缝合深部皮肤边缘，收紧乳晕切口达到乳晕所需直径。中右图、左下图:重建乳头和乳晕显示出良好的乳头凸度和重建乳晕的轻度隆起 [经允许引自 Hammond DC, Khuthaila D, Kim J. The skate flap purse- string technique for nipple-areola complex reconstruction. *Plast Reconstr Surg* 2007;120(2):399-406]。

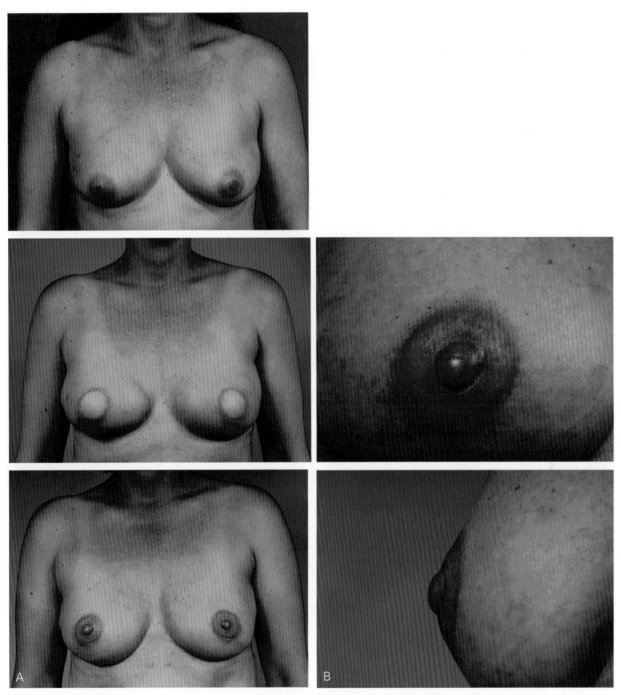

图72.17 术后效果图。A(上). 术前。A(中). 背阔肌皮瓣联合组织扩张器重建乳房的术后效果。A(下). 术后1年效果。B. 术后1年乳头重建特写[经允许引自 Hammond DC, Khuthaila D, Kim J. The skate flap purse-string technique for nipple-areola complex reconstruction. *Plast Reconstr Surg* 2007;120(2):399-406]。

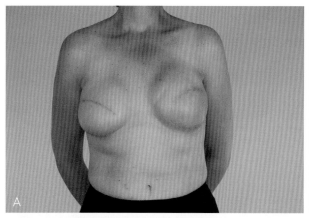

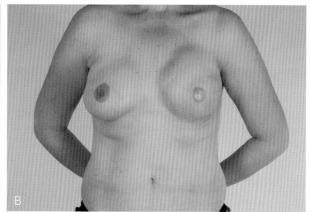

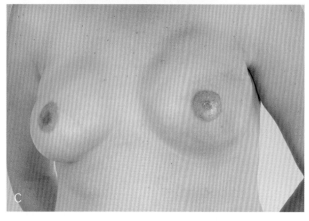

图72.18　Trompe l'oeil文身乳头重建。A. 乳头重建之前。B. 第1次乳头文身后。在左侧接受过放疗的乳房，着色不太明显。C. 左侧接受过放疗的乳房经重复文身后的效果。

了。在组织扩张器重建乳房和之前有乳头重建失败史的患者中，用脂肪抑移植进行乳头重建更具有挑战性，Bernard和Beran[15]报道了脂肪移植在这些患者中的效用。这些患者通常没有足够的皮下脂肪来支撑乳头皮瓣。为了改善这些患者的效果，作者描述了一种分阶段的方法，首先将皮瓣转移到建议的乳头重建部位（或重建失败的部位）而无须将皮瓣提起。除非检查时有足够的脂肪量，否则，3周后重复进行脂肪移植。最后一次脂肪转移2个月后，完成第二阶段的皮瓣提升。

真皮脂肪移植物也可以使用。作者在Skate皮瓣上进行了改良（图72.19A～C）。皮瓣抬起并部分关闭，使重建的乳头顶部敞开以填塞移植物（图72.19D、E）。然后从全层乳晕皮肤移植物抬起的部位获取大约1 cm×1 cm×2 cm的真皮脂肪移植物（图72.19F）。将脂肪移植物适当地修剪，然后将其植入皮瓣之间新生乳头的核心部位，并关闭乳头（图19G、H）。用枕形敷料固定乳晕移植物（图72.19I）。适当体积的移植物有助于形成具有

良好凸度的乳头（图72.19J～L）。

脱细胞真皮基质

Nahabedian[12]首先报道了在8例患者中使用AlloDerm进行二次乳头重建。这些患者采用延长的C皮瓣重建乳头。术前乳头凸度范围为0～2 mm。在二次重建时，描绘出C-V皮瓣，使得V皮瓣合并残留的乳头和瘢痕（图72.20A）。将皮瓣提起高于皮下平面，并且使用三叉缝合将C瓣的尖端缝合到由V瓣创建的供体部位的中线上（图72.20B）。将大约2 mm×6 mm的AlloDerm对折并用可吸收线缝合（图72.20C）。然后将AlloDerm垂直插入由C瓣的尖端形成的囊袋中（图72.20D）。然后将V瓣覆盖在AlloDerm上，并缝合切口。据报道，重建即刻乳头凸度为7～8 mm，术后6个月时乳头的凸度为4～5 mm（图72.20E、F）。

Garramone和Lam首先报道了使用AlloDerm进行乳头重建的初步结果[13]。在这些患者中，一个长5 cm、宽1～1.5 mm的改良星形皮瓣被抬

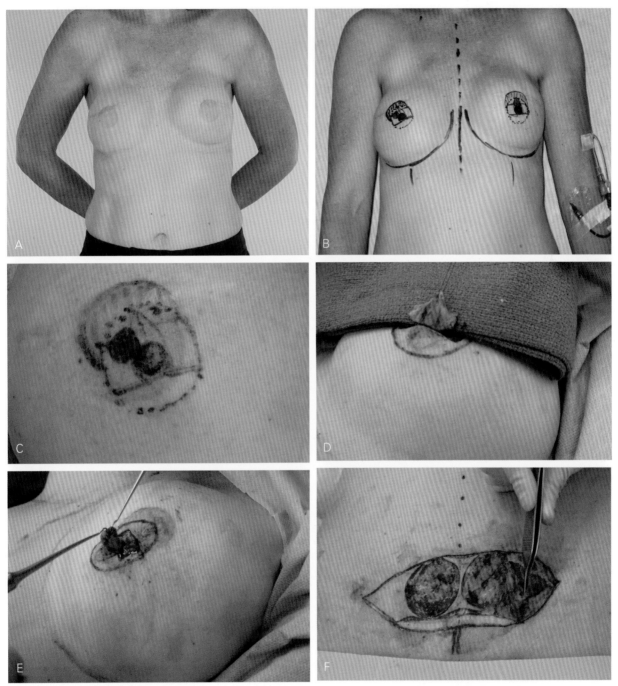

图 72.19　真皮脂肪瓣移植乳头重建术。A. 双侧乳腺切除术＋组织扩张器置入术的术后效果。B. 术前标记。C. 改良 Skate 皮瓣标记的放大图。D. 提起皮瓣。E. 部分皮瓣闭合。F. 从乳晕皮肤移植供区切取真皮脂肪移植物。

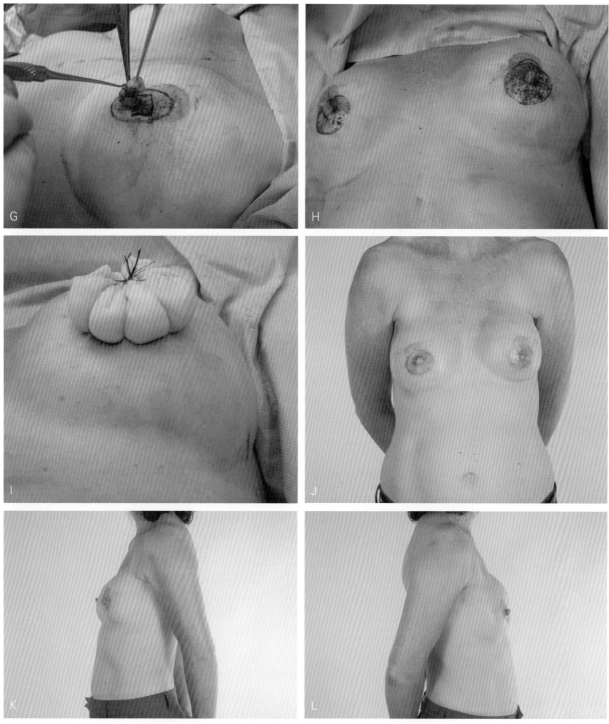

图72.19(续) G. 插入真皮脂肪移植物前。H. 从皮瓣开放的顶部植入真皮脂肪移植物。I. 枕垫与乳晕皮肤移植缝合固定。J. 术后正面观。K. 术后右面观。L. 术后左面观。

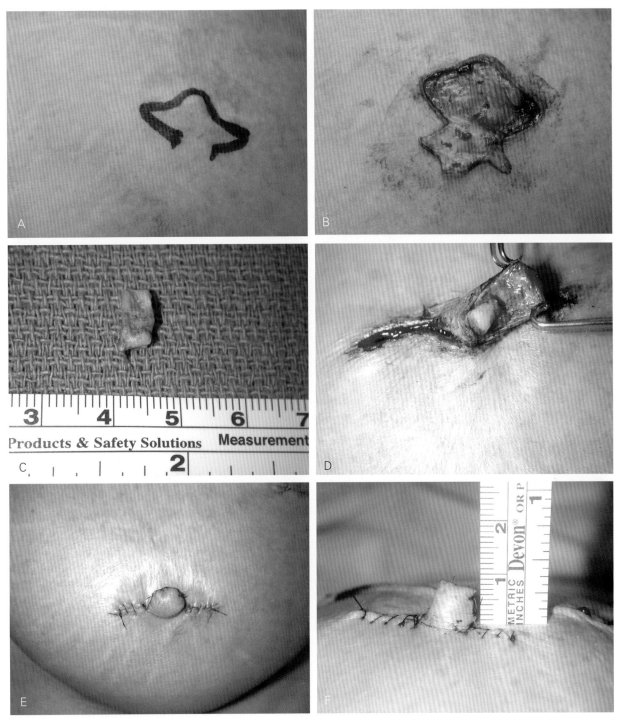

图72.20 采用脱细胞真皮基质(AlloDerm)乳头二次重建。A. C-V 皮瓣标记。B. 提起皮瓣。C. 制作 AlloDerm 支撑物。D. 将 AlloDerm 支撑物植入皮瓣形成的囊袋。E. 手术完成时乳头的凸度。F. 术后早期效果。

起。皮瓣的两个侧翼彼此缠绕并缝合,形成桶状,使新乳头的顶部敞开。将 1.5 cm×4.5 cm 厚 Allo-Derm 片切成片,纵向将真皮侧卷成圆筒并缝合以保持形状。通过乳头开口将放置该支撑物,然后关闭乳头。在 14 例 TRAM 皮瓣乳房重建患者中,该技术产生的即刻重建乳头凸度为 10~15 mm,术后 12 个月乳头的凸度为 5~8 mm。在 16 例组织扩张器乳房重建患者中,即刻重建乳头凸度为 9~15 mm,术后 12 个月乳头的凸度为 4~7 mm[13]。

术后护理

在手术时放置乳头保护装置,并填充杆菌肽软膏。术后 4~7 天,移除保护套,评估乳头状况。然后,告知患者在戴胸罩的情况下使用保护器或其他保护敷料 2 周,每天至少将其取出两次以涂抹杆菌肽或 A-D 软膏剂。Monocryl 缝合线将留在原处,除非它们对皮肤或患者造成刺激,否则等待它们自行脱落。

乳头保护器可以在市场上购买,或者可以与手术室中常用设备组装在一起。后一种类型的装置通常涉及将注射器的切割端和平面材料一起使用以形成阻挡压缩力的扁平圆顶[16]。

对于采用全层皮片移植进行全乳晕重建的患者,应放置由棉、矿物油和三溴苯酚铋组成的枕垫,术后第 4~7 天,在诊所将其去除。然后,在乳头处涂抹大量的杆菌肽或 A-D 软膏,类似于在杯装蛋糕上结冰,以保持乳头和乳晕移植物的湿润。干纱布放在上面隔离衣物。软膏每天重复使用 3~4 次,直到 1 周后进行随访。

通过文身进行乳晕重建

乳晕重建可通过文身简单地完成,就像乳头着色一样。来自对侧减小或隆起乳房的乳晕移植物可对乳晕进行重建,但不需要来自其他位置的全尺寸的乳晕移植物。来自生殖器和生殖器区域的着色移植物已过时且不受欢迎。此外,全厚皮移植比天然乳晕或文身贴片更坚硬,这两种移植

物都将随着身体和乳房位置的变化而改变形状和轴线。虽然与对侧乳晕的颜色精确匹配仍然是一个艺术挑战,但是即使是经验不足的新手外科医生/文身师取得的重建效果已经超过了其他方式可取得的效果。文身通常在乳头重建后 3~4 个月进行。这种简单的第三阶段重建可在门诊局麻下进行,这是最后的机会去调整乳头 - 乳晕位置以追求最佳对称性。因此,与以乳头为中心的文身相比,以稍微偏离乳头中心的乳晕文身可以给出更加对称的整体印象。随着时间推移,文身的乳头和乳晕会有一些褪色,患者进行重新文身也很常见。

标记

患者处于坐姿时,对侧乳晕的镜像图案被投射到重建侧,通常呈椭圆形而不是精确的圆形。选择适合于现有乳晕颜色的文身颜料,并根据需要加入更浅或更深的成分。原始颜料越接近所需的颜色,颜料的混合和浪费就越少。将最后的混合物涂抹于现有的乳晕上,以评估颜色的匹配度。

技巧

用含肾上腺素的局部麻醉剂浸润文身部位,以最大限度地减少出血和含铁血黄素的混杂,从而混淆颜色匹配。使用尖锐的四针或五针线性刷子以缓慢且均匀的方式将颜料嵌入到乳晕,在设计时,将设备像铅笔一样与文身平面呈倾斜角度。钝针或强制手法会刺破文身部位,易引起焦痂形成和颜色损失。单次文身完成后,用酒精或盐水润湿的棉签擦拭表面颜料,以评估嵌入的颜色深度。通过在整个表面重复文身,增加颜色的深度。最终的颜色必须明显,甚至比对侧的乳晕更深,因为暂时的含铁血黄素颜料会加深外观 1~2 周。因此,文身师/外科医生自然倾向于使颜色变深。在完成的文身上添加颜料完成最后的应用,然后覆盖油性敷料 1 周。在血色素迅速消失后,文身颜色会随着时间的推移不断变淡。然而,重新文身是简单的操作,可以根据现有的设计在没有新的测量的情况下进行。

活动和突起的乳头文身通常需要用手指或齿钳稳定。快速刺入技术可能比涂抹更有效。如果对侧的乳头呈现出不存在于其乳晕中的突出部分，则应通过相应地加入更深或更红的颜色来模拟相似的效果。

编者评论

多种乳头–乳晕重建方式的选择突出了以下事实：即没有一种技术能够制造出理想的乳头–乳晕，在乳头重建之前进行适当的设计，特别是优化乳头大小和凸度，使其与对侧乳头对称。但是现在大多数在自体组织乳房重建或假体乳房重建手术后寻求乳头重建的患者似乎希望乳头不要突出得太明显，她们甚至更喜欢用文身技术重建乳头。文身技术简单且重建乳头效果逼真，特别是其对侧乳头较小时，效果更佳。在乳晕中心进行更深颜料的文身，可以"欺骗"我们的眼睛。另一方面，大多数老年乳房重建患者主要在乎其新乳房的恢复，更加倾向于改善的乳房外形，特别是在其着装的情况下，并不过多关注乳头–乳晕。

对于需要乳头重建的患者，本章详细总结了各种重建方式的设计、定位以及间歇性全层移植技术的基本原理，这些技术可以创建所需的乳头大小、形状和凸度。许多患者对乳头重建效果与对乳房重建效果有同样高的要求，甚至要求更高，并且对她们乳房重建过程的最后一个部分（乳头–乳晕重建）有很高的期望。幸运的是，有脂肪移植、软骨移植、脱细胞真皮基质、乳头复合组织转移（我个人最喜欢的）等多种方法以及乳头重建设计可供我们参考，这些设计可以帮助我们在乳房有瘢痕、皮肤薄弱和没有皮下脂肪的情况下，实现乳头成形和突起的目标。

最后，我不得不强调，术后管理对获得最佳和最稳定乳头–乳晕重建效果的重要性，在术后短期护理中，患者的个人作用也是很重要的。此外，即使是最好的乳晕文身效果也会随着时间的推移而逐渐褪色，因此反复文身是不可避免的。对患者潜在的失望进行心理咨询，以及告知她们重建乳头术后会发生收缩，也将有助于她们长期的现实期望和提高整体满意度。

(S.L.S.)

参考文献

[1] Shestak KC, Gabriel A, Landecker A, et al. Assessment of long-term nipple projection: a comparison of three techniques. *Plast Reconstr Surg* 2002;110(3):780-786.

[2] Jabor MA, Shayani P, Collis DR, et al. Nipple-areola reconstruction: satisfaction and clinical determinants. *Plast Reconstr Surg* 2002;110(2):457-463.

[3] Delay E, Mojallal A, Vasseur C, et al. Immediate nipple reconstruction during immediate autologous latissimus breast reconstruction. *Plast Reconstr Surg* 2006;118(6):1303-1312.

[4] Williams EH, Rosenberg LZ, Kolm P, et al. Immediate nipple reconstruction on a free TRAM flap breast reconstruction. *Plast Reconstr Surg* 2007;120(5):1115-1124.

[5] Babak J, Pusic AL, Cordeiro PG, et al. Nipple-areola reconstruction following chest-wall irradiation for breast cancer: is it safe? *Ann Plast Surg* 2005;55(1):12-15.

[6] Losken A, Mackay, Gregory J, et al. Nipple reconstruction using the C-V flap technique: a long-term evaluation. *Plast Reconstr Surg* 2001;108(2):361-369.

[7] Cronin E, Humphreys D, Ruiz-Razura A. Nipple reconstruction: the S flap. *Plast Reconstr Surg* 1988;81(5):783-787.

[8] Kroll S. Nipple reconstruction with the double opposing tab flap. *Plast Reconstr Surg* 1999;104(2):511-514.

[9] Eng JS. Bell flap nipple reconstruction: a new wrinkle. *Ann Plast Surg* 1996;36:485.

[10] Hammond DC, Khuthaila D, Kim J. The skate flap purse-string technique for nipple-areola complex reconstruction. *Plast Reconstr Surg* 2007;120(2):399-406.

[11] Shestak KC, Nguyen TD. The double opposing periareola flap: a novel concept for nipple-areola reconstruction. *Plast Reconstr Surg* 2007;119(2):473-480.

[12] Nahabedian MY. Secondary nipple reconstruction using local flaps and AlloDerm. *Plast Reconstr Surg* 2005;115(7):2056-2061.

[13] Garramone CE, Lam B. Use of AlloDerm in primary nipple reconstruction to improve long-term nipple projection. *Plast Reconstr Surg* 2007;119(6):1663-1668.

[14] Eo S, Kim SS, Da Lio AL. Nipple reconstruction with C-V flap us-

ing dermofat graft. *Ann Plast Surg* 2007;58(2):137-140.

［15］ Bernard RW, Beran SJ. Autologous fat graft in nipple reconstruction. *Plast Reconstr Surg* 2003;112(4):964-968.

［16］ Hyman JB, Newman MI, Gayle LB. Composite syringe dressing after nipple-areola reconstruction. *Plast Reconstr Surg* 2005;116(1): 340-341.

延伸阅读

1. Becker H, Prysi MF. A new technique for reconstruction of Montgomery's tubercles. *Plast Reconstr Surg* 1990;86:147.

2. Little JW. Nipple-areolar reconstruction. In: Cohen M, ed. Mastery of Plastic and Reconstructive Surgery. Boston: Little, *Brown*; 1994:1342.

3. Little JW. Nipple-areolar reconstruction and correction of inverted nipple. In: Noone RB, ed. *Plastic and Reconstructive Surgery of the Breast*. Philadelphia: Decker/Mosby; 1991.

4. Little JW, Spear SL. The finishing touches in nipple-areolar reconstruction. *Perspect Plast Surg* 1988;2:1.

5. Spear SL, Convit R, Little JW. Intradermal tattoo as an adjunct to nipple-areolar reconstruction. *Plast Reconstr Surg* 1989;83:907.

6. Wellisch DC, Schain WS, Noone RB, et al. The psychological contribution of nipple addition in breast reconstruction. *Plast Reconstr Surg* 1987;80:699.

Scott L. Spear
Mark W. Clemens
Michael A. Howard

第 73 章

隆胸术后乳房重建的注意事项
Considerations of Previous Augmentation in Subsequent Breast Reconstruction

前言

乳腺癌是女性最常见的恶性肿瘤,也是美国癌症死亡的第二大原因[1]。仅在2008年,就有18万新发病例,并且有4 000例因乳腺癌死亡。同时,有200万美国女性接受了乳房假体植入,这部分群体正在迅速增长[2]。现实情况是,随着年龄的增长,这些女性中的很大一部分会患上乳腺癌。因此,这部分患者群体引发了一些研究。没有长期的研究表明在隆胸的女性中,乳腺癌的发现较晚或预后较差。重要的是,大量的研究表明乳房假体植入不会导致乳腺癌[3-5]。本章总结了我们对隆胸的乳腺癌患者进行乳房重建的经验。

肿瘤学专家对隆胸患者的观点

隆胸相关的肿瘤流行病学

过去,有人担心隆胸可能会增加女性患癌的风险。这种担忧部分是由于实验室研究表明,给大鼠植入硅胶假体会导致肉瘤形成[6]。但是,一些大型研究证明隆胸并未增加乳腺癌的发生风险[3,5,7-12]。相反,隆胸女性相比无隆胸患者的肿瘤发生率似乎更低。

有趣的是,一些研究甚至提示乳房假体可能会降低人类乳腺癌的发生率[3,13]。推测其中的机制可能是由于异物的存在引起免疫系统上调[14],或假体相关的组织受压导致腺体血流减少、温度降低,引起代谢率降低。这种保护性机制的存在仅仅是理论上的,我们并不提倡将假体隆胸术作为一种降低乳腺癌发生率的策略。

诊断时的肿瘤分期

人们会担心假体的存在会影响乳腺癌的筛查效果,导致患者在诊断时的分期可能较晚。这方面的研究(表73.1~表73.4)已证明了既往隆胸的患者与未隆胸的患者初诊时的肿瘤大小、淋巴结状态、整体分期以及预后相似[5,15]。我们的数据显示,隆胸患者的病理分期是28.1%为0期,28.1%为Ⅰ期,37.5%为Ⅱ期,6.3%为Ⅲ期,无Ⅳ期患者,这与Calgary术后假体植入的经验是相似的,他们的数据显示,12.2%为0期,36.6%为Ⅰ期,36.6%为Ⅱ期,4.9%为Ⅲ期。另外,一些研究提示隆胸人群并不会出现乳腺癌诊断的推迟,或更高的肿瘤复发率和死亡率[16-18]。

总之,如今的文献支持以下观点:①假体并不导致肿瘤的发生;②隆胸女性与未隆胸女性乳腺癌的发生率及分期并没有差异。

假体植入术后乳腺癌筛查策略

体格检查和钼靶X线是初次乳腺癌筛查的主要方式[19](表73.1)。传统的钼靶X线技术中,部分乳腺可能会被较大的假体所掩盖。有数据显示,腺体后假体可遮盖至少44%的乳腺组织,而如果是胸肌后假体则最多遮盖25%的乳腺组织[20]。Eklund教授推动了乳腺影像学的发展,他提倡将假体推向腋窝并进行额外的钼靶X线摄影[21,22]。包膜挛缩一旦发生,钼靶X线成像将变得更加困难,Baker Ⅲ或Ⅳ级包膜挛缩将进一步降低钼靶X线的敏感性[23]。即使是最轻微的包膜挛缩,腺体的可视效果也会降低30%,中度或重度挛缩可将这一数据提升至50%。从这个角度,假体能增加钼靶X线的假阴性率且降低其敏感性,理论上延迟了乳腺癌的检出[24-28]。

表73.1　隆胸女性乳腺癌筛查的方式

研究	发表年份	平均年龄（岁）	体检筛查（%）	乳房X线筛查（%）	隆胸术后时间（平均年数）	腺体后假体（%）	胸肌后假体（%）
Spear等							
所有患者(n=32)	2007	50.3	19(59.4)	19(59.4)	10.8	16(50.0)	16(50.0)
腺体后(n=16)		50.0	12(75.0)	7(43.8)	14.4	16(100.0)	0(0.0)
胸肌后(n=16)		50.6	7(43.8)	12(75.0)	7.2	0(0.0)	16(100.0)
Spear等[51](n=21)	2001	50.2	13(62.0)	8(38.0)	9.3	12(57.0)	9(43.0)
腺体后(n=12)		49.4	9(75.0)	3(25.0)	12.0	12(100.0)	0(NA)
胸肌后(n=9)		50.2	4(44.0)	5(56.0)	6.0	0(NA)	9(100.0)
Birdsell等(n=41)	1993	45.7	34(83.0)	2(5.0)	7.5	NA(NA)	NA(NA)
Carlson等(n=37)	1993	46.0	35(95.0)	2(5.0)	7.5	29(83.0)	6(17.0)
Schirber等(n=9)	1993	47.0	9(100.0)	0(0.0)	6.8	NA(NA)	NA(NA)
Clark等(n=33)	1993	43.0	25(76.0)	8(24.0)	8.0	NA(NA)	NA(NA)
Silverstein等(n=20)	1988	45.0	20(100.0)	0(0.0)	6.9	20(100.0)	0(0.0)
Silverstein等[26](n=42)	1992	44.0	40(95.0)	2(5.0)	8.4	37(88.0)	5(12.0)
Fajardo等[24](n=18)	1995	52.1	16(89.0)	2(11.0)	9.3	17(94.0)	1(6.0)
Cahan等[11](n=22)	1995	48.0	17(74.0)	4(17.0)	10.0	18(82.0)	4(18.0)
Jakub等[17](n=69)	2004	49.5	21(30.0)	48(70.0)	14.0	NA	NA
Handel等(n=129)	2006	46.8	51/87(59.0)	97(75.0)	10.5	NA	NA
Deapen和Brody[5](n=21)	1992	45.8	15(70.0)	6(30.0)	8.1	NA	NA
总计255例患者		46.9	231(90.6)	190(74.5)	8.5	117	32

注:NA,未获取。

从2001—2007年,我们注意到隆胸女性乳腺癌的首次检出率已经从38%提升至59%。这可能归功于传统钼靶X线技术的改进和更多胸大肌后假体植入技术的使用。随着假体移位成像成为隆胸女性标准的钼靶X线筛查方式,目前大型的研究表明这类乳腺癌患者与同等年龄的无隆胸患者对比,在肿瘤分期、大小、雌激素受体状态和淋巴结状态等方面没有差异,甚至组织学分级更低[29]。这方面的理论依据是假体可能使肿瘤触诊更明显,乳房检查更有效[30]。但文献并不支持假体能增加乳腺自检或钼靶X线摄影假阳性率的观点。

MRI正在成为乳房成像的重要工具。一项纳入4 271例患者的大型meta分析中,有144例乳腺癌患者是由MRI检测出来的,总体检出率为3%[31]。此研究中MRI的敏感性从71%～100%不等。MRI可能在高危人群的筛查中占据重要地位,但是目前还没有明确的标准[32]。

最近的文献提出了一个观点:一些隆胸技术可能会妨碍前哨淋巴结活检[33-35]。理论依据是经腋窝或环乳晕切口可能会导致瘢痕的形成,这可能会影响淋巴管的回流和前哨淋巴结的精确定位。Shons建议那些经腋窝切口隆胸手术后的乳腺癌患者应当进行全腋窝淋巴结的清扫,而不是前哨淋巴结活检[36]。然而,美国临床肿瘤协会指南指出,对于隆胸术后6个月以上的患者,乳房上部的淋巴回流应该是未受损伤的,故而推荐这部分患者可以做前哨淋巴结活检[37]。之前的研究证实隆胸后前哨淋巴结检出成功率为100%[27]。

隆胸术后患者的保乳手术/放疗
乳房假体植入或既往接受过乳房手术可能会使乳腺癌外科治疗的决策变得复杂。如今,乳腺外科的手段无论是保乳手术加放疗或者乳房全切,它们在局部复发率和长期生存上都已经没有

表73.2　腋窝淋巴结状态

	淋巴结阴性(例)	(%)	淋巴结阳性(例)	(%)
Spear(2007)				
所有患者(n=32)	21.0	65.6	11.0	68.8
腺体后(n=16)	10.0	62.5	6.0	37.5
胸肌后(n=16)	11.0	68.8	5.0	31.3
Spear 等(n=21)	15.0	71.4	6.0	28.6
腺体后(n=12)	8.0	66.7	4.0	33.3
胸肌后(n=9)	7.0	77.8	2.0	22.2
Lombardi 对照组(n=2585)	1,789.0	69.0	796.0	31.0
Birdsell 等(n=38)	25.0	61.0	13.0	32.0
Calgary 对照组(n=3256)	2,172.0	66.7	1,084.0	33.3
Carlson 等(n=37)	21.0	54.0	16.0	46.0
Schirber 等(n=9)	5.0	55.0	4.0	45.0
Clark 等(n=33)	25.0	82.0	6.0	18.0
Silverstein 等(n=20)	7.0	35.0	13.0	65.0
Silverstein 等(n=42)	23.0	55.0	19.0	45.0
Fajardo 等(n=18)	11.0	61.0	7.0	39.0
Cahan 等(n=22)	15.0	68.0	7.0	32.0
Deapen 和 Brody(n=19)	12.0	63.2	7.0	36.8
平均6089例患者	4,119	67.65	1,970	0.32353

表73.3　疾病病理分期

研究	0(%)	I(%)	II(%)	III(%)	IV(%)
Spear 等					
所有患者(n=32)	9(28.1)	9(28.1)	12(37.5)	2(6.3)	0
腺体后(n=16)	5(31.3)	2(12.5)	7(43.8)	2(12.5)	0
胸肌后(n=16)	4(25.0)	7(43.8)	5(31.3)	0(0.0)	0
Spear 等(2001)(n=21)	4(19.0)	8(38.0)	8(38.0)	1(5.0)	0
腺体后(n=12)	3(25.0)	2(16.7)	6(50.0)	1(8.3)	0
胸肌后(n=9)	1(11.0)	6(66.6)	2(22.2)	0(0.0)	0
Birdsell 等(n=41)	(12.2)	(36.6)	(36.6)	(4.9)	(0.0)
Calgary 对照组(n=3611)	(6.2)	(22.5)	(45.5)	(17.8)	(5.0)
Schirber 等(n=9)	(0.0)	(55.0)	(44.0)	(0.0)	(0.0)
Clark 等(n=33)	(12.0)	(58.0)	(21.0)	(6.0)	(3.0)

表73.4　疾病肿瘤大小

研究	Tis 或 T0(%)	T1(%)	T2(%)	T3(%)	T4(%)	TX(%)
Spear 等						
所有患者(n=32)	9.0(28.1)	16.0(50.0)	5.0(15.6)	2.0(6.3)	0	0
腺体后(n=16)	5.0(31.3)	5.0(31.3)	4.0(25.0)	2.0(12.5)	0	0
胸肌后(n=16)	4.0(25.0)	11.0(68.8)	1.0(6.3)	0.0(0.0)	0	0
Spear 等(2001)(n=21)	4(19.0)	12(57.0)	4(19.0)	1(5.0)	0	0
腺体后(n=12)	3(25.0)	4(33.0)	4(33.0)	1(8.0)	0	0
胸肌后(n=9)	1(11.0)	8(89.0)	0(0.0)	0(0.0)	0	0
Birdsell 等(n=41)	(17.0)	(48.8)	(19.5)	(0.0)	0	(14.60)
Lombardi 癌症中心(n=2585)	(14.9)	(45.4)	(18.9)	(3.0)	(3)	(14.80)
Calgary 对照组(n=3611)	(5.5)	(28.6)	(37.1)	(5.7)	(10.20)	(13)
Zaloznik 对照组		(52.0)	(30.0)	(18.0)	0	0

差异[38-41]。然而,保乳手术究竟适不适合隆胸后的乳腺癌患者仍然存在着争议。乳房假体表面存留的固有腺体组织其实可能就相对较少或随时间推移受压变薄,因此隆胸术后的乳房主体实际是假体。这样看来,即使是小量的肿物切除也可能接近乳房全切术了。同样,所谓的保乳可能也仅仅是保留了乳头及周围少许组织而已。

保乳之后的患者,后续的治疗往往还包括放疗。乳房可能会在放疗后一段时间内变硬,假体植入及放疗可能会增加包膜挛缩的概率。这两个因素均会影响后续钼靶X线检查的准确性和组织的成像效果。Handel等发现65%隆胸后的保乳患者出现了明显的包膜挛缩,其中超过35%的患者需要手术进行修复[42]。当然,全切手术后无需放疗即可避免这一问题。

一些专家报道了乳腺放疗后也可以获得良好的美容效果[43-47]。然而,多达50%的隆胸后乳腺癌患者在接受保乳手术后最终又继续接受了乳房全切[48]。这也致使外科医生并不推荐在隆胸后乳腺癌患者中实行保乳术[36,48],除非能提前把假体取出[44]。

综上,隆胸的患者可有3种选择来减少潜在的放疗后并发症:①移除假体,恢复隆胸前状态,继续保乳,从而保留原来的乳房;②保留假体并继续保乳手术,承担包膜挛缩和钼靶X线显像干扰的风险;③乳房全切后行重建手术。最终的选择取决于肿瘤的特性、隆胸手术、是否有条件行乳房重建和患者的意愿。

接下来将着重于介绍隆胸后乳腺癌患者乳房切除和重建的管理和技术。

乳房切除和重建

患者评估

首先,充分的术前评估是必需的,它应该包括患者的药物和手术史、吸烟史、患者乳房重建的预期。最重要的是患者对于目前自己乳房大小和对于对侧乳房手术的想法。她想保持一样的大小,还是希望增加或减小乳房的大小?

乳房切除术后放疗可能性应重点评估,因为它对于重建类型的选择有指导意义。尽管放疗一开始是针对晚期乳腺癌患者,不过目前的一些临床试验已经证实早期(Ⅱ期)乳腺癌患者也可通过放疗获得较好的生存获益[49,50]。在我们关于隆胸术后乳腺癌患者的研究中,34%的患者会在乳腺癌切除后接受放疗。

理想情况下,我们应该要知道患者目前假体的类型、大小及位置。若是腺体下假体,胸壁对腺体的血供已被改变。胸大肌后的假体也存在相同情况,但可能对血供的影响较小。

在体格检查时,我们应该将先前的切口、当前假体位置、乳房垂度、双侧对称度和挛缩情况标记清楚。对现存乳腺组织体积的评估是非常重要的。有时隆胸后乳腺癌患者全乳切除时发现切除的乳腺组织量不超过100 g,因此如果假体不取出,术后乳房体积变化也不大。当患者考虑将腹壁、背部和臀部的自体组织作为乳房重建术的供体组织时,这些部位也需要进行认真评估。在Spear等早先的研究中提到,隆胸后的乳腺癌患者经常经历腹部手术或腹部组织量较少,因此排除了横行腹直肌(TRAM)皮瓣的选择[51]。

乳房切除术注意事项

乳房重建的医生必须和乳房切除术的外科医生妥善沟通。隆胸术遗留的切口常常就在乳房上。环乳晕切口可以很容易就随着乳头的切除而去除了,但是乳房下皱襞切口则会给乳房重建带来更多的挑战:乳房切除术既可能切除原切口,也可能将其保留下来。保留乳房下皱襞切口的全乳切除术将需要切除更多乳房下极的皮肤,而保留乳房下切口又会对乳房下部皮瓣血供造成一定程度的影响。然而,如果瘢痕比较小且已经成熟,乳房切除术的皮瓣厚薄也合适,那么乳房下方皮瓣的血供往往也是不错的。

在腺体切除时应当保留胸大肌、深筋膜和乳房下皱襞的完整性,为之后的假体覆盖做准备。全乳切除时,若是胸肌后假体,尽可能维持原封不动以供乳房重建医生进行评估;若是腺体下假体则一并去除。

假体重建

隆乳假体

对于胸肌后假体植入隆乳的乳腺癌患者,若假体位置合适,可能不需要其他重建术式了。特别是当假体占据了术前乳房体积的大部分,这种选择可以使得乳房切除时皮肤的损失最少。乳房切除术后,皮瓣和之前假体的位置及其覆盖物都应该仔细检查,双侧乳房体积的对称性也需要认真评估。如果可以,假体最好是维持原来位置,放置引流并闭合皮瓣即可。微调或更换不同体积假体可日后再进行。

假体的更换或调整

如果全乳切除组织量较多导致双侧乳房不对称,可以在原有的肌肉下腔隙内植入盐水假体或是硅胶假体来解决这样的问题。如果以后体积需要微调,可以应用术后可调节的假体。通常,植入的腔隙仅仅需要微调甚至不需要调整。

二期扩张器/假体

单纯假体植入的乳房重建方法简单直接。乳房切除后,将原来隆胸的假体取出后,可根据需要修整原有囊袋以适应扩张器。接下来就按术后扩张器的常规步骤进行就可以了。

腺体下假体植入式隆胸导致假体下肌肉及筋膜变薄,以及肌肉下假体植入式隆胸较少见地导致假体上方肌肉及筋膜减弱,都可能增加再次植入假体时组织覆盖的难度。胸肌后假体植入重建的另一个难点在于乳房下极的重建。新的方法是沿胸大肌的下缘放入同种异体的补片[52],这样可加强胸大肌外下方,保留胸肌后囊袋。用同种异体真皮补片建立的囊袋牢固,并可修复重建乳房下皱襞,为假体或扩张器增加被盖。在扩张完成后,就可以将扩张器更换为永久性假体。

腺体下隆胸后的假体重建

对于既往腺体下隆胸并行乳房切除术,存在乳房皮瓣不足、术后双侧乳房明显不对称或者计划进行对侧乳房手术干预的患者,二期的扩张器/假体重建更适合。这样可以在植入物上提供肌肉覆盖,像标准扩张器/假体重建术那样把控组织扩张程度和囊袋大小。使用可调节的假体,特别是硅胶假体或盐水扩张器,均为可接受的选择。

自体重建

自体乳房重建也是隆胸后乳腺癌患者的选择之一,尽管并不常用。自体组织乳房重建需要考虑到患者的意愿,乳房切除后皮肤的需要量,因为乳房切除术和既往放疗史可能影响皮肤和胸肌扩张等情况。

本书其他章节提到的很多关于自体重建的方法可能适合这类患者。这种方法在即刻重建和延期重建中都可以运用,可以作为先前假体的补充或替代。

自体重建手术也有一些局限性[51]。隆胸患者往往乳房较大但体型偏瘦,因此腹部供区可能不能提供足够的组织来重建乳房。同样地,有腹部手术史(如腹壁成形术)的患者也同样可能不适合实施 TRAM 皮瓣或 DIEP 皮瓣重建。背阔肌肌皮瓣通常不具有足够的组织量来单独重建较大的乳房,因此可能需要假体植入来增加容量。在某些情况下,也可以考虑运用臀部或其他部位的皮瓣。然而,各种类型的皮瓣有各自的缺点,包括皮瓣大小和(或)供区瘢痕等方面。

自体皮瓣联合假体

以下3种情况需要自体组织联合假体植入:
- 皮肤面积不足。
- 皮肤瓣太薄不足以支撑重建。
- 皮肤和(或)胸肌扩张达不到理想的体积。

这些患者常常已经做过保乳及放疗。同样,乳房切除时皮肤缺损过多也需要额外的自体组织的修复,可以是背阔肌皮瓣或者 TRAM 皮瓣[53]。

两种皮瓣均以标准方式获取,扩张器则置于皮瓣下方,或二期置入。扩张器的扩张及替换在其他章节讲述。

对侧乳房的处理

无论最终采取何种方法进行乳房重建,患者首诊时的术前评估均应包括对侧乳房的处理。如果患者近期考虑"降低风险"或"预防性"乳房切除时,这就可能影响到乳房重建的方式了。另外,还需要考虑到患者是否对当前乳房大小、形状满意。如果未来考虑改变假体体积或者行乳房固定术,都可能影响到假体或皮瓣大小的选择。

如果患者希望矫正对侧乳房,那么最好是延迟一段时间之后再手术。届时,重建后的乳房无论是体积还是形状都会达到最终实际的状态,这样可以更加准确地设计对侧乳房手术。

作者的偏好

每一例隆胸后乳腺癌的患者都会被告知3种重建选项:单纯假体、假体联合皮瓣以及单纯自体组织。对于希望假体重建的患者,如果乳腺切除后预期的皮肤缺损很少(如皮下乳腺切除或保留皮肤的乳腺切除术),则会选择单纯或可调节的假体重建。如果皮肤的缺损远多于预期,更可能选择自体组织重建或扩张器置入的二期手术。使用自体皮瓣一期重建不是必需的,但对于放疗后或有明显皮肤缺失的患者需要皮肤或假体的替代时,自体皮瓣是较佳的选择。假体类型的选择应该依据对侧已经存在的假体而定。对于一些患者来说,可调节的硅胶/盐水假体或盐水假体能更大程度模仿对侧乳房,也可以在术中或术后调节大小。通常情况下,圆形假体匹配圆形假体,硅胶或盐水假体应与对侧假体匹配。对于期望在乳腺切除后获得最好效果的患者,可选择解剖型假体,如果对侧隆胸已经或将要使用解剖型假体,也应如此选择。

以我们的经验来看,隆胸后乳腺癌的患者(图73.1～图73.3)乳房重建的难度高于普通患者(表73.5)。背阔肌皮瓣联合假体相对于TRAM皮瓣使用得更广泛。这可能是由于隆胸患者本身想使用假体的意愿、小乳房、纤细身材、腹部组织量相对不足等原因。当乳腺癌患者既往有腹部成形手术史时,TRAM皮瓣是不适用的。

结论

有相当多的隆胸女性会发生乳腺癌。隆胸对于癌症后期的发展有一些影响,例如筛查方式、手

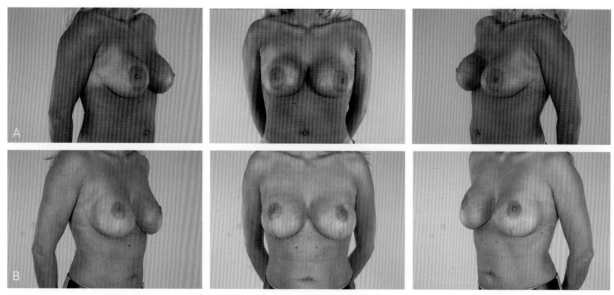

图73.1　A.一位35岁的女性,在14年前接受过腺体后假体隆胸术,经乳房X线检查发现Ⅰ期乳腺癌。B.在乳房切除术时,行胸肌下硅胶假体即刻重建。

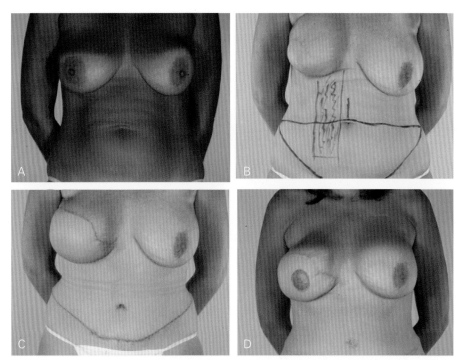

图73.2　A.一位47岁的女性,在22年前接受过腺体后假体隆胸术,经体检发现Ⅱ期乳腺癌。B.患者最初接受了右乳房切除术和扩张器放置,然后接受了放射治疗。注意皮瓣的术前标记。C.由于放疗后下极缺损,6个月时移除扩张器,并行单蒂TRAM皮瓣重建。D.术后1年,做好乳头重建和文身。

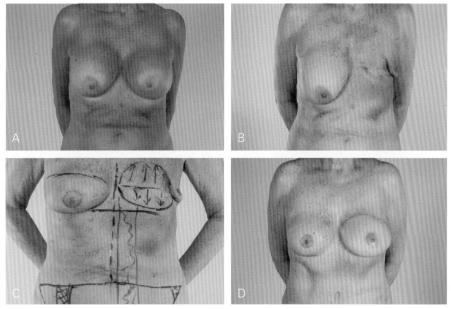

图73.3　A.62岁女性,25年前接受过腺体后假体隆胸术,经体检发现Ⅲa期乳腺癌。B.改良根治性乳房切除术后,前哨淋巴结活检,放疗,不立即重建。C.右侧隆胸术/乳房固定术后,左侧TRAM皮瓣重建的术前标记。 D.术后18个月,已做好乳头重建和文身。

表73.5　重建方法

研究	单纯假体(%)	假体联合背阔肌皮瓣(%)	TRAM皮瓣(%)
Spear等			
所有患者(n=32)	21(65.6)	6(18.8)	5(15.6)
腺体后(n=16)	9(56.3)	4(25.0)	3(18.8)
胸肌后(n=16)	12(75.0)	2(12.5)	2(12.5)
放疗(n=11)	2(18.2)	5(45.5)	4(36.4)
Spear等(2001)(n=21)	16(76.2)	3(14.3)	2(9.5)
腺体后(n=12)	8(66.7)	3(25.0)	1(8.3)
胸肌后(n=9)	8(88.9)	0(0.0)	1(11.1)
放疗(n=7)	2(28.5)	3(2.0)	2(28.6)
Georgetown对照组(n=777)	481(62.0)	10(2.0)	282(36.0)

术术式的选择、重建的方法等。尽管在乳腺癌的形成发展和后续治疗手段上有所区别，但相比无隆胸患者，隆胸后乳腺癌患者的预后并不会更差。术前必须认真评估既往切口、当前假体形态和位置、术前乳房大小、可用的供区组织和重建的目标。对隆胸后乳腺癌患者的评估不仅要照顾到乳房重建方式的问题，而且还要兼顾疾病本身的治疗。

编者评论

这一章很好地总结了在这一特殊的乳腺癌患者人群中计划和实现有效的乳房重建解决方案和最佳的美学效果所需要的方法。对于这些处在特殊状况下，有着内在细微差别的患者人群，战略性思考和专业性考虑需要贯穿始终，尤其是初始计划及患者知情同意时就应针对患者的长期目标，以保证双侧乳房的对称性及令人满意的最终结果。在我们的经验中，许多隆胸后的乳腺癌患者(多为胸大肌后植入假体)做保乳手术，大多希望保留原来的假体，然后根据后续的放疗情况采取"等待观察"的理念，很少有外科或放疗医生要求取出假体。

同样地，很多需要乳房切除的患者，大多更倾向于假体重建，除非她们先前有不良的假体使用经历。尤其具有挑战性的是体型较瘦而相对乳房较大的患者，如果皮肤缺失明显而且需要大量体积替代，我同意作者对这些患者施行自体组织联合假体植入(通常为胸大肌后)重建，这样可以获得较好的甚至完美的结果。就像作者所建议的一样，根据临床情况选择胸大肌肌皮瓣、TRAM皮瓣或DIEP皮瓣都可达到效果。

当然，无论何种修复类型，放疗都会成为一种最容易影响重建效果的混杂因素，尤其对于假体植入的再造就更是如此。对于计划做放疗的患者，我们通常不会建议她们即刻乳房重建，因为放疗结果不可预测。然而，如果根据肿瘤分期以及多学科乳腺团队在各种指南中得出的其他临床指标，更多的放疗风险也是肿瘤治疗的一部分，即便是对于早期乳腺癌。因此，可以预先置入扩张器来扩增乳房切除后保留下来的皮瓣，在几周后获得最终病理阴性的指标后，再进行假体或自体联合重建手术。

(G.L.R.)

参考文献

［1］ American Cancer Society. Breast Cancer Facts & Figures 2008. Available at: http://www. cancer.org. Accessed February 10, 2009.

［2］ American Society of Plastic Surgeons. Available at: http://www. plasticsurgery.org. Accessed February 10, 2009.

［3］ Deapen DM, Bernstein L, Brody GS. Are breast implants anticarcinogenic? A 14-year follow-up of the Los Angeles Study. *Plast Reconstr Surg* 1997;99:1346-1353.

［4］ Karlson EW, Hankinson SE, Liang MH, et al. Association of silicone breast implants with immunologic abnormalities: a prospective study. *Am J Med* 1999;106:11.

［5］ Deapen DM, Brody GS. Augmentation mammaplasty and breast cancer: a 5-year update of the Los Angeles Study. *Plast Reconstr Surg* 1992;89:660-665.

［6］ Kirkpatrick CJ, Alves A, Köhler H. Biomaterial-induced sarcoma, a novel model to study preneoplastic change. *Am J Pathol* 2000;156 (4):1455-1467.

［7］ Turner FC. Sarcoma at sites of subcutaneously implanted Bakelite discs in rats. *J Natl Cancer Inst* 1941;2:81.

［8］ Oppenheimer BS, Oppenheimer ET, Stout AP. Sarcomas induced in rodents by imbedding various plastic films. *Proc Soc Exp Biol Med* 1952;79:366-369.

［9］ Brand KG, Brand I. Risk assessment of carcinogenesis at implantation sites. *Plast Reconstr Surg* 1980;66(4):591-595.

［10］ Berkel H, Birdsell DC, Jenkins H. Breast augmentation: a risk factor for breast cancer? *N Engl J Med* 1992;326(25):1649-1653.

［11］ Cahan AC, Ashikari R, Pressman P, et al. Breast cancer after breast augmentation with silicone implants. *Ann Surg Oncol* 1995;2(2):121-125.

［12］ Hoshaw SJ, Klein PJ, Clark BD, et al. Breast implants and cancer: causation, delayed detection, and survival. *Plast Reconstr Surg* 2001;107(6):1393-1407.

［13］ Dreyfuss DA, Singh S, Dowlatshahi K, et al. Silicone implants as an anticarcinogen. *Surg Forum* 1987;38:587-588.

［14］ Su CW, Dreyfuss DA, Krizek TJ, et al. Silicone implants and the inhibition of cancer. *Plast Reconstr Surg* 1995;96(3):513-518.

［15］ Deapen DM, Pike MC, Casagrande JT, et al. The relationship between breast cancer and augmentation mammaplasty: an epidemiologic study. *Plast Reconstr Surg* 1986;77(3):361-368.

［16］ Jakubietz MG, Janis JE, Jakubietz RG, et al. Breast augmentation: cancer concerns and mammography. A literature review. *Plast Reconstr Surg* 2004;113:117e-122e.

［17］ Jakub JW, Ebert MD, Cantor A, et al. Breast cancer in patients with prior augmentation: presentation, stage, and lymphatic mapping. *Plast Reconstr Surg* 2004;114:1737.

［18］ Brinton LA, Lubin JH, Burich MC, et al. Breast cancer following augmentation mammaplasty (United States). *Cancer Causes Control* 2000;11:819.

［19］ Gastrin G, Miller AB, To T, et al. Incidence and mortality from breast cancer in the Mama Program for Breast Screening in Finland, 1973-1986. *Cancer* 1994;73(8):2168-2174.

［20］ Silverstein MJ, Handel N, Gamagami P, et al. Mammographic measurements before and after augmentation mammaplasty. *Plast Reconstr Surg* 1990;86:1126.

［21］ Eklund GW, Busby RC, Miller SH, et al. Improved imaging of the augmented breast. *AJR Am J Roentgenol* 1988;151(3):469-473.

［22］ Hall FM, Homer MJ, D'Orsi CJ, et al. Mammography of the augmented breast. *AJR Am J Roentgenol* 1989;153(5):1098-1099.

［23］ Handel N, Silverstein MJ, Gamagami P, et al. Factors affecting mammographic visualization of the breast after augmentation mammaplasty. *JAMA* 1992;268:1913.

［24］ Fajardo LL, Harvey JA, McAleese KA, et al. Breast cancer diagnosis in women with subglandular silicone gel filled augmentation implants. *Radiology* 1995;194(3):859-862.

［25］ Handel N, Silverstein MJ. Breast cancer diagnosis and prognosis in augmented women. *Plast Reconstr Surg* 2006;118:587.

［26］ Silverstein MJ, Handel N, Gamagami P, et al. Breast cancer diagnosis and prognosis in women following augmentation with silicone gel-filled prostheses. *Eur J Cancer* 1992;28:635.

［27］ Douglas KP, Bluth EI, Sauter ER, et al. Roentgenographic evaluation of the augmented breast. *South Med J* 1991;84(1):49-54.

［28］ Leibman AJ, Kruse B. Breast cancer: mammographic and sonographic findings after augmentation mammoplasty. *Radiology* 1990;174(1):195-198.

［29］ Miglioretti DL, Rutter CM, Geller BM, et al. Effect of breast augmentation on the accuracy of mammography and cancer characteristics. *JAMA* 2004;291(4):442-450.

［30］ Skinner KA, Silberman H, Dougherty W, et al. Breast cancer after augmentation mammaplasty. *Ann Surg Oncol* 2001;8:138.

［31］ Lehman CD. Role of MRI in screening women at high risk for breast cancer. *J Magn Reson Imaging* 2006;24(5):964-970.

［32］ Herborn CU, Marinek B, Erfmann D, et al. Breast augmentation and reconstructive surgery: MR imaging of implant rupture and malignancy. *Eur Radiol* 2002;12(9):2198-2206.

［33］ Munhoz AM, Aldrighi CM. Breast cancer in the previously augmented breast and sentinel lymph node mapping: theoretical and clinical considerations. *Plast Reconstr Surg* 2007;120:1435.

［34］ McCarthy CM, Pusic AL, Disa JJ, et al. Breast cancer in the previously augmented breast. *Plast Reconstr Surg* 2007;119:49.

［35］ Munhoz AM, Aldrighi C, Ono C, et al. The influence of subfascial transaxillary breast augmentation in axillary lymphatic drainage patterns and sentinel lymph node detection. *Ann Plast Surg* 2007;58:141.

［36］ Shons AR. Breast cancer and augmentation mammaplasty: the preoperative consultation. *Plast Reconstr Surg* 2002;109:383.

［37］ Lyman GH, Giuliano AE, Somerfield MR, et al. American Society of Clinical Oncology guideline recommendations for sentinel lymph node biopsy in early-stage breast cancer. *J Clin Oncol* 2005;23:7703.

［38］ Fisher B, Redmond C, Poisson R, et al. Eight-year results of a randomized clinical trial comparing total mastectomy and lumpectomy with or without irradiation in the treatment of breast cancer. *N Engl J Med* 1989;320(13):822-828; Erratum, *N Engl J Med* 1994;330(20):1467.

［39］ Fisher B, Redmond C, Fisher ER, et al. Ten-year results of a randomized clinical trial comparing radical mastectomy and total mastectomy with or without radiation. *N Engl J Med* 1985;312(11):674-681.

［40］ Gray RJ, Forstner-Barthell AW, Pockaj BA, et al. Breast-conserving therapy and sentinel lymph node biopsy are feasible in cancer patients with previous implant breast augmentation. *Am J Surg* 2004;188:122.

［41］ Veronesi U, Cascinelli N, Mariani L, et al. Twenty-year follow-up of a randomized study comparing breast-conserving surgery with radical mastectomy for early breast cancer. *N Engl J Med* 2002;347:1227.

［42］ Handel N, Lewinsky B, Jensen JA, et al. Breast conservation therapy after augmentation mammaplasty: is it appropriate? *Plast Reconstr Surg* 1996;98(7):1216-1224.

［43］ Jacobson GM, Sause WT, Thomson JW, et al. Breast irradiation fol-lowing silicone gel implants. *Int J Radiat Oncol Biol Phys* 1986;12(5):835-838.

［44］ Ryu J, Yahalom J, Shank B, et al. Radiation therapy after breast augmentation or reconstruction in early or recurrent breast cancer. *Cancer* 1990;66(5):844-847.

［45］ Stabile RJ, Santoro E, Dispaltro F, et al. Reconstructive breast sur-gery following mastectomy and adjunctive radiation therapy. *Cancer* 1980;45(11):2738-2743.

［46］ Kuske RR, Schuster R, Klein E, et al. Radiotherapy and breast re-construction: clinical results and dosimetry. *Int J Radiat Oncol Biol Phys* 1991;21(2):339-346.

［47］ Der Hagopian RP, Zaworski RE, Sugarbaker EV, et al. Manage-ment of locally recurrent breast cancer adjacent to prosthetic im-plants. *Am J Surg* 1981;141(5):590-592.

［48］ Karanas YL, Leong DS, Da Lio A, et al. Surgical treatment of breast cancer in previously augmented patients. *Plast Reconstr Surg* 2003;111:1078-1083.

［49］ Ragaz J, Jackson SM, Le N, et al. Adjuvant radiotherapy and che-motherapy in node-positive premenopausal women with breast can-cer. *N Engl J Med* 1997;337:956.

［50］ Overgaard M, Jensen MB, Overgaard J, et al. Postoperative radio-therapy in high-risk postmenopausal breast-cancer patients given adjuvant tamoxifen: Danish Breast Cancer Cooperative Group DBCG 82 c randomised trial. *Lancet* 1999;353:1641.

［51］ Spear SL, Slack C, Howard MA. Postmastectomy reconstruction of the previously augmented breast: diagnosis, staging, methodology, and outcome. *Plast Reconstr Surg* 2001;107(5):1167-1176.

［52］ Spear SL, Parikh PM, Reisin E. Acellular dermis-assisted breast re-construction. *Aesthetic Plast Surg* 2008;32(3):418-425.

［53］ Spear SL, Wolfe AJ. The coincidence of TRAM flaps and prosthe-ses in the setting of breast reconstruction. *Plast Reconstr Surg* 2002;110(2):478-486.

第 74 章

David W. Chang

自体组织乳房重建的二期手术

The Second Stage in Autologous Breast Reconstruction

引言

随着横行腹直肌肌皮瓣(TRAM 皮瓣)的出现,许多医疗中心已经将自体组织移植乳房重建列为优先使用的方法[1-3]。尽管带蒂的 TRAM 皮瓣和游离的 TRAM 皮瓣在自体组织移植乳房重建中是最常使用的,然而其他的皮瓣,如背阔肌肌皮瓣、游离的腹壁下动脉穿支皮瓣、游离的臀上动脉穿支皮瓣以及游离的腹壁下浅动脉皮瓣,同样也是可选择的[4-6]。

自体组织移植乳房重建的总体目标是将供血良好的组织转移到乳房切除部位,并创造出一个在解剖学和美学上尽可能与正常的乳房相近的乳房。在单侧乳房重建中,目标是使重建乳房与对侧乳房在大小与形状上相匹配,为了达到这样的目的,往往需要多次手术。

乳房重建之后,为达到预期的大小和形状,往往会开展二期手术来修整重建的乳房。有时,也需要对健侧乳房进行手术干预[7,8]。二期手术还包含其他的步骤,如切除坏死的脂肪组织、纠正不对称的乳房下皱襞、修复切口瘢痕、腹部供体区的微调以及乳头 – 乳晕的重建。

在初次的乳房重建术中,想要使重建乳房与对侧乳房的大小及形状精确匹配往往是不可能的。其中一个原因是即使在患者尽可能处于坐立状态下完成的乳房设计,由于立位受到的重力影响也与手术台上不同。另外,在不损害血供及皮瓣存活的情况下,对乳房的修整程度是有限的。进一步讲,由于乳房塑形主要取决于手术医生的艺术判断力及技术,因此有理由相信,"最终的成果"在许多甚至是绝大多数病例中往往是需要进一步修整的。最终重建的乳房极少保留它最初的大小及形状,即使有,也很难完全保留。随着皮瓣与受区的愈合,重建乳房的大小和形状会进一步变化。基于这些原因,一些自体组织重建乳房往往需要多次修整。

计划

修整手术小至门诊局麻手术,大到全麻下大手术。修整手术的类型及程度往往在初次重建时就可计划出。也就是说,初次乳房重建时,合适的皮瓣成形和摆放位置有利于降低可能的二次修整手术的程度。

例如,使初次重建的乳房体积比对侧的乳房稍大一些往往更好。通常情况下,重建乳房的体积会轻度缩小。另外,稍大一些的往往更适合修整,如脂肪抽吸术或者直接切除(图 74.1)。然而,在初次乳房重建术中,过分追求达到完美的匹配有时会导致重建乳房比预期小(图 74.2)。如果一期的重建乳房太小,那么二期的修整手术便会比较复杂。一个显著小于对侧乳房的重建乳房,只能通过隆胸或者缩小对侧乳房来达到对称。

自体组织移植乳房重建皮瓣移位过程中,为了更好地形成乳沟需要确保乳房上象限及内侧象限有足够的组织量。略丰满的乳沟区域可以通过便捷的负压脂肪抽吸技术(SAL)进行脂肪填充修正。相反地,由于乳房上象限及内象限组织量不足造成的乳沟区域缺失,则很难去纠正。通常,需要将皮瓣重新游离后填充空缺区域,这就是一个较大的手术了。

乳房重建中术者需要注意的另一点就是确保乳房下皱襞水平的精准对称。在一期乳房重建术中形成的乳房下皱襞位置过高或者过低往往很难纠正。然而,如果出错难以避免,那使皱襞稍高一些比低一些要好。笔者发现降低过高的乳房下皱

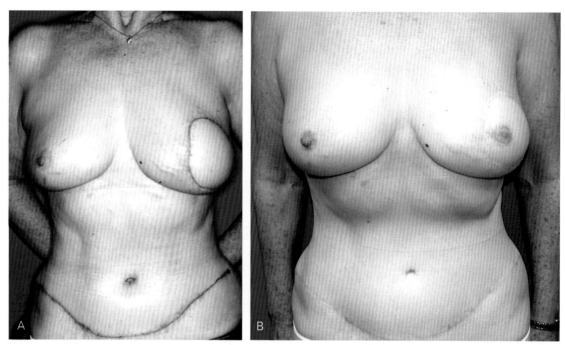

图74.1　A. 64岁女性, 左乳游离TRAM皮瓣重建。请注意, 重建的乳房比原来的乳房略大。B. 通过直接切除和负压脂肪抽吸技术行乳房重建修复后, 实现了更好的尺寸对称性。

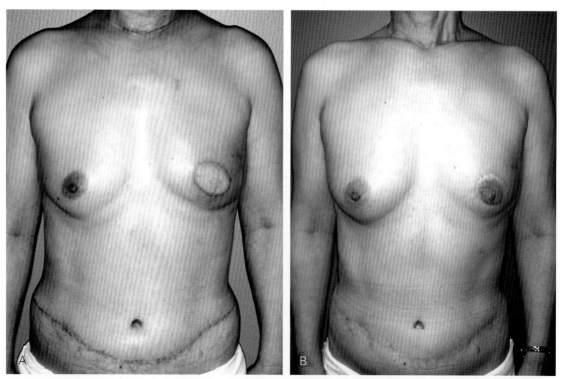

图74.2　A. 一位55岁的女性, 左乳腹壁下深动脉穿支皮瓣重建。请注意, 其尺寸与对侧相近。B. 1年后, 重建的乳房比原乳房要小。

襞比上提过低的乳房下皱襞要容易。

通过在初次乳房重建皮瓣移位及修整过程中,进行提前计划和考虑,基本上可以为第二阶段的手术做好准备,这样一来,如果需要修整,也仅仅需要小调整而不是大的手术。

时间

重建的乳房极少有保留初次重建时由术者在手术台上创建的大小和形状。随着皮瓣和受区的愈合,重建的乳房在大小和形状上都发生了变化。

二期的重塑手术最佳时间为重建乳房愈合之后,此时皮瓣已经完全柔软,术后水肿已经消失。一般来说,重建组织的生长和术后水肿的消失至少需要3个月的时间。但是二期手术时间的确定需要具体问题具体分析。当存在不确定性时,最好是等待而不是进行不成熟的二期手术。对于需

要化疗的患者,二期重塑手术需要在化疗结束后最少推迟4周,以此来使免疫系统恢复正常。对于需要术后放疗的患者,二期重塑手术需要在放疗结束后推迟至少3个月。射线照射后乳房的重塑将在本章后续内容中介绍。

乳房的重塑

对于重建乳房大小及外形进行重塑最常用的技术就是负压脂肪抽吸技术(SAL)、多余组织的直接切除、乳房缩小成形技术以及乳房内部组织转移,也可能需要对对侧乳房的调整。

负压脂肪抽吸技术

当重建乳房的总体形状令人满意,而多余的组织量不太大,此时缩小重建乳房最简单的方法便是SAL。对于重建乳房的脂肪塑形将会在第77

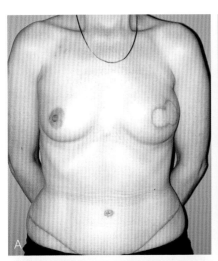
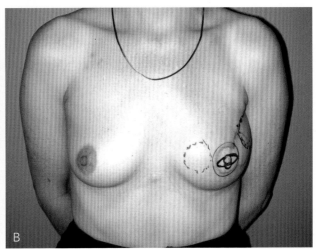
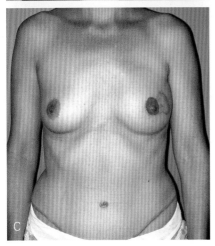

图74.3 A. 38岁女性,左乳游离TRAM皮瓣重建。B. 第二阶段,用负压脂肪抽吸技术修复重建的乳房,用C-V皮瓣重建乳头。C. 修复后6个月的结果。

章进行详细讨论。

SAL的一个优点是能在不显著改变乳房形状及额外增加瘢痕的同时缩小乳房体积（图74.3）。SAL对于缩减不易直接切除的部位尤其有效，例如接受了保留皮肤的乳腺癌改良根治术后即刻乳房重建患者的乳房内、上象限。在SAL术程中可使用肿胀技术（例如使用1∶1 000 000的肾上腺素溶液浸润），能明显减少术中失血[9-11]。

当需要去除的组织量不太大时，SAL是最好的缩小乳房体积的办法。虽然绝大部分情况下，SAL不显著改变重建乳房的形状，减少乳房体积会使乳房形状看起来下垂更加自然。

SAL的另一应用是纠正由于带蒂TRAM皮瓣肌肉蒂造成的肋缘位置轮廓畸形。大部分情况下，这很容易于二期重建乳房重塑过程中通过在剑突位置进行SAL来修整。这个部位的抽吸要保持相对表浅，以利于覆盖皮肤的贴附。

直接切除

为了进一步地缩小体积或者调整形状，往往需要直接切除。乳房重建术后的一个常见问题就是外侧的组织过多。这个问题在改良根治术后使用游离TRAM皮瓣的乳房更加突出。当进行根治性腋窝淋巴结清扫之后，由于胸背动脉和静脉已经暴露，故通常被用作受区血管。为了减小皮瓣蒂和吻合口的张力，皮瓣往往偏向外侧摆放，导致外侧的饱满。另外，由于手术切除以及术后周围软组织的改变，腋窝清扫本身也会造成侧部的饱满。

随着前哨淋巴结活检的出现以及胸廓内血管作为受区血管的使用，现在可以把皮瓣放置得更加接近中央，所以在笔者的经验中，外侧部膨大不再常见。另外，通过前哨淋巴结活检，经乳晕切口进行的保留皮肤的乳腺癌改良根治术比需要根治性腋窝清扫的"棒棒糖形"切口或者"球拍形"切口的手术应用更多。通过经乳晕切口的保留皮肤的乳腺癌改良根治术，乳房外观的完整性得到更好的保留，同时减少了外侧组织的饱满（图74.4）。

多余的外侧组织有时可通过SAL修整，尤其

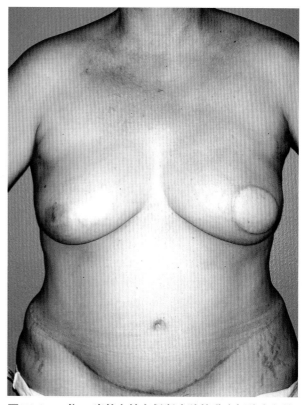

图74.4　一位50岁的女性在保留皮肤的乳房切除术和前哨淋巴结活检后，行保留肌肉的游离TRAM皮瓣即刻重建。通过乳晕周围保留皮肤的乳房切除术，整个乳房包膜的完整性得以保存。此外，随着使用乳腺内血管作为受体血管，外侧组织饱满的问题已经变得不那么常见了。

是在经乳晕切口保留皮肤的乳腺癌改良根治术后。但是直接手术切除对于其他需要减少外侧多余组织的情况更加有效。具体的切除技术取决于需要切除的多余组织量以及重建乳房皮瓣皮岛的大小。当乳房切除术后乳房外侧已经有了一个皮肤切口，而外侧依然有多余的组织，则可以打开侧面的乳房切除原切口，游离提起上、下皮瓣。将皮瓣下的多余组织切除来减少侧面体积，然后可以将多余的皮瓣边缘皮肤切除后原位缝合（图74.5）。通常，上提和游离下方皮瓣同样会改善乳房侧面的轮廓。

如果重建皮瓣的皮岛比较大，就需要直接将皮岛和皮瓣一起切除（图74.6）。这通常是通过从皮瓣皮岛外侧的新月形切口切除全层的皮肤及脂肪来完成。适量的皮瓣将会直接被切除，以此达到与对侧乳房对称。伤口可以采用沿原切口缝

可以将多余的组织从乳房的下极切除。从乳房下极切除包括底线的三角形组织,并将外侧皮瓣及中部乳房瓣向乳房正中线聚拢,这种技术会使乳房呈现金字塔形状,以此来增加乳房凸度。

这种方法和乳房减容术一样,都会在乳房下方增加瘢痕。当乳房切除术的外侧已经有切口的时候,就应该考虑其他的方法替代,从而避免"平行切口"带来的潜在伤口问题。

皮瓣的重新设计

有时候,乳房某个部分的组织量不足仅仅通过内部组织转移或者皮瓣的重新设计就可以纠正。最常见的需要这种技术纠正的情况是由于内、上象限的组织量不足造成的乳沟缺失。

打开重建皮瓣的皮岛与乳房皮肤之间的切口,然后在乳房皮肤与皮瓣之间创建一个平面。将皮瓣从胸壁及乳房皮肤瓣游离开,这个过程一定要小心避免损伤皮瓣蒂。提起的皮瓣可通过推进或旋转来修补组织缺损的区域。这种方式需要极其精细的分离操作,并且有可能损伤皮瓣的蒂部,从而导致部分甚至全部的皮瓣坏死。

当然,最好的方法是在初次乳房重建时将重建乳房皮瓣摆放合适并且将外形塑造好,这样就能避免在二次修整手术中较大的皮瓣改动。比如,在初次乳房重建时,术者应该确保摆放好的皮瓣能形成足够丰满的乳沟。使用SAL微调过度的丰满外形往往比需要重新设计皮瓣来填补容积缺失要简单。

隆乳术

当重建的乳房比对侧乳房体积小的时候,最好的方式是将对侧的乳房体积也缩小。然而有时候,患者更加希望增大重建乳房来达到对称。使用自体组织来轻度扩大重建乳房可以通过使用腋下及乳房下区的局部皮瓣来实现。然而,如果需要更大程度地增大重建的乳房,则往往需要使用背阔肌肌皮瓣,使用背阔肌肌皮瓣修复TRAM皮瓣部分坏死的重建乳房就是这样一种情况。

然而,最简单的扩大乳房的方式就是植入假

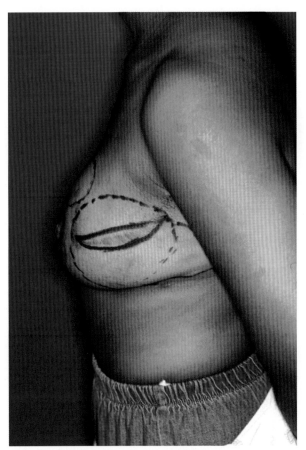

图74.5 当乳房切除术后乳房外侧有皮肤切口,以及外侧组织饱满过度时,打开乳房外侧皮肤切口,提起上、下皮瓣。从下面的皮瓣中切除多余的组织以减少外侧组织体积,然后主要切除多余的皮瓣并关闭切口。

合,也可以应用V-Y成形术关闭切口。通常,如果需要大范围去除乳腺容量,无论是乳房皮肤还是皮瓣皮岛,都需要同多余的皮瓣一并切除。

直接切除是一种直接达到体积对称的方法,同时无须显著损害乳房形状及增加新的瘢痕。直接切除及SAL在许多情况下被联合使用,从而优化乳房的体积缩小及重塑过程。

缩乳术

另一种整体缩小乳房体积的方法就是从重建乳房的下极切下一个三角形的皮肤及脂肪,所使用的方法与乳房悬吊术及乳房减容术类似[12,13]。这种方法尤其适用于既要减小整体体积还要对乳房进行更多设计的情况。沿着乳房下皱襞切除会使乳房皮瓣的外侧和中间提升。如果有需要,也

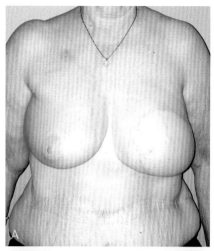
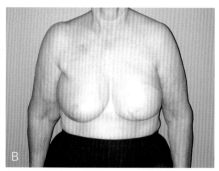
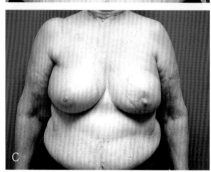

图74.6　A. 68岁女性，带蒂TRAM皮瓣乳房重建。B. 直接切除TRAM皮瓣及皮岛的重建乳房修复术后。C. 乳头－乳晕重建的最终结果。

体。在许多情况下，这种方式与标准的隆乳手术极为相似。乳房假体的大小、形状、类型都是取决于患者以及医生的偏好。可以选择使用盐水假体或者硅胶假体，假体可以放置在皮瓣下或者胸肌下。笔者更倾向于将假体放置在胸肌下。

　　通常不需要选用新的切口，前期手术中移植皮瓣与乳房皮肤瓣之间的切口可以为假体植入提供足够的空间。同样，假体植入可能会出现的问题包括：不对称、包膜挛缩、感染、假体破裂、不规则以及波纹征等。假如有的乳房皮瓣需要接受术后放射，笔者倾向于避免将假体植入受放射部位。

乳房下皱襞

　　初次乳房重建术中造成的乳房下皱襞过高或过低很难被纠正。所以在初次手术中确保合适高度的下皱襞就很重要。其中很关键的一步就是在术前谨慎且精确地标注下皱襞的位置。笔者发现

使用水平仪是很好的方法。

　　比起即刻乳房重建，延期重建更容易出现乳房下皱襞的不平行或错误。但是即使是即刻乳房重建，术者仍需谨慎地评估乳房切除术中切除过程是否一直是在下皱襞之上进行。假如乳房下皱襞被损伤，最佳的修复时间就是初次乳房重建过程中。笔者发现，大部分情况下，将过高的下皱襞降低比起将过低的下皱襞提高要简单。乳房下皱襞的修整在第41～43章详述。

提高乳房下皱襞的位置

　　提高过低的乳房下皱襞极其困难。有时可以通过垂直乳房缩小术的调整或者乳房悬吊术来达到这样的效果，最大限度地收紧组织以形成理想的下皱襞高度。但是，这种调整往往很难维持，随着时间推移，下皱襞又回到原来的高度。

　　笔者发现的一种可行的方法就是重新游离乳房根治术后皮瓣，将乳房下极的脂肪组织剔除，然后将乳房切除术后皮瓣缝合到胸壁的更高位置，

这样就能重新建立乳房下皱襞。笔者发现使用1号或2号尼龙线进行全层贯穿缝合是有效的。缝线是顺着新的下皱襞水平缝合的,贯穿全层皮肤并且经肋骨骨膜与胸壁良好对合。然后,将结打在碘伏纱条上面,以避免皮肤损伤。用泡棉胶带将乳房下胸壁皮肤绷紧,来辅助维持下皱襞的位置。3周之后拆除缝线。

降低乳房下皱襞的位置

大多数情况下,降低乳房下皱襞的位置并不难。当下皱襞位置过高时,可以将乳房切除术后皮瓣重新游离并下降到理想位置,并松解重建皮瓣的下半部分。假如有足够的皮肤并且在内部组织松弛的情况下,下皱襞就会下降到新的位置(图74.7)。

另一种方法是在乳房下皱襞的理想位置取切口,将新旧皱襞之间的皮肤切除或者去表皮化。松解重建乳房的下部,将皮瓣直接缝合到胸壁,这样就可以形成一个新的乳房下皱襞。

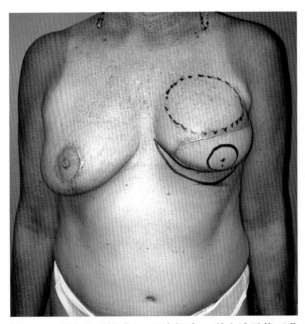

图74.7 当乳房下皱襞(IMF)过高时,一种方法是将下乳房切除术皮瓣重新抬高到所需的新的IMF水平,并动员重建皮瓣的下部。如果有足够的皮肤和内部组织松弛度,乳房将下降到新的IMF水平。

对侧乳房

有时候为了达到对称,需要对对侧的乳房进行调整。尤其是当对侧乳房比重建乳房大或者下垂的时候。有时候为了达到患者的要求,也会对对侧较小乳房进行隆乳手术。对侧乳房的处理在第70章进行详述。

当对侧乳房体积较大或者下垂时,并且患者对其大小或者形状不满意,或者很难将重建乳房与其大小及形状相对称的情况下,笔者倾向于在初次乳房重建手术时对其进行乳房缩小术或者悬吊术(图74.8)。当对侧乳房的缩小术或者悬吊术完成之后,就可以作为参照,对重建的乳房进行修整和塑形了。

但是,假如对侧乳房只有轻微的偏大或者下垂,最好是等重建乳房的体积和形状形成之后再进行调整。有必要的话,可以对对侧乳房行二期手术。

当患者对侧乳房的大小和形状都满意时,最好是使重建乳房与之相对称。这样就可避免手术瘢痕对对侧乳房的再次乳腺癌筛查结果造成干扰。

乳头－乳晕重建术

大多数情况下,乳头－乳晕重建术应该在患者及术者对重建乳房、健侧乳房的大小及形状满意之后,即乳房重建术最后阶段进行。如何美观地将新的乳头－乳晕复合体放置在合适的位置很重要。如果急于完成乳房重建术而进行乳头－乳晕重建术,那么随着重建乳房大小及形状的改变,原来选择的位置就可能不再合适(图74.9)。

当重建乳房仅仅需要很小的修整,乳房的大小和形状不会发生大的改变时,乳头－乳晕重建可以在二期手术的末尾进行。但是,当修整手术会使重建乳房的大小和形状发生大的改变时,就最好暂缓乳头－乳晕重建。绝大部分的乳头－乳晕重建术可以于局麻或者不麻醉的情况下在诊室进行。乳头－乳晕重建术的方法、技术在第72章详述。

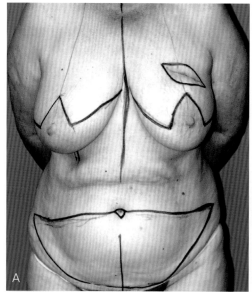

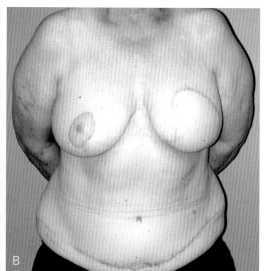

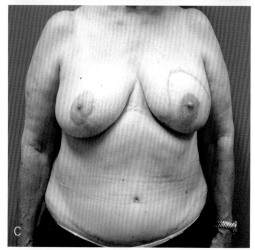

图74.8　A. 59岁女性，左侧乳腺癌，在乳房切除术后立即进行乳房重建。B. 在使用游离TRAM皮瓣重建乳房时，进行对侧缩乳，以实现更好的大小和形状对称。C. 不需要进一步修整。乳头－乳晕重建后的最终结果。

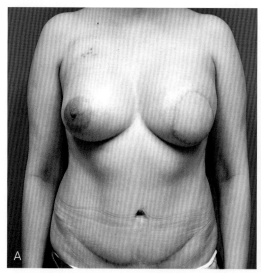

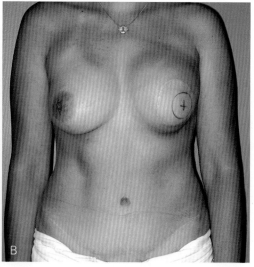

图74.9　A. 32岁女性，左乳房重建后，游离TRAM皮瓣重建。B.6个月后，重建的乳房大小和形状稳定，患者准备进行乳头－乳晕重建。

瘢痕修复

大部分需要修复的瘢痕是腹部侧面的"猫耳"畸形。如果在初次手术关闭腹部供区时足够谨慎,这些"猫耳"畸形是能够避免的。肚脐错位也需要进行修复。这往往也是由于初次手术定位肚脐时不够谨慎小心。通过重新将肚脐分离放置到解剖正确的位置,这个问题往往很容易解决。

脂肪坏死

持续性脂肪坏死的部位会发生疼痛,并且引起肿瘤复发的担心。最好的解决方式就是直接切除。切下来的标本应该送病理检查来确定是脂肪坏死而不是复发的肿瘤。当切除坏死脂肪的区域比较小时,仅需要对其简单缝合就行。但是如果坏死脂肪的部位很大,那么切除就会造成显著的缺损,这时就需要对皮瓣进行重新设计。当出现较大范围不对称时,就需要使用第二种皮瓣,如背阔肌皮瓣,或者缩小对侧乳房的体积来达到对称。

放疗后乳房的调整

放疗后的乳房修整是极其棘手的,可能出现切口愈合并发症的问题,而且由于其内的纤维组织增生,手术过程也非常困难。如果可能,尽可能避免对放疗后的乳房进行二次手术。然而,放疗本身会造成脂肪坏死以及部分皮瓣的损失,使得必须进行再次手术切除[14,15]。放疗后的乳房将坏死组织切除后,最好使用未接受射线照射的组织进行二期手术,如背阔肌皮瓣。

对接受射线照射的重建乳房进行修整的最佳时间仍无定论。需要具体问题具体分析。如果仅仅是某区域的脂肪坏死需要清除,那么可以提前手术干预时间。除此之外,最好是等到接受照射的软组织达到最大的柔韧度时。大多数情况下,需要在放疗结束后至少 3 个月。

脂肪注射

尽管脂肪注射存在争议,但仍被越来越多地用于修复重建乳房轮廓的畸形[16]。其中一种担心就是,注射的脂肪组织可能会发生坏死并表现为类似复发的肿瘤。这一问题会在第 76 章进一步讨论。

结论

许多自体组织乳房重建术后的乳房不对称都是由于手术计划的失误造成的。这其中包括初次重建手术时替换皮肤的误估、皮瓣位置的不合适以及乳房下皱襞位置的错误。

但是,大部分轻微的自体组织乳房重建术的不对称是不可避免的,甚至是刻意设计出来的。最常见的需要手术切除的不对称是重建乳房的富余组织。对于乳房的局部微调,或者为了缩小过大的乳房体积,均可以使用 SAL。通常情况下,大范围缩小乳房需要使用直接切除的方法来进行。理想情况下,最好是调整重建乳房使之与对侧乳房匹配,但有时,通过调整对侧乳房达到匹配更切实际。

只通过单次手术很难完美或完全达到重建的目的。二期手术对于自体组织乳房重建很重要,即使有时只需要进行轻微的修整。二期手术使得术者有机会进一步巩固初次手术的质量,并且给患者一个最好的结果。然而,二期手术并非都那么简单。有时,二期手术要解决的美学和技术难题远远比一期重建手术的挑战要大。

编者评论

这是一篇非常精练的关于通过多种方法达到最优效果的自体组织乳房重建的总结。作者还依据大量的经验指出了自己的选择倾向以及所有的技术特点。对于初次的乳房重建手术很难达到理想的大小、形状、轮廓或者是与对侧乳房相匹配的位置，我想这是很常见的。大部分术者习惯于在初次手术时设计一个偏大的重建乳房，并且打算将乳房切除术后的乳房缺损填满。以我自己的经验来看，这些就是我为何一开始就主张需使得乳房的下极圆润且轻度下垂，最大程度地与对侧乳房的凸度匹配，如此来达到最好的整形效果。减小重建乳房腋窝和侧面的过度饱满，或者在乳腺切除术后缺损的上方达到对称，这都能使初次乳房重建术达到满意的结果。如此，就像作者之前提到的一样，可以简单地通过SAL或直接切除术来使重建乳房与对侧乳房形状和轮廓相匹配。通常情况下，乳房外侧的突出以及上部和中间部分轮廓缺失，是由于在初次乳房重建手术过程中对自体重建组织的理想的定位、修剪以及摆放并未得到足够重视。在重建过程中，确保皮瓣位于最合适的位置是个挑战，而且我发现，无论是向上或者向中间缝合皮瓣，还是常用的在皮瓣侧面下方打折的方法，来帮助增加乳房凸度和外侧的塑形，并且尽可能精确地缝合返折，这些都是达到理想形状的方法，同时能避免典型的外周轮廓畸形。保证填补乳腺切除术后乳房缺损以及达到预期的乳房凸度往往能使患者满意。当然，这种方法往往会使得乳房体积偏大，但这为

达到对称进行后续调整的理想状态。更常见的情况是，患者对于偏大的重建乳房更加满意，并且希望修整对侧乳房的形状来达到对称的效果。这对于年轻或者中年的患者更有吸引力，但是对于年老的患者，她们更希望自己的乳房体积小一些。

我同意作者的观点，对于初次重建的乳房最重要的一点就是其乳房下皱襞要与对侧乳房相对称。乳房切除术可能会损伤乳房下皱襞，并使得达到乳房的总体对称变得困难，尤其是当通过二期手术对乳房下皱襞进行调整的时候。当再次调整不理想的乳房下皱襞时，要格外小心不要损伤乳房切除术后下部的皮瓣。除了细致的缝合，弹力绷带的外固定塑形也可以帮助在初次重建手术中改变的乳房下皱襞恢复对称。

接受放疗后重建乳房的调整被公认为十分棘手，同时容易发生伤口并发症。放疗后的重建乳房经过6个月时间，使得水肿和硬化完全消退，才可以通过SAL来安全有效地达到期望的形状和大小。以我的经验来看，待乳房软化后进行轻柔的操作，这样乳房更容易耐受大部分的修整手术，包括经典的缩小手术，但应该避免皮瓣的削薄或者直接的皮肤损伤。

对于自体组织乳房重建，二期手术的重要性不可低估。对于乳房形状以及位置细节的审慎的态度会使得乳房重建取得良好的效果，并且往往会达到患者长期满意的效果。

(G.L.R.)

参考文献

[1] Grotting JC, Marshall MU, Maddox WA, et al. Conventional TRAM flap versus free microsurgical TRAM flap for immediate breast reconstruction. *Plast Reconstr Surg* 1989;83:828-841.

[2] Schusterman MA, Kroll SS, Miller MJ, et al. The free transverse rectus abdominis myocutaneous flap for breast reconstruction: one center's experience with 211 consecutive cases. *Ann Plast Surg* 1994;32:235-241.

[3] Hartrampf CR Jr, Bennett GK. Autogenous tissue reconstruction in the mastectomy patient. *Ann Surg* 1987;205:508-519.

[4] Elliott LF. Options for donor sites for autogenous tissue breast reconstruction. *Clin Plast Surg* 1994;21:177-189.

[5] Craigie JE, Allen RJ, DellaCroce FJ, et al. Autogenous breast re-

construction with the deep inferior epigastric perforator flap. *Clin Plast Surg* 2003;30:359-369.

[6] Blondeel PH, Landuyt KV, Hamdi M, et al. Soft tissue reconstruction with the superior gluteal artery perforator flap. *Clin Plast Surg* 2003;30:371-382.

[7] Maxwell GP, Andochick SE. Secondary shaping of the TRAM flap. *Clin Plast Surg* 1994;21:247-253.

[8] Godfrey PM, Godfrey NV, Romita MC. Restoring the breast to match the normal side. *Ann Plast Surg* 1993;31:392-397.

[9] Klein JA. Tumescent technique for local anesthesia improves safety in large-volume liposuction. *Plast Reconstr Surg* 1993;92:1085-1098.

[10] Hunstad JP. Body contouring in the obese patient. *Clin Plast Surg* 1996;23:647-670.

[11] Burk RW, Guzman-Stein G, Vasconez LO. Lidocaine and epinephrine levels in tumescent technique liposuction. *Plast Reconstr Surg* 1996;97:1379-1384.

[12] Lejour M. Vertical mammaplasty and liposuction of the breast. *Plast Reconstr Surg* 1994;94:100-114.

[13] Lassus C. A 30-year experience with vertical mammaplasty. *Plast Reconstr Surg* 1996;97:373-380.

[14] Tran NV, Chang DW, Gupta A, et al. Comparison of immediate and delayed free TRAM flap breast reconstruction in patients receiving postmastectomy radiation therapy. *Plast Reconstr Surg* 2001;108:78-82.

[15] Tran NV, Evans GRD, Kroll SS, et al. Postoperative adjuvant irradiation: effects on transverse rectus abdominis muscle flap breast reconstruction. *Plast Reconstr Surg* 2000;106:313-317.

[16] Spear SL, Wilson HB, Lockwood MD. Fat injection to correct contour deformities in the reconstructed breast. *Plast Reconstr Surg* 2005;116:1300-1305.

Maurice Y. Nahabedian
Scott L. Spear
Christopher L. Hess

第 75 章

腹部皮瓣移植乳房重建后的生物力学考虑

Biomechanical Considerations Following Breast Reconstruction With Abdominal Flaps

引言

下腹部是乳房自体组织重建的主要供区,其皮瓣组织量充足,易于塑形,便于游离,并且供区并发症在可控范围内。皮瓣供区的并发症往往是选择腹部皮瓣进行乳房重建的考量因素,而之前的大量研究对此进行了评估。

本章从第二版起就开始介绍一些关于腹部皮瓣乳房重建术后有关腹壁评价的相关研究。除第二版介绍的带蒂横行腹直肌肌皮瓣(TRAM皮瓣)、游离 TRAM 皮瓣、腹壁下动脉穿支(DIEP)皮瓣外,本章还将对腹壁浅动脉(SIEA)皮瓣进行回顾。以上4种皮瓣是目前进行乳房重建的常用腹部皮瓣,其主要差异在于腹直肌及其前鞘的切除量不同。通常认为,一侧或两侧腹直肌的移除一定程度上会改变躯干的正常生理功能。既然目前在腹部供区存在4种不同的皮瓣,因此经常提出的问题便是:4种腹部皮瓣带来的人体生物力学的变化是否有显著不同,而这些生物力学变化是否会导致严重的功能障碍。本章回顾各种研究的目的是阐明腹直肌保留与否对人体美学、生物力学和功能的影响。

腹直肌

解剖学和生理学

腹直肌起自耻骨联合和耻骨嵴,肌纤维向上止于第5~7肋软骨。通常腹直肌有3个腱划,位于胸骨剑突水平、脐水平及脐与剑突连线中点水平[1]。这些腱划将腹直肌和腹直肌前鞘相连接。腹直肌由下6对肋间神经前支支配,通常从腹直肌

中外侧1/3处穿入肌肉。其血液供应来自腹壁上动脉和腹壁下动脉。腹壁上动脉进入腹直肌时通常分为3支:内侧支、外侧支和肋骨缘支,后者与第8后肋间动脉汇合[2]。腹壁下动脉在弓状线附近进入腹直肌,通常分为1~3支肌内支,并上行与来自腹壁上动脉的血管吻合。腹壁下动脉最主要的肌内分支位于腹直肌内的中1/3处。

腹直肌担负着许多重要的生理功能[3]。腹直肌被认为是人体躯干最主要的屈肌,它的主要功能是启动人体躯干的弯曲,腹直肌可使躯干弯曲至30°,而当躯体需要弯曲至60°时,髂腰肌起主要作用。腹外斜肌、腹内斜肌和腹横肌均嵌插于腹直肌,因此腹直肌协助躯体旋转运动和腹腔压缩,如 Valsalva 运动。除此之外,在行走过程中这些肌肉与脊柱协同工作使肋骨下降和稳定骨盆。骨盆的稳定使大腿肌肉可以有效舒缩。同样地,在平卧位抬高下肢时,腹直肌的收缩可以防止下肢重力导致的骨盆倾斜。而当人体在站立位提起物体时,这些肌肉成为稳定躯干的重要力量。

自从第一次利用 TRAM 皮瓣进行乳房重建起,人们就开始担心腹壁的机械损伤。而腹肌无力感、真性腹肌无力和腹壁松弛这些问题的出现,促使许多学者开始研究腹壁机械损伤的问题。遗憾的是,由于 TRAM 皮瓣类型多样(单蒂、双蒂、双侧、游离、DIEP)、筋膜缝合方法不同(单层、多层、补片)和腹直肌切除数量不同(完整切除、保留部分腹直肌),使这个问题研究起来十分复杂。我们需要了解的是只要有肌肉的切开就会有瘢痕形成,而瘢痕组织一定程度上会限制正常的纤维收缩、削弱腹肌力量。因而一个很重要的问题出现了:腹壁的这些改变对人们日常生活的影响是否

具有临床意义？为了回答这些问题,目前已针对不同类型腹部皮瓣开展大量对照实验,希望能增进我们对这一重要且有争议话题的理解。

腹部皮瓣

带蒂横行腹直肌肌皮瓣

传统的(带蒂)TRAM皮瓣是目前乃至今后一段时间内利用腹部皮瓣进行乳房重建的主要方法。美国整形外科医师协会年度统计更新显示近75%的乳房自体重建使用的是传统的TRAM皮瓣[4]。自1982年Hartrampf等[5]首次提出这一概念后,人们不断提出各种修改方案包括保留部分腹直肌和加强前腹壁,力求从美学和功能上都有所改善。带蒂TRAM皮瓣可以利用完整腹直肌获得(图75.1)或保留外侧和(或)中间的腹直肌完成(图75.2)。

在应用TRAM皮瓣手术的早期,我们在获取一个可成活皮瓣的同时还要保证腹壁供区的功能。大多数研究报道的TRAM皮瓣移植术后腹壁疝或腹壁膨出的发生率通常在 0%～2%(表75.1)[2,6-11],而且在这些研究中几乎均使用了一种人工合成补片(如聚丙烯补片)来加强前腹壁。尽管在这些研究中腹壁疝或膨出的发生率很低,但仍有一些其他的研究显示腹壁疝或膨出发生率为25%～35%[10,12]。不同研究之间并发症发生率的差异可能与皮瓣获得方法和腹壁缝合技术的不同以及腹壁轮廓异常的定义不同有关。

已存在很多关于带蒂TRAM皮瓣获取后前腹壁缺损的最佳修复方法的报道,包括使用减张切口,缝合一层或两层筋膜,使用人工补片或生物补片,补片放置位置(嵌入或覆盖),以及缝合材料的类型和厚度。1987年,Hartrampf和Bennett对300例患者中383例TRAM皮瓣乳房重建术至少1年的随访结局进行了报道[8]。该研究中所有患者均使用保留部分腹直肌的TRAM皮瓣并进行了两层筋膜的缝合,其中194例为单侧皮瓣、23例为双蒂皮瓣、83例为双侧皮瓣。研究结果显示,腹壁并发症包括腹壁下疝1例(0.3%),腹直肌前鞘上部缺损2例(0.8%),下腹壁松弛2例(0.8%),同时所有并发症均出现在单侧单蒂皮瓣移植乳房重建术后。

在长达13年的时间里,Hartrampf对662例行TRAM皮瓣移植乳房重建术患者进行了研究,并在1994年更新了自己的数据[2]。其中296例为单蒂皮瓣,146例为双蒂皮瓣,214例为双侧皮瓣,6例为TRAM增压皮瓣。本章的研究中所有患者均使用双层永久缝合技术,腹壁疝或腹壁松弛的发生率小于2%。而在行双侧带蒂皮瓣重建的患者中,当覆盖人工补片时,腹壁疝或腹壁膨出发生率会略有增加。

Lejour和Dome对57例使用了含全腹直肌的带蒂TRAM皮瓣及双层缝合技术的延期乳房重建的患者进行了评估[9],其中33例使用单蒂皮瓣,24

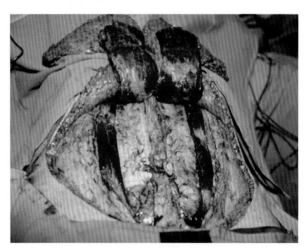

图75.1　切除完整腹直肌的双侧TRAM皮瓣(MS-0)。　　图75.2　保留部分腹直肌的双侧TRAM皮瓣(MS-1)。

表75.1　单蒂TRAM皮瓣重建的腹部并发症

作者	年份	人数	侧	保留肌肉	补片	腹壁强度	能仰卧起坐	腹壁膨出	腹壁疝
Hartrampf	1984	67	单侧	是	否	NR	NR	0	1(0.82%)
		15	双侧	是	是(3)	NR	NR	0	0
Scheflan	1984	140	都有	NR	是(60)	下降(11%)	NR	1(1.7%)	0
Hartrampf	1987	194	单侧	是	是(NR)	下降(25%)	83%	2(0.8%)	1(0.3%)
		106	双侧	是	是(NR)	下降(43%)	35%	0	0
Lejour	1991	33	单侧	否	是(都有)	下降(36%)	23%	0	0
		24	双侧	否	是(都有)	下降(50%)	0	0	0
Kroll	1992	72	都有	否	是(少数)	下降(15%)		18(25%)	
		20	都有	外侧1/3	是(1)	下降(20%)		7(35%)	
		38	都有	外侧1/5	是(NR)	下降(3%)		2(5%)	
Mizgala	1994	662	都有	是	是(124)	NR		12(1.8%)	9(1.3%)
		80	单侧	是	否(80)	下降(35%)	77%	NR	NR
		39	双侧	是	否(39)	下降(60%)	33%	NR	NR
		27	双侧	是	是(27)			NR	NR
Zienowicz	1995	65	都有	否	是(65)	0	NR	0	1(1.5%)

注:NR,未获取。

例使用双蒂皮瓣或双侧单蒂皮瓣。在一定张力的条件下进行双侧缝合,即将聚四氟乙烯补片缝合于腹直肌鞘的外侧缘,同时补片上方覆盖部分前筋膜。患者腹壁功能的评价分为主观和客观两方面,主观评价为调查问卷,客观评价为临床查体、仰卧起坐以及仰卧位直腿抬高的完成情况。在该研究中,所有的患者均未出现腹壁疝或腹壁松弛。但有1例(4%)行双侧乳房重建的患者因感染而取出补片后,出现了腹壁无力和膨出。

用人工补片闭合腹壁的适应证尚不明确,其应用目前多受主观因素影响。文献显示在进行两层筋膜缝合时,无论将补片嵌入两层筋膜之间还是覆盖在两层筋膜之上,其腹壁并发症的发生率与双层永久性缝合技术相似[7,9-11,13]。当筋膜缺损较大伴有或不伴有腹直肌前鞘薄弱时,补片的使用可以帮助缝合张力较大的伤口。因此,在以上情况下,我们可以通过嵌入或者覆盖补片的方法来加强腹壁,从而防止腹壁膨出的发生。如果选择覆盖补片的方法,目前推荐将补片缝合于腹外斜肌筋膜或者腹内斜肌筋膜上。

Zienowicz 和 May 对 65 例乳房重建术后女性患者的腹壁情况进行了研究,所有患者均应用含全部腹直肌的单蒂TRAM皮瓣,并在皮瓣移植后应用合成补片进行嵌入式缝合并叠加于对侧腹直肌鞘。术后进行了 12～115 个月的随访。研究结果显示:1 例患者因补片缝合线断裂出现下腹壁疝;1 例患者仅在仰卧起坐时出现上腹壁膨出。因此,该研究中腹壁疝的发生率为 1.5%,无腹肌无力的情况出现。

作为人工补片的替代材料,生物补片[包含脱细胞真皮基质(ADM)]在修复或加固TRAM皮瓣移植术后腹壁缺损方面的应用,得到了越来越多的关注。Glasberg 和 D'Amico 报道了 54 例带蒂TRAM皮瓣移植术后患者应用ADM补片修复腹壁缺损的研究结果[14]。该研究将补片嵌入筋膜内并缝合于筋膜边缘。尽管在第二实验亚组中腹壁轮廓异常或膨出的发生率为 16%,但并无患者出现腹壁疝。该研究推荐生物补片大小相比于筋膜缺损面积应减少 25%,并在一定张力的条件下缝合,同时充分引流。

替代或辅助合成补片或脱细胞真皮基质的方法为减张缝合。Scheflan 和 Kalisman 对 160 例应

表75.2 游离TRAM皮瓣重建的腹部并发症

作者	年份	人数	皮瓣类型	保留肌肉	补片	腹壁无力	能仰卧起坐	腹壁膨出	腹壁疝
Schusterman	1994	211	游离TRAM	是(108)	是(NR)	NR	NR	11(5%)	
Kroll	1995	123	游离TRAM（单蒂）	是(NR)	是(NR)	是(NR)	63%	5(4.1%)	4(3.3%)
		45	游离TRAM（双蒂）	是(NR)	是(NR)	是(NR)	46%	1(2.2%)	0
Suominen	1996	27	游离TRAM	是(27)	否(27)	轻微(NR)	100%	1(4%)	0
Blondeel	1997	20	游离TRAM	否(20)	是(20)	是(13)	35%	2(10%)	1(5%)
Nahabedian	2002	58	游离TRAM（单侧）	是(27)	否(27)	NR	NR	1(3.7%)	0
		13	游离TRAM（双侧）	否(31)	否(31)	NR	NR	1(3.2%)	0
				是(9)	是(7/13)	NR	NR	1(11%)	0
				否(4)		NR	NR	2(50%)	0

注:NR,未获取。

用该技术的带蒂TRAM皮瓣重建患者进行了报道[7]。最初闭合腹壁的方法是沿着腹外斜肌在外侧松弛切口,并单层缝合腹直肌鞘,术后15例(10.8%)患者出现前腹壁无力。这种方法随后通过在两层腹直肌前鞘之间嵌入生物补片并关闭两层腹直肌前鞘的方式得以改良。研究结果显示,在60例使用改良方法闭合腹壁的患者中,只有1例(1.7%)出现腹壁膨出。该研究强调了两层筋膜缝合的重要性,然而,该研究未提到腹直肌切除情况或对侧腹壁膨出或腹壁无力的情况。

带蒂TRAM皮瓣移植乳房重建术后出现腹壁无力的问题引起了极大的争议。文献表明,使用单蒂TRAM皮瓣进行乳房重建的患者中,术后23%～83%的患者能够完成仰卧起坐,而采用双侧TRAM皮瓣或双蒂TRAM皮瓣的患者中,术后只有0%～40%的患者能够完成[9,10,13,15]。尽管双侧TRAM皮瓣乳房重建术后可见明显的腹壁无力,然而可以通过限制腹直肌的切除量和保留剩余肌肉的肋间神经来降低该并发症的发生率。文献表明,行单蒂TRAM皮瓣乳房重建的患者中,有25%～44%的患者术后主观感觉腹壁力量下降,而行双侧或双蒂皮瓣TRAM皮瓣乳房重建的患者中,则有43%～60%的患者术后主观感觉腹壁力量下降[9,10,13,15]。虽然,目前缺乏文献将双侧游离

TRAM皮瓣与双侧带蒂TRAM皮瓣在重建术后腹壁并发症的发生率上进行比较,但Kroll等适当地阐述了与双侧游离TRAM皮瓣相比,双侧带蒂TRAM皮瓣移植乳房重建术后患者完成仰卧起坐的能力大幅下降[13]。

总之,对于行带蒂TRAM皮瓣乳房重建的患者来说,使用双层筋膜缝合的方式对降低术后腹壁膨出或腹壁疝的发生率是十分重要的。使用辅助手段,如切口减张、使用人工补片或生物补片可以进一步降低腹壁并发症的发生率。腹壁强度随着腹直肌保留数量的不同而变化。

游离横行腹直肌皮瓣

Holmstrom在1979年第一次描述了游离TRAM皮瓣的技术,但直到20世纪80年代后期,这项技术的优势及有用性才得到重视[16]。游离TRAM皮瓣最初的适应证是改变皮瓣的血供分布,降低脂肪坏死和部分皮瓣损失的发生率。随后人们了解到不同的保留腹直肌的方法也可以减少因腹直肌全切所致的腹壁无力。表75.2总结了一些被高频引用的研究结果[13,15,17-19]。

需要重点了解的是,游离TRAM皮瓣根据腹直肌切除量情况分为3类[12,20,21]。这种分类基于腹直肌保留的概念并将腹直肌分为3个部分(外侧、

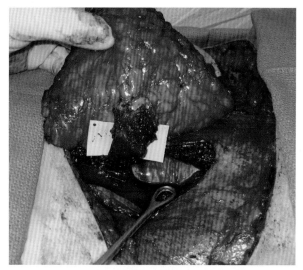

图75.3 保留外侧腹直肌的单侧游离TRAM皮瓣（MS-2）。

中间、内侧）。MS-0皮瓣（未保留腹直肌）包含全部的腹直肌，肌肉连续性被完全中断。这种类型的游离TRAM皮瓣与带蒂的全腹直肌TRAM皮瓣相比功能上无差异。MS-1皮瓣包含外侧1/3或中间1/3的腹直肌，这种皮瓣保留了腹部肌肉的连续性。MS-2皮瓣只包含内侧1/3的腹直肌，而保留外侧1/3和中间1/3的腹直肌（图75.3），这种类型的游离TRAM皮瓣保留了60%～80%完整的腹直肌和外侧的肋间神经。

　　早期关于游离TRAM皮瓣的研究和报道大部分来自MD安德森癌症中心。重点在于了解腹壁并发症发生机制和预防方式，针对这一问题，Schusterman对211例行游离TRAM皮瓣乳房重建的患者进行了研究[17]，其中单侧乳房重建163例，双侧乳房重建48例，108例采用保留部分腹直肌的TRAM皮瓣（51%），研究中未提及腹壁缝合的方式。该研究结果显示游离TRAM皮瓣乳房重建术后腹壁膨出或腹壁疝的发生率为5%，全腹直肌TRAM皮瓣与保留部分腹直肌的TRAM皮瓣相比，其术后腹壁并发症的发生率无显著差异。

　　Kroll等对补片缝合组和非补片缝合组、单侧游离TRAM皮瓣组与双侧游离TRAM皮瓣组、单侧带蒂TRAM皮瓣组和双侧带蒂TRAM皮瓣组进行了对比研究[13]。该研究入组人数为268例，术后随访平均为21个月。该研究未提及筋膜的闭合

方法，但该研究显示采用传统带蒂TRAM皮瓣进行乳房重建的患者数量是采用游离带蒂皮瓣进行乳房重建患者数目的2倍。该研究显示：术后腹壁膨出的发生率为3.8%，腹壁疝的发生率为2.6%，两者与皮瓣类型无明显相关性。除此之外，不同组内或组间，补片的应用对腹壁膨出或腹壁疝的发生率无影响。

　　1997年，Blondeel等报道了20例行单侧TRAM皮瓣移植乳房重建术的病例[18]。所有患者均采用全腹直肌皮瓣（MS-0）。尽管该研究未提及腹直肌前鞘的闭合方式，但均使用人工补片来加强腹壁。该研究中4例患者出现腹壁不对称（20%），2例患者出现下腹壁膨出（10%），1例患者出现腹壁疝（5%），3例患者出现小的脐疝（16%）。

　　综上所述，游离TRAM皮瓣的应用可以减少带蒂TRAM皮瓣移植术后出现脂肪坏死和部分皮瓣损失等腹壁并发症的发生。文献显示腹壁并发症的发生率为2.6%～48%[13,15,17,18,20]。对这些研究结果进一步分析，我们发现腹部外形相关并发症的发病率在游离TRAM皮瓣组与带蒂TRAM皮瓣组之间无显著不同。对TRAM皮瓣的并发症有几种可能的解释，使用带蒂TRAM皮瓣时，通常会

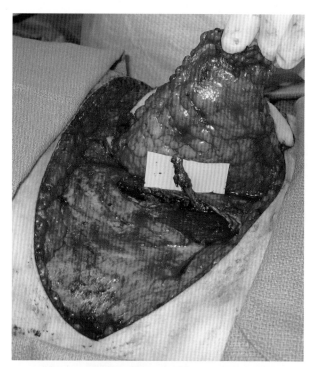

图75.4 保留全部腹直肌的DIEP皮瓣（MS-3）。

更加积极地修复腹壁缺损，而使用游离 TRAM 皮瓣时，对腹内斜肌筋膜的作用认识不足，或由于腹壁缺损面积较小，腹壁修复常常不受重视。此外，对侧筋膜折叠失败可能导致腹部不对称和对侧腹壁膨出。而在缝合筋膜时未达到肋弓，则可能导致胃部饱胀感。

游离腹壁下动脉穿支皮瓣

与带蒂 TRAM 皮瓣和游离 TRAM 皮瓣相比，腹壁下动脉穿支(DIEP)皮瓣的主要优势在于保留了腹直肌和腹直肌前鞘(图 75.4)。但是，在切取皮瓣时我们需要切开腹直肌以及腹直肌前鞘，并在皮瓣移植后进行缝合。从理论上来说，由于 DIEP 皮瓣没有切除上述腹壁结构，因此采用 DIEP 皮瓣进行乳房重建，术后腹部外形和腹壁力量正常。腹直肌前鞘通常使用不可吸收线进行单层或双层缝合。通常情况下，无须再利用补片来加强前腹壁。该术式也可以帮助腹壁松弛、前腹壁有皱褶的女性进行腹部塑形。许多研究表明 DIEP 皮瓣乳房重建术后，腹部外形异常的发生率为 0%~2%(表 75.3)[18,22-26]。

理论上来说，切取 DIEP 皮瓣对腹壁肌肉力量的影响最小。然而，Bottero 等利用肌电图对单侧 DIEP 皮瓣乳房重建的患者进行腹部肌肉功能的测定并随访后，研究结果显示：平均随访 9 周时，切开后再缝合的腹直肌的肌电活动是未切开腹直肌的 50%[27]；随访 15 个月后，前者肌电活动提高至

70%。同时该研究结果显示，采用 DIEP 皮瓣行乳房重建时，会损伤部分神经，尽管对应肌肉的功能会有一定程度的恢复，但难以达到术前水平。

为了更好地理解这个问题，Warren 等在切取 DIEP 皮瓣时进行术中神经刺激[28]，他们识别了 3~7 根在脐下部位进入腹直肌的神经。这些神经包括两种类型。Ⅰ型神经小，支配纵向狭长的肌群；而Ⅱ型神经大，支配全宽的肌群。尽管这两类神经在手术过程中都有受损的风险，但Ⅱ型神经受损时会导致腹壁无力等并发症的发生。肋间神经从外侧进入腹直肌，因此，分离外侧穿支血管时，造成腹直肌的支配神经损伤的风险较大[29]。同时，内侧穿支血管远离神经进入腹直肌的位置，因此分离内侧穿支血管时可避免神经损伤。

两个早期小样本的研究对 DIEP 皮瓣移植乳房重建术后供区的转归情况进行了分析。Blondeel 等报道了 18 例使用游离 DIEP 皮瓣进行乳房重建的病例，并进行了至少 1 年的随访[18]。其中 2 例患者出现了腹壁不对称(11%)，未出现腹壁膨出或腹壁疝。虽然没有具体的说明，但本研究中提到的腹壁修复仅是浅筋膜的简单缝合。在随后的研究中，Nahabedian 等报道了 17 例使用 DIEP 皮瓣进行乳房重建的病例，其中 14 例为单侧皮瓣、3 例为双侧皮瓣[19]。该研究中所有的患者均行单层腹直肌前鞘的缝合，无患者腹壁膨出或腹壁疝。很多早期小样本研究其局限性在于随访时间太短，很多并发症尚未出现。

表75.3 DIEP皮瓣重建的腹壁并发症

作者	年份	人数	侧	腹壁无力	能仰卧起坐	腹壁膨出	腹壁疝
Blondeel	1997	18	单侧	NR	NR	0	0
Hamdi	1999	34	单侧	0	65%	1(2%)	0
		8	双侧	0		1(2%)	0
Keller	2001	85	单侧	4(2.7%)	NR	2(1.4%)	
		40	双侧				
Gill	2004	460	单侧	NR	NR	NR	5(0.7%)
		149	双侧				
Guerra	2004	140	双侧	NR	NR	1(0.7%)	2(1.4%)
Nahabedian	2005	66	单侧	NR	66(100%)	1(1.5%)	0
		22	双侧	NR	21(95%)	1(4.5%)	0

注:NR，未获取。

最近一些大样本量的文章报道了有关DIEP皮瓣移植乳房重建病例的研究结果。Gill等报道了609例共758个DIEP皮瓣进行乳房重建的女性患者,其中460例患者应用单侧皮瓣手术,149例患者应用双侧皮瓣手术[24]。该研究中总体并发症的发生率为30.2%,大部分与乳腺相关,其中腹部并发症发生率为13.6%,腹壁疝的发生率为0.7%(n=5)。其余的腹部并发症未具体描述。Keller报道了109例共148个DIEP皮瓣进行乳房重建的病例,其中86例患者应用单侧皮瓣,23例患者应用双侧皮瓣[23]。腹壁的闭合方法为使用可吸收线连续缝合腹直肌的边缘以及使用不可吸收的尼龙缝线连续缝合腹直肌前鞘的边缘。该研究中切口疝的发生率为1.4%(2例患者)。Hamdi对49例应用DIEP皮瓣行双侧乳房重建患者进行了回顾性研究,其中1例(2%)患者出现了下腹壁膨出[22]。

目前主张DIEP皮瓣的最佳适应证是双侧乳房重建。DIEP皮瓣最大程度地保留了腹部肌肉和筋膜,理论上可显著减少供区的并发症。Hamdi等[22]和Guerra等[25]最近发表的两篇文章证实采用DIEP皮瓣进行乳房重建的女性术后腹壁膨出的发生率分别为2%和2.1%。遗憾的是,两篇文章均未提及腹壁力量的改变。Nahabedian等研究显示在进行双侧DIEP皮瓣乳房重建术后,95%的女性患者可以完成仰卧起坐[26]。所以,从降低术后腹壁无力发生率的这个角度,在选择自体组织进行双侧乳房重建时,首选DIEP皮瓣,其次是游离TRAM皮瓣,最后是带蒂TRAM皮瓣。

综上所述,与游离TRAM皮瓣相比,DIEP皮瓣不仅大大减少了对腹直肌的破坏,同时也减少了腹直肌前鞘的切除量。但是,切取DIEP皮瓣时仍会损坏前筋膜和剩余腹直肌的血供应。使用DIEP皮瓣,术后几乎很少出现腹壁疝,但腹部外形异常或腹壁膨出仍有可能发生[30],其原因可能是腹直肌前鞘薄弱或腹直肌支配神经的损伤,这些问题需要我们做进一步的研究。

游离腹壁浅动脉(SIEA)皮瓣

由于切取SIEA皮瓣时不破坏腹直肌和腹直肌前鞘,其腹部并发症最少,SIEA皮瓣可能是乳房重建最理想的皮瓣(图75.5)。使用SIEA皮瓣进行乳房重建后,腹直肌内不会出现影响腹直肌功能的纤维化。同时,对腹直肌前鞘进行折叠,可以帮助腹部塑形。SIEA皮瓣主要的局限性在于腹壁浅动脉和静脉仅在约1/3的患者中存在或可用,并且腹壁浅动脉仅滋养同侧下腹壁的皮肤和脂肪。因此,对侧SIEA皮瓣通常不能用于单侧乳房重建,但可作为一个单独的皮瓣进行双侧乳房重建。在几乎所有评价SIEA皮瓣重建术后转归的研究中,均未出现关于腹壁力量、腹壁膨出和腹壁疝的腹部并发症[31-33]。

腹部强度和腹部外形的对比研究

对利用腹部皮瓣进行乳房重建的患者进行术后腹部强度的评价,不同腹部皮瓣的评价结果在过去几年产生了明显的争议。造成这种情况出现的原因是多方面的,其中一部分原因包括肌肉切除量的不同、辅助肌肉代偿的差异、测量腹部力量的主观性以及客观测量手段的多样化。

腹部皮瓣的类型不仅影响术后的腹壁强度,而且影响患者对腹壁力量的主观感觉。一般来说,腹部肌肉切除越多,腹壁力量越弱,当单侧DIEP皮瓣或SIEA皮瓣与双侧带蒂皮瓣比较时,

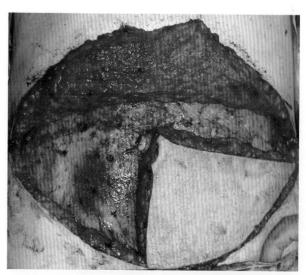

图75.5 切取SIEA皮瓣时不破坏腹直肌和腹直肌前鞘。

这一现象显而易见。尽管目前相关文献的数量有限，但是腹部皮瓣类型与术后腹壁力量的关系相对来说是比较清楚的。尽管仍然存在争议，但基于解剖学考虑，人们可以推断 SIEA 皮瓣的术后并发症最少，其次是 DIEP 皮瓣、游离 TRAM 皮瓣和带蒂 TRAM 皮瓣。

目前有多种方法可以评价腹部皮瓣移植术后的腹部力量的变化。最简单的一个方法是询问活动能力的主观问卷，如无困难起床的能力；另一种方法是客观测试，例如完成仰卧起坐的能力；最后一种方法是定量测试，如测定肌力。大多数研究使用了主观问卷和客观测试来评价腹部力量，只有少数研究使用肌力测定法来评价腹部皮瓣重建术后腹壁的转归。这种评价方法的优势在于可以在没有肌肉代偿作用的干扰下测定每块腹直肌的肌力，而另一个优势在于很小的肌力变化即可被量化并定位于腹直肌的特定节段。

Blondeel 等报道了 20 例使用游离 TRAM 皮瓣进行乳房重建的病例，该研究中研究者利用等速肌力测试法对患者仰卧起坐的完成情况以及躯干屈曲、后伸和动作的完成情况进行了评价[18]。研究结果显示，应用游离 TRAM 皮瓣进行乳房重建的患者仰卧起坐的完成能力以及躯干屈曲和旋转的能力在统计上均显著下降。Suominen 等通过对 22 例应用游离 TRAM 皮瓣进行乳房重建的病例进行研究发现，患者术后躯干屈曲扭矩峰值显著下降出现在第 3 个月，但 6 个月时转为正常[34]，而术后躯干屈曲扭力平均值也在第 3 个月下降，并持续显著低于其基线水平。

保留腹直肌皮瓣 vs. 全腹直肌皮瓣

保留腹直肌皮瓣与全腹直肌皮瓣乳房重建，两者一直存在争议与讨论。全腹直肌皮瓣拥有许多穿支血管，因此该类皮瓣可以保证皮瓣的皮肤及皮下脂肪有充足的血供，但该类皮瓣的缺点是腹部失去了一个主要的屈肌。保留部分腹直肌皮瓣在保证额外的穿支血管的同时，不会造成全部腹直肌的丧失。因此，该类皮瓣理论上减少了对腹直肌功能的影响。最理想状态是保留全部的腹直肌，然而，依靠一支或两支穿支血管皮瓣的血液灌注及其相关的影响因素，以及脂肪坏死倾向仍然是备受关注的问题。切取保留部分腹直肌皮瓣的关键是保证所保留的腹直肌神经支配的完整，同时也要保证一些残余血管的存在。缺少以上任何一项条件，保留的腹直肌就会发生纤维化或萎缩，最终会丧失保留部分腹直肌皮瓣的优势。

为了更清楚地了解两类皮瓣的利弊，学者们展开了多项研究。Lejour 和 Dome 对全腹直肌 TRAM 皮瓣乳房重建患者在术后进行了腹壁 CT 扫描，发现腹外斜肌和腹内斜肌的外缘向中线发生了移位[9]。Kroll 和 Marchi 对保留部分腹直肌 TRAM 皮瓣乳房重建而术后出现腹壁膨出的患者进行了探查手术，结果显示保留下来的腹直肌形态多种多样，或正常或菲薄，或苍白或萎缩[10]。Duchateau 等对应用保留部分腹直肌 TRAM 皮瓣的患者在术后对保留下的腹直肌进行了 CT 扫描[1]，结果显示这些保留下的腹直肌或者发生纤维化，或者消失了。Galli 等对 50 例保留外侧部分腹直肌皮瓣乳房重建的患者进行了研究[35]。他们利用神经刺激器在术中对肌肉的收缩性和功能进行了评价，其中 31 例患者（62%）没有肌肉刺激活动。术后第 7 天和术后 6 个月后利用超声进行再次评价。术后第 6 个月，在 31 例术中检测无肌肉活动的患者中，12 例患者所保留的腹直肌大小至少减小 25%。因此，在 31 例去神经化的患者中，只有 12 例患者显示出去神经支配与对应腹直肌的最终直径之间存在相关性。

Suominen 等利用 MRI 对应用游离 TRAM 和带蒂 TRAM 皮瓣进行乳房重建的患者所保留的腹直肌进行了评价[36]。29 例患者中 19 例患者应用了游离 TRAM 皮瓣，10 例患者应用了带蒂 TRAM 皮瓣。该研究中应用游离 TRAM 皮瓣的患者保留了外侧 1/3 的腹直肌，而应用带蒂 TRAM 皮瓣的患者则切取了全腹直肌。供区使用可吸收线进行双层缝合。19 例游离 TRAM 皮瓣乳房重建的患者中，7 例患者（37%）的剩余腹直肌，在 MRI 中全程显示。另外，MRI 还显示存留的上 1/3 的腹直肌量及肌肉内脂肪含量出现显著降低的信号强度，提示肌肉萎缩和脂肪变性。10 例带蒂 TRAM 皮瓣乳房重建的患者中,有些患者保留的对侧腹直肌发生了一定程度的中线移位,仅筋膜覆盖(无肌肉)腹壁区的宽度为 63 mm±10 mm。此研究中无患者出现腹壁疝。

Nahabedian 等对比了保留腹直肌与未保留腹直肌的 TRAM 皮瓣乳房重建术后的效果,对使用单侧和双侧带蒂 TRAM 皮瓣、游离 TRAM 皮瓣和 DIEP 皮瓣行乳房重建共计 110 例女性患者进行了研究[20]。该研究结果显示:43 例单侧未保留腹直肌皮瓣组中有 5 例(11.6%)发生了腹壁外形异常,67 例单侧保留腹直肌(各种类型)皮瓣组中有 2 例(3%)发生了腹壁外形异常,21 例双侧未保留腹直肌皮瓣组中有 8 例(38%)发生了腹壁外形异常,24 例双侧保留腹直肌(各种类型)皮瓣组中有 5 例(12.5%)发生了腹壁外形异常。该研究提出在不同形式的单侧乳房重建中,腹壁外形异常的发生率不能用腹直肌保留与否进行解释。但是,通过对比不同形式的双侧乳房重建后,他们发现保留腹直肌能明显减少腹壁外形异常的发生。

单侧带蒂 TRAM 皮瓣 vs. 双侧带蒂 TRAM 皮瓣

在 Hartrampf 和 Bennett 的早期研究中,他们使用调查问卷对 300 例 TRAM 皮瓣乳房重建的女性患者进行了术后腹壁力量的主观评价[8]。其中 116 例术前可以完成仰卧起坐的患者中,83% 使用单蒂皮瓣的患者和 35% 使用双侧或双蒂皮瓣的患者术后仍能继续完成仰卧起坐。而在 114 例手术前不能做仰卧起坐的患者中,40% 使用单蒂皮瓣的患者和 18% 使用双侧/双蒂皮瓣的患者术后可以完成仰卧起坐。研究者同时报告,25% 使用单蒂皮瓣的患者和 43% 使用双侧或双蒂皮瓣的患者自诉腹壁力量下降。另外,92% 的患者手术前后运动能力相似或改善,99% 的患者手术前后工作能力相似或改善。

Lejour 和 Dome 在 1991 年第一次使用客观方法对术后腹壁力量进行了评价[9]。该研究对 57 例带蒂 TRAM 皮瓣乳房重建的患者手术前后完成仰卧起坐和反向直腿抬高试验的情况进行了测试。其中,36% 应用单蒂皮瓣的患者和 50% 应用双蒂皮瓣的患者抱怨术后存在腹部无力。该研究客观表明,相比于术前 80% 的患者可以完成部分仰卧起坐动作,术后仅有 23% 单蒂皮瓣患者可以完成部分仰卧起坐动作,没有一例双侧皮瓣患者术后可以完成仰卧起坐动作。此外,相比于术前 83% 的患者可以完成部分反向直腿抬高试验,术后有 60% 单蒂皮瓣患者和 50% 双侧皮瓣患者可以完成部分反向直腿抬高试验。

在相似的研究中,Peti 等对 38 例使用单侧或双侧带蒂 TRAM 皮瓣进行乳房重建的患者进行了术前和术后 3～6 个月腹壁力量的评估[37]。该研究使用的评价腹壁力量的方法包括调查问卷、测试完成仰卧起坐的能力和完成反向直腿抬高试验的能力。主观评价结果显示,58% 的患者报怨术后 6 个月出现背部疼痛,尽管术前未进行该项目的评价。同时,该研究者发现,几乎有 50% 单蒂 TRAM 皮瓣乳房重建的患者术后出现了腹直肌和腹外或腹内斜肌"上部"明显的损伤,而在双蒂或双侧皮瓣组中,有 60% 的患者出现了上述问题并有 15% 的患者术后出现了腹直肌下部明显的损伤。遗憾的是,该研究并未提到术后评价的准确时间。

Mizgala 等对 150 例带蒂 TRAM 皮瓣乳房重建患者术后进行了腹壁功能的长期评估[38]。这项研究利用主观和客观方法进行腹壁功能的评价,并且所有患者均保留了部分腹直肌,并将腹直肌中间部分用于皮瓣转移。该研究将研究对象分为 3 组:单蒂皮瓣＋单纯筋膜缝合[80]、双蒂或双侧皮瓣＋单纯筋膜缝合[39] 以及双蒂或双侧皮瓣＋覆盖聚丙烯补片[27],并将这些患者随机与 33 例术前患者进行了相同客观评价和腹壁力量的测试。

Mizgala 等的研究中利用调查问卷的形式进行腹壁力量的主观评价。在所有被调查者中,35.3% 的单蒂皮瓣患者和 60% 的双侧或双蒂皮瓣患者报告腹壁肌肉力量下降。当询问患者的运动能力时,16.4% 的单蒂皮瓣患者和 35.4% 的双侧或双蒂皮瓣患者均报告其术后的运动能力下降。亚组分析发现,单蒂皮瓣组 15.2% 的患者和双侧或双蒂皮瓣组 31.1% 的患者报告他们在提重物时有困难（P=0.03）。除此之外，单蒂皮瓣组 22.7% 的患者和双侧或双蒂皮瓣组 67.2% 的患者报告自行仰卧位完成起床动作时有困难（P<0.005）。该研究中，背部疼痛的实验组患者数目从术前的 30% 增长到术后的 46%，而在对照组中背部疼痛的患者为 24.2%。实验组和对照组之间无统计学差异。

Mizgala 等的研究中，客观评价腹壁力量的方法包括测定患者完成从仰卧位到站立位动作的能力，以及测定患者双手伸展至双脚时或双上肢抱头时完成仰卧起坐的能力。结果显示，术后只有 34.1% 的患者（43.8% 的单蒂皮瓣患者和 21.0% 的双侧或双蒂皮瓣患者）可以在没有上肢的帮助下，完成从仰卧位到完全站立位的动作。术后，在上肢伸直时能完成仰卧起坐的患者比例为 66%（84.6% 的单蒂皮瓣患者和 45% 的双侧或双蒂皮瓣患者），而 65% 的单蒂皮瓣患者和 29% 的双侧或双蒂皮瓣患者在双手抱头时能完成仰卧起坐。总的来说，术后 46% 的患者出现腹壁力量下降，其中双侧或双蒂皮瓣组出现腹壁力量下降的人数显著高于单蒂皮瓣组（分别为 60% 和 35%）。

游离 TRAM 皮瓣 vs. 带蒂 TRAM 皮瓣

Suominen 等对 27 例应用游离 TRAM 皮瓣的患者和 16 例应用带蒂 TRAM 皮瓣的患者随访 23 个月并进行了比较[15,34]。该研究使用的评价腹壁力量的方法包括主观反馈、完成仰卧起坐的能力和匀速完成躯干屈伸动作的能力。该研究中，游离 TRAM 皮瓣组的患者手术中切取了全腹直肌作为肌皮瓣并以腹壁筋膜缝合为主。而带蒂 TRAM 皮瓣组也切取了全腹直肌，但其中 4 例患者使用了补片进行腹壁缝合。该研究显示，26% 的游离 TRAM 皮瓣患者和 44% 的带蒂 TRAM 皮瓣患者出现腹壁力量下降。利用主观反馈的方式评价腹壁力量时，没有患者报告手术对其日常生活和工作能力产生了不利影响。同时，使用客观方法评价腹壁力量时，两组患者在仰卧起坐动作的完成能力上无明显差异。

有三项研究对游离 TRAM 皮瓣乳房重建术后与带蒂 TRAM 皮瓣乳房重建术后腹壁后遗症进行了独立评估[15,18,39]。Kind 等对 25 例利用 TRAM 皮瓣进行乳房重建术的患者进行研究[39]，该研究中单蒂 TRAM 皮瓣 14 例，单侧游离 TRAM 皮瓣 9 例，双侧游离 TRAM 皮瓣 2 例，研究者使用主观问卷和客观测试（三维测力器）的方法在术前和术后 6 周、3 个月、6 个月、1 年对患者的腹壁力量进行评价。该研究中带蒂 TRAM 皮瓣组 50% 的患者以及所有游离皮瓣组的患者均保留了部分腹直肌，同时该研究中除双侧皮瓣组术中使用补片缝合腹壁外，其余的患者均为完全闭合腹直肌前鞘关闭腹壁。结果显示，只有游离 TRAM 皮瓣组的 1 例患者术后报告腹壁无力或不适，无论是游离 TRAM 皮瓣组还是带蒂 TRAM 皮瓣组患者术后的腹壁力量均能保持日常生活水平；在不同时间进行随访时，游离 TRAM 皮瓣组等长屈曲的最大肌力均大于带蒂 TRAM 皮瓣组。带蒂 TRAM 皮瓣组的基线差异最大（P=0.004），表明与游离 TRAM 皮瓣组相比，带蒂 TRAM 皮瓣组切除腹直肌后对腹壁的损伤更大。

Blondeel 等对 20 例游离 TRAM 皮瓣乳房重建患者在术后 12～60 个月的时间里进行了躯干屈曲和旋转能力的评价[18]。该研究中所有患者均切取全腹直肌作为肌皮瓣，其中 18 例患者使用了补片缝合腹壁。该研究中评价腹壁力量的方法包括：伸直或旋转仰卧起坐，利用等速肌力测试仪测量患者躯干屈曲、伸展及旋转时的肌力，利用 CT 或 MRI 分析腹部肌肉的解剖，以及主观问卷。主观问卷结果显示术后 44% 的患者出现腹壁力量下降，28% 的患者提起重物的能力下降，42% 的患者出现腹壁膨出，47% 的患者做 Valsalva 动作时出现腹部疼痛，38% 的患者难以从平卧位完成起床动作。

EdsanderNord 等对带蒂 TRAM 皮瓣和游离 TRAM 皮瓣进行了对比研究。该研究中 21 名女性应用了带蒂 TRAM 皮瓣进行乳房重建，17 例女性应用了游离 TRAM 皮瓣[40]。带蒂 TRAM 皮瓣组切取全腹直肌制作 TRAM 皮瓣，而游离 TRAM 皮瓣组只切取了中央 1/3 的腹直肌。带蒂 TRAM 皮瓣组中有9例患者,游离TRAM皮瓣组中有4例患者使用补片来加强腹壁。以上两组患者均使用等速肌力测试仪在术前和术后6个月、12个月时评价患者躯干屈曲和伸展时的肌力。无论是术后6个月或12个月,两组患者腹部屈肌或伸肌力量均无明显差异。

Kroll等[13]对TRAM皮瓣乳房重建术后腹壁的变化进行了最全面的研究,他们对268例使用单侧或双侧、游离或带蒂TRAM皮瓣进行乳房重建的患者进行了至少6个月的随访。作者总结发现,仰卧起坐完成能力依次是单侧游离TRAM皮瓣组(63%)、单侧带蒂TRAM皮瓣组(57.1%)、游离双蒂或双侧TRAM皮瓣组(46.2%)、双蒂或双侧单蒂TRAM皮瓣组(27.4%)。该研究显示,与带蒂TRAM皮瓣组(38.2%)相比,使用游离TRAM皮瓣进行乳房重建的患者(58.3%)仰卧起坐的完成能力更好;单侧乳房重建组的患者(61.7%)仰卧起坐的完成能力优于双侧乳房重建组(35.5%)。

Alderman等最近报道了密歇根乳房重建转归研究的结果,对游离TRAM皮瓣和带蒂TRAM皮瓣进行了比较。该研究使用主观和客观方法评价患者的腹壁力量[41,42]。客观方法为利用等速肌力测试仪来评价腹壁力量。结果显示,游离TRAM皮瓣组和带蒂TRAM皮瓣组相比,两组患者的腹部屈肌力量的峰值没有差异。而主观方法为利用SF-36量表来评价腹壁力量。结果显示,无论使用游离TRAM皮瓣还是带蒂TRAM皮瓣进行单侧乳房重建,两组患者术后的SF-36量表评分无显著差异。通过这些研究得出的结论是,尽管不同的乳房重建手术存在着客观和主观的差异,但这些改变或差异对患者日常活动的影响微乎其微。

游离 TRAM 皮瓣 vs.DIEP 皮瓣 vs.SIEA 皮瓣

随着微血管技术在乳腺重建中的广泛应用,许多研究将不同类型的腹部皮瓣术后的功能转归进行了对比。Nahabedian等比较了DIEP皮瓣和保留部分腹直肌的游离TRAM皮瓣(MS-2)进行乳房重建的女性患者的腹壁力量[26]。这项研究随

访了89例应用MS-2游离TRAM皮瓣进行乳房重建的患者,其中65例患者行单侧乳房重建,24例患者行双侧乳房重建;该研究还随访了88例应用DIEP皮瓣进行乳房重建的患者,其中66例患者行单侧乳房重建,22例患者行双侧乳房重建,随访时间为3~49个月,平均随访时间为23个月。结果显示,在MS-2游离TRAM皮瓣组中,有3例(4.6%)行单侧乳房重建术的患者和5例(21%)行双侧乳房重建术的患者术后出现了腹壁膨出;有63例(97%)行单侧乳房重建术的患者和20例(83%)行双侧乳房重建术的患者能够完成仰卧起坐。而在DIEP皮瓣组中,只有1例(1.5%)单侧乳房重建的患者和1例(4.5%)双侧乳房重建的患者术后出现了腹壁膨出;所有(100%)行单侧乳房重建的患者均能完成仰卧起坐,21例(95%)双侧乳房重建的患者能够完成仰卧起坐。这些结果表明,与MS-2游离TRAM皮瓣组相比,应用DIEP皮瓣进行乳房重建时,患者术后能完成仰卧起坐和不发生腹壁膨出的比例更高,但无明显统计学差异。

Wu等比较了游离TRAM皮瓣、DIEP皮瓣和SIEA皮瓣术后供区并发症的发生率[43]。该研究通过问卷调查形式对179例女性乳房重建患者术后供区的功能、疼痛和美学进行了评价。研究结果显示,在行单侧乳房重建的患者中使用SIEA皮瓣的患者得分最高,在12个评分项目中有10项得分较高,其中包括术后较强的抬举能力($P=0.02$)、较短的腹部疼痛持续时间($P=0.06$)。在行双侧乳房重建的患者中,与保留部分腹直肌的游离TRAM皮瓣和DIEP皮瓣相比,使用SIEA皮瓣的患者术后有更好的完成起床动作的能力($P=0.02$)。

为了更好地理解SIEA皮瓣的风险和益处,Selber等比较了乳房重建术后游离TRAM皮瓣和SIEA皮瓣及腹壁的转归[44],研究表明游离TRAM皮瓣乳房重建术后腹壁疝或腹壁膨出的发生率为1.9%,而SIEA皮瓣组的发生率为0%。然而,SIEA皮瓣组的血栓并发症和皮瓣损失的发生率显著高于保留部分腹直肌的游离TRAM皮瓣组($P=0.0005$)。因此,虽然SIEA皮瓣具有供区优势,但

与皮瓣本身相关的风险可能抵消获益。

结论

基于以上这些回顾性研究,我们清楚地了解到目前利用腹部组织进行乳房重建会带来一些生物力学方面的影响。这些变化可能与功能或美学有关。由于不同术者技术和能力的差异,这些生物力学改变的发生率和程度也不尽相同。尽管我们能够使腹壁力量的微小变化得以量化,但最重要的是患者对腹部力量的感知。对患者来说,保证术后正常的日常活动能力,同时兼具令人满意的外形才是最重要的。为了实现这些目标,我们应该记住以下几点:对于保留腹直肌的作用目前仍存在争议,

大多数研究表明腹直肌的保留与否并无显著差异。只有保留神经支配和残余血管供血,腹直肌的保留才能有意义。腹部缺损的修补不应掉以轻心,完整的修补应包括双层缝合、使用生物或人工补片的加强以及对腹壁斜肌的正确评估。

在考虑使用何种乳房重建方案时,建议与患者进行深入讨论,以了解他们的目标值和期望值。必须对患者的预期值进行评估。重要的是要向患者告知术后可能出现腹部无力或腹部外形轮廓异常,尤其是在进行双侧乳房重建和切取全腹直肌制作皮瓣时上述情况更为常见。无论选择游离皮瓣还是带蒂皮瓣,如何闭合腹壁以及如何进行术后管理更加重要。

编者评论

本章对腹部皮瓣重建乳房的生物力学研究进行了全面深入的阐述,关于这个话题,许多外科医生并不十分了解,除非他们在临床工作中已经使用过文献中所提到的进行乳房重建的3种腹部皮瓣。

大多数外科医生由于个人喜好或根据多年经验,习惯使用一种腹部皮瓣进行乳房重建。尽管个人技术不同使手术经验完全不同,但是基于基本的解剖学现实问题,如腹部供区术后并发症的发生率等,将很可能使并发症变得更加突出,这些与不同类型皮瓣的比较研究中的结果相一致。这些观点在本章中得到了很好的阐述。

本章的优点是对不同皮瓣切取后腹壁供区并发症的发生率进行了完整的文献回顾,这一点在临床实践中可能帮助外科医生在术前更好

地与患者进行沟通。例如一个相对有用的见解是,通过对比不同文献发表的3种皮瓣在单侧和双侧乳房重建后出现的腹部并发症,发现并不是腹直肌的保留量导致腹壁膨出或松弛的发生率不同,很可能是腹壁筋膜的闭合方法影响最终转归。在此,我们要特别强调一下腹部筋膜的关闭方法,这一点常常被忽视,其中腹内斜肌筋膜的修复十分关键。

最后,我们需要了解的最重要的一点是,目前没有证据支持保留腹直肌技术能够减少术后腹部外形问题的发生率,虽然这似乎是一个很普遍的观念。此外,在腹壁薄弱这个问题上,尤其是在进行双侧乳房重建时,有足够的证据支持DIEP皮瓣,而不是游离TRAM皮瓣。

(*G.L.R.*)

参考文献

[1] Duchateau J, Declety A, Lejour M. Innervation of the rectus abdominis muscle: implications for rectus flaps. *Plast Reconstr Surg* 1988;82:223.

[2] Mizgala CL, Hartrampf CR, Bennett GK. Abdominal function after

pedicled TRAM flap surgery. *Clin Plast Surg* 1994;21:255.

[3] Blondeel PN, Boeckx WD, Vanderstraeten GG, et al. The fate of the oblique abdominal muscles after free TRAM flap surgery. *Br J Plast Surg* 1997;50:315.

［4］ American Society of Plastic Surgeons. Procedural statistics. 2007. Available at: http://www.plasticsurgery.org/Media. Accessed January 30, 2009.

［5］ Hartrampf CR, Scheflan M, Black PW. Breast reconstruction with a transverse abdominal island flap. *Plast Reconstr Surg* 1982;69(2): 216-225.

［6］ Hartrampf CR. Abdominal wall competence in transverse abdominal island flap operations. *Ann Plast Surg* 1984;12:139.

［7］ Scheflan M, Kalisman M. Complications of breast reconstruction. *Clin Plast Surg* 1984;11:343.

［8］ Hartrampf CR, Bennett GK. Autogenous tissue reconstruction in the mastectomy patient: a critical review of 300 patients. *Ann Surg* 1987;205:508.

［9］ Lejour M, Dome M. Abdominal wall function after rectus abdominis transfer. *Plast Reconstr Surg* 1991;87:1054.

［10］ Kroll SS, Marchi M. Comparison of strategies for preventing abdominal- wall weakness after TRAM flap breast reconstruction. *Plast Reconstr Surg* 1992;89:1045.

［11］ Zienowicz RJ, May JW Jr. Hernia prevention and aesthetic contouring of the abdomen following TRAM flap breast reconstruction by the use of polypropylene mesh. *Plast Reconstr Surg* 1995;96:1346.

［12］ Nahabedian MY, Manson PN. Contour abnormalities of the abdomen after transverse rectus abdominis muscle flap breast reconstruction: a multifactorial analysis. *Plast Reconstr Surg* 2002;109:81.

［13］ Kroll SS, Schusterman MA, Reece GP, et al. Abdominal wall strength, bulging, and hernia after TRAM flap breast reconstruction. *Plast Reconstr Surg* 1995;96:616.

［14］ Glasberg SB, D'Amico RA. Use of regenerative human acellular tissue (AlloDerm) to reconstruct the abdominal wall following pedicle TRAM flap breast reconstruction surgery. *Plast Reconstr Surg* 2006;118:8.

［15］ Suominen S, Asko-Seljavaara S, von Smitten K, et al. Sequelae in the abdominal wall after pedicled or free TRAM flap surgery. *Ann Plast Surg* 1996;36:629.

［16］ Holmstrom H. The free abdominoplasty flap and its use in breast reconstruction. *Scand J Plast Reconstr Surg* 1979;13:423.

［17］ Schusterman MA, Kroll SS, Miller MJ, et al. The free transverse rectus abdominis musculocutaneous flap for breast reconstruction: one center's experience with 211 consecutive cases. *Ann Plast Surg* 1994;32:234.

［18］ Blondeel PN, Vanderstraeten GG, Monstrey SJ, et al. The donor site morbidity of free DIEP flaps and free TRAM flaps for breast reconstruction. *Br J Plast Surg* 1997;50:322.

［19］ Nahabedian MY, Momen B, Galdino G, et al. Breast reconstruction with the free TRAM or DIEP flap: patient selection, choice of flap, and outcome. *Plast Reconstr Surg* 2002;110:466.

［20］ Nahabedian MY, Dooley W, Singh N, et al. Contour abnormalities of the abdomen after breast reconstruction with abdominal flaps: the role of muscle preservation. *Plast Reconstr Surg* 2002;109:91.

［21］ Bajaj AK, Chevray PM, Chang DW. Comparison of donor- site complications and functional outcomes in free muscle- sparing TRAM flap and free DIEP flap breast reconstruction. *Plast Reconstr Surg* 2006;117(3):737-746.

［22］ Hamdi M, Blondeel P, Van Landuyt K, et al. Bilateral Autogenous breast reconstruction using perforator free flaps: a single center experience. *Plast Reconstr Surg* 2004;114:83.

［23］ Keller A. The deep inferior epigastric perforator free flap for breast reconstruction. *Ann Plast Surg* 2001;46:474.

［24］ Gill P, Hunt J, Guerra A, et al. A 10-year retrospective review of 758 DIEP flaps for breast reconstruction. *Plast Reconstr Surg* 2004; 113:1153.

［25］ Guerra A, Metzinger S, Bidros R, et al. Bilateral breast reconstruction with the deep inferior epigastric perforator (DIEP) flap. An experience with 280 flaps. *Ann Plast Surg* 2004;52:246.

［26］ Nahabedian M, Momen B, Tsangaris T. Breast reconstruction with the DIEP flap or the muscle sparing (MS- 2) free TRAM flap: is there a difference? *Plast Reconstr Surg* 2005;115:436.

［27］ Bottero L, Lefaucheur JP, Fadhul S, et al. Electromyographic assessment of rectus abdominis muscle function after deep inferior epigastric perforator flap surgery. *Plast Reconstr Surg* 2004;113: 156.

［28］ Warren M, Rozen WM, Ashton MW, et al. Avoiding denervation of rectus abdominis in DIEP flap harvest. II. An intraoperative assessment of the nerves to rectus. *Plast Reconstr Surg* 2008;122:1321.

［29］ Rozen WM, Dip PG, Ashton MW, et al. Avoiding denervation of rectus abdominis in DIEP flap harvest: the importance of medial row perforators. *Plast Reconstr Surg* 2008;122:710.

［30］ Nahabedian MY. Secondary operations of the anterior abdominal wall following microvascular breast reconstruction with the TRAM and DIEP flaps. *Plast Reconstr Surg* 2007;120:365-372.

［31］ Arnez Z, Khan U, Pogorelec D, et al. Breast reconstruction using the free superficial inferior epigastric artery (SIEA) flap. *Br J Plast Surg* 1999;52:276.

［32］ Arnez Z, Pogorelec D, Planinsek F. Rational selection of flaps from the abdomen in breast reconstruction to reduce donor site morbidity. *Br J Plast Surg* 1999;52:351.

［33］ Chevray PM. Breast reconstruction with superficial inferior epigastric artery flaps: a prospective comparison with TRAM and DIEP flaps. *Plast Reconstr Surg* 2004;114:1077.

［34］ Suominen S, Asko-Seljavaara S, Kinnunen J, et al. Abdominal wall competence after free transverse rectus abdominis musculocutaneous flap harvest: a prospective study. *Ann Plast Surg* 1997;39:229.

［35］ Galli A, Adami M, Berrino P, et al. Long-term evaluation of the abdominal wall competence after total and selective harvesting of the rectus abdominis muscle. *Ann Plast Surg* 1992;28:409.

［36］ Suominen S, Tervahartiala P, von Smitten K, et al. Magnetic resonance imaging of the TRAM donor site. *Ann Plast Surg* 1997;38:23.

［37］ Petit JY, Rietjens M, Ferreira MAR, et al. Abdominal sequelae after pedicled TRAM flap breast reconstruction. *Plast Reconstr Surg* 1997;99:723.

［38］ Mizgala CL, Hartrampf CR, Bennett GK. Assessment of the abdominal wall after pedicled TRAM flap surgery: 5- to 7- year follow-up of 150 consecutive patients. *Plast Reconstr Surg* 1994;93: 988.

［39］ Kind GM, Rademaker AW, Mustoe TA. Abdominal-wall recovery following TRAM flap: a functional outcome study. *Plast Reconstr Surg* 1997;99:417.

［40］ Edsander-Nord Å, Jurell G, Wickman M. Donor-site morbidity after pedicled or free TRAM flap surgery: a prospective and objective study. *Plast Reconstr Surg* 1998;102:1508.

［41］ Brockhurst AC, Alderman AK, Lowery JC, et al. Survey assessment of physical function following postmastectomy breast reconstruction. *Plast Reconstr Surg* 2008;121:1108.

［42］ Alderman AK, Kuzon WM, Wilkins EG. A two-year prospective analysis of trunk function in TRAM breast reconstructions. *Plast Reconstr Surg* 2006;117:2131.

［43］ Wu LC, Bajaj A, Chang DW, et al. Comparison of donor-site morbidity of SIEA, DIEP, and muscle-sparing TRAM flaps for breast reconstruction. *Plast Reconstr Surg* 2008;122:702.

［44］ Selber JC, Samra F, Bristol M, et al. A head-to-head comparison between the muscle- sparing free TRAM and the SIEA flaps: is the rate of flap loss worth the gain in abdominal wall function? *Plast Reconstr Surg* 2008;122:348.

Scott L. Spear
Ali Al-Attar

第76章

脂肪注射在乳房重建中轮廓畸形修复的应用

Fat Injection to Correct Contour Deformities in the Reconstructed Breast

引言

随着假体植入、自体组织移植或两者相结合技术的日臻成熟,乳房重建已在临床上取得极大成功和广泛应用。技术经验的大量累积也在不断提升乳房重建的美学标准、推动手术技能的精益求精。不论通过假体植入抑或自体组织移植,患者和医生都不再满足于重建后的乳房仅局限于简单的胸壁上的"隆起"。

脂肪注射始自20世纪80年代中叶,一直以来多用于修复先天性或医源性的面部、躯干以及四肢畸形,然而,其在乳房重建中的应用饱受争议,仅在最近的一些文献中有所提及[1-4]。尽管既往有报道涉及自体脂肪用于隆胸或修复重建后乳房的不规则外形,但目前相关文献主要来自个案报道,缺乏很好的前瞻性试验来指导临床[1,5-7]。

自体脂肪填充正逐渐广泛用于身体不同部位的手术软组织修补,随着临床经验的积累,其安全性和有效性也得到了证实。可是,当自体脂肪填充用于乳房重建时,若发生脂肪坏死,形成局部肿块可能会混淆诊断,而被误诊为肿瘤复发。自体脂肪移植被人们所理解和研究尚处初级阶段,既往的报道指出自体脂肪具有潜在的免疫相容和再生效应等生物活性,可能彻底颠覆重建手术的"兵器库"[3,8,9]。

我们从1993年起便将脂肪注射技术应用于假体植入或自体组织移植重建后乳房畸形的修复。我们通过总结近10年的经验,来研究脂肪注射为乳房重建所带来的改善程度及其并发症,尤其是探讨围绕这项技术产生的异议和争论[1]。尽管在重建后的乳房内部及周围注射的脂肪组织有限,且可能需要重复注射,但我们的经验表明,这项技术总体上十分安全,并且能在很大程度上改善难以修复或需要大量复杂危险操作才能修复的外观畸形。

自体脂肪移植技术历史沿革

自体脂肪移植实际上是个陈旧的概念,历史可追溯到19世纪,其用于乳房重建的优势在于取材于自体、质地柔软、来源丰富,尽管存在不可靠和液化吸收等并发症的可能,却仍旧受到诸多外科医生的青睐。

据记载,首例自体脂肪移植术开展于19世纪80年代的欧洲,通过移植大块脂肪组织来修复软组织缺损[10,11]。但原始报道中还记录了随后出现的意料之外的脂肪液化再吸收,而这一并发症被认为是技术的重要瑕疵。

梅奥诊所在20世纪初期通过啮齿类动物模型对自体脂肪移植进行了仔细研究[12]。研究者们发现,对组织进行过渡操作可能会造成移植物丧失,而细致的手术操作能够显著减少移植脂肪的液化重吸收。Lyndon Peer通过组织学方法推动了脂肪移植的研究,并首次提出:不同于其他自体移植模型(如骨自体移植模型),自体脂肪移植能否成活主要依赖于移植的单个脂肪细胞能否成活[13]。20世纪50年代,自体脂肪移植的原则被确立:小体积移植物、在原有体积基础上尽量使表面积最大化、每个移植的脂肪细胞确保充足的营养和氧气供应。

20世纪80年代后期,脂肪移植与吸脂术并驾齐驱,在临床上的应用都获得了飞速发展,而吸脂术后可能被遗弃的脂肪恰巧成了脂肪移植充足的原料来源。此外,显微外科的进步为软组织填充提供了有力的技术支持,同组织填充物的有机结合提升了自体脂肪移植的实用性从而易于更广泛的应用。

在过去20年中，整形外科医生引导了自体脂肪移植技术相关的临床试验和基础科学研究。而研究结果已得出若干临床实践中广泛采用的原则：①采用新鲜的脂肪组织进行移植；②轻柔地处理组织；③使用精细套管注射脂肪组织；④做出20%～50%的移植组织可能被液化再吸收的预估。整形外科医生目前在面部填充美容、颌面部重建、乳房塑性等多种临床实践中应用脂肪移植技术。

最近的一项重大进展来自Sidney Coleman的研究结果，即注射的脂肪组织提取物似乎对邻近受辐射损伤的皮肤有治疗作用。尽管机制尚不明确，但Coleman和其他外科医生推测移植的脂肪细胞能够激活脂肪组织中的干细胞活性进而调节邻近组织。虽然这一机制只是理论上的推测，但大量的临床和基础研究已经证实，移植的脂肪能够通过旁分泌的方式起到正相调节效应。自体脂肪移植由于同时具有细胞和软组织填充的前景而成为解决乳房重建中一些棘手问题的有力武器。

手术技巧

所有的患者均需在站立位进行注射点标记。最常见的需要修复的区域为乳房上极，特别是靠近中部区域（图76.1和图76.2）。脂肪组织是通过Tulip低压针筒抽吸系统获取（图76.3）。吸出的脂肪经过反复的生理盐水冲洗直到所有的血液成分洗净方可使用。静置至针筒中的脂肪颗粒悬浮至上层，去除生理盐水后，注射用的脂肪即准备就绪。若使用的是更小的10 mL针筒，则需要使用离心设备将脂肪颗粒、脂肪液体和血液成分分层，去除血液成分和脂肪液体，使用脱脂棉吸附脂肪颗粒层表面残留的脂肪液体。在重建的乳房周围

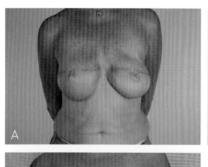
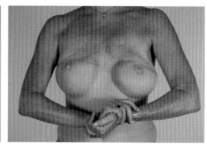
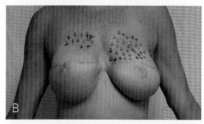
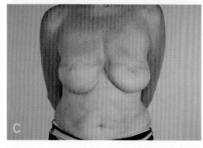
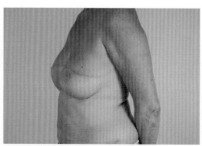
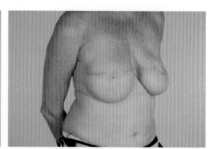

图76.1　A. 一例57岁女性接受双侧乳房切除术和扩张器植入＋脱细胞异体真皮重建，后期更换为硅胶假体植入。图示标记了双侧乳房上极的外观缺损，尤其是左侧乳房。B. 术前患者站立位，用"＋"标记需要通过脂肪注射来进行软组织填充的部位。C. 自体脂肪移植术后2个月的随访照片，上极的丰满程度已获得很大改善。左乳注射了200 mL的自体脂肪，右乳注射了85 mL。

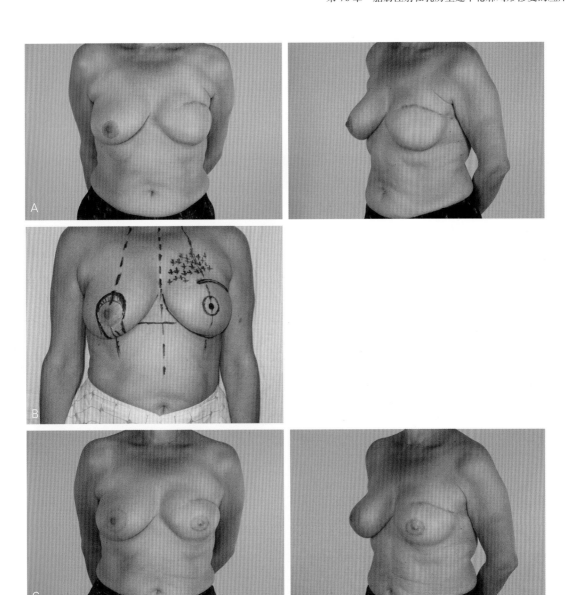

图76.2　A. 一例59岁女性在接受左乳重建术后出现的内上极缺损。B. 左乳自体脂肪移植术前标记，同时施行对侧乳房上提固定术。C. 术后4个月左乳内上极外观的修复成果。术中左乳注射了100 mL自体脂肪。

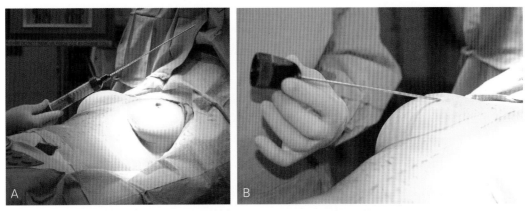

图76.3　A. 自体脂肪移植术中，我们通过Tulip低压针筒来抽吸脂肪，之后用生理盐水冲洗。B. 套管通过一个小的皮肤切口刺入皮下，缓慢注射脂肪颗粒。

小剂量注射脂肪颗粒(即间断注射为"线状小隧道",每个隧道1～5 mL)。脂肪颗粒制备后需尽快注射,避免暴露在空气中太久而变性。

结果

我们回顾了1993—2003年行乳房重建并接受脂肪注射来修复畸形的37例患者的病历资料[1]。在这37例患者中,共47例乳房外形不佳,43例乳房接受了脂肪注射。6例患者接受了双侧治疗,3例患者接受了2次治疗,1例患者接受了3次治疗。43例中,25例(58%)为假体植入,17例(40%)为横行腹直肌肌皮瓣(TRAM皮瓣),1例(2%)为TRAM皮瓣联合背阔肌皮瓣联合假体植入。每例乳房手术的脂肪注射量从30～260 mL不等,平均110 mL。

47例次的治疗中3例次(6%)出现并发症。双侧假体植入乳房重建的1例患者,在双乳均注射160 mL脂肪后,左乳出现了蜂窝织炎(图76.4)。此并发症在术后2周出现,经抗生素治疗后痊愈,并且无需移除之前植入的假体。此病例中,尽管脂肪注射没能达到改善外观的效果,但也没有遗留任何后遗症。2例患者术后发现在之前脂肪注射区域皮肤表面有小的硬结。1～2 cm的小硬结切除后证实为脂肪坏死形成的小囊肿。在回顾的病例中,1例患者在双侧假体植入后,均注射260 mL脂肪,术后外形改善效果极为显著。

自体脂肪移植还可用于其他方式重建后的乳房缺损。图76.5所示为右胸发育不全患者在接受假体植入术后又行2次上极脂肪注射。图76.6所示为双侧TRAM皮瓣重建联合脂肪注射患者术后7年乳房外形的随访照片。

我们的病例随访时间平均15个月,随访时间从3周至7年不等。43例接受治疗的乳房中,35例在最后一次手术至少3个月后接受了随访[1]。经独立观察小组评定,治疗后10例(21%)外形获得很大改善,30例(64%)获得轻到中度改善,7例(15%)无改善。

讨论

脂肪注射技术从20世纪80年代中期便进入临床,并且一直不断发展更新。它作为一种相对低风险、低致病率的技术广泛用于修补面部、躯干或四肢的软组织缺损[14-23]。尽管脂肪注射应用于乳房较应用于其他器官更为滞后,但实用性和安全性的不断彰显使其成为乳房整形的重要组成部分。

美国整形外科协会因潜在的脂肪坏死以及形成硬结等可疑并发症而抵制这一技术应用于乳房。在假体植入进行乳房重建的患者中(我们的诊疗经验中占大多数),脂肪注射所带来的感染风险成为接受该技术人群增长缓慢的主要因素。外科医生担忧的也是感染或其他因素导致移植物损坏。

我们收治的通过假体植入和TRAM皮瓣来进行乳房重建的患者中,可见大量外形不规则进而需要进行修复的区域。常见的是乳房上极,而这部分区域如果穿着低胸衣服或浴衣则很容易被看到,因而更需要在社交中给予关注。其他的软组织填充物如背阔肌皮瓣或真皮脂肪移植的致病率均显著高于自体脂肪移植。

无论假体植入或皮瓣移植作为乳房重建的技术多么成功、多么普及,术后仍有很多患者出现外形不规则的现象。我们10年来43例重建乳房的经验表明,脂肪注射能够改善大部分患者外观的缺陷,其中有些缺陷是无法修复或需要更复杂危险的手术才能进行修复的。即便出现了最坏的情况,诸如小部分患者所出现的蜂窝织炎或脂肪坏死,患者充其量是无获益,而并不会出现永久性后遗症。在根本无获益的极少数患者中,若出现脂肪液化吸收,导致的结果也就是外形无改善而不会出现并发症。我们认为脂肪注射是改善重建后乳房外观的一项安全有效的技术。

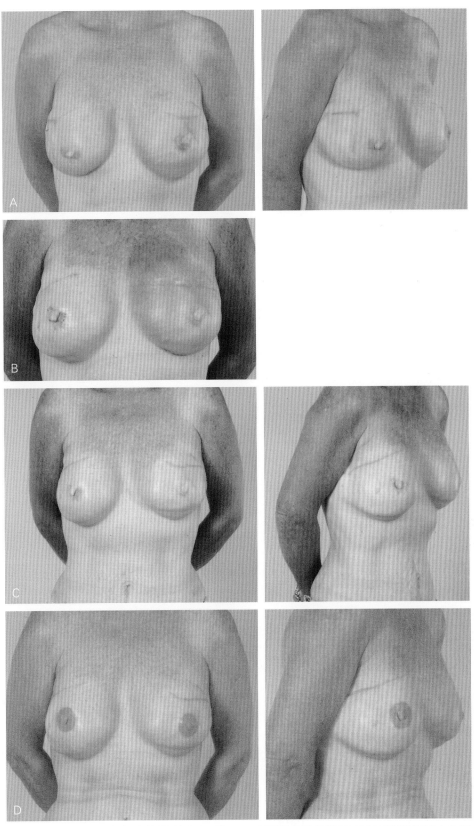

图76.4　A. 术前照片（双侧假体植入术后）。B. 双侧乳房外观畸形区域（重建乳房的上象限中央区域）分别注射160 mL脂肪后2周。术区感染了普氏菌（一种革兰阴性杆菌）；经静脉抗生素治疗后蜂窝织炎痊愈。C. 注射160 mL脂肪后6周，随后患蜂窝织炎，静脉使用抗生素后痊愈。D. 术后6个月。观察小组评定外观较术前无改善。

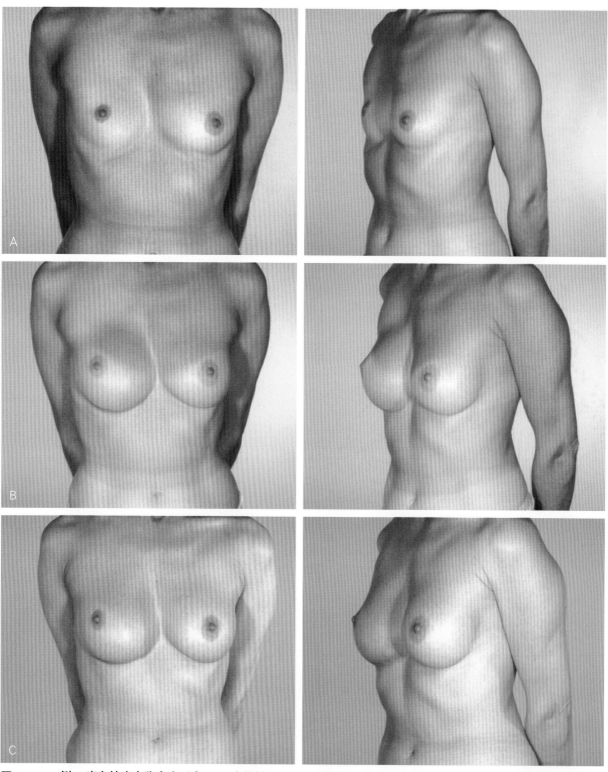

图76.5　一例39岁女性患右胸发育不全。A. 术前外观。B. 双侧胸肌下假体植入后。C. 右胸上极行2次脂肪注射术后2年（注射剂量：第一次140 mL，第二次150 mL）。

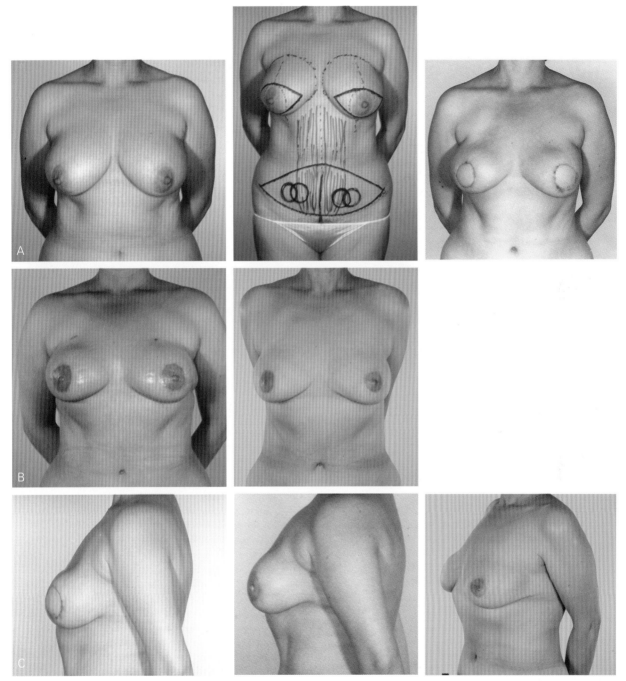

图 76.6　A. 双乳 TRAM 皮瓣重建术前（左图和中图）、术后若干月（右图）。标记重建乳房的上象限中央区缺损范围。
B. 重建后乳房上象限中央区行 160mL 脂肪注射后 11 个月（左图）、7 年（右图）。C. 侧面观：术前（左图）、术后 11 个月（中图）、术后 7 年（右图）。

编者评论

通过脂肪注射来修复重建后乳房外观的畸形,特别是在肿瘤患者中应用脂肪注射技术尚未得到广泛接受。这类患者行乳房切除术的范围往往延伸至锁骨下区。通过自体组织或假体植入进行重建在可能在多个部位遗留明显的外观缺陷,特别是上象限或上象限中央区。良好的乳房重建术可能遗留轻度残余畸形,而这种缺陷只能通过脂肪移植来矫正修复。这类问题尚无简易的解决方法。除了自体脂肪以外,诸如人非细胞胶原蛋白或真皮脂肪等其他填充原料在使用过程中能否获得更满意的填充效果或外观改善同样无法预料,也可能会导致囊性硬结需要接受活检或切除。但需要注意的是,在我们回顾的患者中有2/3通过脂肪注射达到了外观改善的目的。此外,这项技术最主要的优点是改善外观的同时,引起并发症的比例很低。

通过注射脂肪或其他材料来修复重建后乳房外观畸形中很重要的一个方面,在于能否被患者知情同意。也就是说,患者能否正确理解这种操作可能会形成硬结或脂肪坏死囊性变,且可能持续很长时间,有的甚至需要细针穿刺活检或完整切除。依我看来,外科医生和肿瘤内科医生在针对肿瘤患者的整个诊疗和管理过程中,了解脂肪注射可能会引发的这些问题,从而避免触及注射所致结节造成的不必要的恐慌。很多病例只需要通过常规的超声检查即可分辨出良性囊性变,进而免除更进一步的有创处理。总结了很多病例的经验后我发现,仅仅通过使用小的吸脂套管即可降低囊性结节的发生率,进而降低局部囊性挛缩或形成肿块硬结的发生概率。

(G.L.R.)

参考文献

[1] Spear SL, Wilson HB, Lockwood MD. Fat injection to correct contour deformities in the reconstructed breast. *Plast Reconstr Surg* 2005;116:1300-1305.

[2] Spear SL. Fat for breast: where are we? *Plast Reconstr Surg* 2008; 122:983-984.

[3] Gutowski KA; ASPS Fat Graft Task Force. Current applications and safety of autologous fat grafts: a report of the ASPS fat graft task force. *Plast Reconstr Surg*. 2009;124(1):272-280.

[4] Khouri R, Del Vemlhio D. Breast reconstruction and augmentation using pre-expansion and autologous fat transplantation. *Clin Plast Surg* 2009;36:269-280.

[5] Bircoll M. Cosmetic breast augmentation utilizing autologous fat and liposuction techniques. *Plast Reconstr Surg* 1987;79:267.

[6] Castello J, Barros J, Vazquez R. Giant liponecrotic pseudocyst after breast augmentation by fat injection. *Plast Reconstr Surg* 1999; 103:291.

[7] Wang H, Jiang Y, Meng H, et al. Sonographic assessment on breast augmentation after autologous fat graft. *Plast Reconstr Surg* 2008; 122:36e-38e.

[8] Coleman SR. Structural fat grafting: more than a permanent filler. *Plast Reconstr Surg* 2006;118:108S-120S.

[9] Phulpin B, Gangloff P, Tran N, et al. Rehabilitation of irradiated head and neck tissues by autologous fat transplantation. *Plast Reconstr Surg* 2009;123:1187-1197.

[10] Neuber G. Fetttransplantation. *Verh Deutsch Ges Chir* 1893;22:66.

[11] Czerny V. Plastischer ersatz der brustdruse durch ein lipom. *Zentralbl Chir* 1895;27:72.

[12] Gurney GE. Experimental study of the behavior of free fat transplants. *Surgery* 1938;3:679-691.

[13] Peer LA. Loss of weight and volume in human fat grafts. *Plast Reconstr Surg* 1950;5:217-230.

[14] Chajchir A. Liposuction fat grafts in face wrinkles and hemifacial atrophy. *Aesthet Plast Surg* 1986;10:115.

[15] Chajchir A, Benzaquen I. Fat-grafting injection for soft-tissue augmentation. *Plast Reconstr Surg* 1989;84:921.

[16] Ellenbogen R. Free autogenous pearl fat grafts in the face: a preliminary report of a rediscovered technique. *Ann Plast Surg* 1986;16: 179.

[17] Ersek R. Transplantation of purified autologous fat: a 3-year follow-up is disappointing. *Plast Reconstr Surg* 1991;87:219.

[18] Ersek R, Chang P, Salisbury M. Lipo layering of autologous fat: an improved technique with promising results. *Plast Reconstr Surg* 1998;101:820.

[19] Illouz Y. The fat cell "graft": a new technique to fill depressions [Letter]. *Plast Reconstr Surg* 1986;78:122.

[20] Mandrekas A, Zambacos G, Kittas C. Cyst formation after fat injection. *Plast Reconstr Surg* 1998;102:1708.

[21] Nguyen A, Pasyk K, Bouvier T, et al. Comparative study of survival of autologous adipose tissue taken and transplanted by different techniques. *Plast Reconstr Surg* 1990;85:378.

[22] Niechajev I, Sevcuk O. Long-term results of fat transplantation: clinical and histologic studies. *Plast Reconstr Surg* 1994;94:496.

[23] Teimourian B. Repair of soft-tissue contour deficit by means of semiliquid fat graft [Letter]. *Plast Reconstr Surg* 1986;78:123.

第 77 章

Emmanuel Delay

自体脂肪移植乳房重建

Lipomodeling of the Reconstructed Breast

引言

乳房重建手术是整形手术中最困难的术式之一，重建一个外形正常的乳房仍具有挑战性。当重建后的缺损位于乳房内侧内上方、Décolleté区（领口区）时尤其明显。然而，该区域对患者来说是最重要的区域，因为这个领域最容易暴露在外，并且在患者的社交活动中也发挥着重要作用（图77.1）。

在脂肪移植出现之前，没有任何可用的技术来改善Décolleté区域，或者纠正乳沟区的缺陷。脂肪移植在面部应用是有效的，于是我们便将这种技术应用于重建乳房上。1998年，我们首次将脂肪移植应用到自体背阔肌皮瓣重建的乳房上，结果发现，这是非常有效的，然后，我们决定将其适应证扩大到横行腹直肌（TRAM）皮瓣或假体重建乳房。2001年，我们在特定的患者中，单纯使用自体脂肪移植进行乳房重建手术。

脂肪移植的历史

将脂肪从脂肪组织过多的区域转移到脂肪不足的区域的想法并不是近年才有的。1893年，Neuber就首先描述了自体脂肪移植[1]，他从手臂切除部分脂肪组织，用它们填充由分枝杆菌性骨炎引起的面部凹陷。

1895年，Czerny描述了在切除乳房良性肿瘤后用转移的脂肪填充乳房凹陷[2]。1910年，Lexer在他的文章 *Freie Fettgewebs transplantation* 中阐述了他从腹壁移植脂肪的经验[3]。随后，很多作者发表了关于脂肪移植的文章。1987年，Ellenbogen记录了200多位使用这项技术的作者[4]。

在获取脂肪方面，一个巨大的进步是1983年由Illouz[5-7]发明的吸脂术。吸脂术侵入性较小，另外通过抽吸可获得大量脂肪。1985年，Fournier改善了这项技术，称为脂肪塑形[8]。他改进了Illouz的方法，使用注射器收集脂肪，并用13号针进行微量抽吸和注射。最近，Coleman结合了各种改进方法，引入了离心分离技术，并制定了严格的流程，强调需要进行无创性脂肪采集和移植[9,10]。他的前期工作主要涉及脂肪移植在面部修复中的应用。许多作者都证实了脂肪移植在面部的价值，特别是在抗蛋白酶治疗后的除皱和脂肪营养不良中。

1998年，在面部美容和重建手术中获得的骄人成果使我们产生了将自体脂肪移植应用于乳房重建的想法。我们首先制订了一个将脂肪移植到自体背阔肌皮瓣重建乳房的方案，在第二阶段的乳头－乳晕复合体重建的同时进行脂肪转移。结果显示效果不错，后来，我们就将脂肪移植应用于其他乳房重建和乳腺整形手术的患者中[11-14]。

适应证

重建乳房的脂肪移植技术有多种适应证。当乳房有小缺陷需要修整时，就可以使用这种技术。Décolleté区（图77.1）是进行脂肪移植的理想区域。在皮瓣重建的乳房中应用脂肪移植可以增加乳房的体积，并保证重建乳房的完全自体组织性，同时可改善乳房的大小、形状和凸度。

在我们的医疗中心，我们现在认为，在全乳切除术后进行脂肪移植是一种有效的技术。在乳房肿瘤切除术和放疗后的情形下，目前正在进行关于保守治疗后残留畸形矫正的研究[15-18]。

在这些适应证患者中，在对脂肪移植进行长期随访前，应使用严格的方案进行评估，包括乳腺

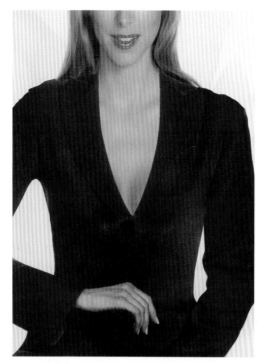

图77.1 Décolleté区域(即领口区)。

禁忌证

脂肪移植的禁忌证极少,主要是非常纤瘦没有潜在供区的患者。考虑到"两次30%"的规则,即在离心和制备过程中,30%的收获量会丢失;并且在后期中,30%的移植量也会丢失,因为移植后的4个月内脂肪会被吸收,因此,实际上要获取足量的脂肪。

在某些情况下,禁忌证是相对的,而且脂肪可来自多个部位,但这会使收集脂肪的过程变得更长、更复杂。

手术过程

术前准备

告知患者手术方式及其风险和潜在并发症,并为其提供一份专门设计的情况说明书。重要的是,在手术时患者应处于理想体重,因为移植的脂肪"记住"了其起源,如果患者在脂肪体移植手术后体重减轻,则脂肪移植将失去部分益处。

通过精细的临床检查确定需要脂肪移植的乳房区域,并在患者身上标出(图77.2)。在我们医疗中心,我们现在进行三维形态学研究以及常见的二维研究,这可能有利于评估需要移植的脂肪组织的量和被吸收的量。

检查身体的各个脂肪区域,以确定提供自体

X线摄影、超声和MRI。类似地,在对正常乳房进行脂肪移植以增大乳房体积之前,患者应行乳房X线摄影和超声检查,乳腺放射科医生将对这些图像进行评估以筛选适合做脂肪移植的患者。

我们医疗中心正在对正常乳房行脂肪移植的影响进行乳房X线、超声和MRI的研究,以研究脂肪移植后乳腺成像的变化,并与乳腺癌进行区别。

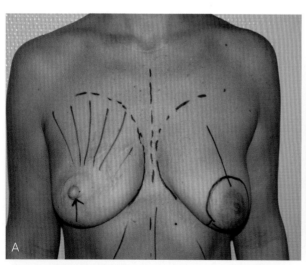
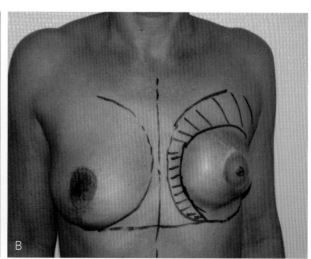

图77.2 将要进行脂肪移植的区域轮廓。A. 自体组织背阔肌重建乳房需进行脂肪移植的区域。B. 假体重建乳房需进行脂肪移植的区域。

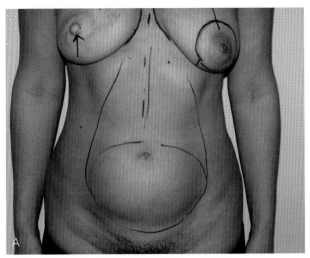
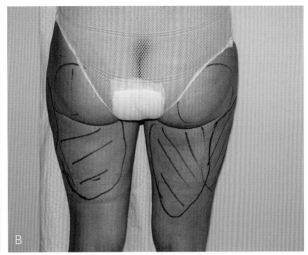

图77.3　获取脂肪组织部位的轮廓。A. 腹部区域轮廓。B. 大腿区域轮廓。

脂肪的区域。通常使用腹部脂肪,因为患者喜欢将该区域的脂肪去除,并且不需要改变手术体位。第二个区域是大腿转子区(鞍囊区),如果需要,可以从臀部获取脂肪,以获得足够量的脂肪。用皮肤标记勾勒出要收获脂肪的区域(图77.3)。

以无创的方式获取脂肪

研究脂肪细胞移植的作者都强调了脂肪细胞的脆弱性[9,10,19]。目前研究已经表明,移植的每个阶段都可能影响脂肪的吸收率以及脂肪的长期存活。

最近的研究有助于标准化脂肪的采集和移植技术,以减少每个阶段脂肪的损失[19]。每一步都需要小心谨慎地进行,使脂肪能够在短期、中期和长期存活下来。

在腹部区域获取脂肪有助于摆放患者的体位,以便在单个手术区域中进行脂肪的抽取和移植。如果获取量不足,可以做2个侧腹切口,这样,可从髂骨上部获得脂肪。在一些较瘦患者中,必须使用大腿以及臀部的脂肪,此时,患者需侧卧位,并且需要改变体位以将脂肪转移到半坐位时的乳房区域。

使用全身麻醉,这是因为脂肪移植通常与另一种手术相结合,包括乳房下皱襞吸脂术,乳头-乳晕复合体重建术或对侧对称性修整术。任何整形手术前,常规给予抗生素。但脂肪移植术前不

需要给予特定的抗生素治疗。对于较小范围的脂肪移植(第二次或第三次),可以在局部麻醉下进行。

在收集脂肪之前,我们用盐水和肾上腺素(1 mg 肾上腺素,500 mL 盐水)局部浸润供区,以减少失血和血清肿。

吸脂套针是一次性的,长15 cm,直径3 cm(图77.4)。它有一个钝头,使脂肪可以像传统吸脂术一样被提取而不损伤血管或皮下神经(它的尖端较钝,因此可以像传统的吸脂术一样提取脂肪而不会损坏血管或皮下神经)。该套管有15个刀片,可以插入并穿过4 mm的切口。

用注射器提取脂肪。10 mL Luer Lock 注射器可以直接安装到套管上。适当抽吸(图77.5)以减

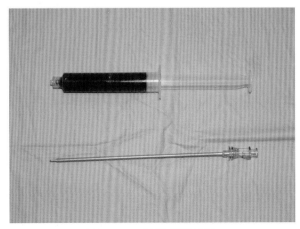

图77.4　一次性吸脂套管。

少脂肪细胞损伤。过度剧烈的抽吸可能会影响脂肪细胞的存活。考虑到离心时的损失和脂肪移植时所需的过度校正,必须获取足量的脂肪。

为了优化收集脂肪的供体部位的外形,可以使用4 mm套管进行传统吸脂术。使用较细、可快速吸收的缝合线闭合皮肤切口。

脂肪处理

在收集脂肪时,助理准备注射器进行离心。将螺丝帽安装到注射器上(图77.6),然后将它们6个一批(图77.7)以3 200 rpm转速离心1分钟。离心机有一个带支架的无菌盘(图77.8),使注射器保持在无菌环境中。

离心将脂肪分离成3层(图77.9)。

● 富含乳糜微粒和甘油三酯的油性液体来自破裂的脂肪细胞。

● 如果脂肪是在局部麻醉下收集的,底层含有血液残留物和血清以及进行局麻的浸润液。

● 中间层是纯化的脂肪,这是有用的部分。转移该层,将其他层丢弃:拧开螺丝帽(图77.10),将底层去除,轻轻倒出覆盖到中间层的油脂去除上层(图77.11)。

团队必须有良好的组织性,以便快速有效地准备脂肪。使用三通阀,将纯化脂肪从一个注射器转移到另一个注射器,10 mL为一个单位(图77.12)。

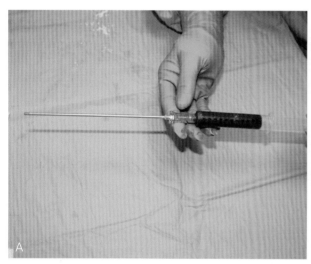 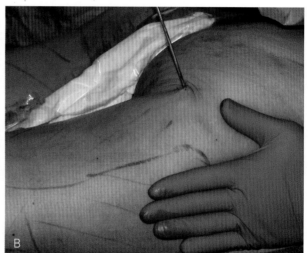

图77.5 将10 mL Luer Lock注射器直接安装到套管上进行脂肪抽吸。A. 10 mL Luer Lock注射器安装到套管上。B. 用套管收集脂肪。

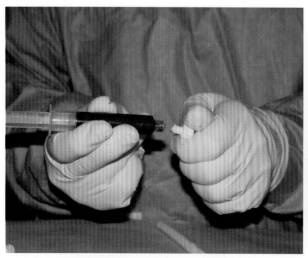 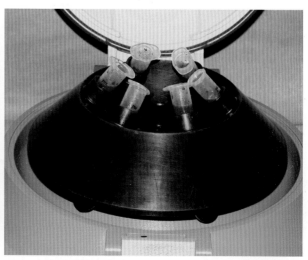

图77.6 将螺丝帽安装在注射器上。   图77.7 6个注射器为一批进行离心(离心机和无菌盘)。

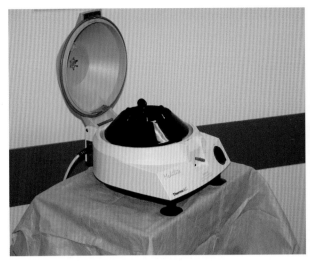

图77.8 离心机和无菌盘。

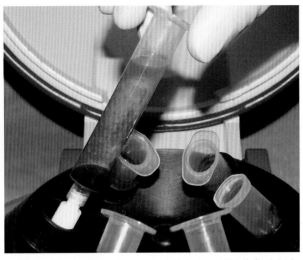

图77.9 离心将脂肪分成3层;只将中间层的纯化脂肪保留下来。

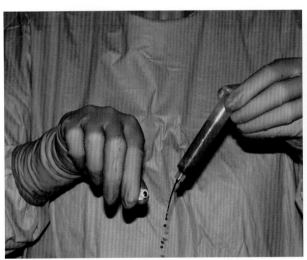

图77.10 拧开螺丝帽将底部去除。

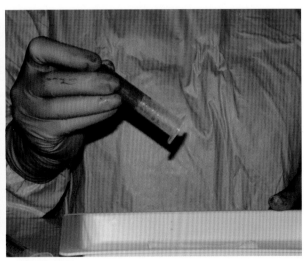

图77.11 轻轻倒出上层。

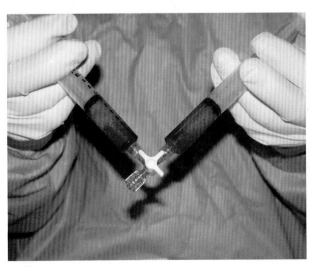

图77.12 用三通阀将纯化脂肪从一个注射器转移到另一个注射器,10 mL 为一个单位。

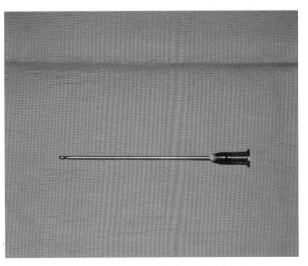

图77.13 进行脂肪转移的一次性套针。

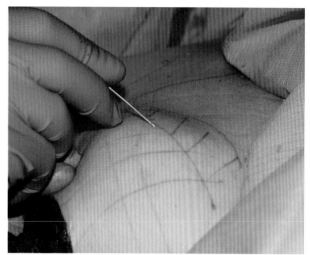

图77.14 用17号套管针制作乳房切口。

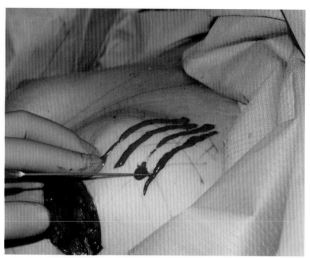

图77.15 脂肪转移原理的演示。注射器取出,留下与脂肪组织转移相对应的脂肪微通道。

注射脂肪

制备好脂肪后,准备一些10 mL纯化脂肪的注射器。使用装有直径2 mm的一次性专用套针的注射器将纯化脂肪直接转移到乳房区域。由于接收的组织比较硬且纤维较多,所以机械阻力比较大。因此,使用的套针比在面部区域中用的套针略长、略硬(图77.13)。

乳房切口用17号针头(图77.14)制成,这样充分进入而形成最小的点状瘢痕。可多做几个切口,以便用多通道进行脂肪移植。

少量的脂肪精细圆柱(像意大利式细面条)被转移(图77.15)。在各个方向上建立微通道。脂肪从深面移植到浅面(图77.16)。良好的空间视野是必要的,必须创建一种三维蜂巢以避免脂肪堆积,因为脂肪堆积会导致脂肪坏死。每个微通道必须被充分血管化的组织包绕。用缓慢适当的压力转移脂肪,同时逐渐抽出套管。

转移的脂肪量应高于预计,因为30%的转移量将被吸收。应遵循140%规则:如果所需的最终量是100 mL,应注入140 mL的脂肪。

当接收组织的脂肪达到饱和并且不能再吸收时,继续注射也没有任何意义;否则可能会导致脂肪坏死。如果需要,最好在几个月后进行下一次脂肪移植,这将会更容易一些。用细的、可快速吸收的缝合线缝合乳房,覆盖普通的干性敷料并保

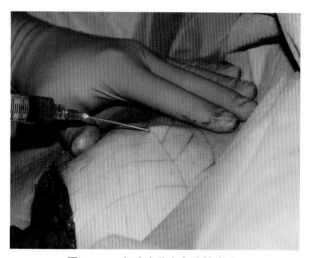

图77.16 在重建乳房上移植脂肪。

留几天。

正常术后情况

供区

供区部位术后疼痛与吸脂期间的疼痛相似。患者抱怨持续48小时剧烈的疼痛,这可以用普通的止痛药缓解。随后是令人厌烦的超敏反应,它将持续2~3个月。如果瘀伤非常明显,持续约3周。术后水肿在3个月内完全或几乎完全消退。腹带推荐使用6周。

乳房

瘀伤应在2周内消失。术后的水肿应在约1

个月内消退。约30%的移植脂肪体积逐渐减少，大约3～4个月后，体积趋于稳定。当所获得的脂肪油性较高（离心后，油含量非常高）时，则吸收率更高，约为50%，并且吸收过程持续时间更长，长达5个月或6个月。

并发症

在获取脂肪部位，瘢痕应置于隐蔽区域，通常是褶皱处或脐部附近。我们的所有患者都没有抱怨过供区出现难看的瘢痕或缺陷。患者通常更喜欢去除过量的脂肪。

在我们950例脂肪转移的患者中[14]，1例患者发生脐周局部感染，表现为皮肤发红，用一般抗生素治疗，局部冰敷后，感染逐渐好转。这种并发症对患者没有长期影响。

在乳房上必须很好地隐藏瘢痕，瘢痕可位于乳房下皱襞、腋下或乳晕周围。因为Décolleté区域的胸骨柄区形成增生性瘢痕的风险最大，并可能导致小红色点状肥厚性瘢痕，因此应避免在此处形成瘢痕。因为切口是针造成的，直径只有1.5 mm，所以，切口几乎看不见。

在我们950例脂肪转移的患者中，6例患者发生乳房区域感染，表现为皮肤发红。拆除缝线并排除浑浊的脂肪。局部治疗、抗生素和冰敷可使这些症状的完全消失，对最终效果没有影响。

值得注意的是，我们有1例患者在围手术期发生了气胸，可能与注射针刺穿胸膜有关。手术期间氧饱和度降低，显示气胸。在复苏室，行胸腔引流，氧饱和度恢复正常，无后遗症。

观察到3%的患者发生脂肪坏死，表现为肿胀、硬。在任何情况下，都不能在受体部位注射大量脂肪，使之过度填充。这些经验有助于降低脂肪坏死率。当受体组织脂肪达到饱和时，不建议继续注射，因为这会增加脂肪坏死的可能性。随着时间的推移，脂肪坏死区域通常是轻微过敏且稳定，然后逐步减少。如果乳房硬块体积增加，即使在重建的乳房中，放射科医生也应进行微活检，以排除恶性肿瘤的可能性。

自体背阔肌乳房重建后的脂肪移植

在乳房重建中，整形外科医生的目的是创建一个外形自然并且与对侧乳房相接近的乳房。自体乳房重建避免了假体的并发症，用皮瓣可以重建一个与对侧乳房相似、形状和质地比较自然的乳房，且随着时间的推移乳房会更加稳定，并且可以更好地融入患者的身体形态。在自体乳房重建的各种方法中，我们更喜欢使用自体背阔肌皮瓣，它是我们现在进行乳房重建的主要技术[20,21]。在我们的临床实践中，自体背阔肌皮瓣（第47章）在过去12年中已逐步取代TRAM皮瓣用于乳房重建，因为其术后病程较少，且更好地利用了局部胸壁组织，避免了"补片式"皮瓣对乳房的影响。然而，在某些情况下，由于患者非常纤瘦或皮瓣明显萎缩，使用于乳房重建的皮瓣组织量不足。在这种情况下，传统的解决方式是在背阔肌皮瓣下植入假体，此时，乳房重建不再是单纯的自体组织重建，且乳房形态也不那么自然，并且还有假体的其他缺点。在其他情况下，即使重建乳房总体效果良好，但依然存在乳房凸度不够或局部凹陷（主要是在乳房内上区，Décolleté区）的缺点，这样就可能影响重建质量。自体背阔肌重建乳房进行脂肪转移具有很多优点[11-13,22-24]：重建仍然是完全自体的；成本相对较低；如果效果不好，可以重复手术；乳房外观自然，与对侧乳房对称；其次，消除了患者难看的堆积脂肪。

背阔肌皮瓣的肌肉组织非常适合接受脂肪组织移植，因为它具有很好的血管化作用，确保了移植的脂肪细胞具有良好的血液供应（转移脂肪的优良基质）。伴随背阔肌，可能会转移大量的脂肪。在我们早期经验中，我们转移适量的脂肪，从100～120 mL。由于吸收率较高，这个量效果不佳，并且自体脂肪移植主要用于矫正Décolleté区的局部缺陷。经验告诉我们，在自体背阔肌重建乳房中，可以在一次手术中转移大量的脂肪，每侧乳房每次注射脂肪量最多可达470 mL（图77.17）（最大转移量），效果是非常好的。

根据术前设计进行移植，需考虑要纠正的缺

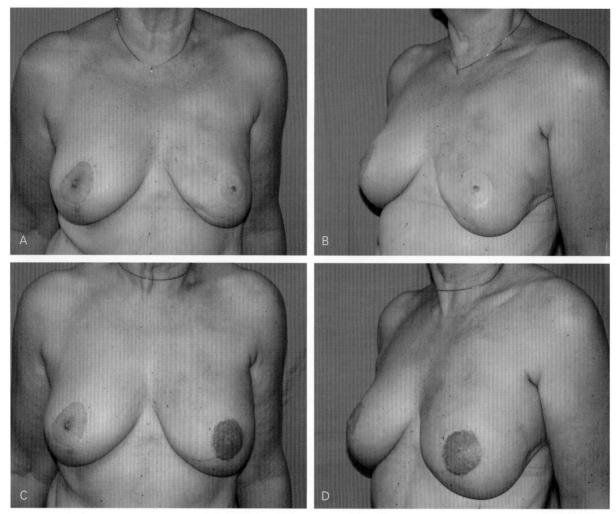

图 77.17　患者 55 岁。左侧保留皮肤的乳房切除术＋即刻自体背阔肌乳房重建术后效果不佳（二次修整）。一次性转移 470 mL 脂肪后 1 年的效果。A. 术前正面观。B. 术前侧面观。C. 术后正面观。D. 术后侧面观。

陷和需要的脂肪量。应采用 140% 的规则，即转移的脂肪量要比术前评估的量多 40% 以上。但是，这个规则在实践中有时难以实施，因为在手术台上，结果似乎是令人满意的，这就限制了转移量。但是，必须遵循 140% 的规则才能获得令人满意的长期效果。外科医生必须逐步将这些脂肪转移规则应用到手术中。

脂肪转移是从深层到浅层的。我们从肋骨平面开始，一直延伸到胸大肌，然后到重建的乳房中，直到皮下层。必须制造大量的"隧道"来制造"三维蜂巢"。在背阔肌皮瓣内，由于血管再生良好，因此可以转移大量的脂肪。另一方面，在没有皮瓣的区域，存在脂肪坏死的风险，因此，应限制转移的脂肪量。在皮瓣较厚的区域，如果需要，最

好分次在局麻下进行脂肪移植。背阔肌皮瓣在整个乳房底部的应用价值是非常明显的，因为该皮瓣现在可以被认为是为未来脂肪移植提供乳房受区的辅助组织，对于非常纤瘦的患者来说尤其如此，在这些患者中，所需的最终体积（5 个月后，发生萎缩的时期）很小。在这种情况下，准备和剥离皮瓣的同时要记住，它将是未来转移脂肪的接受体，为脂肪转移做好准备。对于非常纤瘦的患者，乳房脂肪转移必须尽早进行（约 3 个月，肌肉萎缩和皮瓣体积减小之前）。

在手术结束时，重建乳房的移植脂肪达到饱和。脂肪移植后，乳房非常膨胀和紧致，和足球一样，这对于不习惯的人来说有点令人惊讶。1 个月后的第一次随访，乳房已经变得柔软，并逐渐变得

像正常乳房一样柔软。

在一些困难的病例中,可以重复进行脂肪转移。在我们500例脂肪移植患者中,约150例患者接受了二次脂肪移植,10例患者接受三次脂肪移植,以获得理想的效果。

这项技术之所以能被患者所接受,是因为患者可以客观地看到其疗效,并清楚地理解其基本概念。患者术后乳房形态较好(图77.18 和图77.19),患者对这一手术非常满意,其改善了重建乳房并减少了难看的脂肪堆积。在效果不理想的情况下,患者也很清楚这需要进行几次治疗,这是一个分阶段的外科手术,每个阶段都有助于逐步改善效果。以笔者的经验,随着脂肪移植的使用,在大多数病例中,自体背阔肌乳房重建不需要联合假体。

植入物乳房重建后的脂肪移植

植入物乳房重建的缺陷有 3 种(图77.20):①Décolleté区缺陷,乳房上部凹陷和与对侧乳房不对称;②内部缺陷,内部凹陷和宽的乳沟;③侧面缺陷,乳房外侧、腋前线下方的凹陷。根据我们在自体背阔肌皮瓣重建乳房应用脂肪移植获得的经验,我们将脂肪移植的经验应用到植入物乳房重建中[25]。我们现在有超过150例患者受益于脂肪转移联合植入物重建。

该技术包括将脂肪转移到乳房 Décolleté 区、乳房上部和内侧区域。在这里,脂肪转移主要在

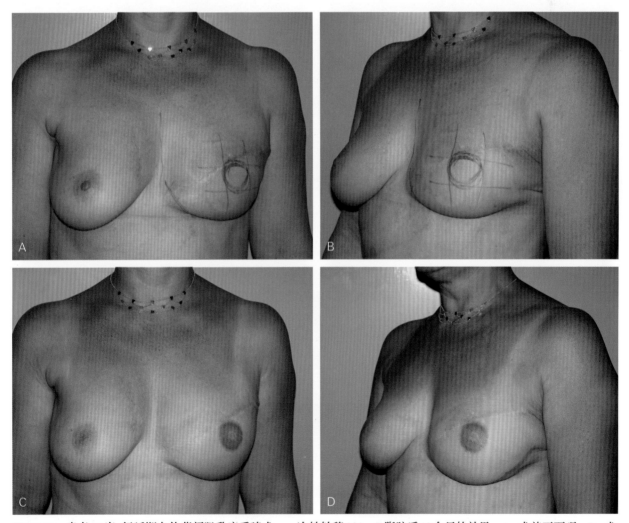

图77.18 患者51岁,行延期自体背阔肌乳房重建术。一次性转移230 mL脂肪后12个月的效果。A. 术前正面观。B. 术前侧面观。C. 术后正面观。D. 术后侧面观。

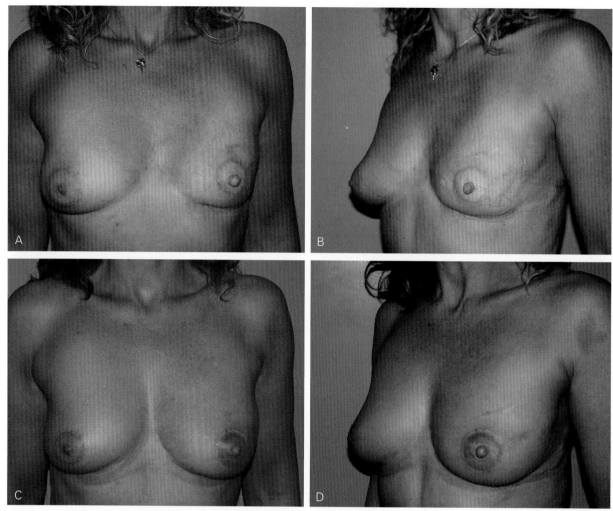

图77.19　患者47岁,行左侧保留皮肤乳房切除术＋即刻乳房及乳头重建术。在一次性323mL脂肪转移后12个月的结果。A. 术前正面观。B. 术前侧面观。C. 术后正面观。D. 术后侧面观。

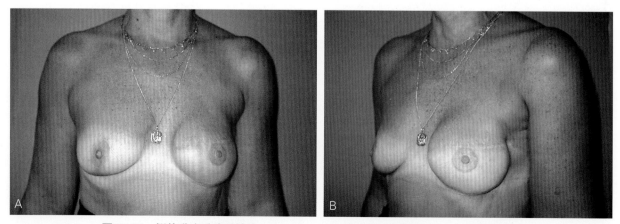

图77.20　假体乳房重建后缺陷。A. Décolleté区和乳房内侧缺陷。B. 外侧部缺陷。

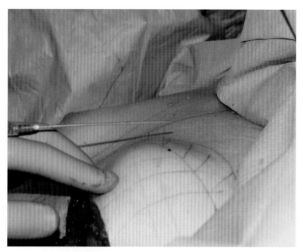

图 77.21 肌间、内上侧脂肪转移。

胸肌间进行(图 77.21)。对于乳房内侧部分缺陷,再行一次内侧部分的脂肪移植,并且在置换植入物期间进行脂肪移植,将脂肪注射到皮肤和植入物包膜之间。为了侧面观较好,在皮肤和植入物包膜之间进行脂肪移植,这仅在更换植入物时才有可能施行。

对 32 例患者进行评估,结果表明,70% 的脂肪注射量似乎可以长期存活。在这 32 例患者中,7 例效果良好,25 例效果非常好。在 3 例患者中,需要进行多次脂肪移植以纠正乳房内侧缺陷。因为转移脂肪可以有效地纠正植入物重建后可能观察到的 3 种类型的乳房缺陷,所以,当脂肪转移联合植入物乳房重建时,可获得最好的术后效果。根据受体组织和营养状况,特别是胸大肌的营养状况,决定需要移植的脂肪量,通常脂肪转移量较少,50~150 mL。由于胸大肌组织的血管化程度低于自体背阔肌皮瓣,所以,脂肪的饱和程度应降低一些,以便取得满意的转移效果。

在我们的患者中,没有发生与该项技术有关的任何并发症。这项技术被患者所接受,患者和外科医生对这项技术都表示非常满意。如果单独行植入物乳房重建术后效果不理想,可通过使用该项技术获得良好效果(实际上,该技术确实可以实现仅使用植入物乳房重建无法获得的结果)(图 77.22)。

因此,脂肪移植似乎代表了植入物乳房重建术后改善效果方面的显著进步。对于不适合行植入物乳房重建的患者,应用这项技术可能会改变她们的重建方案,使之可进行植入物乳房重建。在第一阶段,进行植入物乳房重建;在第二阶段,对乳房内上部和内侧进行脂肪移植,然后,在更换植入物时,对乳房外侧部进行脂肪转移,从而确保术后效果最佳。我们建议更换植入物,以避免留下可能被针管损坏的植入物的风险。

TRAM 皮瓣乳房重建后的脂肪移植

虽然文献认为带蒂 TRAM 皮瓣是乳房重建中比较有价值的一项技术,重建乳房术后效果良好,但术后仍可能会出现缺陷,特别是乳房体积不对称、凸度不够或与胸大肌上部萎缩有关的 Décolleté 缺陷,胸大肌萎缩是腋窝淋巴结清扫和胸壁放疗联合作用的结果。

根据我们在自体背阔肌皮瓣重建乳房应用脂肪移植获得的经验,我们将脂肪移植应用到带蒂 TRAM 皮瓣乳房重建中。在对乳房进行二次修整期间,我们进行了胸肌间脂肪移植和 TRAM 皮瓣下脂肪移植,重点是欠丰满的区域。与自体背阔肌肌皮瓣相比,对带蒂 TRAM 皮瓣重建乳房进行脂肪移植,外科医生应限制转移的脂肪量,因为带蒂 TRAM 皮瓣的血液供应不太可靠,发生脂肪坏死的风险较大。对游离 TRAM 皮瓣或 DIEP 皮瓣乳房重建,可能需要移植更多的脂肪,但我没有这方面的经验。

在我们的 15 例患者中,没有发生与该项技术有关的任何并发症,并且获得了令人满意的效果:乳房的整体形状更好和改善了上部的 Décolleté 区(图 77.23)。对于用 TRAM 皮瓣重建的乳房,进行脂肪转移是特别重要的,因为需从腹部和腹部一侧去除脂肪,这就相当于对该区域进行了修整,并使胸部和腹部的轮廓更加完整。

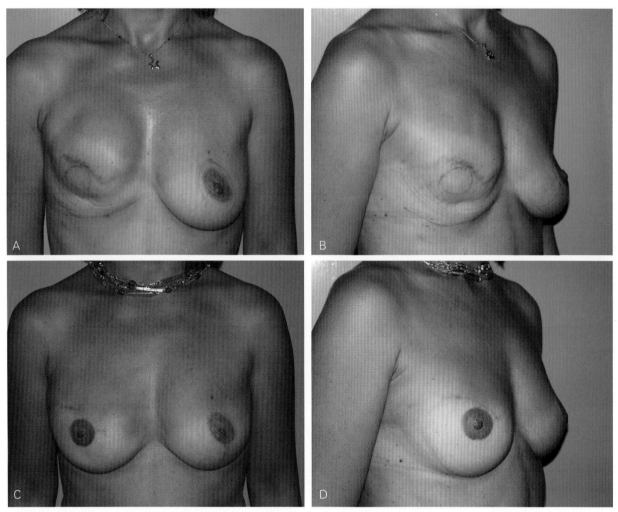

图77.22　患者36岁,行右侧保留皮肤乳房切除术＋即刻植入物乳房重建术,术后效果不良(二次手术病例)。一次性89 mL脂肪转移＋相同形状和体积假体置换术后效果,假体位置进行了调整。A. 术前正面观。B. 术前侧面观。C. 术后正面观。D. 术后侧面观。

利用脂肪移植进行乳房重建

　　我们团队对脂肪移植的热衷促使我们制订了一个方案,即单纯使用移植脂肪进行乳房重建。目的是通过几个阶段的脂肪转移去重建乳房。在撰写本章时,该方案仅适用于对侧乳房较小且具有可用的脂肪沉积(典型的是上半身较瘦、下半身较胖的患者)。该技术通过几个阶段的脂肪移植重建整个乳房(是通过在几个阶段中仅使用脂肪转移来重建乳房)(图77.24)。我们2001年就开始施行脂肪移植乳房重建术,并公布了我们对最初15个案例的评估结果[26]。这种技术的优点是限制少,住院时间很短。前提条件是患者必须有几种

潜在的脂肪蓄积区或大腿有多余脂肪,以便可以反复获取脂肪。这种治疗方案对小体积乳房重建或乳房重建失败后进行二次矫正的患者是非常有意义的。

脂肪移植乳房重建的其他适应证

　　该技术可用于其他类型的乳房重建,特别适用于乳房皮肤较薄的患者,或放疗后认为有皮肤坏死风险的需乳房重建的患者。在乳房重建前几个月进行脂肪移植,为行乳房重建做准备。将80～120 mL的脂肪组织注入胸部受损或极薄的组织中,以改善皮肤的营养状况,从而避免皮肤坏死

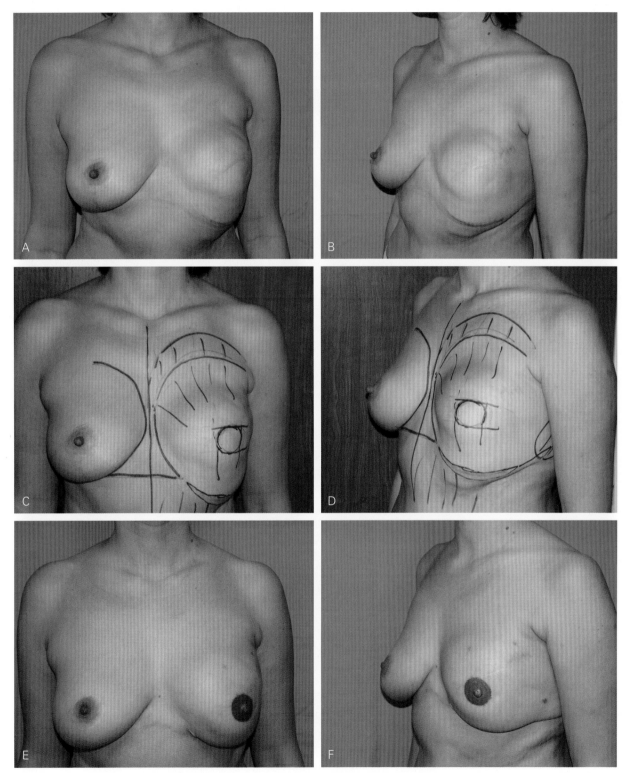

图77.23　39岁患者,TRAM皮瓣乳房重建修整术后(二次手术病例)。需移除的乳房下皱襞脂肪的轮廓;重建乳头－乳晕复合体和将112 mL脂肪转移至重建乳房上部。手术12个月后的效果。A. 术前正面观。B. 术前侧面观。C. 术前正面观:手术设计。D. 术前侧面观:手术设计。E. 术后正面观。F. 术后侧面观。

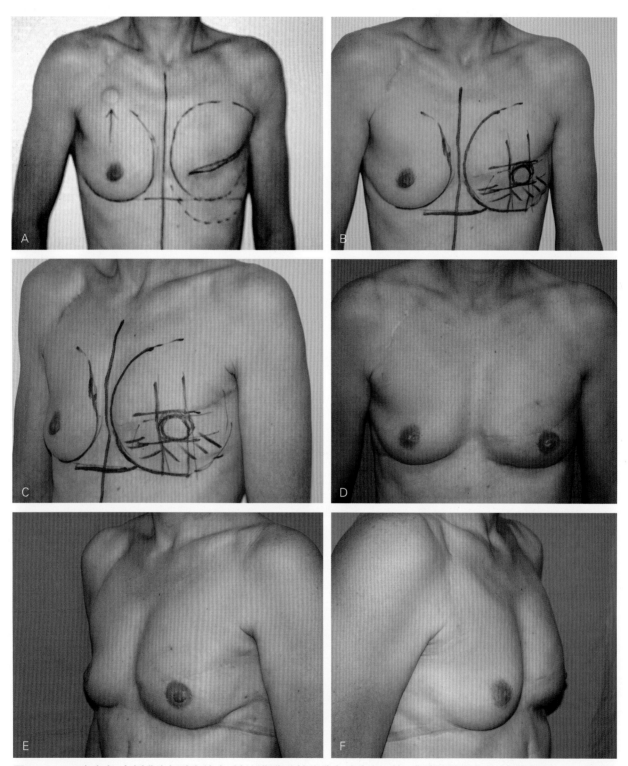

图77.24 48岁患者,左侧乳房切除和放疗后行延期脂肪转移乳房重建术。第3次脂肪转移术后1年的效果。A. 术前正面观。B. 术前正面观,第2次脂肪转移之前。C. 术前侧面观,第2次脂肪转移之前。D. 术后正面观。E. 术后侧面观。F. 术后侧面观。

的发生,皮肤坏死的发生会对进行自体组织乳房重建的患者造成灾难性的后果。同样的,在有假体乳房重建临界适应证的患者中,可以在假体乳房重建之前准备好皮肤,恢复皮下组织的厚度。脂肪移植也可用于重建已有的胸部畸形,如漏斗胸的重建。在这些患者中,脂肪移植为乳房的第二步重建做准备,这将按每个患者的特殊解剖需要完善乳房修复。最后,该技术还可用于恢复乳房对称性并增加乳沟面积,特别是可通过在胸肌上和乳房中注射脂肪组织来完成,或者通过略微增加对侧乳房的体积来完成。这种适应证需要精确的术前影像(乳房 X 线摄影和超声)和随访 1 年的影像。

Poland 综合征和脂肪移植

与 Poland 综合征有关的乳房和胸廓畸形的矫正对整形外科医生来说仍然是一项艰巨的挑战。在这种情况下,脂肪移植似乎是非常有前景的(图 77.25)。将脂肪组织重复转移(移植)到乳房可在有限的手术干预和瘢痕下使乳房体积得到有效恢复[11-13]。我们共治疗了 16 例 Poland 综合征患者:14 例为单纯脂肪移植重建,2 例为脂肪转移联合皮瓣重建。每例患者平均进行 3 次脂肪移植,每次移植 244 mL 脂肪,术后效果较好。脂肪移植有可能恢复变性的乳房,使其形状几乎与对侧相同。脂肪移植技术的引入对 Poland 综合征的胸廓和乳房畸形的处理(治疗)是一项重大突破[12,13]。

漏斗胸和脂肪移植

漏斗胸是一种复杂的畸形,其中胸骨和相邻肋骨的向背侧凹陷导致胸壁畸形。通常不引起患者的任何不适,或患者只有轻度症状。大多数患者主要关心其对形态和美学的影响。如果漏斗胸严重或畸形局限于胸部一侧,则可能会影响患者乳房的形状。无论脂肪移植单独用于轻度或中度畸形的患者中,或结合患者量身定制的异形假体(源于三维 CT 图像)一起应用于重度畸形的患者

中,脂肪移植都提供了令人满意的效果(图 77.26)。

管状乳房畸形

管状乳房畸形是一种罕见的乳房异常疾病,与乳房下极的收缩有关。在青春期随着乳房的增长而变得明显。有多种手术方式用来纠正这种畸形,为患者提供了广泛的选择,所有这些术式(手术方式)术后效果都比较好。脂肪转移(移植)可用来弥补乳房体积的不足(特别是如果缺陷仅影响其中一侧乳房),并改善乳房下极和整体形状[11-13]。因此,在这种情况下,脂肪移植似乎是一种非常有意义的补充手段。最近,Coleman 和 Saboeiro[27]也报道了,通过脂肪移植治疗管状乳房畸形患者,获得了令人满意的效果。

这种方法的最佳适应证是治疗单侧管状乳房畸形(通常需要两次移植和上极扩张)。否则,乳房植入物仍然是双侧管状乳房严重畸形的标准治疗方法(因为需要大量供区脂肪)。

不对称性乳房

当一侧乳房的形状和体积正常,而另一侧乳房营养不良时,这时,对乳房不对称的补救是困难的。标准的治疗方法是放置假体以增大小的、营养不良的乳房。虽然不对称性(外形和体积)一般在几年后可重新出现,但总体效果令人满意。在这种适应证中,脂肪移植可用于重塑营养不良的乳房,恢复其形状和体积。随着时间的推移,这种方法自然演变,并会引起正常的乳房下垂。根据乳房不对称程度和萎缩程度,需要进行 1~3 次脂肪移植(通常为两次)。

结论

脂肪移植在乳房重建方面取得了相当大的进展,是近 20 年来取得的重大进展之一。

脂肪移植是一种补充技术,非常适用于使用

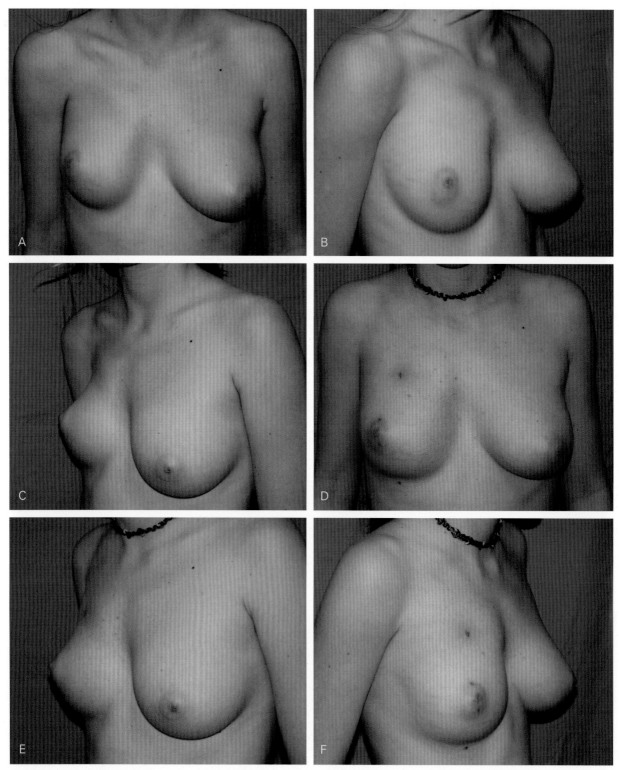

图77.25　Poland综合征患者，14岁。右胸和乳房进行了280 mL的脂肪移植。1年后效果。建议患者行第二次的脂肪移植，以获得更好的效果，但患者对当前的效果非常满意。A. 术前正面观。B. 术前侧面观。C. 术前侧面观。D. 术后正面观。E. 术后侧面观。F. 术后侧面观。

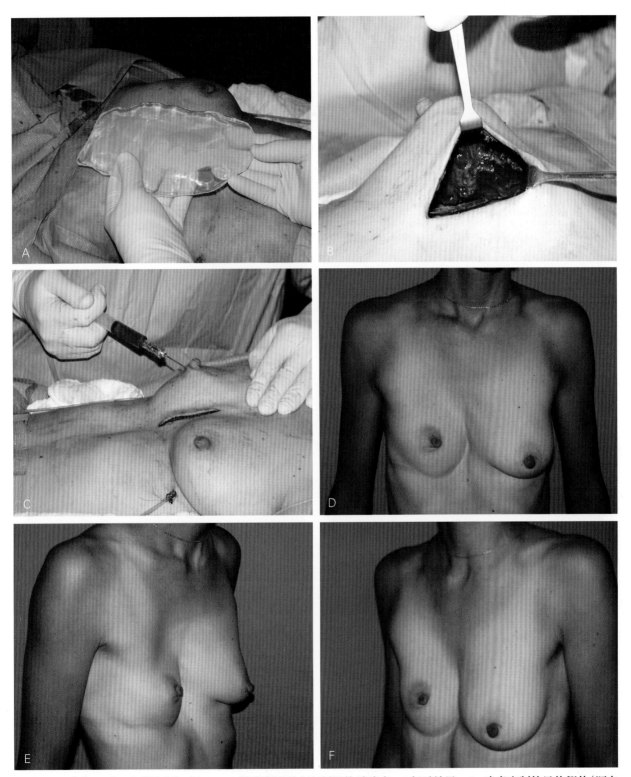

图77.26 患者38岁，严重漏斗胸，行151mL脂肪移植联合定制假体重建术。1年后效果。A. 患者定制的异体假体（源自三维CT图像）。B. 定制的假体植入胸壁后。C. 在假体周围转移脂肪，避免触及假体。D. 术前正面观。E. 术前侧面观。F. 术前侧面观。

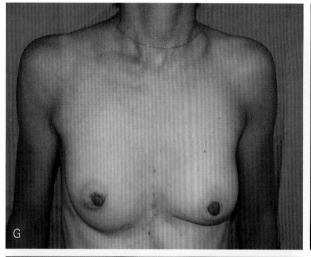
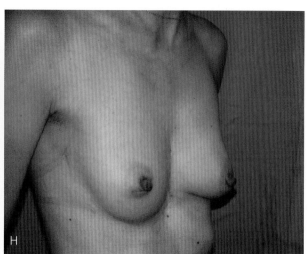
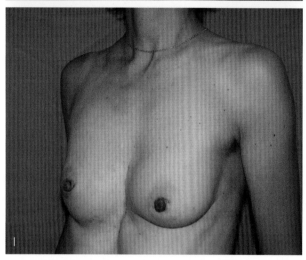

图77.26（续）　G. 术后正面观。H. 术后侧面观。I. 术后侧面观。

自体背阔肌皮瓣重建的乳房，因为其肌肉和脂肪是转移（移植）脂肪的理想受体部位（优良基质）。在绝大多数情况下，脂肪移植联合自体背阔肌皮瓣乳房重建可以获得完全自然的乳房。只有没有潜在脂肪供体部位的患者才不能从这种技术中获益。

同样的，脂肪移植也可以应用于植入物乳房重建，并且最好是替代假体。脂肪移植也可有助于 TRAM 皮瓣重建后乳房的修复，进一步改善重建的乳房，特别是 Décolleté 区。在这种情况下，脂肪移植可以被认为是一种有效的技术。

一个有意义的研究方向是通过单纯使用脂肪移植进行乳房重建。这种技术的缺点是需要分阶段进行手术，并且只有在乳房很小的情况下才能使用。在 Poland 综合征中，脂肪移植似乎是一个重大进步，可能彻底改变重症患者的治疗。最后，脂肪移植可以在大多数乳房美学难以恢复和乳房重建有缺陷的病例中起作用。然而，对于原发性乳腺癌，有必要应用乳房 X 线摄影和超声检查对乳房进行彻底的术前筛查，术后随访也应由同一放射科医生进行相同的检查，以减少与先前乳腺癌的位置发生巧合的风险。

编者评论

在这个有趣的章节中,作者介绍了脂肪移植的进展和对包括各种脂肪受区的脂肪移植技术的"验证",强调了脂肪移植过程中操作细致、轻柔的重要性,在面部脂肪转移取得成功经验后,将其应用于乳房。这种技术似乎填补了重建技术的"一个缺口",完全满足了背阔肌皮瓣乳房重建中"点睛之笔"的需要。另外,高度血管化的肌肉可以作为移植脂肪的理想接受部位。作者认为,在假体乳房重建术后应用脂肪移植,可明显改善乳房的外形,不仅如此,脂肪移植对 TRAM 皮瓣重建后乳房的修整也起着重要的作用。

这一创新性章节是对脂肪移植的概念、技术要点和术前准备的精彩总结。有意义的是,除了研究二维成像之外,作者现在还对患者进行三维形态学研究,这有助于评估要转移的脂肪量,并计算可能被吸收的脂肪量。在 MD 安德森癌症中心,这种方法的重要性是有目共睹的,所以我们也正在用三维计算机系统对乳房进行体积的研究,以帮助制订计划,改善乳房重建脂肪的获取和注射技术,一旦我们更好地了解自体组织乳房重建所需的体积和正确形状,这种技术才能改善乳房。

本章的特别贡献是作者对其精确技术的重点描述,包括在肌肉内形成脂肪注射微通道,并实现包裹在良好血管化组织中的三维脂肪蜂巢。他反复强调了预期吸收量的概念,这些概念会明显影响最终结果,并且他使整个脂肪移植过程变得相对简单,易于理解,并有可能效仿了那些已经有经验的吸脂注射的外科医生。该技术最有趣的方面似乎是常规使用肌肉作为脂肪转移的受体。使用这种技术可获得预期效果,并尽可能避免使用假体(在研究的 200 例患者中所占的比例较高),这种技术似乎是 20 世纪 90 年代中期以来乳房重建领域中最进步的技术之一。作者阐明,当这些脂肪移植联合假体置换时,似乎获得了最好的效果,因为这种方法可以改善乳房的上部、内侧以及乳房的外侧部,这些区域通常在假体重建后发生皱褶。

作者坚持不懈地开发了一种创新的、实用且有用的技术,用于改善重建乳房的效果,促进乳房形状、轮廓和大小的二次修复,我们就此应该感谢作者。这种方法提出了一项技术,该技术具有挑战性,或使我们很多人躲避,但它尝试满足了值得我们去努力的乳房重建患者的需求,特别是在避免使用假体进行乳房重建的情况下,另外,这种技术也有助于缺陷的重建,诸如 Poland 综合征中的缺陷。

(*G.L.R.*)

参考文献

[1] Neuber GA. Fetttransplantation. *Verh Dtsch Ges Chir* 1893;22:66.

[2] Czerny V. Plastischer Ersatz der Brustdrüse durch ein Lipoma. *Chir Kongr Verhandl* 1895;27:72.

[3] Lexer E. Freie Fettgewebstransplantation. *Dtsch Med Wochenschr* 1910;36:46.

[4] Ellenbogen R. Fat transplantation. *Plast Reconstr Surg* 1987;79:306.

[5] Illouz YG. *La Sculpture Chirurgicale par Lipoplastie*. Paris: Arnette; 1988:407.

[6] Illouz YG. Body contouring by lipolysis: a 5-year experience with over 3000 cases. *Plast Reconstr Surg* 1983;72:591.

[7] Illouz YG. The fat cell "graft": a new technique to fill depressions. *Plast Reconstr Surg* 1986;78:122.

[8] Fournier PF. The breast fill. In: *Liposculpture: The Syringe Technique*. Paris: Arnette Blackwell; 1991:357-367.

[9] Coleman SR. Long-term survival of fat transplants: controlled demonstrations. *Aesthetic Plast Surg* 1995;19:421-425.

[10] Coleman SR. Facial recontouring with lipostructure. *Clin Plast Surg* 1997;24:347-367.

[11] Delay E, Delaporte T, Sinna R. Alternatives aux prothèses mammaires. *Ann Chir Plast Esthét* 2005;50:652-672.

[12] Delay E. Lipomodeling of the reconstructed breast. In: Spear SE, ed. *Surgery of the Breast: Principles and Art.* 2nd ed. Philadelphia: Lippincott Williams & Wilkins; 2006:930-946.

[13] Delay E. Breast deformities. In: Coleman SR, Mazzola RF, eds. *Fat Injection: From Filling to Regeneration.* St. Louis, MO: Quality Medical Publishing; 2009:545-586.

[14] Delay E, Garson S, Toussoun G, et al. Fat injection to the breast: technique, results, and indications based on 880 procedures over 10 years. *Aesth Surg J* 2009;29:360-376.

[15] Gosset J, Flageul G, Toussoun G, et al. Lipomodelage et correction des séquelles du traitement conservateur du cancer du sein. Aspects médico-légaux. Le point de vue de l'expert à partir de 5 cas cliniques délicats. *Ann Chir Plast Esthét* 2008;53:190-198.

[16] Delay E, Gosset J, Toussoun G, et al. Efficacité du lipomodelage pour la correction des séquelles du traitement conservateur du cancer du sein. *Ann Chir Plast Esthét* 2008;53:153-168.

[17] Delay E, Gosset J, Toussoun G, et al. Séquelles thérapeutiques du sein après traitement conservateur du cancer du sein. *Ann Chir Plast Esthét* 2008;53:135-152.

[18] Gosset J, Guerin N, Toussoun G, et al. Aspects radiologiques des seins traités par lipomodelage après séquelles du traitement conservateur du cancer du sein. *Ann Chir Plast Esthét* 2008;53:178-189.

[19] Sinna R, Delay E, Garson S, et al. La greffe de tissu adipeux: mythe ou réalité scientifique. Lecture critique de la littérature. *Ann Chir Plast Esthét* 2006;51:223-230.

[20] Delay E, Gounot N, Bouillot A, et al. Autologous latissimus breast reconstruction. A 3-year clinical experience with 100 patients.

Plast Reconstr Surg 1998;102:1461-1478.

[21] Delay E. Breast reconstruction with an autologous latissimus flap with and without immediate nipple reconstruction. In: Spear SE, ed. *Surgery of the Breast: Principles and Art.* 2nd ed. Philadelphia: Lippincott Williams & Wilkins; 2006:631-655.

[22] Delay E, Delaporte T, Jorquera F, et al. Lipomodelage du sein reconstruit par lambeau de grand dorsal sans prothèse. Presentation at the 46th Congress of the French Society of Plastic, Aesthetic, and Reconstructive Surgery, Paris, 17-19 October 2001.

[23] Delay E, Chekaroua K, Mojallal A, et al. Lipomodeling of the autologous latissimus reconstructed breast. Presentation at the 13th International Congress of the International Confederation for Plastic Reconstructive and Aesthetic Surgery, Sydney, 10-15 August 2003 [Abstract, *Aust N Z J Surg* 2003;73:A170].

[24] Pierrefeu-Lagrange AC, Delay E, Guerin N, et al. Evaluation radiologique des seins reconstruits ayant bénéficiés d'un lipomodelage. *Ann Chir Plast Esthét* 2006;51:18-28.

[25] Delay E, Delpierre J, Sinna R, et al. Comment améliorer les reconstructions par prothèses? *Ann Chir Plast Esthét* 2005;50:582-594.

[26] Delaporte T, Delay E, Toussoun G, et al. Reconstruction mammaire par transfert graisseux exclusif. A propos de 15 cas consécutifs. *Ann Chir Plast Esthét* 2009;54(4):303-316.

[27] Coleman SR, Saboeiro AP. Fat grafting to the breast revisited: safety and efficacy. *Plast Reconstr Surg* 2007;119:775-785.

Valerie Lemaine

Colleen M. McCarthy

Andrea Pusic

第 78 章

乳房重建术后的监测

Surveillance Following Breast Reconstruction

引言

乳房切除术后乳房重建已显示对女性乳腺癌患者的心理健康有着积极的影响。对于接受乳房切除术的患者,乳房重建可选择的方式包括一期假体植入重建、分二期的组织扩张/植入物重建,以及使用或不使用植入物的自体组织重建。然而,无论接受何种肿瘤治疗手段或者选择哪种重建方法,乳腺癌患者均有局部复发的可能。大约有5%的乳腺癌患者在5年内会发生局部复发,10年后这一比例增加到10%~15%[1-6]。早期发现可治疗的复发仍然是乳房切除术后持续肿瘤监测的主要目标。一些人质疑假体和(或)自体组织的存在可能会延迟早期局部复发的检测和(或)干扰其治疗。此外,对于这类患者是否进行常规影像学监测和局部复发的手术治疗尚无共识。本章概述了乳腺癌复发的机制,其各种临床表现和局部复发的时间点。本章还概述了现有的最有效的监测方法,以便指导乳房重建术后局部复发的治疗。

复发的机制

乳腺癌乳房切除术后复发的影响因素包括腋窝淋巴结的病理状态[7-9]、原发肿瘤的大小、肿瘤组织学分级、是否存在皮肤固定或临床浸润、肿瘤大体侵犯深筋膜、皮肤溃疡、乳房水肿和辅助治疗的应用,特别是放射治疗[10]。

乳房切除术未能防止乳腺癌复发的原因可能是术后保留了少量的无法再减少的乳房组织。乳腺癌复发可能源于原来的乳房皮肤和(或)前胸壁组织本身,二者都含有残留的乳腺组织或回流的淋巴管。实际上,有资料显示在皮瓣厚度≤5 mm的乳房切除术后有46%的存在乳腺组织残留,在皮瓣厚度>5 mm的病例中,这个比例是81%[11]。关于复发的其他机制推测包括:外科手术时的切口种植,通过离断淋巴管的肿瘤逆行栓塞,以及经皮穿刺活检将肿瘤细胞种植于乳房表面的皮肤[12-14]。

一些专家猜测永久性的假体会干扰人体对复发疾病的免疫监测[15,16]。另一些则提出创伤更大和(或)更长时间的手术过程,比如进行自体组织重建,可能导致乳腺癌复发的增加。在其他外科亚专科中已经表明与创伤小的手术相比,创伤大的手术会导致更多的免疫抑制[17]。然而,迄今为止,在乳腺肿瘤重建方面并没有任何临床数据支持这些假设。

乳房重建后肿瘤局部复发

局部复发的表现

乳房重建后局部复发可能有多种临床表现:最常见的局部复发表现是可触及乳房肿块或局部皮肤的改变[18-20](图78.1)。在自体组织乳房重建中,当这些病变出现在重建后的乳房上的或下面时,鉴别诊断包括脂肪坏死、慢性血清肿、脓肿形成、线结肉芽肿、纤维囊性疾病和(或)新发或复发的乳腺癌。没有任何临床体征或症状的局部复发也有见报道。

最近研究表明局部复发最多发生在与原发肿瘤相同的象限[21]。文献报道中皮下局部复发远比胸壁复发多见,因为这些通常可以在临床检查中被发现[18,19,21,22]。重要的是,孤立的局限于皮肤及皮下组织的局部复发患者群体预后更佳、远处转移的风险更低,对治疗的反应更好[10,23,24]。

保留皮肤的乳房切除术和乳房重建

1991年,Toth 和 Lappert 在文献中首次报道了

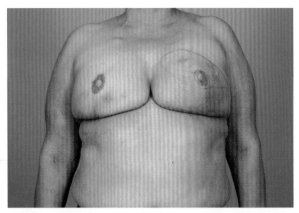

图78.1 左侧乳房重建后局部复发。体检发现在乳房切除术后残留皮瓣及皮炎区域可触及多个皮下结节。切除活检证实复发。拟切除皮肤的标记如图(图片来自 Adrea Pusic 医生)。

保留皮肤的乳房切除术(SSM)。SSM结合即刻乳房重建术可能比传统的非保留皮肤的乳房切除获得更好的美容效果。在局部肿瘤控制方面,SSM已被证明是一项肿瘤学上安全的治疗措施,特别对于肿瘤较小的患者(如T1或T2)[27,28]。

在一个里程碑式的系列比较研究中,Kroll 等发现早期乳腺癌患者无论行SSM或传统全乳房切除术,结合术后即刻乳房重建,两者局部复发的风险并没有增加[29]。许多其他研究也证实,乳房全切术后接受立即或延迟乳房重建的患者与那些完全未接受乳房重建的患者相比,复发率类似[3,5,6,10,13,18,22,26,30,31]。

然而,近来 Medina-Franco 等对浸润性乳腺癌患者行SSM结合即刻乳房重建术后局部复发的相关因素进行了评估[6]。他们发现,虽然SSM术后有一个较低的复发率,但复发与就诊时肿瘤进展程度相关,是一个肿瘤相关性死亡的独立危险因素。

重建后乳房局部复发的时间点及监测

虽然乳腺癌局部复发可能在初次治疗后的任何时间发生,但最有可能还是在乳房切除术后最初的2年内出现。事实上,90%复发的患者是在最初治疗的5年内被检测到[32]。所采用的重建技术似乎并没有阻碍或者延误肿瘤复发的监测。

Howard 等对395位419例横行腹直肌肌皮瓣(TRAM皮瓣)乳房重建术后患者局部复发率进行了评估。研究平均随访时间4.9年。局部复发的患者占到3.8%,平均局部复发时间为1.6年(范围0.2~7.0年)。最近 McCarthy 等[33]在研究乳腺癌假体重建术后复发时,对浸润性乳腺癌乳房切除术后患者进行了配对的回顾性队列分析研究。根据患者年龄(5年内)及乳腺癌分期(Ⅰ期、Ⅱ期、Ⅲ期),将309例接受了扩张器/假体植入的乳房重建患者与相同数量的行单纯乳房切除的患者进行比较。结果发现两组间局部复发率(6.8% vs. 8.1%)并没有显著差异。乳房重建患者组局部复发的平均时间为2.3年(范围0.1~7.2年),非乳房重建患者的局部复发平均时间为1.9年(范围0.1~8.8年),这种差异同样不显著。这项研究的结果提示假体乳房重建并不会阻碍乳腺癌局部复发的监测。

乳房重建后肿瘤监测的方法

临床检查

体格检查是一种有效并且可靠的初步评估局部复发的方法。一些人认为接受了假体植入乳房重建的女性植入的假体将全乳房切除术后皮肤软组织与胸壁分离,更有利于临床上检查剩余的自身软组织。此外,在3个不同自体组织重建乳房的系列研究中,体格检查在局部肿瘤复发患者中有较高检出率,两项研究中有100%的阳性检出率[22,34],一项研究中有5/6的阳性检出率[19]。这些数据表明,全面彻底的体格检查是乳房重建后患者随访中一项非常有价值的手段。

乳腺钼靶X线监测

乳腺钼靶X线监测与诊断性乳腺钼靶X线不同之处在于前者实施时检测对象(原发性乳腺癌初次治疗后的患者)并没有任何症状或诊断指征。美国临床肿瘤学会建议定期为所有诊断为乳腺癌的女性患者进行乳腺钼靶X线的监测[35]。必须指出的是,这些指南并没有明确针对乳房切除术后进行了乳房重建的女性患者群体。乳腺钼靶

X线监测在乳房重建后随访中的作用仍然存有争议。支持者认为通过对自体组织重建的乳腺癌患者筛查可以发现临床触诊检查无法发现的复发[36,37]。其他人则认为乳腺钼靶X线检查应仅限于那些乳房切除术后体格检查发现可疑的患者[38]。此外,最近的一项系统性回顾分析探讨了乳房切除重建术后监测的作用,研究认为指导医生对此类特定患者进行群体监测缺乏有效方法[39]。

自体乳房重建后乳腺钼靶X线检查结果应是一个相对均匀、以脂肪为主的影像[40],以及外科手术夹、瘢痕及供应皮瓣血管蒂的图像。异常的结果包括脂肪坏死、脂质囊肿,钙化,淋巴结表皮样囊肿及乳腺癌复发[41]。假体重建和自体组织重建后复发的乳腺癌在钼靶X线检查影像学表现类似于原发性乳腺癌[19,38,42]。然而,人们相信与假体植入重建相比,自体组织重建对钼靶X线的组织检测干扰更小[42]。

超声

超声和超声引导下活检是发现和病理诊断复发的有价值手段。一项关于20例自体组织乳房重建后患者可触及肿块的回顾性研究[43]显示,87%复发的超声学影像表现与原发性乳腺癌复发的相似。值得注意的是,在这项研究中,一些组织学上证实为复发的病例存在良性病变的表现,如脂肪坏死或积液。在这些情况下,超声引导的活检有助于明确诊断。

其他方法

组织活检、CT扫描、核素乳腺显像和MRI均可作为局部复发临床检查之外的辅助手段。值得注意的是,采用假体乳房重建时植入物会限制超声及传统钼靶X线对乳房检测的可靠性。在这种情况下,MRI可以起到更重要的作用[44-46]。此外,文献回顾发现Rieber等的研究报道了一例接受了背阔肌瓣重建后肿瘤复发的患者,临床检查、钼靶X线、超声均未发现肿瘤复发,直到MRI检查发现残留于乳腺的多病灶增强信号才得以诊断[2]。

局部复发和脂肪坏死的鉴别诊断

采用自体组织乳房重建的一个问题是会出现脂肪坏死,它会被误认为局部复发。脂肪坏死是指位于皮瓣外周的皮下组织继发性缺血后形成的小范围硬结、瘢痕组织,通常表面的皮肤没有坏死。脂肪坏死在钼靶X线检查上显示:不规则的软组织密度影,可疑肿块,非钙化或钙化脂质囊肿,多形性微钙化灶或大钙化灶[47]。脂肪坏死的超声影像学表现各异,包括囊性、混合性或实性包块,边界不清,通常伴有正常声学结构的扭曲变形[48,49]。对于大多数患者而言,脂肪坏死最终将在几个月内自然软化,但偶尔也有需要手术切除的[50]。

结论

前期研究提供的有力证据表明,浸润性乳腺癌乳房切除术后行假体植入重建和(或)自体组织重建不会增加乳腺癌的局部复发率。此外,有证据提示假体植入重建和自体组织重建均不会影响乳腺癌局部复发的发现。

预防乳腺癌局部复发的关键是早期发现。关于随访的频率和间隔以及是否常规应用影像学检查工具存在很大的差异。患者和医生均应在常规体检时密切留意再造后乳房及原先皮肤,仔细评估皮肤色泽和外形的改变。体格检查结合影像学检查,辅以对可疑病灶的切除活检是随访的常规项目,这些项目可以在临床随访时有效地早期发现肿瘤复发[22]。目前,接受乳房切除后乳房重建患者随访的常规检查并不包括钼靶X线和超声检查。不管选择何种类型的乳房重建方式,患者局部复发的表现在大多数情况下会表现为:可察觉的皮肤或瘢痕改变,触及包块,伴有或没有皮肤变化。多数胸壁复发患者的最初症状包括疼痛或不适感,通过体检或影像学可直接诊断[22]。目前,尽管CT、MRI和超声检查并没有纳入初步筛选工具,但是它们被认为是评估复发的大小、部位和区域淋巴结受累情况的有效辅助检查手段[2,51,52]。

一旦乳腺癌复发的诊断明确,必须全面评估局部复发范围和是否存在转移。这个时候乳房及胸壁的CT或MRI检查就很重要,因为它们有助于治疗计划制订。在考虑治疗局部复发时,最理想的多学科的合作包括肿瘤外科和整形外科以及肿瘤内科和肿瘤放疗科。局部复发可以通过手术和(或)结合化疗和(或)放疗得到有效控制。只有在多病灶复发,涉及皮瓣蒂部和(或)患者要求等情况下才需将整个皮瓣切除。在大多数假体植入的患者中,局部复发的治疗并不需要移除植入的假体。

编者评论

对部分或全部乳房切除术后进行乳房重建手术的整形外科医生,应清楚地知道肿瘤的治疗对于临床结果的重要性,它要优先于任何整形美学方面的考量。当然,他们也应当熟悉涉及乳腺疾病中的常规的肿瘤治疗原则,这样他们就可以在他们所在的医院或机构中成为乳腺多学科诊疗团队中不可或缺的一员。

通常情况下,在乳房重建后较长的一段时间里,整形外科医生会比肿瘤科医生更密切和频繁地随访患者。整形医生可能已经在处理一些类似脂肪坏死、缝线处脓肿、慢性血清肿、乳房不对称,甚至可能是乳房重建处或腋窝的一个新发的可触及的包块,而这个包块患者才刚刚察觉。因此,考虑到大多数肿瘤复发于术后2年内,会把全面的体格检查纳入常规随访检查的一部分,整形医生可能有着同样或者更好的机会能鉴别出乳房重建术后肿瘤复发时可触及的包块、皮肤病变或局部复发改变。发现可疑情况的后续处理可以迅速地转交给相关的多学科团队。正如作者们所述,早期发现可治疗的肿瘤复发是肿瘤监测的主要目标,大约5%的乳腺癌患者在术后5年内出现局部复发病灶。在临床实践中,我已经发现了几例皮肤方面各种的病变、豌豆大小的肿块,以及我曾一度怀疑的"脂肪坏死"等,这些后续都被证实是肿瘤复发。所幸的是,所有这些都在早期发现,患者目前都很好。

作者对乳房重建中肿瘤局部复发的机制、表现形式、复发时间点及监测等总结和概述非常到位。显然,只要整形外科医生在患者的临床随访中保持警惕,同时认真检查,就可以在发现肿瘤复发的过程中扮演了一个非常有效的角色。

(G.L.R.)

参考文献

[1] Slavin SA, Schnitt SJ, Duda RB, et al. Skin-sparing mastectomy and immediate reconstruction: oncologic risks and aesthetic results in patients with early-stage breast cancer. Plast Reconstr Surg 1998;102(1):49-62.

[2] Rieber A, Schramm K, Helms G, et al. Breast-conserving surgery and autogenous tissue reconstruction in patients with breast cancer: efficacy of MRI of the breast in the detection of recurrent disease. Eur Radiol 2003;13(4):780-787.

[3] Kroll SS, Khoo A, Singletary SE, et al. Local recurrence risk after skin-sparing and conventional mastectomy: a 6-year follow-up. Plast Reconstr Surg 1999;104(2):421-425.

[4] Foster RD, Esserman LJ, Anthony JP, et al. Skin-sparing mastectomy and immediate breast reconstruction: a prospective cohort study for the treatment of advanced stages of breast carcinoma. Ann Surg Oncol 2002;9(5):462-466.

[5] Carlson GW, Styblo TM, Lyles RH, et al. Local recurrence after skin-sparing mastectomy: tumor biology or surgical conservatism? Ann Surg Oncol 2003;10(2):108-112.

[6] Medina-Franco H, Vasconez LO, Fix RJ, et al. Factors associated with local recurrence after skin-sparing mastectomy and immediate breast reconstruction for invasive breast cancer. Ann Surg 2002;235(6):814-819.

[7] Kennedy MJ, Abeloff MD. Management of locally recurrent breast cancer. Cancer 1993;71(7):2395-2409.

[8] Matsumoto K. Prognostic analysis of recurrent breast cancer. Jpn J Clin Oncol 1985;15(4):595-601.

[9] Magno L, Bignardi M, Micheletti E, et al. Analysis of prognostic factors in patients with isolated chest wall recurrence of breast cancer. Cancer 1987;60(2):240-244.

[10] Langstein HN, Cheng MH, Singletary SE, et al. Breast cancer recurrence after immediate reconstruction: patterns and significance. Plast Reconstr Surg 2003;111(2):712-720; discussion, 721-722.

［11］ Torresan RZ, Cabello dos Santos C, Brenelli H, et al. Residual glandular tissue after skinsparing mastectomies. *Breast J* 2005;11(5): 374-375.

［12］ Donegan WL, Spratt JS. *Cancer of the Breast.* 4th ed. Philadelphia: WB Saunders; 1995.

［13］ Murphy RX Jr, Wahhab S, Rovito PF, et al. Impact of immediate reconstruction on the local recurrence of breast cancer after mastectomy. *Ann Plast Surg* 2003;50(4):333-338.

［14］ Uriburu JL, Vuoto HD, Cogorno L, et al. Local recurrence of breast cancer after skin-sparing mastectomy following core needle biopsy: case reports and review of the literature. *Breast J* 2006;12 (3):194-198.

［15］ Ramasastry SS, Weinstein LW, Zerbe A, et al. Regression of local and distant tumor growth by tissue expansion: an experimental study of mammary carcinoma 13,762 in rats. *Plast Reconstr Surg* 1991;87(1):1-7; discussion 8-9.

［16］ Su CW, Dreyfuss DA, Krizek TJ, et al. Silicone implants and the inhibition of cancer. *Plast Reconstr Surg* 1995;96(3):513-518; discussion 519-520.

［17］ Torres A, Torres K, Paszkowski T, et al. Cytokine response in the postoperative period after surgical treatment of benign adnexal masses: comparison between laparoscopy and laparotomy. *Surg Endosc* 2007;21(10):1841-1848.

［18］ Newman LA, Kuerer HM, Hunt KK, et al. Presentation, treatment, and outcome of local recurrence after skin-sparing mastectomy and immediate breast reconstruction. *Ann Surg Oncol* 1998;5(7):620-626.

［19］ Helvie MA, Wilson TE, Roubidoux MA, et al. Mammographic appearance of recurrent breast carcinoma in six patients with TRAM flap breast reconstructions. *Radiology* 1998;209(3):711-715.

［20］ Ross AC, Rusnak CH, Hill MK, et al. An analysis of breast cancer surgery after free transverse rectus abdominis myocutaneous (TRAM) flap reconstruction. *Am J Surg* 2000; 179(5):412-416.

［21］ Vaughan A, Dietz JR, Aft R, et al. Scientific Presentation Award. Patterns of local breast cancer recurrence after skin-sparing mastectomy and immediate breast reconstruction. *Am J Surg* 2007;194(4): 438-443.

［22］ Howard MA, Polo K, Pusic AL, et al. Breast cancer local recurrence after mastectomy and TRAM flap reconstruction: incidence and treatment options. *Plast Reconstr Surg* 2006;117(5):1381-1386.

［23］ Mora EM, Singletary SE, Buzdar AU, et al. Aggressive therapy for locoregional recurrence after mastectomy in stage II and III breast cancer patients. *Ann Surg Oncol* 1996;3(2):162-168.

［24］ Willner J, Kiricuta IC, Kolbl O. Locoregional recurrence of breast cancer following mastectomy: always a fatal event? Results of univariate and multivariate analysis. *Int J Radiat Oncol Biol Phys* 1997;37(4):853-863.

［25］ Toth BA, Lappert P. Modified skin incisions for mastectomy: the need for plastic surgical input in preoperative planning. *Plast Reconstr Surg* 1991;87(6):1048-1053.

［26］ Carlson GW, Bostwick J 3rd, Styblo TM, et al. Skin-sparing mastectomy. Oncologic and reconstructive considerations. *Ann Surg* 1997;225(5):570-575; discussion 575-578.

［27］ Ho CM, Mak CK, Lau Y, et al. Skin involvement in invasive breast carcinoma: safety of skin-sparing mastectomy. *Ann Surg Oncol* 2003;10(2):102-107.

［28］ Newman LA, Kuerer HM, Hunt KK, et al. Local recurrence and survival among black women with early-stage breast cancer treated with breast-conservation therapy or mastectomy. *Ann Surg Oncol* 1999;6(3):241-248.

［29］ Kroll SS, Schusterman MA, Tadjalli HE, et al. Risk of recurrence after treatment of early breast cancer with skin-sparing mastectomy. *Ann Surg Oncol* 1997;4(3):193-197.

［30］ Simmons RM, Fish SK, Gayle L, et al. Local and distant recurrence rates in skin-sparing mastectomies compared with non-skin-sparing mastectomies. *Ann Surg Oncol* 1999;6(7):676-681.

［31］ Fersis N, Hoenig A, Relakis K, et al. Skin-sparing mastectomy and immediate breast reconstruction: incidence of recurrence in patients with invasive breast cancer. *Breast* 2004;13(6):488-493.

［32］ Gilliland MD, Barton RM, Copeland EM 3rd. The implications of local recurrence of breast cancer as the first site of therapeutic failure. *Ann Surg* 1983;197(3):284-287.

［33］ McCarthy CM, Pusic AL, Sclafani L, et al. Breast cancer recurrence following prosthetic, postmastectomy reconstruction: incidence, detection, and treatment. *Plast Reconstr Surg* 2008;121(2): 381-388.

［34］ Shaikh N, LaTrenta G, Swistel A, et al. Detection of recurrent breast cancer after TRAM flap reconstruction. *Ann Plast Surg* 2001; 47(6):602-607.

［35］ Smith TJ, Davidson NE, Schapira DV, et al. American Society of Clinical Oncology 1998 update of recommended breast cancer surveillance guidelines. *J Clin Oncol* 1999;17(3):1080-1082.

［36］ Salas AP, Helvie MA, Wilkins EG, et al. Is mammography useful in screening for local recurrences in patients with TRAM flap breast reconstruction after mastectomy for multifocal DCIS? *Ann Surg Oncol* 1998;5(5):456-463.

［37］ Helvie MA, Bailey JE, Roubidoux MA, et al. Mammographic screening of TRAM flap breast reconstructions for detection of nonpalpable recurrent cancer. *Radiology* 2002;224(1):211-216.

［38］ Eidelman Y, Liebling RW, Buchbinder S, et al. Mammography in the evaluation of masses in breasts reconstructed with TRAM flaps. *Ann Plast Surg* 1998;41(3):229-233.

［39］ Barnsley GP, Grunfeld E, Coyle D, et al. Surveillance mammography following the treatment of primary breast cancer with breast reconstruction: a systematic review. *Plast Reconstr Surg* 2007;120(5): 1125-1132.

［40］ Loyer EM, Kroll SS, David CL, et al. Mammographic and CT findings after breast reconstruction with a rectus abdominis musculocutaneous flap. *AJR Am J Roentgenol* 1991;156(6):1159-1162.

［41］ Hogge JP, Zuurbier RA, de Paredes ES. Mammography of autologous myocutaneous flaps. *Radiographics* 1999;19(spec no):S63-S72.

［42］ Lindbichler F, Hoflehner H, Schmidt F, et al. Comparison of mammographic image quality in various methods of reconstructive breast surgery. *Eur Radiol* 1996;6(6):925-928.

［43］ Edeiken BS, Fornage BD, Bedi DG, et al. Recurrence in autogenous myocutaneous flap reconstruction after mastectomy for primary breast cancer: US diagnosis. *Radiology* 2003;227(2):542-548.

［44］ Bone B, Aspelin P, Isberg B, et al. Contrast-enhanced MR imaging of the breast in patients with breast implants after cancer surgery. *Acta Radiol* 1995;36(2):111-116.

［45］ Gorczyca DP, Sinha S, Ahn CY, et al. Silicone breast implants in vivo: MR imaging. *Radiology* 1992;185(2):407-410.

［46］ Harms SE, Flamig DP, Evans WP, et al. MR imaging of the breast: current status and future potential. *AJR Am J Roentgenol* 1994;163 (5):1039-1047.

［47］ Hogge JP, Robinson RE, Magnant CM, et al. The mammographic spectrum of fat necrosis of the breast. *Radiographics* 1995;15(6): 1347-1356.

［48］ Soo MS, Kornguth PJ, Hertzberg BS. Fat necrosis in the breast: sonographic features. *Radiology* 1998;206(1):261-269.

［49］ Kim SM, Park JM. Mammographic and ultrasonographic features after autogenous myocutaneous flap reconstruction mammoplasty. *J Ultrasound Med* 2004;23(2):275-282.

[50] Kroll SS, Gherardini G, Martin JE, et al. Fat necrosis in free and pedicled TRAM flaps. *Plast Reconstr Surg* 1998;102(5):1502-1507.

[51] LePage MA, Kazerooni EA, Elvie MA, et al. Breast reconstruction with TRAM flaps: normal and abnormal appearances at CT. *Radio-graphics* 1999;19(6):1593-1603.

[52] Yilmaz MH, Ozguroglu M, Mert D, et al. Diagnostic value of magnetic resonance imaging and scintigraphy in patients with metastatic breast cancer of the axial skeleton: a comparative study. *Med Oncol* 2008;25(3):257-263.

第 79 章

Melissa A. Crosby
David W. Chang

复发性乳腺癌乳房重建

Reconstruction of the Breast Following Tumor Recurrence

引言

在过去几十年中,乳腺癌外科手术一直不断发展,更早的发现、更低的复发率和更高的生存率已成为其发展趋势。目前,原发性乳腺癌的手术治疗选择包括乳房切除术、乳房切除术联合乳房重建术、保乳手术联合放疗等。随机前瞻性试验已证实上述手术方式具有等同的远期生存率[1-9]。但不论选择何种手术方式,乳腺癌都可能复发,不得不选择进一步手术治疗。乳腺癌复发的患者若希望在手术治疗后乳房重建,则应综合考虑初始和后续的治疗来选择重建方式。

保乳术后复发

对于Ⅰ期或Ⅱ期乳腺癌而言,保乳手术是一种可接受的替代乳房切除术的治疗方法,且对远期生存无不利影响。保乳术后局部复发率为9%～15%,每年约为0.5%～2%[3,8,10]。保乳术后的局部复发患者,后续往往进行补救性的全乳切除术。

由于先前的手术和(或)放疗所引起的局部组织变化,保乳术后的局部复发患者的乳房重建是一项具有挑战性的工作。此外,许多患者接受保乳手术是为了保留乳房外观,当他们意识到肿瘤复发可能会导致他们失去自己的乳房时,与未接受保乳治疗的患者相比,他们在乳房切除术的诊断和需要方面可能经历更多的心理困扰,对乳房重建的结果也会有更高的期望[11]。保乳术后局部复发的很多患者,特别是年轻女性,不论是出于疾病角度还是情感原因,都希望行预防性全乳切除(图79.1)。

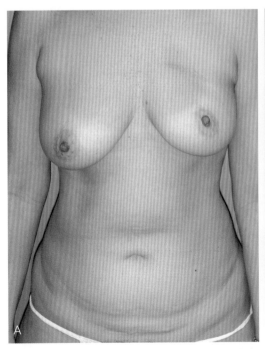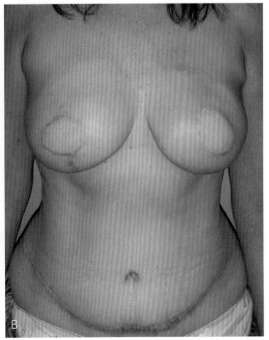

图79.1　44岁女性,左乳癌,乳房部分切除及放疗后局部复发,行左乳全切、对侧乳房预防性切除联合双侧游离腹壁下动脉穿支(DIEP)皮瓣Ⅰ期重建。A. 术前照片。B. 双侧游离DIEP皮瓣重建术后外观。

植入式乳房重建术

保乳术后的患者,其手术瘢痕的位置、剩余皮肤的质量和多少、是否接受放疗及是否出现后遗症以及腋窝淋巴结清扫的方式都会对重建方案产生影响。很多研究指出,放疗之后的植入式乳房重建可能会导致不良事件,增加并发症的发生率,包括感染、假体外露、包膜挛缩、重建失败等[12]。由于放疗之后的植入式乳房重建的高并发症发生率,大多数外科医生倾向使用自体组织移植来重建接受过放疗的乳房。此外,保乳失败后的全乳房切除往往导致相对更大的皮肤缺损,因此也需要皮瓣移植。

自体皮瓣移植联合假体植入

对于乳房重建时自体组织量不足的患者,假体填充可以起到补充容积的作用。已有研究证实,对于需要接受放疗的患者,自体皮瓣能够在很大程度上保护植入的假体免受放疗损害[13]。Freeman 等研究了 12 例保乳失败后接受背阔肌皮瓣移植联合假体植入来进行 Ⅱ 期乳房重建的病例,中位随访时间 50 个月,术后外形满意度高,包膜挛缩率仅 12.5%[38]。Spear 等研究了 28 例放疗后行背阔肌皮瓣移植联合假体植入来进行乳房重建的病例,发现移植物相关并发症的发生率为 14%,外形满意率 85%,总体满意率 88%[14]Chang 等研究发现,放疗后行乳房全切联合背阔肌皮瓣移植 + 假体植入(15%)或 TRAM 皮瓣移植 + 假体植入(10%)的患者,比单独使用扩张器和假体植入的患者失败率更低(42%,P=0.03)。

我们的经验显示,使用自体组织皮瓣联合假体植入来重建乳房或能够减少假体相关并发症。良好的带蒂皮瓣能够促进创面愈合并且降低伤口裂开和感染的风险。此外,自体组织皮瓣还能够为移植的假体提供一个良好的带血供的"口袋",减少移植物和周围受放射性损伤的组织之间的接触。良好的带蒂组织也能够降低放疗相关的包膜挛缩风险。

自体乳房重建

如前文所述,保乳失败后的全乳房切除通常会导致较大面积的皮肤缺损,因此在许多情况下,仅为实现创面闭合的目的就需要进行乳房即时重建(图 79.2)。不同于常规的乳房即时重建,这种情形下原有腋窝的结构往往已经因手术而被破坏,同时胸壁也有接受过放疗的损害。

对于之前接受过腋窝手术或放疗的患者,胸背血管的状态是不确定的。若计划采用背阔肌皮瓣来重建乳房,则需要将胸背血管的状态纳入考虑。尽管有研究显示,外科术后的瘢痕及放疗导致的组织硬化不会影响胸背血管蒂的完整性[15],但放疗导致的纤维化会使解剖血管蒂变得困难因而需要更加小心。因此,我们建议在游离背阔肌皮瓣之前先探查腋窝以确保胸背部血管是否适宜手术(图 79.3)。

此外,若拟用胸背血管作为转移至受区用以显微吻合的血管,其状态也需要纳入考虑。为了避免解剖瘢痕化或放疗后的腋窝时遇到困难,我们更倾向选择内乳动脉作为受区的血管。

全乳切除术后的复发

尽管保乳手术已很普遍,乳房切除术在乳腺癌的初始治疗中仍扮演重要角色。保留皮肤的乳房切除术和不保留皮肤的乳房切除术在局部和远处复发率(3%～6%)上无差异[16-18]。不保留皮肤的乳房切除术包括单纯切除术和改良根治术,适用于无乳房重建意愿的患者,以及术后需接受放疗等辅助治疗的局部进展期乳腺癌患者。具有 4 枚或以上的腋窝淋巴结转移、淋巴结外浸润、大的原发病灶和(或)肿瘤十分邻近深侧切缘或标本深侧切缘阳性的病例是复发风险最高的[19-21]。通常推荐此类病例在乳房切除术后接受辅助放疗。

全乳切除术后复发的治疗包括局部二次切除、放疗以及必要时予辅助化疗。对于预后较好的病例,可在二次手术后同期或完成辅助治疗后进行自体皮瓣移植。但是,对于之前接受过辅助治疗或预后不佳的患者,则不推荐乳房重建,胸壁

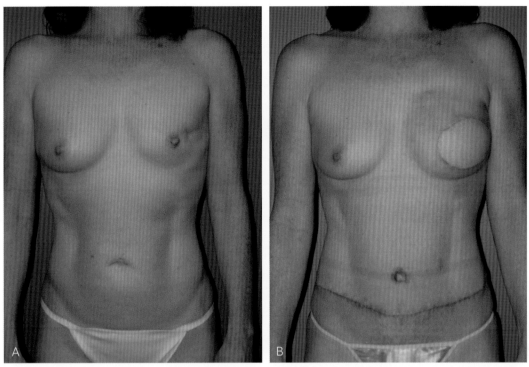

图79.2 50岁女性,左乳癌,乳房部分切除及放疗后局部复发。行乳房切除联合游离DIEP皮瓣Ⅰ期重建。A. 术前照片。B. 术后6周外观。

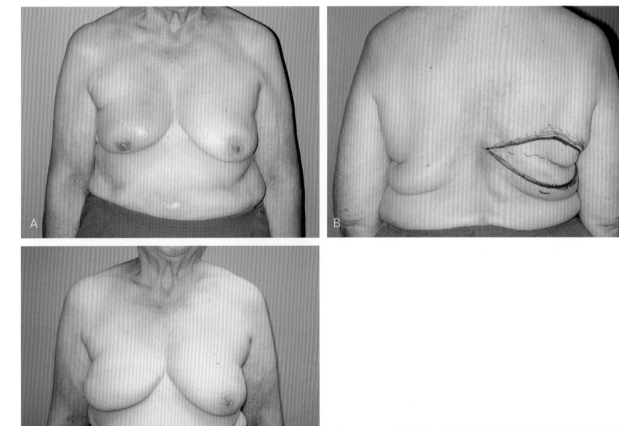

图79.3 79岁女性,右乳癌,乳房部分切除及放疗后局部复发。行乳房切除联合扩大背阔肌(LD)皮瓣Ⅰ期重建。A. 术前照片。B. 扩大LD皮瓣。C. 术后2年外观。

重建才是治疗的重点。

乳房切除联合重建后的复发

初始治疗时直接行乳房切除联合重建的病例越来越多,尤其是原发灶 T1 或 T2 不需要接受放疗的病例,这类病例的局部复发率为 4% ～ 7.5%[22-29]。重建后的复发多发生于之前保留的皮肤、皮下组织或胸壁中[30]。

Ⅰ 期乳房重建并不会干扰乳腺癌复发的检出,且不增加复发的发病率和死亡率[31-34]。Chagpar 等在一项 155 例乳腺癌胸壁复发(其中 8 例行假体植入,16 例行自体皮瓣移植术)的回顾性研究中发现,复发时间在重建组与非重建组中未见显著统计学差异[35]。McCarthy 等回顾了假体植入同局部复发的发生、检出及治疗方面的关系,发现假体并不会影响复发的检出及治疗,尽管复发后可能需要手术切除或其他辅助治疗,但往往无须取出假体;他们在自体皮瓣移植进行重建的患者中得出同样结论[36]。Howard 等研究了 419 例行 TRAM 皮瓣进行乳房重建的病例资料,发现在 16 例复发的患者中只有 3 例患者由于多病灶复发或皮瓣的血管蒂被侵及需要切除整个皮瓣。其余 13 例复发的患者则只接受复发病灶的切除、化疗、放疗和(或)骨髓移植[37]。

以我们的经验来看,全乳切除联合乳房重建的病例一旦发生局部复发,其手术选择主要取决于病灶的位置、大小、个数以及后续的治疗方案。大多数复发病例通过二次切除以及局部组织的调整即可达到治疗目的(图 79.4)。但是,若有必要切除大部分重建的乳房或将假体取出,则需要覆盖额外的皮瓣来对外观进行修复。

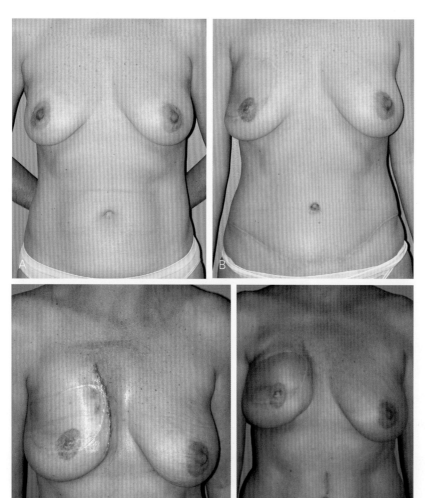

图 79.4 36 岁女性,右乳癌,乳房全切联合 DIEP 皮瓣 Ⅰ 期重建术后 5 年复发,行二次局部切除及乳房上提固定。术后行化疗及放疗。A. 术前照片。B. 游离 DIEP 皮瓣 Ⅰ 期重建后外观。C. 5 年后局部复发,行二次局部切除及乳房上提固定。D. 术后行化疗及放疗。

结论

乳腺癌的复发并不常见,此外通过新的治疗方案和放疗的日益普及,复发已经可以治愈。对于保乳手术、乳房切除术或乳房切除联合重建术后的局部复发病例,选择重建手术是需要复杂的多学科、多角度的考虑来进行全面统筹。虽然这类病例需要手术介入和辅助治疗,但仍有很多其他选择在可以兼顾美观效果的同时,将发病率最小化且不影响后续治疗。

编者评论

首先作者强调了保乳术后复发病例若再行重建手术,会因为之前的放疗而面临一些挑战,我同意多数整形科医生在对这类病例进行乳房切除联合重建手术时不应仅仅使用假体植入,因为大量文献指出植入假体发生合并症及重建失败的比例很高。

不幸的是,文献中介绍的失败的经验多是由非整形科医生进行的在未兼顾多学科原则进行的假体乳房重建。

大多数整形外科医生会通过各种各样的自体组织来进行重建,例如通过移植横行腹直肌肌皮瓣或DIEP皮瓣,以确保创面愈合的同时为接受放疗和手术切除的部位提供更充分的血供,若乳房体积较大或外形有需要时,可联合假体植入来进行重建。重建中使用最广泛的是背阔肌肌皮瓣,因其获取更为便捷、同时效果令人满意而被更多医生所采用。当然,术后满意的外观才是自始至终的首要考量。

值得强调的一点是,对于乳房全切术后复发而需要重建的患者,尤其是二次手术切除的病例,整形科医生需要同肿瘤科医生共同商议,通过多学科讨论来制订治疗方案,在不影响辅助治疗的基础上确定重建的方式和时机,因为辅助治疗才是需要切实计划且不可推迟的。

切除的范围及结合后续的辅助治疗方案需共同决定。与患者沟通时,知情同意的内容应包括:单纯创面闭合,通过局部或区域皮瓣的填充即时实现组织修复(例如通过皮瓣重新覆盖假体),辅助放疗后再进行重建等不同的选择。需要再次强调的是,重建相关的治疗决策都不能凭空做出,而应该与肿瘤科等多学科团队共同商讨决定。

(G.L.R.)

参考文献

[1] Poggi MM, Danforth DN, Sciuto LC, et al. Eighteen-year results in the treatment of early breast carcinoma with mastectomy versus breast conservation therapy: the National Cancer Institute Randomized Trial. *Cancer* 2003;98:697-702.

[2] Blichert-Toft M, Rose C, Andersen JA, et al. Danish randomized trial comparing breast conservation therapy with mastectomy: six years of life-table analysis. Danish Breast Cancer Cooperative Group. *J Natl Cancer Inst Monogr* 1992;(11):19-25.

[3] Fisher B, Anderson S, Bryant J, et al. Twenty-year follow-up of a randomized trial comparing total mastectomy, lumpectomy, and lumpectomy plus irradiation for the treatment of invasive breast cancer. *N Engl J Med* 2002;347:1233-1241.

[4] Jacobson JA, Danforth DN, Cowan KH, et al. Ten-year results of a comparison of conservation with mastectomy in the treatment of stage I and II breast cancer. *N Engl J Med* 1995;332:907-911.

[5] Sarrazin D, Le MG, Arriagada R, et al. Ten-year results of a randomized trial comparing a conservative treatment to mastectomy in early breast cancer. *Radiother Oncol* 1989;14:177-184.

[6] van Dongen JA, Bartelink H, Fentiman IS, et al. Randomized clinical trial to assess the value of breast-conserving therapy in stage I and II breast cancer, EORTC 10801 trial. *J Natl Cancer Inst Monogr* 1992;(11):15-18.

[7] van Dongen JA, Voogd AC, Fentiman IS, et al. Long-term results of a randomized trial comparing breast-conserving therapy with mastectomy: European Organization for Research and Treatment of Cancer 10801 trial. *J Natl Cancer Inst* 2000;92:1143-1150.

[8] Veronesi U, Cascinelli N, Mariani L, et al. Twenty-year follow-up of a randomized study comparing breast-conserving surgery with radical mastectomy for early breast cancer. *N Engl J Med* 2002;347:1227-1232.

［9］ Veronesi U, Salvadori B, Luini A, et al. Breast conservation is a safe method in patients with small cancer of the breast. Long-term results of three randomised trials on 1,973 patients. *Eur J Cancer* 1995;31A:1574-1579.

［10］ Weinstein SP, Orel SG, Pinnamaneni N, et al. Mammographic appearance of recurrent breast cancer after breast conservation therapy. *Acad Radiol* 2008;15:240-244.

［11］ Spear SL, Boehmler JH, Bogue DP, et al. Options in reconstructing the irradiated breast. *Plast Reconstr Surg* 2008;122:379-388.

［12］ Forman DL, Chiu J, Restifo RJ, et al. Breast reconstruction in previously irradiated patients using tissue expanders and implants: a potentially unfavorable result. *Ann Plast Surg* 1998;40:360- 363; discussion, 363-364.

［13］ Nash AG, Taylor PR. Breast reconstruction after failed conservation. *Ann R Coll Surg Engl* 1985;67:303-305.

［14］ Spear SL, Boehmler JH, Taylor NS, et al. The role of the latissimus dorsi flap in reconstruction of the irradiated breast. *Plast Reconstr Surg* 2007;119:1-9; discussion, 10-11.

［15］ Chang DW, Barnea Y, Robb GL. Effects of an autologous flap combined with an implant for breast reconstruction: an evaluation of 1000 consecutive reconstructions of previously irradiated breasts. *Plast Reconstr Surg* 2008;122:356-362.

［16］ Simmons RM, Adamovich TL. Skin- sparing mastectomy. *Surg Clin North Am* 2003;83:885-899.

［17］ Cunnick GH, Mokbel K. Skin- sparing mastectomy. *Am J Surg* 2004;188:78-84.

［18］ Carlson GW, Styblo TM, Lyles RH, et al. Local recurrence after skin-sparing mastectomy: tumor biology or surgical conservatism? *Ann Surg Oncol* 2003;10:108-112.

［19］ Ragaz J, Jackson SM, Le N, et al. Adjuvant radiotherapy and chemotherapy in node-positive premenopausal women with breast cancer. *N Engl J Med* 1997;337:956-962.

［20］ Overgaard M, Hansen PS, Overgaard J, et al. Postoperative radiotherapy in high-risk premenopausal women with breast cancer who receive adjuvant chemotherapy. Danish Breast Cancer Cooperative Group 82b Trial. *N Engl J Med* 1997;337:949-955.

［21］ Fowble B, Gray R, Gilchrist K, et al. Identification of a subgroup of patients with breast cancer and histologically positive axillary nodes receiving adjuvant chemotherapy who may benefit from postoperative radiotherapy. *J Clin Oncol* 1988;6:1107-1117.

［22］ Toth BA, Forley BG, Calabria R. Retrospective study of the skin-sparing mastectomy in breast reconstruction. *Plast Reconstr Surg* 1999;104:77-84.

［23］ Medina- Franco H, Vasconez LO, Fix RJ, et al. Factors associated with local recurrence after skin-sparing mastectomy and immediate breast reconstruction for invasive breast cancer. *Ann Surg* 2002;235:814-819.

［24］ Spiegel AJ, Butler CE. Recurrence following treatment of ductal carcinoma in situ with skin- sparing mastectomy and immediate breast reconstruction. *Plast Reconstr Surg* 2003;111:706-711.

［25］ Newman LA, Kuerer HM, Hunt KK, et al. Presentation, treatment, and outcome of local recurrence after skin-sparing mastectomy and immediate breast reconstruction. *Ann Surg Oncol* 1998;5:620-626.

［26］ Kroll SS, Khoo A, Singletary SE, et al. Local recurrence risk after skin- sparing and conventional mastectomy: a 6- year follow- up. *Plast Reconstr Surg* 1999;104:421-425.

［27］ Slavin SA, Schnitt SJ, Duda RB, et al. Skin- sparing mastectomy and immediate reconstruction: oncologic risks and aesthetic results in patients with early-stage breast cancer. *Plast Reconstr Surg* 1998;102:49-62.

［28］ Foster RD, Esserman LJ, Anthony JP, et al. Skin-sparing mastectomy and immediate breast reconstruction: a prospective cohort study for the treatment of advanced stages of breast carcinoma. *Ann Surg Oncol* 2002;9:462-466.

［29］ Rivadeneira DE, Simmons RM, Fish SK, et al. Skin- sparing mastectomy with immediate breast reconstruction: a critical analysis of local recurrence. *Cancer J* 2000;6:331-335.

［30］ Langstein HN, Cheng MH, Singletary SE, et al. Breast cancer recurrence after immediate reconstruction: patterns and significance. *Plast Reconstr Surg* 2003;111:712-720; discussion, 721-722.

［31］ Slavin SA, Love SM, Goldwyn RM. Recurrent breast cancer following immediate reconstruction with myocutaneous flaps. *Plast Reconstr Surg* 1994;93:1191-1204; discussion, 1205-1207.

［32］ Noone RB, Frazier TG, Noone GC, et al. Recurrence of breast carcinoma following immediate reconstruction: a 13- year review. *Plast Reconstr Surg* 1994;93:96-106; discussion 107-108.

［33］ Ross AC, Rusnak CH, Hill MK, et al. An analysis of breast cancer surgery after free transverse rectus abdominis myocutaneous (TRAM) flap reconstruction. *Am J Surg* 2000;179:412-416.

［34］ Meretoja TJ, von Smitten KA, Leidenius MH, et al. Local recurrence of stage 1 and 2 breast cancer after skin-sparing mastectomy and immediate breast reconstruction in a 15-year series. *Eur J Surg Oncol* 2007;33:1142-1145.

［35］ Chagpar A, Langstein HN, Kronowitz SJ, et al. Treatment and outcome of patients with chest wall recurrence after mastectomy and breast reconstruction. *Am J Surg* 2004;187:164-169.

［36］ McCarthy CM, Pusic AL, Sclafani L, et al. Breast cancer recurrence following prosthetic, postmastectomy reconstruction: incidence, detection, and treatment. *Plast Reconstr Surg* 2008;121:381-388.

［37］ Howard MA, Polo K, Pusic AL, et al. Breast cancer local recurrence after mastectomy and TRAM flap reconstruction: incidence and treatment options. *Plast Reconstr Surg* 2006;117:1381-1386.

［38］ Freeman ME, Perdikis G, Sternberg EG, et al. Latissimus dorsi reconstruction: a good option for patients with failed breast conservation therapy. *Ann Plast Surg* 2006;57(2):134-137.

Edward P. Buchanan
Victor W. Wong
Geoffrey C. Gurtner

第 80 章

干细胞与乳房

Stem Cells and the Breast

引言

干细胞是一类特殊的细胞,它具有独特的自我更新和分化为功能性终末细胞的能力,例如软骨、皮肤细胞。干细胞是人体再生能力的关键组成部分,人体的组织和器官通过它得以形成和维持功能。最近,一些干细胞群(如脂肪来源干细胞)因为在美容和重建手术中的应用引起了临床医生的关注。此外,在人类乳腺中已鉴定并分离出可能具有生理和病理功能的干细胞。鉴于人们越来越认识到干细胞在乳腺正常功能、病理及术后愈合中的重要性,所以整形外科医生有必要了解一下干细胞和祖细胞生物学的基本知识。

人类干细胞谱

干细胞具有两个独特的基本属性。像癌细胞一样,干细胞具有无限自我复制和永生的能力。但是,与癌细胞不同的是,干细胞可以分化成子细胞,进而可以承担人体必不可少的各种功能。在自我复制的同时,干细胞保持在一个未分化的状态,并能够经历无数周期的细胞分裂。然而,要成为功能性子细胞(如软骨或皮肤细胞)的干细胞必须分化。"潜能"是指干细胞成为某种特殊细胞类型的特定能力。

全能细胞是指那些在胚胎和胚胎外组织(胎盘)中具有最强的、能分化成所有细胞类型的细胞。这类细胞很少见,最常见的是由卵子和精子融合产生,包括合子前几次分裂后的细胞。目前它们不能在临床中应用。多潜能干细胞是指除不能分化为胚外组织以外人体所有其他组织的干细胞。其中最著名的是胚胎干细胞,这些干细胞是由发育中胚胎的内部细胞团形成的,能够分化为人体的所有组织。最后,只能从一个胚层(内胚层、中胚层、外胚层)形成细胞的干细胞被称为多能干细胞。目前临床试验中使用的干细胞大多为多能干细胞。这些包括骨髓来源干细胞、造血干细胞和脂肪来源干细胞。所有这些细胞都保持了分化为单一胚层细胞类型的能力[1]。

尽管祖细胞和干细胞的术语经常互换使用,但它们并不相同。祖细胞保持分化成不同细胞类型的能力,但并不能无限自我复制和永生(与真正的干细胞不同)。通常,祖细胞通常是多能力的,多在未分化的干细胞(胚胎干细胞)和完全分化的体细胞群中表现出分化的潜能。这样它们可以取代单一谱系细胞中的衰亡细胞(例如骨、软骨、脂肪),但无法取代来自不同谱系的细胞(比如神经元)。但是,祖细胞作为人体修复系统非常重要,并且几乎存在于所有的成熟器官中[2]。

胚胎干细胞

在过去的 10 年中,人们对能形成所有人体细胞的胚胎干细胞(ESC)产生了极大的关注。胚胎干细胞是在胚胎发育的最早阶段首先形成的。受精后,合子开始进行快速的有丝分裂形成细胞簇。一旦分裂形成超过 100 个细胞,胚胎就被称为囊胚。囊胚在受孕 4~5 天后进一步分裂为细胞球,称为胚泡。在胚泡内部形成一个细胞团,称为内部细胞团(图 80.1)。

胚胎干细胞直接来自胚泡的外胚层。它们可以在体外培养,并提供了一个强大的再生细胞来源。这些是真正的多潜能细胞,如果给予必要的信号刺激,它们可以分化为人体内 200 多种不同类型的细胞。人们对这些胚胎干细胞最终可以在临床上应用于各个主要器官系统的再生寄予了厚望。然而,其分化的确切机制和途径尚不十分清

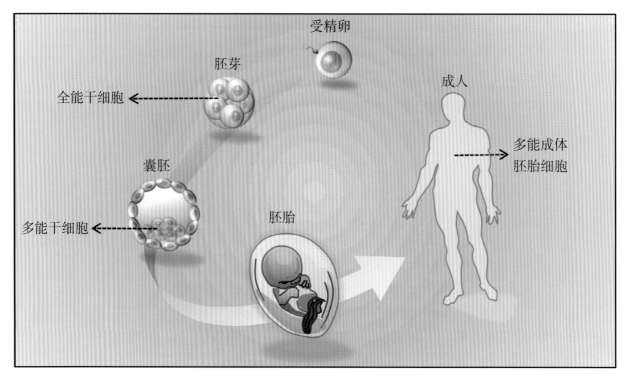

图80.1　囊胚和胚胎干细胞。在胚胎发育的早期阶段，受精卵细胞多次分裂后形成囊胚。内细胞团中的细胞具有真正的多能分化潜能。

楚，同种异体移植胚胎干细胞也会诱导免疫反应。因此，胚胎干细胞必须像肾脏或肝脏移植一样与受体匹配。最新的一项研究是诱导性多能细胞（iPS）的进展，该多能细胞可以源自患者的皮肤成纤维细胞，并且具有与胚胎干细胞相同的再生能力。目前，唯一一个多能细胞或胚胎干细胞对人类潜在价值的临床试验是一项来自企业赞助的验证胚胎干细胞是否能逆转脊髓损伤的试验。

成体干细胞

与前者不同，成千上万的患者已经在各种不同的情况下接受了非胚胎性成体干细胞治疗。成体干细胞存在于人体的每一个主要组织和器官系统中，并参与了再生活跃的皮肤和肠黏膜等组织器官的持续更新（图80.2）。像它们更原始的胚胎细胞一样，这些细胞不仅有自我更新的能力，而且还能分化出它们所栖息的器官系统的子细胞[2]。干细胞的临床应用正是基于这些细胞能分化再生成特定组织的能力[3]。

大多数成体干细胞群是多潜能的，并根据其

来源组织而有所不同。它们在给定的组织类型中占细胞总数的很小比例（例如1:10 000）。正在研究的成体干细胞包括皮肤、骨骼肌、脑、乳腺、骨髓、胰腺、血液、胃肠道、眼和牙髓[2]。大多数成体干细胞群位于在其要分化组织内的特定区域。这些细胞通常处于休眠状态，直到它们被各种信号激活后开始分化。

人们在骨髓中发现了一组相关但不同的成体干细胞，称为造血干细胞／间充质干细胞。这些细胞能够离开骨髓并移动或"迁移"到损伤部位，在那里，它们可以分化成所需的细胞类型。不同于大多数的成体干细胞，后者这一特性局限于在它们所处的器官位置和组织类型。

造血干细胞

造血干细胞（HSC）是在骨髓中发现的。这些细胞是多能的，可以分化为所有的髓系和淋巴系细胞。髓系细胞包括为红细胞、巨噬细胞、中性粒细胞、嗜酸性粒细胞和嗜碱性粒细胞；淋巴系细胞包括一些特定的免疫细胞，例如 B 淋巴细胞、NK

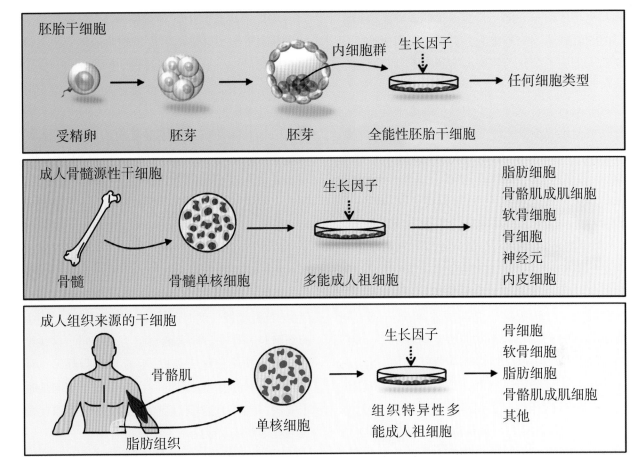

图80.2　人体内的成体干细胞群。胚胎干细胞与成体干细胞是不同的,因为胚胎细胞可以分化人体内的任何组织类型。成体干细胞存在与人体的每个主要的组织和器官系统中,并参与了它们所在组织器官的持续更新。

细胞和 T 淋巴细胞。据估计约 1/10 000 的骨髓细胞是造血干细胞。由于 HSC 具有从小数量迅速扩大到更大群体的造血能力,因此,骨髓移植已被用于造血系统重建的治疗。

造血干细胞移植(通常被称为骨髓移植)是用于治疗造血系统癌症和由于基因缺陷所致的干细胞缺陷性疾病,如严重的联合免疫缺陷或先天性中性粒细胞减少症。移植类型可以是自体的或异体的。自体骨髓移植是提取患者自身的造血干细胞,采用化疗和(或)放疗手段根除患者的恶性细胞簇群。一旦完成以上操作,用于治疗的造血干细胞重新植入患者体内用以重建其造血系统。同种异体移植是将健康献血者的造血干细胞移植给患者。捐赠者与患者必须具有相同的组织配型(通过人类白细胞抗原匹配或血细胞 HLA 表面标志确定),以最大限度地减少患者移植后的免疫反应。

造血干细胞的来源包括骨髓、外周血、脐带血。干细胞的生长因子粒细胞 – 巨噬细胞集落刺激因子(GM-CSF)和粒细胞集落刺激因子(G-CSF)可以增加外周循环中干细胞的数量,使得从外周血获得移植用造血干细胞成为可能。HSC 可以通过骨髓屏障到达其他区域组织的能力是确切的,这将其引领到治疗非造血系统疾病的研究中。这些细胞被广泛用于心肌梗死后的治疗,但临床疗效却令人失望。因此,其用于组织再生的长期有效性仍不清楚。

间充质干细胞

另一种来自骨髓的成体干细胞群体是骨髓间充质干细胞(MSC)。不同于上一节讨论的造血干细胞,这些细胞来自骨髓基质。骨髓间充质干细胞具有产生由单一胚层分化而来的多种类型组织（如脂肪、软骨、骨）的能力并且具有多潜能性。间充质干细胞可分化为特殊的网状细胞、成骨细胞、脂肪细胞、成肌细胞和成纤维细胞谱系的细胞[4]。Friedenstein 等首次证实了中胚层细胞中有一类细胞具有分化的多潜能性[5]。他们的研究表明，骨髓间充质干细胞可分化为软骨、骨、骨髓抑制性基质、脂肪细胞和纤维结缔组织[5]。人们相信 MSC 既可以分化成定型细胞，也可以离开它们所在的骨髓特定的区域，迁移到损伤部位提供再生能力。

在过去的 30 年中，骨髓间充质干细胞从骨髓中被分离，放置在组织级塑料培养皿中，然后在体外扩增培养。该类细胞是异质的，表现出不同的分化能力。在理想的情况下，我们可以分离出同质的骨髓间充质干细胞并向特定的细胞系分化。由于缺乏这些细胞的阶段特异性标记物，当前尚无法进行此类分析。然而，对特定的表面抗体标记物的分析已经确定了保留分化成软骨、骨和脂肪的能力的细胞亚群。抗体标记物包括 STRO-1、HOP-26 和 SB-10[4]。随着基因表达芯片的使用，精确定位 MSC 新的细胞表面标记物或将成为可能。

如 Gronthos 等所示，可以利用单克隆抗体 STRO-1[6]降低造血干细胞的异质性。该抗体能识别出存在于骨髓细胞亚群中以及具有显著生长潜能的细胞上的表面标记物。这一类细胞可分化为成骨细胞、成脂细胞、成纤维细胞和平滑肌细胞。人们希望可以分离出同质的骨髓间充质干细胞以用于特定的临床用途。此外，骨髓间充质干细胞与同种异体淋巴细胞结合使用时可能不会引发免疫反应，这突显了其成功应用于临床的潜力[7]。

表皮干细胞

表皮干细胞是具有多向分化潜能的成体干细胞。人的表皮是由高度分化的分层鳞状上皮细胞组成的多层结构，通常是 4～5 个细胞层，它不断被分化成程度较低的细胞，或被表皮干细胞所取代[8]。最为人所知的表皮干细胞种群存在于毛囊的根部，即毛凸部分。也有人认为它存在于滤泡

间表皮以及皮脂腺中。正常情况下，未受伤的人的皮肤表皮很少表现出表皮干细胞活性。当系统处于应激状态并且表皮受损时，毛囊中的上皮干细胞就会被激活。它们迁移到受损的上皮细胞区域并辅助上皮的再生[9]。

Cotsarelis 评估和鉴定毛囊内不同的细胞，并确定了它们在伤口愈合中的作用[10]。Cotsarelis 发现表皮受伤后毛囊膨大部的细胞迁移到表皮，占到再上皮化的伤口细胞总数的 25%。这些细胞并没有持续存在，在几周后从伤口处消失。其他对毛囊的峡部或漏斗部细胞的研究表明发现毛囊峡部和漏斗部细胞像膨大部细胞一样迁移和融入受伤的表皮。然而，这些细胞并没有在几个星期后消失，且持续较长的时间。这些研究表明，毛囊中的细胞对表皮伤口愈合的贡献与众不同。这些细胞有在皮肤中分化成表皮、毛囊和皮脂腺等三种不同的结构的潜能。目前并没有表皮干细胞的临床应用。然而，这些细胞有希望最终可能取代角质细胞培养技术或应用于伤口愈合中。

脂肪来源干细胞

在人体脂肪组织的基质中存在着一群与骨髓间充质干细胞非常相似并具有向成脂、成软骨及成骨细胞系等分化能力的多能细胞。脂肪来源干细胞（ASC）含量丰富且易于获取，由于其在再生医学中潜在的作用得到大力推广。与体内其他任何组织相比，成人脂肪组织中干细胞所占百分比最高。每克脂肪约有 5 000 个脂肪来源干细胞，相比而言，每克骨髓只有约 100～1 000 个干细胞[11]。

目前已报道了很多方法分离这些细胞以用于临床。最常见的是，ASC 可以从抽吸的脂肪中分离出来。像 MSC 一样，ASC 在特定生长因子处理后也会分化[12]。研究用的 ASC 是从择期的抽脂术或从切除脂肪组织获得的。抽脂可以通过注射器连接到套管针手动完成或抽脂机完成。通常认为，对抽吸的脂肪细胞损伤越小，脂肪的存活率越高。因此，用注射器和套管手动收集的细胞可以产生较大量活的干细胞。

组织收集后即冲洗洗净，脂肪细胞通过分离

漏斗从血液和肿胀液中被分离出来。然后经过一系列酶进行组织消化,将ASC与血管细胞、脂肪前体细胞、淋巴样细胞和血细胞分离。然后将所得细胞铺板并置于培养基中,直到集落形成。这些细胞集落通常表达CD105抗原。这种方法通常会在分离的单个核细胞中得到0.1%~5%的ASCs。这些细胞(以及更多标准的脂肪移植物)已被应用于结构填充和难愈伤口的辅助治疗。早期的结果似乎很有前景,并且已有多家公司尝试将该技术商业化。

乳腺干细胞

像每个实体器官一样,乳房具有专属的干细胞以再生的腺泡结构。正如在其他地方已经讨论过的那样,乳腺的基本结构是一个具有分支的中空通道。这些通道始于称为腺泡的空腔,该空腔由分泌乳汁的立方体上皮细胞组成。在怀孕和哺乳期间,这些细胞开始产生乳蛋白,又被称为腺泡细胞。由于乳腺干细胞的存在,女性能够终生维持泌乳能力。乳腺干细胞(MaSC)被定义为可以产生包含乳腺上皮小叶结构和导管成分并维持自我更新能力的细胞[12]。据研究这些细胞在发育过程中会产生乳腺,在损伤过程中帮助乳腺修复和再生,并在怀孕和哺乳期间调节细胞的分泌和组织重塑[12]。

乳腺的分支化发育始于青春期。在激素的调控下,未成熟的乳腺开始快速生长和分化。这些主要集中在成熟乳腺的一个叫末端芽泡的区域(TEB)(图80.3)。该区域包含一群维持多向分化潜能的细胞。TEB的冠细胞层具有分化为肌上皮细胞及腔上皮细胞的能力[13]。该细胞群被认为是暂时的,因为它们会在乳腺发育成熟后消失。

有实验提示乳腺存在其专属的成体干细胞,在该实验中研究人员将克隆的祖细胞转移种植到小鼠体内,发现它可以完全再生成包含导管、腺泡和肌上皮细胞的功能性乳腺结构。人乳腺干细胞的鉴定和分离方法借鉴了神经、造血系统、表皮和其他成体干细胞的研究技术。例如,用于识别造

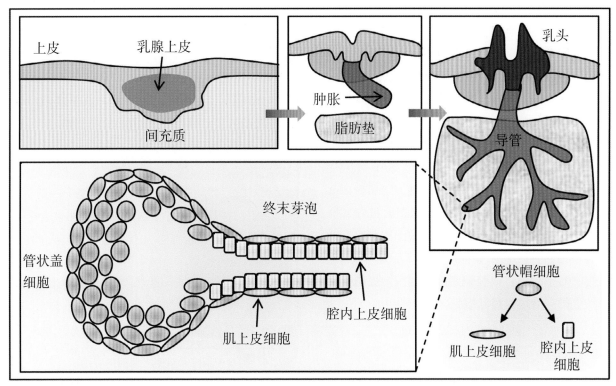

图80.3　正常乳腺组织的干细胞。发育中的乳腺组织中含有一群独特的保持多向分化潜能细胞。冠细胞存在于终末芽泡的优势缘侧,具有分化产生肌上皮细胞以及管状上皮细胞的能力。

血干细胞的标记物干细胞抗原1(Sca-1),被用来从乳腺中鉴定和分离乳腺祖细胞[14]。在乳腺发育过程中,这个标记物在TEB冠细胞层的细胞中高表达。此外,细胞表面标记物MUC-1(腔面上皮标记蛋白),CALLA/CD10(基底/肌上皮标记蛋白)和ESA(常见上皮标记)均已用于正常人乳腺上皮干细胞的分离[15,16]。研究人类乳腺干细胞生物学特性的主要目的是通过不断发展的肿瘤干细胞理论去更好地了解乳腺癌。

肿瘤干细胞

肿瘤是由处于不同分化阶段、形态异质的细胞组成。据推测,由于这些肿瘤不是单一细胞克隆而是一组细胞分化而来的,它们具备由一群被称为肿瘤干细胞的病态细胞所维持的"异常器官"的特征。与正常干细胞群一样,肿瘤干细胞维持自我更新及分化的能力。因此,肿瘤是由一小群肿瘤干细胞产生的,这些干细胞控制肿瘤的生长,并产生去分化的非肿瘤子细胞群。癌变是单个细胞在一段相当长的时间里多基因突变的结果,这验证了关于肿瘤形成的理论。由于干细胞在体内寿命最长,这让他们有最大机会获得这些突变。肿瘤干细胞被认为是一群长期存在于肿瘤中、可以导致复发和转移的特殊细胞(图80.4)。

如果肿瘤发生中干细胞理论成立的话,那么目前通过化疗和(或)放疗来缩小肿瘤的手段是有缺陷的。如果没有特异性靶向肿瘤干细胞的治疗,肿瘤虽然会缩小,但是治愈效率不高,因为缓慢分裂的肿瘤干细胞不会受到影响。在这种情况下,复发几乎是肯定的。有研究试图通过向实验动物注射肿瘤细胞系来鉴定实体瘤中所有类别的肿瘤干细胞群。如果移植后产生了肿瘤,那么这一类肿瘤干细胞可以被识别并作为后续更精准的干细胞靶向治疗的目标细胞。

组织再生

伤口愈合涉及一系列复杂的旨在恢复体内平衡的生物过程。这些过程的最终结果通常是通过纤维化或瘢痕组织来修补受伤的器官或组织。尽管这些修复途径的结果有效,但通常会损害受影响的组织或器官的功能。

再生医学研究领域是基于模拟人体发育过程中的新生能力。利用这一潜力,最初受损的器官或组织形态和功能有可能会重建。这些再生能力存在于人类的胎儿中,这在受伤后胎儿皮肤中得到了很好的证明。在妊娠约24周前,受伤的胎儿皮肤会再生正常的真皮和表皮,并且不产生瘢痕。诸如毛囊和皮脂腺的皮肤附件也会再生,而且没有任何损伤的迹象。对这种再生过程的解析,将有助于预防损伤后的纤维化和瘢痕。

不幸的是,成年人的再生能力是有限的。只有更新旺盛的组织如肠黏膜和表皮等在成年期仍保持有再生能力。在胎儿后期再生能力消失的原因尚不清楚。有一些成人的组织表现出一定的再生能力,包括肝脏、小肠和骨髓。在组织损伤的情况下,活化的干细胞会产生具有再生新的组织能力的祖细胞。同样,皮肤具有受损后有从毛囊中

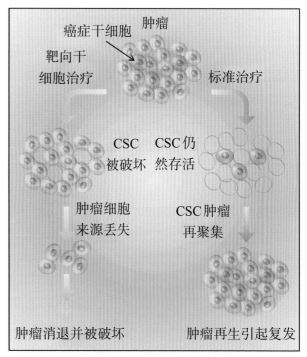

图80.4 肿瘤干细胞示意图。目前的肿瘤治疗方法可能无法选择性地破坏导致肿瘤持续存在的干细胞。更多选择性的、针对肿瘤干细胞以防止复发的治疗手段需要被研究发掘。

促使表皮干细胞再生的能力,虽然这个过程被同时发生的伤口愈合过程所掩盖。

在干细胞中具备潜在改变临床实践的一个领域是放疗损伤。放射治疗通常用于所有肿瘤大小为 T3、T4、腋窝淋巴结转移超过 4 枚和接受乳房次全切除的乳腺癌患者。此外,2009 年,NCCN 指南推荐 1～3 枚阳性淋巴结的年轻患者也应该接受放射治疗。考虑到这一点,放疗后寻求重建手术的乳腺癌患者只会增加不会减少。放疗带来的皮肤和软组织损伤是患者以及整形外科医生需要面临的主要问题。患者常常抱怨局部组织僵硬、瘢痕、色素沉着/脱失,甚至疼痛。很多情况下辐射对乳腺组织带来的损伤使得无法进行后续的重建手术。

整形外科医生开始利用脂肪移植来改善放疗后软组织的这些变化。Salgarello 等报道了 2 例在最后一次放疗后 6 个月接受重建前的脂肪注射的病例[17]。他们分别接受两次自体脂肪注射,每次每侧乳房 60 mL,前后间隔 3 个月。其中一个患者是乳房肿物区段切除术后缺损,而另一患者接受的是乳房全切术。他们在第二次脂肪移植 3 个月后接受了胸大肌下假体植入乳房重建手术。没有短期或长期并发症的报道,两个重建乳房均表现为 1 级包膜挛缩。更重要的是,这 2 例患者对治疗结果都很满意。

据报道,脂肪移植也可用于头颈部癌症患者放疗损伤的治疗。Phulpin 等回顾分析了 11 例头颈部接受术后放疗出现畸形的患者[18]。他们接受了脂肪移植治疗,结果表明患者在功能以及整体美学方面都得到改善。随着放疗作为癌症辅助治疗中的使用越来越多,脂肪移植治疗放疗损伤将被证明是重建外科医生手里的一个宝贵"武器"。

脂肪移植中的脂肪来源干细胞

脂肪移植的概念在 19 世纪末被引入,近年来已广泛应用于软组织填充和增容技术中。关于注射脂肪随时间的吸收量,文献报道存在很大分歧。脂肪移植中只有一些脂肪存活的具体原因尚

不清楚。当前的研究表明,脂肪干细胞较成熟的脂肪细胞更能耐受损伤,并可以提高疗效。相较于脂肪前体细胞或脂肪干细胞而言,成熟的脂肪细胞的脆弱结构使它们在脂肪获取的过程中更容易受到损伤。此外,与成熟的脂肪细胞相比,脂肪干细胞具有低耗氧率以及在无营养环境中长期生存的特性,这些优势使得脂肪干细胞在影响移植脂肪存活方面起到重要的作用。

在 2006 年,Moseley 等描述了一种基于移植脂肪干细胞为主的软组织填充的体内模型[19]。研究显示从 ASC 和碎解脂肪移植组中获取的脂肪体积与质量显著优于单一的脂肪组织移植组。此外,研究也发现了 ASC 移植物的血管支撑网络的形成,这提示了 ASC 可能通过改善移植物的血供来促进总体移植物的成活率。这一理论已在牛心脏的动物模型中得到验证,该实验显示在心肌梗死的动物心脏中应用 ASC 治疗可以改善心功能[20]。脂肪移植的成活率差异较大已成为该技术普及的一个主要障碍。随着近期无创获取技术以及更高效的 ASC 提取技术的发展,移植脂肪成活率变得更可以预测。由于脂肪来源丰富且容易获取,以及在脂肪组织中 ASC 数量可观,脂肪已成为干细胞的理想来源。目前自体脂肪移植主要受制于不同医生获取的脂肪存活率之间的差异。如果脂肪移植技术能更简化和高效以及存活率更可预测,那么它也许会成为整形外科医生手中一项可预测效果的技术手段。然而,考虑到乳腺癌在女性中发病率很高,我们必须确定脂肪移植中 ASC 不会对乳腺癌的自然病程产生影响。

有研究已经表明,与整体切除脂肪得到的 ASC 相比,通过抽脂获取的 ASC 含量仅为其一半。这主要是因为由于 ASC 主要集中在血管的周围区域,而这些在吸脂过程中大都留在了供区。吸脂术中 ASC 损耗率已成为移植成功率不可预测的一个主要影响因素。Yoshimura 等尝试通过增加更多数量的 ASC 来克服脂肪移植存活率的不可预测性[21]。在他们的技术中,通过从一半的抽吸脂肪中分离出的自体脂肪来源干细胞,结合剩余一半的脂肪注射来达到移植脂肪中增加 ASC 的目

的。这个方法了增加移植脂肪中脂肪干细胞的含量,从而促进受区组织的血管再生。细胞辅助的脂肪移植技术的初步研究结果令人鼓舞,但由于缺乏长期的数据尚不能得出任何确定性的结论。

结论

干细胞对重建和美容所需的组织原位再生带来了希望。这些细胞可能在乳房重建和美容手术中发挥的潜在的再生作用正在被迅速挖掘。然而,鉴定和分离出最适合美容或重建用途的干细胞群方面我们还有大量的工作要做。此外,由于干细胞存在原始及未分化的特性,未经指导或者考虑不周的干细胞治疗可能会对患者带来伤害。很重要的一点就是,整形外科医生应始终处在干细胞研究的最前沿,这样他们将会更好地将这些新技术应用到临床实践中。

编者评论

1977—1979年,我曾经是一名整形外科的住院医师,我所接触的乳房重建技术包括下腹部管状带蒂瓣转移和硅胶假体植入的方法,毋庸置疑,结果离预想的差十万八千里,大多数结果较差且并发症多。

从那时到现在,我们已经走过了很长的路。这本书涵盖肌皮瓣、组织扩张器、保留皮肤的乳房全切术、保留乳头的乳房全切术、形状稳定的假体、同种异体植入物、显微外科辅助的皮瓣转移、穿支皮瓣、脂肪注射和干细胞等多个章节。在过去30年里,所有这些进步都不是渐进式的,而是每个进步都开创了乳腺癌治疗模式的重大转变。

这一章"干细胞的话题"将我们的注意力从传统外科手术转移到了干细胞的研究,甚至是细胞和分子水平的重建。尽管尚未得到证实,但这一技术的潜力令人振奋,且有无限的可能。毫无疑问,未来的十年或数十年,我们将在细胞水平修复和重建的能力上取得重大进展。

本章为我们理解干细胞这个主题奠定了基础。毫无疑问,在本书的下一版中,我们将对该主题有更深入的理解,同时我们也会有更多的利用这一技术来解决临床问题的实例。

(S.L.S.)

参考文献

[1] Weissman IL. Stem cells: units of development, units of regeneration, and units of evolution. *Cell* 2000;100:157-186.

[2] Hipp J, Atala A. Sources of stem cells for regenerative medicine. *Stem Cell Rev* 2000;4:3-11.

[3] Gurtner G, Callaghan M, Longaker MT. Progress and potential for regenerative medicine. *Annu Rev Med* 2007;58:299-312.

[4] Oreffo RO, Cooper C, Mason C, et al. Mesenchymal stem cells: lineage, plasticity, and skeletal therapeutic potential. *Stem Cell Rev* 2005;1(2):169-178.

[5] Friedenstein AJ, Petrakova KV, Kurolesova AI, et al. Heterotopic of bone marrow. Analysis of precursor cells for osteogenic and hematopoietic tissues. *Transplantation* 1968;6(2):230-247.

[6] Gronthos S, Graves SE, Ohta S, et al. The STRO-1+ fraction of adult human bone marrow contains the osteogenic precursors. *Blood* 1994;84(12):4164-4173.

[7] Di Nicola M, Carlo-Stella C, Magni M, et al. Human bone marrow stromal cells suppress T-lymphocyte proliferation induced by cellular or nonspecific mitogenic stimuli. *Blood* 2002;99(10):3838-3843.

[8] Barthel R, Aberdam D. Epidermal stem cells. *J Eur Acad Dermatol Venereol* 2005;19(4):405-413.

[9] Levy V, Lindon C, Zheng Y, et al. Epidermal stem cells arise from the hair follicle after wounding. *FASEB J* 2007;21:1358-1366

[10] Cotsarelis G. Epithelial stem cells: a folliculocentric view. *J Invest Dermatol* 2006;126:1459-1468.

[11] Fraser JK, Zhu M, Wulur I, et al. Adipose-derived stem cells. *Methods Mol Biol* 2008;449:59-67.

[12] Woodward WA, Chen MS, Behbod F, et al. On mammary stem cells. *J Cell Sci* 2005;118:3585-3594.

[13] Kenney NJ, Smith GH, Lawrence E, et al. Identification of stem cell units in the terminal end bud and duct of the mouse mammary gland. *J Biomed Biotechnol* 2001;1(3):133-143.

[14] Stingl J. Detection and analysis of mammary gland stem cells. *J Pathol* 2009;217:229-241.

[15] Clarke RB, Spence K, Anderson E, et al. A putative human breast stem cell population is enriched for steroid receptor-positive cells. *Dev Biol* 2005;277:443-456.

［16］ Stingl J, Eaves CJ, Kuusk U, et al. Phenotypic and functional char-acterization in vitro of a multipotent epithelial cell present in the normal adult human breast. *Differentiation* 1998;63:201-213.

［17］ Salgarello M, Visconti G, Farallo E. Autologous fat graft in radiat-ed tissue prior to alloplastic reconstruction of the breast: report of two cases. *Aesthetic Plast Surg* 2010;34(1):5-10.

［18］ Phulpin B, Gangloff P, Tran N, et al. Rehabilitation of irradiated head and neck tissues by autologous fat transplantation. *Plast Re-constr Surg* 2009;123(4):1187-1197.

［19］ Moseley TA, Zhu M, Hedrick MH. Adipose-derived stem and pro-genitor cells as fillers in plastic and reconstructive surgery. *Plast Reconstr Surg* 2006;118:121S-128S.

［20］ Schenke-Layland K, Strem BM, Jordan MC, et al. Adipose tissue-derived cells improve cardiac function following myocardial infarc-tion. *J Surg Res* 2009;153(2):217-223.

［21］ Yoshimura K, Suga H, Eto H. Adipose- derived stem/progenitor cells: roles in adipose tissue remodeling and potential use for soft tissue augmentation. *Regen Med* 2009;4(2):265-273.

Ivica Ducic

Ethan E. Larson

Matthew L. Iorio

第 81 章

乳房术后慢性疼痛的综合治疗

Management of Chronic Postoperative Breast Pain

引言

　　手术后的乳房疼痛可以很复杂,其病因很多。如果不能正确识别周围神经压迫或神经炎,这类疼痛会给医生和患者造成极大的挫败感。尤其乳房疼痛可能引起乳腺癌切除术后患者的焦虑,导致患者对肿瘤复发的担忧。在评估术后乳房疼痛和进行起初的治疗时,肋间神经卡压引起的躯体疼痛往往被忽视,直到很晚才得到诊断。如果医生在最初的病史询问和体格检查期间有这根"弦"的话,诊断还是相对简单的。早期的诊断既可以省去患者的痛苦,还可以节省一些不必要的侵入性医疗操作产生的费用。

病因和发病率

　　乳房手术后的疼痛通常轻微,并且会随着时间而减轻。它还是相对常见的,据报道在所有患者中的比例高达63%[1]。一项针对282例患者的研究发现,术后乳房疼痛发生率最高的是那些进行了全乳切除＋假体植入乳房重建手术的患者[2]。有6%的患者疼痛位于手术瘢痕处或附近[3]。手术后的乳房疼痛也有见于胸骨正中切开、胸廓内动脉切取和开胸等手术后[4-6]。多数情况下,口服镇痛药及减少活动2～3天可以很好地控制疼痛。但是,对于那些疼痛剧烈,持续时间超过预期术后恢复期的患者,医生必须高度怀疑周围神经方面的原因。在de Vries等进行的一项研究中,组织愈合后的瘢痕可能会导致局部神经卡压/嵌顿,被切断的神经纤维可能形成很痛的神经瘤[1]。已有文献探讨了乳腺切除术后或乳房缩小术后由肋间神经病变引起的术后乳房疼痛的手术治疗[7,8]。

解剖学

　　乳房的感觉神经分布于第2～6肋间神经的前、外侧皮支。肋间神经的外侧皮支穿过肋间内肌、肋间外肌,位于前锯肌前侧,并走行于胸大肌筋膜,然后进入乳房实质内。肋间神经的前皮支在胸骨旁线穿胸大肌而出[9]。乳头感觉通常由第4肋间神经的外侧皮支支配,但是第3和第5肋间神经也有对其进行支配[10]。

　　图81.1显示了与乳房和胸壁相关的肋间神经分支。应该注意的是,乳头-乳晕复合体的主要感觉来自第3和第4肋间神经,它们位于乳房的外上和外侧边缘。因此,这些神经处于术中经常被解剖的位置,在乳房重建和乳房切除手术中可能会受到损伤,特别是在神经的常规解剖位置发生变化的情况下。

诊断

　　如果医生对手术后神经卡压综合征的鉴别诊断熟悉的话,那么它的诊断还是相对简单。始终应排除更严重的病因,因为这是此类特殊临床表现患者所必需的。如果某个患者有特殊的表现,应注意排除其他较罕见的病理性疾病,如神经瘤,通常无症状,可伴有疼痛[11]。可能提示肋间神经卡压的症状包括通常位于前次手术瘢痕附近的、烧灼样的剧烈疼痛[8,12]。疼痛通常是持续的或波动的,有时随着姿势的改变而加重[13]。通常,疼痛可以通过轻微捏住患处皮肤而诱发[14]。同样地,患者通常可以定位一个离散性分布的最大疼痛的区域,不一定会有Tinel征[6]。疼痛可能沿着一个或多个受累神经根支配的皮肤呈分段性分布[8,14]。在乳房缩小术或乳房切除手术后,最常受

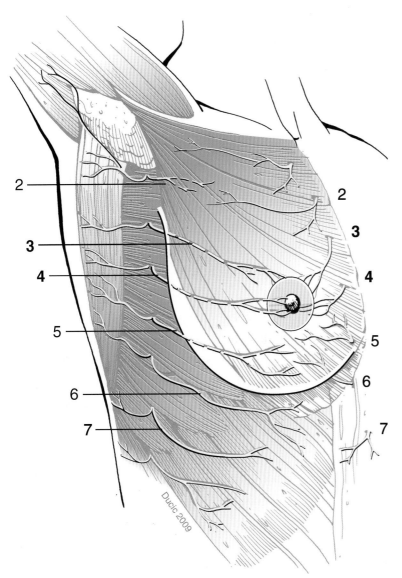

图81.1　本图显示了肋间神经分支与乳房和胸壁之间的关系。应当指出乳头-乳晕复合体的感觉主要来自第3和第4肋间神经,它们位于乳房的上外侧和外侧边缘。因此,由于位于手术解剖和分离操作经过的位置,这些神经常常在的乳房缩小术和乳房切除术中被破坏,尤其是在有解剖变异的时候。

累的第3～5肋间神经的是外侧支,其次是内侧支或更靠近尾端的外侧分支。为了诊断可以考虑进行神经传导方面的研究或肌电图检查[15],但在这个区域这些检查结果是不可靠,因此,我们觉得在乳房慢性疼痛方面这些检查不靠谱。除了体格检查外,还可以对疑似在疼痛部位附近进行的肋间神经给予1%利多卡因神经阻滞来确诊[7,8,13]。术后的疼痛可能在手术后的早期或晚期出现,有文献报道患者术后25年开始出现疼痛[16]。临床上最常见的情况通常是在手术后开始出现,持续并超过预期的术后恢复期,或在术后的几个月后开始出现。

保守治疗

治疗乳房术后慢性疼痛的策略是基于他们就诊的时间。如果术后早期出现疼痛,则最初的评估和检查应针对常见的术后情况,如感染、血肿、血清肿或伤口愈合问题,并应根据每一个确诊的原因做出相应的治疗。同样的,如果疼痛持续超过预期的术后时间,并且排除了上述因素,则可以根据每一个患者的情况,考虑一段时间的观察和对症治疗。在对患者术后周围神经痛进行评估时,重点要考虑引起神经压迫和炎症的其他医源性原因,特别是乳房的放疗和化疗。化疗可能会引起神经病变和一过性的神经炎,通常会自行缓解。因此对这一类患者通常建议化疗完成后至少等待3个月再考虑进行手术减压。放疗也可引起放射性神经炎或增加肋间神经周围组织的炎症反应，从而引起继发性压迫和神经炎。对于这些患者，更为谨慎的做法是在最后一次放射治疗之后至少等待6个月，以确定局部炎症消退后保守治疗是否有效。

同样，我们应该优化对可以引起神经病变的糖尿病和甲状腺功能减退症在内的疾病的药物治疗。当无法排除其他病变时，均应对每一位患者进行彻底的评估。如果没有发现其他病变，则应保守治疗3～6个月，但可以根据患者症状的严重程度进行调整。通常情况下，在康复并结合有适当改善患者日常生活质量的对症支持治疗的方法下，任何Sunderland I～III级神经损伤都应在此时间内恢复。还可以考虑瘢痕按摩、长效麻醉药（含有或没有类固醇类药物）的局部注射等理疗。应避免穿着紧身衣服，例如紧的皮带、胸罩或其他外部刺激因素。患者的家庭医生或肿瘤科医生可以协助开具疼痛药物，在某些极端个案中，转诊至疼痛门诊以获得更强效的止痛药物是有帮助的。如果经过一段时间的保守治疗后患者的疼痛仍未缓解，则应将患者转诊至周围神经外科医生，以确定是否需要进行手术干预和减压。术前咨询应首先确认已采取适当的保守措施，然后进行评估以明确患者是否适合进行周围神经的手术。

手术治疗

周围神经的神经瘤或周围神经压迫并不总是很容易识别的，因此，许多策略已用于治疗肋间神经的特发性疼痛。使用各类药物（包括局部利多卡因贴剂，1%～5%利多卡因，5%丁卡因）以及其他局麻药和类固醇注射剂的神经阻滞剂可缓解疼痛，通常疗效良好[17-21]。使用5%的苯酚水溶剂，效果良好[22]。脊髓刺激也被用来治疗肋间神经痛，但疗效有限[23]。还有各种口服药物都有一定的疗效，例如阿片类和非阿片类镇痛药，抗惊厥药和抗抑郁药[24]。仅有少量关于这些方法长期疗效的数据。而对于那些无法通过保守治疗疼痛的患

者，手术选择方面的文献就更少。由于疼痛症状源于神经纤维本身在解剖学上的损坏，并且通常是医源性破坏，因此局部皮肤表面用药或注射疗法多数情况仅能提供有限或暂时缓解疼痛。这种治疗对从医学角度或其情感上暂时无法接受手术的患者可能是合适的。肋间神经痛治疗的策略是基于患者诊断的时间以及神经瘤临床症状的严重程度。初始评估应从详细的病史询问和体格检查开始。如在疑似肋间分布区域出现Tinel征这样诊断性体征时，我们高度怀疑神经瘤或神经炎，尤其是在肋间神经阻滞可以缓解疼痛的情况下。

通常神经卡压性疾病在四肢中容易识别，但在身体的其他部位则较少见且存在认识不足的情况[25]。手术是治疗引起术后乳房疼痛的肋间神经卡压性神经病变的一个重要选择。这些患者常常被误诊或被诊断为心身疾病，甚至在更多情况下仅给予长期止痛治疗。对于患者和临床医生双方而言，这都是非常令人沮丧的，很少有关于保守治疗无效时手术治疗的文献[7,8]。对肋间神经引起的术后疼痛认识上的提高以及前面提出的治疗策略的使用可能会增加大家对这个问题的认知，这将并最终促使更有效、更及时地缓解术后慢性疼痛。

对于所有乳腺外科手术后因为肋间神经神经瘤而引起的乳房术后慢性疼痛的手术治疗是一项简单的门诊手术操作，手术时间通常不到1个小时。我们通过疼痛的皮肤分布区域、触痛点及存在Tinel征等临床检查判断受影响的肋间神经分支和最大疼痛的压痛点。手术前，还可通过局部神经阻滞评估疼痛症状，从而进一步确认受累的神经。患者会被告知，周围神经手术的效果与神经阻滞的效果相似，当然在时间上更持久。通常情况我们可以发现神经和前期手术导致的瘢痕化或纤维化组织纠缠在一起。切除神经瘤后，需向神经近端分离解剖，然后其近端的残端埋入相邻的肌肉（通常是前锯肌）里，以消除或尽可能地减少神经瘤形成的机会[26,27]。用不可吸收的显微缝线将神经植入，然后将肌肉轻轻覆盖并缝合到植入的神经上，以确保成功。据报道，近端肋间神经切除＋近端神经末梢植入肌肉的手术成功率高达

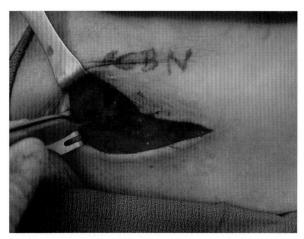

图81.2　乳房切除术伴腋窝清扫和扩张器重建,伴有慢性右腋窝疼痛后的胸臂间神经瘤切除。

84%[8]。图81.2～图81.5展示了一些患有乳房慢些疼痛并随后被诊断出一条或几条肋间神经瘤患者的例子。手术后患者通常会很快感到疼痛缓解,尽管这在不同患者之间可能有所不同,从手术后即刻到3个月不等。在为患者提供有关她们最可能恢复的时间点的建议时,还应考虑其他相关基础疾病,以及其他外科手术治疗,例如扩张器更换或皮瓣重建手术。

在术前与患者讨论手术导致感觉丧失以及治疗完全失败的可能性至关重要。正如和患者解释的,神经瘤切除术带来的副作用是受影响神经分布区域的感觉麻木。大多数患者在乳房切除术和

乳房再造后已经有感觉麻木,因此这个问题不太重要,但隆胸、乳房悬吊和缩小的患者需要意识到这一点。患者通常会很好地接受感觉麻木,因为它可以很好地替代慢性疼痛,诸如烧灼感或乳头/乳晕/瘢痕感觉过敏。对于一小部分患者以及那些经过外科手术仍持续疼痛的患者,通常需要转诊至疼痛门诊进行继续治疗。

很不幸的是,这里讨论的外科治疗可能对接受放射治疗的患者无效,因为这部分患者通常会伴有一些原发的放射性神经炎[2]。我们的经验表明,无论是否存在神经嵌顿,如果存在弥漫性放射性神经炎的话,通常患者手术治疗的效果都会下降。因此,对于患有弥漫性、放射性神经炎(不局限于一两条神经解剖区域)的乳房疼痛的患者,由于治疗失败率高,我们不建议手术治疗。

结论

总之,外科手术治疗乳房术后慢些疼痛的适合人群包括经过上述保守治疗疼痛持续的,以及已知神经分布上有压痛点的患者。与其他一些疼痛治疗方法不同,周围神经外科手术的重点是针对引起疼痛的原因,而不是其症状,从而确保患者在无需用药的情况下治疗效果长期有效。同样重要的是,与这些患者打交道的医务工作者应了解

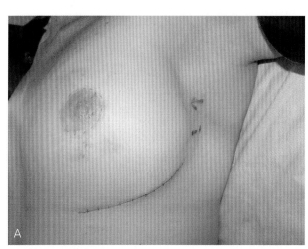
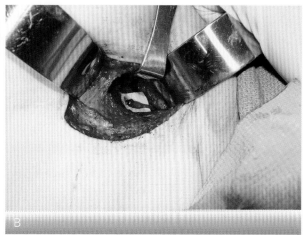

图81.3　A.双侧同心乳房固定术后,随后出现左慢性乳晕周围疼痛和乳头过敏。外科医生试图通过乳房下外侧切口(标记切口)治疗疼痛,但没有成功。检查时,患者第3、第4肋间神经(箭头)出现疼痛。B.切除第3和第4肋间神经(箭头),同时植入肌肉。

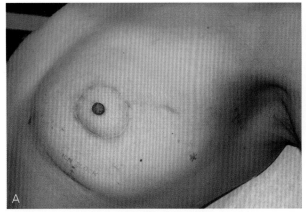
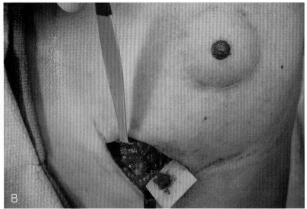

图81.4　A.左乳房切除术患者，重建TRAM皮瓣和额外的吸脂。患者在第3(2点钟)和第6(7点钟)肋间神经出现慢性疼痛(星形)。诊断神经阻滞在每个神经的近端(箭头)，证实它们受累。B.第6肋间神经的切除部位。

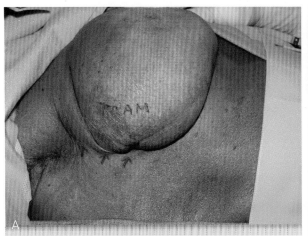
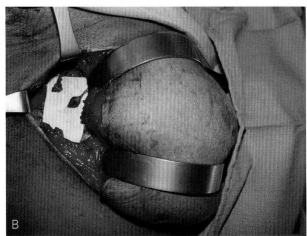

图81.5　A.慢性右胸肌疼痛(箭头)患者在TRAM皮瓣重建后对应的第3和第4肋间神经。B.第3、第4肋间神经的切除部位。

我们建议的治疗方案，并将这些患者及时(通常在症状发作后不超过6个月)转诊给周围神经外科医生。除此之外，选择合适的患者和团队合作方式对于患者取得最佳疗效至关重要。

编者评论

持续存在的术后乳房疼痛需要适当的诊断和治疗，这是一个需要解决的重要问题，它关乎我们的患者对其乳房手术及生活质量的总体满意度。作者致力于提高患者对他们所提倡策略的认知，包括诊断、早期对症处理，以及如果保守治疗无效后及时转诊给周围神经外科医生等。正如作者所提到的，在治疗肿瘤患者时，我相信让多学科团队参与进来至关重要，以便所有患者的主治医师在诊断、检查评估和治疗上步调一致。我发现疼痛医学专家不仅在诊断问题方面非常有帮助，而且在早期治疗阶段的神经阻滞操作或在最终决定手术前进行非常有效的注射治疗方面帮助特别大。它们还对患者的长期随访以及疼痛残留患者的治疗有帮助。

(M.Y.N.)

参考文献

［1］ deVries J, Timmer PR, Erftemeir EJ, et al. Breast pain after breast conserving therapy. *Breast* 1994;3:151-154.

［2］ Wallace MS, Wallace AM, Lee J, et al. Pain after breast surgery: a survey of 282 women. *Pain* 1996;66:195-205.

［3］ Downing R, Windsor CWO. Disturbance of sensation after mastectomy. *Br Med J* 1984;288:1650.

［4］ Hardy PAJ. Post-thoracotomy intercostal neuralgia. *Lancet* 1986;1: 626-627.

［5］ Defalque RJ, Bromley JJ. Poststernotomy neuralgia: a new pain syndrome. *Anesth Analg* 1989;69:81-82.

［6］ Conacher ID, Doig JC, Rivas L, et al. Intercostal neuralgia associated with internal mammary artery grafting. *Anaesthesia* 1993;48: 1070-1071.

［7］ Wong L. Intercostal neuromas: a treatable cause of postoperative breast surgery pain. *Ann Plast Surg* 2001;46:481-484.

［8］ Ducic I, Larson EE. Outcomes of surgical treatment for chronic postoperative breast and abdominal pain attributed to the intercostal nerve. *J Am Coll Surg* 2006;203:304-310.

［9］ Moore KL, Dalley AF. *Clinically Oriented Anatomy*. Baltimore, MD: Lippincott Williams & Wilkins; 1999.

［10］ Schlenz I, Kuzbari R, Gruber H, et al. The sensitivity of the nipple-areolar complex: an anatomic study. *Plast Reconstr Surg* 1986; 77:427-436.

［11］ McClenathan JH, Bloom RJ. Peripheral tumors of the intercostal nerves. *Ann Thorac Surg* 2004;78:713-714.

［12］ Ranger I, Mehta MB, Pennington M. Abdominal wall pain due to nerve entrapment. *Practitioner* 1971;206:791-792.

［13］ Suleiman S, Johnston DE. The abdominal wall: an overlooked source of abdominal pain. *Am Family Physician* 2001;64:431-438.

［14］ Peleg R. Abdominal wall pain caused by cutaneous nerve entrapment in an adolescent girl taking oral contraceptive pills. *J Adolesc Health* 1999;24:45-47.

［15］ Komar J, Varga B. Syndrome of the rectus abdominis muscle. *J Neurol* 1975;210:121-125.

［16］ Hall PN, Lee APB. Rectus nerve entrapment causing abdominal pain. *Br J Surg* 1988;75:917-921.

［17］ Doi K, Tetsuro N, Sakura S, et al. Intercostal nerve block with 5% tetracaine for chronic pain syndromes. *J Clin Anesth* 2002;14:39-41.

［18］ Choi YK, Liu J. The use of 5% lidocaine for prolonged analgesia in chronic pain patients: a new technique. *Reg Anesth Pain Med* 1998;23:96-100.

［19］ Devers A, Galer B. Topical lidocaine patch relieves a variety of neuropathic pain conditions: an open- label study. *Clin J Pain* 2000;16:205-208.

［20］ Greenbaum DS, Greenbaum RB, Joseph JG, et al. Chronic abdominal wall pain diagnostic costs and validity. *Dig Dis Sci* 1994;39: 1935-1941.

［21］ Douss TW, Boas RA. The abdominal cutaneous nerve entrapment syndrome. *N Z Med J* 1975;81:473-475.

［22］ Mehta M, Ranger I. Persistent abdominal pain. *Anaesthesia* 1971; 26:330-333.

［23］ Kumar K, Toth C, Nath RK. Spinal cord stimulation for chronic pain in peripheral neuropathy. *Surg Neurol* 1996;46:363-369.

［24］ Bajwa Z, Sami N, Warfield CA, et al. Topiramate relieves refractory intercostal neuralgia. *Neurology* 1999;52:1919-1923.

［25］ Rutgers MT. The rectus abdominis syndrome: a case report. *J Neurol* 1986;233:180-181.

［26］ Dellon AL, Mackinnon SE. Treatment of the painful neuroma by neuroma resection and muscle implantation. *Plast Reconstr Surg* 1986;77:427-438.

［27］ Mackinnon SE, Dellon AL. Algorithm for management of painful neuroma. *Contemp Orthop* 1986;13:15-27.